AF738533

Diagnostik von Traumafolgestörungen

Diagnostik von Traumafolgestörungen

Jan Gysi

Programmbereich Psychiatrie

Jan Gysi

Diagnostik von Traumafolgestörungen

Multiaxiales Trauma-Dissoziations-Modell nach ICD-11

3., korrigierte und ergänzte Auflage

hogrefe

Dr. med. Jan Gysi, Facharzt für Psychiatrie & Psychotherapie
Sollievo.net/Interdisziplinäres Zentrum für Psychische Gesundheit
Länggass-Strasse 84
3012 Bern
Schweiz
info@jangysi.ch

Wichtiger Hinweis: Der Verlag hat gemeinsam mit den Autoren bzw. den Herausgebern große Mühe darauf verwandt, dass alle in diesem Buch enthaltenen Informationen (Programme, Verfahren, Mengen, Dosierungen, Applikationen, Internetlinks etc.) entsprechend dem Wissensstand bei Fertigstellung des Werkes abgedruckt oder in digitaler Form wiedergegeben wurden. Trotz sorgfältiger Manuskriptherstellung und Korrektur des Satzes und der digitalen Produkte können Fehler nicht ganz ausgeschlossen werden. Autoren bzw. Herausgeber und Verlag übernehmen infolgedessen keine Verantwortung und keine daraus folgende oder sonstige Haftung, die auf irgendeine Art aus der Benutzung der in dem Werk enthaltenen Informationen oder Teilen davon entsteht. Geschützte Warennamen (Warenzeichen) werden nicht besonders kenntlich gemacht. Aus dem Fehlen eines solchen Hinweises kann also nicht geschlossen werden, dass es sich um einen freien Warennamen handelt. Der Verlag weist ausdrücklich darauf hin, dass im Text enthaltene externe Links vom Verlag nur bis zum Zeitpunkt des Redaktionsschlusses eingesehen werden konnten. Auf spätere Veränderungen hat der Verlag keinerlei Einfluss. Eine Haftung des Verlags ist daher ausgeschlossen.

Bibliografische Information der Deutschen Nationalbibliothek
Die Deutsche Nationalbibliothek verzeichnet diese Publikation in der Deutschen Nationalbibliografie; detaillierte bibliografische Daten sind im Internet über https://www.dnb.de abrufbar.

Dieses Werk einschließlich aller seiner Teile ist urheberrechtlich geschützt. Jede Verwertung außerhalb der engen Grenzen des Urheberrechtes ist ohne Zustimmung des Verlages unzulässig und strafbar. Das gilt insbesondere für Kopien und Vervielfältigungen zu Lehr- und Unterrichtszwecken, Übersetzungen, Mikroverfilmungen sowie die Einspeicherung und Verarbeitung in elektronischen Systemen.

All rights, including for text and data mining (TDM), Artificial Intelligence (AI) training, and similar technologies, are reserved. Alle Rechte, auch für Text- und Data-Mining (TDM), Training für künstliche Intelligenz (KI) und ähnliche Technologien, sind vorbehalten.

Verantwortliche Person in der EU: Hogrefe Verlag GmbH & Co. KG, Merkelstraße 3, 37085 Göttingen, info@hogrefe.de

Anregungen und Zuschriften bitte an den Hersteller:
Hogrefe AG
Lektorat Medizin/Psychiatrie
Länggass-Strasse 76
3012 Bern
Schweiz
Tel. +41 31 300 45 00
info@hogrefe.ch
www.hogrefe.ch

Lektorat: Susanne Ristea
Bearbeitung: Martin Kortenhaus, Illertissen
Herstellung: Daniel Berger
Umschlagabbildung: Getty Images/Tomekbudujedomek
Umschlag: Verlag intern
Illustration (Innenteil): Jan Gysi, Bern
Satz: punktgenau GmbH, Bühl
Druck und buchbinderische Verarbeitung: Finidr s.r.o., Český Těšín
Printed in Czech Republic

1. Nachdruck 2026 der 3., korrigierten und ergänzten Auflage 2025
© 2025, 2022, 2021 Hogrefe AG, Bern
(E-Book-ISBN_PDF 978-3-456-96342-6)
(E-Book-ISBN_EPUB 978-3-456-76342-2)
ISBN 978-3-456-86342-9
https://doi.org/10.1024/86342-000

Inhaltsverzeichnis

Dank

Ich kann nicht alle Menschen aufzählen, die mir geholfen haben, dieses Buch zu schreiben. Am meisten danke ich all den Trauma-Betroffenen, die mir ihre Erfahrungen anvertraut und ihre Vorstellungen darüber, was sich ändern muss, mit mir geteilt haben. Durch ihr Feedback und ihre Erlaubnis, Teile ihrer Geschichten in diesem Buch zu zitieren, habe ich viel von ihnen gelernt.

Ich möchte auch den Tausenden von Forschern und Autoren der letzten 100 Jahre danken, auf deren Arbeit dieses Buch basiert. Ihnen gilt mein Dank und mein Respekt.

Dieses Buch wurde über einen Zeitraum von mehr als 10 Jahren geschrieben. In diesen Jahren habe ich von unzähligen Kollegen gelernt und profitiert. Sie alle namentlich zu nennen, würde den Rahmen dieses Buches sprengen. Besonders erwähnen möchte ich Ellert Nijenhuis, Suzette Boon, Onno Van der Hart, Kathy Steele, Dolores Mosquera, Luise Reddemann, Ursula Gast, Susanne Nick und Ingo Schäfer, die mir besonders wichtig und hilfreich waren. Darüber hinaus möchte ich Erwin Lichtenegger, Dominik Schönborn, Hanna Egli und Selina Brunner für ihre fachliche und persönliche Weisheit und Einsicht danken, insbesondere in Zeiten des Suchens und Zweifelns.

Der Hogrefe-Verlag, mit Susanne Ristea in ihrer Funktion als Programmleiterin Psychiatrie, Gesundheitswesen und Medizin, hat mich im Entstehungsprozess großzügig unterstützt und mir viel Vertrauen entgegengebracht.

Ich möchte auch meinen Kollegen und Freunden, die mir besonders in den dunkelsten und schwierigsten Zeiten eine unerschütterliche Stütze waren, meinen aufrichtigen Dank und meine Anerkennung aussprechen. Ihre Unterstützung, ihr Verständnis und ihre Ermutigung haben mir Kraft, Hoffnung und Motivation zum Durchhalten gegeben. Auch wenn ich sie hier nicht namentlich erwähne, danke ich ihnen dafür, dass sie mir zur Seite standen und mir in schwierigen Zeiten ein Licht waren. Ich bin äußerst dankbar, dass ich so wunderbare Freunde und Kollegen in meinem Leben habe.

Schließlich gilt mein tief empfundener Dank meinen beiden Töchtern, meinen Eltern und meiner ganzen Familie. Sie haben mich während dieses langen Schaffensprozesses mit Geduld, Verständnis und Ermutigung unterstützt und begleitet. Der größte Dank gilt meiner Frau, Faïza Kaddour. Sie hat mich immer wieder ermutigt, an diesem Schaffensprozess festzuhalten und mich beruflich und persönlich begleitet, motiviert und unterstützt.

Vorwort zur 3. Auflage

Traumafolgestörungen sind ein komplexes Thema, das unsere volle Aufmerksamkeit erfordert. Mit Freude stelle ich die dritte, überarbeitete Auflage dieses Diagnostikbuchs zu Traumafolgestörungen vor.

Seit der Erstveröffentlichung im November 2020 hat das Werk viel positive Resonanz und konstruktive Kritik erhalten. Die erste Auflage war schnell ausverkauft, daher wurde rasch eine zweite Auflage mit geringfügigen Anpassungen veröffentlicht. Nun präsentiere ich Ihnen die vollständig überarbeitete dritte Auflage, die auf zahlreichen neuen Erkenntnissen und Rückmeldungen basiert und verschiedene Verbesserungen enthält.

Obwohl die erste Auflage über einen Zeitraum von über zehn Jahren entstanden ist, gab es Raum für Verbesserungen. Dank wertvoller Rückmeldungen von Kolleg:innen und Betroffenen sowie meiner eigenen Lernerfahrungen und neuer Forschungsergebnisse konnte ich wichtige Anpassungen, Ausführungen und Ergänzungen vornehmen. Ich danke allen, die mit positiven und konstruktiv-kritischen Anmerkungen auf mich zugekommen sind.

Die vorliegende dritte Auflage enthält wichtige Neuerungen und Anpassungen im Vergleich zu den vorherigen Auflagen. Hier ein Überblick über die wichtigsten Neuerungen:

Im ersten Kapitel habe ich Reflektionen zum Traumabegriff eingeführt. Mir ist aufgefallen, dass der Begriff manchmal unpräzise verwendet wird und dadurch an Bedeutung zu verlieren droht. Es ist wichtig, zwischen belastenden Lebensereignissen, die wir alle erleben können, und traumatischen Erlebnissen mit schwerwiegenden psychischen Folgen zu unterscheiden.

Im weiteren Verlauf habe ich das Konzept der Typ III Traumatisierung genauer erläutert und den Aspekt der Traumabindung („trauma coerced attachment“) vertieft. Dieser Aspekt kann Therapien erheblich erschweren, daher habe ich ihn ausführlicher behandelt.

Im zweiten Kapitel zur Abklärung von Persönlichkeitsstörungen (Achse I) habe ich zusätzliche Informationen aus dem Begleittext der ICD-11 hinzugefügt, um das klinische Bild, insbesondere beim Borderline-Muster, zu vervollständigen. Außerdem habe ich die Differenzialdiagnose der Psychopathie aufgenommen, da sie manchmal übersehen wird und ernsthafte Schwierigkeiten verursachen kann.

Das dritte Kapitel zu den spezifisch stressbezogenen Störungen (Achse II) enthält ebenfalls kleinere Ergänzungen und Präzisierungen aus dem Begleittext der ICD-11. Zudem habe ich das Konzept des «Spektrums von Traumafolgestörungen» aufgenommen und Aspekte wie tonische Immobilität, verzögert auftretende PTBS, kulturelle Aspekte der posttraumatischen Belastungsstörung, komplexe posttraumatische Belastungsstörung bei Kindern und Jugendlichen und die Anpassungsstörung vertieft.

Im vierten Kapitel zur strukturellen Dissoziation der Persönlichkeit (Achse III) habe ich die Einleitung aktualisiert, um verschiedene Konzepte zu dissoziativen Störungen sowie Herausforderungen und Kontroversen in diesem Zusammenhang zu beleuchten. Eine wichtige Korrektur betrifft die Passage über Berichte von mutmaßlich absichtlichen Spaltungen im Rahmen einer dissoziativen Identitätsstörung (DIS). In den vorherigen Auflagen wurde dieses Thema unzureichend wissenschaftlich eingeordnet. Es ist wichtig, sich von unwissenschaftlichen Konzepten und Begrifflichkeiten wie Programmierungen und Fernsteuerungen zu distanzieren, um Missverständnisse und Fehlbehandlungen zu vermeiden.

Im vierten Kapitel habe ich auch wichtige Hinweise zu Fallstricken im Zusammenhang mit falsch positiven und falsch negativen Diagnosen bei struktureller Dissoziation weiter vertieft. Den Abschnitt zur vertieften Diagnostik und zu den 5 Therapiephasen habe ich ebenfalls gründlich überarbeitet, um auf neue Literatur und eigene Erfahrungen als Therapeut zu reagieren.

Im fünften Kapitel zu weiteren dissoziativen Störungen (Achse IV) habe ich einige Präzisierungen zur dissoziativen Amnesie eingefügt, basierend auf dem Begleittext der ICD-11. Die Übersicht zur Depersonalisations-Derealisationsstörung wurde wesentlich verbessert, da sie in den vorherigen Auflagen zu kurz gehalten war. Dank der Anmerkung einer Kollegin zu diesem Abschnitt konnte ich wertvolle Erkenntnisse gewinnen und das Thema umfassend überarbeiten.

Im sechsten Kapitel zu komorbiden Störungen (Achse V) habe ich verschiedene kleinere Literaturupdates vorgenommen und einen ausführlichen Abschnitt über artifizielle Störungen, Simulation, artifizielle Erinnerungen, Falschbeschuldigungen sowie artifizielle oder simulierte PTBS und dissoziative Störungen hinzugefügt. Damit habe ich eine Lücke in der ausführlichen Differentialdiagnose geschlossen. Die Therapieempfehlung, kritisch zu glauben und mitfühlend zu zweifeln, habe ich besonders in diesem Abschnitt noch einmal vertieft herausgearbeitet und deren Wichtigkeit betont.

Das siebte Kapitel zu Berichten an Strafverfolgungsbehörden wurde leicht angepasst und mit aktuellen Literaturhinweisen versehen.

Die Entstehung dieses Fachbuchs sowie die jetzige überarbeitete Neuauflage repräsentieren meinen persönlichen und fachlichen Entwicklungsprozess der letzten Jahre. Trotz meiner Bemühungen, die Rückmeldungen und neuen Erkenntnisse zu berücksichtigen, bin ich mir bewusst, dass auch diese Auflage weiterhin Potenzial für fortlaufende Weiterentwicklung und Aktualisierung bietet.

Sollten Ihnen beim Lesen Verbesserungsmöglichkeiten für eine mögliche vierte Auflage auffallen, lade ich Sie herzlich ein, mit mir in Kontakt zu treten. Ihre Verbesserungsvorschläge sind von unschätzbarem Wert und tragen zur kontinuierlichen Qualitätsverbesserung dieses Werkes bei.

Bern, im Frühjahr 2024
Dr. med. Jan Gysi (E-Mail: info@jangysi.ch)

Geleitwort

Von einem ehemaligen Vorsitzenden der amerikanischen psychiatrischen Vereinigung stammt die treffende Bemerkung, dass potenziell traumatische Erfahrungen denselben Stellenwert bei psychischen Störungen haben, wie der Konsum von Tabak in der somatischen Medizin. Sie sind ein Risikofaktor, der leider häufig vorkommt und das Risiko zu erkranken deutlich erhöht. Zudem tragen sie zu einem Spektrum psychischer Syndrome bei, dessen Breite und Komplexität durchaus mit den vielfältigen körperlichen Folgen des Rauchens vergleichbar ist. So wächst das Wissen um die Bedeutung von Traumatisierungen für psychische Erkrankungen, auch solche, die lange ausschließlich als „Komorbiditäten" und nicht selbst als Traumafolgestörungen oder ein Teil davon gesehen wurden, beständig weiter.

Es ist ein großer Verdienst des Buches von Jan Gysi, dieses Wissen als eines der ersten in seiner ganzen Breite zusammenzufassen und für die Praxis aufzubereiten. Sein Ausgangspunkt ist die „Dia-gnostik", dem griechischen Ursprung des Wortes nach also eine Erkenntnis, die entsteht, indem eine Oberfläche durchdrungen und das Geschehen dahinter verstanden wird. Genau das ermöglicht das Buch, indem es den Lesenden eine Fülle von klinischen Details, plastischen Beschreibungen und hilfreichen Informationen zu den jeweiligen Bereichen an die Hand gibt. Die von Jan Gysi vorgeschlagene Achsenstruktur bietet ein Rückgrat, das verschiedene Gruppen von Syndromen in einen Gesamtkontext stellt und ihr Spektrum umfassend abbildet. Dabei orientiert er sich konsequent am internationalen diagnostischen Standard der ICD-11 und schafft auf diese Weise eine schulenübergreifend hilfreiche, deskriptive Basis zum Verständnis von Traumafolgestörungen.

Zugleich spielen bei Traumafolgestörungen, wie bei anderen psychischen Erkrankungen, stets auch Phänomene eine Rolle, die im rein subjektiven Bereich liegen oder aus anderen Gründen Anlass für Kontroversen bieten. Eine besonders intensive, in Teilen auch emotional aufgeladene Diskussion wurde in den letzten Jahren um Formen und Folgen organisierter Gewalt geführt, darunter auch Störungsbilder, die im Buch diskutiert werden, wie die Dissoziative Identitätsstörung. Die Debatte ist durch eine besonders anspruchsvolle Gratwanderung gekennzeichnet zwischen dem wichtigen Schutz von Patient:innen vor Behandlungsfehlern und dem notwendigen Beistand für von schwerster Gewalt Betroffene. So groß die Gefahr ist, vorschnell nur eine der beiden Positionen einzunehmen, so klar erscheint es, dass eine konsequente fachliche Weiterentwicklung in Bezug auf beide Perspektiven erfolgen muss. Der Autor hat dem in der vorliegenden Auflage Rechnung getragen, indem er Überarbeitungen und wichtige Ergänzungen vorgenommen hat, etwa zur Frage artifizieller Dissoziativer Störungen und der Natur von Erinnerungen.

Die Behandlung komplexer Traumafolgestörungen bleibt, nicht zuletzt aufgrund ihrer Bezüge zu drängenden gesellschaftlichen Fragen, ein besonders anspruchsvoller Bereich der Psychotherapie. In ihrem Mittelpunkt stehen besonders belastete Personen, die Anspruch haben auf eine Behandlung, die nach höchsten berufsethischen Standards auf ihre komplexen Bedarfe eingeht. Dies kann nur gelingen, wenn sich engagierte Expert:innen dessen annehmen, immer im Bewusstsein, dass das Wissen in diesem Bereich wie in der gesamten Heilkunde stets im Fluss ist. Jan Gysi stellt sich dieser Aufgabe mit seinem Buch, das sich bereits jetzt zu einem der Standardwerke im deutschsprachigen Raum entwickelt hat, in beispielhafter Weise.

Prof. Dr. Ingo Schäfer, Hamburg

Abkürzungen

ACE Adverse Childhood Experience (Seite 31)
ANP anscheinend normaler Persönlichkeitsanteil (Seite 201)
AWMF Arbeitsgemeinschaft der Wissenschaftlichen Medizinischen Fachgesellschaften (Seite 38)
BPS Borderline-Persönlichkeitsstörung (Seite 56)
BSAT Belastungsstörung bei anhaltender Traumatisierung (Seite 110)
CDS Cambridge Depersonalisation Scale (Seite 280)
DDIS Dissociative Disorders Interview Schedule (Seite 144)
DDS Depersonalisations-Derealisationsstörung (Seite 276)
DES Dissociative Experience Scale, Fragebogen zu Dissoziationserfahrungen (Seite 143)
DIS dissoziative Identitätsstörung (Seite 128)
DIS-Q Dissoziationsfragebogen (Seite 143)
DNEK dissoziative nicht epileptische Krampfanfälle (Seite 245)
DSM-5 Fünfte Auflage des Diagnostic and Statistical Manual of Mental Disorders (DSM; englisch für „Diagnostischer und statistischer Leitfaden psychischer Störungen“), der Amerikanischen Psychiatrischen Gesellschaft (APA)
EP emotionaler Persönlichkeitsanteil (Seite 201)
FDS Fragebogen zu dissoziativen Symptomen (Seite 143)
GHB Gammahydroxybuttersäure (Seite 168)
ICD-11 Internationale statistische Klassifikation der Krankheiten und verwandter Gesundheitsprobleme (ICD, englisch: International Statistical Classification of Diseases and Related Health Problems)
ITQ International Trauma Questionnaire (Seite 78)
kPTBS komplexe posttraumatische Belastungsstörung (Seite 90)
MID Multidimensional Inventory of Dissociation (Seite 143)
MIS Maastrichter Fragebogen (Interview mit einer Person, die Stimmen hört) (Seite 145, 181)
pDIS partielle dissoziative Identitätsstörung (Seite 130)
PNEA psychogene nicht epileptische Anfälle (Seite 258)
PTBS posttraumatische Belastungsstörung (Seite 75)
SDQ Somatoform Dissociation Questionnaire (Seite 143)
SIDDS strukturiertes Interview zur Diagnose dissoziativer Störungen (Seite 145)
SKID-D strukturiertes klinisches Interview für dissoziative Symptome (Seite 144)
TADS-I Trauma und Dissoziative Symptome Interview (Seite 144)
TD-Achse Trauma-Dissoziations-Achse (Seite 40)

Navigator

Übersicht über die 5 Trauma- und Dissoziationsachsen (1)

I: Persönlichkeitsstörungen 51

Persönlichkeitsprobleme (QE50.7)

Persönlichkeitsstörung? (51)

Schweregrad
- leichtgradige Persönlichkeitsstörung (6D10.0) (53)
- mittelschwere Persönlichkeitsstörung (6D10.1) (53)
- schwere Persönlichkeitsstörung (6D10.2) (54)

Ausprägung von 5 Merkmalsdomänen (54)
- mit negativer Affektivität (6D11.0)
- mit Distanziertheit (6D11.1)
- mit Dissozialität (6D11.2)
- mit Enthemmung (6D11.3)
- mit Zwanghaftigkeit (6D11.4)

Persönlichkeitsstörung mit Borderline-Muster (6D11.5) (56)

II: spezifisch belastungsbezogene Störungen 65

posttraumatische Belastungsstörung (6B40) (75)
- Traumakriterium (76)
- Traumatrias:
  - Wiedererleben (76)
  - Vermeidung (79)
  - Hyperarousal (80) oder Hypoarousal (83)

komplexe posttraumatische Belastungsstörung (6B41) (90)
- Traumakriterium (91)
- Traumatrias (76)
- Trias Störung der Selbstorganisation
  - Affektregulationsstörung (91)
  - Probleme Selbstbild (94)
  - Probleme in Beziehungen (95)

anhaltende Trauerstörung (6B42) (105)
- anhaltende Trauerreaktion nach Tod eines nahen Menschen
- starke Sehnsucht und/oder gedankliches Verhaftetsein mit der verstorbenen Person
- mind. 6 Monate bzw. länger als kulturspezifisch

Anpassungsstörung (6B43) (107)
- psychosozialer Stressor
- Präokkupation mit dem Ereignis
- Anpassungsschwierigkeiten
- Beginn mind. nach 1 Monat, Dauer max. 6 Monate

reaktive Bindungsstörung des Kindesalters (6B44)

enthemmte soziale Interaktionsstörung des Kindesalters (6B45)

Belastungsstörung bei anhaltender Traumatisierung (110)

III: strukturelle Dissoziation der Persönlichkeit 123

dissoziative Identitätsstörung (6B64) (128)
- Verlust der exekutiven Kontrolle
  - ohne Amnesien: teildissoziiertes Handeln (156)
  - mit Amnesien: volldissoziiertes Handeln (156)
- Persönlichkeitszustände (dissoziative Identitäten) mit eigenem Muster von Erleben, Wahrnehmen, Erfassen und Interagieren mit sich selbst, dem eigenen Körper und der Umgebung (127)
- mind. zwei Persönlichkeitszustände übernehmen wiederholt die exekutive Kontrolle
- Wechsel zwischen Zuständen, verbunden mit Veränderungen von Empfindungen, Wahrnehmung von Affekten, Kognitionen, Erinnerung, motorischer Kontrolle und Verhalten (164)

partielle dissoziative Identitätsstörung (6B65) (130)
- Verlust der exekutiven Kontrolle, jedoch keine Amnesien (nur teildissoziiertes Handeln)
- Persönlichkeitszustände (dissoziative Identitäten)
- ein Persönlichkeitszustand ist dominant und funktioniert im Alltag, Beeinträchtigung durch nicht dominante Zustände

IV: weitere dissoziative Störungen 225

dissoziativ-neurologische Symptomstörungen (6B60) (233) mit
- visuellen Beeinträchtigungen (234)
- akustischen B. (235)
- Schwindel und Benommenheit (238)
- anderen sensorischen Beeinträchtigungen (239)
- nicht epileptischen Krampfanfällen (245)
- Beeinträchtigungen des Sprechens (254)
- Parese oder Schwäche (255)
- Beeinträchtigungen des Gangs (262)
- Beeinträchtigungen der Bewegungen (263)
- kognitiven Beeinträchtigungen (265)

dissoziative Amnesie (6B61) (265)
- peri-/posttraumatische Amnesien (69)
- Alltagsamnesien (265)
- Amnesien Vergangenheit (272)
- retrograde Amnesie (273)
- anterograde Amnesie (274)

Depersonalisations-Derealisationsstörung (6B66) (275)
- Depersonalisation
- Derealisation
- Desomatisation
- Deaffektualisation
- Detemporalisation

Trancestörung (6B62) (282)
Trance-Besessenheitsstörung (6B63) (284)

V: komorbide Störungen 297

häufige komorbide Störungen zur Regulation von Traumafolgesymptomen (nicht immer Folge von Trauma, aber oft mit Funktion der Symptomregulation):
- Suchtstörungen (6C4ff) (298)
- Essstörungen (6B8ff) (301)
- Zwangsstörungen (6B20) (302)

komorbide Störungen als häufige Folge von Trauma:
- Depression (6A7ff) (305)
- Angststörungen (6B0ff) (307)

weitere komorbide Störungen, mit/ohne Zusammenhang mit Trauma:
- bipolare Störungen (6A60ff) (307)
- Schizophrenie (6A20ff) (307)
- ADHS (6A05ff) (308)
- Autismus-Spektrum (6A02) (308)
- maladaptives Tagträumen (310)
- körperliche Erkrankungen (310)
- körperliche Verletzungen (311)

artifizielle Störungen (6D5ff):
- artifizielle Störung, selbstbezogen (Münchhausen) (6D50) (313)
- artifizielle Störung, auf andere gerichtet (Münchhausen-Stellvertreter-Syndrom) (6D51) (313)
- artifizielle Viktimisierung (315)
- artifizielle PTBS (318)
- artifizielle dissoziative Störung (319)

Übersicht Anamnese und Symptome

2

Übersicht über verschiedene Aspekte und Symptome

wo möglich, differenziert erfragen:

- im Alltag?
- bei Stress?
- ich-synton
- teildissoziiert?
- volldissoziiert?

Allgemeine Abklärungsfragen

Anamnese allgemein (60):
- Familie
- Ausbildung, Beruf
- Biografie
- Wohnen
- soziale Einbindung
- Tagesstruktur
- Ferien
- Fortbewegung
- Finanzen, Steuern
- Versicherungen
- Religion
- ethnische Zugehörigkeit
- Aufenthaltsstatus

Beziehungen (60):
- Kinder
- Partnerschaft
- Eltern
- Freundeskreis
- professionelle Helfende
- Peer-Kontakte und Selbsthilfeorganisationen
- soziale Medien
- Tiere

psychiatrische Vorgeschichte (60):
- frühere Diagnosen
- stationäre Behandlungen
- ambulante Therapien
- Therapieabbrüche
- Medikamente
- Zwangsmaßnahmen
- Suizidversuche (stationär, ambulant)

Traumatisierungen

Traumaanamnese (29):
- Bindungstrauma (32)
- medizinisches Trauma (34)
- Typ-I-Trauma (34)
- Typ-II-Trauma (34)
- Typ-III-Trauma (34)
- Amnesien in Kindheit/Jugend (272)

Sicherheit heute:
- Täteridealisierung, Täterbindung
- Kontakte mit Tätern, Schweigegebote
- Retraumatisierungen
- eigene Täterschaft (aktuell, früher)
- Belastungsstörung bei anhaltender Traumatisierung (110)

I: Persönlichkeit

Persönlichkeitsprobleme (51):
- unflexible maladaptive Muster von Kognition, emotionaler Erfahrung, emotionalem Ausdruck selbst- und/oder fremdschädigendem Verhalten
- negative Affektivität
- Distanziertheit
- Dissozialität
- Enthemmung
- Zwanghaftigkeit
- Borderline-Muster (56):
  - Furcht vor Verlassenwerden
  - instabiles Selbstbild
  - instabile und intensive interpersonelle Beziehungen
  - Impulsivität

III: Persönlichkeitszustände (strukturelle Dissoziation)

Symptome (145):
- teil-/volldissoziierte Emotionen, Kognitionen, Körperempfindungen, Impulse
- teil-/volldissoziierte Erinnerungen
- teil-/volldissoziierte Handlungen (Alltag, Stress) (156)

Persönlichkeitszustände (PS) (145):
- Wie viele? Geschlecht, Alter, Namen, Kinderschreie
- kritisierende, zu Selbstverletzungen drängende PS
- freundliche, unterstützende PS
- Lautstärke? Wann wie?
- Intrusionen von Gefühlen, Impulsen, Körperempfindungen durch Stimmen?
- zeitliche, örtliche, situative Orientierung der PS
- Lokalisation (innen, außen)
- DD Schizophrenie: bizarre Ideen, formale Denkstörung, Gedankenlesen /-entzug, /-beeinflussung(185)

Amnesien (268):
- Amnesien Gegenwart: im Alltag, bei Stress
- indirekte Hinweise auf Handlungen ohne Erinnerungen: SMS, E-Mail, Einkäufe, Bestellungen, Essen, Erbrechen, Selbstverletzungen u.v.m.
- Fugue: an Orten „zu sich kommen": Wo? Wann? Wie oft?
- Rückmeldungen von Menschen, sich sehr anders verhalten zu haben
- Kontrollverlust über Handeln ohne Erinnerung (volldissoziiertes Handeln)
- Amnesien Vergangenheit: wichtige Ereignisse (Einschulung, religiöse Feste, Hochzeit, Abschlussfeiern u.a.), längere Lebensabschnitte (Monate bis Jahre)
- wiedergewonnene Erinnerungen (plötzlich erinnert, vorher „vergessen")

II: Traumatrias (PTBS, kPTBS)

Wiedererleben (76):
- Intrusionen und Flashbacks und Umgang damit
- Trigger
- Albträume, Angst vor dem Einschlafen
- Schlafstörungen

Vermeidung (79):
- Vermeiden von Handlungen
- Vermeiden von Orten
- Vermeiden von Gedanken und Gefühlen

Hyperarousal (80):
- Konzentration
- Schreckhaftigkeit
- Gefühl erhöhter Gefahr
- Schlafstörungen
- akut/chronisch

Hypoarousal (83):
- Betäubung, Erstarren

II: Trias Störung der Selbstorganisation (kPTBS)

Affektregulation (91):
- Wechsel schnell/langsam
- Angst und Panikattacken
- Reizbarkeit und Wutattacken
- Selbsthass, Schamattacken
- dysfunktionale Strategien zur Affektregulation
- funktionale Strategien

negatives Selbstkonzept (94):
- Versagensgefühle
- Wertlosigkeitsgefühle
- Probleme mit Selbstfürsorge
- schwere Schamgefühle
- Victim-Blaming

negatives Menschenkonzept (95):
- sich abgeschnitten fühlen von Menschen
- Probleme, nahe zu bleiben
- Misstrauen
- emotionale Isolation (auch mit Menschen)

IV: dissoziative Symptome

dissoziativ-neurologisch:
- visuell (234)
- akustisch: Hörverlust (235), Tinnitus (235), Hyperakusis (235)
- Schwindel (238)
- andere sensorische (239)
- Schmerzen (239)
- Analgesie, Anästhesie (243)
- nicht epileptische Krampfanfälle (245)
- Sprechen (254)
- dissoziativer Stupor (255)
- Synkopen (258)
- Paresen, Gangstörungen (262)

Depersonalisation und Derealisation (275):
- Depersonalisation
- Derealisation
- Desomatisation
- Deaffektualisation
- Detemporalisation

Amnesien (265):
- Alltag
- Vergangenheit
- nach Trauma
- retrograd
- anterograd

Trance-Störung (282)
Trance-Besessenheitsstörung (284)

V: komorbide Störungen

- Sucht (298)
- Essstörungen (301)
- Zwangsstörungen (302)
- Depression (305)
- Angst (307)
- bipolare Störungen (307)
- Schizophrenie (307)
- ADHS (308)
- Autismus-Spektrum (308)
- maladaptives Tagträumen (310)
- körperliche Erkrankungen (310)
- körperliche Verletzungen (311)
- artifizielle Störungen (311)

TD-Achse I: Persönlichkeitsstörungen

3

Persönlichkeitsprobleme (QE50.7) (51)
- besondere Charakteristika der Persönlichkeit, die eine Behandlung beeinträchtigen können, die aber die Kriterien einer Persönlichkeitsstörung nicht erfüllen
- Dauer mindestens 2 Jahre

Persönlichkeitsstörung (6D10) (51)
frühzeitig, bereits in der Adoleszenz in Erscheinung tretende unflexible maladaptive Muster von Kognition, emotionaler Erfahrung, emotionalem Ausdruck und Verhalten

Leichtgradige Persönlichkeitsstörung (6D10.0) (53)
- Störungen betreffen einige Lebensbereiche, aber nicht alle; in einigen Lebensbereichen sind diese Störungen möglicherweise nicht sichtbar
- normalerweise nicht mit wesentlicher Selbst- und Fremdgefährdung verbunden, aber mit erheblichem persönlichem Leidensdruck oder mit Einschränkungen in verschiedenen Lebensbereichen

Mittelschwere Persönlichkeitsstörung (6D10.1) (53)
- wesentliche Probleme in den meisten zwischenmenschlichen Beziehungen mit Störungen in den meisten Lebensbereichen
- manchmal mit wesentlicher Selbst- und Fremdgefährdung verbunden, erhebliche Einschränkungen in verschiedenen Lebensbereichen (Familie, Beruf, Ausbildung, und andere)

schwere Persönlichkeitsstörung (6D10.2) (54)
- schwere Probleme in allen zwischenmenschlichen Beziehungen mit Störungen in den meisten Lebensbereichen
- häufig mit wesentlicher Selbst- und Fremdgefährdung verbunden, schwere Einschränkungen in verschiedenen Lebensbereichen (Familie, Beruf, Ausbildung, und andere)

Persönlichkeitsstörung mit negativer Affektivität (6D11.0) (54)
- Hauptelemente: Tendenz, ein großes Spektrum negativer Emotionen zu erleben
- mögliche Symptome: Erleben negativer Emotionen mit einer Frequenz und einer Intensität, die nicht im Verhältnis zu einer Situation steht; emotionale Labilität und schwache Emotionsregulation, negative Ansichten, tiefer Selbstwert und schwaches Selbstvertrauen, Misstrauen

Persönlichkeitsstörung mit Distanziertheit (6D11.1) (54)
- Hauptelemente: Tendenz zu interpersoneller Distanz (soziale Distanziertheit) und emotionaler Distanz (emotionale Distanziertheit)
- mögliche Symptome: soziale Distanz (Vermeiden sozialer Kontakte, Mangel an Freundschaften, Vermeiden von Intimität) und emotionale Distanziertheit (Reserviertheit, Unnahbarkeit, eingeschränkter emotionaler Ausdruck)

Persönlichkeitsstörung mit Dissozialität (6D11.2) (55)
- Hauptelemente: Tendenz zur Missachtung der Rechte und Gefühle anderer Menschen, Selbstzentriertheit und Mangel an Empathie
- mögliche Symptome: Selbstzentriertheit (Anspruchsdenken, Erwartung der Bewunderung von anderen, positives und negatives Sensation-Seeking u.a.) und Mangel an Mitgefühl (Gleichgültigkeit bezüglich der Auswirkungen der eigenen Handlungen auf andere Menschen, Aggressivität, Rücksichtslosigkeit u.a.)

Persönlichkeitsstörung mit Enthemmung (6D11.3) (55)
- Hauptelemente: Tendenz zum leichtsinnigen Handeln aufgrund externer oder interner Stimuli, ohne Erwägung potenzieller negativer Konsequenzen
- mögliche Symptome: Impulsivität, Ablenkbarkeit, Verantwortungslosigkeit, Rücksichtslosigkeit, Mangel an Planung

Persönlichkeitsstörung mit Zwanghaftigkeit (6D11.4) (55)
- Hauptelemente: enger Fokus auf eigene Ansprüche für Perfektion und richtig/falsch, Anspruch auf Kontrolle der eigenen Handlungen und der Handlungen von anderen Menschen, und Kontrolle von Situationen, um Konformität mit eigenen Standards zu gewährleisten
- mögliche Symptome: Perfektionismus (z.B. Fokus auf soziale Regeln, Verpflichtungen, Normen von richtig und falsch, gewissenhafte Aufmerksamkeit auf Details, rigide tägliche Alltagshandlungen, Hyper-Planung, Nachdruck auf Organisation, Ordnung und Sauberkeit) und emotionale und handlungsbezogene Zwänge (rigide Kontrolle des emotionalen Ausdrucks, Sturheit, Risikovermeidung, Mangel an Flexibilität u.a.)

Borderline-Muster (6D11.5) (55)
- Hauptelemente: durchgängiges Muster der Instabilität in zwischenmenschlichen Beziehungen, des Selbstbilds und der Affekte
- mögliche Symptome: verzweifeltes Versuchen, reales oder imaginiertes Verlassenwerden zu vermeiden; Identitätsstörung, die sich durch markantes und anhaltendes instabiles Selbstbild oder Selbstgefühl manifestiert; Tendenz, in emotionalen Krisen unbedacht zu reagieren mit Gefahr von Selbstverletzungen; chronisches Gefühl der Leere, Probleme im Umgang mit Wut, vorübergehende dissoziative oder psychoseartige Symptome bei hohem emotionalem Arousal u.a.

TD-Achse II: spezifisch belastungsbezogene Störungen

4

ICD-11	posttraumatische Belastungsstörung (6B40)	komplexe posttraumatische Belastungsstörung (6B41)	anhaltende Trauerstörung (6B42)	Anpassungsstörungen (6B43)
Auslöser	• **Exposition mit einem Ereignis oder einer Serie von Ereignissen mit außergewöhnlicher Bedrohung oder katastrophenartigem Ausmaß** (76)	• Exposition mit einem Ereignis oder einer Serie von Ereignissen mit außergewöhnlicher Bedrohung oder katastrophenartigem Ausmaß • **meistens längerdauernde oder wiederholte Ereignisse, bei denen Flucht schwierig oder unmöglich war** (z.B. Folter, Sklaverei, Genozidversuche, längerdauernde häusliche Gewalt, wiederholter sexueller oder körperlicher Kindesmissbrauch) (91)	• andauernde und tiefgreifende **Trauerreaktion nach dem Tod eines Partners, eines Elternteils, eines Kindes oder einer anderen nahen Person** (105)	• identifizierbarer **psychosozialer Stressor, oder mehrere Stressoren** (z.B. Scheidung, Krankheit, Behinderung, sozioökonomische Probleme, Konflikte zu Hause oder an der Arbeit) (107)
Symptome	Traumatrias 1. **Wiedererleben** des/der traumatischen Ereignisses/Ereignisse (76) 2. **Vermeidung** von Gedanken und Erinnerungen an das Ereignis, oder Vermeidung von Aktivitäten, Situationen oder Menschen in Verbindung mit dem Ereignis oder den Ereignissen (79) 3. **persistierende Wahrnehmung erhöhter gegenwärtiger Gefahr**, z.B mit Hypervigilanzoder verstärkter Schreckhaftigkeit auf Reize wie unerwartete Geräusche (80) ***Differenzierung von Unterformen (nicht in der ICD-11)*** (86): • ***angstbasiert:*** o *primär Angst und Panik, Hypervigilanz* o *Intrusionen und Albträume mit Angst* • ***wutbasiert:*** o *primär Wut, Hass, Aggressionen, Wutphantasien* o *Intrusionen und Albträume mit Wut* • ***schambasiert:*** o *zusätzlich Scham, Selbsthass, Impulse zur Selbstbestrafung, Rückzug* o *Intrusionen und Albträume mit Angst und Wut sowie Scham*	Traumatrias 1. **Wiedererleben** des/der traumatischen Ereignisses/Ereignisse (76) 2. **Vermeidung** von Gedanken und Erinnerungen an das Ereignis, oder Vermeidung von Aktivitäten, Situationen oder Menschen in Verbindung mit dem Ereignis oder den Ereignissen (79) 3. **persistierende Wahrnehmung erhöhter gegenwärtiger Gefahr**, z.B. mit Hypervigilanz oder verstärkter Schreckhaftigkeit auf Reize wie unerwartete Geräusche (80) Trias Störung der Selbstorganisation 4. **schwere und tiefgreifende Probleme der Affektregulation** (91) 5. **andauernde Ansichten über sich selber als vermindert, unterlegen oder wertlos,** verbunden mit schweren und tiefgreifenden Gefühlen von Scham, Schuld oder Versagen (94) 6. **andauernde Schwierigkeiten in tragenden Beziehungen oder im Gefühl der Nähe zu anderen (95)**	• ein **starkes Verlangen nach der verstorbenen Person** • **gedankliches Verhaftetsein mit der verstorbenen Person** • verbunden mit intensivem emotionalem Schmerz (z.B. Traurigkeit, Schuld, Wut, Leugnen, Beschuldigen, Schwierigkeiten mit dem Akzeptieren des Todes, Gefühl, einen Teil von sich selber verloren zu haben, Unfähigkeit zu positiven Gefühlen, emotionale Taubheit und Schwierigkeiten, sich in soziale oder andere Aktivitäten zu begeben) • die Trauerreaktion hat für eine **atypisch lange Zeit angedauert** (mind. 6 Monate) und übertrifft deutlich die erwarteten sozialen, kulturellen und religiösen Normen der Gesellschaft oder des Kontextes des Betroffenen • Trauerreaktionen, die länger angedauert haben, aber sich innerhalb der gesellschaftlichen Norm befinden, werden als normale Trauerreaktion angesehen und nicht dieser Diagnose zugeordnet	• Auftreten normalerweise **innerhalb eines Monats** nach dem Stressor • **ausgeprägte Beschäftigung** mit dem Stressor und seinen Konsequenzen • exzessives Sorgen • wiederholte und belastende Gedanken an den Stressor, oder • konstantes Gedankenkreisen über die Konsequenzen • **Scheitern beim Anpassen an den Stressor** • die Symptome sind nicht ausreichend spezifisch oder schwerwiegend für die Diagnose einer anderen psychischen Erkrankung und verschwinden typischerweise innerhalb von 6 Monaten, außer der Stressor dauert länger an

TD-Achse III: Übersicht strukturelle Dissoziation

5

differenziertere Unterteilung der strukturellen Dissoziation 182

teildissoziiertes Handeln bei Stress (pDIS Typ1)	teildissoziiertes Handeln im Alltag (pDIS Typ 2)	volldissoziiertes Handeln bei Stress (DIS Typ 1)	volldissoziiertes Handeln im Alltag (DIS Typ 2)
• im Alltag ich-syntone Handlungen • bei Stress teildissoziierte Handlungen (mit Depersonalisation)	• im Alltag und bei Stress ich-syntone und teildissoziierte Handlungen, mit Depersonalisation, ohne Amnesien	• im Alltag teildissoziierte Handlungen, ohne Amnesien • bei Stress volldissoziiertes Handeln, mit Amnesien (mit Switches bei Stress)	• im Alltag und bei Stress teil- und volldissoziierte Handlungen, mit und ohne Amnesien (mit Switches im Alltag)
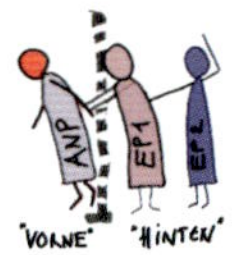	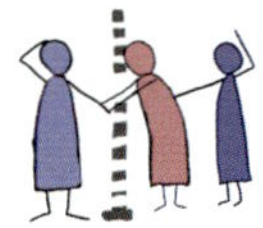	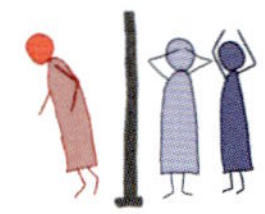	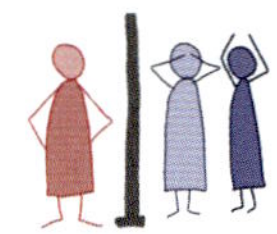

ICD-11 (Normalschrift: ICD-11, kursiv: Ergänzungen)

partielle dissoziative Identitätsstörung (6B65)	dissoziative Identitätsstörung (6B64)
Für die (partielle) dissoziative Identitätsstörung ist eine Teilung der Identität in zwei oder mehr unterschiedliche Persönlichkeitszustände (dissoziative Identitäten) charakteristisch, in der Folge mit ausgeprägten Diskontinuitäten im Selbsterleben und in der eigenen Handlungsfähigkeit. (128) Jeder Persönlichkeitszustand verfügt über ein eigenes Muster an Erleben (147), Wahrnehmung (149), Begreifen (152) und Beziehung zu sich selbst, dem eigenen Körper und der Umwelt (154).	
Ein Persönlichkeitszustand ist dominant und funktioniert üblicherweise im Alltag, wird aber von einem oder mehreren nicht dominanten Persönlichkeitszuständen intrudiert (dissoziative Intrusionen). (130)	Mindestens zwei unterschiedliche Persönlichkeitszustände übernehmen wiederholt die exekutive Kontrolle über Bewusstsein und Handeln des Individuums in den Interaktionen mit anderen oder mit der Umwelt, beispielsweise in der Erfüllung bestimmter Aspekte des Alltags wie Elternschaft oder Arbeit oder als Reaktion auf bestimmte Situationen (z. B. solche, die als bedrohlich empfunden werden).
Diese Intrusionen können Kognition, Affekt, Wahrnehmung, Motorik und Verhalten betreffen. Sie beeinträchtigen subjektiv das Funktionieren des dominanten Persönlichkeitszustandes und sind typischerweise aversiv besetzt. (127)	Wechsel zwischen Persönlichkeitszuständen sind verbunden mit entsprechenden Veränderungen im Empfinden, in der Wahrnehmung, den Affekten, Kognitionen, Erinnerungen sowie in der motorischen Kontrolle und im Verhalten. (130)
Keine oder nur wenig Amnesien (166)	Typischerweise gibt es Episoden von Amnesien, die schwergradig sein können. (166)
Die nicht dominanten Persönlichkeitszustände übernehmen nicht regelhaft die exekutive Kontrolle über das Bewusstsein und das Handeln des Individuums. Es kann aber gelegentlich zeitlich begrenzte und vorübergehende Episoden geben, in denen ein eigenständiger Persönlichkeitszustand die exekutive Kontrolle übernimmt, um begrenzte Handlungen durchzuführen, z. B. als Reaktion auf emotionale Ausnahmezustände oder in Zuständen mit Selbstverletzungen oder dem Wiedererleben traumatischer Erinnerungen (168). 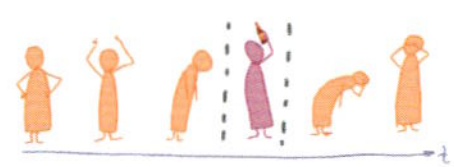	*Die unterschiedlichen Persönlichkeitszustände übernehmen alternierend die exekutive Kontrolle über das Bewusstsein und das Funktionieren.* *Die unterschiedlichen Handlungen der Persönlichkeitszustände betreffen Alltagsaspekte (z.B. Arbeit, Freizeit, Familie) wie auch Selbstverletzungen und das Reinszenieren von traumatischen Erfahrungen.* (168) 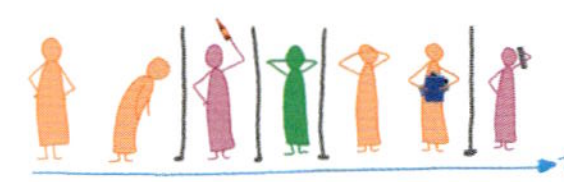

- Die Symptome können nicht durch eine andere Erkrankung oder durch Substanzen oder Medikamente erklärt werden.
- Die Symptome führen zu bedeutsamen Beeinträchtigungen in persönlichen, familiären, sozialen, schulischen, arbeitsbezogenen oder anderen wichtigen Lebensbereichen.

TD-Achse III: diagnostisches Vorgehen bei Verdacht auf strukturelle Dissoziation 6

Vorbereitungen

Indikation für eine Abklärung (130):
- schwere Selbstverletzungen (Anorexie, Bulimie, Sucht, Schneiden, Brennen etc.)
- chronische Suizidalität und wiederholte Suizidversuche
- schwere posttraumatische Intrusionen, Flashbacks, Albträume
- wiederholte Retraumatisierungen
- Borderline-Muster
- komplexe posttraumatische Belastungsstörung
- dissoziativ-neurologische Symptomstörungen (Krampfanfälle, Synkopen, Schmerzen u.v.m.)
- Depersonalisation und Derealisation
- dissoziative Amnesien
- therapierefraktäre psychiatrische Erkrankungen
- Diagnose Schizophrenie in der Vorgeschichte
- fremdaggressive Ausbrüche und Gewalt
- Persönlichkeitswechsel in einer Therapie
- fremdanamnestische Hinweise
- Betroffene gehen davon aus, an einer DIS zu leiden

→

diagnostische Herausforderungen (132):
- dissoziative Anosognosie
- Scham, Angst und Selbstabwertung
- Konfrontation
- Nomenklatur
- Schwierigkeiten mit Glaubwürdigkeit
- Suggestionsgefahr
- Verantwortung abgeben
- Imitation struktureller Dissoziation
- Bedürfnis, Diagnostiker zu schützen
- negative Psychiatrieerfahrungen
- Widerstand verschiedener Persönlichkeitszustände
- zeitlicher Bedarf
- versteckte Symptome
- fachliche Kompetenz des Diagnostikers

hilfreiche Aspekte (137): Empathie, Vertrauen, Kompetenz, klares Setting, „Stopp-Zeichen“, Zeit

→

Klärung: Unterscheidung Ego-States versus Persönlichkeitszustände (139):
- **Ego-States/Schema-Modi:**
  - kein oder kaum teildissoziiertes Handeln, kein volldissoziiertes Handeln
  - ich-dystone Affekte, Impulse, Kognitionen etc. möglich, aber mit gewissem Ich-Bezug
  - keine Amnesien, keine schwere Depersonalisation
- **Persönlichkeitszustände** (dissoziative Identitäten):
  - teil- und volldissoziiertes Handeln, eigenes phänomenales Selbstmodell, können exekutive Kontrolle übernehmen
  - Begriffe: Persönlichkeitszustände, dissoziative Identitäten (ICD-11), Anteile, ANP/EP

→

Fragebögen (142):
nur Screening:
- DES
- FDS
- SDQ
- MID

Interviews:
- SKID-D
- DDIS
- TADS-I

diagnostisches Vorgehen

Hinweise auf Persönlichkeitszustände (145):
- teildissoziierte Emotionen (147)
- teildissoziierte Kognitionen (147)
- volldissoziierte Emotionen (147)
- teildissoziierte Körperempfindungen (149)
- teildissoziierte akustische (Stimmenhören), gustatorische, visuelle Wahrnehmungen (149)
- volldissoziierte Körperempfindungen (149)
- teil-/volldissoziiertes Erfassen (151)
- Identitätsunsicherheit (153)
- teil-/volldissoziierte Erinnerungen (156)
- teil-/volldissoziiertes Interagieren (154)
  - zwischen Anteilen
  - Konflikte zwischen Anteilen
  - Interaktionen der Anteile mit Umwelt
  - Interaktion der Anteile mit Therapeut

→

Verlust der exekutiven Kontrolle:
- teil-dissoziierte Impulse (156)
- teil-dissoziiertes Handeln (156)
- innere Wechsel (157)
- voll-dissoziierte Handlungen (157)
- dissoziative Fugue (158)

→

Wechsel zwischen den Anteilen:
- Häufigkeit der Wechsel (164)
- sequenzielle und parallele Wechsel (166)
- körperlicher Umfang der Wechsel (166)
- Sichtbarkeit der Wechsel (166)

→

Amnesien (166):
- Amnesien in Kindheit und Jugend (166/268)
- Amnesien im Alltag (166/268)

→

unspezifische Hinweise zur Exploration (169):
- Alexithymie (169)
- parathymes Lächeln (169)
- Hypomimie (170)
- Gegenübertragung von Helfenden (170)
- paradoxe Reaktion auf Medikamente (170)
- Polypharmazie (170)
- postoperative Komplikationen (171)
- medizinische Phänomene (171)
- Zweifel an der Diagnose (171)
- beschämende Erfahrungen (171)
- Probleme Selbstfürsorge (172)
- spezielle Trigger (172)
- chronische Suizidalität (172)

→

Zeichen (172):
- ausweichende Antworten
- plötzliche Verhaltens-änderungen
- Identitätswechsel
- widersprüchliche Angaben
- mimische Hinweise
- Amnesien
- Depersonalisation
- Intrusionen
- emotionale Reaktion

Diagnose

Differenzialdiagnosen
- kPTBS (178)
- Borderline-Muster (182)
- Schizophrenie (185)
- bipolare Störungen (192)
- imitierte DIS (194)

forensische Aspekte (198)

→

Diagnose:
letztendlich entscheidet das Gesamtbild der Symptomatik, ob bei einem Menschen die Kriterien einer dissoziativen Identitätsstörung oder einer partiellen dissoziativen Identitätsstörung erfüllt sind (174).

dissoziative Identitätsstörung (6B64) (174):
- Persönlichkeitszustände (dissoziative Identitäten) mit eigenen Mustern von Erleben, Wahrnehmen, Erfassen, Interagieren mit sich selbst, dem eigenen Körper und der Umgebung
- volldissoziiertes Handeln mit Amnesien
- teildissoziiertes Handeln ohne Amnesien

partielle dissoziative Identitätsstörung (6B65) (174):
- Persönlichkeitszustände (dissoziative Identitäten) mit eigenen Mustern von Erleben, Wahrnehmen, Erfassen, Interagieren mit sich selbst, dem eigenen Körper und der Umgebung
- teildissoziiertes Handeln (ohne Amnesien)

unklare Situationen (179):
- Anosognosie
- Zeitmangel
- kPTBS-Symptome
- komorbide Störungen
- Polypharmazie
- Schweigegebote
- Krisen und Selbstverletzungen

TD-Achse IV: dissoziativ-neurologische Symptomstörungen (DNSS) und andere dissoziative Störungen 7

Plussymptomatik

psychoform

somatoform

Minussymptomatik

psychoforme Plussymptome (230)

- **DNSS mit akustischen Beeinträchtigungen (6B60.1):** akustische Pseudohalluzinationen mit Stimmenhören (188/236)
- **DNSS mit kognitiven Symptomen (6B60.9):** eingeschränkte kognitive Leistungsfähigkeit von Erinnerung, Sprache oder anderen kognitiven Bereichen (265)
- **Depersonalisations-Derealisationsstörung (6B66)** (275)
  - Depersonalisation: sich selber als fremd, unwirklich, losgelöst erleben, oder als wäre man ein Außenbeobachter der eigenen Gedanken, Gefühle, Empfindungen, des Körpers oder der Handlungen
  - Derealisation: andere Menschen, Objekte oder die Welt als fremd oder unwirklich erleben (z.B. wie in einem Traum, distanziert, neblig, leblos, farblos oder visuell verzerrt), oder Gefühl des Getrenntseins von der Welt
  - Desomatisation: Gefühl der Körperlosigkeit
  - Deaffektualisation: Gefühl der Gefühllosigkeit
  - Detemporalisation: Veränderung des Zeitempfindens
- **Trancestörung (6B62) und Trance-Besessenheitsstörung (6B63)** (282)

somatoforme dissoziativ-neurologische Plussymptome (230)

- **DNSS mit visuellen Beeinträchtigungen (6B60.0):** visuelle Verzerrungen, Tunnelblick, Halluzinationen, Veränderung Sehschärfe (234)
- **DNSS mit akustischen Beeinträchtigungen (6B60.1):** akustische Halluzinationen (unspezifisch), Tinnitus, Hyperakusis, dissoziatives Stimmenhören (235)
- **DNSS mit Schwindel oder Benommenheit (6B60.2):** phobischer Schwankschwindel (238), funktionelles Schwindelsyndrom (238)
- **DNSS mit anderen sensorischen Beeinträchtigungen (6B60.3):** Schmerzen (239), Parästhesien (242), Globusgefühl (241)
- **DNSS mit nicht epileptischen Krampfanfällen (6B60.4)** (245)
- **DNSS mit Beeinträchtigungen des Sprechens (6B60.5):** Dysarthrie (254)
- **DNSS mit Beeinträchtigungen des Gangs (6B60.7):** Schleppen des Beins, Einknicken des Knies, Gehen mit kleinen Schritten, schwankender Gang u.a. (262)
- **DNSS mit Beeinträchtigungen der Bewegungen (6B60.8):** Chorea, Myoklonus, Tremor, Dystonie, Gesichtsspasmen, Parkinsonismus, Dyskinesien (264)

psychoforme Minussymptome (230)

- **dissoziative Amnesie (6B61):** Unfähigkeit, wichtige autobiografische Erinnerungen abzurufen, typischerweise von kürzlichen traumatischen oder stressvollen Ereignissen, unvereinbar mit normalem Vergessen
- Unterformen:
  - Alltagsamnesien (265)
  - Amnesien für Vergangenheit und Jugend (272)
  - retrograde Amnesie (273)
  - anterograde Amnesie (274)

somatoforme dissoziativ-neurologische Minussymptome (231)

- **DNSS mit visuellen Beeinträchtigungen (6B60.0):** Blindheit (233)
- **DNSS mit akustischen Beeinträchtigungen (6B60.1):** Hörverlust (235)
- **DNSS mit anderen sensorischen Beeinträchtigungen (6B60.3):** Hypogeusie, Dysosmie, Hyposmie, Anosmie (243)
- **DNSS mit Beeinträchtigungen des Sprechens (6B60.5):** Dysphonie, Aphonie (254), Mutismus (255)
- **DNSS mit Parese oder Schwäche (6B60.6):** hypertoner dissoziativer Stupor (256), hypotoner dissoziativer Stupor (256), dissoziative Synkopen (258)
- **DNSS mit Beeinträchtigungen der Bewegungen (6B60.8):** Paraplegie (264)

TD-Achse V: komorbide Erkrankungen 8

traumaassoziierte komorbide psychische Erkrankungen

Diese Erkrankungen können sekundär als Traumafolgestörung auftreten (Aber: nicht alle diese Erkrankungen sind automatisch Traumafolgestörungen)

Erkrankungen als Coping

Funktion: Umgang mit posttraumatischen/dissoziativen Symptomen

Essstörungen (301)

Die Hintergründe sind komplex. Vereinfacht:
- Anorexie (6B80): chronische Depersonalisation durch Untergewicht ⇨ Intrusionen ⇩, (teil)dissoziiertes Handeln ⇩; zudem Regulation Nähe-Distanz
- Bulimie (6B81): Spannungsabbau durch Erbrechen
- Binge Eating (6B82): Regulation PTBS-Symptome
- Adipositas: Emotionsregulation durch Essen und Übergewicht, vermutlich auch chronische Depersonalisation; zudem Regulation Nähe-Distanz

Sucht (6C4ff) (298)
- legale und illegale Suchtmittel können gegen posttraumatische und dissoziative Symptome eingesetzt werden
- bei (p)DIS unterschiedliche Wirkung je nach Zustand
- Abklärung Einnahme Suchtmittel mit teil- oder volldissoziiertem Handeln
- schwierige Abklärung dissoziativer Symptome bei chronischer Sucht ⇨ Abklärung eigentlich erst nach Entzug möglich

Zwangsstörungen (302)

Zwangshandlungen können zur Regulation von PTBS-Symptomen eingesetzt werden.
- Zwangsstörung mit Einsicht (6B20.0)
- Zwangsstörung ohne Einsicht (6B20.1)

Erkrankungen als Folge

Folge der posttraumatischen/dissoziativen Symptome

(rezidivierende) depressive Störung (6A7ff) (305)

sehr vereinfacht: der Umgang mit Traumafolgesymptomen kostet viel Energie ⇨ Depression

DD:
- Intrusionen von Ohnmacht und Hoffnungslosigkeit
- chronisches Hypoarousal kann wie Depression erscheinen!

Angststörungen (307)

Diagnostizieren, wenn die formalen Kriterien einer Angststörung erfüllt sind, auch wenn es Folge von Hyperarousal und Wiedererleben ist
- generalisierte Angst (6B00)
- Panikstörung (6B01)
- Agoraphobie (6B02)
- andere (siehe 6B03ff)

(vermutlich) unabhängige komorbide psychische Erkrankungen

Diese Erkrankungen stehen eher nicht im direkten Zusammenhang mit den Traumafolgestörungen. Verbindung über Life-Events-Vulnerabilität.

Schizophrenie und andere psychotische Störungen (307)

Schizophrenie (6A20ff), schizoaffektive Störungen (6A21ff), schizotype Störung (6A22), andere

obligate DD: dissoziatives vs. psychotisches Stimmenhören
dissoziativer Stupor vs. Katatonie

neurokognitive Störungen

Delirium (6D70), (6D72), Demenzen (6D8ff) u.v.m.

bipolare Störungen, Manie (307)

bipolare Störung Typ I (6A60ff)
bipolare Störung Typ II (6A61ff)

DD: akutes Hyperarousal kann wie manischer Schub erscheinen!

ADHS (6A05ff) (308)
- starke Symptomüberlappung ADHS – posttraumatisches Hyperarousal möglicherweise oft falsche ADHS-Diagnosen bei Traumafolgestörungen; kann auch komorbid auftreten
- Wirkung von Methylphenidat ist kein Unterscheidungsmerkmal, da Wirkung evtl. auch bei Traumafolgestörungen
- bei ADHS-Testung deshalb obligat auch Traumafolgestörung abklären

Autismus-Spektrum-Störungen (6A02) (308)
- speziell Kinder, die sich aufgrund von Gewalt stark zurückziehen, können mit Autismus-ähnlichen Symptomen reagieren (bis zu Mutismus)
- bei Autismustestung deshalb obligat auch Traumafolgestörung abklären

artifizielle Störungen (6D5ff) (311)
- artifizielle Störung, selbstbezogen (Münchhausen) (6D50) (313)
- artifizielle Störung, auf andere gerichtet (Münchhausen-Stellvertreter-Syndrom) (6D51) (313)
- artifizielle Viktimisierung (315)
- artifizielle PTBS (318)
- artifizielle dissoziative Störung (319)

somatische Erkrankungen

direkte Verbindung mit Traumafolgestörung

Hämatome, Hautverletzungen, anale/vaginale Verletzungen (Verstümmelungen), sexuelle Infektionen u.v.m. (311)

indirekte Verbindung mit Traumafolgestörung

Herz-Kreislauf-Erkrankungen, Asthma bronchiale, Diabetes mellitus Typ II u.v.m. (311)

dissoziativ (6B60ff)	somatische DD
dissoziative Krampfanfälle (254)	Epilepsie
dissoziative Synkopen (258)	Herz-Kreislauf-Erkrankungen
dissoziative Körperschmerzen (insbesondere Kopfschmerzen) (239)	Entzündungen (Infektion, autoimmun), Tumore, Durchblutungsstörungen, etc.
dissoziative Analgesie, Hypästhesie (242)	neurologische Störungen
Aphonie/Dysphonie/Dysarthrie (Stimmverlust, Probleme mit Reden) (254)	Entzündungen, Lähmungen, Tumore u.v.m.
Globusgefühl (241)	Reflux, Störung Speiseröhre u.v.m.
dissoziativer Hörverlust (235)	Infektionen, Durchblutungsstörungen, Tumore u.v.m.
dissoziative Lähmungen (264)	zerebrale Ursachen, Infektionen, Kompression von Nerven u.v.m.
dissoziativer Schwindel (238)	neurologisch, infektiös, KHK u.v.m.
dissoziative Gangstörungen (262)	neurologische Störungen, Verletzungen u.v.m.
dissoziative Blindheit (233)	neurologisch, infektiös u.v.m.
und viele mehr	*generell viele DD*

Checkliste: Diagnostik, Gesamtevaluation und Behandlungsplanung 9

A. Diagnostik nach ICD-11

TD-Achse I: Persönlichkeitsstörung:
- **Schweregrade: leicht, mittel, schwer (53)**
- **Ausprägung (54)**
  - mit negativer Affektivität (6D11.0)
  - mit Distanziertheit (6D11.1)
  - mit Dissozialität (6D11.2)
  - mit Enthemmung (6D11.3)
  - mit Zwanghaftigkeit (6D11.4)
- Borderline-Muster (6D11.5)

TD-Achse II: Störungen assoziiert mit Stress
- PTBS (6B40) (75)
  - angstbasiert
  - wutbasiert
  - schambasiert
- komplexe PTBS (6B41) (90)
- anhaltendeTrauerstörung (6B42) (105)
- Anpassungsstörung (6B43) (107)

TD-Achse III: strukturelle Dissoziation
dissoziative Identitätsstörung (6B64) (128)
- volldissoziiert bei Stress
- volldissoziiert im Alltag

partielle DIS (6B65) (130)
- teildissoziiert bei Stress
- teildissoziiert im Alltag

TD-Achse IV: weitere dissoziative Störungen
- dissoziativ-neurologische Symptomstörung(en) (6B60ff) (233)
- dissoziative Amnesie (6B61) (265)
- Depersonalisations- Derealisationsstörung (6B66) (275)
- Trancestörung (6B62) (282)
- Trance-Besessenheitsstörung (6B63) (284)

TD-Achse V: komorbide Störungen
- Depression (6A70/6A71) (305)
- Angst-/Panikstörung (307)
- Sucht (6C4ff) (298)
- Essstörungen (6B8ff) (301)
- Zwangsstörung (6B20) (302)
- ADHS (6A05ff) (308)
- körperliche Erkrankungen (310)
- artifizielle Störungen (311)

B. Sicherheit

1. Trauma (als Opfer und/oder als Zeuge)
- Bindungstrauma frühkindlich (32)
  - medizinisches Trauma (34)
  - einmalig
  - mehrmalig, chronisch
- Typ-I-Trauma (34)
  - akzidentell
  - interpersonell
- Typ-II-Trauma (34)
  - akzidentell
  - interpersonell
- Typ-III-Trauma (34)
  - familiär
  - außerhalb der Familie

2. Belastungsstörung bei anhaltender Traumatisierung (110)
- keine bekannten anhaltenden Traumatisierungen
- Verdacht auf Traumatisierungen
- anhaltende Traumatisierungen wahrscheinlich/gesichert
  - mit/ohne Anzeige
  - mit/ohne Ermittlungen
  - mit/ohne Schutzmaßnahmen
  - wiederholte Retraumatisierungen
- Pat. traumatisiert aktuell andere

3. Anzeigeerstattung und Verfahren (333)
- keine Straftat(en)
- unbekannt
- keine Anzeige, verjährt
- keine Anzeige, unverjährt
  - Glaubhaftigkeitsprobleme?
- Anzeige und Ermittlungen
  - Glaubhaftigkeitsprobleme?
- Anzeige, Verfahren abgeschlossen
- Einfluss auf Möglichkeit, mit Traumaexposition zu beginnen

C. Therapie

1. Einschätzung der Therapie (60)
allgemeine Aspekte
- Qualität des Therapiebündnisses
- Anpassungsfähigkeit (Umsetzung von Anpassungsstrategien)
- Management von Belastungssituationen
- Beherrschung von Selbstgefährdung
- Qualität der interpersonalen Beziehungen
- Arzneimittelbedarf
- Bedarf an stationären Behandlungen
- Auflösung von Übertragungs-Phänomenen
- Kontakt zwischen den Sitzungen
- subjektives Wohlbefinden

spezifische Aspekte für Menschen mit struktureller Dissoziation
- Verantwortlichkeit der Anteile für das Selbst-Management
- Integration
- Funktionsfähigkeit im Alltag
- Täterbindung
- Realisation der traumatischen Erinnerungen
- Einsetzen spezifischer Techniken zwischen den Sitzungen

2. persönliche Ressourcen (61)
- eigene Fähigkeiten
- positive Imaginationen
- gesunde Hobbys
- Selbstakzeptanz und Mitgefühl
- Fähigkeit zur Entspannung
- Fähigkeit, sich um den Körper zu sorgen
- Religion und Spiritualität
- Tiere
- Naturerfahrungen und Kraftorte

3. Bewältigungsstrategien (62)
- Handlungsfähigkeit in Notsituationen
- Vertrauen in eigene Fähigkeiten
- Kreativität bei der Lösungssuche
- ausdauerndes Festhalten an einem Ziel
- Verschaffen von Trost
- Flexibilität in Reaktionen
- Achtsamkeit
- Fähigkeit zur Ablenkung in Not
- Suchen von Verbündeten

D. soziale Unterstützung

1. sichere soziale Situation heute (61)
- Partnerschaft
- Kinder
- Angehörige
- Freundeskreis
- Tiere
- Gemeinschaftszugehörigkeit (Kirche, Sport u.a.)
- Selbsthilfeorganisationen, Peers
- Wohnen und sichere Nachbarschaft
- Arbeit, Tagesstruktur
- Finanzen, Versicherungen
- Aufenthaltsstatus

2. Helfer-Netz (Vernetzung?) (61)
- Psychiater
- psychiatrische Pflege
- Hausarzt/Hausärztin
- Gynäkologe, andere Ärzte
- Ergotherapie, Physiotherapie
- Körpertherapie, Naturheilkunde
- Sozialarbeit, Beistandschaft u.a.
- Beratungsstelle(n)
- Angehörige
- Peers, Selbsthilfeorganisationen
- Seelsorge, kirchliche Mitarbeitende
- Arbeitgeber, Leitung Tagesstruktur
- Anwaltschaft
- Kliniken, Spitäler, andere

daraus abgeleitet: Behandlungsplanung

Prioritäten:
1. Selbst- und Fremdgefährdung
2. äußere Sicherheit (Schutz vor Retraumatisierungen)
3. Sicherheit Kinder
4. Diagnostik, Therapieeinschätzung, Ressourcenabklärung und Klärung der sozialen Unterstützung
5. weitere Behandlungsplanung in Abhängigkeit der vorliegenden Störungen der TD-Achsen I–V und deren Auswirkung auf Lebensqualität, Familie, Arbeitsfähigkeit etc.

1 Das Trauma-Dissoziations-Achsenmodell zur systematisierten Diagnostik von Traumafolgestörungen

1.1 Einleitung

Die Behandlung von Traumafolgestörungen hat insbesondere in den vergangenen 2 Jahrzehnten enorme Fortschritte gemacht. Die Forschung zu den verschiedenen Formen von Traumafolgestörungen hat unser Wissen zu Trauma und Dissoziation deutlich verbessert. So gibt es seit ca. 10–15 Jahren viel mehr Literatur und bessere Weiterbildungsmöglichkeiten als früher (Nijenhuis, 2015, 2017).

Angesichts der Fülle an neuen Erkenntnissen in der Psychotraumatologie kann die Übersicht über die verschiedenen posttraumatischen Symptome und Störungen jedoch schwierig sein. Während die meisten Bücher den Fokus auf die Therapie von Traumafolgestörungen legen, gibt es zur Diagnostik zurzeit nur Literatur zu Teilbereichen des Spektrums der Traumafolgestörungen (Overkamp, 2017; Schellong, Schützwohl, Lorenz, & Trautmann, 2019).

Ziel dieses Buches ist es, diese Lücke zu schließen und einen Überblick zur umfassenden Diagnostik von Traumafolgestörungen zu geben.

Hinzu kommt, dass auf dem Gebiet des traumatischen Stresses seit Langem Kontroversen und Meinungsverschiedenheiten über die psychologischen Folgen schwerer Belastungen und deren Ursachen bestehen

- Die Ausprägung der Symptome war im Lauf der Zeit sehr heterogen, und die Definitionen von akuten, länger andauernden und komplexen Traumafolgen variierten.
- Die Ursachen von Traumata sind umstritten, darunter spielen biologische, psychologische, sozioökonomische, kulturelle, politische oder rechtliche Faktoren eine Rolle (Jongedijk, Boelen, Knipscheer & Kleber, 2023).

Diese unterschiedlichen Ursachen können zu vielen verschiedenen Symptomen führen. Der Überblick über die verschiedenen Symptome nach einem Trauma ist deshalb herausfordernd und anspruchsvoll. Um der enormen Vielfalt an Symptomen Rechnung zu tragen, hat dieses Buch zum Ziel, einen flexibleren und gleichzeitig strukturierten diagnostischen Ansatz für eine umfassende Diagnose der psychologischen Folgen von Traumata einzuführen.

Zur einfacheren und systematischen Übersicht über die Vielfalt und Komplexität der posttraumatischen Symptomatik wird in diesem Buch ein Modell mit 5 Achsen vorgestellt, die im Rahmen einer umfassenden Diagnostik abgeklärt werden können. Diese 5 Achsen werden „Trauma-Dissoziations-Achsen" genannt (kurz TD-Achsen). Sie orientieren sich an der ICD-11 (WHO, 2019) und umfassen die folgenden 5 Bereiche:

- TD-Achse I: Diagnostik der Bindungs- und Persönlichkeitsebene (Kap. 2, Seite 51)
  - Persönlichkeitsstörungen
- TD-Achse II: Diagnostik der spezifisch belastungsbezogenen Störungen (Kap. 3, Seite 65)
  - posttraumatische Belastungsstörung (Kap. 3.3, Seite 75)
  - komplexe posttraumatische Belastungsstörung (Kap. 3.4, Seite 90)
  - anhaltende Trauerstörung (Kap. 3.5, Seite 105)
  - Anpassungsstörung (Kap. 3.6, Seite 107)
  - reaktive Bindungsstörung des Kindesalters
  - enthemmte soziale Interaktionsstörung
  - Belastungsstörung bei anhaltender Traumatisierung (Kap. 3.7, Seite 110)
- TD-Achse III: Diagnostik der strukturellen Dissoziation (Kap. 4, Seite 123)
  - dissoziative Identitätsstörung (Kap. 4.3.1, Seite 128)
  - partielle dissoziative Identitätsstörung (Kap. 4.3.2, Seite 130)
- TD-Achse IV: Diagnostik der weiteren dissoziativen Störungen (Kap. 5, Seite 225)

  - dissoziativ-neurologische Symptomstörungen (Kap. 5.4, Seite 233)
  - dissoziative Amnesie (Kap. 5.5, Seite 265)
  - Depersonalisations-Derealisationsstörungen (Kap. 5.6, Seite 275)
  - Trance- und Besessenheitszustände (Kap. 5.7, Seite 282)
- TD-Achse V: Komorbide Störungen (Kap. 6, Seite 297)
  - affektive Störungen
  - Suchtstörungen
  - Zwangsstörungen
  - Essstörungen
  - artifizielle Störungen
  - und andere

Die 5 Achsen bilden ein strukturierendes und orientierendes Modell für ein systematisiertes diagnostisches Vorgehen basierend auf der ICD-11. Dadurch sollen beispielsweise die Behandlungsplanung (mit therapeutischer Prioritätensetzung und Wahl der Methode) und die Einschätzung der Prognose und der Arbeitsfähigkeit erleichtert werden.

In diesem Buch wird der Hauptfokus auf die Diagnostik von Traumafolgestörungen gelegt. Empfehlungen für die Therapie werden nur vereinzelt gegeben. Das Modell basiert auf keiner Therapieschule und auch nicht auf spezifischen psychologischen Modellen (z.B. Psychoanalyse, kognitive Verhaltenstherapie, humanistische Psychologie oder andere).

In diesem einführenden Kapitel werden zuerst einige Grundlagen zu Arten von traumatischen Ereignissen zusammengetragen. Zur Erleichterung des Überblicks für die Diagnostik von Traumafolgestörungen wird in einem zweiten Teil eine multiaxiale Diagnostik in 5 Trauma-Dissoziationsachsen vorgestellt.

1.2 Trauma

Der Beriff „Trauma" stammt aus dem Griechischen (griechisch: Wunde, τραύμα) und bedeutet Verletzung bzw. Wunde physischer oder psychischer Art (Häcker & Stapf, 2009).

Psychische und körperliche Reaktionen auf belastende Erlebnisse sind bereits seit der Antike bekannt. Genauer untersucht werden sie seit etwa der Mitte des 19. Jahrhunderts, zeitweise mit heftig geführten gesellschaftlichen und wissenschaftlichen Auseinandersetzungen zur Frage, wie sich erschütternde Ereignisse auf den Körper und den Geist auswirken (Herman, 1992; Nijenhuis, 2015, 2017; Jongedijk et al., 2023).

Merke

Bei Traumafolgestörungen handelt es sich um psychische und körperliche Erkrankungen, die als Folge belastender oder traumatischer Erfahrungen auftreten.

1.2.1 Belastende Erfahrungen versus Trauma

Im Rahmen der Auseinandersetzung mit psychischen Traumatisierungen und Belastungen ist eine Reflexion der Möglichkeiten und Grenzen des Begriffs „Trauma" sinnvoll. Der Begriff „Trauma" wird in den letzten Jahren in der Alltagssprache wie auch in Medien immer häufiger verwendet, was manchmal zu einer breiten oder umgangssprachlichen Anwendung führt, die seine wissenschaftliche und klinische Bedeutung verwässern kann. Ähnlich verhält es sich mit dem Begriff „Trigger", mit dem in der Fachsprache ein äußerer Reiz oder eine Situation bezeichnet wird, die bei einer Person belastende emotionale oder psychische Reaktionen hervorrufen kann, insbesondere in Bezug auf traumatische Erlebnisse. Inzwischen wird der Begriff umgangssprachlich immer mehr als Auslöser generell für unangenehme Gefühle verwendet. Mit der zunehmenden umgangssprachlichen Nutzung von Begriffen der Psychotraumatologie ist deshalb eine präzise Definition im wissenschaftlichen und klinischen Kontext wichtig. Daher ist beispielsweise die Unterscheidung zwischen alltäglichen Stressoren, belastenden (Kindheits-) Erfahrungen und einschneidenden traumatischen Ereignissen sinnvoll (Herman, 2015).

In klinischen und psychologischen Kontexten bezieht sich Trauma auf ein Ereignis oder eine Reihe von Ereignissen mit außergewöhnlicher Bedrohung oder katastrophenartigem Ausmaß, oft mit tatsächlichem oder angedrohtem Schaden oder Gewalt. Diese Erlebnisse können die Fähigkeit einer Person überfordern, damit umzugehen, und sie können zu lang anhaltenden psychologischen, emotionalen und körperlichen Einschränkungen führen (WHO, 2019; Herman, 2015).

Auf die Verwendung des Begriffs „Trauma" zur Beschreibung alltäglicher Herausforderungen oder Stressfaktoren im Leben sollte verzichtet werden. Zwar ist jeder Mensch mit Schwierigkeiten und Nöten konfrontiert, aber nicht alle Erfahrungen erreichen das Niveau eines Traumas. Ein unpassender oder übermäßiger Gebrauch des Begriffs kann die Erfahrungen von Menschen, die wirklich ein Einzeltrauma oder mehrere Traumatisierungen erlebt haben, herabsetzen und zu einer Schwächung des Konzepts beitragen (Bath, 2017).

Es ist daher ratsam, den Begriff „Trauma" vorsichtig und präzise zu verwenden und ihn für Situationen zu reservieren, in denen eine Person nach einem traumatischen Ereignis unter erheblichen psychischen Einschränkungen leidet, z. B. an einer Traumafolgestörung wie der Posttraumatischen Belastungsstörung (PTBS) (Alisic et al., 2014). Dies trägt dazu bei, die Kohärenz und Konsistenz des Begriffs zu wahren und stellt sicher, dass angemessene Unterstützung und Interventionen an diejenigen gerichtet werden, die sie wirklich benötigen.

Im Gegensatz zum Begriff „traumatische Lebensereignisse" bezieht sich der Begriff „belastende Kindheitserfahrungen" (Adverse Childhood Experiences, ACEs) auf traumatische oder belastende Ereignisse oder Erfahrungen in der Kindheit, die das Potenzial haben, das körperliche, emotionale und psychologische Wohlbefinden einer Person während ihres gesamten Lebens zu gefährden (Felitti et al., 1998).

Des Weiteren kann der Begriff „belastende Erfahrungen im Erwachsenenalter" ein breites Spektrum an herausfordernden oder negativen Ereignissen umfassen, denen Menschen im Lauf ihres Erwachsenenlebens ausgesetzt sein können (Brewin, Andrews & Valentine, 2000). Diese Erfahrungen können erhebliche Auswirkungen auf das Wohlbefinden, die psychische Gesundheit, die Beziehungen und die allgemeine Lebensqualität einer Person haben. Sie können sehr belastend sein, müssen aber nicht zwangsläufig zu posttraumatischen Störungen führen, wie z. B. körperliche, emotionale oder medizinische Deprivation von Kindern, körperliche oder sexuelle Übergriffe, Unfälle, Naturkatastrophen, das Miterleben von Gewalt, Verlust und Trauer, Beziehungsschwierigkeiten und Verrat, Arbeitsplatzverlust und finanzielle Nöte, chronische Krankheiten oder Behinderungen, Drogenmissbrauch und abhängigkeit, psychische Probleme sowie Diskriminierung und soziale Ungerechtigkeit (Stigmatisierung oder systemische Unterdrückung aufgrund von Faktoren wie Rasse, ethnischer Zugehörigkeit, Geschlecht, sexueller Orientierung oder Behinderung).

In einigen einkommensschwachen und sozial instabilen Regionen der Welt können belastende Erfahrungen Armut und wirtschaftliche Nöte, politische Instabilität und Konflikte, eingeschränkten Zugang zur Gesundheitsversorgung, Bildungsbarrieren, geschlechtsspezifische Ungleichheit und Diskriminierung, Umweltprobleme und fehlende soziale Unterstützungssysteme beinhalten. In Gebieten mit bewaffneten Konflikten gehören zu den negativen Erfahrungen oft direkte Gewalt, Vertreibung und Flucht, Verlust und Trauer, Menschenrechtsverletzungen, Unterbrechung der Ausbildung, Mangel an grundlegenden Ressourcen und große sozioökonomische Herausforderungen.

Zusammenfassend lässt sich sagen, dass die Verwendung klarer Definitionen des Begriffs „Trauma" wesentlich ist, um Klarheit zu schaffen, ein gemeinsames Verständnis in Forschung, Therapie, Prävention und im juristischen Kontext zu entwickeln, und um Missverständnisse zu vermeiden (zur Definition nach ICD-11, s. Seite 76).

1.2.2 Traumatisierende Belastungen

Eine Vielzahl von sehr unterschiedlichen Ereignissen können traumatisierend wirken, z. B. Naturkatastrophen, Verkehrsunfälle, Stalking, Folter, emotionale Vernachlässigung, sexualisierte Gewalt und viele mehr.

Neben der Art einer traumatisierenden Belastung sind auch das Alter und der Entwicklungsstand zum Zeitpunkt eines Traumas wichtig. Eine identische Erfahrung kann in der frühen Kindheit, in der Jugend oder im Erwachsenenalter unterschiedliche psychische und körperliche Symptome zur Folge haben (Nijenhuis, 2015). Zudem ist bei von Menschen verursachten Traumatisierungen von Bedeutung, welche Bindung zum Verursacher einer Traumatisierung bestand (z. B. Eltern versus unbekannter Dritter), wie viele Verursacher involviert waren, welcher Grad der Beschämung auftrat, die Reaktionsweisen während eines Traumas (z. B. peritraumatische Dissoziation, Todesangst) sowie viele weitere Faktoren.

Nachfolgend soll die Unterschiedlichkeit traumatischer Belastungen in Abhängigkeit von verschiedenen Faktoren anhand einiger Beispiele dargestellt werden.

Beispiele

Herr A. (Abbildung 1-1a) erlebt ein gesundes Leben mit vielen Ressourcen. Nach einer Ausbildung zum Lokomotivführer und positiven Beziehungen hat er eine hohe Lebensqualität, bis er eines Tages einen Zugsuizid erlebt an einem Zug, den er führt. Danach erleidet er eine schwere psychische Krise mit Wiedererleben, Anspannung, Reizbarkeit und Albträumen. Die diagnostische Abklärung seiner Symptome ergibt eine posttraumatische Belastungsstörung ohne komorbide Störungen.

Herr B. (Abbildung 1-1b) wächst in einem Land mit politischer Unterdrückung auf. Kindheit und Jugend sind gesund und ohne spezielle Belastungen. Während des Studiums nimmt er an einer Demonstration teil, wird festgenommen und gefoltert. Nach mehreren Jahren unter schwierigsten Bedingungen im Gefängnis kommt er frei und flüchtet ins Ausland. Auf der Flucht erlebt er erneut Gewalt und gerät in Lebensgefahr. Im Zielland stellt er einen Asylantrag, der zuerst abgelehnt wird. Erst nach verschiedenen Einsprachen erhält er eine Aufenthaltsbewilligung aus politischen Gründen. Die diagnostische Abklärung ergibt eine komplexe posttraumatische Belastungsstörung und eine dissoziativ-neurologische Symptomstörung mit Schmerzen.

Herr C. (Abbildung 1-1c) wird als Kind drogenabhängiger Eltern geboren, die ihn ab Geburt oft über viele Stunden alleine lassen und die in den wenigen Interaktionen kaum emotional zugänglich sind. Das Kind wächst in der Folge die ersten 5 Jahre emotional, körperlich und sozial depriviert auf. Bei der Einschulung fallen schwere Vernachlässigungszeichen auf, nach Abklärungen wird er in einer Pflegefamilie platziert. Danach finden die weitere Kindheit und Jugend in einem gesunden Umfeld statt. Die diagnostischen Abklärungen ergeben eine Persönlichkeitsstörung mit negativer Affektivität.

Frau D. (Abbildung 1-1d) hat eine unauffällige Kindheit. Mit 13 Jahren beginnt ein Loverboy-Missbrauch durch einen Lehrer und Frau D. endet in der Zwangsprostitution. Nach vielen Jahren zuerst in der Prostitution und danach in Kliniken mit Symptomen von schweren Selbstverletzungen, Bulimie und dissoziativen Krampfanfällen gelingt es durch verschiedene Therapien, eine Stabilisierung zu erreichen. Die diagnostische Abklärung ergibt eine komplexe posttraumatische Belastungsstörung, eine dissoziative Identitätsstörung, eine dissoziativ-neurologische Symptomstörung mit nicht epileptischen Krampfanfällen und eine komorbide Essstörung.

Frau E. (Abbildung 1-1e) wächst bei einer Mutter mit Borderline-Muster und einem Vater mit einer Alkoholabhängigkeit auf. Die emotionale Unterstützung der Eltern wechselt stark, positive Bindungserfahrungen wechseln sich ab mit Abwertung und emotionaler Gewalt. Als der Vater längere Zeit im Gefängnis ist, stabilisiert sich das Leben ein wenig, u.a., weil Nachbarn Unterstützung auf Bindungsebene anbieten können. Als Teenager erleidet Frau E. dann aber mehrere Vergewaltigungen durch einen Freund. In einer späteren Beziehung erlebt sie kurz positive Erfahrungen, bis auch dieser Partner sie emotional, finanziell und sexuell missbraucht. Sie hat wiederholt depressive Episoden und unkontrollierte Alkoholintoxikationen. Die diagnostische Abklärung ergibt ein Borderline-Muster, eine komplexe posttraumatische Belastungsstörung, eine partielle dissoziative Identitätsstörung mit dysfunktionalem Alkoholkonsum, eine Alkoholabhängigkeitsstörung sowie eine rezidivierende depressive Störung.

Die Unterschiedlichkeit der vielen Aspekte bei traumatischen Erfahrungen kann zu mannigfachen psychischen Symptomen führen. Ziel des Trauma-Dissoziations-Achsenmodells ist die leichtere Orientierung bei der systematischen Abklärung von Traumafolgen.

1.2.3 Einteilung von Traumata

Belastende Erfahrungen können sich wie in Kap. 1.2.2 beschrieben in äußerst unterschiedlicher Weise manifestieren. Vom „einfachen" Autounfall bis zur mehrjährigen sexuellen Ausbeutung oder von einer belastenden Festnahme während einer politischen Demonstration bis hin zu mehrjähriger Haft und Folter aus politischen Gründen werden sehr ungleiche Erfahrungen als „Trauma" bezeichnet. Deshalb ist es hilfreich, die verschiedenartigen traumatischen Erfahrungen genauer zu differenzieren (für eine ausführliche Darlegung zu Trauma und traumatischen Erfahrungen s. E. Nijenhuis [Nijenhuis, 2015]).

Bindungstraumatisierungen

Bindungs- und Beziehungstraumatisierungen umfassen makrotraumatische Ereignisse wie körperliche Misshandlungen, sexuelle Übergriffe und körperliche Vernachlässigung sowie eine Vielzahl kumulativer Mikrotraumen durch andauernde Entwertungen und Überforderungen, lang dauernde Situationen des Alleinseins und der fehlenden emotionalen und körperlichen Geborgenheit. Dazu gehören auch emotionaler Missbrauch, emotionale Vernachlässigung sowie eine Vielzahl von Trennungen oder Verlusten (Liotti, 2004; Wöller, 2006a, 2006b). Tabelle 1-1 gibt eine Übersicht über verschiedene Bindungstraumatisierungen in der Kindheit.

Bindungstraumatisierungen in der Kindheit können insbesondere zu Persönlichkeitsstörungen im Erwachsenenalter führen mit umfassenden Störungen der Emotionsregulation und der Fähigkeit zur Mentalisierung (Bowlby, 1969/1982; Wöller, 2006a). Nicht alle Persönlichkeitsstörungen sind jedoch im Umkehrschluss auf chronische Traumatisierungen in der Kindheit zurückzuführen. Für alle Persönlichkeitsstörungen muss eine komplexe Interaktion von genetischen Faktoren, Belastungsfaktoren (Kap. 1.2.2) und protektiven Faktoren angenommen werden (Paris, 1998).

Aufgrund der Bedeutung der Bindungstraumatisierungen und Persönlichkeitsstörungen für Therapie und Beratung werden sie im Rahmen der TD-Achsen an erster Stelle untersucht (Kap. 2, Seite 51).

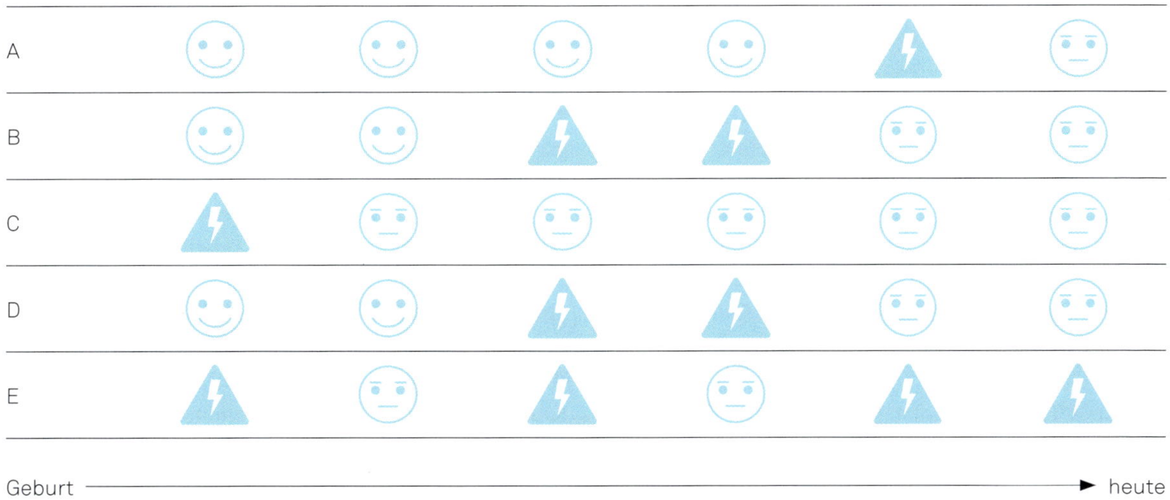

Abbildung 1-1: Unterschiedliche Formen von Traumata und deren Auswirkungen. **a** Monotrauma im Erwachsenenalter. **b** Wiederholte Traumatisierungen im Erwachsenenalter. **c** Schwere Bindungstraumatisierungen in der frühen Kindheit. **d** Loverboy-Missbrauch in der Jugend. **e** Verschiedene Traumatisierungen ab früher Kindheit.

Tabelle 1-1: Bindungstraumatisierungen in der Kindheit. Zu unterscheiden sind: Durch welche Bindungspersonen? Vorübergehend oder andauernd? In welchem Alter?

Art der Gewalt	**Beispiele**
psychische Gewalt	• körperliche Isolation: Ablehnen von Körperkontakt, Abwerten von Kontaktversuchen des Kindes • wiederholtes Entmutigen • permanente Schuldzuweisungen • Entwertungen, Demütigungen, Beschimpfungen, Bloßstellen, Verspotten (privat und/oder öffentlich) • Beschämung als Erziehungsmittel • sich widersprechende und sich gegenseitig ausschließende Botschaften (Doppelbotschaften), ausgehend vom Inhalt der gesprochenen Worte, dem Tonfall, der Gestik, der Mimik oder der Handlungen • Bedrohen (Angst einjagen, drohen), Angst als Erziehungsmittel, Erpressen • Infragestellung und/oder Abwertung der Wahrnehmung, Zurückweisen der Gefühle als unzutreffend durch Bindungspersonen • andauernde Überforderung • Parentifizierung • rigide Vorschriften für Kleidung, Aussehen, Essen, Sexualität u. a. • soziale Isolation • rigide Kontrolle über soziale Kontakte (Freundeskreis, soziale Medien u. a.) • fehlendes Setzen von Grenzen • Missbrauch im Rahmen eines Konfliktes zwischen den Eltern, Erzwingen von Loyalitätskonflikten zwischen den Eltern (oder anderen Bezugspersonen) • Wegnehmen von Gegenständen oder Tieren mit besonderer emotionaler Bedeutung (vorübergehend, definitiv, mit/ohne Zerstören bzw. Töten) • Grooming und späterer sexueller Missbrauch
körperliche und psychische Vernachlässigung	• Fehlen notwendiger Fürsorge (Ernährung, Pflege, gesundheitliche Versorgung) • Ignorieren, Missachten, Ablehnen • Mangel an Aufsicht (Schutz vor Gefährdungen) • wiederholtes, langes Alleinsein • Mangel an Anregung zur motorischen, geistigen, emotionalen und sozialen Entwicklung
körperliche Gewalt	• Schläge (mit der Hand, den Füßen, Gegenständen) • andere gewaltsame Handlungen: Verbrennungen, Stiche, Schütteln, Würgen, Vergiftungen, kalt abduschen, An-den-Ohren/Haaren-ziehen u. a.
sexuelle Gewalt	• s. Typ-I- und Typ-II-Trauma sowie Typ-III-Traumatisierungen (Seite 34)

Aufteilung nach Terr: Typ I (Monotrauma) und Typ II (Mehrfachtrauma)

Neben den Bindungstraumatisierungen in der Kindheit lassen sich viele Arten unterschiedlicher Traumata über den gesamten Lebensverlauf unterscheiden. Von Terr stammt die Unterteilung in kurzfristige Trauma (Typ I) und langfristige Trauma (Typ II) (Terr, 1989). Weiter unterteilen lassen sich die traumatischen Ereignisse in solche, die sich akzidentell ereignen, und solche, die durch Menschen verursacht werden (Tabelle 1-2):

- **Typ-I-Trauma:** einmalige traumatische Ereignisse, oft mit Gefühl der existenziellen Bedrohung (existenzielle Bedrohung ist aber nicht Bedingung nach ICD-11), gekennzeichnet durch Plötzlichkeit und Überraschung:
  - *akzidentell:* Unfälle (z. B. Auto-, Zugunfälle), Naturkatastrophen (z. B. Tsunami, Hurrikan, Überschwemmungen), Naturunfälle (z. B. Lawinen, Steinschlag, Erdrutsch) und berufsbedingte Traumatisierungen (z. B. Feuerwehr, Polizei, Ambulanz, Notfallstation eines Spitals, Medizin allgemein)
  - *interpersonelle Traumatisierungen:* sexualisierte Gewalt (z. B. Vergewaltigung), körperliche Gewalt, Überfälle und Terrorangriffe
- **Typ-II-Trauma:** mehrmalige traumatische Ereignisse, wiederholt und/oder regelmäßig auftretend, oder eine Serie von Einzelereignissen:
  - *akzidentell:* technische Katastrophen (z. B. Nuklearunfälle) oder lang dauernde Naturkatastrophen (z. B. Erdbeben, lange Dürre)
  - *interpersonelle Traumatisierungen:* z. B. wiederholte sexualisierte Gewalt in Kindheit, Jugend und Erwachsenenalter, Kriegserleben, Geiselhaft, Folter, politische Inhaftierung, Flucht u. a.

Trauma durch körperliche Erkrankungen und medizinische Eingriffe

In Ergänzung zu den Typ-I- und Typ-II-Traumatisierungen nach Terr führte Maercker medizinisch bedingte Traumata als eigenständige Kategorie ein und postulierte weiteren Forschungsbedarf zu den möglichen Folgen schwerer medizinischer Erkrankungen (Maercker, 1998; Maercker, Forstmeier, Pohlmann & Spangenberg, 2004). Mit dem Modell des „Enduring Somatic Threat“ (EST, „anhaltende körperliche Bedrohung“) wurden die Unterschiede zwischen medizinischen und anderen Traumata herausgearbeitet (Edmondson, 2014). Darin wurde beschrieben, dass bei medizinischen Krankheiten die Bedrohung aus dem eigenen Körper komme, die davon ausgehende Gefahr andauernd und die Gefahr auf die Zukunft ausgerichtet sei (Köllner, 2019). Als besondere Risikosituationen sind bisher u. a. intensivmedizinische Maßnahmen wegen lebensbedrohlicher Erkrankungen (Jackson et al., 2007), Herz- und Lungentransplantationen (Davydow, Lease, & Reyes, 2015) und Fehlgeburten (Farren et al., 2016) nachgewiesen worden (Tabelle 1-3). Weiter zu beachten sind die potenziell traumatisierenden Folgen einer Frühgeburt mit längerer Behandlung in einem Brutkasten. Frühgeburten könnten mit einem erhöhten Risiko für spätere emotionale und psychologische Schwierigkeiten der Neugeborenen einhergehen (Tabelle 1-3) (Maroney, 2003).

Typ-III-Traumatisierungen mit schwerer Traumabindung und Zwang

Wie oben erwähnt, handelt es sich bei einem Trauma vom Typ II, das auch als „komplexes Trauma“ oder „chronisches Trauma“ bezeichnet wird, um eine wiederholte oder länger andauernde Exposition gegenüber traumatischen Ereignissen oder widrigen Umständen (Terr, 1989; Herman, 2015). Es gibt jedoch erhebliche Unterschiede zwischen den verschiedenen Formen multipler Traumatisierung. Ein wichtiges Unterscheidungsmerkmal liegt im Ausmaß der traumatisch erzwungenen Bindung („Traumabindung“, „Trauma-coerced Attachment“) zwischen dem Opfer und dem Täter, bei der eine Person eine starke emotionale Bindung und Loyalität zu einem Missbraucher oder Geiselnehmer entwickelt.

Opfer mit traumatischer erzwungener Bindung erleiden häufig schwerwiegendere psychische Folgen, die adaptierte Behandlungsstrategien erfordern (Sachs, 2019; Chambers et al., 2022; Pascale et al., 2023; Doychak & Raghavan, 2023). Daher wird hier vorgeschlagen, ein Trauma, das in engem Zusammenhang mit einer erzwungenen Bindung steht, als „Trauma Typ III“ zu bezeichnen. Hintergrund können beispielsweise Menschenhandel, sexuelle Ausbeutung, Indoktrination oder langfristige politische Gefangenschaft, Folter, Rekrutierung durch Sekten/Kulte oder terroristische Organisationen sein. Auch andere Kontexte sind beschrieben worden, wie gewisse Formen häuslicher Gewalt, Missbrauch von Kindern durch Geistliche und Lehrer und sexualisierte Gewalt in der Familie (Herman, 2015; Doychak & Raghavan, 2020).

Diese Unterscheidung beruht auf Forschungsergebnissen und klinischer Erfahrung, die zeigen, dass eine traumatische erzwungene Bindung die Behandlung und strafrechtliche Untersuchung maßgeblich erschweren kann, da die Opfer trotz schwerer emotio-

Tabelle 1-2: Schematische Einteilung traumatischer Ereignisse in die Typen I und II nach Terr.

Art der Gewalt	Typ-I-Traumata (einmalig/kurzfristig)	Typ-II-Traumata (mehrfach/langfristig)
interpersonelle Traumata	• sexuelle Übergriffe: Vergewaltigung, übergriffige Berührungen • körperliche Gewalt: Überfall, häusliche Gewalt • Terroranschlag	• repetitive sexualisierte und körperliche Gewalt • Geiselhaft, Folter • Krieg
akzidentelle Traumata	• schwere Unfälle: Verkehr, Lawine, Erdrutsch, Flugzeugunfall u. a. • berufsbedingte Traumatisierungen: Polizei, Ambulanz, Medizin, Pflege u. a. • kurz dauernde Katastrophen: Hurrikan, Brand, Tsunami	• technische Katastrophen: Nuklearkatastrophe, Giftgaskatastrophe • lang dauernde Naturkatastrophen: Erdbeben, Dürre

Tabelle 1-3: Einteilung medizinischer Traumatisierungen, adaptiert nach Maercker (Maercker & Augsburger, 2019), Beispiele.

Bindungstraumata	Typ-I-Traumata (einmalig/kurzfristig)	Typ-II-Traumata (mehrfach/langfristig)
• Frühgeburt mit anschließender längerdauernder neonatologischer intensivmedizinischer Behandlung	• schwere Unfallverletzungen: Hemiplegie, Verlust Arm/Bein, Verbrennungen • schwere innere Erkrankungen: Hirnschlag, Herzinfarkt • lebensbedrohliche Erfahrungen: Reanimationen, Erwachen während Narkose • Traumatisierungen durch Komplikationen einer Geburt (für Mutter)	• chronische lebensbedrohliche Krankheiten: Krebs, HIV/AIDS, schwere Herzinsuffizienz u. a. • chronische schwere unbehandelbare (oder nur bedingt behandelbare) Erkrankungen: schwere rheumatische oder neurologische Erkrankungen, Niereninsuffizienz, Stoffwechselstörungen u. a.

naler, körperlicher und sexualisierter Ausbeutung zögern können, sich an medizinisches Fachpersonal zu wenden oder bei der Polizei Anzeige zu erstatten (Chambers et al., 2022; Pascale et al., 2023; Doychak & Raghavan, 2023; Lowenstein, 2023; Salter, 2017; Middleton, Sachs & Dorahy, 2021). Die traumatische Bindung kann zudem dazu führen, dass Betroffene die Verantwortung für die Verbrechen der Täterschaft übernehmen und sie sogar vor rechtlichen oder sozialen Konsequenzen schützen (Chambers et al., 2022). Darüber hinaus kann diese Art der Bindung auch nach dem Ende der traumatischen Beziehung zwischen dem Opfer und dem Täter fortbestehen und zu einem Verhalten führen, das für andere, einschließlich Gesundheitsfachkräften, schwer vorherzusagen und zu verstehen ist (People v. Abdur-Razzaq, 2018; Chambers et al., 2022; Middleton et al., 2021).

In einigen Fällen handeln die Täter absichtlich und geschickt, um das Opfer durch traumatisch erzwungene Bindungen zu kontrollieren (Council of Europe, 2022). Die „Expertengruppe zur Bekämpfung des Menschenhandels (GRETA)" hat z.B. beschrieben, wie Täter im Menschenhandel Opfer absichtlich und wissentlich in Traumabindungen locken, um sie zu missbrauchen (Council of Europe, 2022).

Die Klassifikation von schwerer Traumatisierung als Trauma Typ III ist nicht neu. Sie wurde ursprünglich von Solomon und Heide (1999) eingeführt, die Trauma Typ III als das Erleben multipler, tief greifender, gewaltsamer Ereignisse definierten, die in einem frühen Alter begannen und über einen langen Zeitraum andauerten und zu Veränderungen des Gedächtnisses und des Bewusstseins sowie zu Dissoziation und emotionaler Betäubung führten.

Beispiele

Eine wichtige Auswirkung eines Traumas vom Typ III wurde beispielsweise mehrfach von Patty Hearst beschrieben. Patty Hearst ist ein ehemaliges amerikanisches Entführungsopfer, das 1974 internationale Aufmerksamkeit erregte, nachdem sie von einer linksgerichteten terroristischen Gruppe namens Symbionese Liberation Army (SLA) entführt worden war (Hearst & Moscow, 1982). Nach mehrwöchiger Gefangenschaft, in der sie schwer misshandelt und traumatisiert wurde (o.A., People v. Abdur-Razzaq, 2018), gab Hearst bekannt, dass sie sich der SLA angeschlossen und an mehreren ihrer illegalen Aktivitäten, darunter Banküberfälle, teilgenommen habe. Sie wurde schließlich verhaftet, vor Gericht gestellt und wegen Bankraubs und anderer Verbrechen verurteilt. Ihr Fall war jedoch sehr umstritten, da viele Experten der Meinung waren, sie sei schwerer Manipulation unterzogen oder gezwungen worden, der SLA beizutreten und sich an ihren Aktivitäten zu beteiligen (Watkins, 1976). Hearsts Strafe wurde von Präsident Jimmy Carter umgewandelt, später wurde sie von Präsident Bill Clinton begnadigt (Office of Public Affairs, 2001). Hearst beschrieb die Auswirkungen der Zwangskontrolle wie folgt: *„Ich tue mein Bestes, um es zu erklären, aber es gibt viele Menschen, die es einfach nie verstehen oder glauben werden, dass man von anderen Menschen so vollständig kontrolliert werden kann, dass man nicht einmal mit einer Waffe am Kopf neben ihnen stehen muss"* (Hearst, n.d.).

Als Beispiel werden hier 3 Formen des Missbrauchs vom Typ III vorgestellt:

- Online-Missbrauch von Kindern und Jugendlichen und Herstellung von Filmmaterial über den Missbrauch
- Loverboy-Missbrauch
- organisierter Missbrauch mit Ritualen

Missbrauch von Kindern und Jugendlichen im Internet und Herstellung von Abbildungen über den Missbrauch

Die weite Verbreitung des Internets und die Anonymität, die es bietet, haben es pädosexuellen Tätern leichter gemacht, Zugang zu schutzbedürftigen Kindern zu finden und sie auszubeuten (Fedpol, 2019; Steffes-enn, Saimeh & Briken, 2023). Social-Media-Plattformen, Online-Chaträume, Messaging-Anwendungen und das Dark Web haben alle eine Rolle bei der Verbreitung von Online-Kindesmissbrauch gespielt. Dazu gehören die Erstellung, der Austausch, die Verbreitung oder der Besitz von Missbrauchsabbildungen von Minderjährigen, Cybermobbing, Sextortion und das Live-Streaming von Missbrauch (Lanning, 2010). Die Menge an Bildmaterial über sexuellen Missbrauch von Kindern und Jugendlichen, das bei Ermittlungen weltweit beschlagnahmt wurde, ist in den letzten 2 Jahrzehnten exponentiell gestiegen (Bursztein et al., 2019). Einem Bericht von ECPAT und Interpol zufolge sind die meisten Kinder, die auf Material über sexuellen Missbrauch von Kindern gefunden werden, vor der Pubertät. Je jünger die Kinder waren, desto schwerer war in der Regel der Missbrauch (ECPAT, 2018). Die Internet Watch Foundation berichtet, dass 28 % des gefundenen Materials die Vergewaltigung und die Folter von Kindern zeigt (IWF, 2017).

Durch die weltweite Vernetzung können Täter im Darknet gezielte und detaillierte Anleitungen zum Missbrauch von Kindern austauschen. Ein von der Polizei aufgespürtes und als authentisch eingestuftes „Pädophilen-Handbuch" enthält umfangreiche Anleitungen, wie Kinder unbemerkt missbraucht werden können. Der Schwerpunkt liegt dabei auf dem Aufbau einer traumatischen Bindung zur Kontrolle des Opfers (Anonymous, 2019). Das Handbuch bietet eine umfassende Vorgehensweise zum Missbrauch von Kindern, inkl. Informationen, Anweisungen und Anleitungen für den Missbrauch von Kindern ab 6 Monaten. Es dient Tätern als Nachschlagewerk, um spezifische Informationen zu finden oder bestimmte Anweisungen zu befolgen. Zum Beispiel enthält es Anleitungen für den sexuellen Missbrauch von Säuglingen, Kleinkindern und Teenagern, ohne sichtbare Spuren zu hinterlassen. Es gibt auch Anleitungen, wie Kinder dazu gebracht werden können, über den Missbrauch zu schweigen, was zu tun ist, wenn Verwandte oder die Polizei Verdacht schöpfen, sowie Empfehlungen für den Fall, dass die Polizei Ermittlungen einleitet.

Das Teilen von Missbrauchsabbildungen im Internet hat auch nach dem Missbrauch verheerende Folgen für die Opfer. Sie haben nach der eigentlichen Gewalt nicht nur mit den psychischen und physischen Folgen des Traumas zu kämpfen, sondern müssen auch damit leben, dass das Bildmaterial ihres Missbrauchs dauerhaft im Internet verfügbar ist (Keller & Dance, 2019). In Therapien muss dieser Aspekt u.a. bei der Klärung von Sicherheitsfragen berücksichtigt werden.

Loverboy-Missbrauch: Menschenhandel auf der Grundlage von Trauma und erzwungener Bindung

Sexualisierte Gewalt durch „Loverboys", auch bekannt als „Loverboy"- oder „Romeo"-Missbrauch, ist eine Form des Menschenhandels zum Zweck der sexuellen Ausbeutung (Körner, 2022). Bei dieser Art des Missbrauchs ist in der Regel ein männlicher Täter (der „Loverboy") beteiligt, der durch emotionale Manipulation, Täuschung und Nötigung versucht, eine schutzbedürftige Person (häufig ein junges Mädchen oder eine Frau) in eine romantische Beziehung zu locken (Baier, Hirzel & Hättich, 2019). Sobald das Opfer emotional an den Täter gebunden ist, wendet der Täter verschiedene Taktiken an, um das Opfer zur Prostitution zu zwingen, darunter Drohungen, Erpressungen, körperliche Gewalt und Drogenmissbrauch (Körner, 2022; Czarnecki, 2023). Der Missbrauch durch „Loverboys" wird hier als eine Form der (organisierten) sexuellen Ausbeutung dargestellt, die stark auf einer durch Traumatisierung erzwungenen Bindung beruht.

Die erzwungene Bindung bei Opfern von Menschenhandel beinhaltet eine missbräuchliche Kontrolldynamik, die darauf abzielt, das Opfer zu unterwerfen und zu binden (Reid, Haskell, Dillahunt-Aspillaga, & Thor, 2013). Zu den Taktiken gehören Geschenke, Versprechen, Liebesbekundungen und Bindungsangebote einerseits und Demütigung, Erpressung, die Unterdrückung kritischen Denkens, klassische Konditionierung, existenzielle Abhängigkeit, die Verwendung von Ritualen, die Aktivierung positiver und negativer Emotionen und die Schaffung eines Umfelds ständiger Angst oder Schrecken andererseits (Stark, 2009; Doychak & Raghavan, 2023).

Die Anwendung dieser Zwangstaktiken setzt einen Kreislauf in Gang, in dem die Opfer versuchen, eine intensive Beziehung zu den Tätern zu halten (Doychak & Raghavan, 2023). Im weiteren Verlauf manipulieren die Täter das Opfer durch intermittierende und willkürliche Belohnungen und Bestrafungen, was zu Gehorsam und Submission führt. Die Opfer isolieren sich zunehmend emotional von ihrem Umfeld und übernehmen die Perspektive des Täters. Sie werden ängstlich, bedürftig und abhängig von ihm. Sie idealisieren die Täter, halten sie für allmächtig und übernehmen schrittweise deren Menschen- und Weltbild (Doychak & Raghavan, 2020).

Die Anwendung dieser Taktiken und die daraus resultierende traumatische Bindung an den Täter führen zu widersprüchlichem und inkonsequentem Verhalten der Opfer. Opfer können sich weigern, die missbräuchliche Situation zu verlassen, zum Täter zurückkehren oder das Aufsuchen von Hilfe und Schutz vermeiden. Die Opfer können auch den Täter verteidigen, den erlittenen Missbrauch herunterspielen, zugunsten des Täters aussagen, ihre Aussagen zurückziehen, lügen, um den Täter zu schützen, oder im Lauf der Zeit widersprüchliche Antworten geben (Dutton & Painter, 1981; de Fabrique, Van Hasselt, Vecchi, & Romano, 2007; Williamson, 2010; Rüegger, 2018; Doychak & Raghavan, 2020).

Organisierter Missbrauch mit Ritualen

Spirituelle und religiöse Überzeugungen und die damit verbundenen Rituale können als eine Form der Kontrolle missbraucht werden (Purcell, 1998) und dazu dienen, durch Traumatisierung erzwungene Bindungen aufzubauen (Doychak & Raghavan, 2023). Wenn eine Ideologie als Rechtfertigung für Gewalt dient, wird dies gelegentlich als ritueller Missbrauch bezeichnet. Der Begriff „rituell“ wird in der internationalen Literatur im Zusammenhang mit Gewalt jedoch uneinheitlich verwendet, und es besteht ein erheblicher Forschungsbedarf (Nick, Schröder, Briken, & Richter-Appelt, 2019; Schröder, Nick, Richter-Appelt & Briken, 2020; Unabhängige Kommission zur Aufarbeitung Sexuellen Kindsmissbrauchs, 2019). Im hier dargestellten Zusammenhang geht es darum, wie spiritueller Glaube in Verbindung mit Ritualen genutzt wird, um die durch das Trauma erzwungene Bindung des Opfers an den Täter zu verstärken (Johnson & VanVonderen, 2005).

Rituale als Kontrollmechanismus sind aus einigen Formen des Menschenhandels bekannt, bei denen spirituelle und religiöse Überzeugungen und damit verbundene Rituale als eine Form der Kontrolle missbraucht werden (Purcell, 1998), beispielsweise beim Menschenhandel mit Opfern aus Westafrika (Taliani, 2012; Chisholm, Mark, Unigwe & Katona, 2022). Menschenhändler benutzen den Glauben und die kulturellen Traditionen der Gemeinschaften, in denen sie tätig sind. Sie verwenden häufig komplexe spirituelle Rituale, um ihre Drohungen zu untermauern und ihren Opfern ein Gefühl tiefer Angst und spiritueller Versklavung zu vermitteln (Chisholm et al., 2022).

Schwüre oder Rituale können verwendet werden, um die grundlegenden Glaubenssysteme und spirituellen Gewohnheiten der Opfer zu manipulieren, ihnen Angst einzuflößen, sie zu dominieren und zu unterwerfen (Chisholm et al., 2022). Aufgrund des erheblichen Machtungleichgewichts sind die Opfer nicht in der Lage, die Teilnahme an dem Ritual und die anschließende Zustimmung zu verweigern. Täuschung und Verwirrung können ebenfalls eingesetzt werden, um die Zustimmung des Opfers zu erzwingen. Darüber hinaus kann das Opfer zunächst optimistische Erwartungen in Bezug auf den möglichen Nutzen des Rituals hegen. Die Rituale selbst zielen darauf ab, die Opfer zu demütigen, zu entmenschlichen und ihnen Angst einzujagen (Dunkerley, 2018; Chisholm et al., 2022).

Um ihren Einfluss auf die Opfer zu verstärken, setzen die Täter verschiedene Kontrollmechanismen ein, wie z. B. Schwüre, die ein Gefühl emotionaler Schuld und eine Verpflichtung zur Geheimhaltung der Vereinbarung hervorrufen. Die Opfer können auch glauben, dass die Schwüre nicht rückgängig gemacht werden können. Drohungen während des Rituals können Angst einflößen, und das Opfer kann an eine spirituelle Macht glauben, die Kontrolle ausüben kann, indem sie Gutes oder Schlechtes bewirkt. Darüber hinaus können komplizierte familiäre Verstrickungen dazu dienen, die Kontrolle des Täters über das Opfer zu verstärken (Chisholm et al., 2022).

Nach den Ritualen beschreiben die Opfer Ohnmachtsgefühle und den Verlust der eigenen Identität. Infolgedessen vermeiden sie es, Hilfe zu suchen und verlassen die Ausbeutungssituation nicht. Strafverfolgungsbehörden und Therapeuten können Schwierigkeiten haben, die Opfer zu verstehen (Helfferich, Kavemann, Rabe, Toll & Flach, 2011). In manchen Fällen können auch Dolmetscher mit Angst reagieren. Dies stellt ein erhebliches Hindernis für Behörden dar, die sich für die Bekämpfung und Prävention von Menschenhandel einsetzen (Sarson & MacDonald, 2008; Kelly, Branham & Decker, 2016; Ikeora, 2016; Chisholm et al., 2022).

Zusammenfassung

Ein Trauma Typ III, wie es in diesem Buch vorgeschlagen wird, umfasst besonders schwere Manifestationen von Gewalt mit der (absichtlich) erzwungenen Entwicklung einer starken emotionalen Bindung und Loyalität zu einem Täter oder Geiselnehmer, die auch als traumatische Bindung bezeichnet wird.

In diesem Zusammenhang kann es hilfreich sein, auf die unzureichend genutzte Spezifizierung der „Identitätsstörungen infolge anhaltender und intensiver Manipulation unter Zwangsbedingungen" im DSM-5 hinzuweisen, und zwar im Kapitel „Andere nicht näher bezeichnete dissoziative Störungen" (APA, 2013). Sie tritt nach einem „intensiven Prozess der Manipulation unter Zwangsbedingungen (z. B. ‚Gehirnwäsche', Gedankenbeeinflussung, Indoktrination in Gefangenschaft, Folter, lang dauernder politischer Gefangenschaft, Rekrutierung durch Sekten/Kulte oder Terrororganisationen)" auf (APA, 2013). Betroffene können anhaltende Veränderungen oder bewusstes Infragestellen ihrer Identität aufweisen (APA, 2013). Diese Störungsbild bedarf weiterer Forschung und Entwicklung (Doychak & Raghavan, 2023).

Sowohl aus medizinisch-psychologischer als auch aus strafrechtlicher Sicht besteht ein hoher Forschungsbedarf zu Traumatisierungen des Typs III, z. B. zu Täterstrategien und dazu, wie Täter spezifisches Wissen über schwere Misshandlungen erwerben (Salter, 2017). Darüber hinaus fehlt es an evidenzbasierten Fragebögen zu traumabezogener Bindung, die sowohl für die Forschung als auch für die Therapie hilfreich wären.

Screening-Instrumente

Die o. g. Ausführungen zeigen die verschiedenen Formen von Traumatisierungen in der Übersicht (Tabelle 1-4).

Bei der klinischen Exploration psychischer Traumatisierungen ist vorsichtig vorzugehen und es sind emotional distanzierte, abstrakte und stichwortartige Schilderungen zu erbitten (Reddemann & Wöller, 2017). Details sollten nicht erfragt werden, speziell wenn später eine Anzeige angestrebt werden sollte oder wenn ein Strafverfahren im Gange ist (Gysi & Rüegger, 2017).

Die Verwendung von strukturierten oder standardisierten Fragebögen und Interviews, die ursprünglich entwickelt wurden, um konsistente Diagnosen in der Forschung zu gewährleisten, wird auch in der klinischen Praxis empfohlen (Keane, Weathers, & Foa, 2000):

- Childhood Trauma Questionnaire (Bernstein & Fink, 1998)
- Traumatic Antecedents Questionnaire (Herman, Perry, & Van Der Kolk, 1989)
- Trauma History Questionnaire (Green, 1996; Übersetzung Maercker, 2002)
- Childhood Trauma Screener (Grabe et al., 2012)
- Traumatic Experience Checklist (Nijenhuis, Van der Hart, & Vanderlinden, 1999)
- International Trauma Exposure Measure (Hyland, Shevlin, Karatzias, & Cloitre, 2019; Hyland et al., 2021)
- The Life Events Checklist for DSM-5 (LEC-5; Weathers et al., 2013)

Für eine Übersicht über Fragebögen in deutscher Sprache s. a. Maercker & F. Bromberger (Maercker & Bromberger, 2005) und J. Schellong et al. (Schellong et al., 2019).

Exploration von Traumatisierungen

Als Grundhaltung für die Exploration ist eine absolut wertfreie Offenheit der Ergebnisse und die Validität der Aussagen wünschenswert. Die Exploration von Traumafolgestörungen generell – und speziell die der Traumaanamnese – sollte mit Vorsicht und Sorgfalt durchgeführt werden. Die verringerte zwischenmenschliche Vertrauensfähigkeit, Scham-, Schuld- und Insuffizienzgefühle, posttraumatische Vermeidung und andere für eine Offenlegung traumatischer Vorerfahrungen hinderliche Symptome können Exploration und Diagnostik erschweren.

Gemäß den AWMF-Leitlinien zur posttraumatischen Belastungsstörung sind folgende Faktoren für eine valide Diagnosestellung hilfreich (Schäfer et al., 2019):

- Herstellung einer sicheren, störungsfreien Gesprächsatmosphäre, Berücksichtigung von spezifischen Kontrollbedürfnissen u. a. adäquates Eingehen auf notwendige Rahmenbedingungen (ausreichender körperlicher Abstand zur Untersuchungsperson, ggf. Türen offen lassen, Mitnehmen einer Vertrauensperson, Entfernen von Auslösereizen im Gesprächsraum)
- aktive Erfragung der posttraumatischen Belastungssymptome, da viele Betroffene nicht spontan davon berichten

Tabelle 1-4: Schematische Einteilung traumatischer Ereignisse.

Art der Gewalt	Bindungstrauma in der Kindheit	Typ-I-Traumata (einmalig/kurzfristig)	Typ-II-Traumata (mehrfach/langfristig)	Typ-III-Trauma (mit schwerer Traumabindung, lang dauernd)
interpersonelle Traumata	• Bindungstraumatisierungen: psychische Gewalt, Vernachlässigung, körperliche Gewalt	• sexuelle Gewalt: Übergriffe, Vergewaltigung • körperliche Gewalt: Überfall, häusliche Gewalt • Terroranschläge	• repetitive sexualisierte und körperliche Gewalt in Kindheit und Jugend • Geiselhaft, Folter • Krieg	• Online-Kindesmissbrauch • Menschenhandel mit sexueller Ausbeutung, Loverboy-Missbrauch • Zwangsprostitution, • Indoktrination in Gefangenschaft • schwere Folter • Rekrutierung durch Sekten/Kulte oder Terrororganisationen
akzidentelle Traumata		• schwere Unfälle: Verkehr, Lawine, Erdrutsch, Flugzeugunfall u. a. • berufsbedingte Traumatisierungen: Polizei, Ambulanz, Medizin, Pflege u. a. • kurz dauernde Katastrophen: Hurrikan, Brand, Tsunami	• technische Katastrophe: Nuklearkatastrophe, Giftgaskatastrophe • lang dauernde Naturkatastrophen: Erdbeben, Dürre	
medizinische Traumata	• Frühgeburt und Brutkastenbehandlung (für Kind) • schwere körperliche Erkrankungen in den ersten Lebensjahren	• schwere Verletzungen nach Unfällen • schwere innere Erkrankungen: Hirnschlag, Herzinfarkt • Traumatisierungen durch Komplikationen einer Geburt (für Mutter)	• chronische lebensbedrohliche Krankheiten: Krebs, HIV/AIDS, schwere Herzinsuffizienz u. a. • chronische schwere unbehandelbare Erkrankungen: schwere rheumatische oder neurologische Erkrankungen, Niereninsuffizienz, Stoffwechselstörungen u. a.	

- Vermittlung eines Erklärungsmodells für die Symptome als menschliche Reaktion auf Extrembelastung (Psychoedukation) und Benennung der Störung im Sinne einer posttraumatischen Diagnose → führt in der Regel zur Entlastung der Betroffenen
- bei akuter Traumatisierung wichtig: vorbeugende Aufklärung über evtl. zu erwartende Symptome
- Erfassung und Bekräftigung der individuellen kompensatorischen Strategien als „normale" Reaktion
- Erfassung von Risiko- und Schutzfaktoren

Darüber hinaus ist es wichtig, die Häufigkeit und Schwere der Symptome, die Dauer ihres Bestehens und ihre psychischen Auswirkungen auf die Betroffenen zu dokumentieren. Neben der diagnostischen Beurteilung ist die Informationssammlung auch für eine effektive Therapieplanung unerlässlich. Dazu gehört die Dokumentation von Faktoren, die zur Aufrechterhaltung der Erkrankung beitragen, sowie von zusätzlichen funktionellen Beeinträchtigungen, wie Schwierigkeiten im sozialen oder beruflichen Umfeld, die sich daraus ergeben können (Keane, Weathers, & Foa, 2000).

Bei der Erfassung traumatischer Erfahrungen in der Lebensgeschichte und deren Auswirkungen in der Gegenwart ist es wichtig, einen angemessenen Ansatz zu finden, der sowohl eine offene Befragung ermöglicht als auch gezielte Informationen liefert, ohne dabei Informationen zu erzwingen (Fischer-Knust, Klöfer, Kotschunz, Hantel-Pletzer & Gresch-Kerwien, 2023). Die Untersuchung kann konfrontative Elemente enthalten und Stress auslösen. Daher ist es in der Diagnostik wichtig, über spezifische Stabilisierungstechniken zu verfügen, um bei der Aktivierung von Stress unterstützen und diese Techniken anwenden zu können (Schäfer et al., 2019).

Exploration zusätzlicher therapierelevanter Informationen

Für die Therapieplanung bei PTBS ist es hilfreich, vor Beginn der Behandlung über die diagnostische Einordnung hinaus zusätzliche Informationen zu sammeln. Dazu gehört die Dokumentation von Faktoren, die die Fortsetzung oder den Erfolg der Therapie beeinflussen, von Begleiterkrankungen und sekundären funktionellen Beeinträchtigungen. Darüber hinaus ist es wichtig, den Gesundheitszustand der Betroffenen vor dem Trauma sowie die vorhandenen Ressourcen und Fähigkeiten zu erfassen (Schellong et al., 2019). Weitere therapierelevante Informationen können sein:

- Kognitive Faktoren: In den meisten Fällen bildet sich die PTBS innerhalb des ersten Jahres nach dem Trauma zurück, bei einigen Betroffenen kann sie aber auch einen chronischen Verlauf nehmen. Die Chronifizierung der Erkrankung kann auf Interpretationen, Überzeugungen und Einstellungen zurückzuführen sein, die das Wiedererleben des Traumas verstärken und die Tendenz zu Flucht und Vermeidung fördern, was die Bewältigung erschwert. Um ein breites Spektrum solcher kognitiven Faktoren zu dokumentieren, kann der „Fragebogen zu Gedanken nach traumatischen Erlebnissen“ (PTCI; Foa et al., 1999; deutsch Ehlers & Boos, 1999) eine hilfreiche Ergänzung zu den offenen explorativen Fragen sein.
- Schuldgefühle: Das „Trauma-Related Guilt Inventory“ (Kubany et al., 1996) ist ein psychologisches Messinstrument zur Erfassung von Schuldgefühlen im Zusammenhang mit traumatischen Ereignissen. Es enthält verschiedene Items, die unterschiedliche Aspekte von Schuldgefühlen erfassen, wie z.B. Schuldgefühle des Überlebenden, Schuldgefühle in Bezug auf Handlungen während des Traumas und Schuldgefühle in Bezug auf posttraumatische Symptome.
- Scham: Die „Internalized Shame Scale“ (Cook, 1987, 1994 , 2001) ist ein psychologisches Messinstrument zur Erfassung von Schamgefühlen, die eine Person sich selbst gegenüber empfindet. Sie enthält verschiedene Items, die unterschiedliche Aspekte der internalisierten Scham wie Gefühle der Wertlosigkeit und der Selbstbeschämung erfassen. Die „Experiential Shame Scale“ (ESS; Turner, 2014) wurde entwickelt, um Schwierigkeiten bei der Bewertung von Schamgefühlen zu erfassen, und misst körperliche, emotionale und soziale Marker von Schamgefühlen.

Eine Übersicht über weitere Fragebögen findet sich bei Schellong et al. (Schellong et al., 2019).

1.3 Das 5-Achsen-Modell zur systematischen Diagnostik von Traumafolgestörungen

Das Ziel des 5-Achsen-Modells zur Diagnose der psychischen Folgen von Trauma ist die Schaffung eines umfassenden und multidimensionalen Rahmens für das Verständnis und die Bewertung der verschiedenen Aspekte der Symptome einer Person im Zusammenhang mit negativen Erfahrungen in der Vergangenheit oder Gegenwart. Das Verständnis des traumatischen Ursprungs eines Symptoms kann ein entscheidender Schritt auf dem Weg zu einer umfassenden und effektiven Behandlung sein, die die Heilung sowohl auf der psychischen als auch auf der körperlichen Ebene fördert, und ist aus mehreren Gründen entscheidend (z.B. Hamblen et al., 2019; Herman, 1992, 2015; APA, 2017; National Institute for Health and Care Excellence, 2018; ISSTD, 2011; Dorahy, Gold & O'Neil, 2023):

- Genaue Diagnose: Das Erkennen des Zusammenhangs zwischen einem Symptom und seinem traumatischen Ursprung ermöglicht genauere Diagnosen. Fehldiagnosen können zu ungeeigneten Behandlungen und Interventionen führen, die das zugrunde liegende Problem nicht wirksam angehen.
- Wirksame Behandlung: Eine Behandlung, die auf die traumabedingte Ursache zugeschnitten ist, kann zu effektiveren und gezielteren Interventionen führen. Die Behandlung der Symptome ohne Berücksichtigung der traumabedingten Ursache kann dazu führen, dass die Heilung unvollständig bleibt und die Symptome erneut auftreten.
- Verhinderung von Retraumatisierung: Wenn das einem Symptom zugrunde liegende Trauma nicht behandelt wird, kann es passieren, dass Menschen un-

beabsichtigt Situationen oder Auslöser erleben, die die traumatischen Erfahrungen wieder wachrufen und zu einer erneuten Traumatisierung und Verschlimmerung der Symptome führen.

- Empowerment: Das Erkennen des Zusammenhangs zwischen Symptomen und Trauma stärkt die Betroffenen, indem es ihnen das Gefühl gibt, ihre Erfahrungen zu verstehen und zu kontrollieren. Es hilft ihnen, einen Sinn in ihren Reaktionen und in ihrem Verhalten zu sehen.
- Vermeidung unnötiger Behandlungen: Wenn der Ursprung des Traumas ignoriert wird, können Menschen unnötige medizinische oder psychotherapeutische Behandlungen erhalten, um Symptome zu behandeln, die einen tieferen emotionalen Ursprung haben.
- Bessere Bewältigungsstrategien: Das Verständnis des Traumas, das den Symptomen zugrunde liegt, kann den Betroffenen helfen, Bewältigungsmechanismen zu entwickeln, die den zugrunde liegenden emotionalen Schmerz angehen (statt nur die oberflächlichen Symptome zu behandeln).
- Verbesserung der therapeutischen Beziehung: Therapeuten und Gesundheitsfachkräfte können Menschen besser zur Genesung verhelfen, wenn sie ein klares Verständnis der traumabezogenen Aspekte der Symptome haben.
- Langfristige Resilienz: Die Auseinandersetzung mit der traumatischen Ursache fördert die langfristige Resilienz, indem sie Menschen in die Lage versetzt, die traumatischen Erfahrungen zu verarbeiten und zu bewältigen, wodurch das Potenzial für anhaltenden Stress verringert wird.
- Persönliches Wachstum: Die Konfrontation mit und das Verständnis von Traumata kann eine herausfordernde, aber letztlich transformierende Reise sein, die persönliches Wachstum, Selbsterkenntnis und emotionale Heilung fördert.

Es ist wichtig zu betonen, dass es pauschale Annahmen zu vermeiden gilt, wonach Symptome generell mit Traumata und insbesondere mit bestimmten Arten von Gewalt verbunden sind.

Psychische Erkrankungen haben verschiedene komplexe und miteinander verknüpfte Ursachen, die nicht immer direkt mit negativen Erfahrungen in Verbindung stehen. Sie sind oft das Ergebnis einer Kombination von Faktoren und nicht einer einzelnen Ursache. Weitere Faktoren, die möglicherweise zur Entstehung von psychischen Erkrankungen beitragen, umfassen biologische Aspekte (wie Genetik, chemische Ungleichgewichte im Gehirn, hormonelle Veränderungen oder Anomalien der Gehirnstruktur), körperliche Krankheiten (wie chronische Schmerzen, Autoimmunerkrankungen oder neurologische Störungen), Vererbung sowie kulturelle und gesellschaftliche Faktoren. Daher ist es wichtig zu betonen, dass die Erfahrungen jedes Menschen einzigartig sind und die Faktoren, die zu einer psychischen Erkrankung beitragen, sehr unterschiedlich sein können.

Bei den vielen Einflussfaktoren, die zu psychischen Erkrankungen führen können, ist eine umfassende psychologische Beurteilung unerlässlich, um effektive Behandlungspläne zu entwickeln. Das 5-Achsen-TD-Modell bietet einen strukturierten Überblick über das breite Spektrum von Symptomen, die teilweise oder vollständig aus verschiedenen negativen Erfahrungen im Lauf des Lebens hervorgehen können. Es unterstützt den komplizierten und anspruchsvollen diagnostischen Prozess. Die 5 TD-Achsen beruhen nicht auf den früheren Achsen im DSM-III (Diagnostic and Statistical Manual of Mental Disorders, Third Edition) und DSM-IV (Diagnostic and Statistical Manual of Mental Disorders, Fourth Edition), die im DSM-5 abgeschafft wurden.

Sie bieten stattdessen einen umfassenden und multidimensionalen Ansatz in 5 Achsen, welche jeweils einen unterschiedlichen Aspekt der Bewertung darstellen.

1.3.1 Achsen des TD-Modells

Zur besseren Übersicht im Rahmen der Abklärungen von Traumafolgestörungen und dem vollständigen Erfassen der Komplexität einer klinischen Situation werden in der Abklärung folgende 5 Achsen empfohlen:

Achse I: Bindungsstörungen und Persönlichkeitsstörungen (Seite 51)

Bindungstraumatisierungen in der Kindheit (Kap. 1.2.3) können zu Persönlichkeitsstörungen im Erwachsenenalter führen mit umfassenden Schwierigkeiten der Emotionsregulation und der Fähigkeit zur Mentalisierung (Liotti, 2004; Wöller, 2006a). Das Erfassen der Persönlichkeitsstörungen (Tabelle 1-5) ist für das psychotherapeutische Vorgehen zentral (Oltmanns & Widiger, 2019; Wöller, 2006b) und steht deshalb an erster Stelle im Rahmen der Diagnostik von Traumafolgestörungen.

In diesem Buch wird auf die Diagnostik von Persönlichkeitsstörungen nur oberflächlich eingegangen, weil dazu bereits ausführliche Literatur vorliegt. Diese geringe Vertiefung bedeutet jedoch nicht, dass Persönlichkeitsstörungen im Rahmen von Abklärungen von Traumafolgestörungen unwichtig wären. Das Gegenteil ist der Fall: Schwere Persönlichkeitsstörungen können die Therapie z. B. von spezifisch belastungsbezogenen Störungen und struktureller Dissoziation erheblich behindern und in Traumatherapien viel Raum und Zeit beanspruchen (Liotti, 2004). Eine sorgfältige Abklärung von Persönlichkeitsstörungen ist deshalb essenziell.

Achse II: Spezifisch belastungsbezogene Störungen (Seite 65)

In der Achse II werden die Störungen des ICD-11-Kapitels „spezifisch belastungsbezogene Störungen“ abgeklärt. Dabei handelt es sich um die in Tabelle 1-6 genannten Störungen.

Achse III: Strukturelle Dissoziation (Seite 123)

Bei struktureller Dissoziation der Persönlichkeit bestehen Persönlichkeitszustände (bzw. dissoziative Identitäten), die in der Lage sind, vorübergehend die exekutive Kontrolle über die Handlungen zu übernehmen. Dies führt zu teildissoziiertem Handeln (Kontrollverlust ohne Amnesie; bei der partiellen dissoziativen Identitätsstörung und bei der dissoziativen Identitätsstörung) oder zu volldissoziiertem Handeln (Kontrollverlust mit Amnesie; bei der dissoziativen Identitätsstörung) (Tabelle 1-7). Im Rahmen der Diagnostik sollte teil- oder volldissoziiertes Handeln abgeklärt werden (besonders bei Suchtstörungen, Essstörungen, Zwangsstörungen, Selbstverletzungen und chronischer Suizidalität). Bei der strukturellen Dissoziation der Persönlichkeit muss das therapeutische Vorgehen gemäß internationalen Richtlinien angepasst werden (ISSTD, 2011).

Im Prinzip handelt es sich von der Anpassungsstörung über PTBS, kPTBS, partielle DIS zur dissoziativen Identitätsstörung um ein Kontinuum zunehmender Traumatisierungen und steigender Schwere der Symptomatik. In diesem Sinne müssten die Achsen II und III eigentlich in einer Achse zusammengenommen werden. Weil diese Störungen in der ICD-11 jedoch in 2 unterschiedlichen Kapiteln aufgeführt sind und sich in einigen wichtigen Punkten unterscheiden, werden sie hier in 2 Achsen aufgeteilt. Nach ICD-11 müsste bei einer DIS auch eine kPTBS diagnostiziert werden, sofern die Diagnosekriterien erfüllt sind (mehr dazu ab Seite 178).

Das detaillierte Beschreiben der Diagnostik der strukturellen Dissoziation nimmt in diesem Buch relativ viel Raum ein, weil es dazu bisher keine ausführliche und vertiefte Übersichtsliteratur gibt.

Tabelle 1-5: Abklärungen und Diagnose in TD-Achse I.

Diagnose	ICD-10	ICD-11	Verweis
leichtgradige Persönlichkeitsstörung	–	6D10.1	Kap. 2.2.2, Seite 53
mittelschwere Persönlichkeitsstörung	–	6D10.2	Kap. 2.2.2, Seite 53
schwere Persönlichkeitsstörung	–	6D10.3	Kap. 2.2.2, Seite 54
Borderline-Muster	F60.31	6D11.5	Kap. 2.2.4, Seite 56

Tabelle 1-6: Abklärungen und Diagnosen in TD-Achse II.

Diagnose	ICD-10	ICD-11	Verweis
posttraumatische Belastungsstörung (PTBS)	F43.1	6B40	Kap. 3.3, Seite 75
komplexe posttraumatische Belastungsstörung (kPTBS)	–	6B41	Kap. 3.4, Seite 90
Belastungsstörung bei anhaltender Traumatisierung	–	–	Kap. 3.7, Seite 110
anhaltende Trauerstörung	(Z63.4)	6B42	Kap. 3.5, Seite 105
Anpassungsstörungen	F43.2	6B43	Kap. 3.6, Seite 107
reaktive Bindungsstörung des Kindesalters	F94.1	6B44	
enthemmte soziale Interaktionsstörung	F94.2	6B45	

Achse IV: Dissoziative Symptome (Seite 225)

Die TD-Achse IV umfasst viele Symptome und Erkrankungen (Tabelle 1-8), die sekundär im Rahmen von Störungen der Achsen I, II und III oder als primäre, eigenständige Störung auftreten können.

Störungen der Achse IV können oft als eigenständige Erkrankungen erscheinen. Der Zusammenhang mit einer Traumafolgestörung kann sowohl Betroffenen wie auch Behandelnden lange verborgen bleiben. Erst eine vertiefte Abklärung ermöglicht schließlich die Diagnose von Störungen in anderen TD-Achsen.

Achse V: Komorbide Störungen (Seite 297)

Nicht alle in diesem Kapitel aufgeführten psychischen Erkrankungen sind auf Traumatisierungen in der Vorgeschichte zurückzuführen. Viele epidemiologische Studien haben jedoch gezeigt, dass bei Menschen mit Traumafolgestörungen eine hohe Komorbidität mit anderen psychiatrischen Erkrankungen besteht. Je nach Untersuchung wird eine Komorbidität von 50–100 % beschrieben. Meist haben Menschen mit PTBS mehr als eine weitere komorbide Störung (Brunello et al., 2001).

Deshalb sind im Rahmen der Abklärungen von Traumafolgestörungen auch komorbide Erkrankungen (Tabelle 1-9) zu diagnostizieren.

Das TD-Achsenmodell versucht einen Kompromiss zu finden zwischen einer Gesamtübersicht über das Spektrum der möglichen Traumafolgesymptome einerseits und den Anforderungen der ICD-11 andererseits. Das Modell ist primär als strukturierende Denkhilfe zu verstehen und ist kein eigenständiges Diagnosemanual. Trotz der Fülle der hier vorgestellten Symptome und Störungen bleibt die Übersicht unvollständig: In vielen Bereichen bestehen wissenschaftlich nicht abschließend geklärte Fragen (z.B. Differenzialdiagnose Schizophrenie – dissoziative Identitätsstörung und Borderline-Muster – komplexe

Tabelle 1-7: Abklärungen und Diagnosen in TD-Achse III.

Diagnose	ICD-10	ICD-11	Verweis
dissoziative Identitätsstörung (DIS)	F44.81	6B64	Kap. 4.3.1, Seite 128
partielle dissoziative Identitätsstörung (pDIS)	F44.9	6B65	Kap. 4.3.2, Seite 130

Tabelle 1-8: Abklärungen und Diagnosen in TD-Achse IV.

Diagnosen	ICD-10	ICD-11	Verweis
dissoziativ-neurologische Symptomstörung	F43.1	6B60	Kap. 5.4, Seite 233
• mit visuellen Beeinträchtigungen	–	6B60.0	Kap. 5.4.2, Seite 234
• mit akustischen Beeinträchtigungen	–	6B60.1	Kap. 5.4.3, Seite 235
• mit Schwindel oder Benommenheit	–	6B60.2	Kap. 5.4.4, Seite 238
• mit anderen sensorischen Beeinträchtigungen	F44.6	6B60.3	Kap. 5.4.5, Seite 239
• mit nicht epileptischen Krampfanafällen	F44.5	6B60.4	Kap. 5.4.6, Seite 245
• mit Beeinträchtigungen des Sprechens	–	6B60.5	Kap. 5.4.7, Seite 254
• mit Parese oder Schwäche	–	6B60.6	Kap. 5.4.8, Seite 256
• mit Beeinträchtigungen des Gangs	–	6B60.7	Kap. 5.4.9, Seite 262
• mit Beeinträchtigungen von Bewegungen	F44.4	6B60.8	Kap. 5.4.10, Seite 264
• mit kognitiven Symptomen	–	6B60.9	Kap. 5.4.11, Seite 265
dissoziative Amnesie	F44.0	6B61	Kap. 5.5, Seite 265
Depersonalisations-Derealisationsstörung	–	6B66	Kap. 5.6, Seite 275
Trance-Störung	F44.3	6B62	Kap. 5.7.1, Seite 282
Trance-Besessenheitsstörung	F44.2	6B63	Kap. 5.7.2, Seite 282

Tabelle 1-9: Abklärungen und Diagnosen in TD-Achse V.

Diagnose	ICD-10	ICD-11	Verweis
Suchtstörungen	F10–19	6C4 ff	Kap. 6.2, Seite 298
Essstörungen	F50	6B8 ff	Kap. 6.3, Seite 301
Zwangsstörungen	F42	6B20.0f	Kap. 6.4, Seite 302
Depressionen	F32/33	6A7 ff	Kap. 6.5, Seite 305
Angststörungen	F41	6B00 ff	Kap. 6.6, Seite 307
bipolare Störungen	F31	6A60 ff	Kap. 6.7, Seite 307
Schizophrenie	F20	6A20 ff	Kap. 6.7, Seite 307
Aufmerksamkeitsdefizit- und Hyperaktivitätsstörung (ADHS)	F90	6A05 ff	Kap. 6.8, Seite 308
Autismus-Spektrum-Störung	F84	6A02	Kap. 6.9, Seite 308
maladaptives Tagträumen	–	–	Kap. 6.10, Seite 310
körperliche Erkrankungen			Kap. 6.11, Seite 310
körperliche Verletzungen			Kap. 6.12, Seite 310

posttraumatische Belastungsstörung, Diagnostik dissoziativer Schmerzen u. a.). Zudem ist das TD-Achsenmodell bisher weder in größerem Umfang klinisch getestet noch wissenschaftlich überprüft worden.

1.3.2 Diagnostik und Therapieplanung im Rahmen des 5-Achsen-Modells

Vorgehen

Für die Diagnostik von Traumafolgestörungen mithilfe des TD-Modells empfiehlt sich folgendes Vorgehen (Abbildung 1-2).

Die Diagnostik von Traumafolgestörungen ist immer auch eine Prozessdiagnostik, vor allem nach repetitiver, häufiger und schwerer Gewalt. Verschiedene in diesem Buch beschriebene Faktoren wie emotionale Überregulation (Seite 93), Scham (Seite 87, 134) und Anosognosie (Seite 132) können die Diagnostik erschweren und dazu führen, dass manche Symptome sich erst nach der Etablierung sozialer, körperlicher und emotionaler Sicherheit zeigen. Viele Betroffene müssen zudem in einer Abklärung oder einer Therapie zuerst ein Vertrauensverhältnis aufbauen, bevor sie über verschiedene Symptome berichten können, was z. B. in Gutachten und Kurzzeittherapien ein Hindernis darstellen kann. Hinzu kommt, dass Betroffene manche Symptome selbst gar nicht erkennen, da sie speziell bei Chronifizierung z. B. als Charaktermerkmale fehlgedeutet und nicht als Traumafolgesymptome erkannt werden.

Die Diagnostik von Traumafolgestörungen kann zudem emotionalen und körperlichen Stress auslösen. Zur posttraumatischen Vermeidung (Seite 79) gehört, dass Betroffene oft das volle Ausmaß an Traumafolgesymptomen nicht erkennen können. Eine umfassende Abklärung kann deshalb Aspekte einer konfrontativen Therapie beinhalten, auch wenn die Traumatisierungen in der Vergangenheit gar nicht exploriert werden. Für eine Abklärung sind deshalb verschiedene Schwierigkeiten und hilfreiche Aspekte zu beachten, die später in diesem Buch aufgeführt sind (Seite 137).

Forschung und Ausblick

Posttraumatische Belastungsstörungen zeigen eine erhebliche Vielfalt in der Ausprägung von Symptomen und Syndromen, die im Lauf der Jahrhunderte Veränderungen erfahren haben (Jongedijk et al., 2023). In der Vergangenheit wurde immer wieder versucht, einen universellen und zeitlosen Rahmen für die Beschreibung der psychologischen Reaktion auf eine Vielzahl von negativen Ereignissen zu finden, die von einzelnen traumatischen Ereignissen wie Autounfällen bis hin zu Erfahrungen mit Folter, Konzentrationslagern oder sexualisierter Ausbeutung reichen. Es scheint jedoch unrealistisch, einen solchen allgemein-

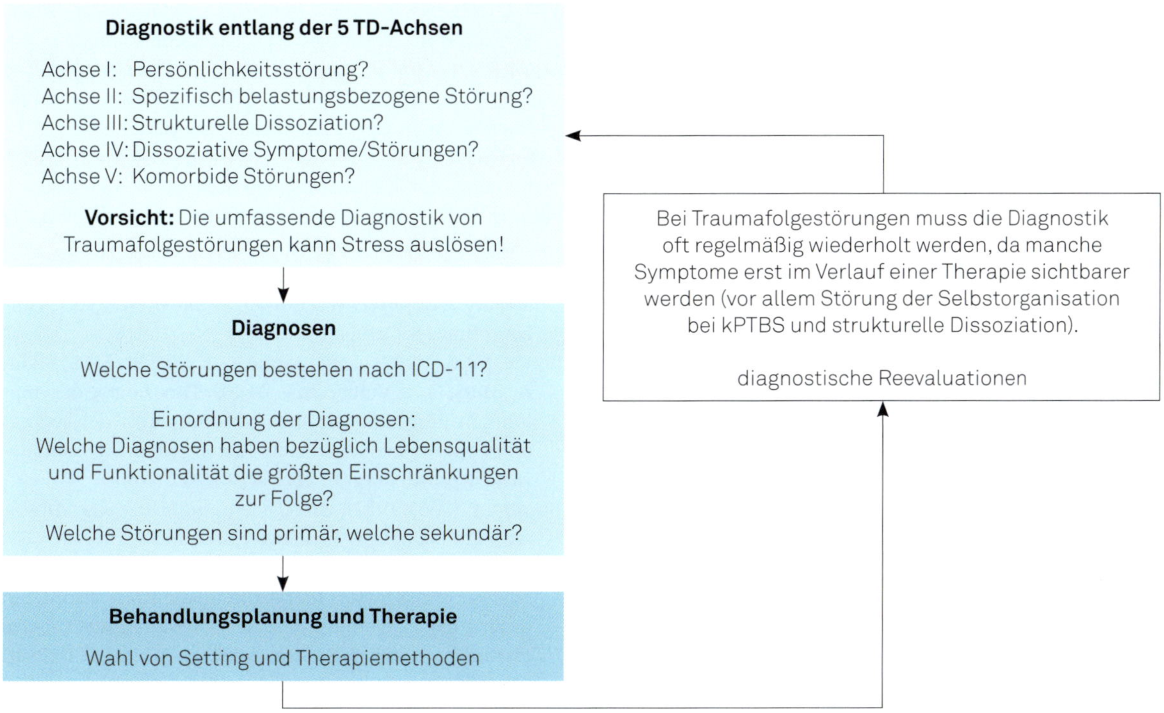

Abbildung 1-2: Diagnostik und Therapieplanung.

gültigen Rahmen zu schaffen. Wie bereits in diesem Kapitel erwähnt, werden die Folgen traumatischer Ereignisse von vielen verschiedenen Faktoren beeinflusst. Dazu zählen die Art des Ereignisses, die Charakteristika der betroffenen Person, die Umstände vor, während und nach dem Ereignis sowie die sozialen, kulturellen und beruflichen Kontexte, die sich zu verschiedenen Zeiten verändern. Dieses Verständnis betont die komplexe und variable Natur der psychischen und somatischen Auswirkungen traumatischer Erfahrungen (Jongedijk et al., 2023). Folglich stellt die Entwicklung von Diagnosemodellen, die den vielfältigen und sich verändernden Symptomprofilen gerecht werden, eine Herausforderung dar.

Das TD-Modell schlägt in diesem Buch mit seinen 5 Achsen eine strukturierte Untersuchung zur Beurteilung von Traumafolgestörungen vor, die eine breitere Perspektive zur Bewertung der posttraumatischen Symptomatik einführt. Kliniker sollten bei der Diagnose psychischer Leiden alle verfügbaren Optionen in Betracht ziehen. Ziel sollte es sein, den Betroffenen ein Gefühl der Wertschätzung zu vermitteln, ihr Verständnis und die Rekonstruktion ihrer Lebensgeschichte zu erleichtern sowie personalisierte Behandlungsansätze zu ermöglichen.

Dieses Modell ist jedoch bei Weitem nicht vollständig und bedarf weiterer Forschung. Eine Weiterentwicklung könnte beispielsweise sowohl eine „Subtypisierung“ als auch ein „Staging“ beinhalten, wie es in der Vergangenheit von verschiedenen Autoren für die PTBS vorgeschlagen wurde (Jongedijk et al., 2023).

Da unser Verständnis der PTBS immer komplexer und vielfältiger wird, gibt es Hinweise darauf, dass es verschiedene Subtypen der Störung gibt, die das breite Spektrum der Symptompräsentation widerspiegeln (Dalenberg, Glaser & Alhassoon, 2012). Forschende haben verschiedene Subtypen vorgeschlagen, um die PTBS zu unterscheiden (Jongedijk et al., 2023), z. B. in den Dimensionen internalisierende versus externalisierende Symptomatik (Forbes, Elhai, Miller & Creamer, 2010), frühe versus späte PTBS (Bonde et al., 2021), somatische Komorbidität (McFarlane et al., 2017), subklinischer versus voll ausgeprägter PTBS (Morgan-López et al., 2020), Symptomkomplexität (Cloitre, 2015) oder Symptomschwere (Jongedijk et al., 2019).

Ein alternativer Ansatz zur Subtypisierung ist das Konzept des „Staging“, das sich an Diagnosemodellen für somatische Erkrankungen wie Krebs und Diabetes orientiert (Jongedijk et al., 2019). Diesem Modell zufolge sollte eine PTBS nicht als ein isoliertes Krankheitsbild betrachtet werden, sondern als eine Störung, die sich im Lauf der Zeit über eine Reihe von Stadien entwickelt. Einige Autoren sind der Ansicht, dass eine Längsschnittperspektive, die diese Stadien umfasst, in Betracht gezogen werden sollte, um PTBS vollständig zu verstehen und zu diagnostizieren (McFarlane et al., 2017; Nijdam, Vermetten & McFarlane, 2022). Sie schlagen ein Modell mit 4 Phasen vor, die wie folgt definiert sind (Jongedijk et al., 2023):

- (0): asymptomatisch, aber gefährdet
- (1a): undifferenzierte Symptome leichter Angst und Besorgnis
- (1b): subsyndromales Leiden mit einer gewissen Beeinträchtigung des Verhaltens und der Funktionsfähigkeit
- (2): erste Episode mit voll ausgeprägten Symptomen
- (3): persistierende Symptome mit anhaltender Beeinträchtigung
- (4): schwere, ununterbrochene Erkrankung mit zunehmender Chronifizierung und erheblicher Behinderung

Insbesondere die letzten beiden Stadien zeichnen sich gemäß diesen Autoren durch ein hohes Maß an Komorbidität aus, sodass die Grenzen zwischen den verschiedenen diagnostischen Klassifikationen oft fließend sind (Jongedijk et al., 2019).

Zusammenfassend lässt sich sagen, dass ein umfassender, differenzierter und strukturierter diagnostischer Ansatz zur Beurteilung traumabedingter Störungen erforderlich ist. Ein solcher Ansatz kann bei der Auswahl von Interventionen helfen, die auf die spezifischen Bedürfnisse der Betroffenen und auf das Risiko eines Fortschreitens der Erkrankung zugeschnitten sind. Er kann auch einen effizienten Rahmen für die Erfassung von Biomarkerdaten und die Bereitstellung von Dienstleistungen bieten.

Das in diesem Buch vorgestellte multiaxiale TD-Modell bietet einen umfassenden Überblick über die Symptomatik nach Belastungen und Traumatisierungen. Dieses Modell hat jedoch Grenzen. Beeinträchtigungen oder Stufen der beruflichen Funktionsfähigkeit sowie die Einteilung in Grade werden in diesem Modell nicht berücksichtigt. Klinische Forschungsinitiativen zur Weiterentwicklung, Verfeinerung und Validierung der vorgeschlagenen Kriterien für die Definition der Achsen wären wünschenswert. Ziel ist, zu einer Verbesserung der Behandlungsergebnisse bei komplexen und herausfordernden posttraumatischen Symptomen beizutragen.

Literatur

Alisic, E., Zalta, A.K., Van Wesel, F., Larsen, S.E., Hafstad, G.S., Hassanpour, K., & Smid, G.E. (2014). Rates of posttraumatic stress disorder in trauma-exposed children and adolescents: meta-analysis. *The British Journal of Psychiatry, 204*(5), 335–340. https://doi.org/10.1192/bjp.bp.113.131227

Anonymous. (2019). *A Pedophile's Handbook 3.0*. Zur Verfügung gestellt von Fedpol (Sept. 2019).

APA. (2013). *Diagnostic and statistical manual of mental disorders (DSM-5®)*. Washington, DC: APA Publishing.

APA. (2017). *Clinical Practice Guideline for the Treatment of Posttraumatic Stress Disorder (PTSD) in Adults*. Washington, DC: American Psychological Association.

Baier, D., Hirzel, I., & Hättich, A. (2019). Das Loverboy-Phänomen in der Schweiz. *Kriminalistik, 11*(73), 689–696.

Bath, H. (2017). The trouble with trauma. *Scottish Journal of Residential Child Care, 16*(1), 1–12.

Bernstein, D.P., & Fink, L. (1998). *Childhood trauma questionnaire: A retrospective self-report: Manual*. New York: Harcourt Brace & Company.

Bonde, J.P.E., Høy Jensen, J., Smid, G.E., Flachs, E.M., Elklit, A., Mors, O., & Videbech, P. (2021). Time course of symptoms in posttraumatic stress disorder with delayed expression: a systematic review. *Acta Psychiatrica Scandinavica*. https://doi.org/10.1111/acps.13372

Bowlby, J. (1969/1982). *Attachment and loss: Vol. 1. Attachment* (2nd ed.). New York: Basic Books.

Brewin, C.R., Andrews, B., & Valentine, J.D. (2000). Meta-analysis of risk factors for posttraumatic stress disorder in trauma-exposed adults. *Journal of Consulting and Clinical Psychology, 68*(5), 748. https://doi.org/10.1037/0022-006X.68.5.748

Brunello, N., Davidson, J.R., Deahl, M., Kessler, R.C., Mendlewicz, J., Racagni, G., ... Zohar, J. (2001). Posttraumatic stress disorder: diagnosis and epidemiology, comorbidity and social consequences, biology and treatment. *Neuropsychobiology, 43*(3), 150–162. https://doi.org/10.1159/000054884

Bursztein, E., Clarke, E., DeLaune, M., Elifff, D.M., Hsu, N., Olson, L., ... Bright, T. (2019). *Rethinking the detection of child sexual abuse imagery on the Internet*. Paper presented at the The World Wide Web Conference. https://doi.org/10.1145/3308558.3313482

Chambers, R., Gibson, M., Chaffin, S., Takagi, T., Nguyen, N., & Mears-Clark, T. (2022). Trauma-coerced attachment and complex PTSD: informed care for survivors of human trafficking. *Journal of Human Trafficking, 10*(1), 41–50. https://doi.org/10.1080/23322705.2021.2012386

Chisholm, A., Mark, I., Unigwe, S., & Katona, C. (2022). Rituals as a Control Mechanism in Human Trafficking: Systematic Review and Thematic Synthesis of Qualitative Literature. *Journal of Human Trafficking*, 1–24. https://doi.org/10.1080/23322705.2022.2062563

Cloitre, M. (2015). The „one size fits all" approach to trauma treatment: Should we be satisfied? *European Journal of Psychotraumatology, 6*(1), 27344. https://doi.org/10.3402/ejpt.v6.27344

Cook, D.R. (1987). Measuring shame: The internalized shame scale. *Alcoholism Treatment Quarterly, 4*, 197–214. https://doi.org/10.1300/J020v04n02_12

Cook, D.R. (1994, 2001). *Internalized shame scale: Technical manual*. Toronto: Multi-Health Systems, Inc.

Council of Europe, Group of Experts on Action against Trafficking in Human Beings (GRETA). (2022). *Online and technology-facilitated trafficking in human beings*. Strabourg: Council of Europe.

Czarnecki, D. (2023). *Trafficking in human beings 2.0 – Digitalisation of trafficking in human beings in Germany*. Berlin:

KOK German NGO Network against Trafficking in Human Beings.

Dalenberg, C.J., Glaser, D., & Alhassoon, O.M. (2012). Statistical support for subtypes in posttraumatic stress disorder: The how and why of subtype analysis. *Depression and Anxiety, 29*(8), 671–678. https://doi.org/10.1002/da.21926

Davydow, D.S., Lease, E.D., & Reyes, J.D. (2015). Posttraumatic stress disorder in organ transplant recipients: a systematic review. *General Hospital Psychiatry, 37*(5), 387–398. Retrieved 2020 from https://www.ncbi.nlm.nih.gov/pmc/articles/PMC4558384/pdf/nihms695118.pdf https://doi.org/10.1016/j.genhosppsych.2015.05.005

De Fabrique, N., Van Hasselt, V.B., Vecchi, G.M., & Romano, S.J. (2007). Common variables associated with the development of Stockholm syndrome: Some case examples. *Victims and Offenders, 2*(1), 91–98. https://doi.org/10.1080/15564880601087266

Dorahy, M.J., Gold, S.N., & O'Neil, J.A. (2023). *Dissociation and the dissociative disorders: past, present, future* (pp. 13–31). London: Routledge. https://doi.org/10.4324/9781003057314

Doychak, K., & Raghavan, C. (2023). Trauma-Coerced Attachment: Developing DSM-5's Dissociative Disorder „Identity Disturbance due to Prolonged and Intense Coercive Persuasion". *European Journal of Trauma & Dissociation, 7*(2), 100323. https://doi.org/10.1016/j.ejtd.2023.100323

Doychak, K., & Raghavan, C. (2020). „No voice or vote": trauma-coerced attachment in victims of sex trafficking. *Journal of Human Trafficking, 6*(3), 339–357. https://doi.org/10.1080/23322705.2018.1518625

Dunkerley, A.W. (2018). Exploring the use of juju in Nigerian human trafficking networks: considerations for criminal investigators. *Police Practice and Research, 19*(1), 83–100. https://doi.org/10.1080/15614263.2017.1347786

Dutton, D.G., & Painter, S.L. (1981). Traumatic bonding: The development of emotional attachments in battered women and other relationships of intermittent abuse. *Victimology, 6*(1–4), 139–155.

ECPAT. (2018). *Towards a global indicator on unidentified victims in child sexual exploitation material.* Ratchatewi, Bangkok: ECPAT International. Retrieved from www.ecpat.org

Edmondson, D. (2014). An enduring somatic threat model of posttraumatic stress disorder due to acute life-threatening medical events. *Social and Personality Psychology Compass, 8*(3), 118–134. Retrieved 2020 from https://www.ncbi.nlm.nih.gov/pmc/articles/PMC4048720/pdf/nihms-590017.pdf https://doi.org/10.1111/spc3.12089

Ehlers, A., & Boos, A. (1999). Fragebogen zu Gedanken nach traumatischen Erlebnissen, PTCI. In A. Ehlers (Hrsg.), *Posttraumatische Belastungsstörung* (S. 92–93). Göttingen: Hogrefe.

Farren, J., Jalmbrant, M., Ameye, L., Joash, K., Mitchell-Jones, N., Tapp, S., ... Bourne, T. (2016). Post-traumatic stress, anxiety and depression following miscarriage or ectopic pregnancy: a prospective cohort study. *BMJ Open, 6*(11), e011864. https://doi.org/10.1136/bmjopen-2016-011864

Fedpol. (2019). *Pädosexuelle Kriminalität im virtuellen Raum.* Bern: Autor.

Felitti, V.J., Anda, R.F., Nordenberg, D., Williamson, D.F., Spitz, A.M., Edwards, V., & Marks, J.S. (1998). Relationship of childhood abuse and household dysfunction to many of the leading causes of death in adults: The Adverse Childhood Experiences (ACE) Study. *American Journal of Preventive Medicine, 14*(4), 245–258. https://doi.org/10.1016/S0749-3797(98)00017-8

Fischer-Knust, J., Klöfer, J., Kotschunz, E., Hantel-Pletzer, K., & Gresch-Kerwien, H. (2023). Zusammenhangsgutachten über psychische Traumafolgestörungen – Auseinandersetzung mit Gütekriterien. *Der medizinische Sachverständige, 119*, 154–161

Foa, E.B., Ehlers, A., Clark, D.M., Tolin, D.F., & Orsillo, S.M. (1999). The Posttraumatic Cognition Inventory (PTCI): Development and validation. *Psychological Assessment, 11*, 303–314. https://doi.org/10.1037/1040-3590.11.3.303

Forbes, D., Elhai, J.D., Miller, M.W., & Creamer, M. (2010). Internalizing and externalizing classes in posttraumatic stress disorder: A latent class analysis. *Journal of Traumatic Stress, 23*(3), 340–349. https://doi.org/10.1002/jts.20526

Grabe, H.J., Schulz, A., Schmidt, C.O., Appel, K., Driessen, M., Wingenfeld, K., ... & Freyberger, H.J. (2012). Ein Screeninginstrument für Missbrauch und Vernachlässigung in der Kindheit: der Childhood Trauma Screener (CTS). *Psychiatrische Praxis, 39*(03), 109–115. https://doi.org/10.1055/s-0031-1298984

Green, B.L. (1996). Trauma History Questionnaire. In B.H. Stamm (Ed.), *Measurement of stress, trauma and adaptation* (pp. 366–369). Lutherville, MD: Sidran Press.

Gysi, J., & Rüegger, P. (2017). Vorgehen nach einer Sexualstraftat, Anzeigeerstattung und Traumakonfrontation vor und während Gerichtsverfahren: Allgemeine Empfehlungen für die Psychotherapie. In J. Gysi & P. Rüegger (Hrsg.), *Handbuch sexualisierte Gewalt – Therapie, Prävention und Strafverfolgung* (S. 667–680). Bern: Hogrefe. https://doi.org/10.1024/85658-000

Häcker, H., & Stapf, K.H. (2009). *Dorsch Psychologisches Wörterbuch.* Bern: Hans Huber.

Hamblen, J.L., Norman, S.B., Sonis, J.H., Phelps, A.J., Bisson, J.I., Nunes, V.D., ... & Schnurr, P.P. (2019). A guide to guidelines for the treatment of posttraumatic stress disorder in adults: An update. *Psychotherapy, 56*(3), 359. https://doi.org/10.1037/pst0000231

Hearst, P. (n.d.). *The Radical Story of Patty Hearst.* E:6, The Verdict. Atlanta, GA: CNN. Zugriff am 19. April 2023 unter https://edition.cnn.com/shows/radical-story-patty-hearst#:~:text=The%20life%20and%20crimes%20of,left%20more%20questions%20than%20answers

Hearst, P., & Moscow, A. (1982). *Every secret thing.* New York: Doubleday Books.

Helfferich, C., Kavemann, B., Rabe, H., & Project Management BKA Wiesbaden: Claudia Toll, Gerhard Flach. (2011). Determinants of the willingness to make a statement of victims of human trafficking for the purpose of sexual exploitation in the triangle offender-police-victim. *Trends in Organized Crime, 14*(2–3), 125. https://doi.org/10.1007/s12117-011-9125-1

Herman, J.L. (1992). *Trauma and recovery: The aftermath of violence-from domestic abuse to political terror.* London: Hachette.

Herman, J.L. (2015). *Trauma and recovery: The aftermath of violence from domestic abuse to political terror*. New York: Basic Books.

Herman, J., Perry, J., & Van Der Kolk, B. (1989). *Traumatic antecedents interview*. Boston: The Trauma Center.

Hyland, P., Shevlin, M., Karatzias, T., & Cloitre, M. (2019). *The International Trauma Exposure Measure (ITEM)*. Retrieved 2020 from https://www.traumameasuresglobal.com/item

Hyland, P., Karatzias, T., Shevlin, M., McElroy, E., Ben-Ezra, M., Cloitre, M., & Brewin, C.R. (2021). Does requiring trauma exposure affect rates of ICD-11 PTSD and complex PTSD? Implications for DSM-5. *Psychological Trauma: Theory, Research, Practice, and Policy, 13*(2), 133–141. https://doi.org/10.1037/tra0000908

Ikeora, M. (2016). The role of African Traditional Religion and „Juju" in human trafficking: Implications for anti-trafficking. *Journal of International Women's Studies, 17*(1), 1–18. https://doi.org/10.1007/978-3-319-62825-7_1

ISSTD. (2011). Guidelines for Treating Dissociative Identity Disorder in Adults, Third Revision, of the International Society for the Study of Trauma and Dissociation. *Journal of Trauma & Dissociation, 12*(2), 115–187. https://doi.org/10.1080/15299732.2011.537247

IWF. (2017). *Internet Watch Foundation Annual Report 2016*. Retrieved 2020 from https://www.iwf.org.uk/media/phkhovou/iwf_report_2016.pdf

Jackson, J.C., Hart, R.P., Gordon, S.M., Hopkins, R.O., Girard, T.D., & Ely, E. (2007). Post-traumatic stress disorder and post-traumatic stress symptoms following critical illness in medical intensive care unit patients: assessing the magnitude of the problem. *Critical Care, 11*(1), R27. Retrieved 2020 from https://doi.org/10.1186/cc5707

Johnson, D., & VanVonderen, J. (2005). *The subtle power of spiritual abuse: Recognizing and escaping spiritual manipulation and false spiritual authority within the church*. Ada, MI: Baker Books.

Jongedijk, R.A., Boelen, P.A., Knipscheer, J.W., & Kleber, R.J. (2023). Unity or Anarchy? A Historical Search for the Psychological Consequences of Psychotrauma. *Review of General Psychology,* 10892680231153096. https://doi.org/10.1177/10892680231153096

Jongedijk, R.A., van der Aa, N., Haagen, J.F., Boelen, P.A., & Kleber, R.J. (2019). Symptom severity in PTSD and comorbid psychopathology: A latent profile analysis among traumatized veterans. *Journal of Anxiety Disorders, 62*, 35–44. https://doi.org/10.1016/j.janxdis.2018.11.004

Keane, T.M., Weathers, F.W., & Foa, E.B. (2000). Diagnosis and assessment. In E.B. Foa, T.M. Keane, & M.J. Friedman (Eds.), *Effective treatments for PTSD: Practice guidelines from the International Society for Traumatic Stress Studies* (pp. 18–36). New York: Guilford.

Keller, M.H., & Dance, G.J.X. (2019, 9.11.). Child Abusers Run Rampant as Tech Companies Look the Other Way. *The New York Times*. Retrieved 2020 from https://nyti.ms/2CqnuYM

Kelly, J.T., Branham, L., & Decker, M.R. (2016). Abducted children and youth in Lord's Resistance Army in Northeastern Democratic Republic of the Congo (DRC): mechanisms of indoctrination and control. *Conflict and Health, 10*(1), 1–11. https://doi.org/10.1186/s13031-016-0078-5

Köllner, V. (2019). Posttraumatische Belastungsstörungen bei körperlichen Erkrankungen und medizinischen Eingriffen. In A. Maercker (Hrsg.), *Traumafolgestörungen* (S. 443–459). Berlin/Heidelberg: Springer. https://doi.org/10.1007/978-3-662-58470-5_23

Körner, M. (2022). Police Investigations in „Loverboy" Cases. *Zeitschrift für Polizeiwissenschaft und polizeiliche Praxis, 19*(5), 77–91.

Kubany, E.S., Haynes, S.N., Abueg, F.R., Manke, F.P., Brennan, J.M., & Stahura, C. (1996). Development and validation of the Trauma-Related Guilt Inventory (TRGI). *Psychological Assessment, 8*, 428–444. https://doi.org/10.1037/1040-3590.8.4.428

Lanning, K.V. (2010). *Child molesters: A behavioral analysis for professionals investigating the sexual exploitation of children* (5th ed.). Alexandria, VA: National Center for Missing and Exploited Children.

Liotti, G. (2004). Trauma, dissociation, and disorganized attachment: Three strands of a single braid. *Psychotherapy: Theory, Research, Practice, Training, 41*(4), 472–486. https://doi.org/10.1037/0033-3204.41.4.472

Lowenstein, R.J. (2023). Conceptual foundations for long-term psychotherapy of dissociative identity disorder. In M.J. Dorahy, S.N. Gold, & J.A. O'Neil (Eds.), *Dissociation and the dissociative disorders: past, present, future* (p. 783). London: Routledge. https://doi.org/10.4324/9781003057314-58

Maercker, A. (1998). *Posttraumatische Belastungsstörungen: Psychologie der Extrembelastungsfolgen bei Opfern politischer Gewalt*. Lengerich: Pabst Science Publishers.

Maercker, A. (2002). *Deutsche Übersetzung des Trauma History Questionnaire*. Unveröffentlichtes Manuskript, Universität Zürich.

Maercker, A., Forstmeier, S., Pohlmann, K., & Spangenberg, L. (2004). Medically related posttraumatic stress disorder: Historical and conceptual development. *Social Science & Medicine, 58*(8), 1597–1608.

Maercker, A., & Augsburger, M. (2019). Die posttraumatische Belastungsstörung. In A. Maercker (Hrsg.), *Traumafolgestörungen* (S. 13–45). Berlin/Heidelberg: Springer. https://doi.org/10.1007/978-3-662-58470-5_2

Maercker, A., & Bromberger, F. (2005). *Checklisten und Fragebogen zur Erfassung traumatischer Ereignisse in deutscher Sprache*. Trier: Universität Trier, Fachbereich I, Psychologie.

Maroney, D.I. (2003). Recognizing the Potential Effect of Stress and Trauma on Premature Infants in the NICU: How are Outcomes Affected? *Journal of Perinatology, 23*(8), 679–683. https://doi.org/10.1038/sj.jp.7211010

McFarlane, A.C., Lawrence-Wood, E., Van Hooff, M., Malhi, G.S., & Yehuda, R. (2017). The need to take a staging approach to the biological mechanisms of PTSD and its treatment. *Current Psychiatry Reports, 19*, 1–9. https://doi.org/10.1007/s11920-017-0761-2

Middleton, W., Sachs, A., & Dorahy, M.J. (2021). *The abused and the abuser: Victim-perpetrator dynamics*. London: Taylor and Francis.

Morgan-López, A.A., Killeen, T.K., Saavedra, L.M., Hien, D.A., Fitzpatrick, S., Ruglass, L.M., & Back, S.E. (2020). Crossover between diagnostic and empirical categorizations of full and subthreshold PTSD. *Journal of Affective Disorders, 274*, 832–840. https://doi.org/10.1016/j.jad.2020.05.031

National Institute for Health and Care Excellence (NICE). (2018). *Post-traumatic stress disorder*. London: NICE.

Nick, S., Schröder, J., Briken, P., & Richter-Appelt, H. (2019). Organisierte und Rituelle Gewalt in Deutschland. *Trauma & Gewalt, 13*(2), 114–127. https://doi.org/10.21706/tg-13-2-114

Nijdam, M.J., Vermetten, E., & McFarlane, A.C. (2022). Towards Staging Differentiation for PTSD Treatment. *Acta Psychiatrica Scandinavica, 147*(1), 65–80. https://doi.org/10.1111/acps.13520

Nijenhuis, E.R.S. (2015). *The Trinity of Trauma : Ignorance, Fragility and Control*. Göttingen: Vandenhoeck & Ruprecht. https://doi.org/10.13109/9783666402470

Nijenhuis, E.R.S. (2017). *The Trinity of Trauma: Ignorance, Fragility, and Control*. Göttingen: Vandenhoeck & Ruprecht. https://doi.org/10.13109/9783666402685

Nijenhuis, E.R.S., Van der Hart, O., & Vanderlinden, J. (1999). The traumatic experiences checklist (TEC). In E.R.S. Nijenhuis (Ed.), *Somatoform dissociation: Phenomena, measurement, and theoretical issues* (pp. 188–193). New York: Norton.

Office of Public Affairs. (2001, January 20). *„President Clinton's Pardons, January 2001"*. Washington DC: United States Department of Justice.

Oltmanns, J.R., & Widiger, T.A. (2019). Evaluating the assessment of the ICD-11 personality disorder diagnostic system. *Psychological Assessment, 31*(5), 674–684. https://doi.org/10.1037/pas0000693

Overkamp, B. (2017). Opfer: Diagnostik posttraumatischer Störungen. In J. Gysi & P. Rüegger (Hrsg.), *Handbuch sexualisierte Gewalt – Therapie, Prävention und Strafverfolgung* (S. 181 ff). Bern: Hogrefe.

Paris, J. (1998). Does Childhood Trauma Cause Personality Disorders in Adults? *The Canadian Journal of Psychiatry, 43*(2), 148–153. https://doi.org/10.1177/070674379804300203

Pascale, R.-I., Tzani, C., Ioannou, M., Williams, T.J.V., & Hunt, D. (2023). Trafficking trauma: a review on the psychological effects of human trafficking. *Mental Health and Social Inclusion, (28)*2, 144–161. https://doi.org/10.1108/MHSI-03-2023-0026

People of the State of New York v. Kareem Abdur-Razzaq, Defendant, 77 N.Y.S. 3d 842, 852 (N.Y. Sup. Ct. Bronx Cty. (2018). *Supreme Court, Bronx County (N.Y. Slip Op. 28161)*. Access on 19.4.2023 at https://casetext.com/case/people-v-abdur-razzaq#N196712

Purcell, B.C. (1998). Spiritual abuse. *American Journal of Hospice and Palliative Medicine, 15*(4), 227–231. https://doi.org/10.1177/104990919801500409

Reddemann, L., & Wöller, W. (2017). *Komplexe Posttraumatische Belastungsstörung*. Göttingen: Hogrefe. https://doi.org/10.1026/02301-000

Reid, J.A., Haskell, R.A., Dillahunt-Aspillaga, C., & Thor, J.A. (2013). Contemporary review of empirical and clinical studies of trauma bonding in violent or exploitative relationships. *International Journal of Psychology Research, 8*(1), 37. https://doi.org/10.1371/journal.pone.0082896

Rüegger, P. (2018). *„Loverboy": Die Rechte der Opfer und die Klippen des Verfahrens*. Unveröffentlichtes Manuskript.

Sachs, A. (2019). Attachment as a second language: Treating active dissociative identity disorder. *Frontiers in the Psychotherapy of Trauma and Dissociation, 3*(1), 107–122. https://doi.org/10.46716/ftpd.2019.0028

Salter, M. (2017). Organized abuse in adulthood: Survivor and professional perspectives. *Journal of Trauma & Dissociation, 18*(3), 441–453. https://doi.org/10.1080/15299732.2017.1295426

Sarson, J., & MacDonald, L. (2008). Ritual abuse-torture within families/groups. *Journal of Aggression, Maltreatment & Trauma, 16*(4), 419–438. https://doi.org/10.1080/10926770801926146

Schäfer, I., Gast, U., Hofmann, A., Knaevelsrud, C., Lampe, A., Liebermann, P., … Wöller, W. (2019). *S-3 Leitlinie Posttraumatische Belastungsstörung*. Berlin/Heidelberg: Springer. https://doi.org/10.1007/978-3-662-59783-5

Schellong, J., Schützwohl, M., Lorenz, P., & Trautmann, S. (2019). Diagnostik und Differenzialdiagnostik. In A. Maercker (Hrsg.), *Traumafolgestörungen* (S. 129–156). Berlin/Heidelberg: Springer. https://doi.org/10.1007/978-3-662-58470-5_8

Schröder, J., Nick, S., Richter-Appelt, H., & Briken, P. (2020). Demystifying ritual abuse-insights by self-identified victims and health care professionals. *Journal of Trauma & Dissociation, 21*(3), 349–364. https://doi.org/10.1080/15299732.2020.1719260

Solomon, E.P., & Heide, K.M. (1999). Type III Trauma: Toward a More Effective Conceptualization of Psychological Trauma. *International Journal of Offender Therapy and Comparative Criminology, 43*(2), 202–210. https://doi.org/10.1177/0306624X99432007

Stark, E. (2009). Rethinking coercive control. *Violence against Women, 15*(12), 1509–1525. https://doi.org/10.1177/1077801209347452

Steffes-enn, R., Saimeh, N., & Briken, P. (Eds.). (2023). *Sexueller Kindesmissbrauch und Missbrauchsabbildungen in digitalen Medien*. Berlin: Medizinisch Wissenschaftliche Verlagsgesellschaft.

Taliani, S. (2012). Coercion, fetishes and suffering in the daily lives of young Nigerian women in Italy. *Africa: Journal of the International African Institute, 82*(4), 579–608. https://doi.org/10.1017/S0001972012000514

Terr, L.C. (1989). Treating psychic trauma in children: A preliminary discussion. *Journal of Traumatic Stress, 2*(1), 3–20. https://doi.org/10.1002/jts.2490020103

Turner, J.E. (2014). Researching state shame with the experiential shame scale. *Journal of Psychology, 148*(5), 577–601. https://doi.org/10.1080/00223980.2013.818927

Unabhängige Kommission zur Aufarbeitung Sexuellen Kindsmissbrauchs (UKASK). (2019). *Bilanzbericht 2019*. Berlin: Autor.

Watkins, J.G. (1976). Ego states and the problem of responsibility: A psychological analysis of the Patty Hearst case. *The Journal of Psychiatry & Law, 4*(4), 471–489. https://doi.org/10.1177/009318537600400403

Weathers, F., Blake, D., Schnurr, P., Kaloupek, D.G., Marx, B.P., & Keane, T.M. (2013). *The life events checklist for DSM-5 (LEC-5)*. White River Junction, VT: National Center for PTSD. Retrieved on April 21, 2023 from https://www.ptsd.va.gov/professional/assessment/documents/PCL-5_LEC_criterionA.pdf

WHO. (2019). *International Classification of Diseases 11th Revision (ICD-11)*. Retrieved 2024 from https://icd.who.int/en

Williamson, E. (2010). Living in the world of the domestic violence perpetrator: Negotiating the unreality of coercive control. *Violence against Women, 16*(12), 1412–1423. https://doi.org/10.1177/1077801210389162

Wöller, W. (2006a). Bindungstrauma und Persönlichkeitsstörung – Befunde aus Bindungsforschung und Neurobiologie und Konsequenzen für die Therapie. In K. Schreiber-Willnow, & G. Hertel (Hrsg.), *Rhein-Klinik: Aufsätze aus dem Innenleben* (S. 157–171). Frankfurt: VAS.

Wöller, W. (2006b). *Trauma und Persönlichkeitsstörungen: psychodynamisch-integrative Therapie*. Stuttgart: Schattauer.

2
TD-Achse I: – Persönlichkeitsstörungen

2.1
Einleitung

Zahlreiche Studien haben gezeigt, dass Menschen mit Persönlichkeitsstörungen in erhöhtem Maße in ihrer Kindheit und Jugend Misshandlungs- und Missbrauchserfahrungen ausgesetzt waren (Battle et al., 2004). Diese Befunde wurden in retrospektiven und prospektiven Studien bestätigt (Carlson, Egeland, & Sroufe, 2009; Crawford et al., 2005; Johnson, Cohen, Chen, Kasen, & Brook, 2006).

Chronische Traumatisierungen auf der Bindungsebene in Kindheit und Jugend beinhalten eine Vielzahl schädigender Einflüsse durch die primären Bindungspersonen. Dazu gehören andauernde Entwertungen und Überforderungen, Situationen des Alleinseins und der fehlenden Geborgenheit, emotionale Vernachlässigung, inkonsistentes oder vernachlässigendes elterliches Verhalten und frühe Verluste wichtiger Bezugspersonen (Wöller, 2006; Raby et al., 2017). Für diese Formen von Verletzungen auf der Bindungsebene wurden verschiedene Begriffe verwendet, z. B. Entwicklungstrauma (Cloitre et al., 2009; Van der Kolk, 2009), komplexe Traumatisierung (Cook, Blaustein, Spinazzola, & van der Kolk, 2005; Cook et al., 2017), Bindungstrauma (Buchheim et al., 2008; Fonagy, 2008; Schore, 2005) sowie Bindungs- und Beziehungstraumatisierung (Wöller, 2006).

Laut Wöller ist es gerechtfertigt, „*Persönlichkeitsstörungen als Bindungsstörungen auf der Basis umfassender Bindungs- und Beziehungstraumatisierungen aufzufassen, die auf dem Boden einer spezifischen genetischen Vulnerabilität entstehen und zu denen die symptomatischen Folgen von Kindesmisshandlungen in Form psychischer, sexueller oder emotionaler Gewalt dazukommen*“ (Wöller, 2006).

Merke

Im Rahmen einer umfassenden Diagnostik der psychischen Folgen von Trauma sollten deshalb Persönlichkeitsstörungen abgeklärt werden.

Im TD-Achsenmodell werden die Persönlichkeitsstörungen aufgrund ihrer Bedeutung für die Therapie an erster Stelle aufgeführt. Daraus folgert jedoch nicht, dass Persönlichkeitsstörungen unbedingt zuerst abgeklärt werden sollten. Diagnostiker sollten, ausgehend von der klinischen Situation, den zeitlichen Möglichkeiten und den individuellen Gegebenheiten einer Patientin oder eines Patienten entscheiden, in welcher Reihenfolge die verschiedenen Traumafolgestörungen am besten abzuklären sind.

Die Persönlichkeitsstörungen werden in diesem Buch vergleichsweise oberflächlich beschrieben, da zur Diagnostik von Persönlichkeitsstörungen eine Vielzahl von Büchern publiziert wurden und die Persönlichkeitsstörungen im Gegensatz zu den spezifisch störungsbezogenen Störungen und den dissoziativen Störungen in den meisten Grundausbildungen in Psychiatrie, Psychologie und Psychotherapie ausführlich behandelt werden (Livesley & Larstone, 2018; Sachse, 2019; Weiner & Greene, 2017). Für eine spezifische Betrachtung von Persönlichkeitsstörung aus einer traumatherapeutischen Perspektive sei auf das Grundlagenwerk von Wöller hingewiesen (Wöller, 2006).

2.2
Persönlichkeitsstörungen in der ICD-11

2.2.1
Klassifikation in der ICD-11

Die Klassifikation der Persönlichkeitsstörungen gehört zu den umstrittensten Bereichen der Nosologie psychischer Erkrankungen. Klassifikationen von Persönlichkeitsstörungen sind immer fehlerhaft und können die Komplexität und die Unterschiedlichkeit dysfunktionaler Persönlichkeiten jeweils nur eingeschränkt abbilden (Tyrer, Mulder, Kim, & Crawford, 2019). Die Persönlichkeitsstörungen, wie sie in der ICD-10 benannt wurden, wurden u. a. deshalb selten diagnostiziert. Beispielsweise wurde in Großbritannien nur bei 8 % aller stationären psychiatrischen Patienten eine Persönlichkeitsstörung diagnostiziert (NHS England, 2015), obwohl die Kriterien einer Persönlichkeitsstörung gemäß Forschung bei 40–90 % aller Menschen in psychiatrischer Behandlung erfüllt sind (Beckwith, Moran, & Reilly, 2014; Tyrer et al., 2014). Meistens wurden aus der ICD-10 nur 3 Diagnosen vergeben: emotional-instabil, dissozial und nicht näher bezeichnet (Tyrer et al., 2019).

Die ICD-11-Richtlinien zur Codierung von Persönlichkeitsstörungen wurden im Vergleich zur ICD-10 deutlich überarbeitet. Ziel der Neufassung ist u. a., die Persönlichkeitsstörungen als erschwerenden Faktor in der Behandlung vieler psychischer Störungen besser zu berücksichtigen (Herpertz, 2018). In der ICD-11 werden Persönlichkeitsstörungen nicht mehr kategorial, sondern in die Dimensionen leichtgradig, mittelgradig und schwergradig unterteilt (Tyrer et al., 2019). Ergänzend wird eine Kategorie der Persönlichkeitsschwierigkeiten (ICD-11: QE50.7) beschrieben, die keinen Krankheitswert hat, jedoch die Gesundheit und Therapien beeinträchtigt (analog zu Z-Diagnosen in der ICD-10). Nach dem Einschätzen des Schweregrads einer Persönlichkeitsstörung können nach ICD-11 5 Merkmalsdomänen unterschieden werden: negative Affektivität, Dissozialität, Enthemmung, Zwanghaftigkeit und Distanziertheit. Die Borderline-Störung bleibt als Kategorie bestehen und wird in Borderline-Muster umbenannt, wenn spezifische Merkmale erfüllt sind.

Trotz der weitverbreiteten Annahme, dass Persönlichkeitsstörungen eine lebenslange Diagnose darstellen, gibt es zahlreiche Belege dafür, dass der Schweregrad und die Ausprägung der Störung im Lauf der Zeit variieren und von zahlreichen Faktoren abhängen. Laut Tyrer würde die Anerkennung der fluktuierenden Natur der Störung in hohem Maße dazu beitragen, sowohl die mit der Diagnose verbundene Stigmatisierung zu verringern als auch die Tendenz, die Störung als Rechtfertigung für Nichtintervention zu betrachten. Darüber hinaus würde diese Anerkennung den Behandelnden Sicherheit geben, wenn sie die Störung in der Adoleszenz diagnostizieren, dem Zeitraum, in dem sie in der Regel offensichtlich wird. Jede gestellte Diagnose könnte als veränderbar und nicht als lebenslanges Etikett wahrgenommen werden (Tyrer, Reed & Crawford, 2015).

2.2.2 Diagnostisches Vorgehen nach ICD-11

Die ICD-11-Nomenklatur für Persönlichkeitsstörungen fokussiert auf die Einschränkungen im Selbstbild und in der zwischenmenschlichen Funktionalität, die entsprechend der Schweregrade klassifiziert werden können: „Persönlichkeitsschwierigkeiten", „leichtgradige Persönlichkeitsstörung", „mittelschwere Persönlichkeitsstörung" und „schwere Persönlichkeitsstörung" (Tyrer et al., 2019).

Das diagnostische Vorgehen nach ICD-11 basiert auf einem Vorgehen in 3 Schritten (Tyrer et al., 2015; Herpertz, 2018).

1. Schritt: Erhebung der allgemeinen diagnostischen Kriterien: Besteht eine Persönlichkeitsstörung?

In einem ersten Schritt muss nach ICD-11 entschieden werden, ob überhaupt eine Persönlichkeitsstörung vorliegt. Dies ist der Fall, wenn frühzeitig, bereits in der Adoleszenz in Erscheinung tretende unflexible maladaptive Muster von Kognition, emotionaler Erfahrung, emotionalem Ausdruck und Verhalten bestehen.

Die generellen diagnostischen Kriterien für Persönlichkeitsstörungen beinhalten eine andauernde Beeinträchtigung, die durch Probleme

- mit Aspekten des Selbst (z. B. Identität, Selbstwertgefühl, Selbstwahrnehmung, Selbststeuerung) und/oder
- mit zwischenmenschlichen Beziehungen (z. B. Fähigkeit, enge und für beide Seiten befriedigende Beziehungen aufzubauen und aufrechtzuerhalten, Fähigkeit, die Perspektive anderer zu verstehen und mit Konflikten in Beziehungen umzugehen)

gekennzeichnet ist. Die Störung muss für mindestens 2 Jahre anhalten und sich in kognitiven Mustern, emotionalem Erleben, emotionalem Ausdruck und Verhalten manifestieren, die maladaptiv sind, z. B. durch mangelnde Flexibilität oder schlechte Regulation. Des Weiteren zeigt sich die Störung in verschiedenen persönlichen und sozialen Situationen und ist nicht auf spezifische Beziehungen oder soziale Rollen begrenzt. Es kann jedoch konsistent durch bestimmte Umstände ausgelöst werden, während andere Umstände nicht dazu beitragen (Tyrer et al., 2015; Bach & First, 2018).

Im ICD-11-Kapitel für Psychische und Verhaltensstörungen haben Kliniker die Möglichkeit, das Vorhandensein von Persönlichkeitsschwierigkeiten zu diagnostizieren. Persönlichkeitsschwierigkeiten werden nicht als eigenständige psychische Störung kategorisiert, sondern fallen in den Bereich „Einflussfaktoren auf den Gesundheitszustand oder den Kontakt mit dem Gesundheitswesen" innerhalb der ICD-11-Klassifikation (WHO, 2023). Es handelt sich um ein klinisches Instrument zur Bewertung und Behandlung von Persönlichkeitsfaktoren, die sich auf das Wohlbefinden einer Person auswirken oder die Behandlung oder Gesundheitsdienste beeinflussen können, ohne jedoch den Schweregrad zu erreichen, der eine Diagnose einer psychischen Störung rechtfertigt (Bach & First, 2018; WHO, 2023).

Wenn die Störung im Erwachsenenalter auftritt, kann die Bezeichnung „Late Onset" verwendet werden. Diese Bezeichnung ist angemessen, wenn es keine historischen Hinweise auf eine Persönlichkeitsstörung oder deren erste Anzeichen vor dem Alter von 25 Jahren gibt (Tyrer et al., 2015).

2. Schritt: Beurteilung des Schweregrads der Störung

In einem zweiten Schritt wird der Schweregrad einer Persönlichkeit eingestuft, sofern eine Persönlichkeitsstörung festgestellt worden ist. Der Schweregrad orientiert sich primär an 2 Bereichen:

- das Ausmaß der sozialen Funktionsbeeinträchtigung, z. B. die Anzahl sozialer Beziehungen und die Erfüllung beruflicher und familiärer Aufgaben
- das Vorhandensein selbst- und/oder fremdschädigenden Verhaltens

Leichtgradige Persönlichkeitsstörung (ICD-11: 6D10.0)

Menschen mit einer leichtgradigen Persönlichkeitsstörung weisen Störungen in einigen Bereichen ihrer Persönlichkeit auf, während andere unbeeinträchtigt bleiben (z. B. Probleme mit der Selbststeuerung bei Stabilität und Kohärenz der Identität oder des Selbstwerts). Die Auswirkungen können in bestimmten Kontexten unauffällig bleiben (Bach & First, 2018). Darüber hinaus gibt es Schwierigkeiten in vielen zwischenmenschlichen Beziehungen und/oder bei der Erfüllung erwarteter beruflicher und sozialer Rollen – aber einige Beziehungen werden aufrechterhalten und/oder einige Rollen ausgeübt (Bach & First, 2018).

Beispiele

Die Betroffenen haben einen kleinen Freundeskreis und legen Wert darauf, diese Beziehungen aufrechtzuerhalten. Es kann gelegentlich zu Konflikten mit Bezugspersonen, Kollegen oder Vorgesetzten kommen, oder die Betroffenen ziehen sich zurück und isolieren sich. Trotzdem sind sie bereit und in der Lage, eine Beschäftigung zu behalten, wenn ihnen passende Möglichkeiten geboten werden. Sie haben enge Beziehungen zu ausgewählten Familienmitgliedern, während sie Konflikte mit anderen eher vermeiden oder in Konflikte geraten (Tyrer et al., 2015).

Mittelschwere Persönlichkeitsstörung (ICD-11: 6D10.1)

Menschen mit mittelschweren Persönlichkeitsstörungen leiden unter Beeinträchtigungen in verschiedenen Bereichen ihrer Persönlichkeitsfunktionen, wie z. B. der Identität oder dem Selbstwertgefühl, der Fähigkeit, intime Beziehungen einzugehen, sowie der Fähigkeit, Impulse zu kontrollieren und Verhalten zu modulieren. Allerdings können einige Aspekte der Persönlichkeitsfunktionen weniger stark betroffen sein. Zusätzlich bestehen erhebliche Probleme in den meisten zwischenmenschlichen Beziehungen, und die Erfüllung der meisten erwarteten sozialen und beruflichen Rollen ist bis zu einem gewissen Grad beeinträchtigt. Die Beziehungen sind häufig durch Konflikte, Vermeidung, Rückzug oder extreme Abhängigkeit gekennzeichnet (z. B. wenige gepflegte Freundschaften, anhaltende Konflikte in Arbeitsbeziehungen und daraus resultierende berufliche Probleme, durch schwere Störungen oder Unterwerfung gekennzeichnete romantische Beziehungen) (Bach & First, 2018).

Beispiele

Die Betroffenen haben Schwierigkeiten, viele Freundschaften zu pflegen oder ein starkes Interesse an sozialen Beziehungen zu entwickeln. Es kommt häufig zu Konflikten mit Bezugspersonen, Kollegen oder Vorgesetzten, oder sie ziehen sich stark zurück und isolieren sich, was ihre Fähigkeit beeinträchtigt, effektiv am Arbeitsplatz oder im sozialen Umfeld zu agieren. Sie zeigen wenig Motivation oder Einsatz bei der Suche nach einer langfristigen Beschäftigung, selbst wenn sich passende Gelegenheiten bieten, was zu häufigem Jobwechsel führen kann. Ihre Beziehungen zu vielen Familienmitgliedern sind angespannt oder fehlen ganz (Tyrer et al., 2015).

Eine mittelschwere Persönlichkeitsstörung ist häufig durch eine belastende Vorgeschichte und zukünftige Selbst- oder Fremdgefährdungserwartungen gekennzeichnet, die jedoch nicht in einem Maße auftreten, das langfristige Schäden verursacht oder das Leben gefährdet (Tyrer et al., 2015).

Beispiele

Personen mit einer mittelschweren Persönlichkeitsstörung zeigen anhaltende Gedanken an Selbstverletzung oder wiederholte Suizidversuche, ohne jedoch die klare Absicht zu haben, den Tod herbeizuführen. Zudem treten regelmäßig Episoden mit selbstverletzendem Verhalten auf, begleitet von häufiger Feindseligkeit, konfrontativem Verhalten oder sporadischer Gewalt. Diese Gewalttaten können geringfügige Sachbeschädigungen wie das Zerbrechen von Gegenständen oder zwischenmenschliche Aggressionen wie Schubsen, Stoßen oder Schlagen beinhalten, die jedoch keine dauerhaften Schäden bei anderen verursachen (Tyrer et al., 2015).

Schwere Persönlichkeitsstörung (ICD-11: 6D10.2)
Menschen, die an einer schweren Persönlichkeitsstörung leiden, zeigen gravierende Beeinträchtigungen ihrer Persönlichkeitsfunktionen. Zum Beispiel kann das Selbstbild so instabil sein, dass die Betroffenen angeben, sie wüssten nicht, wer sie sind. Oder es kann so starr sein, dass eine Teilnahme an Situationen außerhalb eines äußerst engen Spektrums abgelehnt wird. Die Selbstwahrnehmung kann von Selbstverachtung oder einem übersteigerten, höchst exzentrischen Selbstbild geprägt sein. Zwischenmenschliche Probleme beeinträchtigen zudem fast alle Beziehungen, und die Fähigkeit und Bereitschaft, die erwarteten sozialen und beruflichen Rollen zu übernehmen, ist nicht vorhanden oder stark beeinträchtigt (Bach & First, 2018).

Beispiele
Die betroffenen Personen haben nur wenige enge Freundschaften. Es ist möglich, dass sie zufällige Bekanntschaften oder Partner haben. Es gibt verschiedene Gründe, warum sie keine feste Arbeitsstelle annehmen können oder wollen, obwohl es passende Arbeitsmöglichkeiten gibt. Diese Gründe können Desinteresse, zwischenmenschliche Probleme oder unangemessenes Verhalten wie Verantwortungslosigkeit, häufige Wutausbrüche oder Insubordination sein. Sie haben Konflikte mit Bezugspersonen und Kollegen oder ziehen sich von ihnen zurück. Die familiären Beziehungen sind entweder nicht vorhanden, obwohl Verwandte leben, oder sie sind durch anhaltende Konflikte stark belastet (Tyrer et al., 2015).

Eine schwere Persönlichkeitsstörung wird in der Regel durch selbstverletzende Handlungen charakterisiert, die in der Vergangenheit zu erheblichem Schaden, dauerhaften Folgen oder potenziell lebensbedrohlichen Situationen für sich selbst oder andere geführt haben (Tyrer et al., 2015).

Beispiele
Menschen, die von dieser Problematik betroffen sind, zeigen Verhaltensweisen wie Suizidversuche, selbstverletzendes Verhalten mit langfristigen körperlichen Schäden, Entstellungen oder Fehlbildungen sowie gravierende Sachbeschädigungen durch absichtliche Brandstiftung in Wutausbrüchen und Gewalttätigkeiten, die anderen Personen langfristige Schäden zufügen können (Tyrer et al., 2015).

3. Schritt: Ausprägung von 5 Merkmalsdomänen

Persönlichkeitsstörungen und Persönlichkeitsschwierigkeiten können anhand von 5 Merkmalsdomänen näher beschrieben werden. Diese Merkmale beschreiben die am stärksten ausgeprägten Persönlichkeitsmerkmale, die zur Entwicklung der Störung beitragen. Es sollten so viele Merkmale wie notwendig verwendet werden, um die Funktionsweise der Persönlichkeit zu beschreiben (WHO, 2023).

Negative Affektivität (ICD-11: 6D11.0)
Kern des Merkmals der negativen Affektivität ist die Tendenz zu unterschiedlichen und leidvollen Gefühlen wie emotionale Labilität, geringes Selbstvertrauen, Vulnerabilität, Ängstlichkeit, Wut, Reizbarkeit, Pessimismus und Depressivität, oft als Reaktion auf relativ geringe Stressoren (reale oder vermeintliche).

Häufige Symptome beinhalten ein breites Spektrum negativer Emotionen, die in Bezug auf die Situation unverhältnismäßig häufig und intensiv auftreten: emotionale Labilität und schlechte Emotionsregulierung, negativistische Einstellungen, geringes Selbstwertgefühl und vertrauen sowie Misstrauen (WHO, 2023).

Distanziertheit (ICD-11: 6D11.1)
Beim Merkmal der Distanziertheit geht es um emotionale und interpersonelle Distanz mit sozialem Rückzug und/oder Gleichgültigkeit gegenüber Menschen. Sozialer Rückzug, mangelnde Selbstbehauptung, aber auch eingeschränkte Affektivität und Freudlosigkeit sowie das Vermeiden von intimen Partnerschaften und Freundschaften gehören zu dieser Merkmalsdomäne.

Soziale Distanziertheit ist gekennzeichnet durch die Vermeidung sozialer Interaktionen, das Fehlen von Freundschaften und die Vermeidung von Intimität. Personen, die ein hohes Maß an Distanziertheit aufweisen, neigen dazu, wenig Freude an sozialen Interaktionen zu haben und meiden aktiv verschiedene Formen von sozialen Kontakten und Situationen, wann immer dies möglich ist. Emotionale Distanziertheit zeichnet sich durch zurückhaltendes Verhalten, Unnahbarkeit und eingeschränkten emotionalen Ausdruck und Erleben aus. Personen mit diesen Eigenschaften neigen dazu, Einsamkeit zu bevorzugen, selbst in Situationen, in denen ein soziales Engagement erwartet wird (WHO, 2023).

Dissozialität (ICD-11: 6D11.2)

Der Kern der Dissozialität besteht in der Missachtung der Rechte und Gefühle anderer, die sowohl Egozentrik als auch mangelndes Einfühlungsvermögen einschließt (WHO, 2023). Die Hauptmerkmale sind Egozentrik, wie z. B. Anspruchsdenken, Erwartung der Bewunderung anderer, positives oder negatives aufmerksamkeitssuchendes Verhalten, Besorgnis über die eigenen Bedürfnisse, Wünsche und das eigene Wohlbefinden und nicht das anderer. Ein weiteres Merkmal beinhaltet mangelnde Empathie, wie z. B. Gleichgültigkeit gegenüber der Frage, ob die eigenen Handlungen andere verletzen, was auch betrügerisches, manipulatives und ausbeuterisches Verhalten gegenüber anderen, Boshaftigkeit und körperliche Aggressivität, Gefühllosigkeit gegenüber dem Leiden anderer und Rücksichtslosigkeit bei der Durchsetzung eigener Ziele einschließen kann (WHO, 2023).

Enthemmung (ICD-11: 6D11.3)

Der Kern der Enthemmung ist eine anhaltende Neigung, als Reaktion auf innere oder äußere Reize (d. h. Empfindungen, Gefühle, Gedanken) impulsiv zu handeln, ohne die längerfristigen Konsequenzen zu bedenken. Einige charakteristische Merkmale umfassen (WHO, 2023):

- Impulsivität (Tendenz zu impulsiven Handlungen basierend auf dem, was im Moment zwingend notwendig erscheint, ohne Rücksicht auf negative Konsequenzen für sich selbst oder andere, einschließlich der Gefährdung von sich selbst oder anderen)
- Ablenkbarkeit (Schwierigkeiten, sich auf wichtige und notwendige Aufgaben zu konzentrieren, die anhaltende Anstrengung erfordern; schnelle Langeweile oder Frustration bei schwierigen, routinemäßigen oder langweiligen Aufgaben; starke Ablenkbarkeit durch äußere Reize, z. B. Gespräche mit anderen)
- Ablenkbarkeit (Unzuverlässigkeit und mangelndes Verantwortungsgefühl für Handlungen)
- Rücksichtslosigkeit (Mangel an angemessener Vorsicht)
- mangelnde Planung (die Präferenz für spontane Aktivitäten gegenüber geplanten Aktivitäten, wobei Optionen offengelassen werden, falls sich eine attraktivere Gelegenheit ergibt)

Zwanghaftigkeit (ICD-11: 6D11.0)

Das wesentliche Merkmal der Zwanghaftigkeits-Domäne besteht in der engen Fokussierung auf die eigenen rigiden Standards von Perfektion und Richtig und Falsch sowie auf die Kontrolle des eigenen Verhaltens und des Verhaltens anderer und die Kontrolle von Situationen, um die Übereinstimmung mit diesen Standards zu gewährleisten (WHO, 2023).

Perfektionismus manifestiert sich häufig in Bezug auf soziale Regeln, Verpflichtungen und Normen von Richtig und Falsch sowie in akribischer Detailorientierung, systematischen, starren und täglichen Routinen, übermäßiger Planung und Organisation sowie Betonung von Ordnung und Sauberkeit (WHO, 2023).

Außerdem weisen Betroffene emotionale und verhaltensmäßige Einschränkungen auf, die sich in einer starren Kontrolle über den Gefühlsausdruck, Sturheit und Inflexibilität, der Vermeidung von Risiken, Hartnäckigkeit und Umsichtigkeit äußern (WHO, 2023).

Diese 5 Merkmalsdomänen korrelieren mit 4 der „Big Five Traits“ (Mulder, Horwood, Tyrer, Carter, & Joyce, 2016):

- negative Affektivität mit Neurotizismus (emotionale Labilität und Verletzlichkeit, Traurigkeit, Beschämung)
- Distanziertheit mit tiefer Extraversion (wenig Geselligkeit)
- Distanziertheit mit tiefer Verträglichkeit (Gegenteil von Rücksichtnahme, Kooperationsbereitschaft, Empathie)
- Zwanghaftigkeit mit hoher Gewissenhaftigkeit (Perfektionismus)
- Dissozialität mit tiefer Gewissenhaftigkeit

2.2.3 Diagnose von Persönlichkeitsstörungen

Die Diagnose von Persönlichkeitsstörungen gemäß ICD-11 befindet sich noch in der Entwicklungsphase und wird intensiv erforscht. Die WHO geht davon aus, dass Kliniker eine Persönlichkeitsstörung allein aufgrund der klinischen Beschreibungen und diagnostischen Leitlinien gemäß ICD-11 diagnostizieren können sollten, ohne dabei zusätzliche Maßnahmen oder Instrumente zu benötigen. Kliniker sollten in der Lage sein, den Schweregrad einer Persönlichkeitsstörung anhand klinischer Beobachtungen und verfügbarer Informationen objektiv zu bewerten. Standardisierte Instrumente sind jedoch unerlässlich, um im diagnostischen Prozess ein angemessenes Maß an Zuverlässigkeit zu gewährleisten (Bach et al., 2022).

Diagnoseinstrumente, die für das „Alternative Modell für Persönlichkeitsstörungen“ (AMPD) der DSM-5 entwickelt wurden, können bei der Beurteilung des Schweregrades und der Merkmalsbereiche von Persönlichkeitsstörungen der ICD-11 hilfreich sein. Dennoch sollten bevorzugt standardisierte Instrumente verwendet werden, die sich auf die diagnostischen Merkmale der ICD-11 beziehen, wie z. B. kognitive Aspekte (z. B.

Realitätsprüfung), emotionale Muster (z. B. Über- oder Unterreaktivität) und Verhaltensmanifestationen (z. B. Selbst- oder Fremdgefährdung), die spezifisch für den ICD-11-Rahmen sind. Um diese Lücke zu füllen, wurden kürzlich Selbstbeurteilungsfragebögen entwickelt und bereitgestellt (Clark et al., 2021; Bach et al., 2021).

Zu den Instrumenten für die Operationalisierung von ICD-11 PD oder DSM-5 „Alternative Model for Personality Disorders" gehören (Bach et al., 2022):

- Schweregrad der Persönlichkeitsstörungen:
  - Standardized Assessment of Severity of Personality Disorder (SASPD) (Olajide et al., 2018; Rek et al., 2020)
  - Personality Disorder Severity ICD-11 Scale (PDS-ICD-11) (Bach et al., 2021; deutsche Version: Zimmermann et al., 2023)
  - Level of Personality Functioning Scale - Brief Form (LPFS-BF) (Weekers, Hutsebaut, & Kamphuis, 2019)
  - Self- and Interpersonal Functioning Scale (SIFS) (Gamache et al., 2021)
  - Scales for ICD-11 Personality Disorder: Self and Interpersonal Dysfunction (Clark et al., 2021)
  - Structured Clinical Interview for DSM-5 Alternative Model of Personality Disorders (SCID-AM-PD) Module I (Bender et al., 2018)
- Beurteilung der Merkmalsdomänen:
  - Personality Inventory for ICD-11 (PiCD) delineating 5 domains (Oltmanns & Widiger, 2018)
  - Personality Assessment Questionnaire for ICD-11 personality trait domains (PAQ-11) (Kim, Tyrer & Hwang, 2021)
  - Structured Clinical Interview for DSM-5 Alternative Model of Personality Disorders (SCID-AM-PD) Module II with ICD-11 algorithm (Skodol, First, Bender, & Oldham, 2018)

2.2.4 Borderline-Muster

Der Einbezug der Borderline-Störung in der ICD-11 war lange sehr umstritten (Tyrer et al., 2019). Zwar wurde keine Persönlichkeitsstörung der ICD-10 so intensiv erforscht wie die Borderline-Störung (Blashfield & Intoccia, 2000), trotzdem blieben Zweifel am Status der Störung (Tyrer, 2009). In einem ersten Entwurf zur ICD-11 sollte die Borderline-Störung deshalb vollständig ausgelassen werden. Hauptargument dafür war die mangelnde Evidenz als Persönlichkeitsstörung und die Überlappung mit affektiven, posttraumatischen und dissoziativen Störungen (Watts, 2019). Dies führte jedoch in der Folge zu heftigem politischen Widerstand (Reed, 2018), worauf es zu einem Kompromiss kam: Der Begriff des „Borderline-Musters" als Erweiterung der dimensionalen Kategorien der Persönlichkeitsstörungen wurde doch noch in die ICD-11 aufgenommen. In einem Kommentar im „Lancet Psychiatry" kritisierte Watts jedoch die neue Diagnose des Borderline-Musters als *„die frauenfeindlichste aller Diagnosen"*, da es sich bei den meisten Betroffenen um traumatisierte Frauen handele, von denen nun viele mit einer unpassenden Persönlichkeitsstörung diagnostiziert würden (Watts, 2019).

Die WHO gibt in der ICD-11 an, dass der Qualifier Borderline-Muster eingeführt wurde, um den klinischen Nutzen der Klassifikation von Persönlichkeitsstörungen zu steigern. Insbesondere soll die Verwendung dieses Qualifiers die Identifizierung von Personen erleichtern, die auf bestimmte psychotherapeutische Behandlungen ansprechen könnten (WHO, 2023).

Es ist davon auszugehen, dass die Kontroversen um die Diagnose auch mit der ICD-11 nicht abgeschlossen sind. Für Forschung und Literatur ergibt sich jedoch das Problem, dass im DSM-IV und DSM-5 sowie in ICD-10 und ICD-11 4 teilweise nicht deckungsgleiche Definitionen der Borderline-Störung bestehen.

Diagnostische Kriterien des Borderline-Musters (ICD-11: 6D11.5)

Der Qualifier Borderline-Muster kann auf Personen angewandt werden, deren Persönlichkeitsstörung durch ein durchgehendes Muster von Instabilität der zwischenmenschlichen Beziehungen, des Selbstbildes und der Affekte sowie durch eine ausgeprägte Impulsivität gekennzeichnet ist, die sich in 5 (oder mehr) der folgenden Punkte äußert (WHO, 2023):

- **Instabilität des Selbstbilds:**
  - Identitätsstörung als deutliches und persistierendes instabiles Selbstbild, mit Selbsthass bzw. Selbstverachtung
  - chronisches Gefühl innerer Leere und Selbstentfremdung
- **Instabilität in zwischenmenschlichen Beziehungen:**
  - verzweifeltes Bemühen, angenommene oder reale Ablehnung zu vermeiden
  - ein Muster instabiler und intensiver zwischenmenschlicher Beziehungen, das durch Schwankungen zwischen Idealisierung und Abwertung gekennzeichnet sein kann und typischerweise sowohl mit einem starken Wunsch nach Nähe und Intimität als auch mit Angst davor verbunden ist
- **Instabilität der Affekte:**
  - emotionale Instabilität aufgrund einer ausgeprägten Reaktivität der Stimmung; Stimmungsschwankungen können entweder innerlich (z. B.

durch eigene Gedanken) oder durch äußere Ereignisse ausgelöst werden – infolgedessen erlebt der Betroffene intensive dysphorische Stimmungszustände, die typischerweise einige Stunden, aber auch mehrere Tage andauern können
- eine Tendenz zu unüberlegtem Handeln bei starkem negativem Affekt, die zu potenziell selbstschädigendem Verhalten führt (z.B. riskantes Sexualverhalten, rücksichtsloses Fahren, übermäßiger Alkohol- oder Drogenkonsum, Essanfälle)
- wiederkehrende Episoden von Selbstverletzungen (z.B. Selbstmordversuche oder gesten, Selbstverstümmelung)
- unangemessen starke Wut oder Schwierigkeiten, die Wut zu kontrollieren, die sich in häufigen Wutausbrüchen äußern (z.B. Schreien oder Brüllen, Werfen oder Zerbrechen von Gegenständen, körperliche Auseinandersetzungen).
- vorübergehende dissoziative Zustände oder psychoseähnliches Erleben in Situationen mit hoher emotionaler Anspannung

Andere Manifestationen des Borderline-Musters, die nicht alle zum gegebenen Zeitpunkt präsent sein müssen (WHO, 2023):
- ein Selbstbild als unzulänglich, schlecht, schuldig, abstoßend und verachtenswert
- Erleben des Selbst als grundlegend anders und isoliert von anderen Menschen, schmerzliches Gefühl der Entfremdung und tiefe Einsamkeit
- Hypersensitivität für Zurückweisung, Probleme, angemessen Vertrauen in zwischenmenschlichen Beziehungen aufzubauen bzw. aufrechtzuerhalten, häufige Fehlinterpretation von sozialen Signalen

Die Unterscheidung zwischen impulsivem Typus und Borderline-Typus der emotional instabilen Persönlichkeitsstörung der ICD-10 wurde in der ICD-11 nicht übernommen.

Die WHO ergänzt in der ICD-11, dass beträchtliche Überschneidungen zwischen dem Borderline-Muster und den Symptomen der Merkmalsdomänen bestehen (am typischsten negative Affektivität, Dissozialität und Enthemmung) (WHO, 2023).

Der Qualifier „Borderline-Muster" kann mit dem Borderline Pattern Specifier Inventory (BPS; Oltmanns & Widiger, 2018, 2019) abgeklärt werden.

Differenzialdiagnose

kPTBS

Zwischen Borderline-Störung und komplexer posttraumatischer Belastungsstörung (Kap. 3.4, Seite 90) bestehen große Überschneidungen. Dies hat u.a. damit zu tun, dass viele Menschen mit Borderline-Störung von Missbrauch in der Biografie berichten (Bandelow et al., 2005; Cloitre, Garvert, Weiß, Carlson, & Bryant, 2014; Grant et al., 2008; Jowett, Karatzias, & Albert, 2019; Jowett, Karatzias, Shevlin, & Albert, 2019).

Laut Cloitre et al. können folgende zentralen Unterscheidungsmerkmale bei der Differenzialdiagnose helfen (Cloitre et al., 2014) (für eine detailliertere Unterscheidung s. Seite 101):
- Das Borderline-Muster verlangt keinen traumatischen Auslöser für die Diagnose.
- Die Traumatrias ist kein Symptomenkomplex des Borderline-Musters.
- Störung der Affektregulation: Beim Borderline-Muster ist die Affektregulation durch Beziehungskonflikte sowie impulsive und suizidale Handlungen gekennzeichnet, bei kPTBS sind es posttraumatische Affektregulationsprobleme (Seite 91).
- Störung des Selbstkonzepts: Beim Borderline-Muster handelt es sich um ein sich änderndes Selbstbild oder Selbstkonzept, während bei kPTBS ein durchgängig negatives Selbstkonzept besteht (Seite 94).
- Störung der Beziehungen zu Menschen: Borderline-Muster gehen mit der Angst vor Verlassenwerden und Wechsel von Idealisierung und Entwertung in Beziehungen einher, kPTBS mit durchgängigen posttraumatischen Beziehungsschwierigkeiten (Seite 95).

Jowett et al. konnten nachweisen, dass speziell bei schwerer personeller Gewalt eine hohe Komorbidität von kPTBS und Borderline-Störung besteht (Jowett, Karatzias, Shevlin et al., 2019).

Dissoziative Störungen

Bei der Differenzialdiagnose sollten auch dissoziative Störungen in Betracht gezogen werden. Untersuchungen haben gezeigt, dass eine Untergruppe von Menschen mit Borderline-Persönlichkeitsstörung (BPS) hohe Dissoziationswerte in Selbstberichts-Screening-Fragebögen aufweist (Schmahl et al., 2013). Diese Untergruppe unterscheidet sich in vielerlei Hinsicht von BPS-Betroffenen ohne Dissoziation, einschließlich einer schlechteren Reaktion auf Standard-BPS-Behandlungsmodelle (Kleindienst et al., 2016). Studien mit BPS-Betroffenen haben ergeben, dass eine erhebliche Anzahl (50 % oder mehr) die diagnostischen Kriterien für Dissoziative Identitätsstörung oder Dissoziative Amnesie erfüllt (Korzekwa et al., 2009; Sar et al., 2014). Daher plädieren Loewenstein und Brand (2023) dafür, bei allen Menschen mit Borderline-Störung eine Abklärung auf komorbide dissoziative Störungen vorzunehmen (Achsen III und IV im TD-Modell).

Dissozialität (Psychopathie)
Psychopathie ist eine Persönlichkeitsstörung, die durch betrügerisches und manipulatives Verhalten, mangelnde Empathie, geringe Reue oder Schuldgefühle, sprachliche Gewandtheit, pathologisches Lügen, Handeln und oberflächlichen Charme gekennzeichnet ist (Benning, Venables, & Hal, 2019). In der ICD-11 ist sie der Dissozialität zugeordnet. Es besteht eine hohe Übereinstimmung zwischen Borderline-Störung und Psychopathie (Hilgers, 2023). In Therapien kann Psychopathie leicht übersehen werden, da Patienten oft nur als Opfer vergangener Gewalt, Missbrauch oder Vernachlässigung wahrgenommen werden und nicht als Täter von verbaler, intrigierender oder physischer Gewalt in der Gegenwart, speziell wenn es sich um Frauen handelt. Außerhalb eines forensischen Kontextes wird in der Psychotherapie zudem grundsätzlich davon ausgegangen, dass Patienten ehrlich und ohne bewusstes Lügen oder Täuschen berichten, was zum Übersehen der Störung ebenfalls beitragen kann (Hilgers, 2024).

Ein weiteres Problem besteht darin, dass Menschen mit Psychopathie in Therapiesitzungen häufig von akuten Belastungssituationen in Partnerschaften oder am Arbeitsplatz sowie von traumatischen Erfahrungen mit tyrannischen Bezugspersonen in ihrer Biografie berichten (Logan, 2009). Therapeuten vermeiden daher oft Fragen zu Vorstrafen, Falschbeschuldigungen oder gewaltsamen Auseinandersetzungen, da sie annehmen, dass es sich um eine Traumafolgestörung handelt. Das kritische Hinterfragen von Opfernarrativen kann bei Therapeuten Schuldgefühle auslösen und die Angst verstärken, empathielos zu wirken und die Patienten erneut zu traumatisieren (Hilgers, 2024). Dadurch besteht die Gefahr, dass eine Psychopathie übersehen wird. Auch möglicherweise damit zusammenhängende Simulationen und artifizielle Störungen werden dadurch weniger wahrscheinlich erkannt (s. Seite 313).

Trotz der Tatsache, dass viele Menschen mit Psychopathie (speziell Frauen) wiederholt und brutal Opfer geworden sind und allenfalls zusätzlich an posttraumatischen und dissoziativen Störungen leiden, ist es wichtig, die anhaltenden Symptome wie Lüge, Arroganz, Arglist und Mangel an Empathie zu beachten. Dies stellt sicher, dass Behandlungen, die auf Trauma und Viktimisierung bei diesen Menschen abzielen, nicht vorrangig sind. Stattdessen sollten Behandlungen und Interventionen priorisiert werden, die die Klienten dazu ermutigen, Verantwortung für sich selbst und ihr Handeln anderen gegenüber zu übernehmen (Logan, 2009).

Die Gewalt bei diesen Menschen kann sich nicht nur gegen ihr familiäres Umfeld, sondern – mit juristischen oder medialen Angriffen – auch gegen Therapeuten richten (s. a. Seite 317) (Scheflin & Brown, 1999).

Beispiele
Eine 30-jährige Mutter mit 2 Kindern wird aufgrund wiederholter Selbstverletzungen, instabiler zwischenmenschlicher Beziehungen und intensiver Stimmungsschwankungen diagnostiziert und behandelt. Ihre Symptome stehen im Zusammenhang mit schwerer emotionaler und sexueller Gewalt in ihrer Kindheit und Jugend. Bei ihr werden eine Borderline-Störung und eine kPTBS diagnostiziert. Die Behandlung erfolgt gemäß den Leitlinien, jedoch zeigen sich nur begrenzte Fortschritte in Bezug auf die emotionale Regulation und die zwischenmenschlichen Beziehungen.
Als die Therapeutin gezielt nach den Auswirkungen der Selbstverletzungen auf die Kinder fragt, zeigt die Patientin wenig Empathie und Reue. Stattdessen beschuldigt sie die Therapeutin, manipulativ zu sein und Grenzen zu überschreiten. Die Therapie entwickelt sich zunehmend zu einem einseitigen Monolog der Patientin, in dem sie der Therapeutin angebliche Behandlungsfehler vorwirft. Die Patientin bringt sogar eine lange Liste von Vorwürfen mit in die Therapie.
Nach einer umfassenderen Diagnostik und sorgfältigen Überprüfung der Symptome stellt die Therapeutin fest, dass die Patientin an einer Persönlichkeitsstörung mit psychopathischen Merkmalen (im Sinne einer Dissozialität nach ICD-11) leidet. Die Therapeutin versucht, die Behandlungsstrategie anzupassen, was jedoch bei der Patientin auf noch mehr Ärger und Abwehr stößt. Als die Therapeutin erneut die Frage nach der Gefährdung der Kinder anspricht und eine Meldung zum Kindeswohl in Betracht zieht, beendet die Patientin die Behandlung und erstattet Anzeige bei der Ärztekammer. Obwohl die Anzeige später abgelehnt wird, ist der Stress für die Therapeutin enorm. Die Frage nach der Gefährdung der Kinder bleibt weiterhin offen.

2.2.5 Vollständige Diagnosestellung von Persönlichkeitsstörungen

Schweregrad und Merkmalsdomänen
Eine umfassende Beschreibung einer Persönlichkeitsstörung beinhaltet die Einstufung des Schweregrades und die Zuordnung der zutreffenden Merkmalsdomänen (z. B. mittelschwere Persönlichkeitsstörung mit negativer Affektivität und Distanziertheit; schwere Persönlichkeitsstörung mit Dissozialität und Enthem-

mung). Der Qualifier „Borderline-Muster" wird als optional angesehen; wenn er diagnostiziert wird, wird empfohlen, ihn zusammen mit den Spezifizierungen der Merkmalsdomänen zu verwenden, um eine optimale Kohärenz zu erreichen (z. B. mittelschwere Persönlichkeitsstörung mit negativer Affektivität, Dissozialität und Enthemmung, Borderline-Muster) (WHO, 2023).

Gemeinsame Grundlage für die Diagnose von Persönlichkeitsstörungen in ICD-11 und DSM-5

Das DSM-5 setzt für die Diagnose von Persönlichkeitsstörungen einen kategorialen Ansatz mit 10 spezifischen Typen (paranoid, schizoid, schizotypisch, antisozial, Borderline, histrionisch, narzisstisch, vermeidend, abhängig und zwanghaft) ein. Jedoch enthält es auch ein alternatives Modell, das einen dimensionalen Rahmen verwendet. Dabei werden Beeinträchtigungen der Persönlichkeitsfunktionen und spezifische Persönlichkeitsbereiche bewertet (McCabe & Widiger, 2020). Das alternative Modell der Persönlichkeitsstörungen („Alternative Model for Personality Disorders", AMPD) im DSM-5, Abschnitt III, das mit den ICD-11-Persönlichkeitsstörungen übereinstimmt (Tabelle 2-1), besitzt 2 wesentliche Elemente zur Beurteilung:

- Die erste Komponente (Kriterium A) beinhaltet die Bewertung der Funktionsfähigkeit bzw. Beeinträchtigung, während
- die zweite Komponente (Kriterium B) 25 pathologische Persönlichkeitsmerkmale (z. B. emotionale Anfälligkeit, Gefühllosigkeit) umfasst, die in 5 übergeordneten Domänen organisiert sind: negative Affektivität, Abgehobenheit, Psychotizismus, Antagonismus und Enthemmung (Bach et al., 2018).

2.3 Diagnostik im Rahmen einer Traumatherapie

Für die Therapieplanung kann es hilfreich sein, neben der Diagnostik von Persönlichkeitsstörungen einen speziellen Fokus auf verschiedene für den Therapieerfolg zentrale Aspekte zu richten. Dazu gehören diagnostische Abklärungen in einer Psychotherapie im All-

Tabelle 2-1: Angleichung zwischen der ICD-11 und dem DSM-5-Alternativmodell für Persönlichkeitsstörungen (Mulder, 2021; Bach & First, 2018).

ICD-11	DSM-5
Schweregrad der Persönlichkeit: Dysfunktion	**Kriterium A: Niveau der Persönlichkeit: Funktionieren**
keine	0) Keine Beeinträchtigung (Healthy Functioning)
Persönlichkeitsschwierigkeiten	1) leichte Beeinträchtigung
leichtgradige Persönlichkeitsstörung	2) mittelgradige Beeinträchtigung
mittelschwere Persönlichkeitsstörung	3) schwere Beeinträchtigung
schwere Persönlichkeitsstörung	4) extreme Beeinträchtigung
Merkmalsdomänen	**Kriterium B: Trait-Domänen**
negative Affektivität	negative Affektivität
Distanzierheit	Verschlossenheit
Enthemmung	Enthemmtheit
Dissozialität	Antagonismus
Zwanghaftigkeit	Psychotizismus
Kontinuität mit der klinischen Praxis	**25 weitere Facetten**
Borderline-Muster (Qualifier)	emotionale Labilität, Ängstlichkeit, Trennungsangst, Unterwürfigkeit, Perseveration, Depressivität, Misstrauen, sozialer Rückzug, Vermeidung von Nähe, Anhedonie, Feindseligkeit, Neigung zu Manipulation, Unehrlichkeit, Grandiosität, Suche nach Aufmerksamkeit, Gefühlskälte, Impulsivität, Ablenkbarkeit, Neigung zu riskantem Verhalten, rigider Perfektionismus, ungewöhnliche Überzeugungen und Erlebnisse, Denk- und Wahrnehmungsstörungen

gemeinen und einer Traumatherapie im Speziellen sowie eine ausführliche Ressourcendiagnostik.

2.3.1 Diagnostische Verfahren in der Psychotherapie

Neben der Diagnostik nach ICD-11 kann in Psychotherapien eine Beurteilung zu verschiedenen Zeitpunkten durchgeführt werden (Laireiter, 2013):

- Diagnostik vor und zu Beginn der Therapie: indikationsorientierte Diagnostik
- Diagnostik im Verlauf der Therapie: Verlaufs- und Prozessdiagnostik
- Diagnostik am Ende und nach der Therapie: evaluative Diagnostik

Für die Diagnostik in Psychotherapien sei auf die umfangreiche Übersichtsarbeit von Geue, Strauß und Brähler verwiesen (Geue, Strauß, & Brähler, 2016).

2.3.2 Diagnostik in Traumatherapien

Zur Beurteilung psychotherapeutischer Prozesse in der Behandlung von Menschen mit schweren posttraumatischen Belastungsstörungen und dissoziativen Störungen entwickelte Kluft den Fragebogen „Dimensions of Therapeutic Movement Instrument (DTMI)“ (Kluft, 1994). Das Ziel von Kluft war die Entwicklung eines Instruments zum strukturierten Monitorisieren von Traumatherapien. Er empfahl monatliche Überprüfungen des Therapiefortschritts mit dem Fragebogen, der von Therapeuten ausgefüllt wird. Zudem sollten damit die Behandlungsplanung und die Orientierung im Rahmen der Therapie unterstützt werden. Kluft empfahl, die Ergebnisse nicht mit den Patienten zu diskutieren, da sie nicht selten negativ überbewertet werden können (*„Ich habe keine Chance“*).

Hofmann et al. übersetzten den Fragebogen von Kluft als „Therapieeinschätzungsskala (TES)“ in die deutsche Sprache und ergänzten ihn mit einer Zusatzfrage zu Funktion (Hofmann, Gast, Mathess, & Huber, 2004). Piedfort-Marin et al. überarbeiteten den Fragebogen von Kluft mit spezifischen Anpassungen gemäß der Theorie der strukturellen Dissoziation der Persönlichkeit (Piedfort-Marin, Wisler, Spagnoli, & Piot, 2017).

Die Therapieeinschätzungsskala klärt insgesamt 13 Dimensionen ab (Hofmann et al., 2004). Für jede Dimension werden 6 deskriptive Sätze formuliert, basierend auf einer 6-Punkte-Likert-Skala.

Therapieeinschätzungsskala Teil 1: allgemeine Fragen für Psychotherapien von Menschen mit Traumafolgestörungen

Der DTMI erfasst 12 Dimensionen des therapeutischen Fortschritts. Der Fragebogen kann bei Menschen mit allen Formen posttraumatischer Störungen eingesetzt werden, auch bei der dissoziativen Identitätsstörung (DIS). Bei DIS wird der veraltete Begriff „Alter“ für Persönlichkeitszustände verwendet (s. DIS, Seite 139):

- **Therapiebündnis:** Fragen zum Einhalten eines vereinbarten Rahmens für eine gemeinsame psychotherapeutische Arbeit. Dazu gehören Vereinbarungen über die Rahmenbedingungen der Behandlung wie Sitzungsfrequenz und dauer, das Therapiesetting und die Zuverlässigkeit.
- **Anpassungsfähigkeit:** Möglichkeiten zur Umsetzung der vorgeschlagenen Anpassungsstrategien im Rahmen der Therapie
- **Management von Belastungssituationen:** Abklärung der Fähigkeit zur Bewältigung von Belastungen ohne Regression. Frage nach Rückzug, teil- und volldissoziiertem Handeln, Flashbacks und Intrusionen
- **Beherrschung der Selbstgefährdung:** Klärung von dysfunktionalen Strategien mit Fragen zu Selbstverletzungen, Suizidversuchen oder Klinikaufenthalten zum Vermeiden von Selbstverletzungen und Suizid
- **Qualität der interpersonalen Beziehungen:** Abklärung der Qualität der zwischenmenschlichen Beziehungen mit Möglichkeiten zur Entwicklung neuer und positiver Beziehungen und/oder Beibehaltung pathologischer Beziehungen
- **Arzneimittelbedarf:** Fragen zur Notwendigkeit bzw. zum Gebrauch von Medikamenten im Umgang mit Traumafolgesymptomen und komorbiden Störungen, Missbrauch von Medikamenten und Substanzen
- **Bedarf an stationären Behandlungen:** Klärung des Bedarfs an stationären Therapien und Kriseninterventionen
- **Auflösung von Übertragungsphänomenen:** Fähigkeit zum Erkennen, Explorieren und Lösen von Übertragungen
- **Kontakt zwischen den Sitzungen:** Häufigkeit der Kontakte zwischen den Sitzungen
- **Subjektives Wohlbefinden:** Einschätzen des Gefühlszustands, im Durchschnitt als gut, schlecht oder durchschnittlich eingeschätzt über einen bestimmten Zeitraum; bei DIS mit Frage nach dem Wohlbefinden der Persönlichkeitszustände

Therapieeinschätzungsskala Teil 2: spezifische Fragen für Menschen mit dissoziativer Identitätsstörung

In einem zweiten Teil werden spezielle Aspekte für die Therapie von Menschen mit struktureller Dissoziation (partieller dissoziativer Identitätsstörung und dissoziative Identitätsstörung) untersucht:

- **Verantwortlichkeit der Persönlichkeitszustände (Anteile) für das Selbst-Management:** Ausmaß der Kooperation von Persönlichkeitszuständen
  - mit/ohne Rücksichtnahme auf andere Zustände und andere Menschen
  - mit/ohne Einhalten von Therapieverträgen
- **Integration:** Ausmaß der Integration der Persönlichkeitszustände
- **Funktion:** Funktionsfähigkeit in verschiedenen Lebensbereichen

Diese Fragebögen eignen sich neben der Verwendung für eigene Therapien auch für Supervisionen. Für zukünftige Überarbeitungen wären Fragen zu Täterbindungen sinnvoll, die Therapiefortschritte stark beeinträchtigen und im Rahmen einer Therapieevaluation abgeklärt werden sollten.

Zusatzfragen der Therapieeinschätzungsskala nach Piedfort-Marin

Piedfort-Marin et al. schlugen wie oben erwähnt die Erweiterung der Fragen des TEC um zusätzliche Aspekte vor (Piedfort-Marin et al., 2017). Diese Vertiefungsfragen setzen aber ein Grundwissen zur Theorie der strukturellen Dissoziation der Persönlichkeit nach Van der Hart, Steele und Nijenhuis voraus (Van der Hart, Nijenhuis, & Steele, 2006, 2008) (Seite 200).

- **Realisation der traumatischen Erinnerungen:** Ausmaß von Präsentifikation und Personifikation der traumatischen Erfahrungen („**Das Trauma ist mir früher passiert**“ versus „**Es sind Traumatisierungen geschehen, aber sie haben mit mir nichts zu tun**“)
- **Einsetzen spezifischer Techniken zwischen Sitzungen:** Ausmaß der Umsetzung von in der Therapie erlernten Techniken in der Zeit zwischen den Sitzungen
- **Notizen:** zusätzliche Empfehlung, die eingesetzten Handlungssysteme nach dem Modell der strukturellen Dissoziation der Persönlichkeit (Van der Hart et al., 2006), spezielle belastende Ereignisse und Gegenübertragungen in einer Beobachtungszeit schriftlich zu protokollieren (Kap. 4.9.2, Seite 204)

2.3.3 Ressourcendiagnostik

Zur Diagnostik von Persönlichkeitsstörungen und Psychotherapieprozessen sollte die Abklärung von Ressourcen zwingend dazu gehören. Kern dieser Beurteilung ist einerseits die Frage, wie Betroffene trotz aller Schwierigkeiten und Widerwärtigkeiten ihr Leben bis zum Abklärungszeitpunkt bewältigt haben. Andererseits beinhaltet die Ressourcendiagnostik die Abklärung der Fähigkeiten und Stärken, um die Belastungen einer Traumatherapie zu bewältigen. Dazu gehören persönliche Stärken, Fähigkeiten und Erfolge einerseits und soziale Unterstützungssysteme andererseits (Grawe, 2004; Reddemann, 2014).

Soziale Ressourcendiagnostik

Die Abklärung der sozialen Ressourcen beinhaltet u. a. zwischenmenschliche Ressourcen, z. B. soziale Einbindung (Zuwendung, Anerkennung, Wertschätzung), soziale Unterstützung (instrumentelle, informative, orientierende und emotional ermutigende Unterstützung im Umgang mit Lebensanforderungen) in Familie, Partnerschaft, Freundeskreis, sozialen Gemeinschaften und weiteren Netzwerken. Des Weiteren sind Teilhabemöglichkeiten an sozialkulturellen und sozialstaatlichen Ressourcen (z. B. Bildung, Kultur, gesundheitliche und soziale Unterstützungsleistungen) bedeutsame Ressourcen zur individuellen Lebensgestaltung (Schubert & Knecht, 2015). Weitere wichtige soziale Unterstützung können von Selbsthilfegruppen sowie Peer-Support (Experten aus Erfahrung) ausgehen (Falkai, 2012).

Persönliche Ressourcendiagnostik

Persönliche Ressourcen sind Voraussetzung für eine erfolgreiche Heilung posttraumatischer Störungen. In Therapien kann es darum gehen, bestehende Ressourcen zu erkennen und neue Fähigkeiten zu entwickeln. Folgende allgemeinen Ressourcen können im Rahmen einer Ressourcendiagnostik abgeklärt werden:

- eigene Fähigkeiten (z. B. Musik, Spielen von Instrumenten, handwerkliche Geschicke u. a.)
- positive Imaginationen
- gesunde Hobbys
- Fähigkeiten wie Ausdauer, Geduld, Flexibilität und Intelligenz
- Selbstakzeptanz und Mitgefühl
- Fähigkeiten zur Entspannung
- Fähigkeit, sich um den Körper zu sorgen
- Religion und Spiritualität

- Tiere
- Naturerfahrungen und Lieblingsorte wie Berge, Seen, Strände und Städte
- positive Erinnerungen an Menschen
- Fähigkeit zum Realisieren und Integrieren traumatischer Erinnerungen

Diagnostik der Bewältigungsstrategien

Im Rahmen einer Diagnostik von Traumafolgestörungen kann neben der Erfassung der inneren und äußeren Ressourcen auch die Abklärung der Lösungs- und Bewältigungsstrategien der Betroffenen in belastenden Lebenssituationen erfragt werden.

Wöller beschreibt folgende Beispiele für Bewältigungsstrategien (Wöller, 2006):

- Handlungsfähigkeit auch in Notsituationen beibehalten
- Vertrauen in die eigenen Fähigkeiten
- Kreativität bei der Lösungssuche
- ausdauerndes Festhalten an einem Ziel
- Verschaffen von Trost
- Flexibilität in Reaktionen
- Achtsamkeit
- Fähigkeit zur Ablenkung in Not
- Wahrnehmung des Körpers und der eigenen Gefühle
- Suchen von Verbündeten

Zu unterscheiden ist, ob diese Strategien im Alltag, bei Stress und Belastungen, nach selbstschädigenden Handlungen und nach Retraumatisierungen eingesetzt werden können.

Literatur

Bach, B., Brown, T.A., Mulder, R.T., Newton-Howes, G., Simonsen, E., & Sellbom, M. (2021). Development and initial evaluation of the ICD-11 personality disorder severity scale: PDS-ICD-11. *Personality and Mental Health, 15*(3), 223–236. https://doi.org/10.1002/pmh.1510

Bach, B., Kramer, U., Doering, S., di Giacomo, E., Hutsebaut, J., Kaera, A., ... & Renneberg, B. (2022). The ICD-11 classification of personality disorders: a European perspective on challenges and opportunities. *Borderline Personality Disorder and Emotion Dysregulation, 9*(1), 1–11. https://doi.org/10.1186/s40479-022-00182-0

Bach, B., Sellbom, M., Skjernov, M., & Simonsen, E. (2018). ICD-11 and DSM-5 personality trait domains capture categorical personality disorders: Finding a common ground. *Australian & New Zealand Journal of Psychiatry, 52*(5), 425–434. https://doi.org/10.1177/00048674177278 67

Bach, B., & First, M.B. (2018). Application of the ICD-11 classification of personality disorders. *BMC Psychiatry, 18*, 1–14. https://doi.org/10.1186/s12888-018-1908-3

Bandelow, B., Krause, J., Wedekind, D., Broocks, A., Hajak, G., & Rüther, E. (2005). Early traumatic life events, parental attitudes, family history, and birth risk factors in patients with borderline personality disorder and healthy controls. *Psychiatry Research, 134*(2), 169–179. https://doi.org/10.1016/j.psychres.2003.07.008

Battle, C.L., Shea, M.T., Johnson, D.M., Yen, S., Zlotnick, C., Zanarini, M.C., ... Grilo, C.M. (2004). Childhood maltreatment associated with adult personality disorders: findings from the Collaborative Longitudinal Personality Disorders Study. *Journal of Personality Disorders, 18*(2), 193–211. https://doi.org/10.1521/pedi.18.2.193.32777

Beckwith, H., Moran, P.F., & Reilly, J. (2014). Personality disorder prevalence in psychiatric outpatients: a systematic literature review. *Personality and Mental Health, 8*(2), 91–101. https://doi.org/10.1002/pmh.1252

Bender, D.S., Skodol, A.E., First, M.B., Oldham, J., & Module, I. (2018). Structured clinical interview for the level of personality functioning scale. In M. First, A. Skodol, D. Bender & J. Oldham (Eds.), *User's Guide for the SCID-5-AMPD. Structured Clinical Interview for the DSM-5 Alternative Model for Personality Disorders*. Arlington: American Psychiatric Association.

Benning, S.D., Venables, N.C., & Hall, J.R. (2019). Successful psychopathy. In C.J. Patrick (Ed.). *Handbook of psychopathy* (2nd ed., pp. 585–608). New York/London: Guilford.

Blashfield, R.K., & Intoccia, V. (2000). Growth of the literature on the topic of personality disorders. *American Journal of Psychiatry, 157*(3), 472–473. https://doi.org/10.1176/appi.ajp.157.3.472

Buchheim, A., Erk, S., George, C., Kächele, H., Kircher, T., Martius, P.,... Walter, H. (2008). Neural correlates of attachment trauma in borderline personality disorder: a functional magnetic resonance imaging study. *Psychiatry Research: Neuroimaging, 163*(3), 223–235. https://doi.org/10.1016/j.pscychresns.2007.07.001

Carlson, E.A., Egeland, B., & Sroufe, L.A. (2009). A prospective investigation of the development of borderline personality symptoms. *Development and psychopathology, 21*(4), 1311–1334. https://doi.org/10.1017/S0954579409990174

Clark, L.A., Corona-Espinosa, A., Khoo, S., Kotelnikova, Y., Levin-Aspenson, H.F., Serapio-García, G., & Watson, D. (2021). Preliminary scales for ICD-11 personality disorder: self and interpersonal dysfunction plus five personality disorder trait domains. *Frontiers in Psychology, 12*, 668724. https://doi.org/10.3389/fpsyg.2021.668724

Cloitre, M., Garvert, D.W., Weiss, B., Carlson, E.B., & Bryant, R.A. (2014). Distinguishing PTSD, Complex PTSD, and Borderline Personality Disorder: A latent class analysis. *European Journal of Psychotraumatology, 5*(1), 25097. https://doi.org/10.3402/ejpt.v5.25097

Cloitre, M., Stolbach, B.C., Herman, J.L., Kolk, B.v.d., Pynoos, R., Wang, J., & Petkova, E. (2009). A developmental approach to complex PTSD: Childhood and adult cumulative trauma as predictors of symptom complexity. *Journal of Traumatic Stress, 22*(5), 399–408. https://doi.org/10.1002/jts.20444

Cook, A., Blaustein, M., Spinazzola, J., & van der Kolk, B. (2005). *Complex trauma in children and adolescents.* Los

Angeles, CA/Durham, NC: National Child Traumatic Stress Network, Complex Trauma Task Force

Cook, A., Spinazzola, J., Ford, J., Lanktree, C., Blaustein, M., Cloitre, M., ... Liautaud, J. (2017). Complex trauma in children and adolescents. *Psychiatric Annals, 35*(5), 390–398. https://doi.org/10.3928/00485713-20050501-05

Crawford, T.N., Cohen, P., Johnson, J.G., Kasen, S., First, M.B., Gordon, K., & Brook, J.S. (2005). Self-reported personality disorder in the children in the community sample: convergent and prospective validity in late adolescence and adulthood. *Journal of Personality Disorders, 19*(1), 30–52. https://doi.org/10.1521/pedi.19.1.30.62179

Falkai, P. (2012). *S3-Leitlinie Psychosoziale Therapien bei schweren psychischen Erkrankungen: S3-Praxisleitlinien in Psychiatrie und Psychotherapie*. Berlin/Heidelberg: Springer. https://doi.org/10.1007/978-3-642-30270-1

Fonagy, P. (2008). *Psychoanalyse und Bindungstrauma unter neurobiologischen Aspekten*. Stuttgart: Schattauer.

Gamache, D., Savard, C., Leclerc, P., Payant, M., Berthelot, N., Côté, A., Faucher, J., Lampron, M., Lemieux, R., Mayrand, K., Nolin, M.-C. & Tremblay, M. (2021). A proposed classification of ICD-11 severity degrees of personality pathology using the self and interpersonal functioning scale. *Frontiers in Psychiatry, 12*, 628057 https://doi.org/10.3389/fpsyt.2021.628057

Geue, K., Strauß, B., & Brähler, E. (2016). *Diagnostische Verfahren in der Psychotherapie* (Vol. 1). Göttingen: Hogrefe. https://doi.org/10.1026/02700-000

Grant, B.F., Chou, S.P., Goldstein, R.B., Huang, B., Stinson, F.S., Saha, T.D., ... Pickering, R.P. (2008). Prevalence, correlates, disability, and comorbidity of DSM-IV borderline personality disorder: results from the Wave 2 National Epidemiologic Survey on Alcohol and Related Conditions. *The Journal of Clinical Psychiatry, 69*(4), 533. https://doi.org/10.4088/JCP.v69n0404

Grawe, K. (2004). *Neuropsychotherapie*. Göttingen: Hogrefe.

Herpertz, S.C. (2018). Neue Wege der Klassifikation von Persönlichkeitsstörungen in ICD-11. *Fortschritte der Neurologie/Psychiatrie, 86*(3), 150–155. https://doi.org/10.1055/a-0576-7149

Hilgers, M. (2023). Schwierigkeiten und Kriterien, subkriminelle, erfolgreiche Psychopathie im ambulanten therapeutischen Setting zu erkennen. *Die Psychotherapie, 3*, 1–8.

Hofmann, A., Gast, U., Mathess, H., & Huber, M. (2004). Therapieeinschätzungsskala (TES). In L. Reddemann, A. Hofman, & U. Gast (Hrsg.), *Psychotherapie der dissoziativen Störungen* (S. 200f.). Stuttgart: Thieme.

Johnson, J.G., Cohen, P., Chen, H., Kasen, S., & Brook, J.S. (2006). Parenting behaviors associated with risk for offspring personality disorder during adulthood. *Archives of General Psychiatry, 63*(5), 579–587. https://doi.org/10.1001/archpsyc.63.5.579

Jowett, S., Karatzias, T., Shevlin, M., & Albert, I. (2019). Differentiating symptom profiles of ICD-11 PTSD, complex PTSD, and borderline personality disorder: A latent class analysis in a multiply traumatized sample. *Personality Disorders: Theory, Research, and Treatment, 11*(1), 36–45. https://doi.org/10.1037/per0000346

Jowett, S., Karatzias, T., & Albert, I. (2019). Multiple and interpersonal trauma are risk factors for both post-traumatic stress disorder and borderline personality disorder: A systematic review on the traumatic backgrounds and clinical characteristics of comorbid post-traumatic stress disorder/borderline personality disorder groups versus single-disorder groups. *Psychology and Psychotherapy: Theory, Research and Practice, (93)3*, 621–638. https://doi.org/10.1111/papt.12248

Kim, Y.R., Tyrer, P., & Hwang, S.T. (2021). Personality Assessment Questionnaire for ICD-11 personality trait domains: Development and testing. *Personality and Mental Health, 15*(1), 58–71. https://doi.org/10.1002/pmh.1493

Kleindienst, N., Priebe, K., Görg, N., Dyer, A., Steil, R., Lyssenko, L., Winter, D., Schmahl, C., & Bohus, M. (2016). State dissociation moderates response to dialectical behavior therapy for posttraumatic stress disorder in women with and without borderline personality disorder. *European Journal of Psychotraumatology, 7*(1), 30375. https://doi.org/10.3402/ejpt.v7.30375

Kluft, R.P. (1994). Clinical observations on the use of the CSDS Dimensions of Therapeutic Movement Instrument (DTMI). *Dissociation: Progress in the Dissociative Disorders, 7*(4), 272–283.

Korzekwa, M.I., Dell, P.F., Links, P.S., Thabane, L., & Fougere, P. (2009). Dissociation in borderline personality disorder: A detailed look. *Journal of Trauma and Dissociation, 10*(3), 346–367. https://doi.org/10.1080/15299730902956838

Laireiter, A.-R. (2013). *Diagnostik in der Psychotherapie*. Berlin/Heidelberg: Springer.

Livesley, W.J., & Larstone, R. (Eds.). (2018). *Handbook of personality disorders: Theory, research, and treatment*. New York: Guilford.

Loewenstein, R.J., & Brand, B. (2023). Dissociative identity disorder: a disorder of diagnostic and therapeutic paradoxes. *Psychoanalytic Psychotherapy, 37*(4), 339–380. https://doi.org/10.1080/02668734.2023.2272771

Logan, C. (2009). Psychopathy in women. Conceptual issues, clinical presentation and management. *Neuropsychiatrie, 23*(S1), 25–33.

McCabe, G.A., & Widiger, T.A. (2020). A comprehensive comparison of the ICD-11 and DSM-5 section III personality disorder models. *Psychological Assessment, 32*(1), 72. https://doi.org/10.1037/pas0000772

Mulder, R.T. (2021). ICD-11 personality disorders: utility and implications of the new model. *Frontiers in Psychiatry, 12*, 655548. https://doi.org/10.3389/fpsyt.2021.655548

Mulder, R.T., Horwood, J., Tyrer, P., Carter, J., & Joyce, P.R. (2016). Validating the proposed ICD-11 domains. *Personality and Mental Health, 10*(2), 84–95. https://doi.org/10.1002/pmh.1336

NHS England. (2015). *Hospital Episode Statistics, Admitted Patient Care*. Retrieved on 17.5.2024 from https://digital.nhs.uk/data-and-information/publications/statistical/hospital-admitted-patient-care-activity/hospital-episode-statistics-admitted-patient-care-england-2014-15.

Olajide, K., Munjiza, J., Moran, P., O'Connell, L., Newton-Howes, G., Bassett, P., ... Mulder, R. (2018). Development and psychometric properties of the Standardized Assessment of Severity of Personality Disorder (SASPD). *Journal of Personality Disorders, 32*(1), 44–56. https://doi.org/10.1037/t69950-000

Oltmanns, J.R., & Widiger, T.A. (2018). A self-report measure for the ICD-11dimensional trait model proposal: The personality inventory for ICD-11. *Psychological Assessment, 30*(2), 154. https://doi.org/10.1037/pas0000459

Oltmanns, J.R., & Widiger, T.A. (2019). Evaluating the assessment of the ICD-11 personality disorder diagnostic system. *Psychological Assessment, 31*(5), 674. https://doi.org/10.1037/pas0000693

Piedfort-Marin, O., Wisler, D., Spagnoli, D., & Piot, M.-E. (2017). An adapted version of Kluft's Dimensions of therapeutic movement instrument (DTMI). *European Journal of Trauma & Dissociation, 1*(4), 263–268. https://doi.org/10.1016/j.ejtd.2017.06.006

Raby, K.L., Labella, M.H., Martin, J., Carlson, E.A., & Roisman, G.I. (2017). Childhood abuse and neglect and insecure attachment states of mind in adulthood: Prospective, longitudinal evidence from a high-risk sample. *Development and Psychopathology, 29*(2), 347–363. https://doi.org/10.1017/S0954579417000037

Reddemann, L. (2014). *Psychodynamisch Imaginative Traumatherapie: PITT® – Das Manual. Ein resilienzorientierter Ansatz in der Psychotraumatologie.* Stuttgart: Klett-Cotta. https://doi.org/10.1007/978-3-642-35068-9_15

Reed, G.M. (2018). Progress in developing a classification of personality disorders for ICD-11. *World Psychiatry, 17*(2), 227–229. https://doi.org/10.1002/wps.20533

Rek, K., Thielmann, I., Henkel, M., Crawford, M., Piccirilli, L., Graff, A., Mestel, R., & Zimmermann, J. (2020). A psychometric evaluation of the Standardized Assessment of Severity of Personality Disorder (SASPD) in nonclinical and clinical German samples. *Psychological Assessment, 32*(10), 984–990. https://doi.org/10.31234/osf.io/unqhm

Sachse, R. (2019). *Persönlichkeitsstörungen.* Göttingen: Hogrefe. https://doi.org/10.1026/02906-000

Sar, V., Alioglu, F., Akyuz, G., & Karabulut, S. (2014). Dissociative amnesia in dissociative disorders and borderline personality disorder: Self-rating assessment in a college population. *Journal of Trauma and Dissociation, 15*(4), 477–493. https://doi.org/10.1080/15299732.2014.902415

Scheflin, A.W., & Brown, D. (1999). The False Litigant Syndrome: „Nobody Would Say That Unless it was the Truth". *Journal of Psychiatry & Law, 27*(3–4), 649–705. https://doi.org/10.1177/009318539902700310

Schmahl, C., Arvastson, L., Tamm, J.A., Bohus, M., Abdourahman, A., & Antonijevic, I. (2013). Gene expression profiles in relation to tension and dissociation in borderline personality disorder. *PloS One, 8*(8), e70787. https://doi.org/10.1371/journal.pone.0070787

Schore, A.N. (2005). Attachment, affect regulation, and the developing right brain: Linking developmental neuroscience to pediatrics. *Pediatrics in Review, 26*(6), 204–217. https://doi.org/10.1542/pir.26.6.204

Schubert, F.-C., & Knecht, A. (2015). *Ressourcen – Merkmale, Theorien und Konzeptionen im Überblick: eine Übersicht über Ressourcenansätze in Soziologie, Psychologie und Sozialpolitik.*

Skodol, A.E., First, M.B., Bender, D.S., & Oldham, J.M. (2018). Module II: Structured Clinical Interview for Personality Traits. In M.B. First, A.E. Skodol, D.S. Bender, & J.M. Oldham (Eds.), *User's Guide for the SCID-5-AMPD. Structured Clinical Interview for the DSM-5 Alternative Model for Personality Disorders.* Arlington: American Psychiatric Association.

Tyrer, P. (2009). Why borderline personality disorder is neither borderline nor a personality disorder. *Personality and Mental Health, 3*(2), 86–95. https://doi.org/10.1002/pmh.78

Tyrer, P., Crawford, M., Sanatinia, R., Tyrer, H., Cooper, S., Muller-Pollard, C., ... Loebenberg, G. (2014). Preliminary studies of the ICD-11 classification of personality disorder in practice. *Personality and Mental Health, 8*(4), 254–263. https://doi.org/10.1002/pmh.1275

Tyrer, P., Mulder, R., Kim, Y.-R., & Crawford, M.J. (2019). The Development of the ICD-11 Classification of Personality Disorders: An Amalgam of Science, Pragmatism, and Politics. *Annual Review of Clinical Psychology, 15*(1), 481–502. https://doi.org/10.1146/annurev-clinpsy-050718-095736

Tyrer, P., Reed, G.M., & Crawford, M.J. (2015). Classification, assessment, prevalence, and effect of personality disorder. *The Lancet, 385*(9969), 717–726. https://doi.org/10.1016/S0140-6736(14)61995-4

Van der Hart, O., Nijenhuis, E.R.S., & Steele, K. (2006). *The haunted self: Structural dissociation and the treatment of chronic traumatization.* New York/London: W.W. Norton & Company.

Van der Hart, O., Nijenhuis, E.R.S., & Steele, K. (2008). *Das verfolgte Selbst: strukturelle Dissoziation und die Behandlung chronischer Traumatisierung.* Paderborn: Junfermann.

Van der Kolk, B.A. (2009). Entwicklungstrauma-Störung: Auf dem Weg zu einer sinnvollen Diagnostik für chronisch traumatisierte Kinder. *Praxis der Kinderpsychologie und Kinderpsychiatrie, 58*(8), 572–586. https://doi.org/10.13109/prkk.2009.58.8.572

Watts, J. (2019). Problems with the ICD-11 classification of personality disorder. *The Lancet Psychiatry, 6*(6), 461–463. https://doi.org/10.1016/S2215-0366(19)30127-0

Weekers, L.C., Hutsebaut, J., & Kamphuis, J.H. (2019). The Level of Personality Functioning Scale-Brief Form 2.0: Update of a brief instrument for assessing level of personality functioning. *Personality and Mental Health, 13*(1), 3–14. https://doi.org/10.1002/pmh.1434

Weiner, I.B., & Greene, R.L. (2017). *Handbook of personality assessment.* Hoboken, NJ: John Wiley & Sons.

Wöller, W. (2006). *Trauma und Persönlichkeitsstörungen: psychodynamisch-integrative Therapie.* Stuttgart: Schattauer.

WHO (World Health Organization). (2023). *International Classification of Diseases, 11th Revision (ICD-11).* Zugriff am 5. August 2023 unter https://icd.who.int/browse11/l-m/en#/http%3a%2f%2fid.who.int%2ficd%2fentity%2f37291724

Zimmermann, J., Falk, C.F., Wendt, L., Spitzer, C., Fischer, F., Bach, B., ... & Müller, S. (2023). Validating the German version of the Personality Disorder Severity-ICD-11 Scale using nominal response models. *Psychological Assessment, 35*(3), 257. https://doi.org/10.1037/pas0001199

3
TD-Achse II: spezifisch belastungsbezogene Störungen

3.1
Einleitung

Die zweite Achse der Abklärung zu Traumafolgestörungen enthält die Diagnostik der „spezifisch belastungsbezogenen Störungen“, die in der ICD-11 in einem eigenen Kapitel aufgeführt werden. Das Kapitel beinhaltet verschiedene Erkrankungen, die als direkte Folge von Belastungen auftritt.

Psychosoziale Stressoren können zu einer **Anpassungsstörung** mit Präokkupation mit dem Stressor und Anpassungsschwierigkeiten führen (Kap. 3.6, Seite 107).

Nach einem Monotrauma oder einer kurzen Serie von „einfacheren“ Traumatisierungen (Typ-I-Trauma) kann eine **posttraumatische Belastungsstörung (PTBS)** auftreten (Kap. 3.3, Seite 75). Die wichtigsten Merkmale sind die unter dem Begriff der „Traumatrias“ zusammengefassten Symptombereiche Intrusionen, Hyperarousal und posttraumatische Vermeidung. Die Diagnose kann speziell bei chronifiziertem Verlauf leicht übersehen werden, wenn die posttraumatische Vermeidung so ausgeprägt ist, dass die beiden anderen Symptome der Traumatrias – Intrusionen und Hyperarousal – aufgrund verschiedener Vermeidungsstrategien kaum mehr wahrgenommen werden und nicht mehr sichtbar sind.

Nach Mehrfachtraumatisierungen (Typ-II-Traumata) kann zusätzlich zu den Symptomen der Traumatrias eine Störung der Selbstorganisation auftreten (Seite 90). Eine Störung der Selbstorganisation umfasst Schwierigkeiten bei der Regulation von Gefühlen sowie in Beziehung zu sich selbst und zu anderen und wird im Rahmen einer **komplexen posttraumatischen Belastungsstörung (kPTBS)** diagnostiziert (Kap. 3.4, Seite 90). Die Störung der Selbstorganisation kann die Diagnostik erschweren. Besondere Informationen zur Diagnostik von Menschen mit Traumafolgestörungen sind im Kapitel zur strukturellen Dissoziation (TD-Achse III) zusammengestellt (Kap. 4, Seite 132).

In zahlreichen Ländern und Regionen, die von lang andauernden Kriegen und Konflikten zwischen Gruppen betroffen sind, lassen sich traumatische Situationen nicht einfach als individuelle Ereignisse mit einem deutlichen Ende definieren (im Sinne einer Post-Trauma-Störung). Vielmehr werden sie als andauernde und fortwährende Bedrohung des Lebens beschrieben. In diesem Kapitel wird für diese Fälle der Begriff der **„Belastungsstörung bei anhaltender Traumatisierung“** (Kap. 3.7, Seite 110) vorgeschlagen.

Der Tod emotional besonders nahestehender Menschen kann zu einer **andauernden Trauerstörung** (Kap. 3.5, Seite 105) mit einer starken Sehnsucht oder einem gedanklichen Verhaftetsein mit der verstorbenen Person führen.

Störungen auf der Bindungsebene können bei Kindern zu **Bindungsstörungen** führen **mit einer gehemmten (reaktiven) oder einer ungehemmten Form.** Diese beiden Störungen werden aufgrund des Fokus auf Erwachsene in diesem Buch nicht vertieft.

3.1.1
Von der ICD-10 zu der ICD-11

Mit der Einführung der ICD-11 im Jahre 2019 hat die WHO einige wesentliche Anpassungen bei den Traumafolgestörungen vorgenommen (WHO, 2019). Dabei wurde ein Kapitel neu eingeführt zu „spezifisch belastungsbezogenen Störungen“ (Kapitel 6B4), in dem verschiedene Traumafolgestörungen aufgeführt werden:

- posttraumatische Belastungsstörung (PTBS) (ICD-11: 6B40): bereits in der ICD-10 (ICD-10: F43.1)
- komplexe posttraumatische Belastungsstörung (kPTBS) (ICD-11: 6B41): neu
- anhaltende Trauerstörung (ICD-11: 6B42): neu

- Anpassungsstörungen (ICD-11: 6B43): bereits in der ICD-10 (ICD-10: F43.2)
- reaktive Bindungsstörung des Kindesalters (ICD-11: 6B44): bereits in der ICD-10 (ICD-10: F94.1)
- enthemmte soziale Interaktionsstörung (ICD-11: 6B45): bereits in der ICD-10 (ICD-10: F94.2)

Die akute Belastungsreaktion (ICD-10: F43.0) wurde in der ICD-11 nicht übernommen. Sie wird als normale Reaktion auf schwere Belastungen interpretiert und nicht mehr pathologisiert. Die andauernde Persönlichkeitsveränderung nach Extrembelastung (ICD-10: F62.0) wird in der ICD-11 ebenfalls nicht mehr aufgeführt. Sie wurde zwar verschiedentlich in der Begutachtung diagnostiziert, in der internationalen Forschungsliteratur wurde sie jedoch kaum genutzt. Deshalb hat sich die internationale ICD-11-Arbeitsgruppe stattdessen für die Einführung der wissenschaftlich basierten und gut dokumentierten komplexen posttraumatischen Belastungsstörung (6B41) entschieden.

Im Sprachgebrauch wird neu zwischen der „klassischen" und der „komplexen" PTBS unterschieden. Auf den Begriff der „einfachen" PTBS sollte verzichtet werden, auch um die Assoziation mit „einfacher" Traumatisierung zu verhindern (Maercker & Augsburger, 2019).

3.1.2 Abstufungen von Belastungen und Diagnosen nach ICD-11

Das Kapitel 6B4 der ICD-11 umfasst bei Erwachsenen 4 Störungsbilder (Kap. 3.1.1), die alle als Folge unterschiedlicher Arten von Belastungen auftreten. In der ICD-11 werden als Auslöser der Anpassungsstörung *„psychosoziale Stressoren"*, bei der PTBS *„ein Ereignis oder eine Serie von Ereignissen von außergewöhnlicher Bedrohung oder katastrophenartigem Ausmaß"* und bei der kPTBS *„länger anhaltende, wiederholte traumatische Erfahrungen"* definiert. Neben dem Maß an Belastung nimmt von der Anpassungsstörung bis zur komplexen PTBS auch der Schweregrad der psychischen Verletzungen zu (Abbildung 3-1).

Es gibt verschiedene Hinweise dafür, dass bei weiterer Zunahme von Gewalt strukturelle dissoziative Störungen der Persönlichkeit auftreten (Brand et al., 2016; Van der Hart, Nijenhuis, & Steele, 2008), in der ICD-11 mit der partiellen dissoziativen Identitätsstörung und der dissoziativen Identitätsstörung.

Die gemäß Forschung besonders schweren Formen von Gewalt, die zu einer strukturellen Dissoziation führen können (Dalenberg et al., 2012; Brand et al., 2016), sind in diesem Kapitel (der Achse II) nicht aufgeführt. Sie werden im Kapitel zu den dissoziativen Störungen beschrieben (Achse III, Kap. 4, Seite 123).

Die genaue Diagnostik ist u. a. für die Wahl des therapeutischen Vorgehens wichtig, da sich die Therapiemethoden bei PTBS, kPTBS und struktureller Dissoziation zumindest am Anfang der Behandlung deutlich unterscheiden. Während beispielsweise bei PTBS relativ rasch mit einer Traumakonfrontation begonnen werden kann (Cusack et al., 2016) (außer bei schambasierten posttraumatischen Belastungsstörungen, Kap. 3.3.4, Seite 87, dort sind Anpassungen notwendig), muss die Traumakonfrontation bei der kPTBS sorgfältig vorbereitet werden (Cloitre, 2015; Karatzias et al., 2019) und ist bei struktureller Dissoziation lange Zeit potenziell gefährlich und kontraindiziert (Steele, Boon, & Van der Hart, 2016).

Als Ergebnis dieser Überlegungen haben einige Autoren vorgeschlagen, die Bezeichnung „Spektrum von Traumafolgestörungen" („psychological trauma spectrum disorders", TSpD) zu verwenden, um Störungen zu erfassen, die von PTSD über kPTSD bis hin zu dissoziativen Störungen (DD) reichen (Evans, Brand, & Kaser-Boyd, 2023). Das Konzept des Spektrums impliziert, dass es verschiedene Zustände auf einem Kontinuum oder Spektrum gibt, von denen einige der klassischen PTBS ähnlich sind, während andere mildere oder atypische Merkmale aufweisen. Durch die Verwendung des Begriffs „Spektrum" wird die Vielfalt der Symptome und Erscheinungsformen anerkannt, die als Folge von Traumata auftreten können. Außerdem unterstützt er Kliniker und Forschende dabei, ein breiteres Spektrum von Störungen zu kategorisieren und zu verstehen, die gewisse Ähnlichkeiten mit PTBS oder anderen Traumafolgestörungen aufweisen, was bei der Diagnose und Behandlung hilfreich sein kann. Dieser Spektrumsansatz berücksichtigt die Tatsache, dass Traumafolgestörungen nicht immer eindeutig in verschiedene, separate Diagnosen eingeteilt werden können und dass es zu erheblichen Überschneidungen und Abweichungen bei den Symptomen kommen kann.

3.2 Traumatisierende Ereignisse und Prozesse

Wie in Kap. 1 beschrieben können viele unterschiedliche Ereignisse zu posttraumatischen Störungen führen (Seite 34). Ob ein bestimmtes belastendes Erlebnis Traumafolgestörungen zur Folge hat, hängt laut E. R. S. Nijenhuis in seinen detaillierten Erläuterungen *„von einer Konstellation vorangegangener, begleitender und folgender individueller Eigenschaften und zwischenmenschlicher Ursachen ab"* (Nijenhuis, 2015).

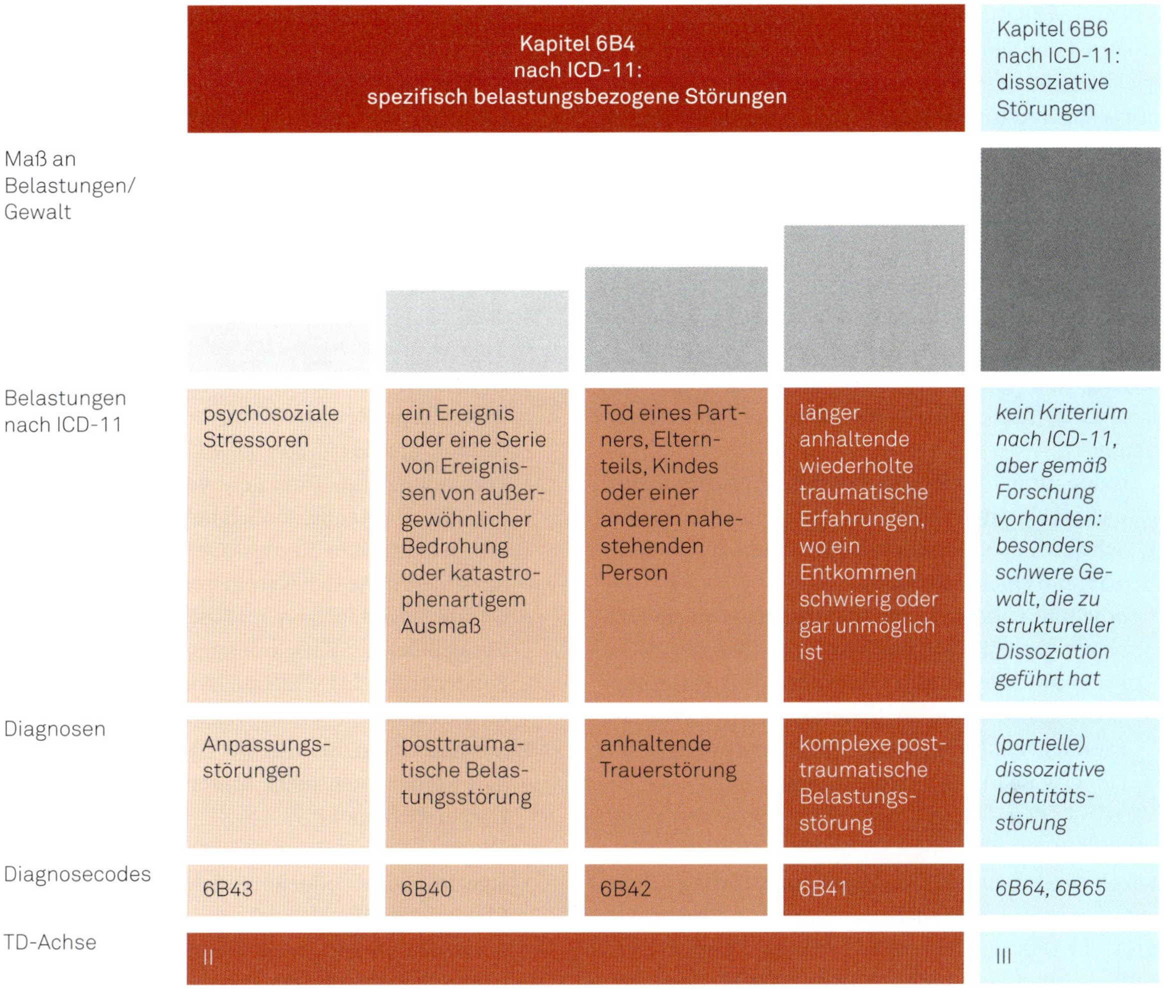

Abbildung 3-1: Abstufungen von Belastungen und Diagnosen nach ICD-11 bei Erwachsenen.

3.2.1 Definition von Trauma

Nach ICD-11 sind Traumata definiert als „Ereignis oder Serie von Ereignissen von außergewöhnlicher Bedrohung oder katastrophenartigem Ausmaß" (WHO, 2019). Neu hinzugekommen ist zudem die komplexe Form der posttraumatischen Belastungsstörung, bei der länger anhaltende traumatische Ereignisse, bestehend aus mehreren oder sich wiederholenden Traumatisierungen, zu einer komplexen posttraumatischen Belastungsstörung führen.

Das US-amerikanische Diagnosemanual der APA, DSM-5, definiert Traumata als „Konfrontation mit tatsächlichem oder drohendem Tod, ernsthafter Verletzung oder sexueller Gewalt" (APA, 2013). Als Beispiele traumatischer Erlebnisse nennt das DSM-5 die direkte Erfahrung, die persönliche Zeugenschaft (z. B. Mitarbeitende bei Ambulanz, Polizei, Feuerwehr), das Erfahren von einem plötzlichen und gewaltsamen Ereignis in der nahen Familie bzw. bei nahen Freunden (z. B. Erschießen, Unfalltod oder Tod im Krieg eines Angehörigen) sowie die wiederholte oder extreme Konfrontation mit aversiven Details eines Ereignisses (z. B. Mitarbeitende von Spezialeinheiten der Polizei, die Foto- und Filmmaterial von Kindesmissbrauch auswerten müssen).

Zu unterscheiden sind traumatische Ereignisse im klinischen Sinn vom umgangssprachlichen Gebrauch des Traumabegriffs, wo manchmal beispielsweise auch Niederlagen im Sport, das Ende von Liebesbeziehungen oder nicht bestandene Prüfungen als traumatische Erlebnisse bezeichnet werden.

3.2.2 Merkmale traumatischer Ereignisse

Ein Ereignis kann erst dann als traumatisierend bezeichnet werden, wenn es posttraumatische Symptome zur Folge hat (Nijenhuis, 2016).

Die psychischen Folgen traumatisierender Ereignisse korrelieren einerseits teilweise mit der Schwere eines traumatischen Ereignisses, der Dauer eines Ereignisses, des Schadensausmaßes, des Verletzungsgrades, der Anzahl von Toten und anderen Parametern im Sinne einer partiellen Dosis-Wirkungs-Beziehung (Brewin, Andrews, & Valentine, 2000; Kaysen, Rosen, Bowman, & Resick, 2010).

Andererseits bestimmen verschiedene weitere Faktoren über das Ausmaß und den Verlauf der psychischen Reaktion nach einem Ereignis. Aus der Forschung nach Erdbeben ist beispielsweise bekannt, dass das Auftreten von PTBS von vielen Faktoren abhängt:

- traumatische Ereignisse, psychische Vulnerabilität und psychische Erkrankungen vor einem Erdbeben
- Schwere der Exposition und gefühlte Lebensgefahr während eines Erdbebens
- erhaltene Hilfe und Unterstützung nach einem Erdbeben (Başoğlu, Kiliç, Şalcioğlu, & Livanou, 2004; Dai et al., 2016; Garfin, Silver, Ugalde, Linn, & Inostroza, 2014; Goenjian, Khachadourian, Armenian, Demirchyan, & Steinberg, 2018; Tang, Deng, Glik, Dong, & Zhang, 2017; Xu & Song, 2011)

Der mit Abstand wichtigste Risikofaktor für das Auftreten einer posttraumatischen Belastungsstörung scheint jedoch gemäß aktuellem Forschungsstand die peritraumatische Dissoziation zu sein (Nobakht, Ojagh, & Dale, 2019; Ozer, Best, Lipsey, & Weiß, 2003; Rosendal, Şalcıoğlu, Andersen, & Mortensen, 2011).

3.2.3 Peritraumatische Dissoziation

Mit peritraumatischer Dissoziation werden dissoziative Symptome während und unmittelbar nach einem traumatischen Ereignis bezeichnet (Cardefia & Spiegel, 1993). In der Literatur ist in der Regel jedoch eher ungenau formuliert, welche einzelnen dissoziativen Symptome genau unter dem Überbegriff der peritraumatischen Dissoziation subsumiert werden.

Symptome der peritraumatischen Dissoziation

Bei genauerer Betrachtung lassen sich unterschiedliche dissoziative Einzelsymptome differenzieren:

- **Depersonalisation** (Seite 276):
  - sich von außen zuschauen („wie in einem Helikopter", „neben sich stehen und die traumatische Situation unbeteiligt beobachten")
  - sich während der traumatischen Erfahrung fremd fühlen, den eigenen Körper fremd und nicht zu sich gehörig erleben („es schien jemand anderem zu passieren, aber nicht mir")
  - Gefühl der Desorientierung in Zeit und Raum („ich war mir zeitweise unsicher, wo ich genau war und welche Zeit es gerade war")
  - Gefühl, unbeteiligter Zuschauer der Ereignisse zu sein, Verlust des persönlichen Bezugs zum traumatischen Ereignis
- **Derealisation** (Seite 276):
  - die Umgebung (und den Täter) aus großer Distanz wahrnehmen
  - Geräusche erscheinen von weit weg, der Raum wirkt viel größer oder kleiner als in Realität
  - Gefühl, dass der Täter unwirklich sei, oder die Verbindung zum Täter geht verloren (z. B. wenn der Täter vorher persönlich bekannt war: Verlust des persönlichen Bezugs, Gefühl der Entfremdung, „er fühlte sich wie ein fremder Mensch an")
  - Gefühl, dass der Raum unwirklich ist
  - Tunnelblick mit Einschränkung des Gesichtsfelds
  - Fokussierung des Blicks auf einen Punkt im Raum (z. B. eine Lampe, Fliese, Wanddekoration)
- **Desomatisation** (Seite 277):
  - den Körper nicht mehr spüren („ich spürte den Körper nicht mehr")
  - fehlende Schmerzempfindung (dissoziative Analgesie) oder reduzierte Schmerzempfindung (dissoziative Hypalgesie)
  - fehlende Empfindungen (dissoziative Anästhesie) oder reduzierte Empfindungen (dissoziative Hypästhesie)
  - Gefühl, keinen Körper mehr zu haben („ich hatte keinen Körper mehr", z. B. „der Missbrauch geschah an einem anderen Körper")
- **Deaffektualisation** (Seite 277):
  - keine Gefühle mehr verspüren
  - Gefühl des emotionalen Unbeteiligtseins, der Gleichgültigkeit, des „Nicht-Lebens" oder „Nicht-Lebendigseins" oder des „Totseins"
  - ausgeprägte emotionale Distanz gegenüber einem traumatischen Ereignis
- **Detemporalisation** (Seite 277):
  - Gefühl des Zeitverlusts bzw. Verlust des Gefühls für Zeit
  - äußerst langsames Vergehen der Zeit (jede Minute fühlt sich an wie eine Stunde, z. B. kann sich eine Vergewaltigung von einigen Minuten wie ein mehrstündiger Übergriff anfühlen) oder sehr schnelles Vergehen der Zeit (jede Minute fühlt sich z. B. an wie eine Sekunde, z. B. im Rahmen von Flucht); später kann es Betroffenen schwerfallen, eine genaue zeitliche Rekonstruktion traumatischer Ereignisse zu geben

- **dissoziativer Stupor** (Seite 256):
  - umgangssprachlich auch „Erstarren", „Einfrieren" oder „Freeze" genannt
  - andere Begriffe: Schreckstarre („tonic immobility"), Vergewaltigungslähmung („rape paralysis"); in der Literatur wird meist von tonischer Immobilität gesprochen
  - körperliches Erstarren mit Bewegungsunfähigkeit bei vollem Bewusstsein und repetitiven Versuchen, die motorische Kontrolle über den Körper zurückzugewinnen („der Körper gehorcht nicht mehr")
  - Unfähigkeit, sich gegen einen Angriff zur Wehr zu setzen, da ein teilweiser oder vollständiger Verlust der motorischen Kontrolle über den Körper auftritt
  - Unfähigkeit zu schreien oder zu rufen
  - hypertoner dissoziativer Stupor: Erstarren mit hoher muskulärer Anspannung („der Körper war wie ein Brett")
  - hypotoner dissoziativer Stupor: Erstarren mit vollständigem Erschlaffen der Muskulatur („der Körper ist zusammengesackt", „der Körper hatte keine Spannung mehr")
- **dissoziative Amnesien** (Seite 265):
  - Erinnerungslücken während einer traumatischen Situation, subjektiv „nicht mehr alles mitkriegen"
  - Erinnerungslücken für wenige Sekunden, aber auch länger
  - Amnesie für in diesem Moment irrelevante Details (z. B. keine Erinnerung an Farbe der Kleider eines Räubers, der mit Pistole auf Opfer gezielt hat)
- **teildissoziiertes Handeln:**
  - kann auch bei Menschen ohne strukturelle Dissoziation während und unmittelbar nach einem traumatisierenden Ereignis auftreten (sonst im Leben aber nicht, für DD s. Seite 156)
  - automatisiertes peritraumatisches teildissoziiertes Handeln:
    - Betroffene können während einer traumatischen Situation das Gefühl haben, sie würden neben sich stehen und sich beim Handeln zuschauen, „wie ein Roboter" oder „wie ein Automat"; später berichten sie, dass sie die Kontrolle über ihr Handeln und Sprechen verloren in einer Weise gehandelt hätten, die sie gar nicht wollten und die sich später unangenehm und beschämend anfühlt
    - geht mit Depersonalisation, Derealisation und anderen dissoziativen Symptomen einher (diese Symptome sind Bedingung, damit von teildissoziiertem Handeln gesprochen werden kann)
  - automatisiertes posttraumatisches Handeln:
    - teildissoziiertes Handeln kann auch in den Minuten bis Tagen nach einem traumatischen Ereignis andauern
    - beispielsweise kann ein Opfer nach einer Vergewaltigung die Nacht beim Täter verbringen oder sich von ihm nach Hause fahren lassen, danach mit Freunden telefonieren und die Vergewaltigung verschweigen, bis die emotionale posttraumatische Reaktion mit Verzögerung auftritt
  - automatisiertes verlängertes posttraumatisches Handeln:
    - noch während mehrerer Tage bis Monate kann der Hauptfokus auf das Meistern des Alltags liegen mit „Funktionieren" in Familie, Arbeit, Ausbildung, Beruf und Freizeit, jedoch in einem chronischen Depersonalisations- und Derealisationszustand und ausgeprägter posttraumatischer Vermeidung
    - beispielsweise können Betroffene nach einem traumatisierenden Todesfall die Organisation der Beerdigung und aller Formalitäten in einem „automatisierten Zustand" vornehmen und erst später dann emotional zusammenbrechen und PTBS-Symptome aufweisen
  - adäquate emotionale Reaktionen mit Angst, Panik, Wut, Scham usw. treten erst verzögert auf (manchmal mehrere Tage bis Wochen); im Übergang manchmal alternierendes Auftreten von emotionaler Überreaktion und teildissoziiertem Handeln
- dissoziative Wechsel (Seite 164): bei vorbestehender struktureller Dissoziation Wechsel zwischen Persönlichkeitszuständen, z. B. mit Wechsel zu einem Persönlichkeitszustand, der die traumatische Situation über sich ergehen lassen muss

Zusätzlich scheinen einzelne körperliche Symptome wie peritraumatische Nausea (Übelkeit) prädiktive Faktoren für das Auftreten einer späteren posttraumatischen Belastungsstörung zu sein (Michopoulos et al., 2019).

Die peritraumatische Dissoziation ist ein wesentlicher Risikofaktor für das spätere Auftreten einer posttraumatischen Belastungsstörung (Ozer et al., 2003). Zu den Gründen, weshalb dies so ist, gibt es verschiedene Hypothesen. Vermutlich behindern dissoziative Prozesse während eines traumatisierenden Ereignisses das Einspeichern (Encodieren), Prozessieren und Integrieren von Erinnerungen. In der Folge kommt es zu Verarbeitungsschwierigkeiten von Erinnerungen, die für das darauffolgende Entstehen posttraumatischer und dissoziativer Störungen von Bedeutung sein könnten (Huntjens, Dorahy, & van Wees-Cieraad, 2013; Koopman, Classen, Cardeña, & Spiegel, 1995; Van der Kolk & Van der Hart, 1989).

Spezielle Aspekte zu peritraumatischem dissoziativen Stupor (Schreckstarre, tonische Immobilität)

Speziell der dissoziative Stupor scheint ein wesentlicher unabhängiger Risikofaktor für das spätere Auftreten einer posttraumatischen Belastungsstörung zu sein (Möller, Söndergaard, & Helström, 2017). In der Literatur werden hierfür unterschiedliche Begriffe verwendet, z. B. Erstarren, Schreckstarre, tonische Immobilität und Vergewaltigungslähmung.

Das Erstarren während akuter Bedrohung ist eine aus der Tierwelt bekannte evolutionäre adaptive Verteidigungsreaktion im Umgang mit Situationen, in denen Widerstand nicht mehr möglich ist und andere Abwehrmöglichkeiten nicht zugänglich sind (Marx, Forsyth, Gallup, Fusé, & Lexington, 2008). Über Erstarrungsreaktionen bei Menschen ist weniger bekannt, u. a., da sie aus ethischen Gründen schwieriger zu erforschen sind. Die aktuelle Forschung zur Schreckstarre bei Menschen basiert primär auf Untersuchungen von Opfern von Sexualdelikten (Möller et al., 2017). Dies hat u. a. damit zu tun, dass körperliches Erstarren bei sexualisierter Gewalt häufiger ist als bei anderen traumatischen Erfahrungen (Bados, Toribio, & García-Grau, 2008; Kalaf et al., 2017).

Obwohl Menschen im Zustand tonischer Immobilität (dissoziativer Stupor) körperlich nicht oder nur sehr eingeschränkt in der Lage sind, sich zu bewegen, behalten sie ihr Bewusstsein bei. Später leiden sie oft unter einem lebhaften Wiedererleben ihrer Gedanken, Sinneswahrnehmungen und Emotionen während der traumatischen Situation, einschließlich der Immobilität selbst (Bovin et al., 2008; TeBockhorst et al., 2015). Obwohl betroffene Personen unfokussiert oder dissoziiert erscheinen können, nehmen sowohl Menschen als auch Tiere weiterhin Sinneseindrücke auf und verarbeiten diese aktiv auf kognitiver Ebene. Insbesondere scheint die tonische Immobilität die Bildung stark sensorisch geprägter Erinnerungen zu fördern (de Kleine, Hagenaars, & van Minnen, 2018; TeBockhorst et al., 2015). Zusätzlich wird das Sehen während der tonischen Immobilität tendenziell stärker beeinträchtigt als andere Sinne, da die parasympathische Aktivität des Hirnstamms zu vorübergehenden Phasen mit unfokussiertem Blick und geschlossenen Augen führt (Gallup & Rager, 1996). Visuelle Bilder spielen eine entscheidende Rolle beim Wiedererleben und bei verschiedenen Aspekten des autobiografischen Gedächtnisses. Daher ist es wahrscheinlich, dass der dissoziative Stupor die Erinnerung an das traumatische Ereignis beeinträchtigt (Rubin, 2022; Rubin, Schrauf, & Greenberg, 2003).

Die Justiz verlangt in der Regel nach Hinweisen auf Widerstandshandlungen, da eine Straftat bei fehlender körperlicher Abwehr schwieriger zu beweisen ist (Gray-Eurom, Seaberg, & Wears, 2002). In einigen Ländern ist körperlicher Widerstand sogar Bedingung, damit ein sexueller Übergriff als Straftat anerkannt wird (Micheroli & Tag, 2017; Scheidegger, 2018). Diese Anforderungen der Justiz stehen jedoch im Widerspruch zu Studien, die aufzeigen konnten, dass peritraumatisches Erstarren von 37 bis 70 % aller Opfer von Sexualdelikten beschrieben wird und körperliche Widerstandshandlungen für viele Betroffene deshalb gar nicht möglich sind (Fusé, Forsyth, Marx, Gallup, & Weaver, 2007; Galliano, Noble, Travis, & Puechl, 1993; Heidt, Marx, & Forsyth, 2005; Möller et al., 2017). Wong konnte in Metaanalysen zudem aufzeigen, dass bei Abwehrhandlungen des Opfers eine Vergewaltigung zwar eher abgewendet werden kann (Wong & Balemba, 2018), dass aber speziell bei körperlichem Widerstand das Verletzungsrisiko für das Opfer deutlich steigt und der Verzicht auf Abwehrhandlungen in manchen Situationen sogar sinnvoll ist (Wong & Balemba, 2016).

Peritraumatischer dissoziativer Stupor hat für Betroffene verschiedene negative Konsequenzen:

- Tonische Immobilität kann bei körperlicher oder sexueller Gewalt auftreten (Rubin & Bell, 2023), aber auch als Folge von psychischem Missbrauch (Dokkedahl, Vang, & Elklit, 2022).
- Opfer, die während eines Übergriffs erstarren, fühlen danach in der Regel mehr Scham- und Schuldgefühle, suchen weniger häufig medizinische und psychologische Hilfe auf und bringen eine Straftat seltener zur Anzeige (Galliano et al., 1993).
- Tonische Unbeweglichkeit hat wichtige Auswirkungen auf das Gedächtnis und gedächtnisbasierte Reaktionen (Rubin & Bell, 2023).
- Nach einem traumatischen Ereignis wird die tonische Immobilität oft in Form von Intrusionen und Flashbacks wiedererlebt. Dieses Wiedererleben kann sich auf 2 Arten manifestieren: erstens durch Intrusionen der biologischen und Verhaltensreaktionen, die während des traumatischen Ereignisses auftraten, und zweitens durch die Erinnerungen an den Schrecken beim Realisieren, sich nicht oder nur eingeschränkt bewegen zu können (de Kleine et al., 2018).
- Peritraumatisches Erstarren erhöht das Risiko einer späteren posttraumatischen Belastungsstörung markant (Abrams, Nicholas Carleton, Taylor, & Asmundson, 2009; Kalaf et al., 2015; Lima et al., 2010; Möller et al., 2017).

- Peritraumatisches Erstarren korreliert zudem mit schlechterem Ansprechen auf eine Traumatherapie (Hagenaars & Hagenaars, 2020; Lima et al., 2010).
- Traumatische Erfahrungen in der Vorgeschichte erhöhen das Risiko, während eines sexuellen Übergriffs zu erstarren (Hagenaars, Stins, & Roelofs, 2012; Niermann et al., 2015), und Erstarren wiederum erhöht wie oben beschrieben das Risiko für eine PTBS. Dadurch lassen sich kumulative Traumatisierungen besser verstehen (Möller et al., 2017).
- Opfer, die während eines sexuellen Übergriffs erstarren, haben ein erhöhtes Risiko, später auch in anderen Lebenssituationen zu erstarren, z.B. bei plötzlichen lauten Geräuschen (Norte et al., 2019).

In vielen Fällen stellt die Erfahrung der tonischen Immobilität eine eigenständige traumatische Erfahrung dar, die zusätzlich zum eigentlichen Trauma auftritt (Galliano et al., 1993; Heidt et al., 2005; Van Buren & Weierich, 2015). Personen, die angeben, während eines traumatischen Ereignisses eine tonische Immobilität erfahren zu haben, zeigen tendenziell stärkere psychische Beeinträchtigungen, wie sie in standardisierten Tests zur Messung von posttraumatischen Belastungsstörungen, Angstzuständen und Depressionen beobachtet werden. Sie machen sich häufig Gedanken über ihre Fähigkeit, in zukünftigen gefährlichen oder belastenden Situationen zu handeln oder zu kommunizieren, und schreiben die tonische Immobilität einer persönlichen Schwäche oder Feigheit zu. Durch diese Art des Umgangs werden Vermeidungsverhalten, Scham und Schuldgefühle zusätzlich zu den Auswirkungen anderer Aspekte des traumatischen Ereignisses verstärkt (Rubin & Bell, 2023).

Wie Wong in der Diskussion ihrer Metaanalyse schreibt, stehen Opfer von sexuellen Übergriffen im Prinzip vor einer entsetzlichen Entscheidung: Entweder leisten sie Widerstand und riskieren dadurch schwere körperliche Verletzungen oder sie erstarren und akzeptieren damit die wesentlich größeren Risiken für eine posttraumatische Belastungsstörung und für soziale und juristische Schwierigkeiten (Wong & Balemba, 2018). Diese Entscheidung können die meisten Opfer jedoch gar nicht bewusst fällen, da peritraumatisches Erstarren sich dem Willen entzieht und eine autonome körperliche Reaktion auf eine schwere Bedrohung darstellt (Marx et al., 2008). Das Aufarbeiten dieses Dilemmas sowie des peritraumatischen Stupors und der deutlich eingeschränkten willentlichen Kontrollierbarkeit der Erstarrungsreaktion kann sowohl in der Therapie als auch in der Kommunikation mit Versicherungen, Behörden, Polizei und Justiz hilfreich und sinnvoll sein.

Diagnostische Fragen

Peritraumatische Dissoziation

Hinweise

- Offene Fragen stellen, Betroffene (sofern sie dies können) zuerst frei erzählen lassen und nicht unterbrechen, auch wenn die freie Erzählung zeitlich lange dauern kann. Bei der Abklärung unbedingt auf Suggestion durch geschlossene Fragen verzichten (also nicht fragen: „Haben Sie sich fremd gefühlt?").
- Dissoziative Symptome sind für Betroffene oft schwierig in Worte zu fassen, weshalb sie Sprachbilder verwenden wie: „ich war im Nebel", „ich stand hinter einer Wand und schaute zu", „ich war in einem falschen Film", „es war wie ein Albtraum, irgendwie nicht real", „ich stand wie unter Drogen", „ich war wie eingefroren" und viele mehr.
- Unmittelbar nach der Tat eher entemotionalisierende Fragen formulieren („Welche Gefühle hatten Sie während der Tat?", statt „Wie haben Sie sich während der Tat gefühlt?").

Peritraumatische Depersonalisation

- Wie haben Sie sich selbst wahrgenommen während des Ereignisses?
- bei Depersonalisation: sich von außen zuschauen, sich fremd fühlen, roboterhaft oder automatisiert handeln, Verlust des persönlichen Bezugs zum Ereignis („das passiert nicht mir")

Peritraumatische Derealisation

- Wie haben Sie die Umgebung wahrgenommen während des Ereignisses?
- bei Derealisation: Wahrnehmung des Täters und der Umgebung aus großer Distanz, Gefühl, dass der Täter unwirklich, unbekannt, fremd sei; Tunnelblick mit Einschränkung des Gesichtsfelds und Fokus auf einen Punkt im Raum (z.B. eine Lampe, Wanddekor)

Peritraumatische Desomatisation

- Wie haben Sie den Körper wahrgenommen?
- bei Desomatisation: fehlende oder eingeschränkte Schmerzwahrnehmung (dissoziative Hypalgesie und Analgesie, Seite 242), fehlende oder eingeschränkte Körperwahrnehmung (dissoziative Hypästhesie und Anästhesie, Seite 242); Gefühl, keinen Körper mehr zu haben; Gefühl, der Körper sei „ein großer Mehlsack", „ein Gegenstand"

Peritraumatische Deaffektualisation

- Welche Gefühle hatten Sie während des Ereignisses?
- bei Deaffektualisation: Gefühl des emotionalen Unbeteiligtseins, der Gleichgültigkeit, des „Totseins" („ich war wie tot")

Peritraumatische Detemporalisation

- Wie war das Zeitempfinden während des Ereignisses?
- bei Detemporalisation:
  - objektiv: Zeitangaben der Betroffenen stimmen nicht mit realer Zeit überein (z. B. Betroffene berichtet von 45 Minuten Gewalt, in Realität können es nicht mehr als 15 Minuten gewesen sein; oder umgekehrt)
  - subjektiv: Gefühl des Zeitverlusts oder des Verlusts des Gefühls für Zeit, Zeit wirkt zähflüssig, jede Minute ist gefühlt wie eine Stunde

Peritraumatischer dissoziativer Stupor

- Wie hat der Körper reagiert?
- bei dissoziativem Stupor: hypertoner Stupor mit Erstarren und hoher Anspannung der Muskulatur („ich war wie ein Brett"); hypotoner Stupor mit Erschlaffen der Muskulatur („der Körper ist zusammengefallen")

Peritraumatische Amnesien

- Wie ist die Erinnerung an das Ereignis? Wie ist die Qualität der Erinnerung (klar, deutlich, versus verschwommen, lückenhaft)?
- bei dissoziativer Amnesie: einzelne Erinnerungslücken an das Ereignis, chronologisches Erzählen gelingt (anfangs) nicht; Erinnerungen an einzelne Details, während andere Informationen nicht erinnert werden (z. B. Farbe von Kleidern oder des Autos eines Täters)

Peritraumatisches teildissoziiertes Handeln

- Wie haben Sie ihre Handlungen während und nach der Tat wahrgenommen? Wie war das Gefühl der Kontrolle über den Körper?
- bei teildissoziiertem Handeln: automatisiertes Handeln, sich von außen zuschauen, die Kontrolle über das Handeln verlieren, „Funktionieren", unlogisch und überangepasst handeln, „so tun, als ob alles gut wäre" (obwohl man dies nicht will)

Peritraumatische körperliche Reaktionen

- Gab es körperliche Symptome während des Ereignisses?
- Übelkeit, Globusgefühl (Seite 241), dissoziative Paraplegie (Seite 244), dissoziative Aphonie (Seite 254), dissoziativer Schwindel (Seite 238) und andere dissoziativ-neurologische Symptome

Bedeutung der Diagnose peritraumatischer Dissoziation

Das Erkennen einer peritraumatischen Dissoziation nach einem bedrohlichen Ereignis kann aus vielen Gründen wichtig sein.

Das Verständnis einer peritraumatischen Dissoziation ist beispielsweise wichtig für die Sekundärprävention, da Menschen, die während eines traumatisierenden Ereignisses eine peritraumatische Dissoziation erlitten haben, mit höherer Priorität psychologische Erste Hilfe erhalten sollten (Nobakht et al., 2019).

Außerdem kann es in Psychotherapien wichtig sein, die peritraumatische Dissoziation gesondert und gezielt aufzuarbeiten. Zum Beispiel kann es für Opfer hilfreich sein zu verstehen, weshalb sich der Körper während einer Vergewaltigung nicht mehr bewegen ließ. Eine peritraumatische Dissoziation geht zudem erfahrungsgemäß fast immer mit starker posttraumatischer Scham einher, verbunden mit negativen Folgen für das Selbstbild, und sollte deshalb gezielt aufgearbeitet werden (Herman, 2012).

Und schließlich kann das (Nicht-)Erkennen einer peritraumatischen Dissoziation in polizeilichen Ermittlungen Konsequenzen haben. Wenn Opfer im Rahmen einer Anzeige von peritraumatischer Dissoziation während eines traumatischen Ereignisses berichten oder im Rahmen einer Vernehmung erneut solche Symptome zeigen („ich stand neben mir", „ich habe zugeschaut", „ich kann mich nicht an alle Details erinnern"), dann werden ihre Aussagen von nicht traumainformierten Strafverfolgungsbehörden eher als Lügenzeichen fehlinterpretiert und in der Folge als nicht glaubhaft erachtet (Nitschke, McKimmie, & Vanman, 2019; Wrede & Ask, 2019). Speziell „unlogische" posttraumatische teildissoziierte Handlungen werden von der Justiz oft nicht verstanden, wie das Verbleiben beim Täter trotz Angst oder das anschließende Funktionieren ohne Mitteilung der traumatischen Erlebnisse. Wenn Therapeuten im Rahmen von Strafverfahren aufgefordert werden, in einem Bericht die Symptomatik des Opfers zu erklären, dann kann es sinnvoll sein, eine eventuelle peritraumatische Dissoziation detailliert darzulegen (Seite 336).

Eine peritraumatische Dissoziation hat zudem zur Folge, dass die Begutachtungsmethodik der Aussagepsychologie an Grenzen stößt (Greuel, 2009) und ohne Einbezug psychotraumatologischen Fachwissens nicht sinnvoll ist. Leider wissen dies viele Strafverfolgungsbehörden nicht, da die Erkenntnisse der Psychotraumatologie in Ermittlungsverfahren zu sexueller Gewalt bei einseitiger Anwendung der aussagepsychologischen Methodik weniger Berücksichtigung finden (Meißner, 2013). In Berichten an Strafverfolgungsbehörden sollte im Zusammenhang mit der Diagnostik peritraumatischer Dissoziation darauf hingewiesen werden (s. a. Seite 336).

Fragebögen zu peritraumatischer Dissoziation

Zur Evaluation des Ausmaßes einer peritraumatischen Dissoziation stehen Fragebögen zur Verfügung (Canan & North, 2019), z. B.:

- Peritraumatic Dissociative Experiences Questionnaire (PDEQ) (Marmar, Weiß, & Metzler, 1997): Insgesamt 10 Fragen, die auf einer Skala von 1 (trifft überhaupt nicht zu) bis 5 (trifft ganz genau zu) beantwortet werden; deutsche Übersetzung A. Maercker (Maercker, 1994).
- Peritraumatic Distress Inventory (PDI) (Brunet et al., 2001): 13 Aussagen, die von 0 (trifft überhaupt nicht zu) bis 4 (trifft ganz genau zu) beantwortet werden. Der Fragebogen enthält jedoch viele Hyperarousal-Symptome und nur wenige Fragen zu dissoziativen Symptomen. Zur detaillierten Exploration einer peritraumatischen Dissoziation ist er deshalb nur bedingt geeignet.
- Zur Messung des peritraumatischen dissoziativen Stupors (bzw. der tonischen Immobilität) steht die „Tonic Immobility Scale“ zur Verfügung (Forsyth, Marx, Fusé, Heidt, & Gallup, 2000; Fusé et al., 2007). Neben Erstarrungsreaktionen werden auch Depersonalisation, Derealisation, Deaffektualisation und Hyperarousal erfragt. Die Fragen beziehen sich auf die Bereiche „Einfrieren oder gelähmt fühlen“, „Unfähigkeit zu bewegen, obwohl nicht festgemacht“, „Zittern des Körpers“, „Unfähigkeit zu schreien oder zu rufen“, „Gefühllosigkeit“, „Gefühl der Kälte“, „Angst/Panik während Ereignis“, „Lebensgefahr“, „Losgelöst fühlen vom Körper“ und „Losgelöst fühlen von der Umgebung“.

3.2.4 Posttraumatische Erschütterungen des Selbst- und Menschenbilds

Ob ein Ereignis eine traumatisierende Wirkung zur Folge hat, hängt nicht nur von den konkreten Erlebnissen während eines Traumas ab. In der Forschung wurden verschiedene Risikofaktoren für das Auftreten von Traumafolgestörungen gefunden, die u. a. von Nijenhuis ausführlich dargestellt werden (Nijenhuis, 2015).

Erschütterung des Selbstbilds nach Trauma

Ein traumatisches Erlebnis kann das Selbstbild schwer erschüttern. Die Vorstellung, die jemand von sich hat bzw. macht, kann durch traumatische Erfahrungen schweren Schaden nehmen und das Selbstkonzept nachhaltig beeinträchtigen.

Ein stabiles und kongruentes Selbstbild kann vor schweren psychischen Erschütterungen teilweise schützen. Andererseits ist das Risiko für das Entwickeln einer posttraumatischen Belastungsstörung bei Menschen, die aufgrund verschiedener Faktoren über kein ausreichend strapazierfähiges Selbstkonzept verfügen, erhöht. Folgende Risikofaktoren wurden in Untersuchungen u.a. gefunden (Andrews, Brewin, Rose, & Kirk, 2000; Brewin et al., 2000; Lee, Vaillant, Torrey, & Elder Jr, 1996; Maercker, 1999):

- frühere Traumatisierungen in der Vorgeschichte, vor allem in der Kindheit (Missbrauch und andere Traumata)
- jüngeres Alter bzw. höheres Alter zum Zeitpunkt der Traumatisierung
- geringere Intelligenz bzw. Bildung
- geringere emotionale Reife vor dem Trauma

Außerdem scheinen verschiedene Persönlichkeitsfaktoren das Risiko für Traumafolgestörungen zu erhöhen (Hengartner, van der Linden, Bohleber, & von Wyl, 2017). Diese Faktoren stehen meist im Zusammenhang mit frühen negativen Bindungserfahrungen in der Kindheit (Brisch, 2012; Brisch, Hilmer, Oberschneider, & Ebeling, 2018; Wöller, 2006; Wöller, Leichsenring, Leweke & Kruse, 2012). Negative Bindungserfahrungen wiederum können zu einem fragilen Selbstkonzept führen.

Erschütterung des Menschenbilds nach Trauma

Neben einer Verletzung des Selbstbilds kann nach einem Trauma auch das Menschenbild erschüttert werden. Das Menschenbild wird von der Vorstellung, die jemand vom Wesen des Menschen hat, geprägt. Diese Vorstellung des Menschseins kann von einer Täterschaft schwer verletzt werden. Aber das Menschenbild kann auch nachhaltig beschädigt werden, wenn Reaktionsweisen nicht direkt beteiligter Menschen nach einem traumatischen Ereignis negativ erlebt werden. So können z. B. das Auseinanderleben von Ehepartnern nach einem Trauma, eine Arbeitsunfähigkeit oder Konflikte am Arbeitsplatz nach einer schweren Belastung oder posttraumatische medizinisch-körperliche und materiell-finanzielle Schäden den Verlauf einer posttraumatischen Belastungsstörung maßgeblich negativ beeinflussen bzw. verschlimmern (Brewin et al., 2000; King, King, Foy, Keane, & Fairbank, 1999).

Soziale Unterstützung kann umgekehrt auch heilsam wirken. Die soziale Einbettung mit der Möglichkeit, über das Erlebte zu kommunizieren, kann den posttraumatischen Verlauf positiv beeinflussen (Brewin et al., 2000). Auch die soziale Anerkennung als Traumaopfer kann ein protektiver Faktor sein (Maercker & Müller, 2004).

Wenn Traumatisierte sich hingegen anhaltend von ihrem sozialen Netz ausgeschlossen fühlen, dann vergrößert dies die posttraumatischen Bewältigungsprobleme (Maercker & Augsburger, 2019). Gemäß verschiedener Forschungsergebnisse führen negative Reaktionen des Umfelds zu erneuten Traumatisierungen (Yamawaki, Darby, & Queiroz, 2007) und können von verschiedenen Seiten kommen: vom Umfeld (Ullman, 1996), vom Justizsystem (Comack & Peter, 2005), von der Polizei (Baldry, 1996; Campbell & Johnson, 1997; Du Mont, Miller, & Myhr, 2003), von Geistlichen (Sheldon & Parent, 2002) und von Mitarbeitenden im Gesundheitswesen (Ullman & Townsend, 2007).

Betroffene beschreiben manchmal die erste Reaktion des Umfelds nach einem Trauma als sehr fürsorglich und unterstützend, berichten aber auch, dass dann nach einigen Tagen oder Wochen eine Normalisierung „verlangt" worden sei (z. B. „vergiss jetzt das Trauma", „das Leben geht weiter", „denk nicht mehr daran"). Bei Helfenden kann sich eine Empathiemüdigkeit entwickeln (Figley, 1995), die für Betroffene belastend sein kann. Sie können sich schuldig für die negativen Gefühle von anderen und sich zugleich alleingelassen mit ihren posttraumatischen Symptomen fühlen. Dies wiederum kann als Retraumatisierung erlebt werden, wie z. B. bei traumatisierten Vietnamsoldaten (Fontana & Rosenheck, 1994) und Erdbebenopfern in Kalifornien (Pennebaker & Harber, 1993). Speziell belastend sind entmutigende und beschuldigende Reaktionen des Umfelds mit Verurteilung der Betroffenen, z. B. bei Vorwürfen an Opfer von Vergewaltigungen (Suarez & Gadalla, 2010).

Zentrale Symptome bei der Störung der Selbstorganisation im Rahmen der komplexen posttraumatischen Belastungsstörung sind Störungen des Selbstkonzepts und der zwischenmenschlichen Beziehungen (im Rahmen eines gestörten Menschenkonzepts) (Seite 95).

3.2.5 Phasenmodell zum Entstehen posttraumatischer Störungen

Die verschiedenen Faktoren, die während und nach einem traumatischen Ereignis auftreten, können als peri- und posttraumatische Prozesse in 5 Phasen verstanden werden (Gysi, 2017):

1. traumatische Situation: Trauma und peritraumatische Dissoziation, einschließlich peritraumatischer Stupor (tonische Immobilität)
2. posttraumatische Konfrontation mit dem Selbstbild
3. posttraumatische Reaktion der wichtigsten emotionalen Bezugspersonen
4. posttraumatische Antwort des erweiterten Umfelds mit erweitertem Freundeskreis, Lehrkräften, Kirchenmitarbeitenden u. a.
5. Reaktion der Professionellen im Kontakt mit Medizin, Psychologie, Polizei, Justiz und anderen Fachpersonen

In einer Traumatherapie kann es notwendig sein, die verschiedenen Phasen detailliert zu explorieren und die wichtigsten Belastungserlebnisse herauszuarbeiten, um diese in der Traumakonfrontation gesondert aufzuarbeiten. Posttraumatische Symptome können den Ursprung in unterschiedlichen peri- und posttraumatischen Erlebnissen haben.

Abklärungen und Therapie

Verschiedene Aspekte des Alltags, private und soziale Beziehungen des Betroffenen und psychiatrische Vorgeschichte

allgemeine Aspekte des Alltags

- Familienanamnese
- Ausbildung, Beruf
- Wohnen
- Tagesstruktur
- Ferien
- Fortbewegung (öffentlicher Verkehr, Privatverkehr u. a.)
- Finanzen, Steuern, Schulden
- Versicherungen (Versicherungsstatus)
- Religion, ethische Zugehörigkeit
- Aufenthaltsstatus

Beziehungen und soziale Einbindung (hilfreich, aufbauend vs. belastend)

- Kinder
- Partnerschaft
- Eltern
- Freundeskreis
- Peer-Kontakte und Selbsthilfeorganisationen
- soziale Medien
- Tiere

professionelles Netz der Helfenden (hilfreich, aufbauend vs. belastend – Welche Kompetenzen zu Trauma und Dissoziation? Wie klappen Vernetzung und Informationsfluss?)

- Psychiater
- psychiatrische Pflege
- Hausarzt
- Gynäkologin

- Ergotherapie
- Körpertherapie
- Naturheilkunde
- Sozialarbeit, Beistandschaft u.a.
- Beratungsstelle(n)
- Angehörige
- Seelsorge, kirchliche Mitarbeitende
- Arbeitgeber, Leitung Tagesstruktur
- anwaltschaftliche Vertretung
- Kliniken, Spitäler

psychiatrische und medizinische Vorgeschichte

- frühere Diagnosen
- stationäre Behandlungen
- ambulante Therapien
- Therapieabbrüche
- Medikamente
- Zwangsmaßnahmen
- Suizidversuche (stationär, ambulant)

3.2.6 Langfristige Verläufe von PTBS

Auf die „klassische" PTBS (Kap. 3.3) bezogen wird ohne professionelle Unterstützung von einer Remissionsrate von 50 % nach 4 Jahren ausgegangen (Morina, Wicherts, Lobbrecht, & Priebe, 2014). Mehrere Langzeitstudien spezifischer Populationen mit klassischer PTBS haben sowohl Spontanremissionen wie auch Auf-und-Ab-Verläufe über mehrere Jahrzehnte gezeigt, z.B. bei Katastrophenopfern (Holgersen, Klöckner, Jakob Boe, Weisæth, & Holen, 2011), bei ehemaligen politischen Häftlingen (Maercker, Gäbler, & Schützwohl, 2013) und bei israelischen Militärveteranen (Solomon & Mikulincer, 2006).

Spät einsetzende PTBS („Late Onset PTSD")

Früher wurde allgemein angenommen, dass eine PTBS typischerweise innerhalb weniger Monate nach einem traumatischen Ereignis auftritt. In etwa 7 % der Fälle kann eine klassische PTBS jedoch mit einer Verzögerung von mehreren Jahren oder Jahrzehnten auftreten, z.B. nach kritischen Lebensereignissen oder wichtigen Veränderungen (z.B. Berentung) (Andrews, Brewin, Philpott, & Stewart, 2007).

Mehrere epidemiologische Studien haben den Langzeitverlauf der PTBS analysiert. Es zeigte sich, dass Personen mit verzögerten PTBS-Symptomen in den ersten Monaten im Durchschnitt etwa 25–30 % mehr Symptome aufweisen als Personen mit einem niedrigen und stabilen Symptomverlauf. Dieses Muster gilt für verschiedene Gruppen, darunter auch Militärangehörige, Professionelle, und Zivilpersonen, und beschränkt sich nicht auf Studien mit kürzeren Nachbeobachtungszeiten. Deshalb empfiehlt es sich, PTBS-Symptome in den frühen Stadien nach traumatischen Ereignissen zu beobachten, um Personen zu identifizieren, bei denen das Risiko besteht, später eine PTBS zu entwickeln (Bonde et al., 2021).

Bei einer spät auftretenden PTBS (Late-Onset-PTBS) gibt es eine Latenz zwischen der Akutphase und dem späteren Auftreten der PTBS, die von relativ wenigen Symptomen geprägt ist und somit subklinisch verläuft. Daher kann während dieser Zeit keine PTBS diagnostiziert werden (Bonde et al., 2021). Während der Latenzphase scheint vor allem die posttraumatische Vermeidung besonders ausgeprägt zu sein, während Hyperarousal und Wiedererleben vergleichsweise wenig subjektiv wahrgenommen und von Dritten beobachtet werden. In der Intervallphase sind Betroffene jedoch nicht symptomfrei, sondern wenden oft unbewusst vielfältige Vermeidungsstrategien an. Eine klassische PTBS mit Intrusionen und Hyperarousal kann danach mit einer Latenz von mehreren Jahren bis Jahrzehnten auftreten, ausgelöst durch erneute Belastungen oder wesentliche Lebensveränderungen (Andrews et al., 2007).

3.3 Posttraumatische Belastungsstörung (6B40)

Die Beobachtung, dass extreme Ereignisse ausgeprägte Reaktionen verursachen, ist alt. Trotzdem wurde in den vergangenen Jahrzehnten immer wieder mit den Folgen von Traumatisierungen wissenschaftlich und gesellschaftlich gerungen (Herman, 1992, 2012; Jongedijk et al., 2023). Erst 1980 wurde die Diagnose der posttraumatischen Belastungsstörung (PTBS) offiziell als Krankheitsbild definiert und anerkannt (Maercker & Augsburger, 2019). Seit der Erstbeschreibung wandelte sich die Darstellung des Störungsbildes immer wieder, zuletzt bei der Formulierung der aktuell gültigen internationalen Klassifikationssysteme DSM-5 der American Psychiatric Association (APA, 2013) und ICD-11 der Weltgesundheitsorganisation (WHO, 2019).

Merke

Für die Diagnose einer posttraumatischen Belastungsstörung müssen 3 Kriterien erfüllt sein:

- Traumakriterium (Kap. 3.3.1)
- Traumatrias (Kap. 3.3.2)
- Einschränkungen in Beruf, Familie und anderen Lebensbereichen

3.3.1 Traumakriterium

Wie in Kap. 3.2.1 beschrieben, ist ein Trauma nach ICD-11 definiert als „ein Ereignis oder eine Serie von Ereignissen von außergewöhnlicher Bedrohung oder katastrophenartigem Ausmaß". Im DSM-5 wird ein Trauma als „Konfrontation mit tatsächlichem oder drohendem Tod, ernsthafter Verletzung oder sexueller Gewalt" definiert (APA, 2013).

Auf die in der ICD-10 (WHO, 1992) definierte zusätzliche „tiefe Verzweiflung" wurde in der ICD-11 verzichtet. Nicht immer tritt während eines Traumas eine „tiefe Verzweiflung" auf (Maercker et al., 2013), z. B. bei wiederholten oder langandauernden Gewalterfahrungen, Gewalterfahrungen von Kindern und Jugendlichen, Traumatisierungen von professionellen Einsatzkräften (Polizei, Ambulanz, Feuerwehr, Medizin u. a.) oder bei veränderten Bewusstseinszuständen schon während des traumatischen Geschehens (peritraumatische Dissoziation, Kap. 3.2.3, Seite 68).

Das DSM-5 nennt als Beispiele traumatischer Ereignisse die direkte Erfahrung, die persönliche Zeugenschaft oder das Erfahren von einem plötzlichen und gewaltsamen Ereignis in der nahen Familie bzw. bei nahen Freunden sowie wiederholte oder extreme Konfrontation mit aversiven Details eines Ereignisses (APA, 2013).

3.3.2 Traumatrias

Auf das traumatische Ereignis folgt nach ICD-11 eine psychische und körperliche Reaktion, die durch 3 Kardinalsymptome („Traumatrias", „Symptomtrias") gekennzeichnet ist:

- Intrusionen/Wiedererleben
- posttraumatische Vermeidung
- Hyperarousal (körperlich-psychische Übererregungszustände)

Weiter werden in der Literatur in Ergänzung zu Hyperarousal- auch Hypoarousal-Zustände beschrieben mit körperlich-psychischer Untererregung. In der ICD-11 werden diese Untererregungszustände nicht aufgeführt. Ergänzend werden sie hier aber trotzdem vorgestellt (Seite 83).

Wiedererleben

Als Folge eines traumatischen Erlebens kommt es zu einem Wiedererleben der traumatischen Ereignisse (Tabelle 3-1) durch sich ungewollt, nicht kontrollierbar und intrusiv aufdrängende Bilder, Bildfragmente oder kurze Bildsequenzen. Begleitet wird dies von einer sensomotorischen Reaktion, kombiniert mit Gefühlen von Angst, Wut oder Scham sowie körperlichen Symptomen wie z. B. Herzrasen, muskulärer Anspannung, Schwitzen und schnellem Atem.

Das Phänomen des Wiedererlebens eines traumatischen Ereignisses umfasst mehr als nur die Erinnerung an das Ereignis. Das Phänomen der traumatischen Reaktivierung beinhaltet nicht nur die Erinnerung an das Ereignis, sondern auch das Empfinden, dass sich das Ereignis zumindest teilweise in der Gegenwart wiederholt. Dies ist oft gekennzeichnet durch lebhafte, intrusive Erinnerungen oder Bilder sowie unterschiedlich starke Flashbacks. Die Spanne reicht von leichten Fällen, in denen das Ereignis vorübergehend wieder erlebt wird, bis hin zu schweren Episoden, in denen die Person das Bewusstsein für ihre aktuelle Umgebung verliert. Albträume oder wiederkehrende Träume, die mit einem traumatischen Ereignis oder Ereignissen zusammenhängen, können den Prozess des Wiedererlebens verstärken (WHO, 2023).

Das Wiedererleben geht typischerweise mit intensiven Emotionen wie Angst, Entsetzen, Wut oder Scham einher und wird von starken körperlichen Empfindungen begleitet. Die Betroffenen können von den gleichen intensiven Sinneswahrnehmungen, Gefühlen, Körperempfindungen, Kognitionen und Impulsen überwältigt werden, die sie während des ursprünglichen traumatischen Ereignisses empfunden haben. Ein solches Wiedererleben kann durch Erinnerungen an das traumatische Ereignis ausgelöst werden. Die Kriterien für Wiedererleben im Rahmen einer PTBS sind nicht erfüllt, wenn nur über das Ereignis oder die damit verbundenen Gefühle nachgedacht oder gegrübelt wird (WHO, 2023).

Merke

Unangenehme Erinnerungen können auch bei nicht traumatisierten Menschen auftreten und sind an sich nicht außergewöhnlich. Bei Menschen mit PTBS ist jedoch die physiologische und emotionale Reaktion heftiger, wesentlich unkontrollierbarer und führt zu Einbußen von Lebens- und Arbeitsqualität, Beziehungsfähigkeit oder anderen wichtigen Lebensaspekten.

Speziell bei chronifizierten Formen der PTBS kann die posttraumatische Vermeidung manchmal so ausgeprägt sein, dass die Intrusionen kaum noch wahrgenommen werden (oder dann primär in Form von körperlichen Intrusionen auftreten, die häufig als Ausdruck einer körperlichen Erkrankung fehlinterpretiert werden können).

Tabelle 3-1: Einzelsymptome des Wiedererlebens nach DSM-5 (angepasst nach DSM-5 [APA, 2013] und A. Maercker [Maercker, 2019]).

Symptom	aufgeführt in	Beschreibung/Details
Einzelsymptome nach DSM-5		
Intrusionen/ Wiedererleben	DSM-5	• ungewollt wiederkehrende und belastende Erinnerungen oder Erinnerungsbruchstücke • treten spontan auf bzw. werden durch Trigger (Schlüsselreize) hervorgerufen • Erinnerungen werden als sich aufdrängend erlebt und entziehen sich weitgehend der willentlichen Kontrolle (z. B. „ich will nicht daran denken" funktioniert nicht) • die zeitliche und situative Orientierung bleibt während Intrusionen vorhanden, d. h. die Unterscheidung zwischen „Dort und Damals" und „Hier und Jetzt" gelingt noch (anders als bei den Flashbacks) • Intrusionen können alle Sinneskanäle betreffen, z. B. nach einem Autounfall: – visuell: Bilder vom Aufprall – akustisch: akustische Fragmente vom Knall des Aufpralls – olfaktorisch: Fragmente von Benzingeruch und Angst vor einer Explosion – gustatorisch: Körpererinnerungen von Brechreiz durch Benzin- und Ölgeruch in Verbindung mit Panik – sensorisch: körperliche Erinnerungen vom Aufprall mit der Körperintrusion des „Noch-im-Auto-Feststeckens" • Intrusionen können auf allen Sinneskanälen auch isoliert auftreten, d. h. ohne visuelle Begleitinformationen, z. B. wiederholt den Eindruck haben, Benzin zu riechen, mit anschließender Panikreaktion, ohne visuelle Intrusionen vom Autounfall • sensorische Symptome während Intrusionen: Seite 242 • bei schweren Formen posttraumatischer Störungen haben einige Betroffene parallel zum Alltagserleben ständig Intrusionen → keine wiederkehrenden Intrusionen, sondern „andauernde" Intrusionen mit fluktuierendem Verlauf
Flashbacks	ICD-11 und DSM-5	• Erinnerungsattacken, die durch ihre Plötzlichkeit, Lebendigkeit und große Intensität gekennzeichnet sind • Betroffene fühlen sich in die damalige Situation zurückversetzt, die Unterscheidung zwischen „Dort und Damals" und „Hier und Jetzt" gelingt oft nicht mehr oder nur noch reduziert • posttraumatische Verkennungen von Menschen und Orten sind möglich (wenn z. B. ein aktueller Partner eine traumatische Erinnerung an einen früheren Täter antriggert, worauf eine Betroffene von traumatischen Erinnerungen so stark überflutet wird, dass sie den aktuellen Partner als früheren Täter verkennt und schreiend wegrennt, um sich zu verstecken)
belastende Träume bzw. Albträume	ICD-11 und DSM-5	• wiederkehrende Träume, die Erinnerungen oder Erinnerungsbruchstücke des Traumas beinhalten • in Albträumen können die Erinnerungen sehr verzerrt sein • posttraumatische Albträume werden oft jahrelang nach dem gleichen Muster geträumt • Erwachen häufig im Moment der Kernbelastung der traumatischen Erfahrung, verbunden mit einer physiologischen Reaktion (entweder Panik mit Schwitzen, Herzrasen und Fluchtimpuls, oder – vor allem nach schwereren und repetitiven Traumatisierungen – Erstarren mit hypotonem dissoziativen Stupor, Seite 256)
emotionale Belastung durch Trigger	DSM-5	• starke emotionale Reaktion (z. B. Angst, Wut) mit psychischer Stressreaktion • Trigger sind z. B. gleiche Gegenstände, Geräusche, Gerüche, wodurch Betroffene mit dem traumatischen Ereignis konfrontiert bzw. an das Ereignis erinnert werden
physiologische Reaktionen bei Erinnerung	DSM-5	• unwillkürliche Körperreaktion wie Schwitzen, Zittern, Atembeschwerden, Herzklopfen oder rasen, Übelkeit oder Magen-Darm-Beschwerden beim plötzlichen Konfrontiertwerden mit traumatischen Schlüsselreizen sowie Erinnerungen bzw. Erinnerungsbruchstücken • erstarrter Blick, in der Literatur „Thousand Yard Stare" oder „Two Thousand Yard Stare" genannt, als Synonym für den Gesichtsausdruck und unfokussierten Blick eines traumatisierten und erschöpften Soldaten (Schiraldi, 2009)

Tabelle 3-1: *Fortsetzung*

Symptom	aufgeführt in	Beschreibung/Details
Weitere körperliche Symptome, in der ICD-11 und im DSM-5 nicht unter PTBS und kPTBS explizit beschrieben		
somatoforme dissoziative Plussymptome (Seite 231)		dissoziativ-neurologische Symptome, primär somatoforme Plussymptome: • optisch: Visusprobleme (Seite 234) • akustisch: Tinnitus (Seite 235) • vestibulär: Schwindel (Seite 238) • sensorisch: Parästhesien (Seite 242) • motorische Probleme (Seite 262)

Diagnostische Fragen

Intrusionen/Wiedererleben

Fragen des „International Trauma Questionnaire" (Cloitre et al., 2018), deutsche Übersetzung (Knefel, Lueger-Schuster, & Maercker, 2013)
„Wie sehr hat Sie dieses Problem im letzten Monat belastet?"

- „aufwühlende Träume, in denen Teile des Erlebnisses wieder passierten oder die einen klaren Bezug zum Erlebnis hatten"
- „intensive Bilder oder Erinnerungen, die manchmal auftauchen oder bei denen Sie sich fühlen, als ob das Erlebnis jetzt und hier gerade noch einmal stattfindet"

Nach ITQ muss für PTBS und kPTBS eine Frage auf einer Skala von 0 (gar nicht) bis 5 (sehr stark) mindestens mit 2 (mittelmäßig) angegeben werden, s. www.traumameasuresglobal.com (ITC, 2019c).

Vertiefungsfragen
Einige Fragen sind an das „Trauma- und Dissoziative Symptome Interview" (TADS-I) (Boon, 2024) sowie an das „Multidimensional Inventory of Dissociation" (MID) (Dell, 2006) angelehnt (Seite 143).

Intrusionen

- Kommt es manchmal vor, dass Sie intensive (beängstigende) Bilder oder Gedanken aus der Vergangenheit haben, die Ihnen immer wieder in den Sinn kommen (mehr als Sie möchten) und die Sie nicht oder kaum kontrollieren können? (TADS-I, MID)
- Falls ja: Wie oft? In welchen Situationen?
- Welche Trigger gibt es?
- Wie reagieren Sie emotional und körperlich? → Hyperarousal (Angst, Schwitzen, Nervosität u.a.)? **Depersonalisation** (Seite 275)? **Derealisation** (Seite 275)? **Dissoziativ-neurologische Symptome** (Seite 233)? **Dissoziativer Stupor** (Seite 256)?
- Wie gehen Sie damit um? Wie versuchen Sie, die sich aufdrängenden Erinnerungen zu stoppen?

Flashbacks

- Kommt es manchmal vor, dass Sie eine traumatische Erfahrung so stark wiedererleben, dass Sie den Kontakt zur Wirklichkeit verlieren (wie wenn Sie selbst im Dort und Damals wären)? (MID)
- Kommt es vor, dass Sie in solchen Situationen Menschen verkennen (und einen Menschen von heute für einen Täter von früher halten)? (MID)

Albtraumartige Intrusionen

- Kommt es manchmal vor, dass Sie (albtraumartige, schreckliche) Bilder tagsüber haben, die Sie nicht einordnen können? (TADS-I, MID)
  - Falls ja: wie oft? Beschreiben? Was denken Sie, woher diese Bilder kommen und was sie sagen wollen?

Ruminieren (wiederholt über Trauma reden wollen, Gedankenkreisen um Trauma)

- Haben Sie manchmal das starke Bedürfnis, über Traumatisierungen zu sprechen? (MID)
  - Falls ja: wie oft? Erzählen Sie dann alles, oder gibt es einige Punkte, die möglicherweise wichtig wären, über die Sie aber nicht sprechen? → Posttraumatische Vermeidung?
- Haben Sie manchmal ein Gedankenkreisen zum Trauma, das Sie nicht oder nur sehr schwer stoppen können?

Schlafstörungen und Albträume

- Kommt es manchmal vor, dass Sie Schlafstörungen haben? (TADS-I)
  - Falls ja: Wie oft? Können Sie die Schlafstörungen beschreiben? Könnte es einen Zusammenhang zwischen Schlafstörungen und früheren Traumatisierungen geben?
- Kommt es manchmal vor, dass Sie Albträume haben? (TADS-I)
  - Falls ja: Wie oft? Können Sie die Albträume beschreiben? Könnte es einen Zusammenhang zwischen Albträumen und früheren Traumatisierungen geben? Kommt es manchmal vor, dass Sie nachts unangenehme Erlebnisse wiedererleben?

- In welchem körperlichen Zustand erwachen Sie? → **Hyperarousal** (Angst, Schwitzen, Nervosität u.a.)? **Dissoziativer Stupor** (Seite 256)? **Depersonalisation** (Seite 275)? **Derealisation** (Seite 275)?
- Kommt es manchmal vor, dass Sie aus einem Albtraum erwachen und ihn wach weiterträumen?
- Kommt es manchmal vor, dass Sie Angst vor dem Einschlafen haben aus Angst vor Albträumen?
- Nehmen Sie manchmal Medikamente, Alkohol, Cannabis, Drogen oder andere Stoffe, um weniger Albträume zu haben?

- Wurde Ihnen jemals gesagt, dass Sie unruhig schlafen würden? (TADS-I)
  - Falls ja: Was wurde Ihnen gesagt: schreien, sprechen, kämpfen, weinen, aufstehen?
- Kommt es manchmal vor, dass Sie erwachen und nicht mehr wissen, wo Sie sind?
  - Falls ja: Wie oft? Wie lange dauert die Reorientierung? In welcher Zeit, an welchem Ort, in welcher Situation?

Posttraumatische Vermeidung

Als Gegenreaktion auf das Wiedererleben von traumaassoziierten Erinnerungen versuchen Betroffene bewusst oder unbewusst mit aller Macht, Gedanken, Gefühle und Erinnerungen an das traumatische Ereignis zu vermeiden (Tabelle 3-2). Dabei wenden Menschen mit PTBS Vermeidungsstrategien an, um das erneute Erleben traumatischer Ereignisse zu verhindern. Diese Vermeidung kann innerlich stattfinden, indem aktiv versucht wird, Gedanken und Erinnerungen an das Ereignis/die Ereignisse zu unterdrücken. Nach außen hin können die Betroffenen aktiv Menschen, Gespräche, Aktivitäten, Orte oder Situationen vermeiden, die sie an das Ereignis bzw. die Ereignisse erinnern. In schwerwiegenden Fällen kann es vorkommen, dass die Betroffenen ihr Umfeld verändern, z. B. umziehen oder den Arbeitsplatz wechseln, um diesen Erinnerungen zu entkommen (WHO, 2023).

Merke

Die posttraumatische Vermeidung ist dasjenige posttraumatische Symptom, das sowohl von Betroffenen als auch von Fachleuten in Therapie und Beratung vermutlich am meisten übersehen und unterschätzt wird.

Menschen mit Vermeidung als posttraumatisches Hauptsymptom erhalten oft deutlich weniger Unterstützung und wirken vordergründig „gesund und normal“. Speziell bei der Chronifizierung von posttraumatischen Störungen ist die posttraumatische Vermeidung in vielen Fällen das posttraumatische Hauptsymptom, das aber am wenigsten sichtbar ist.

Studien belegen, dass Opfer mit starker posttraumatischer Vermeidung bei Strafanzeigen am ehesten als unglaubwürdig erachtet werden, da ihre Symptome nicht den Erwartungen von Polizei, Staatsanwaltschaft und Gericht entsprechen, die in erster Linie Intrusionen und Hyperarousal (mit Angst, Wut, Nervosität u. a.) erwarten (Lens, van Doorn, Pemberton, & Bogaerts, 2014).

Diagnostische Fragen

Posttraumatische Vermeidung

Fragen des „International Trauma Questionnaire“ (Cloitre et al., 2018), deutsche Übersetzung (Knefel et al., 2013)

„Wie sehr hat Sie dieses Problem im letzten Monat belastet?“

- „vermeiden, dass etwas von innen an das Erlebnis erinnert (z. B. Gedanken, Gefühle oder Körperempfindungen.“
- „vermeiden, dass etwas von außen an das Erlebnis erinnert (z.B. Menschen, Orte, Gespräche, Dinge, Tätigkeiten oder Situationen).“

Nach ITQ muss für kPTBS eine Frage auf einer Skala von 0 (gar nicht) bis 5 (sehr stark) mindestens mit 2 (mittelmäßig) angegeben werden [(www.traumameasuresglobal.com (ITC, 2019c)].

Vertiefungsfragen

Einige Fragen sind an das „Trauma- und Dissoziative Symptome Interview“ (TADS-I) (Boon, 2024) sowie an das „Multidimensional Inventory of Dissociation“ (MID) (Dell, 2006) angelehnt (Seite 144).

Vermeiden von Handlungen

- Kommt es manchmal vor, dass Sie gewisse Handlungen vermeiden, um nicht an das belastende Lebensereignis erinnert zu werden (Gespräche, Menschen, Einkaufen, Körperpflege, Fliegen, Reisen, Sexualität u. a.)? (TADS-I)

Vermeiden von Orten

- Kommt es manchmal vor, dass Sie gewisse Orte oder Situationen vermeiden, weil sie in Ihnen negative Gefühle auslösen können? (TADS-I)
  - Falls ja: Welche Orte? Welche Gefühle würden diese Orte auslösen oder haben sie in der Vergangenheit ausgelöst?

Vermeiden von Traumainhalten

- Kommt es manchmal vor, dass Sie über traumatische Erlebnisse sprechen und dabei einige besonders schambehaftete Inhalte auslassen?
- Hatten Sie schon mal eine Traumatherapie, wo Sie wichtige Erinnerungen vermieden und nicht erzählt haben?
- Auf einer Skala von 0 bis 100: Wie viel von Ihren traumatischen Erfahrungen haben Sie bisher berichtet (oft werden Schuld- und Schamaspekte ausgelassen)?

Komorbide strukturelle Dissoziation mit dem Ziel der posttraumatischen Vermeidung (Achse III)
Diese Störungen der Achse III müssen eventuell zusätzlich diagnostiziert und in der Behandlungsplanung integriert werden.

- teildissoziiertes Handeln: falls Anamnese positiv → Seite 156
- volldissoziiertes Handeln: falls Anamnese positiv → Seite 156

Komorbide dissoziative Symptome mit dem Ziel der posttraumatischen Vermeidung (Achse IV)
Diese Störungen der Achse IV müssen eventuell zusätzlich diagnostiziert und in der Behandlungsplanung integriert werden.

- Kommt es manchmal vor, dass Sie sich abgestumpft und emotional taub fühlen? (TADS-I, ITQ) → falls ja → **Derealisation, Depersonalisation** (Seite 276)
- Kommt es manchmal vor, dass Sie sich abgetrennt von Ihrer Umgebung fühlen? Als gäbe es einen Schleier zwischen Ihnen und Ihrer Umwelt? (SKID-D, TADS-I) → falls ja → **Derealisation** (Seite 276)
- Kommt es manchmal vor, dass Sie den Eindruck haben, dass Teile Ihres Körpers nicht zu Ihnen gehören, oder dass Teile des Körpers nicht schmerzempfindlich sind? → falls ja → **Desomatisation** (Seite 277)
- Kommt es manchmal vor, dass Sie den Eindruck haben, als ob die Zeit stillstehen oder sich nur sehr langsam vorwärtsbewegen würde? → falls ja → **Detemporalisation** (Seite 277)
- Kommt es manchmal vor, dass Sie sich an Teile Ihres Lebens nicht erinnern können? → falls ja → **volldissoziiertes Handeln** (Seite 156), **dissoziative Amnesie** (Seite 166/265)
- Kommt es manchmal vor, dass Sie während starken Intrusionen
  - erstarren und sich nicht mehr bewegen können? → falls ja → **hypertoner dissoziativer Stupor** (Seite 256)
  - regungslos am Boden/im Bett liegen, ohne sich bewegen zu können? → falls ja → **hypotoner dissoziativer Stupor** (Seite 256)
  - ohnmächtig werden → falls ja → **dissoziative Synkope** (Seite 258)
  - Krampfanfälle haben → falls ja → **dissoziativer nicht epileptischer Krampfanfall** (Seite 245)
  - andere körperliche Symptome haben? → falls ja → Seite 310
  - die Kontrolle über Ihre Handlungen verlieren und Dinge tun, die Sie nicht möchten? → falls ja → **teildissoziiertes Handeln** (Seite 156)
  - die Kontrolle verlieren und an einem anderen Ort wieder zu sich kommen? → falls ja → **volldissoziiertes Handeln mit Fugue** (Seite 156)

Komorbide psychische Störungen mit oder ohne Ziel der posttraumatischen Vermeidung (Achse V)
Diese Störungen der Achse V müssen eventuell zusätzlich diagnostiziert und in der Behandlungsplanung integriert werden.

- Anamnese zu Suchterkrankungen → falls ja → **Sucht** (Seite 298)
- Anamnese zu Essstörungen → falls ja → **Essstörung** (Seite 301)
- Anamnese zu Zwangsstörungen → falls ja → **Zwangsstörung** (Seite 302)
- Anamnese zu anderen psychiatrischen Erkrankungen → falls ja → **andere psychiatrische Erkrankung**

Auswirkungen auf verschiedene Lebensbereiche
Einfluss auf soziale Kontakte, Arbeits- und Lernfähigkeit, Auswirkungen auf Familienarbeit, Hobbys u.a.
Wie haben sich diese Probleme ausgewirkt auf:

- Ihre Beziehungen zu anderen Menschen und Ihre sozialen Kontakte, inkl. Ihre Partnerschaft?
- Ihre Arbeitsfähigkeit?
- Ihre Lernfähigkeit an der Schule, an der Universität oder in einer anderen Ausbildung?
- andere Lebensbereiche wie Familienarbeit, Hobbys, Ferien, Reisen?

Hyperarousal

Nach einem traumatischen Ereignis kann es zu einem anhaltend erhöhten Aktivierungsniveau des autonomen Nervensystems (körperlich-psychische Übererregungszustände) kommen, gekennzeichnet durch vermehrte Anspannung, Unruhe, Ein- und Durchschlafstörungen, Reizbarkeit, aggressiven Reaktionen, Konzentrationsstörungen, übermäßiger Wachsamkeit (Hypervigilanz), persistierender Wahrnehmung erhöhter Gefahr, erhöhter Schreckhaftigkeit, Angst und Ängstlichkeit und verschiedenen psychosomatischen Symptomen (Tabelle 3-3).

Tabelle 3-2: Symptomgruppe posttraumatische Vermeidung (angepasst nach DSM-5 [APA, 2013] und Maercker [Maercker, 2019]).

Symptom	aufgeführt in	Beschreibung/Details
Einzelsymptome nach DSM-5		
Gedanken- und Gefühlsvermeidung	ICD-11 und DSM-5	• Vermeiden von Gedanken und Gefühlen, die an das Trauma erinnern (z. B. „ich muss es jetzt vergessen“) • unabhängig vom Erfolg der Vermeidungsbemühungen werden diese Handlungen wiederholt
Aktivitäts- oder Situationsvermeidung (Triggervermeidung)	ICD-11 und DSM-5	• Vermeiden von Aktivitäten oder Situationen, die Erinnerungen an das Trauma bewirken (z. B. nach Autounfall: Autofahren vermeiden, Unfallort umfahren, nur noch sehr langsam Auto fahren) • dazu gehört auch das Vermeiden von Personen und Gesprächen, die an das Trauma erinnern könnten
Weitere Vermeidungssymptome, in der ICD-11 und im DSM-5 nicht explizit beschrieben		
Versuch der extremen Ablenkung		• „Funktionieren“: – Überfokussierung auf Alltagsaufgaben und Vermeiden jeglicher Emotionalität mit Verminderung an Interesse für wichtige Aktivitäten des Lebens und Hobbys – Befürchtung, dass positive Gefühle indirekt negative Emotionen und Erinnerungen aktivieren könnten • „Hyperaktivität“: Versuch, durch starke Ablenkung dem Geist keine Möglichkeit zu geben, an das traumatische Ereignis zu denken (Ablenkung mit neuen Medien, vielen sozialen Kontakten, Extremsport, zwanghaftem Putzen und Duschen u. a.)
Rückzug		• äußerer Rückzug: durch Isolation von Menschen zu verhindern versuchen, auf das traumatische Ereignis angesprochen zu werden (vor allem bei starken Schamgefühlen nach Trauma) • innerer Rückzug: – innerlich auf Distanz gehen zu Menschen (bei weiterhin bestehendem Kontakt zu Menschen, d. h. ohne sozialen Rückzug) – Vermeiden persönlicher und emotionaler Themen aus Angst, die vermeintliche Kontrolle über die Gefühle zu verlieren und danach mehr Intrusionen zu erleben – oft verbunden mit Rückgang der Mimik, Betroffene wirken dadurch gegen außen gefasst, ruhig und entspannt – manchmal erhalten Betroffene mit dieser posttraumatischen Reaktionsform Komplimente dafür, wie tapfer und unerschütterlich sie ein traumatisches Ereignis bewältigt hätten, obwohl sie eine PTBS haben • Gefühl der sozialen Entfremdung: Gefühl der Losgelöstheit oder Fremdheit von Menschen, die nicht die gleiche traumatische Erfahrung gemacht haben, mit dem Gefühl einer Kluft zu den Mitmenschen, „nicht mehr dazu zu gehören“ (möglicherweise als chronifizierte Form von Depersonalisation und Derealisation, Seite 275, oder im Rahmen der Störung der Selbstorganisation bei kPTBS, Seite 95) • Vorsicht: chronisches Hypoarousal (Seite 83)
Ablenkung über Stoffe		• Versuch, über Stoffe, die Intrusionen zu reduzieren und vorübergehenden Abstand von Erinnerungen zu erhalten • Medikamente (vor allem Benzodiazepine), Alkohol, Drogen, aber auch Nahrungsmittel (Fette, Zucker), Nikotin u. a.
psychoforme dissoziative Symptome (Seite 230)		• Depersonalisation: Gefühl, von sich selbst separiert zu sein, sich von außen zuzuschauen, sich wie ein Automat zu fühlen • Derealisation: Gefühl des Fremdseins unter Menschen, die Umwelt durch einen Tunnel wahrzunehmen • Desomatisation: Verringerung oder Verlust der Körperempfindungen • Deaffektualisation (Numbing): – Verringerung oder Verlust emotionaler Reaktivität, Fehlen situationsadäquater Emotionalität – Empfindung, nach dem Trauma keine Affekte mehr zu haben, weder negative noch positive (z. B. Gefühle, jemanden zu lieben oder sich zu freuen)

Tabelle 3-2: *Fortsetzung*

Symptom	aufgeführt in	Beschreibung/Details
		• Detemporalisation: – gestörtes Zeitgefühl – Gefühl, dass die Zeit entweder extrem langsam und zähflüssig oder sehr schnell voranschreitet – Zeitgefühl stimmt permanent oder episodisch nicht mehr • dissoziative Amnesie: Erinnerungslücken für Kernaspekte der traumatischen Erfahrung
somatoforme dissoziative Minussymptome (Seite 230)		dissoziativ-neurologische Symptome, primär somatoforme Minussymptome, z. B.: • optisch: Visusprobleme (Seite 234) • akustisch: Tinnitus, Hörsturz, Hyperakusis (Seite 235) • vestibulär: Schwindel (Seite 238) • sensorisch: Hypästhesie, Anästhesie (Seite 242) • Dysphonie, Aphonie, Stottern (Seite 254) • hypertoner und hypotoner Stupor (Seite 256) • Synkopen (Seite 258) • Paresen (Seite 262) • Bewegungsstörungen, z. B. Tremor (Seite 264)

Tabelle 3-3: Symptomgruppe Hyperarousal [angepasst nach DSM-5 (APA, 2013) und Maercker (Maercker, 2019)].

Symptom	aufgeführt in	Beschreibung/Details
Einzelsymptome nach DSM-5		
übermäßige Wachsamkeit (Hypervigilanz)	ICD-11 und DSM-5	• ständiges Gefühl der Unsicherheit und des Misstrauens mit andauerndem Gefährdungsgefühl und Gefühl der Schutzlosigkeit • alltägliche Situationen werden als übermäßig gefährlich empfunden • betrifft sowohl mit dem Trauma assoziierte als auch nicht damit in Zusammenhang stehende Situationen; kann z. B. dazu führen, dass Waffen zur möglichen Verteidigung mitgeführt werden bzw. Überwachungseinrichtungen installiert werden
übermäßige Schreckreaktion	ICD-11 und DSM-5	• leichte Erschreckbarkeit, auch bei ungefährlichen und unproblematischen Reizen • Reaktion mit Wut, Angst oder Scham (s. u.)
Konzentrationsschwierigkeiten	DSM-5	• Probleme mit der Konzentration bei Handlungen, viel mehr als vor dem Ereignis • z. B. beim Autofahren, Lernen, Lesen
Ein- und Durchschlafschwierigkeiten	DSM-5	• Ein- und Durchschlafschwierigkeiten • durch Intrusionen, Hyperakusis (Seite 236), chronisch aktiviertes sympathisches Nervensystem
erhöhte Reizbarkeit, Wutausbrüche	DSM-5	• erhöhte Reizbarkeit und raschere Wutreaktion, deutlich mehr als vor dem traumatischen Ereignis • wird von den Betroffenen oft nicht oder nur eingeschränkt wahrgenommen, wird eher von Angehörigen beobachtet • geht mit der Tendenz zu risikoreicheren Verhaltensweisen einher, z. B. Autofahren mit überhöhter Geschwindigkeit, gefährliche zwischenmenschliche Konflikte
selbstzerstörerisches Verhalten	DSM-5	• Verhalten, das riskant und damit potenziell selbstschädigend sein kann (z. B. Autofahren mit überhöhter Geschwindigkeit, übermäßiger Drogen- oder Alkoholkonsum, aber auch suizidales oder selbstverletzendes Verhalten) • wurde im Forschungskontext vor allem bei Kriegsveteranen untersucht

Im Rahmen des anhaltenden Hyperarousals können Betroffene eine übertriebene Schreckreaktion auf unerwartete Reize wie plötzliche Geräusche zeigen. Hypervigilante Menschen sind ständig auf der Hut vor potenziellen Gefahren und sehen sich selbst oder Personen in ihrer Nähe in unmittelbarer Gefahr, entweder in bestimmten Situationen oder ganz allgemein. Sie nehmen neue Verhaltensweisen an, um ihre Sicherheit zu gewährleisten, z. B. vermeiden sie es, mit dem Rücken zu einer Tür zu sitzen, oder sie überprüfen den Rückspiegel beim Fahren besonders häufig (WHO, 2023).

Anders als bei der PTBS kann die Schreckreaktion bei der kPTBS in einigen Fällen eher abgeschwächt als verstärkt sein (WHO, 2023).

Zum Hyperarousal können wiederholte Schlafstörungen gehören. Die Frage nach der Qualität des Schlafs ist wichtig, da Schlafstörungen nach Trauma das Suizidrisiko erhöhen können. Dazu gehört auch die Angst vor dem Einschlafen aufgrund von Albträumen (King et al., 2021).

Diagnostische Fragen

Hyperarousal

Fragen des „International Trauma Questionnaire" (Cloitre et al., 2018), deutsche Übersetzung (Knefel et al., 2013)

„Wie sehr hat Sie dieses Problem im letzten Monat belastet?"

- „extrem wachsam sein, aufmerksam oder ‚auf der Hut' sein"
- „sich kribbelig fühlen oder leicht erschreckbar sein"

Nach ITQ muss für kPTBS eine Frage auf einer Skala von 0 (gar nicht) bis 5 (sehr stark) mindestens mit 2 (mittelmäßig) angegeben werden, s. www.traumameasuresglobal.com (ITC, 2019c).

Vertiefungsfragen

Einige Fragen sind an das „Trauma- und Dissoziative Symptome Interview" (TADS-I) (Boon, 2024) sowie an das „Multidimensional Inventory of Dissociation" (MID) (Dell, 2006) angelehnt (Seite 143).

Hypervigilanz

- Kommt es manchmal vor, dass Sie übermäßig wachsam und „auf der Hut" sind? (TADS-I)

Schreckhaftigkeit, Konzentrationsschwierigkeiten

- Kommt es seit dem traumatischen Ereignis vor, dass Sie schreckhafter sind und Probleme mit der Konzentration haben?

Erhöhte Reizbarkeit, Wutausbrüche

- Kommt es manchmal vor, dass Sie leicht reizbar sind und zu Wutausbrüchen neigen?

Schlafstörungen im Zusammenhang mit Hyperarousal

- Kommt es manchmal vor, dass Sie Probleme beim Einschlafen haben? (TADS-I)
  - Falls ja: Wie oft? Was passiert beim Einschlafen? Angstgefühle, Angstgedanken, Angst vor dem Schließen der Augen (Intrusionen beim Schließen der Augen)? Angst vor posttraumatischen Albträumen?
  - Nehmen Sie Medikamente, Alkohol, Cannabis, Drogen oder andere Stoffe, um einschlafen zu können?
- Wachen Sie nachts manchmal auf? (TADS-I)
  - Falls ja: Wie oft? Was weckt Sie auf? → Hyperakusis (Seite 236). In welchem Zustand? → dissoziativer Stupor (Seite 256)
  - (Achtung: nächtliches Erwachen ist kein spezifisches posttraumatisches Symptom. Deshalb Bezug zu Traumatisierungen und PTBS-Symptomatik erfragen).

Somatisierung

- Kommt es vor, dass Sie körperliche Beschwerden wie z. B. Kopfschmerzen, Schwindel, Bauchschmerzen, Unterleibsschmerzen, Tinnitus u. a. hatten, ohne dass eine organische Ursache gefunden werden konnte? → dissoziativ-neurologische Symptomstörung (Seite 233)

Einfluss auf soziale Kontakte, Arbeits- und Lernfähigkeit, Auswirkungen auf Familienarbeit, Hobbys u. a.

Wie haben sich diese Probleme ausgewirkt auf:

- Ihre Beziehungen zu anderen Menschen und Ihre sozialen Kontakte, inkl. Ihre Partnerschaft?
- Ihre Arbeitsfähigkeit?
- Ihre Lernfähigkeit an der Schule, an der Universität oder in einer anderen Ausbildung?
- andere Lebensbereiche wie Familienarbeit, Hobbys, Ferien, Reisen u. a.

Hypoarousal

Ein weiteres posttraumatisches Symptom können körperlich-psychische Untererregungszustände, sog. Hypoarousal-Zustände, sein (Boon, Steele, & Van der Hart, 2013). Andere Begriffe sind emotionale Taubheit und Numbing (Wöller, 2006), wobei die genaue Definition der Begriffe in der Literatur oft ungenau und die Abgrenzung zu dissoziativen Symptomen wie Depersonalisation und Derealisation unpräzise

Tabelle 3-4: Symptome von posttraumatischem Hyper- und Hypoarousal.

Kriterium	Hyperarousal	Hypoarousal
Regulation der traumaassoziierten emotionalen und somatosensorischen Informationen	Unterregulation	Überregulation
physiologische Zustände gemäß Polyvagaltheorie (Porges, 2011)	(Über-)Aktivierung sympathisches Nervensystem	Überaktivierung parasympathisches Nervensystem (dorsaler N. vagus) und Downregulation des sympathischen Nervensystems
Zeichen während vorübergehendem Auftreten		
Motorik	körperliche Unruhe, Zittern, Anspannung der Muskulatur	reduzierte und verlangsamte Bewegungen oder Bewegungslosigkeit
Herz-Kreislauf-System in akuten Zuständen	Puls erhöht, Atemfrequenz erhöht	Puls erniedrigt, Atemfrequenz reduziert
Emotionen	Angst, Panik, Wut, Aggressionen, Reizbarkeit	Scham oder Affektarmut, Gefühl der Gefühllosigkeit, Gefühl der Blockierung
Gedanken	Gedankenrasen, Unruhe, reduzierte Lernfähigkeit	Gedankenarmut, Denkverlangsamung
Impulse	Flucht- und Kampfimpulse	Reaktionsarmut oder Impulse zu Selbstverletzungen
Blick	unruhiger, rastloser Blick mit Angst/Panik oder Wut/Aggression, kurze Augenkontakte möglich	im akuten Zustand leerer, ausdrucksloser Blick im Sinne des „Thousand Yard Stare" (Schiraldi, 2009), kaum Augenkontakt
dissoziative Symptome	Derealisation und Depersonalisation möglich (z. B. „Roboterhandeln")	Auftreten gemeinsam mit vielen dissoziativen Symptomen, z. B. Depersonalisation und Derealisation (Seite 275)
Zeichen bei Chronifizierung		
Bindungssystem	Kontakte zu Menschen werden gesucht, aber primär mit Fokus auf Kampf/Flucht	kaum spontane Bindungsaufnahme mit Menschen
Differenzialdiagnose bei chronifizierten Zuständen	• generalisierte Angststörung (Seite 307) • Panikstörung (Seite 307) • Aggressionsstörungen (im Rahmen von Persönlichkeitsstörungen, manische Krisen u. a.)	• Depression (Seite 305) • Minussymptome einer Schizophrenie (Seite 307)

Es handelt sich hier um Vorschläge und nicht um evidenzbasierte Kriterien; viele Unterscheidungsmerkmale sind bisher wissenschaftlich nicht oder nicht ausreichend überprüft worden; Literatur s. Porges, 2011

ist. Hypoarousal-Zustände können sowohl in einem akuten Schockzustand nach einer traumatisierenden Erfahrung als auch bei chronischen posttraumatischen Zuständen auftreten. In der ICD-11 werden sie nicht explizit erwähnt, im DSM-5 sind sie teilweise unter dem dissoziativen Subtyp der PTBS aufgeführt.

Hintergrund von posttraumatischem Hypoarousal ist eine Überregulation der psychischen und körperlichen PTBS-Symptome, im Gegensatz zum Hyperarousal mit einer generellen Unterregulation (Lanius et al., 2010). Hypoarousal-Zustände wurden von Porges im Rahmen der Polyvagaltheorie detaillierter beschrieben (Porges, 2011).

Vor dem Hintergrund der Literatur zu Hypoarousal-Zuständen können 2 Formen von PTBS unterschieden werden:

- klassische PTBS mit der Traumatrias Wiedererleben, posttraumatische Vermeidung und **Hyper**arousal
- „Hypoarousal PTBS" mit der Trias Wiedererleben, posttraumatische Vermeidung und **Hypo**arousal, in der Regel verbunden mit ausgeprägten dissoziativen Symptomen der TD-Achse IV

Möglich sind auch Formen mit alternierenden Wechseln zwischen Hyper- und Hypoarousal.

Hyper- und Hypoarousal-Zustände (Tabelle 3-4) können unterschiedlich lang andauern, von vorübergehend für einige Minuten bis zu mehreren Wochen und Monaten. Beide Formen können bei Chronifizierung leicht als Charaktermerkmale fehlgedeutet werden (z. B. nervöser, reizbarer Charakter bei andauerndem Hyperarousal, bzw. antriebsloser und interessearmer Charakter bei chronischem Hypoarousal), obwohl es sich um verlängerte posttraumatische Symptome handelt, die durch eine spezialisierte Traumatherapie behandelt werden könnten. Möglich ist auch die Fehldiagnose einer anderen psychiatrischen Erkrankung, z. B. Angst- und Panikstörung bei chronischem Hyperarousal oder Depression bei anhaltendem Hypoarousal.

Diagnostische Fragen

Hypoarousal

Emotionale Betäubung

- Kommt es manchmal vor, dass Sie in Zustände mit emotionaler Betäubung geraten?

Motorische Symptome

- Kommt es manchmal vor, dass Sie „erstarren" und sich nicht mehr oder nur noch langsam bewegen können?
- Kommt es manchmal vor, dass sich Ihre Bewegungen zäh und schwer anfühlen, wie wenn Sie gegen Widerstand ankämpfen müssten?

Depersonalisation und Derealisation

- Fragen zu Depersonalisation und Derealisation Seite 275

Beispiele

Einem 23-jährigen geflüchteten Afghanen wird sein Asylantrag abgelehnt. In der darauffolgenden spezialisierten Abklärung wirkt der Patient vordergründig ruhig, gefasst und nicht traumatisiert, da er behutsam spricht, kaum Affekte und Mimik zeigt und keine akuten Hyperarousal-Symptome aufweist.

Im Verlauf des Abklärungsgesprächs zeigt sich jedoch ein deutliches Hypoarousal: Je mehr Angaben zur Vorgeschichte in Afghanistan erfragt werden, desto weniger Mimik und Gestik zeigt er, die Stimme wird immer leiser, die Sätze einfacher und kürzer, bis er in einen hypertonen dissoziativen Stupor (Seite 256) fällt bei gleichzeitigem „Thousand Yard Stare" mit weit aufgerissenen, auf einen Punkt am Boden fixierten Blick. Auf Nachfrage berichtet er von zusätzlichen Intrusionen, ausgelöst durch belastende Fragen.

Die Nachfrage ergibt, dass er sowohl bei der Erstbefragung nach dem Asylantrag wie auch bei der späteren Anhörung zu den Fluchtgründen die gleichen Symptome gehabt habe. Der anwesende Übersetzer, der bei der Anhörung ebenfalls übersetzt habe, bestätigt die Übereinstimmung der von außen sichtbaren Symptome. Die weitere Abklärung ergibt zudem dissoziative Amnesien für beide Befragungen (so kann er z. B. viele allgemeine Informationen zum Raum und zu den ihn befragenden Menschen nicht wiedergeben) sowie das Vollbild einer kPTBS, jedoch mit Hypo- statt mit Hyperarousal. Den Behörden werden in einem ausführlichen Bericht die Diagnose einer kPTBS mit Hypoarousal sowie verschiedenen dissoziativen Symptomen (u. a. dissoziative Amnesien) mitgeteilt und auch die neuen Informationen zu den Fluchtgründen genannt, die er im Rahmen des Abklärungsgesprächs erstmals mitteilen konnte. Daraufhin wird der Asylbescheid revidiert.

3.3.3 Zusatzsymptome nach DSM-5

Zusätzlich zu den 3 Kardinalsymptomen der Traumatrias werden im DSM-5 weitere typische Symptome zu Veränderungen von Kognitionen und Emotionen beschrieben (Tabelle 3-5). In der ICD-11 werden diese Zeichen vor allem dem Störungsbild der komplexen PTBS zugeordnet. Im DSM-5 gibt es das Störungsbild der kPTBS nicht, weshalb dort die PTBS breiter definiert wird.

Beispiele

Ein 37-jähriger Mann erleidet einen Autounfall, bei dem sein Wagen auf einer Autobahn in eine Böschung gerät, sich überschlägt und danach über eine längere Strecke von einem Lastwagen mitgerissen wird. Während des Unfalls erleidet der Lenker schwere Todesangst und eine peritraumatische Dissoziation (Kap. 3.2.3, Seite 68).

Drei Monate nach dem Unfall leidet er noch an den folgenden Symptomen:

- Wiedererleben:
  - akustische Intrusionen des Quietschens der Räder, während sein Auto vom Lastwagen mitgezogen wurde, mit affektiven Intrusionen von Todesangst und Ohnmacht
  - nächtliches schreckhaftes Erwachen aus Albträumen, in denen er in Unfällen stirbt
- Hyperarousal:
  - Zusammenschrecken, wenn größere Lastwagen an ihm vorbeifahren
  - Panikgefühle als Beifahrer während Autofahrten

Tabelle 3-5: Einzelsymptome der Symptomgruppe kognitive Veränderungen und Veränderungen der Stimmung, nur im DSM-5.

Kurzbezeichnung	Erläuterungen nach DSM-5	Einordung nach ICD-11
(Teil-)Amnesien	• wichtige Elemente des traumatischen Geschehens können nicht mehr erinnert werden (z. B. von Ort x nach Ort y gekommen zu sein) • im Extremfall kann das ganze traumatische Geschehen nicht mehr erinnert werden; es herrschen nur unscharfe Erinnerungen oder Erinnerungsbruchstücke vor • die Amnesien dürfen nicht durch einfache Vergesslichkeit oder durch organische Ursachen (z. B. Schädel-Hirn-Trauma) erklärbar sein	am ehesten unter dissoziativer Amnesie (6B61) (Seite 265)
anhaltende negative Grundüberzeugungen	• sich als Folge der traumatischen Erfahrung entwickelnde globale und anhaltende negative Überzeugungen über sich selbst oder die Welt • „ich kann niemandem mehr trauen."	kPTBS (Probleme mit Selbstbild und tragenden Beziehungen) (6B41)
anhaltende verzerrte Kognitionen	• die Ursachen oder Folgen des traumatischen Ereignisses werden dauerhaft kognitiv verzerrt • dies führt zu Schuldzuweisung sich selbst oder unbeteiligten Personen gegenüber	kPTBS (Probleme mit Selbstbild und tragenden Beziehungen) (6B41)
anhaltender negativer emotionaler Zustand	• dauerhafter negativer Gefühlszustand • z. B. andauernde Schuld, Wut, Furcht, Trauer	kPTBS (tief greifende Probleme der Affektregulation) (6B41)
Interessensverminderung	• deutlich vermindertes Interesse an wichtigen Aktivitäten des täglichen Lebens oder an individuell vor dem traumatischen Erlebnis gern ausgeführten Aktivitäten • z. B. Karrierebemühungen, Hobbys	kPTBS (tief greifende Probleme der Affektregulation) (6B41)
Entfremdungsgefühl	• Gefühl der Losgelöstheit oder Fremdheit von anderen Personen, die nicht das gleiche traumatische Ereignis erlebt haben • subjektiv unüberwindlich empfundene Kluft zwischen den anderen und einem selbst (und entsprechenden Leidensgefährten) • selbst Familienmitgliedern gegenüber herrscht das Entfremdungsgefühl vor	kPTBS (Probleme mit tragenden Beziehungen) (6B41)
eingeschränkter positiver Affektspielraum	• Empfindung, dass seit dem Trauma keine positiven Gefühle mehr wahrgenommen werden können (z. B. die Fähigkeit jemanden zu lieben, sich zu freuen) • die Betroffenen beklagen eine Beschädigung ihrer Gefühlswelt, alle positiven Gefühle erscheinen ihnen nivelliert • dieses sog. „Numbing" (deutsch: Abflachung der allgemeinen Reagibilität) bezieht sich seit DSM-5 nur noch auf positive Affekte	kPTBS (alle Bereiche) (6B41)

- Schreckreaktionen beim Lesen von Autounfällen oder dem Hören von Staumeldungen im Radio
- Vermeidung:
  - Vermeiden von Fahrten auf Autobahnen mit z. T. langen Umwegen über Landstraßen sowie Verzicht auf Autofahrten, die nicht unbedingt notwendig sind
  - Vermeiden von Radiostationen mit Verkehrsmeldungen
  - Vermeiden von Fahrten als Beifahrer (da er sich dort zusätzlich ohnmächtig fühlt)
  - Vermeiden des Ausfüllens von Versicherungsanfragen zum Unfallgeschehen

3.3.4 Unterformen posttraumatischer Belastungsstörungen

Für die Therapie kann es hilfreich sein, 3 Unterformen posttraumatischer Belastungsstörungen zu unterscheiden (Gysi, 2017). Diese Unterteilung ist nicht evidenzbasiert, kann aber speziell bei der Wahl des therapeutischen Vorgehens in Bezug auf die Traumakonfrontation sinnvoll sein:

Angstbasierte PTBS

Hauptaffekt ist Angst, Hauptsymptome sind Schreckhaftigkeit, Hypervigilanz und generalisierte Ängstlichkeit. Intrusionen und Albträume lösen Angst und Panik aus (Todesangst). Einige PTBS-Konzepte basieren auf der Idee, dass PTBS primär eine Angststörung sei (Norrholm & Jovanovic, 2018). Die Betroffenen sprechen vor allem mit Angst über die erlebten Traumatisierungen. Traumakonfrontation ist üblicherweise früh indiziert.

Beispiele

Alexis ist als Rettungssanitäter tätig. Bei einem Einsatz wird er Zeuge eines schrecklichen Busunfalls, bei dem viele Menschen verletzt und getötet werden. Seitdem leidet er unter wiederkehrenden und intensiven Flashbacks, in denen er den Unfall immer wieder durchlebt. Diese Flashbacks sind so real, dass er sich in der Gegenwart fühlt, als wäre er erneut vor Ort. In der Nacht wird er von Albträumen geplagt, die die schrecklichen Ereignisse des Unfalls wieder aufleben lassen. Er wacht häufig schweißgebadet und mit einem starken Gefühl der Panik auf. Um die angstauslösenden Erinnerungen zu vermeiden, meidet Alexis alles, was mit seiner Arbeit als Rettungssanitäter zu tun hat. Er hat Schwierigkeiten, über das Ereignis zu sprechen, und vermeidet Orte oder Situationen, die ihn daran erinnern könnten.

Alexis reagiert außerdem stark auf Reize, die ihn an den Unfall erinnern könnten. Er ist ängstlich und leidet unter Panikattacken, hat Schwierigkeiten, sich zu konzentrieren, und fühlt sich ständig angespannt und nervös. Er hat Angst, sich auf Straßen aufzuhalten, und zieht sich zunehmend zurück. Soziale Aktivitäten meidet er und isoliert sich immer mehr von Freunden und Familie.

Wutbasierte PTBS

Wut und Rachegefühle sind bei Traumatisierten oft beschrieben worden (Olatunji, Ciesielski, & Tolin, 2010), vor allem nach Kriegseinsätzen sowie bei vielen Kriminalitätsopfern (Orth & Wieland, 2006). Hauptsymptome sind Reizbarkeit, Aggressivität, Wutausbrüche und Racheaffekte. Intrusionen lösen Wut und Aggressionen aus („Mordswut"). Die Betroffenen sprechen primär mit Wut und Hass über die erlebten Traumatisierungen. Das Risiko für Wutprobleme war in einer Untersuchung mit US-Kriegsveteranen erhöht, wenn gleichzeitig noch eine depressive Störung vorlag (Gonzalez, Novaco, Reger, & Gahm, 2016). Eine frühe Traumakonfrontation ist, wenn möglich, sinnvoll.

Beispiele

Alea, eine ehemalige Soldatin, hat während eines Kriegseinsatzes schwere traumatische Erfahrungen gemacht. Seit ihrer Rückkehr leidet sie unter plötzlichen und intensiven Wutausbrüchen, die oft durch Kleinigkeiten ausgelöst werden. Diese Wutausbrüche können sowohl verbal als auch physisch aggressiv sein und beeinträchtigen ihre persönlichen Beziehungen. Alea ist ständig gereizt und fühlt sich schnell angegriffen. Selbst die geringsten Unannehmlichkeiten oder laute Geräusche können ihre Wut entfachen, und sie hat Schwierigkeiten, ihre Emotionen unter Kontrolle zu halten. Sie hegt eine tiefe Feindseligkeit gegenüber Menschen, die sie als Bedrohung empfindet, auch wenn diese Bedrohung nur in ihrer Wahrnehmung existiert. Dies führt dazu, dass sie sich von anderen isoliert und soziale Beziehungen meidet.

Zusätzlich leidet Alea unter wiederkehrenden Albträumen, in denen sie sich in Kriegssituationen befindet und extreme Gewalt erlebt oder ausübt. Um mit ihrer Wut umzugehen, greift sie gelegentlich zu Alkohol oder Drogen. Dieses Verhalten verschlimmert ihre Probleme und verstärkt ihre soziale Isolation.

Schambasierte PTBS

Scham ist in vielen Therapien eine Herausforderung. Besonders endemisch und durchdringend ist sie jedoch bei posttraumatischen Störungen (Nathanson, 1992; Herman, 2012; Loewenstein & Brand, 2023).

Bei der schambasierten PTBS sind Scham und Schuld Hauptaffekte, unter denen Betroffene leiden. Sie fühlen sich verantwortlich und schuldig für die erlittene Traumatisierung. Hauptsymptome sind emotionaler Rückzug, Isolation, Selbsthass und Selbstabwertung.

Intrusionen lösen Schamattacken aus mit Tendenz zu selbstschädigenden Handlungen und Suizidalität („Todesscham", „sich zu Tode schämen"). Als Schamattacke kann das plötzliche Auftreten einer körperlichen und psychischen Schamreaktion bezeichnet werden, oft ausgelöst durch Trigger, mit Selbsthass, Selbstabwertung und ausgeprägter körperlicher Anspannung.

Scham korreliert stark mit Dissoziation und negativem Therapieerfolg (Herman, 2012; Lee, Scragg, & Turner, 2001). Scham und Schuld sind häufig als aufrechterhaltende Faktoren der PTBS gefunden worden, unabhängig von der Art des traumatischen Ereignisses, und mit höherer Auftretenswahrscheinlichkeit nach dem Erleben mehrfacher Ereignisse (Aakvaag et al., 2016; Andrews et al., 2000; Maercker, 2019).

Hinzu kommt, dass Scham oft mit Ekel einhergeht (Fairbrother & Rachman, 2004), meist mit Ekel gegenüber sich selbst und gegenüber bestimmten Triggern (z.B. gewisse Nahrungsmittel und Gerüche, in der Folge erhöhtes Risiko für Essstörungen).

Die Betroffenen sprechen bei schambasierter PTBS möglichst nicht über Traumatisierungen, bei Traumakonfrontationen lassen sie die besonders schambehafteten Aspekte aus und können während oder nach der Therapie aufgrund von Schamattacken psychische Krisen erleiden. Traumakonfrontation ist erst indiziert, wenn die Scham ausreichend reduziert ist.

Beispiele

Adrian überlebt einen gewalttätigen sexuellen Übergriff. Infolgedessen empfindet er starke Selbstschuldgefühle und glaubt, dass er in gewisser Weise für den Übergriff verantwortlich ist. Diese irrationalen Schuldgefühle beeinflussen sein Selbstwertgefühl stark.

Er entwickelt eine tiefe Scham gegenüber anderen Menschen, was zu sozialer Isolation führt und seine zwischenmenschlichen Beziehungen beeinträchtigt. Aufgrund der starken Schamgefühle hat Adrian Schwierigkeiten, intime Beziehungen einzugehen. Er fühlt sich unsicher und nicht mehr zugehörig. Zudem schämt er sich für seinen eigenen Körper und empfindet Ekel und Scham in Bezug auf physische Aspekte, die mit dem Übergriff in Verbindung stehen. Manchmal verletzt er sich selbst mit Zigaretten, um mit der Scham umzugehen.

Adrian hat große Angst davor, aufgrund seiner traumatischen Erfahrungen von anderen stigmatisiert zu werden. Diese Angst verstärkt seine Tendenz zur sozialen Isolation und erschwert seine Suche nach Hilfe.

3.3.5 Kulturelle Unterschiede

Einige Aspekte von Trauma scheinen universell zu sein (Marsella, 2010). Das soziale Umfeld kann jedoch den Ausdruck der Traumafolgestörung und die Reaktion auf die Behandlung beeinflussen. In verschiedenen Kulturen kann die Bedeutung bestimmter Symptome, die mit PTBS in Verbindung gebracht werden, unterschiedlich sein (Bryant-Davis, 2019). In einigen Gruppen kann Wut z.B. das auffälligste Symptom im Zusammenhang mit traumatischen Erfahrungen sein und eine kulturell angemessene Form des Ausdrucks von Belastung darstellen. In anderen kulturellen Kontexten kann die Bedeutung, die Albträumen zugeschrieben wird, sehr ausgeprägt sein, was ihre Bedeutung bei der Bewertung der charakteristischen Symptome der PTBS erhöht (WHO, 2023).

In manchen Kulturen werden die Symptome einer PTBS anders erlebt, als sie in den Diagnosemanualen beschrieben werden (Claudius et al., 2022). Folglich können medizinische Fachkräfte, die mit unterschiedlichen kulturellen Ausdrucksformen nicht vertraut sind, diese leicht übersehen. Beispielhaft können körperliche Symptome wie Kopfschmerzen (oft begleitet von einer visuellen Aura), Schwindel, Hitzewallungen, Atemnot, Magen-Darm-Probleme, Zittern und orthostatische Hypotonie somatoforme Symptome von Wiedererleben und Hyperarousal einer PTBS darstellen. Diese werden kulturspezifisch jedoch anders dargestellt als in westlichen Industrienationen (Claudius et al., 2022).

Bei der Diagnose einer PTBS ist die Berücksichtigung des kulturellen und psychosozialen Kontexts beim subjektiven Erleben von Trauma bedeutsam (Bryant-Davis, 2019). Posttraumatische Symptome können sich auf der ganzen Welt unterschiedlich äußern, was eine globale Perspektive auf Trauma und Resilienz erfordert (Claudius et al., 2022).

3.3.6 Fragebögen

Zur Diagnostik der PTBS stehen verschiedene validierte Fragebögen zur Verfügung (Tabelle 3-6). Für eine Übersicht s. Schellong et al. (Schellong, Schützwohl, Lorenz, & Trautmann, 2019).

3.3.7 Diagnose

Diagnose nach ICD-11

Die Diagnose kann nach ICD-11 gestellt werden, wenn die folgenden Bedingungen erfüllt sind (WHO, 2019):

- Traumakriterium (Kap. 3.3.1, Seite 76): Die Betroffenen waren einem extrem bedrohlichen oder katastrophalen Ereignis oder einer Serie von Ereignissen ausgesetzt.
- Traumatrias (Kap. 3.3.2, Seite 76):
  - Intrusionen: Wiedererleben des traumatischen Ereignisses oder der Ereignisse in der Form lebhafter intrusiver Erinnerungen, von Flashbacks oder Albträumen, begleitet von starken und überwältigenden Gefühlen wie Angst oder Horror sowie starken physischen Empfindungen oder Gefühlen der Überwältigung oder einem Erleben der gleichen intensiven Gefühle, die während des traumatischen Ereignisses erlebt wurden
  - posttraumatische Vermeidung: Vermeidung von Gedanken und Erinnerungen an das Ereignis oder die Ereignisse oder Vermeidung von Aktivitäten, Situationen oder Personen, die an das traumati-

Tabelle 3-6: Fragebögen zur Diagnose von PTBS (Schellong et al., 2019; Seiler et al., 2023).

Fragebogen	Literatur	Beschreibung
International Trauma Questionnaire	• ITQ (Cloitre et al., 2018) • Deutsche Validierung: Christen, Killikelly, Maercker & Augsburger, 2021	• Screening Instrument nach ICD-11 • enthält 18 Fragen, je zur Hälfte zur Kernsymptomatik von PTBS und kPTBS • ist in verschiedenen Sprachen frei im Internet erhältlich (www.traumameasuresglobal.com) • ist in diesem Buch etwas verkürzt dargestellt, für eine Vertiefung s. (Cloitre et al., 2018)
International Trauma Interview	• (Roberts et al., 2022)	• Diagnoseinstrument zur Diagnostik nach ICD-11 • Semistrukturiertes Interview • Der erste Teil zur Diagnostik der PTBS basiert auf der Clinician-Administered PTSD Scale for DSM-5 (CAPS-5) • Der zweite Teil fragt nach der Störung der Selbstorganisation bei kPTBS (Bondjers et al., 2019) • Die deutsche Übersetzung ist validiert worden (Bachem et al., 2024)
Clinician-Administered PTSD Scale (CAPS)	• CAPS (Blake et al., 1990), CAPS-5 (Weathers, Blake, Kaloupek, Marx, & Keane, 2013) • deutsch (Müller-Engelmann et al., 2018)	• störungsspezifisches Interview • gehört in der Forschung und der gutachterlichen Praxis zu den am häufigsten eingesetzten Verfahren zur PTBS-Diagnostik • Anpassung für kPTBS: „Complex PTSD Item Set additional to the CAPS (COPISAC)". Drei Fragen beziehen sich auf die Störung der Selbstorganisation nach kPTBS (Lechner-Meichsner & Steil, 2021)
Impact of Event Skala	(Maercker & Schützwohl, 1998; Weiß & Marmar, 1997)	• Symptomfragebogen zur Erfassung der posttraumatischen Störungen • mit besonderem Aspekt der posttraumatischen Übererregung
PTSD Symptom Scale	(Ehlers, Steil, Winter, & Foa, 1996; Foa, Riggs, Dancu, & Rothbaum, 1993)	Symptomfragebogen mit 17 Aussagen, die direkt mit den Symptomen vom DSM korrespondieren
Posttraumatic Diagnostic Scale	(Ehlers et al., 1996; Foa, Cashman, Jaycox, & Perry, 1997)	• Selbstbeurteilungsfragebogen, in 4 Fragebogenabschnitten • mit Einschätzung der PTBS-Symptomatik und Erfassung der Reaktionen der Betroffenen auf das Trauma und die daraus resultierenden Einbußen
Essener Trauma Inventar	(Tagay et al., 2006)	• deutschsprachiges Selbstbeurteilungsinstrument • vorliegend in Fragebogen- und in Interviewform

sche Ereignis oder die traumatischen Ereignisse erinnern
    - Hyperarousal: anhaltende Wahrnehmung einer erhöhten gegenwärtigen Bedrohung, z.B. durch Hypervigilanz oder eine verstärkte Schreckreaktion auf Reize wie unerwarteter Lärm
- Beeinträchtigungen: Die Symptome müssen mindestens über mehrere Wochen anhalten und bedeutsame Beeinträchtigungen in persönlichen, familiären, sozialen, ausbildungsrelevanten, beruflichen oder anderen wichtigen Lebensbereichen verursachen.

Auswertung der Fragen des ITS (Kap. 3.3.6): „Die Diagnose einer PTBS erfordert eines aus 2 Symptomen aus den Symptombereichen: (1) Wiedererleben im Hier und Jetzt, (2) Vermeidung und (3) Gefühl einer aktuellen Bedrohung sowie zumindest einen Indikator für die funktionale Beeinträchtigung in Verbindung mit diesen Symptomen" (Auswirkungen auf Beziehungen zu Menschen oder soziale Kontakte, Arbeitsfähigkeit, andere wichtige Lebensbereiche) (Cloitre et al., 2018); s. https://www.traumameasuresglobal.com/itq (ITC, 2019c).

Diagnose nach DSM-5

Bedingungen für eine Diagnose der PTBS nach DSM-5 sind (APA, 2013):

A. Traumakriterium
B. Wiedererleben: 1 Symptom von: Intrusionen, Albträume, Flashbacks, emotionale Belastung durch Trigger, physiologische Reaktionen auf Erinnerung

C. Vermeidung: 1 Symptom von: Gedanken- und Gefühlsvermeidung und Aktivitäts- oder Situationsvermeidung
D. Veränderungen im Gefühlzustand und/oder in Kognitionen: 2 Symptome von:
   - Unfähigkeit, sich an wichtige Merkmale des traumatischen Erlebnisses zu erinnern (dissoziative Amnesie)
   - andauernde (und oft verzerrte) negative Annahmen von sich selbst oder der Welt
   - andauernde verzerrte Vorwürfe gegen sich selbst oder gegen andere, am traumatischen Erlebnis oder seinen negativen Folgen schuld zu sein
   - andauernde negative traumaassoziierte Emotionen (z. B. Angst, Wut, Schuld oder Scham)
   - markant vermindertes Interesse an wichtigen (nicht traumaassoziierten) Tätigkeiten
   - das Gefühl, anderen fremd zu sein (z. B. Distanziertheit oder Entfremdung)
   - eingeschränkter Affekt: andauernde Unfähigkeit, positive Emotionen zu empfinden
E. Chronische Übererregung: 1 Symptom der Symptomgruppe: übermäßige Wachsamkeit, übermäßige Schreckreaktion, erhöhte Reizbarkeit/Wutausbrüche, selbstzerstörerisches Verhalten, Konzentrationsschwierigkeiten, Ein- und Durchschlafschwierigkeiten
F. Dauer der Beeinträchtigungen länger als 1 Monat
G. Beeinträchtigungen: Die Störung verursacht klinisch bedeutsame Belastungen oder Beeinträchtigungen im sozialen und Berufsbereich sowie anderen wichtigen Funktionsbereichen.
H. Ausschluss Substanzen: nicht Folge von Substanzen (Alkohol, Drogen, Medikamente) oder anderen medizinischen Ursachen (Krankheit)
   Zusätzliche Einteilung:

- dissoziativer Subtyp: Depersonalisation und Derealisation
- verzögerter Beginn (mindestens 6 Monate nach dem Ereignis)

3.3.8 Differenzialdiagnosen

Die wichtigsten differenzialdiagnostischen Fragen betreffen die anderen spezifisch belastungsbezogenen Störungen (Tabelle 3-7).

Bei einer komplexen PTBS liegt zusätzlich eine Störung der Selbstorganisation vor. Bei einer Anpassungsstörung fehlt das Traumakriterium, und der Schweregrad der Beeinträchtigung ist weniger ausgeprägt.

Zur Differenzialdiagnose bei artifizieller PTBS: Kap. 6.13.5, Seite 319.

3.4 Komplexe posttraumatische Belastungsstörung (6B41)

Im Unterschied zu traumatischen Einzelereignissen (Monotraumata) führen länger anhaltende und sich wiederholende traumatische Erlebnisse zu klinischen Symptomen, die weiter gehen als die posttraumatische Belastungsstörung. Die komplexe posttraumatische Belastungsstörung (kPTBS) ist zusätzlich durch schwerwiegende Affektregulationsbeeinträchtigungen sowie durch Veränderungen der Einstellungen zu anderen Menschen und zu sich selbst gekennzeichnet.

In diesem Kapitel wird lediglich die Diagnostik der kPTBS vorgestellt. Für weiterführende und vertiefende Literatur zu den Symptomen der komplexen PTBS s. z. B. Herman (1992/2015), Reddemann & Wöller (2017), Sack et al. (2013) oder Maercker (2019).

Die Diagnostik der kPTBS kann für viele Betroffene belastend sein und bedarf der Vorsicht und Achtsamkeit. Im Kapitel zu den Abklärungen der strukturellen Dissoziation sind Herausforderungen (Seite 132) sowie hilfreiche Aspekte in diagnostischen Abklärungen (Seite 137) zusammengefasst, die in leicht reduziertem Ausmaß auch für Abklärungen bei kPTBS zu beachten sind.

Tabelle 3-7: Unterscheidung der posttraumatischen Belastungsstörung von anderen belastungsbezogenen Störungen in ICD-11 und DSM-5.

ICD-11	DSM-5
reaktive Bindungsstörung (Kindesalter)	reaktive Bindungsstörung (Kindesalter)
enthemmte soziale Interaktionsstörung (Kindesalter)	Beziehungsstörung mit Enthemmung (Kindesalter)
–	akute Belastungsstörung
komplexe PTBS	–
Anpassungsstörung	Anpassungsstörung
anhaltende Trauerstörung	

3.4.1
Traumakriterium für kPTBS

Ausgelöst wird die kPTBS durch länger anhaltende, sich wiederholende traumatische Erlebnisse oder durch wiederholte unterschiedliche traumatische Erfahrungen. Laut ICD-11 handelt es sich dabei normalerweise um Ereignisse, aus denen ein Entkommen schwierig oder gar unmöglich ist (z. B. Folter, Sklaverei, Genozid-Kampagnen, fortgesetzte häusliche Gewalt, wiederholter sexueller oder physischer Missbrauch in der Kindheit).

Die Definition der komplexen posttraumatischen Belastungsstörung in der ICD-11 lässt verschiedene Aspekte offen (Maercker, 2019):

- Auch einmalige, aber besonders schwerwiegende traumatische Erlebnisse können eine kPTBS auslösen.
- Auf eine nähere Definition, was „länger anhaltend" ist, wird verzichtet, laut A. Maercker, **„da eine exakte Definition, was von seiner psychologischen Wirkung her als lang oder als kurz einzuschätzen ist, aufgrund der Subjektivität des Zeiterlebens und der verschiedenen Lebenskontexte nicht möglich ist"** (Maercker, 2019) (z. B. eine Stunde Folter versus häusliche Gewalt über mehrere Jahre).
- Nur aufgrund des Ereignisses darf keine Diagnose gestellt werden: Manche Menschen haben auch nach wiederholten Gewalterfahrungen „nur" eine PTBS und keine komplexe PTBS.
- Die Traumatisierungen können prinzipiell in allen Lebensphasen auftreten.
- In der Regel führen eher interpersonelle Traumatisierungen zu einer kPTBS, im Gegensatz zu einmaligen Unfällen oder Naturereignissen, die eher zu einer PTBS führen.

Eine komplexe posttraumatische Belastungsstörung ist gekennzeichnet durch die PTBS-Kernsymptome Wiedererleben, Vermeidung und Bedrohungsgefühl sowie durch weitere Symptome, zusammengefasst als Störungen der Selbstorganisation.

3.4.2
Störungen der Selbstorganisation

In der ICD-11 werden auf Basis umfangreicher Forschung 3 Störungen der Selbstorganisation definiert (Brewin et al., 2017):

- schwere tief greifende Probleme der Affektregulation
- Probleme mit dem Selbstbild und selbstherabsetzende Überzeugungen
- andauernde Schwierigkeiten in tragenden Beziehungen, im Gefühl der Nähe zu anderen, Schwierigkeiten im Aufrechterhalten von Beziehungen

Alle 3 Probleme der Selbstorganisation müssen für die Diagnose einer kPTBS vorhanden sein und können als „Trias der Selbstorganisationsstörung" bezeichnet werden. Sie können so stark vordergründig wirken, dass die 3 Kernsymptome der PTBS (Traumatrias) nur im Hintergrund (im subsyndromalen Ausmaß) zu erkennen sind (Maercker, Hecker, Augsburger, & Kliem, 2018).

Viele Menschen mit kPTBS erkennen zudem den Zusammenhang zwischen Symptomen der Selbstorganisation und früheren Traumatisierungen nicht. Sie erachten die Symptome als unbeeinflussbare Charaktereigenschaften (Stadtmann, Maercker, Binder, & Schnepp, 2018). Erst durch Psychoedukation, z. B. durch Selbststudium oder in einer Therapie, können sie den Zusammenhang erkennen und an der Heilung zu arbeiten beginnen.

Diese Störungen der Selbstorganisation führen bei einer kPTBS zu Beeinträchtigungen in mindestens einem dieser Bereiche:

- in Beziehungen zu anderen Menschen und in sozialen Kontakten, inkl. Partnerschaft
- in der Arbeitsfähigkeit oder der Lernfähigkeit an der Schule, an der Universität oder einer anderen Ausbildung
- in anderen Lebensbereichen wie Familienarbeit, Hobbys, Ferien, Reisen u. a.

Tief greifende Probleme der Affektregulation

Nach Beginn der traumatischen Belastung und zusätzlich zu den 3 PTBS-Kernsymptomen treten Schwierigkeiten auf, sich nach Belastungen zu beruhigen. Es kommt zu heftigen Gefühlsäußerungen, selbstgefährdendem oder selbstverletzendem Verhalten und einer Neigung zu dissoziativen Zuständen in Belastungssituationen (Maercker, 2019).

Zeichen von Schwierigkeiten mit posttraumatischen Affekten und Problemen der Affektregulation sind (Maercker, 2019; WHO, 2023):

- erhöhte emotionale Reaktivität auf kleinere Stressoren
- grundsätzliche Schwierigkeiten der Affektregulation
- Wut im Zusammenhang mit traumatischen Erfahrungen, aber auch erhöhte Reizbarkeit, Aggressivität bis hin zu Fremdgefährdung
- generelle Ängstlichkeit, Angst und Panikattacken
- Niedergeschlagenheit, manchmal verbunden mit einer tiefen Frustrationstoleranz
- Selbstverletzungen und Suizidalität
- Gefühle der Leere und der Hoffnungslosigkeit

- Unfähigkeit, Freude oder positive Emotionen zu empfinden
- Schlafschwierigkeiten, da die Affektregulation nicht gelingt
- dissoziative Symptome unter Stress

Im Gegensatz zu anderen psychischen Erkrankungen, bei denen solche Gefühle ebenfalls auftreten können (Angst- und Panikstörungen, Depressionen, Borderline-Störung u.a.), handelt es sich bei der kPTBS um Symptome, die als Folge von Traumatisierungen auftreten. In der Regel führen innere oder äußerliche Auslöser (z.B. Gedanken, Begegnungen) zu Intrusionen und in der Folge zu starken Affekten, die für Menschen mit kPTBS schwierig regulierbar sind. Der Zusammenhang zu den Traumatisierungen ist Betroffenen wie oben beschrieben oft nicht bewusst, und manche Trigger werden von Betroffenen häufig nicht erkannt.

Diagnostische Fragen

Probleme mit der Affektregulation

Fragen des „International Trauma Questionnaire" (Cloitre et al., 2018), deutsche Übersetzung (Knefel et al., 2013)

Wie sehr trifft diese Aussage typischerweise auf Sie zu?

- Wenn ich aufgeregt bin, dauert es bei mir lange, bis ich mich wieder beruhige.
- Ich fühle mich wie abgestumpft oder gefühlsmäßig taub.

Nach ITQ: Für kPTBS muss eine Frage auf einer Skala von 0 (gar nicht) bis 5 (sehr stark) mindestens mit 2 (mittelmäßig) angegeben werden; s. www.traumameasuresglobal.com (ITC, 2019c).

Vertiefungsfragen

Einige Fragen sind an das „Trauma- und Dissoziative Symptome Interview" (TADS-I) (Boon, 2024) sowie an das „Multidimensional Inventory of Dissociation" (MID) (Dell, 2006) angelehnt (Seite 143).

Allgemeine Fragen

- Kommt es manchmal vor, dass Sie Schwierigkeiten haben, sich bei starken Gefühlen zu beruhigen? (TADS-I, ITQ)
  - Falls ja: Welche Gefühle sind am schwierigsten zu regulieren für Sie? Welche Techniken zur Regulation kennen Sie? Welche Techniken zur Regulation wenden Sie wann an?
- Kommt es manchmal vor, dass Sie Ihre Gefühle nicht kontrollieren können? (TADS-I)
- Gibt es bestimmte Gefühle, bei denen Sie besonders große Probleme haben, sie unter Kontrolle zu haben?

Ärger

- Kommt es manchmal vor, dass Sie sich über Dinge ärgern, die für andere Menschen ganz kleine Probleme sind? (TADS-I)
  - Falls ja: Welche Trigger? Wie regulieren Sie? Teildissoziierte Wut (Seite 147)? Teildissoziierte Impulse (Seite 156)?
- Kommt es manchmal vor, dass Sie konstant ärgerlich und leicht reizbar sind?
- Kommt es manchmal vor, dass Sie den Impuls haben, jemanden zu verletzen?
  - Falls ja, ich-synton? → Persönlichkeitsstörung?
  - Falls ja, aber ich-dyston → strukturelle Dissoziation?

Niedergeschlagenheit

- Kommt es manchmal vor, dass Sie rasch mit Niedergeschlagenheit und Hoffnungslosigkeit reagieren? (TADS-I)

Langeweile, Leere

- Kommt es manchmal vor, dass Sie sich stark langweilen? (TADS-I)
- Kommt es manchmal vor, dass Sie ein Gefühl von Leere verspüren? (TADS-I)
  - Falls ja: In welchen Situationen? Welche Auslöser? → DD:
  - kPTBS: Trigger sind Erinnerungen an Gewalt
  - Borderline-Muster: Trigger sind Bindungskonflikte mit Menschen

Angst

- Kommt es manchmal vor, dass Sie Angst haben? Kommt es manchmal vor, dass Sie Panikattacken haben? (TADS-I)
  - Falls ja: Wie oft? Plötzliches Auftreten? Plötzliches Verschwinden? Welche Auslöser? Teildissoziierte Affekte (Seite 147)?

Euphorie

- Kommt es manchmal vor, dass Sie sich plötzlich sehr energiegeladen und euphorisch fühlen? (TADS-I)
  - Falls ja: Wie lange dauern diese Zustände?

Selbstverletzungen

- Kommt es manchmal vor, dass Sie sich verletzen oder Schmerzen zufügen? Haben Sie sich schon selbst verletzt? (TADS-I)
  - Falls ja: Wie oft? Wie genau?
  - Absichtlich? Verlust der exekutiven Kontrolle? → Teildissoziiertes Handeln (Seite 156)? Volldissoziiertes Handeln (Seite 156) und dissoziative Amnesie (Seite 265)? Derealisation, Depersonalisation (Seite 275)? Mit Stimmenhören (Seite 188)?
- Weitere Abklärungsfragen zu Selbstverletzungen

Suizidalität
- Kommt es manchmal vor, dass Sie darüber nachdenken, sich das Leben zu nehmen? (TADS-I)
- Haben Sie schon versucht, sich das Leben zu nehmen? (TADS-I)
  - Falls ja: Wie oft? In welcher Weise? Wann das letzte Mal? Mit Folgen bis heute? Psychiatrische Kliniken? Somatische Spitäler?
  - In welchem Zustand? Teildissoziiertes Handeln (Seite 156)? Volldissoziiertes Handeln (Seite 156) und dissoziative Amnesie (Seite 265)? Derealisation, Depersonalisation (Seite 275)? Mit Stimmenhören (Seite 188)?
- Weitere Abklärungsfragen zu Suizidalität

Schlafstörungen
- Kommt es vor, dass Sie Schlafschwierigkeiten haben, weil Sie Gefühle nicht regulieren können?

DD Borderline-Muster
- Was waren die Gründe für Ihre Selbstverletzungen?
  - um PTBS-Symptome zu regulieren → kPTBS, evtl. strukturelle Dissoziation (TD-Achse III)
  - um Gefühle der Leere zu regulieren, um Aufmerksamkeit zu erhalten → Borderline-Muster (TD-Achse I)

Einfluss auf soziale Kontakte, Arbeits- und Lernfähigkeit, Auswirkungen auf Familienarbeit, Hobbys u. a.
- Wie haben sich diese Probleme ausgewirkt auf:
  - Ihre Beziehungen zu anderen Menschen und Ihre sozialen Kontakte, inkl. Beziehung in der Partnerschaft?
  - Ihre Arbeitsfähigkeit?
  - Ihre Lernfähigkeit an der Schule, an der Universität oder einer anderen Ausbildung?
  - andere Lebensbereiche wie Familienarbeit, Hobbys, Ferien, Reisen u. a.

Im klinischen Alltag lassen sich verschiedene Regulationsformen unterscheiden:

Affektive Überregulation tagsüber und Unterregulation abends

Tagsüber können einige Betroffene ihre posttraumatischen Affekte kontrollieren und in Beruf und Ausbildung normal funktionieren. Am Abend lassen die mentalen Kräfte nach und die Regulation gelingt nicht mehr. Dies kann zum abendlichen Auftreten von Angst-, Wut- oder Schamattacken sowie posttraumatischen Intrusionen führen. In vielen stationären psychiatrischen Einrichtungen ist bekannt, dass viele Menschen mit posttraumatischen Störungen abends mehr Krisen und mehr Intrusionen berichten.

Affektive Überregulation in Zeiten mit viel Arbeit, Unterregulation an Wochenenden und/oder in den Ferien

Arbeit kann strukturieren und ablenken und dadurch helfen, posttraumatische Affekte zu regulieren. Bei Entspannung wird diese Überregulationsfähigkeit geschwächt und es treten mehr posttraumatische Affekte auf. Manche Betroffenen versuchen deshalb, sich auch während ihrer Ferien stark zu beschäftigen und Entspannungsmöglichkeiten zu meiden. Dies ist einer der Gründe, weshalb viele Betroffene durch Entspannungstherapien emotional destabilisiert werden können. Diese Menschen können beruflich lange sehr erfolgreich sein, bis aufgrund einer starken Erschöpfung oder Konflikten und Belastungen z. B. an der Arbeit die Regulationsfähigkeit abnimmt und in der Folge Unterregulationszustände mit schweren Krisen auftreten.

Affektive Überregulation im Alltag, Unterregulation bei starken Triggern

Beispiele sind der Kontakt mit früheren Tätern, die Konfrontation mit unverarbeiteten Erinnerungen, Festtage und spezielle Jahrestage.

Primär Unterregulation, die Affektregulation gelingt nur selten ausreichend

Kennzeichnend sind viele Krisen und häufige stationäre Aufenthalte. Außerdem besteht die Tendenz zu Suchtmitteln, Medikamenten und Essstörungen zur Unterstützung bei der unzureichenden Affektregulation.

Im Rahmen einer ausführlichen Diagnostik können vertiefende Fragen zu diesen (und anderen) Regulationsformen gestellt werden.

Beispiele

Ein 35-jähriger Vater von 3 kleinen Kindern sucht beschämt eine Therapie auf, weil er wiederholt Wutausbrüche erleide, wenn seine Kinder zu laut seien. Speziell Streitigkeiten zwischen den Kindern würden in ihm Mordgefühle aktivieren, für die er sich zutiefst schäme. Mehrfach versichert er, dass er seinen Kindern niemals etwas antun würde. Er habe sich schon überlegt, zum Schutz der Kinder von zu Hause auszuziehen.

Im Verlauf der Therapie gelingt es dem Patienten, den Zusammenhang seiner Reaktionen mit Erinnerungen an Jähzorn und körperliche Gewalt seines Vaters herzustellen. Die Abklärung ergibt zudem eine Störung der Selbstorganisation sowie eine erhebliche posttraumatische Vermeidung im Rahmen einer kPTBS. Er entscheidet sich, eine störungsspezifische kPTBS-Behandlung zu beginnen.

Probleme mit negativem Selbstkonzept

Nach Beginn der traumatischen Belastung und zusätzlich zu den 3 PTBS-Kernsymptomen treten ein anhaltend beeinträchtigtes Identitätsgefühl mit ausgeprägten Überzeugungen von sich selbst als wertlos und minderwertig mit Versagens- sowie Schuld- und Schamgefühlen auf.

Symptome

Zeichen von negativen Selbstkonzepten können z. B. sein:

- Gefühle von Versagen und Wertlosigkeit bzw. das Gefühl, ein Versager oder wertlos zu sein
- Schwierigkeiten mit Selbstfürsorge, aufgrund des Gefühls, wegen der Traumatisierungen keine selbstfürsorgerischen Handlungen zu verdienen
- Gefühl, als Folge der Traumatisierungen dauerhaft zerstört zu sein
- Schuld- und Schamgefühle, z. B.:
  - Gefühl, eine Mitverantwortung oder die Hauptverantwortung für die traumatischen Erfahrungen zu tragen; nach sexualisierter Gewalt oft mit Vergewaltigungsmythen von Betroffenen verbunden (Krahé, 2017) (Seite 341)
  - Gefühl, posttraumatische Symptome nur aufgrund eines Charakterfehlers oder eines Mangels an Willen zu haben; Betroffene verurteilen sich selbst für posttraumatische Symptome (z. B. „ich habe aufdrängende Erinnerungen, weil ich schwach bin", „ich bin dauerhaft angespannt, weil ich unfähig bin zur Entspannung", „ich kann nicht vergessen, weil ich mir zu wenig Mühe gebe")
  - Versagensgefühle, weil es nicht gelungen ist, aus traumatisierenden Umständen entkommen zu sein, oder nicht in der Lage gewesen ist, das Leiden anderer zu verhindern (WHO, 2023)
  - Schuld- und Versagensgefühle, wenn eine traumatische oder lebensgefährliche Situation überlebt wurde, während andere dabei starben oder zurückgelassen werden mussten („Überlebensschuld") (Murray, Pethania & Medin, 2021)
- starke Ambivalenz und Identitätsunsicherheit mit Unsicherheit der Betroffenen, wer sie angesichts der Ambivalenz eigentlich sind
  - die Ambivalenz kann unterschiedliche Themen betreffen, z. B. Aspekte im Zusammenhang mit Traumatisierungen (z. B. Ambivalenz bezüglich des Kontaktes zu Tätern)
  - mit PTBS-regulierenden dysfunktionalen Handlungen (z. B. Erbrechen, Suchtmittel) oder heilsamen Handlungen (z. B. Ambivalenz bezüglich Therapie)
  - Ambivalenz ist ein sehr häufiges Symptom von Menschen mit kPTBS
- Versagensgefühle: Gefühle des Versagens bezüglich der Traumatisierungen oder bezüglich der PTBS-Symptome
- Zweifel an der eigenen Wahrnehmung; oft bei Opfern von Gaslighting-Missbrauch (dabei handelt es sich um eine Form von psychischer Gewalt, mit der Opfer gezielt manipuliert und verunsichert werden und ihr Realitäts- und Selbstbewusstsein allmählich schwer verletzt wird [Sarkis, 2018])

Betroffene können auch hier den Zusammenhang der Symptome mit den traumatischen Erfahrungen übersehen.

Intrusionen mit negativem Selbstkonzept

Manchmal können Betroffene auf Trigger mit intrusiven Selbstabwertungskrisen reagieren (im Sinne von Schamattacken). Trigger aktivieren dann keine (oder kaum) visuelle Intrusionen von traumatischen Erfahrungen, sondern es treten stattdessen intrusive Selbstwert- und Schamkrisen auf. In diesen intrusiven Krisen erleiden Betroffene unkontrollierbare Überflutungszustände mit Selbsthass, Selbstekel, Selbstverurteilung und anderen selbstabwertenden Gefühlen. Beispielsweise kann eine Betroffene, wenn sie in einer Alltagssituation an eine frühere Traumatisierung erinnert wird (Trigger), in der Folge eine Überflutung mit Versagensgefühlen und Selbstvorwürfen (ggf. mit intrusiven Erinnerungen) erleiden. Der Zusammenhang zwischen Trigger und Intrusionen mit Selbstabwertungen ist vielen Betroffenen in solchen Situationen nicht bewusst.

Diagnostische Fragen

Probleme mit negativem Selbstkonzept

Fragen des „International Trauma Questionnaire" (Cloitre et al., 2018), deutsche Übersetzung (Knefel et al., 2013)

Wie sehr trifft diese Aussage typischerweise auf Sie zu?

- Ich fühle mich als Versager/als Versagerin.
- Ich fühle mich wertlos.

Nach ITQ: Für kPTBS muss eine Frage auf einer Skala von 0 (gar nicht) bis 5 (sehr stark) mindestens mit 2 (mittelmäßig) angegeben werden; s. www.traumameasuresglobal.com (ITC, 2019c).

Vertiefungsfragen

Einige Fragen sind an das „Trauma- und Dissoziative Symptome Interview" (TADS-I) (Boon, 2024) sowie an das „Multidimensional Inventory of Dissociation" (MID) (Dell, 2006) angelehnt (Seite 120).

Negatives Selbstkonzept
- Kommt es manchmal vor, dass Sie sich als Versager fühlen? Dass sie wertlos, überflüssig sind?
- Kommt es manchmal vor, dass Sie den Eindruck haben, dass Sie aufgrund von Ereignissen in der Vergangenheit dauerhaft verletzt sind? Dass Sie niemals Heilung erfahren können, weil Sie zu stark verletzt sind?
- Kommt es manchmal vor, dass Sie denken, dass Sie psychisch so schwer verletzt sind, dass Ihre Zukunft hoffnungslos ist? (I-kPTBS)

Selbstfürsorge
- Kommt es manchmal vor, dass Sie nachlässig sind, was Ihre Sicherheit betrifft?
- Kommt es manchmal vor, dass Sie Schwierigkeiten haben, etwas Gutes für sich selbst zu tun?

Schuldgefühle
- Kommt es manchmal vor, dass Sie sich wegen allerlei möglichen Sachen schuldig fühlen?

Schamgefühle
- Kommt es manchmal vor, dass Sie tiefe Scham empfinden ...
  - wegen Erlebnissen in der Vergangenheit?
  - weil Sie so sind wie Sie sind?
  - wegen PTBS-Symptomen?
- Kommt es manchmal vor, dass Sie aus Scham sich vor Menschen zurückziehen? Dass Sie Menschen nicht zeigen, wie Sie sich richtig fühlen? Dass Sie Menschen etwas vorspielen?

Identitätsunsicherheit
- Kommt es manchmal vor, dass Sie sehr unsicher sind, wer Sie eigentlich sind? → Identitätsunsicherheit (Seite 153)

Ambivalenz
- Kommt es manchmal vor, dass Sie sehr stark ambivalent sind, sodass Sie Probleme haben, sich zu entscheiden?
- In welchen Situationen erleben Sie Ambivalenzen?
- Welcher Zusammenhang zu traumatischen Erfahrungen und posttraumatischen Symptomen könnte dabei bestehen?

Intrusionen von negativem Selbstkonzept
- Kommt es manchmal vor, dass Sie anfallsartige Krisen mit Gefühlen von Wertlosigkeit, Versagens- und Schamgefühlen haben?
  - Falls ja: Wie oft treten sie auf? Wie lange dauern sie? Wie gehen Sie mit diesen Krisen um?

Einfluss auf soziale Kontakte, Arbeits- und Lernfähigkeit, Auswirkungen auf Familienarbeit, Hobbys u.a.
- Wie haben sich diese Probleme ausgewirkt auf:
  - Ihre Beziehungen zu anderen Menschen und Ihre sozialen Kontakte, inkl. Beziehung in der Partnerschaft?
  - Ihre Arbeitsfähigkeit?
  - Ihre Lernfähigkeit an der Schule, an der Universität oder einer anderen Ausbildung?
  - andere Lebensbereiche wie Familienarbeit, Hobbys, Ferien, Reisen u.a.

Beispiele

Eine 40-jährige Patientin mit emotionaler Vernachlässigung und sexualisierter Gewalt in Kindheit und Jugend erleidet unmittelbar nach Therapiesitzungen wiederholt schwere Krisen mit Selbstvorwürfen, überflutenden Schuld- und Schamgefühlen und tiefer Verzweiflung, speziell wenn in der Therapie traumatische Erinnerungen besprochen werden. Die Patientin überlegt sich deshalb, die Behandlung abzubrechen.

In der vertieften Evaluation gelingt es, die Krisen nach den Sitzungen als Ausdruck der kPTBS mit akuten Verschlimmerungen der chronischen Probleme des negativen Selbstkonzepts zu verstehen. Das Verständnis, dass die Symptome nicht Ausdruck einer Charakterschwäche und Therapieunfähigkeit sind, entlasten in der Folge die Patientin. Therapeutisch wird vorübergehend der Hauptfokus auf negative Selbstkonzepte im Zusammenhang mit traumatischen Erfahrungen gelegt.

Andauernde Schwierigkeiten in tragenden Beziehungen oder im Gefühl der Nähe zu anderen

Nach Beginn der traumatischen Belastung und zusätzlich zu den 3 PTBS-Kernsymptomen treten tief greifende Beziehungsschwierigkeiten auf sowohl mit Einschränkungen in der Fähigkeit zu gleichberechtigten und partnerschaftlichen Interaktionen als auch mit Schwierigkeiten zu vertrauen und anderen Menschen gefühlsmäßig nahe zu sein.

Symptome

Symptome der Schwierigkeiten in tragenden Beziehungen können sein:
- Gefühl des Abgetrenntseins von der Welt, „nicht mehr zur Welt gehören" (DD: Derealisation, Seite 276)
- Schwierigkeiten, ein Gefühl der Nähe zu Menschen zu verspüren oder zulassen zu können
- Vermeiden von nahen Beziehungen (nicht im Rahmen einer Persönlichkeitsstörung, sondern als Folge von traumatischen Erfahrungen)

- Misstrauen gegenüber Menschen allgemein oder einer speziellen Gruppe von Menschen, im Zusammenhang mit traumatischen Erfahrungen (z.B. Misstrauen gegenüber Männern im Allgemeinen oder Priestern, Lehrern oder anderen Subgruppen im Speziellen)
- Vermeiden von Konflikten, um nicht an Traumatisierungen erinnert zu werden, oder Suchen von Konflikten, z.B. um Gefühle von Ohnmacht und Hilflosigkeit zu vermeiden
- Isolation und sozialer Rückzug
- Reviktimisierungen aufgrund von Schwierigkeiten, Grenzen zu setzen, sich für sich selbst einzusetzen, oder weil Gewalterfahrungen normal erscheinen

Intrusionen mit negativem Selbstkonzept
Analog zu Intrusionen mit Gefühlen von negativem Selbstkonzept können bei einigen Betroffenen anfallsartige intrusive unkontrollierbare Gefühlszustände der (Angst vor) Isolation, des Misstrauens und des Abgeschnittenseins auftreten. Ausgelöst werden diese Zustände durch einen traumaassoziierten Trigger, der aber häufig anfänglich nicht bewusst ist.

Diagnostische Fragen

Tragende Beziehungen und das Gefühl der Nähe zu anderen

Fragen des „International Trauma Questionnaire" (Cloitre et al., 2018), deutsche Übersetzung (Knefel et al., 2013)
Wie sehr trifft diese Aussage typischerweise auf Sie zu?
- Ich fühle mich wie weit entfernt oder abgeschnitten von anderen Menschen.
- Ich finde es schwierig, anderen Menschen gefühlsmäßig nahe zu bleiben.

Nach ITQ: Für kPTBS muss eine Frage auf einer Skala von 0 (gar nicht) bis 5 (sehr stark) mindestens mit 2 (mittelmäßig) angegeben werden; s. www.traumameasuresglobal.com (ITC, 2019c).

Vertiefungsfragen
Einige Fragen sind an das „Trauma- und Dissoziative Symptome Interview" (TADS-I) (Boon, 2024) sowie an das „Multidimensional Inventory of Dissociation" (MID) (Dell, 2006) angelehnt (Seite 143).

Allgemeine Frage
- Wie sind Ihre Beziehungen zu anderen Menschen? (TADS-I)
  - stabil, tragend → Beispiele?
  - instabil, belastet → Beispiele?
  - frühere längere Beziehungen?

Vermeidung
- Kommt es manchmal vor, dass Sie (nahe) Beziehungen vermeiden? (TADS-I, I-kPTBS)
- Weil Sie keine nahen Beziehungen möchten?
- Möchten Sie eigentlich nahe Beziehungen, aufgrund von PTBS-Symptomen geht es aber nicht/ist schwierig?

Vertrauen
- Kommt es manchmal vor, dass Sie Schwierigkeiten haben, Menschen zu vertrauen? (TADS-I, I-kPTBS)

Umgang mit Konflikten
- Kommt es manchmal vor, dass Sie Konflikte vermeiden, weil dadurch PTBS-Symptome ausgelöst werden? (TADS-I, I-kPTBS)
- Kommt es manchmal vor, dass Sie Konflikte mit Menschen herausfordern, um dadurch PTBS-Symptome zu regulieren (z.B. Erinnerungen an Ohnmacht, Hoffnungslosigkeit u.a.)?
- Kommt es manchmal vor, dass Menschen auf Distanz zu Ihnen gehen, weil Sie mit Ihrer Geschichte oder Ihren PTBS-Symptomen nicht klarkommen?

Isolation
- Fühlen Sie sich aufgrund von Erfahrungen in der Vergangenheit abgespalten (abgeschnitten) von der Welt?

Intrusionen von Schwierigkeiten in Beziehungen
- Kommt es manchmal vor, dass Sie anfallsartige Krisen mit Gefühlen von Isolation und Abgeschnittenheit erleiden?
  - Falls ja: Wie oft treten sie auf? Wie lange dauern sie? Wie gehen Sie mit diesen Krisen um?

Reviktimisierung
- Kommt es vor, dass Sie auch heute noch Gewalt erleben? Dass Menschen Ihre Grenzen verletzen? (Seite 110)

DD zu Borderline
- Kommt es manchmal vor, dass Sie Konflikte mit Menschen suchen, um sich dadurch zu beruhigen? (TADS-I)
- Kommt es manchmal vor, dass Sie Menschen absichtlich verletzen, um dadurch Gefühle der Leere zu regulieren? (I-kPTBS)
- Kommt es manchmal vor, dass Sie Menschen absichtlich eifersüchtig machen (um damit Nähe-Distanz zu regulieren)? (MID)

Einfluss auf soziale Kontakte, Arbeits- und Lernfähigkeit, Auswirkungen auf Familienarbeit, Hobbys u.a.
- Wie haben sich diese Probleme ausgewirkt auf:
  - Ihre Beziehungen zu anderen Menschen und Ihre sozialen Kontakte, inkl. Beziehung in der Partnerschaft?

- Ihre Arbeitsfähigkeit?
- Ihre Lernfähigkeit an der Schule, an der Universität oder einer anderen Ausbildung?
- andere Lebensbereiche wie Familienarbeit, Hobbys, Ferien, Reisen u.a.

Beispiele

Eine 35-jährige Patientin berichtet von langjährigen schweren Schmerzen im Nacken- und Brustbereich. Die internistisch-psychiatrische Abklärung ergibt eine dissoziativ-neurologische Symptomstörung mit Schmerzen (6B60.3, Seite 239).

Die Patientin berichtet zudem, dass sie in schwerer Armut als Tochter eines alkoholabhängigen Arbeiters auf einer Ölplattform und einer Mutter mit einer unbehandelten chronischen Schizophrenie aufgewachsen sei. Im kleinen Dorf auf dem Land, wo sie aufgewachsen sei, sei sie in der Schule und in der Freizeit von anderen Kindern oft ausgegrenzt worden, u.a., weil man ihr vorgeworfen habe, schmutzig zu sein und zu stinken. Neben anderen Symptomen einer kPTBS berichtet sie von Schwierigkeiten im Kontakt mit Menschen. Sie fühle sich dauerhaft von Menschen abgeschnitten und könne kaum emotionale Nähe zulassen. Sobald sie einem Menschen näherkomme, würden Intrusionen der Ausgrenzung im Dorf auftreten mit Ängsten, dass sie einen möglichen Partner ekeln könnte. Sie habe oberflächliche Kontakte zu Menschen, halte aber eine Sicherheitsdistanz, um Intrusionen zu verhindern.

Im Rahmen einer dreijährigen auf kPTBS spezialisierten Psychotherapie gelingt es, die Auslöser für die Schmerzattacken zu eruieren (z.B. ihr Zurückweisen von Männern, die sie eigentlich mögen würde, mit darauffolgenden Isolations- und Einsamkeitsgefühlen, die sie an ihre Kindheit erinnerten), ihre posttraumatischen Vermeidungshandlungen zu erarbeiten sowie Trigger für Intrusionen und Hyperarousal zu finden (Verliebtheitsgefühle, erotische Gefühle, Bedürfnis nach Nähe), und in der Folge im Rahmen einer spezialisierten Therapie die verschiedenen Traumatisierungen in Kindheit und Jugend aufzuarbeiten. Am Ende der Therapie ist sie zwar noch keine Partnerschaft eingegangen, hat aber neue Nähe in Freundschaften finden können. Die seltenen und deutlich milderen Schmerzattacken kann sie selbst innerhalb einiger Stunden lösen, ohne dabei aber wesentlich an Lebensqualität einzubüßen.

Diagnostische Fragen zu Sexualität

Fragen zur Sexualität sind nicht Teil der Diagnostik nach DSM-5 und ICD-11. Weil aber speziell Opfer sexualisierter Gewalt häufig über Schwierigkeiten, Belastungen und innere Konflikte im Bereich der Sexualität berichten und sich viele Symptome in der Sexualität besonders deutlich zeigen, können vertiefende Fragen bei ausreichend stabiler therapeutischer Beziehung sinnvoll sein.

Diagnostische Fragen

Sexualität

Einige Fragen sind an das „Trauma- und Dissoziative Symptome Interview“ (TADS-I) (Boon, 2024) sowie an das „Multidimensional Inventory of Dissociation“ (MID) (Dell, 2006) angelehnt (Seite 143).

Sexuelle Berührungen

- Kommt es manchmal vor, dass es sich sehr unangenehm anfühlt, wenn Sie von Ihrem Partner oder Ihrer Partnerin sexuell berührt werden? (TADS-I)

Reaktionen auf Sexualität

- Kommt es vor, dass Sie während sexuellen Kontakten in einer oder mehrerer dieser Arten reagieren:
  - Sie fühlen sich besonders wertlos, schlecht und schmutzig → **negatives Selbstkonzept** (Seite 94)?
  - Sie fühlen sich besonders abgeschnitten und weit weg von Ihrem Partner? → **Problem tragende Beziehungen und Nähe** (Seite 95)?
  - Sie bemerken stark und schnell wechselnde Gefühle, die Sie kaum kontrollieren können, wie Wut, Angst, Scham → **Affektregulationsprobleme** (Seite 91)?
  - Sie werden taub/fühlen nichts? → **Depersonalisation** (Seite 275)?
  - Sie schauen sich selbst von außen zu? → **Derealisation** (Seite 275)? **Teildissoziiertes Handeln** (Seite 156)?
  - Sie schauen zu, wie Sie sexuelle Handlungen vollziehen, die Sie gar nicht wollen? → **Teildissoziiertes Handeln** (Seite 156)?
  - Sie erinnern sich an die sexuellen Kontakte gar nicht oder an Teile davon nicht? → **Volldissoziiertes Handeln** (Seite 156) und **dissoziative Amnesie** (Seite 166)?
  - Sie erkennen Ihren Partner/Ihre Partnerin nicht mehr? → **Wechsel von Persönlichkeitszuständen** (Seite 164)?
  - Kommen unangenehme Erinnerungen hoch? → **Intrusionen** (Seite 76)?
  - Sie verspüren stark störende körperliche Reaktionen? Erstarren? → **Dissoziativ-neurologische Symptomstörungen** (Seite 233)?
  - Sie vernehmen starke innere Stimmen, die kommentieren, befehlen, abwerten u.a.? → **Mit Stimmenhören** (Seite 149)?

  - Sie haben sexuelle Impulse, die Ihnen außerordentlich fremd und unangenehm sind? → **Teildissoziierte Impulse** (Seite 156)?
  - Sie spüren eine extreme innere Leere und eine belastende Angst vor dem Verlassenwerden? → **Borderline-Muster** (Seite 54)?

Vermeidung

- Kommt es manchmal vor, dass Sie Gedanken an Sexualität zu vermeiden versuchen? (TADS-I)
- Kommt es manchmal vor, dass Sie sexuelle Kontakte zu vermeiden versuchen? (TADS-I)
- Kommt es manchmal vor, dass Sie gerne mehr sexuelle Kontakte hätten, wegen schwierigen Gefühlen, Erinnerungen, inneren Reaktionen usw. jedoch dazu nicht in der Lage sind? (TADS-I)
- Kommt es manchmal vor, dass Sie Medikamente, Alkohol, Drogen und andere Stoffe zu sich nehmen, um sexuelle Kontakte auszuhalten bzw. um sie überhaupt genießen zu können?

Sexuelle Ausrichtung/Identität

- Waren Sie sich irgendwann nicht im Klaren über Ihre eigene sexuelle Ausrichtung/Identität? (TADS-I)

Schwierigkeiten mit Grenzen setzen

- Kommt es manchmal vor, dass Sie sexuelle Kontakte haben, die Sie gar nicht möchten? (TADS-I)
- Kommt der Anstoß zum Sex von Ihnen? → Weil Sie dies wollen? Oder weil „es mit Ihnen gemacht wird"? → Abklärung **teildissoziierten Handelns** (Seite 156). Mit **volldissoziiertem Handeln** und Amnesien? (Seite 156).
- Kommt der Anstoß von einer anderen Person? PartnerIn? → Können Sie nein sagen? Wird Ihr Nein respektiert?
- Kommt es vor, dass Sie nein sagen möchten, aber Sie hören sich selbst ja sagen? → Abklärung **teildissoziierten Handelns** (Seite 156).

Gefährliche sexuelle Kontakte, Promiskuität

- Haben Sie manchmal Formen sexueller Kontakte, die Sie gar nicht möchten? (TADS-I)
- Haben Sie manchmal sexuelle Kontakte, die Sie möglicherweise in Gefahr bringen können?
  - Mit teildissoziiertem Handeln?
  - Mit volldissoziiertem Handeln und Amnesien?
  - Ungeschützter Geschlechtsverkehr?
  - Unangenehme, schmerzhafte Formen der Sexualität (mit Gewalt, Dominanz und Unterwerfung u.a.)?
  - Prostitution als Prostituierte?
  - Prostitution als Freier?
  - Mit Video?

3.4.3 kPTBS-Symptome in Kindheit, Jugend und Alter

Im Begleittext zur kPTBS beschreibt die WHO Symptome, wie sie in Kindheit, Jugend und Alter auftreten können. Die folgenden Ausführungen beziehen sich alle auf die Ergänzungen in der ICD-11 (WHO, 2023).

Die kPTBS kann in allen Altersgruppen beobachtet werden, aber die Reaktion auf traumatische Ereignisse kann je nach Alter und Entwicklungsstand der Betroffenen variieren. Kinder und Jugendliche sind vulnerabler für die Entwicklung einer kPTBS, vor allem bei lang anhaltender und schwerer Gewalt, z. B. chronischer sexualisierter Gewalt in der Kindheit oder der Traumatisierung als Kindersoldaten.

Eine kPTBS bei Kindern und Jugendlichen kann sich in kognitiven Schwierigkeiten, z. B. Aufmerksamkeitsprobleme sowie Planungs- und Organisationsschwierigkeiten, manifestieren, die zu Beeinträchtigungen in der Schule und in der Ausbildung führen können.

Probleme in der Affektregulation und in der Beziehung zu Menschen können sich bei Kindern und Jugendlichen in Form von Regression, rücksichtslosem Verhalten, Aggression gegen sich selbst oder andere und Schwierigkeiten in der Beziehung zu Gleichaltrigen äußern. Probleme mit der Affektregulierung können auch zu Dissoziation und zur Unterdrückung von emotionalen Erfahrungen und vom emotionalen Ausdruck führen. Außerdem können betroffene Kinder und Jugendliche Situationen oder Erfahrungen zu vermeiden versuchen, die jegliche Emotionen – auch positive – hervorrufen könnten. In der Adoleszenz können sich Schwierigkeiten bei der Affektregulierung und zwischenmenschliche Probleme zusätzlich durch Substanzkonsum, risikoreiches Verhalten (z. B. unsicherer Sex, gefährliches Autofahren, nichtsuizidale Selbstverletzungen) und aggressives Verhalten äußern.

Wenn Eltern oder Bezugspersonen die Ursache eines Traumas sind, wie z. B. in Fällen von sexualisierter Gewalt, entwickeln Kinder und Jugendliche oft einen desorganisierten Bindungsstil. Dies kann zu unvorhersehbaren Verhaltensweisen gegenüber Bezugspersonen führen, einschließlich des Wechsels zwischen Bedürftigkeit, Ablehnung und Aggression. Bei Kindern unter 5 Jahren können Bindungsstörungen im Zusammenhang mit Misshandlung auch eine reaktive Bindungsstörung (ICD-11: 6B44) oder eine enthemmte soziale Interaktionsstörung (ICD-11: 6B45) verursachen, die gemeinsam mit einer kPTBS auftreten können.

Kinder und Jugendliche mit kPTBS zeigen des Weiteren häufig Symptome, die mit depressiven Störungen,

Essstörungen, Schlaf-wach-Störungen, ADHS, oppositionellem Trotzverhalten, dissozialem Verhalten und Trennungsangst einhergehen. Das Verständnis des Zusammenhangs zwischen traumatischen Erfahrungen und dem Auftreten von Symptomen kann bei der differenzialdiagnostischen Abklärung helfen. Nach extrem belastenden oder traumatischen Erlebnissen können sich jedoch auch andere psychische Störungen als eine kPTBS entwickeln. Zusätzliche Begleitdiagnosen sollten nur dann gestellt werden, wenn die Symptome nicht vollständig durch die kPTBS erklärt werden können und alle diagnostischen Voraussetzungen für die jeweilige Störung erfüllt sind.

Bei älteren Erwachsenen kann die kPTBS durch ängstliches Vermeiden von Gedanken, Gefühlen, Erinnerungen und Menschen sowie durch physiologische Angstsymptome – wie eine verstärkte Schreckreaktion und autonome Hyperreaktivität – gekennzeichnet sein. Betroffene können auch intensives Bedauern über die Auswirkungen traumatischer Erfahrungen auf ihr Leben empfinden.

3.4.4
Fragebögen

Messinstrumente zur Beurteilung oder Diagnose von kPTBS werden immer noch untersucht (Tabelle 3-8). Das bisher am umfassendsten untersuchte Instrument zum Screening auf kPTBS ist der ITQ (International Trauma Questionnaire) von Cloitre et al. (2018). Dabei handelt es sich um einen konzisen und frei zugänglichen Fragebogen, der zum Screening von PTBS und kPTBS eingesetzt werden kann. Er wurde in verschiedenen Ländern in unterschiedlichen Bevölkerungsgruppen validiert, darunter bei Veteranen, ambulanten psychiatrischen Patienten, Geflüchteten, Kindern in Pflegefamilien und in der allgemeinen Bevölkerung (Seiler, Davoodi, Keem & Subhash, 2023).

In Fällen, in denen ein Selbstauskunftsinstrument nicht geeignet ist, gibt es alternative Optionen wie das International Trauma Interview (ITI) (Roberts, Cloitre, Bisson, & Brewin, 2016; Vindbjerg et al., 2023), Structured Interview for Disorders of Extreme Stress (SOTS) (Ford et al., 2015) und Clinician-Administered PTSD Scale for Children and Adolescents (COPISAC) (Lechner-Meichsner & Steil, 2021). Diese Interviews bedürfen einer weiteren Validierung (Seiler et al., 2023).

Eine ausgezeichnete umfassende Übersicht zu verfügbaren Fragebögen zu früheren Konzepten von kPTBS und DESNOS (inkl. Fragebögen zu Schuld, Scham und Ärger) haben J. Schellong et al. zusammengestellt (Schellong et al., 2019).

3.4.5
Diagnose

Kriterien

Die bloße Tatsache, dass eine Person in der Vergangenheit einem anhaltenden, intensiven oder sich wiederholenden Stressor ausgesetzt war, dem sie sich nur schwer oder gar nicht entziehen konnte, bedeutet nicht automatisch, dass eine kPTBS vorliegt. Viele Menschen erleben solche Stressoren, ohne eine Störung zu entwickeln. Eine komplexe posttraumatische Belastungsstörung ist zu diagnostizieren, wenn die folgenden Kriterien im Anschluss an ein auslösendes Ereignis erfüllt sind (Maercker, 2019; WHO, 2019):

Traumatrias
Die Kernsymptome der PTBS (Wiedererleben des Traumas in der Gegenwart, Vermeidung von Erinnerungen an das Trauma, anhaltendes Gefühl der Bedrohung) müssen vorhanden sein; s. PTBS (Kap. 3.3.2, Seite 76).

Störungen der Selbstorganisation
Nach Beginn des Belastungserlebens und begleitend zur PTBS-Symptomatik entwickeln sich anhaltende und tief greifende Beeinträchtigungen in der Affektregulation, persistierende Überzeugungen vom eigenen Selbst als minderwertig, unterlegen oder wertlos sowie persistierende Schwierigkeiten, Beziehungen aufrechtzuerhalten, die folgend genauer beschrieben werden:

- Affektregulationsstörung: Die Probleme der affektiven Dysregulation sind durch erhöhte emotionale Reaktivität gekennzeichnet, durch Schwierigkeiten, sich von kleineren Belastungen zu erholen, durch heftige Gefühlsäußerungen, selbstgefährdendem oder selbstverletzendem Verhalten sowie durch eine Neigung zu dissoziativen Zuständen in Belastungssituationen. Zusätzlich kann emotionales Betäubtsein auftreten, insbesondere das Fehlen der Fähigkeit, Freude oder positive Gefühle zu erleben. Dies schließt eine erhöhte Dissoziationsneigung ein.
- tief greifende Probleme mit Selbstkonzept: Die ausgeprägten Überzeugungen von sich selbst als minderwertig, unterlegen und wertlos stehen für ein anhaltend beeinträchtigtes Identitätsgefühl. Dazu kommen ausgeprägte Überzeugungen, im Leben etwas falsch gemacht zu haben und ein beschädigtes und wertloses Leben zu führen, sowie permanente Schuld- und Schamgefühle.
- Beziehungsschwierigkeiten: Die Beziehungsschwierigkeiten zeigen sich als Unfähigkeit zur gleichbe-

Tabelle 3-8: Fragebögen zur Diagnose von kPTBS.

Fragebogen	Literatur	Details
International Trauma Questionnaire (ITQ)	• ITQ (Cloitre et al., 2018) • deutsche Übersetzung Knefel et al. (Knefel et al., 2013)	• enthält 18 Fragen, je zur Hälfte zur Kernsymptomatik von PTBS und kPTBS • in verschiedenen Sprachen frei im Internet erhältlich, s. www.traumameasuresglobal.com (ITC, 2019c)
International Trauma Interview	(Roberts et al., 2016)	• ist auf Basis des CAPS (Clinician-Administered PTSD Scale, Seite 89) weiterentwickelt worden • erfasst Angaben zu Traumatisierungen, fragt danach die 3 Kernsymptome von PTBS und die Aspekte der Selbstorganisation ab und endet mit Fragen zur Differenzialdiagnose Borderline-Störung
Symptoms of Trauma Scale (SOTS)	(Ford et al., 2015)	• semistrukturiertes Interview mit 12 Items und 7-Punkte-Ratingskalen für den Schweregrad der Symptome durch Kliniker • 12 SOTS-Symptome repräsentieren die Domänen der ICD-11 und des DSM-IV
Complex PTSD Item Set Additional to the Clinician Administe-red PTSD Scale (COPISAC)	(Lechner-Meichsner & Steil, 2021)	• wurde entwickelt, da der CAPS routinemäßig zur Erfassung von PTBS verwendet wird (der CAPS entspricht der DSM-5-Definition von PTBS und verwendet 5 Cluster zur Erfassung von 20 Sympto-men) • wurde so konzipiert, dass er sowohl mit dem DSM-5 als auch mit der ICD-11 übereinstimmt • enthält 3 Items zur Erfassung der DSO
Cameron Complex Trauma Interview (CCTI)	(King, Solomon & Ford, 2017)	• bildbasiertes Instrument mit entwicklungsgerechter Sprache • wurde entwickelt, um die Vorgeschichte und Symptome von Komplextrauma bei Kindern im Alter von 5 bis 11 Jahren zu erfassen
Structured Interview for Disorders of Extreme Stress (SIDES)	• SIDES (Pelcovitz et al., 1997)	• strukturiertes Erfassen von Symptomen einer kPTBS und einer andauernden Persönlichkeitsänderung nach Extrembelastung nach ICD-10 • (wird in der ICD-11 nicht mehr aufgeführt)
Trauma- und Dissoziative Symptome Interview (TADS-I)	• TADS-I (Boon, 2024)	• Fragen zu PTBS und kPTBS • auch Fragen zu struktureller Dissoziation (Achse III), dissoziativen Symptomen (dissoziativ-neurologische Symptomstörung, Depersonalisations-Derealisati-onsstörung, dissoziative Amnesie, Achse IV) und komorbiden Störungen (Achse V) • s. a. Seite 144

rechtigten partnerschaftlichen Interaktion. Es kommt zu einer Anfälligkeit für überspannte Ansichten und Erwartungen an eine Beziehung sowie der Unfähigkeit, in intimen Beziehungen zu vertrauen.

Das allgemeine Kriterium für funktionelle Beeinträchtigungen in persönlichen, familiären, sozialen, Bildungs-, Arbeits- und anderen wichtigen Bereichen ist gegeben.

Laut Maercker müssen die 3 Symptome der Traumatrias innerhalb der Gesamtsymptomatik nicht im Vordergrund stehen. Gegebenenfalls seien sie sogar schwierig feststellbar, weil sich primär die Symptome der Störung der Selbstorganisation manifestieren (Maercker, 2019).

Auswertung der Fragen des International Trauma Questionnaire

„Die Diagnose einer kPTBS erfordert eines aus zwei Symptomen auf jedem der drei PTBS-Symptom-Gruppen (Wiedererleben in Hier und Jetzt, Vermeidung, Gefühl einer aktuellen Bedrohung) und eines aus zwei Symptomen aus jedem der drei Bereiche zu den Störungen in der Selbstorganisation (DSO): (1) affektive Dysregulation, (2)

negatives Selbstkonzept, (3) problematische Beziehungen. Eine funktionale Beeinträchtigung muss vorliegen, wobei mindestens einer der Indikatoren für funktionale Beeinträchtigung im Bereich der PTBS-Symptome und mindestens einer der Indikatoren im Bereich der DSO-Symptome erfüllt ist" (Cloitre et al., 2018); s. https://www.traumameasuresglobal.com/itq (ITC, 2019c).

3.4.6 Differenzialdiagnosen

Dissoziativer Subtyp der PTBS nach DSM-5

Im DSM-5 wird ein „dissoziativer Subtyp" der PTBS beschrieben (Tabelle 3-9). Zusätzlich zur Symptomgruppe der kognitiven Veränderungen und Veränderungen der Stimmungen müssen als Reaktion auf ein Trauma oder auf Erinnerungen an ein Trauma (Triggerreize) noch Depersonalisation und Derealisation vorhanden sein (Seite 275).

In der klinischen Arbeit ist laut Maercker davon auszugehen, dass die beiden Definitionen in ICD-11 und DSM-5 zur Identifikation ähnlicher Patientengruppen führen, in der Forschung sei dies aber noch nicht systematisch untersucht worden (Maercker, 2019).

Merke

Im Prinzip handelt es sich hier nicht um eine Differenzialdiagnose, sondern um eine unterschiedliche Beschreibung der vermutlich identischen Störung.

Persönlichkeitsstörung

Laut ICD-11 stellt eine Persönlichkeitsstörung eine anhaltende Störung in der Wahrnehmung und Kognition einer Person über sich selbst, andere und die Welt dar mit einer Vielzahl von maladaptiven Mustern. Diese maladaptiven Muster sind in der Regel relativ starr und führen zu erheblichen Herausforderungen in der psychosozialen Funktionsweise. Sie wirken sich deutlich auf zwischenmenschliche Beziehungen aus und werden in verschiedenen persönlichen und sozialen Kontexten deutlich, die nicht auf bestimmte Beziehungen oder Umstände beschränkt sind. Diese Muster sind im Allgemeinen über einen längeren Zeitraum hinweg stabil (WHO, 2023).

Die WHO schreibt im Begleittext zur kPTBS, dass sowohl zur Persönlichkeitsstörung als auch zur kPTBS Probleme der Emotionsregulation sowie des Selbst- und des Menschenbilds gehören (WHO, 2023). Es sei deshalb möglich, dass bei vielen Betroffene beide Störungen komorbid vorliegen. Die Entscheidung, wann bei einer kPTBS eine zusätzliche Diagnose einer Persönlichkeitsstörung zu stellen ist, sollte auf der Grundlage des spezifischen klinischen Kontextes getroffen werden. Speziell das Borderline-Muster tritt relativ häufig komorbide zur kPTBS auf.

Borderline-Muster

In der ICD-11 ist das Borderline-Muster ein Qualifier, der verwendet wird, um ein bestimmtes Erscheinungs-

Tabelle 3-9: Differenzialdiagnose kPTBS (ICD-11) und dissoziativer Subtyp der PTBS (DSM-5).

Kriterium	kPTBS	dissoziativer Subtyp der PTBS nach DSM-5
Traumakriterium	länger anhaltende, sich wiederholende traumatische Erlebnisse	identisch für PTBS und den Subtyp
erforderliche Symptombereiche	Wiedererleben	
	Vermeidung	
	Hyperarousal	Veränderung von Kognitionen und Stimmung
	Emotionsregulationsprobleme	anhaltende Übererregung
	selbstherabsetzende Überzeugungen	dissoziative Symptome: Depersonalisation und Derealisation
	anhaltende Beziehungsprobleme	
Stellenwert dissoziativer Symptome	• implizit, zählen zu den Emotionsregulationsproblemen • beinhalten außer Depersonalisation und Derealisation auch dissoziativ-neurologische Symptome (Seite 233)	explizit, aber beschränkt auf nicht neurologische dissoziative Zustände

bild innerhalb der umfassenderen Kategorie der Persönlichkeitsstörung zu beschreiben. Personen, die das Borderline-Muster aufweisen, neigen dazu, eine Reihe von Symptomen zu zeigen, die als Borderline-Persönlichkeitsmerkmale bezeichnet werden, wie z. B. Instabilität in zwischenmenschlichen Beziehungen, Selbstbild und Affekt, sowie ausgeprägte Impulsivität (Kap. 2.2.4, Seite 56). Bei etwa 80 % der Menschen mit Borderline-Störung werden in der Anamnese traumatische Erfahrungen berichtet (Sack, Sachsse, Overkamp, & Dulz, 2013). Oft sind es sexueller Missbrauch, anhaltende körperliche Gewalt sowie psychische oder körperliche Vernachlässigung, was zu einer relativ hohen Symptomüberlappung zwischen der Borderline-Störung und der kPTBS führt und die Unterscheidung erschweren kann (Tabelle 3-10).

Cloitre et al. fanden 4 Symptome der Borderline-Störung als wichtigste Unterscheidungsmerkmale zur kPTBS (Cloitre, Garvert, Weiß, Carlson, & Bryant, 2014):

- starke Furcht vor Verlassenwerden
- instabiles Selbstbild
- instabile und intensive interpersonelle Beziehungen
- Impulsivität

Zwischen Borderline-Störung und kPTBS gibt es eine hohe Komorbidität. Von den Patienten mit einer posttraumatischen Belastungsstörung haben laut verschiedenen Studien zwischen 37 und 68 % eine komorbide Borderline-Störung (Heffernan & Cloitre, 2000; Zlotnick, Franklin, & Zimmerman, 2002), während bei 25–58 % der Borderline-Betroffenen eine posttraumatische Belastungsstörung vorliegt (Golier et al., 2003; Har-

Tabelle 3-10: Differenzialdiagnose kPTBS (6B41) und Persönlichkeitsstörung mit Borderline-Muster (6D11.5); s. a. Seite 54.

Kriterium	kPTBS	Persönlichkeitsstörung mit Borderline-Muster
Traumakriterium	traumatischer Auslöser	keine traumatischen Auslöser
Traumatrias	vorhanden	nicht vorhanden
Störung Affektregulation	Affektregulationsprobleme als Reaktion auf posttraumatische Trigger	Affektregulationsprobleme mit häufigen impulsiven Ausbrüchen als Reaktion auf Trigger auf den Bindungs- und Beziehungsebenen
Störung Selbstkonzept	Störung des Selbstkonzepts: andauernd negatives Selbstbild als Folge von Traumatisierungen	instabiles Selbstbild mit wechselnder Selbsteinschätzung
Störung in Beziehungen	Störung der Beziehungen zu Menschen: Beziehungen eher distanziert, um Trigger zu vermeiden (evtl. mit Depersonalisation, Derealisation u. a.), oder sehr große Nähe in Kombination mit Depersonalisation und Derealisation	hochgradig unsicher ambivalenter Bindungsstil mit zwischenzeitlich instabilen und intensiven interpersonellen Beziehungen
	Furcht vor dem Verlassenwerden ist kein Merkmal	starke Furcht vor Verlassenwerden und Wechsel von Idealisierung und Entwertung in Beziehungen
Suizidalität	seltene Suizidalität (außer bei komorbider struktureller Dissoziation)	häufige Suizidalität
weitere Hinweise	• tendenziell differenzierteres Denken, weniger Dichotomie („schwarz-weiß") und weniger andere kognitive Verzerrungen • Verzerrungen sind evtl. auf traumatische Erfahrungen und posttraumatische Symptome beschränkt (z. B. „bei der Vergewaltigung habe ich versagt, normalerweise kann ich aber mit einzelnen Einschränkungen recht gut mit Herausforderungen umgehen")	Tendenz zu kognitiven Verzerrungen mit Übergeneralisierungen, dichotomem Denken („Alles-Oder-Nichts-Denken"), Personalisierung (sich selbst als Ursache sehen, obwohl andere Ursachen möglich sein könnten) und emotionale Beweisführung (das eigene Gefühl wird als Beweis für die Richtigkeit einer Annahme herangezogen)

ned, Rizvi, & Linehan, 2010; Zanarini et al., 1998). Speziell nach schwerer Gewalt scheint eine hohe Komorbidität zu bestehen (Jowett, Karatzias, & Albert, 2019; Jowett, Karatzias, Shevlin, & Albert, 2019).

Wenn sowohl die Kriterien einer Persönlichkeitsstörung mit Borderline-Muster und einer komplexen posttraumatischen Belastungsstörung erfüllt sind, sollten beide Diagnosen gestellt werden.

Beispiele

Eine 40-jährige Juristin hat mit 17 Jahren eine schwere Vergewaltigung überlebt und im Anschluss daran belastende rechtsmedizinische und polizeiliche Untersuchungen erlitten. Danach sei sie damals suizidal geworden und in der Folge in eine psychiatrische Klinik eingewiesen worden, wo eine Borderline-Störung diagnostiziert worden sei. Sie habe sich im Verlauf einigermaßen psychisch stabilisiert, ohne aber jemals die frühere Lebensqualität wiederzuerlangen.

Im Rahmen eines unerfüllten Kinderwunsches treten plötzlich wieder Intrusionen und Albträume in Zusammenhang mit der Vergewaltigung und den polizeilichen Befragungen auf, worauf sie arbeitsunfähig wird, nachdem sie zuvor sehr erfolgreich als Juristin in einer Bank gearbeitet hat. Die Abklärung ergibt eine chronifizierte posttraumatische Vermeidung mit Störungen der Selbstorganisation, die sie durch übermäßiges Arbeiten und fast gänzlichem Verzicht auf Selbstfürsorge unterdrücken konnte.

Die Versicherung postuliert mit Verweis auf die Diagnose der Borderline-Störung mit 18 Jahren ein Selbstverschulden der Patientin bezüglich ihrer Arbeitsunfähigkeit und will die Versicherungsleistungen nach 3 Monaten beenden. Die Therapeutin wird aber aufgefordert, u. a. zur Diagnose Stellung zu beziehen.

Im Bericht begründet die Therapeutin die Diagnose einer kPTBS durch detailliertes Beschreiben der Symptome der kPTBS mit speziellem Fokus auf die posttraumatische Vermeidung über 20 Jahre und der Reaktivierung von Wiedererleben und Hyperarousal im Zusammenhang mit gynäkologischen Untersuchungen zur Abklärung des unerfüllten Kinderwunsches. Sie schließt zudem eine Borderline-Störung aus mit Hinweis auf den sicheren Bindungsstil mit stabilen interpersonellen Beziehungen (wobei nicht einmal der Partner von der Vergewaltigung gewusst habe), der fehlenden Angst vor Verlassenwerden, der fehlenden Impulsivität und der fehlenden Polarisierung im Denken (z. B. kein Schwarz-Weiß-Denken). Sie empfiehlt eine störungsspezifische Behandlung der kPTBS mit spezieller Unterstützung für die gynäkologischen Untersuchungen sowie Arbeitsversuchen mit schrittweisem Erhöhen der Arbeitszeit.

Die Versicherung akzeptiert die Einschätzung der Therapeutin, verlängert die Versicherungsleistungen und verlangt einen neuen Bericht nach 40 Sitzungen.

(Partielle) dissoziative Identitätsstörung

Die WHO hat sich bei der Entwicklung der ICD-11 entschieden, die Störungen der strukturellen Dissoziation (partielle dissoziative Identitätsstörung, pDIS, und dissoziative Identitätsstörung, DIS), die gemäß Forschung vermutlich nach noch schwerer Gewalt auftreten (z. B. nach organisierter Gewalt, Seite 34) (Brand et al., 2016), nicht in das gleiche Kapitel (spezifisch belastungsbezogene Störungen und dissoziative Störungen) aufzunehmen. Bei allen dissoziativen Störungen (nicht nur bei der strukturellen Dissoziation, sondern z. B. auch bei den dissoziativ-neurologischen Symptomstörungen) werden nach ICD-11 keine auslösenden traumatischen Erfahrungen verlangt. Diese Störungen werden in einem eigenen Kapitel aufgeführt (6B6, Seite 123).

Weil in der ICD-11 die kPTBS und die pDIS bzw. DIS in 2 unterschiedlichen Kapiteln aufgeführt sind und die resultierenden Störungsbilder verschieden beschrieben werden, müssen sie diagnostisch gesondert evaluiert und codiert werden. Das heißt z. B., dass bei Menschen mit einer dissoziativen Identitätsstörung, bei denen auch die Kriterien einer komplexen posttraumatischen Belastungsstörung erfüllt sind (was sehr häufig der Fall ist), beide Störungen diagnostiziert werden sollten.

Bei der Diagnose einer komplexen posttraumatischen Belastungsstörung muss abgeklärt werden, ob *zusätzlich* eine partielle oder volle dissoziative Identitätsstörung (TD-Achse III, ab Seite 123) vorliegt. Bei einer pDIS liegt zusätzlich teildissoziiertes Handeln vor (meist ohne Amnesien, Seite 156), bei einer DIS kommt es außerdem zu volldissoziiertem Handeln mit Amnesien (Seite 156). Tabelle 3-11 gibt eine Übersicht zu den Unterscheidungsmöglichkeiten.

Bipolare Störung

Traumatisierte Menschen können Störungen aus dem Spektrum bipolarer Erkrankungen leiden und Menschen mit bipolaren Störungen können durch die Folgen ihrer bipolaren Störung traumatisiert werden (Evans, Brand & Kaser-Boyd, 2023). Psychologische Traumata (insbesondere in der Kindheit) können zur Entstehung der Ausprägung bipolarer Störungen beitragen (Evans et al., 2023).

Die Unterscheidung zwischen einer bipolaren Störung und einer komplexen PTBS kann schwierig sein.

Tabelle 3-11: Differenzialdiagnose von PTBS, kPTBS, pDIS und DIS.

Kriterium	posttraumatische Belastungsstörung (Seite 75)	komplexe posttraumatische Belastungsstörung (Seite 90)	partielle dissoziative Identitätsstörung (Seite 128)	dissoziative Identitätsstörung (Seite 128)
Traumakriterium (Seite 66)	Traumatisierung(en) in der Vorgeschichte		• in der Regel berichten die Betroffenen von Gewalt, ist jedoch kein Kriterium für Diagnosen nach ICD-11 • Ausnahme: bei dissoziativer Amnesie für Vergangenheit (Seite 265)	
Traumatrias (Seite 76)	Traumatrias (Wiedererleben, Hyperarousal, Vermeidung)		• in der Regel beschreiben Betroffene Zeichen der Traumatrias, ist jedoch kein Kriterium für Diagnosen nach ICD-11 • Ausnahme: bei ausgeprägter dissoziativer Amnesie	
Störung der Selbstorganisation (Seite 91)	–	muss erfüllt sein	in der Regel schwere Störung der Selbstorganisation, ist jedoch kein Kriterium für Diagnose nach ICD-11	
teildissoziiertes Handeln (Seite 156)	–	–	teildissoziiertes Handeln im Alltag und/oder in Krisen	
volldissoziiertes Handeln (Seite 156)	–	–	–	volldissoziiertes Handeln im Alltag und/oder in Krisen

Es ist jedoch von entscheidender Bedeutung, die persönliche Geschichte der Person zu untersuchen, um festzustellen, ob ein Entwicklungstrauma (z.B. Kindesmissbrauch), Folter, Krieg oder häusliche Gewalt die Grundlage für eine kPTBS bilden. Personen, die zu diesen betroffenen Bevölkerungsgruppen gehören, können Symptome aufweisen, die denen einer bipolaren Störung ähneln und die Kriterien einer kPTBS erfüllen. Wenn sowohl eine bipolare Störung als auch eine kPTBS vorliegt, sollten Behandlungsmaßnahmen beide Störungen berücksichtigen (Evans et al., 2023).

Viele Forschende und Kliniker haben die gemeinsamen Symptome von bipolaren Störungen und PTBS untersucht (z.B. Hernandez et al., 2013). Bei der Diagnosestellung handelt es sich oft nicht um eine Entweder-oder-Situation. Untersuchungen von Orsillo et al. (1996) zeigen zur Veranschaulichung, dass Veteranen mit PTBS im Vergleich zu Veteranen ohne PTBS häufiger an bipolaren Störungen leiden. Sowohl bipolare Störungen als auch die PTBS weisen ähnliche diagnostische Symptome und Merkmale auf, darunter Reizbarkeit, erhöhte Risikobereitschaft, Schlafstörungen, Konzentrationsschwierigkeiten, Anhedonie, Schwierigkeiten, Beziehungen aufrechtzuerhalten oder eine Beschäftigung auszuüben, Angst, Gefühle der Hoffnungslosigkeit und Stimmungsschwankungen (Goldberg & Fagin-Jones, 2004). Das Hauptaugenmerk bei der Behandlung liegt oft auf der Behandlung der Symptome und nicht auf der Identifizierung der zugrunde liegenden Störung. Manchmal wird erst im langfristigen Verlauf Klarheit in der Diagnostik erlangt. Die Behandlung von bipolaren Störungen wird jedoch komplexer, wenn ein traumatisches Ereignis in der Vorgeschichte vorliegt, da dies den Aufbau einer stabilen therapeutischen Beziehung erschweren kann (Evans et al., 2023). Patienten mit traumatischer Vorgeschichte tendieren dazu, schwerwiegendere Symptome wie Halluzinationen, Wahnvorstellungen, Dissoziation und Feindseligkeit zu zeigen (Fawcett, 2008).

Komorbiditäten

Komorbide psychische Störungen bei kPTBS sind häufig. Weitere Informationen dazu s. Achse V, ab Seite 297.

3.5 Anhaltende Trauerstörung (6B42)

Der Tod von Menschen, speziell wenn sie uns emotional nahestanden, löst eine natürliche und universelle Trauerreaktion aus. Trauerreaktionen sind individuell unterschiedlich, sowohl bezüglich den Trauerphasen als auch den Emotionen und der Dauer (Kast, 2018).

Den meisten Menschen gelingt es nach einem Verlust, den Tod zu akzeptieren und den Verlust in ihr Leben zu integrieren. Manchen Menschen gelingt die Verarbeitung des Todes eines geliebten Menschen jedoch nicht. In den vergangenen Jahrzehnten sind daraus verschiedene Konzepte zu pathologischer Trauer entstanden (für eine Übersicht s. Killikelly & Maercker, 2019). Frühere Konzepte umfassten unterschiedliche Begriffe wie „komplizierte Trauer", „pathologische Trauer", „verlängerte Trauerstörung", „traumatische Trauer" u.a.

3.5.1 Diagnose

Aufgrund der Forschung zu pathologischer Trauer wurde in der ICD-11 neu die „anhaltende Trauerstörung" als Diagnose eingeführt. Sie beinhaltet die folgenden Kriterien:

- anhaltende und tief greifende Trauerreaktion, die auf den Tod eines Partners, Elternteils, Kindes oder einer anderen nahestehenden Person folgt
- die Trauerreaktion beinhaltet mindestens eines der folgenden beiden Symptome:
  - eine starke Sehnsucht und/oder
  - ein gedankliches Verhaftetsein mit der verstorbenen Person
- diese Hauptmerkmale gehen häufig mit intensivem emotionalen Schmerz einher (in der ICD-11 keine Definition der erforderlichen Anzahl Symptome), z.B.:
  - Traurigkeit und Intensität der Trauer
  - Schuldgefühle aufgrund des Todes oder der Todesumstände
  - Wut über den Verlust
  - Vermeiden von Erinnerungen an die verstorbene Person (z.B. Vermeiden, Fotos anzusehen, oder seine Dinge aufzuräumen)
  - Vorwürfe an andere Menschen oder die Umstände für den Tod (z.B. Gott, Ärzteschaft)
  - Hadern mit dem Verlust, nicht akzeptieren wollen
  - emotionale Benommenheit/Taubheit
  - beeinträchtigtes Identitätsgefühl; Gefühl, mit dem Tod einen Teil der eigenen Identität verloren zu haben
  - Unvermögen, Dinge zu tun, die vor dem Tod Freude bereitet haben
  - Schwierigkeiten, am sozialen Leben oder Aktivitäten teilzunehmen
- die Diagnose der anhaltenden Trauerstörung wird nur für verhältnismäßig lange Trauerreaktionen vergeben (Todesfall liegt mindestens 6 Monate zurück), die nicht im Verhältnis zu sozialen, kulturellen oder religiösen Normen der Trauernden stehen; länger andauernde Trauerreaktionen, die kulturellen und religiösen Normen der Hinterbliebenen entsprechen, werden als normale Trauer bezeichnet und erhalten keine Diagnose

Merke

Von der Art der Emotionen und Gedanken gibt es keine Unterschiede zwischen normaler und pathologischer Trauer (Holland, Neimeyer, Boelen, & Prigerson, 2009). Nicht die Symptommerkmale sind entscheidend, sondern die Intensität der Symptomatik, deren Beeinträchtigungen auf verschiedene Lebensbereiche des Alltags sowie die Dauer dieser Beeinträchtigungen (Maercker et al., 2013).

Das gedankliche Verhaftetsein nach dem Tod eines geliebten Menschen kann sich auf 2 Arten manifestieren:

- durch eine Fixierung auf die Umstände des Todes oder
- durch ein Verhalten, bei dem alle Gegenstände des Verstorbenen akribisch genau so aufbewahrt werden, wie sie vor dessen Tod waren.

Die trauernde Person kann zwischen exzessiver Beschäftigung mit dem Verstorbenen und dem aktiven Vermeiden von Erinnerungen an ihn schwanken. Weitere Merkmale der anhaltenden Trauerstörung sind: Probleme beim Bewältigen des Alltags ohne den geliebten Menschen, Schwierigkeiten, positive Erinnerungen an den Verstorbenen wachzurufen, Schwierigkeiten, Vertrauen in andere Menschen zu entwickeln, Rückzug aus sozialen Interaktionen und ein allgegenwärtiges Gefühl, dass das Leben keinen Sinn hat.

Bei Personen mit einer Substanzabhängigkeit kann der Konsum von Tabak, Alkohol und anderen Drogen zunehmen, ebenso wie die Häufigkeit von Suizidgedanken und Suizidhandlungen.

Die Diagnose einer anhaltenden Trauerstörung sollte nur gestellt werden, wenn die Symptome intensiver und länger auftreten (Maciejewski, Maercker, Boelen, & Prigerson, 2016). Der Richtwert von 6 Monaten basiert auf Studien, die zeigen konnten, dass bei einer gesunden Trauerreaktion die Trauersymptome innerhalb der ersten 6 Monate ihren Höhepunkt erreichen und sich dann allmählich zurückbilden (Maciejewski, Zhang, Block, & Prigerson, 2007). Bei anhaltenden starken Trauersymptomen nach 6 Monaten scheint das Risiko deutlich erhöht, dass eine längerdauernde komplizierte Trauerreaktion bestehen bleibt (Prigerson et al., 2009).

Die Erfahrung und das Verständnis von Trauer muss zugleich jeweils vor dem kulturellen Hintergrund einer Person beurteilt werden. Die kulturellen Unterschiede waren denn auch eine Herausforderung für die Expertengruppe der WHO beim Bestimmen des Zeitkriteriums (Keeley et al., 2016). Killikelly und Maercker schreiben zum Zeitkriterium von 6 Monaten: *„Diese Vorgabe stellt jedoch nur einen Referenzpunkt für Kliniker dar, und es liegt im Ermessen des Gesundheitsfachpersonals, welche Symptomdauer im Einzelfall für eine Diagnosestellung als angemessen erachtet wird“* (Killikelly & Maercker, 2019).

3.5.2 Fragen

Zur Erhebung der anhaltenden Trauerstörung stehen verschiedene Fragebögen zur Verfügung:

- Der Fragebogen „Inventory of Complicated Grief“ („Inventar Komplizierter Trauer“) galt lange als Referenzwerk, um den Schweregrad von Trauerreaktionen zu beurteilen (Lumbeck, Brandstätter, & Geissner, 2013; Prigerson et al., 1995).
- Der Fragebogen „Traumatic Grief Inventory Self Report Version“ (Boelen & Smid, 2017) basiert auf Selbstbeurteilung und enthält Items aus der ICD-11.
- Das „Strukturierte klinische Interview für komplizierte Trauer“ (Bui et al., 2015) basiert auf den Kriterien der Konzepte zu komplizierter Trauer (Shear et al., 2011).
- Mit der „Internationalen Skala für anhaltende Trauerstörung“ („International Prolonged Grief Disorder Scale“, IPGDS) (ITC, 2019b) wurde ein Verfahren zur Erfassung der Symptomhäufigkeit und intensität von Trauerreaktionen nach ICD-11 entwickelt (Killikelly & Maercker, 2019; Killikelly et al., 2020). Es ist online in verschiedenen Sprachen erhältlich unter www.traumameasuresglobal.com (ITC, 2019b).

Diagnostische Fragen

Anhaltende Trauerstörung

Die Fragen sind adaptiert nach der „Internationalen Skala für Anhaltende Trauerstörung“ (ITC, 2019b), wobei sie aber nicht ausformuliert, sondern nur stichwortartig aufgeführt sind.

Auslöserkriterium

- Tod einer emotional nahestehenden Person

Sehnsucht nach der verstorbenen Person

- sich nach der verstorbenen Person sehnen oder ein starkes Verlangen nach ihr haben

Gedankliches Verhaftetsein mit der verstorbenen Person

- sich nicht von Gedanken an die verstorbene Person oder die Todesumstände lösen können

Emotionale Reaktionen

- Trauer ist unbeschreiblich intensiv
- Schuldgefühle aufgrund des Todes oder der Todesumstände
- Wut über den Verlust
- Versuch, Erinnerungen zu vermeiden
- andere oder die Umstände für den Tod verantwortlich machen (z.B. Ärzteschaft, höhere Mächte)
- Gefühl, ein Teil von sich selbst verloren zu haben
- fehlende Freude und Zufriedenheit seit dem Verlust
- emotionale Taubheit
- Dinge, die vor dem Verlust möglich waren, nicht mehr tun können
- Einschränkungen der Alltagsfähigkeiten (z.B. Arbeitsfähigkeit, in Gruppen sein)

Zeitkriterium

- Zeitdauer seit dem Verlust: mindestens 6 Monate

Kulturkriterium

- Trauer ist anders und länger, als dies in der Kultur des Betroffenen oder im sozialen Beziehungsnetz normal wäre

Beeinträchtigungen

- Das allgemeine Kriterium für funktionelle Beeinträchtigungen in persönlichen, familiären, sozialen, Bildungs-, Arbeits- und anderen wichtigen Bereichen ist gegeben

3.5.3 Differenzialdiagnosen

Die anhaltende Trauerstörung ist durch eine hohe Komorbidität (84,5%) mit anderen Diagnosen gekennzeichnet, vor allem Depression, PTBS und Angststörungen (Simon et al., 2007; Tabelle 3-12). Studien, welche die Symptommuster bei Trauernden untersuchten, finden in der Regel 3 Gruppen (Djelantik, Smid, Kleber, & Boelen, 2017):

- Trauernde, die vor allem die Symptome einer anhaltenden Trauerstörung zeigen
- Trauernde mit Symptomen, die primär zu einer PTBS gehören
- Trauernde mit Symptomen einer anhaltenden Trauerstörung und einer PTBS

Tabelle 3-12: Differenzialdiagnose bei anhaltender Trauerstörung (adaptiert nach [Killikelly & Maercker, 2019]).

Kriterium	anhaltende Trauerstörung	posttraumatische Belastungsstörung	Depression
Kernsymptome	• gedankliches Verhaftetsein mit dem/der Verstorbenen oder den Todesumständen, und/oder starke • Sehnsucht nach der verstorbenen Person	• Intrusionen • Vermeidung • Hyperarousal	• Niedergeschlagenheit • Interessensverminderung • Rückzug
emotionale Symptome	• Traurigkeit, Schuldgefühle, Wut • Schwierigkeiten, den Verlust zu akzeptieren • Unvermögen, positive Stimmung zu erfahren	Angst, Wut, Scham	Traurigkeit, Anhedonie
Verhaltens-symptome	• Suche nach Nähe zur verstorbenen Person • Schwierigkeiten, am sozialen Leben oder Aktivitäten teilzunehmen	Vermeidungsverhalten	Rückzug in allen Lebensbereichen

Beispiele

Ein 45-jähriger Vater verliert seinen Sohn durch einen Autounfall. Drei Jahre später berichtet er in einer Therapie von folgenden Hauptsymptomen:

- wiederholtes Aufschrecken in Erwartung, dass der Sohn plötzlich nach Hause käme
- dauernde Sehnsucht nach dem Sohn und konstantes gedankliches Verhaftetsein mit dem Sohn

Seit dem Tod des Sohnes habe er sich sozial zurückgezogen, lese und schreibe nicht mehr, und die Leistungsfähigkeit an der Arbeit sei eingeschränkt, weshalb er Aufgabenbereiche habe aufgeben müssen. Die Kriterien einer komorbiden depressiven Störung sind erfüllt.

Die Abklärung ergibt:

- Das Aufschrecken wird als Symptom einer PTBS interpretiert, der Zusammenhang mit einem spezifischen Belastungsmoment während der Mitteilung des Todes des Sohnes durch die Polizei kann hergestellt und mit EMDR (Shapiro, 1996) behandelt werden.
- Das gedankliche Verhaftetsein wird als Symptom einer anhaltenden Trauerstörung interpretiert und mit integrativer kognitiver Verhaltenstherapie (Rosner, Bartl, Pfoh, Kotoučová, & Hagl, 2015; Rosner, Pfoh, Kotoučová, & Hagl, 2014) behandelt.
- Die komorbide depressive Störung wird medikamentös mit einem SSRI angegangen.

Im Rahmen der Therapie gelingt es dem Patienten, z.B. Schuldgefühle in Zusammenhang mit dem Tod des Sohnes (weil er ihn zu wenig vor Gefahren beim Autofahren gewarnt habe) durchzuarbeiten und im Verlauf einen guten Abschied vom Sohn zu finden. Die depressiven Symptome sistieren, das Aufschrecken tritt nach den 3 Sitzungen mit EMDR nicht mehr auf, und die AT-Symptomatik geht im Verlauf von ca. 25 Sitzungen zurück. Der Patient nimmt wieder seine früheren Aktivitäten auf, hält aber gewisse Trauerrituale aufrecht, die ihn im weiteren Trauerprozess unterstützen.

3.6 Anpassungsstörung (6B43)

Mit Anpassungsstörungen werden maladaptive Reaktionen auf belastende Lebensereignisse bezeichnet, die nicht traumatisch sind. Dazu kann ein einmaliges Ereignis gehören (z.B. eine belastende Kündigung, ein Beziehungsabbruch), es kann sich aber auch um mehrmalige und repetitive Belastungen handeln (z.B. häusliche Gewalt, Mobbing, schwere körperliche Erkrankung).

Die Auslöser für Anpassungsstörungen führen nicht zur typischen Traumatrias der posttraumatischen Störungen. Trotzdem haben diese Belastungen definierte Hauptsymptomgruppen und akzessorische Symptome zur Folge, die in der ICD-11 klar definiert werden.

Die Reaktion auf den Stressor ist durch eine übermäßige Beschäftigung mit dem Stressor selbst oder seinen Folgen gekennzeichnet. Dies kann übermäßige Sorgen, wiederkehrende belastende Gedanken über den Stressor oder anhaltendes Grübeln über die Auswirkungen des Stressors beinhalten (WHO, 2023).

3.6.1 Diagnose

Die Symptome der ICD-11-Anpassungsstörung umfassen erstens Präokkupationen und zweitens Anpassungsschwierigkeiten als Reaktion auf einen oder mehrere Auslöser, innerhalb von einem Monat auftretend und höchstens 6 Monate andauernd, außer der Auslöser dauert an.

Diagnosekriterien

Diagnosekriterien der Anpassungsstörung (6B43) sind (adaptiert nach [Bachem, 2019] und [WHO, 2019]):

- **Auslöserkriterium (Stressor):** identifizierbare psychosoziale Stressoren (z. B. Scheidung, Krankheit, Behinderung, sozioökonomische Probleme, Konflikte zu Hause oder an der Arbeit)
- **Zeitkriterium:**
  - Auftreten in der Regel innerhalb eines Monats nach dem Auslöserereignis
  - Dauer nicht länger als 6 Monate nach dem Ereignis, es sei denn, der Stressor bleibt über eine längere Zeit bestehen (z. B. Krankheit, häusliche Gewalt)
- **Hauptsymptomgruppen:**
  - **Präokkupation mit dem Auslöserereignis:** gedankliches Verhaftetsein wie übermäßiges Grübeln, wiederkehrende und belastende Gedanken in Bezug auf den Stressor oder anhaltende Sorgen wegen den Implikationen des Stressors
  - **Anpassungsschwierigkeiten:** Interesseverlust gegenüber der Arbeit, dem sozialen Leben, der Beziehung zu anderen und Freizeitaktivitäten. Der/die Betreffende kann Konzentrations- bzw. Schlafprobleme zeigen.
- **Akzessorische Symptome:** Angst, Depression, Vermeidung oder Störung des Sozialverhaltens

Zusätzliche Symptome

Mögliche zusätzliche klinische Symptome sind (WHO, 2023):

- Die Symptome der Präokkupation können sich verschlimmern, wenn Betroffene an den Stressor erinnert werden. Dies führt dazu, dass Stimuli, Gedanken, Gefühle oder Gespräche, die mit dem Stressor in Verbindung stehen, vermieden werden, um die Präokkupation oder den Stress zu verhindern.
- Zu den zusätzlichen psychologischen Symptomen einer Anpassungsstörung können depressive oder ängstliche Symptome sowie impulsive „externalisierende" Symptome gehören, insbesondere der vermehrte Konsum von Tabak, Alkohol oder anderen Substanzen.
- Die Symptome von Anpassungsstörungen klingen in der Regel ab, wenn der Stressor beseitigt wird, wenn ausreichend Unterstützung bereitgestellt wird oder wenn die betroffene Person zusätzliche Bewältigungsmechanismen oder strategien entwickelt.

Verlaufsmerkmale (WHO, 2023)

Der Beginn einer Anpassungsstörung tritt in der Regel innerhalb eines Monats nach einem belastenden Lebensereignis auf (z. B. Krankheit, eheliche Probleme). Der Ausbruch ist jedoch auch mit einer längeren Verzögerung möglich (z. B. 3 Monate nach der Belastung).

Akute und intensive belastende Lebensereignisse (z. B. plötzlicher Verlust des Arbeitsplatzes) führen in der Regel zu einem entsprechend raschen Auftreten von Symptomen, die tendenziell von kürzerer Dauer sind, während anhaltende belastende Lebensereignisse (z. B. anhaltende Eheprobleme) in der Regel zu einem verzögerten Auftreten von Symptomen und einer längeren Dauer führen.

Die Intensität und Dauer der Anpassungsstörung ist sehr unterschiedlich.

Weitere Hintergründe zur Anpassungsstörung

Laut Bachem sollten folgende Überlegungen in die Diagnostik der Anpassungsstörung nach ICD-11 einfließen (Bachem, 2019):

- Die Anpassungsstörung sollte nicht (wie in der ICD-10) als Ausschlussdiagnose gehandhabt werden, sondern als vollwertige Diagnose verstanden werden. Dafür spricht z. B., dass bei Anpassungsstörungen ein bis zu 12-fach erhöhtes Suizidrisiko (Casey, Jabbar, O'Leary, & Doherty, 2015; Gradus et al., 2010) und ein signifikant erhöhtes Risiko für weitere, schwere psychische Störungen im Verlauf gefunden wurden (O'Donnell et al., 2016).
- Laut Bachem bleibt zum Auslöserkriterium eine gewisse Unklarheit: *„Wo die Grenze zwischen normalem und pathologischem Stress liegt, ist für die meisten Lebensbereiche allerdings schlecht bestimmbar und somit im Falle der Anpassungsstörung dem klinischen Urteil des Diagnostikers überlassen."* (Bachem, 2019).
- Die Anpassungsstörung kann in Kombination mit anderen psychischen Störungen auftreten, sofern substanzielle, nicht überlappende Symptome bestehen (z. B. spezifische Phobien, Panikstörung, Psychose).
- Bei komorbiden Erkrankungen muss ein separater Störungsverlauf erkennbar sein (z. B. psychotische Krise geht zurück, aber Präokkupation mit dem Stressor hält an und es zeigen sich Anpassungsschwierigkeiten, die nicht auf die psychotische Krise zurückzuführen sind).

Beispiele

Ein 40-jähriger Oberarzt einer großen psychiatrischen Klinik berichtet von schwierigen Arbeitsbedingungen mit schweren Konflikten auf Leitungsebene und veralteten Behandlungsstrukturen mit vielen unnötigen Zwangsmaßnahmen. Unmittelbar nach seinem Wechsel an die Klinik seien die Leitungskonflikte ausgebrochen, denen er sich kaum entziehen könne. Das Ende der Konflikte sei nicht absehbar.

Er beschreibt ein bedrückendes gedankliches Verhaftetsein mit wiederkehrenden belastenden Gedanken sowie Schlaf- und Konzentrationsstörungen. Die Symptome hätten auch während seines Urlaubs angehalten und ihn in der Interaktion mit seinen Kindern gedanklich und emotional beeinträchtigt, was ihn dazu gebracht habe, Hilfe anzufordern.

Die Abklärung ergibt eine Anpassungsstörung nach ICD-11. Im Rahmen der Beratung entscheidet sich der Arzt, die Stelle zu kündigen und neue berufliche Perspektiven zu erarbeiten. Die Symptome gehen nach der Kündigung deutlich zurück, nach Abschluss der Stelle ist er wieder symptomfrei.

3.6.2 Fragen

Das „Adjustment Disorder – New Module" (ADNM) misst Präokkupationen und Fehlanpassungssymptome sowie diverse Zusatzsymptome anhand von 20 Items (Glaesmer, Romppel, Brähler, Hinz, & Maercker, 2015). Es bestehen auch 2 Kurzversionen: eine mit 8 Fragen (Kazlauskas, Gegieckaite, Eimontas, Zelviene, & Maercker, 2018) und eine mit 4 Fragen (Ben-Ezra, Mahat-Shamir, Lorenz, Lavenda, & Maercker, 2018). Die Kurzversion mit 8 Fragen ist online erhältlich auf www.traumameasuresglobal.com (ITC, 2019a; Shevlin et al., 2020).

Diagnostische Fragen

Anpassungsstörungen

Die Fragen sind hier nicht ausformuliert, sondern nur stichwortartig aufgeführt – basierend auf der ADNM-Kurzversion (Kazlauskas et al., 2018).

Auslöserkriterium
- belastendes Ereignis wie Scheidung/Trennung, Konflikte in der Familie, am Arbeitsplatz oder mit Nachbarn, Erkrankung oder Pflege eines Angehörigen, Arbeitslosigkeit, eigene schwere Erkrankung u.a.

Präokkupation mit dem Auslöserereignis
- Ruminieren um das Ereignis
- Belastung durch häufiges Nachdenken über das Ereignis
- Hilflosigkeitsgefühle durch wiederholtes Erinnertwerden an das Ereignis

Anpassungsschwierigkeiten
- Konzentrationsschwierigkeiten seit dem Ereignis
- Motivationsschwierigkeiten an der Arbeit oder bei Alltagsaktivitäten seit dem Ereignis
- Schlafprobleme seit dem Ereignis

Zeitkriterium
- Beginn höchstens 1 Monat nach dem belastenden Ereignis
- Dauer: max. 6 Monate, außer die Belastung dauert an

Beeinträchtigungen
- Das allgemeine Kriterium für funktionelle Beeinträchtigungen in persönlichen, familiären, sozialen, Bildungs-, Arbeits- und anderen wichtigen Bereichen ist gegeben.

3.6.3 Differenzialdiagnosen

Die wichtigsten Differenzialdiagnosen sind normale Stressreaktionen und die posttraumatische Belastungsstörung (Tabelle 3-13).

Der Übergang von einer Anpassungsstörung zu einer posttraumatischen Belastungsstörung kann fließend sein. So kann im Rahmen häuslicher Gewalt eine Anpassungsstörung vorliegen, nach einer Gewaltexazerbation mit sexualisierter Gewalt jedoch eine PTBS entstehen. In diesem Fall ist aber nur noch die PTBS zu diagnostizieren. Beide Störungen sollten nicht parallel vergeben werden.

Im Zusammenhang mit einer Anpassungsstörung kann der Stressor eine breite Palette von Schweregraden und Arten umfassen, ohne unbedingt extrem bedrohlich oder traumatisch zu sein. Wenn die Reaktion einer Person auf ein weniger schwerwiegendes Ereignis oder eine Situation die Symptomkriterien für eine PTBS erfüllt, sollte sie als Anpassungsstörung diagnostiziert werden (WHO, 2023). Es ist erwähnenswert, dass manche Menschen, die sehr bedrohliche oder traumatische Ereignisse erlebt haben, in der Folge eine Anpassungsstörung statt einer PTBS entwickeln. Die Unterscheidung zwischen den beiden Störungen sollte darauf basieren, ob alle diagnostischen Kriterien für jede Störung erfüllt sind, und nicht nur auf der Art des Stressors (WHO, 2023).

Tabelle 3-13: Differenzialdiagnose der Anpassungsstörung.

Störung	Symptom	Anpassungsstörung
normale Stressreaktion	weniger Einschränkungen in verschiedenen Lebensbereichen (Arbeit, sozial, Ausbildung u.a.)	Einschränkungen in verschiedenen Lebensbereichen (z.B. signifikante Verringerung der Arbeitsfähigkeit, Lernprobleme mit negativen Auswirkungen auf eine Ausbildung u.a.)
PTBS	Auslöser: „außergewöhnlicher Bedrohung oder katastrophenartiges Ausmaß“	Auslöser: „identifizierbare psychosoziale Stressoren“
	Traumatrias: Intrusionen, Hyperarousal, posttraumatische Vermeidung	Präokkupation und Anpassungsschwierigkeiten

3.7 Belastungsstörung bei anhaltender Traumatisierung (BSAT)

3.7.1 Einführung des Begriffs

In der ICD-11-Arbeitsgruppe, die speziell mit belastungsbezogenen Störungen befasst war, wurde die Aufnahme einer neuen diagnostischen Kategorie mit der Bezeichnung „kontinuierliche Traumafolgestörung“ diskutiert. Die Erfahrung eines Krieges kann in bestimmten Ländern und Regionen nicht als ein einzelnes traumatisches Ereignis mit einem klaren Endpunkt gekennzeichnet werden, sondern eher als eine anhaltende und konstante Bedrohung des Lebens. Zu dieser Art von Trauma gehören anhaltende inter-ethnische Konflikte und lang andauernde Bürgerkriege wie der syrische Bürgerkrieg oder der israelisch-palästinensische Konflikt. Aus klinischer Perspektive besteht ein Bedarf an gezielten Empfehlungen zum Umgang mit solchen Fällen. Der Vorschlag, eine völlig neue Diagnose für den Kontext anhaltender Traumata einzuführen, wurde jedoch zurückgewiesen, da es an empirischen Belegen für seine Aufnahme mangelt (Maercker, 2019; Levin et al., 2023).

Die Unterscheidung zwischen Traumatisierungen in der Vergangenheit und der Gegenwart ist zudem klinisch relevant, da bei anhaltender Gewalt der Fokus auf konkrete Schutzmaßnahmen und nicht auf die Auseinandersetzung mit Gewalt in der Vergangenheit ausgerichtet ist.

Bei Menschen mit der Symptomatik einer komplexen posttraumatischen Belastungsstörung, die anhaltender Gewalt ausgesetzt sind, wird hier der Begriff der **Belastungsstörung bei anhaltenden Traumatisierungen (BSAT)** vorgeschlagen. Diese Benennung wird in der ICD-11 und im DSM-5 nicht genannt (in der ICD-11 wird einzig bei der Anpassungsstörung anerkannt, dass ein Stressor über längere Zeit anhalten kann, Seite 107).

3.7.2 Symptome

Die Symptome der BSAT wurden bisher unzureichend erforscht, teilweise aufgrund der Schwierigkeiten bei der Forschung in Kriegsgebieten und den damit verbundenen ethischen Grenzen. In einer Studie mit Zivilisten während des russisch-ukrainischen Konflikts fanden Levin et al. heraus, dass sich anhaltender traumatischer Stress in verstärkten Verbindungen zwischen kPTBS-Symptomen manifestiert und dass die Emotionsregulation eine entscheidende Rolle bei der Entstehung einer kPTBS spielen könnte (Levin et al., 2023). Es gibt einen erheblichen Bedarf an Studien über kPTBS, z.B. um herauszufinden, wie kriegsbetroffenen Bevölkerungsgruppen geholfen werden kann.

Die Symptome einer BSAT entsprechen gemäß klinischen Beobachtungen häufig denen einer PTBS oder einer kPTBS, jedoch mit spezifischen Anpassungen. Folgende Symptome können empirisch beobachtet werden:

- anhaltende Traumatrias:
  - Intrusionen: Intrusionen und Albträume sind nicht nur auf vergangene Traumatisierungen bezogen, sondern beinhalten auch erwartete und befürchtete ähnliche Ereignisse in der Zukunft. Es handelt sich dabei im Prinzip um Zukunftsprojektionen von möglicherweise weiteren traumatisierenden Belastungen im Sinne von Warnhinweisen.
  - Hyperarousal: Das Hyperarousal bezieht sich auf reale Gefahren in der Gegenwart, wie das Horchen auf Flugzeuge oder Bombenexplosionen in Kriegsgebieten, das Knarren der Treppe wegen eines Täters, der nachts zu Missbrauchszwecken ein Opfer aufsucht oder die Erwartung einer negativen Asylentscheidung mit Rückschaffung in eine Diktatur bei aus politischen Gründen geflüchteten Menschen. Hierzu gehören auch anhaltende Schlafstörungen aufgrund von Angst und Unsicherheit.

- Anhaltende traumatische Vermeidung: Die Vermeidung kann sich durch eine dauerhafte Depersonalisation und Derealisation äußern. Möglich ist auch, dass Betroffene vermeiden, an mögliche Gefahren zu denken, z. B. den Tod in Kriegsgebieten, Folter in Diktaturen oder erneute Vergewaltigungen in einer Partnerschaft mit sexueller Gewalt. Peritraumatische Vermeidung kann dazu führen, dass Betroffene nicht flüchten, kann aber auch ein Überlebensmechanismus sein, um z. B. in einem Kriegsgebiet den Alltag zu überleben (Wie will man z. B. sonst in einem Kriegsgebiet einen Markt aufsuchen, um Essen zu kaufen, wenn die Gefahr auf Bombenanschläge dort deutlich erhöht ist?). Zur Vermeidung gehört auch, dass viele Betroffene aktuelles Gewalterleben nicht selbst ansprechen.

- Störungen der Selbstorganisation:
  - Störung der Affektregulation: In einer wiederholt traumatisierenden Lebenssituation ist die Regulation von Angst (Todesangst), Wut (Mordswut), Ohnmacht, Entsetzen, Ekel und anderen Affekten für Betroffene eine zentrale Herausforderung. Hier ist unklar, wann von einer Störung gesprochen werden soll und wann es sich um eine normale, angemessene Belastungsreaktion handelt. Affektregulatorische therapeutische Maßnahmen, die normalerweise hilfreich sind (Imaginationen, Skills u. a.), wirken gar nicht oder nur kurz.
  - Störung des Selbstkonzepts: Betroffene können durch wiederholte Traumatisierungen anhaltende Symptome von Wertlosigkeit und Versagen erfahren, die mit jeder weiteren traumatischen Erfahrung zunehmen können. Überflutende intrusive Gefühle von Selbsthass und Selbstabwertung können die Folge sein.
  - Störung des Bezugs zu Menschen: Analog können anhaltende Traumatisierungen das Vertrauen in einzelne Menschen oder in die Menschheit als Ganzes verletzen. Mit jeder weiteren Traumatisierung können Misstrauen sowie das Gefühl von Abgeschnittenheit und Isolation verstärkt werden. Überflutende Gefühle von Misstrauen, Angst vor Menschen und des Abgetrenntseins von der Welt können in der Folge auftreten, manchmal sogar mit wahnhaft anmutender Ausprägung (Betroffene benötigen in diesen Situationen aber Schutz und keine Neuroleptika).
- Peritraumatische Dissoziation (Kap. 3.2.3, Seite 68): Verschiedene dissoziative Symptome wie Depersonalisation, Derealisation, Desomatisation u. a., die während einer Traumatisierung auftreten, können nach einem Trauma noch mehrere Tage bis Wochen anhalten und Symptome einer BSAT sein.
- Dissoziativ-neurologische Symptomstörungen (Kap. 5.4, Seite 233): Dissoziativ-neurologische Symptome können Hinweise auf anhaltende Gewalt sein, wie beispielsweise ungeklärte chronische Schmerzen (Seite 239), Kopfschmerzen (Seite 240), Hörverlust (Seite 235), dissoziative Krampfanfälle (Seite 245), dissoziative Synkopen (Seite 258) und viele mehr.
- Dissoziative Amnesien: Dissoziative Amnesien in der Gegenwart können ein Hinweis sein auf anhaltende Gewalt bei Menschen mit dissoziativer Identitätsstörung (Seite 265).
- Weitere unspezifische Symptome: Verstärktes Auftreten komorbider Störungen wie Sucht, Essstörungen, Zwang, Angst- und Panikstörungen, Depressionen u. a. können bei Menschen mit Traumafolgestörungen Warnhinweise auf anhaltende Gewalt sein.
- Körperliche Hinweise: Verschiedene körperliche Hinweise sind auf Seite 311 zusammengefasst.
- Zeitkriterium: Oft beschreiben Betroffene, dass ihnen die Symptome während einer Bedrohungssituation, sofern sie einigermaßen zeitlich begrenzt schien, nicht bewusst waren. Der Zusammenbruch mit der Symptommanifestation tritt dann erst mit Verzögerung auf, z. B. wenn Betroffene erstmals in Sicherheit sind (z. B. in einem Frauenhaus nach der Flucht aus einer Gewaltbeziehung, in einem Asylland nach Flucht aus einer Diktatur).
- Bei Kindern: Bei Kindern kommen noch verschiedene spezifische Symptome hinzu, oft in Abhängigkeit von ihrem Alter. Hinweise auf Gewalt können sein: körperliche Symptome (z. B. eine ungeklärte Fraktur beim Säugling oder Zeichen mangelnder Hygiene oder eine Gedeihstörung), auffälliges Verhalten eines Kindes (z. B. plötzlich eintretender Entwicklungsknick mit sozialem Rückzug, sexualisiertem Verhalten u. a.) oder anamnestische Angaben (z. B. unvollständige Früherkennungsuntersuchungen und Impfungen oder gehäufte Unfälle) (Herrmann, Dettmeyer, Banaschak, & Thyen, 2016).

3.7.3 Vorgehen

Medizinische Fachkräfte sind für viele Betroffene die ersten Professionellen, zu denen sie Kontakt haben und bei denen sie Hilfe erhalten können. Dem Gesundheitssektor kommt deshalb eine besondere Verantwortung zu. In einer englischen Interventionsstudie identifizierten und dokumentierten geschulte und sensibilisierte Ärzte Gewaltbetroffene dreimal häufiger als nicht geschulte. Darüber hinaus verwiesen geschulte Ärzte Opfer 21-mal häufiger an spezialisierte Beratungsstellen

(Feder et al., 2011). Manche Betroffene suchen zudem wegen komorbiden Störungen psychotherapeutische Hilfe auf, ohne dass sie über die anhaltenden Retraumatisierungen sprechen, weshalb auch Spezialisten in Therapie und Beratung eine besondere potenzielle Schutzfunktion zukommt.

Der Umgang mit den Folgen ist ein multiprofessioneller Auftrag. Schellong et al. schreiben dazu: *„Körperliche und psychische Folgen erfordern sensibles ‚traumainformiertes' Vorgehen bei Ansprechen und Untersuchung sowie gerichtsverwertbare Dokumentation, Abklärung des Schutzbedürfnisses und Weitervermittlung an Sozialberatung oder ggf. auch zur Psychotherapie"* (Schellong, Epple, & Böhm, 2018).

Die Weltgesundheitsorganisation (WHO) erarbeitete 2013 Leitlinien für das Gesundheitswesen zum Umgang mit Gewalt in Paarbeziehungen und mit sexueller Gewalt gegen Frauen (WHO, 2017).

3.7.4 Allgemeines Screening

Das standardisierte Fragen nach aktueller oder früherer Gewalt ohne konkrete körperliche, psychische oder soziale Hinweise wird heute nur mit Vorbehalt empfohlen. Verschiedene Hindernisse in Bezug auf ein generelles Screening sind bekannt und sollten beachtet werden (Feder et al., 2009; Finkelhor, 2018; MacMillan et al., 2009). Zu diesen Hindernissen gehören Unsicherheiten von Befragenden zu den konkreten Fragen, Defizite in der Ausbildung zur Befragung, Mangel an wissenschaftlichem Nachweis von vielen bekannten Fragebögen und Unwissen zum Vorgehen, wenn Betroffene Gewalt bestätigen. Außerdem kann Zeitmangel der Befragenden das Screening auf Gewalt erschweren (Velonis, O'Campo, Rodrigues, & Buhariwala, 2019).

Idealerweise beinhaltet ein Screening auf Gewalt ein systematisiertes Protokoll, das Verwenden von Screening-Fragen und ein vorbereitetes standardisiertes Vorgehen bei Berichten von Gewalt (Paterno & Draughon, 2016). Zugleich muss aber angefügt werden, dass wissenschaftlich noch erhebliche Unsicherheiten bestehen zum Nutzen von Screening-Fragebögen (Finkelhor, 2018). Zu bedenken ist u.a. auch, dass falsch negative Befunde zu falscher Sicherheit und falsch positive Antworten zu ungerechtfertigten Beschuldigungen führen können.

Krüger et al. schreiben dazu (Krüger, Lätsch, Voll, & Völksen, 2018):

- Screening-Instrumente müssen auf den Anwendungskontext und die professionelle Funktion der Anwender(innen) zugeschnitten sein (z.B. Pädiatrie, Gynäkologie, Mütter-Väter-Beraterinnen, Lehrpersonen).
- Sollen in spezifischen Anwendungsfeldern Screening-Instrumente neu eingeführt werden, ist der internationale Forschungsstand zu nutzen; in einigen wenigen Anwendungsfeldern existieren bereits heute Instrumente, zu denen vielversprechende Befunde aus Evaluationsstudien vorliegen.
- Die Einführung neuer Instrumente hat nur Aussicht auf Erfolg, wenn die Instrumente von einflussreichen Akteuren innerhalb der Profession (z.B. den Berufsverbänden) gewollt, mitgetragen und in der Entwicklung mitgestaltet werden. Neben der Akzeptabilität des Instruments kann dies auch die Praxistauglichkeit positiv beeinflussen (z.B. Bearbeitungsdauer, Sprachniveau).
- Wo Instrumente eingeführt werden, sind – wo immer möglich – evaluative Begleitstudien vorzusehen, die das Instrument einer objektiven Überprüfung unterziehen und Schlussfolgerungen zur inhaltlichen Überarbeitung und zu Fragen der strukturellen Einbettung geben.

Zu unterscheiden ist in diesem Kontext:

- Generelle Screening-Fragen, auch bei fehlendem Verdacht und Fehlen von psychischen oder körperlichen Hinweisen, ähnlich zu medizinischen Screening-Fragen (z.B. auf Diabetes, Suchtmittel, Herzbeschwerden).
- Spezifische Screening-Fragen beim Vorliegen von Traumafolgestörungen: Manchmal berichten Betroffene in einem ersten Schritt von Gewalt in der Vergangenheit und deklarieren aktuelle Bedrohung erst nach Aufbau einer tragfähigen therapeutischen Beziehung, in einigen Fällen erst nach mehreren Jahren in einer Therapie. Deshalb kann es notwendig sein, auch bei anfänglicher Negation von aktueller Gewalt später nachzufragen (ohne dabei suggestiv zu werden).

Diagnostische Fragen

Anhaltende Gewalt

Frühere Gewalt

- Haben Sie oder Ihre Kinder schon einmal Gewalt erlebt (emotional, körperlich, sexuell)?
- Dauert diese Gewalt heute noch an?

Aktuelle Gewalt

- Erleben Sie in der Gegenwart Gewalt (emotional, körperlich, sexuell)?
- Fühlen Sie sich zu Haus, am Arbeitsplatz, unterwegs, an öffentlichen Orten sicher?

- Haben Sie manchmal Angst vor Angehörigen, Freunden, Bekannten, Nachbarn oder anderen Menschen aufgrund von Drohungen oder Gewalt?
- Werden Sie manchmal bedroht oder erpresst? Von wem?
- Hat sich die Gewalt in den vergangenen Monaten verändert?
- Steht eine schwierige Situation mit erhöhtem Gewaltrisiko bevor (Gerichtstermin, Familienfest, Diskussion über Besuchsrecht u.a.)?
- Haben Sie Angst, dass Ihren wichtigsten Bezugspersonen Gewalt angetan werden könnte?

Konkretisierungen
- Wann das letzte Mal?
- Welche Formen von Gewalt?
- Wer war beteiligt?
- weitere Vertiefungsfragen, in Abhängigkeit des Kontextes und der Form von Gewalt

Vorgehen
- Die Fragen der Fachperson und die Antworten der Betroffenen sollten möglichst wortgetreu festgehalten werden.
- Keine Suggestivfragen stellen.

Abklärungen und Therapie

Bei Abklärungen von Menschen mit klassischer und komplexer PTBS sollte standardisiert geklärt werden, ob Menschen weiterhin Opfer traumatisierender Erfahrungen werden.
Viele Betroffene sprechen die Gewalt nicht selbst an.
Auch wenn eine PTBS oder eine kPTBS nach ICD-11 diagnostiziert werden muss, so handelt es sich dabei eigentlich um eine „Belastungsstörung bei anhaltender Traumatisierung (BSAT)". Die BSAT ist *keine* Störung nach ICD-11 und DSM-5.
Im Gegensatz zur kPTBS wird bei einer BSAT therapeutisch der Fokus nicht auf die Verarbeitung von Traumatisierungen in der Vergangenheit, sondern auf Schutzmaßnahmen in der Gegenwart gelegt. Zudem sind verschiedene stabilisierende psychotherapeutische Interventionen kontraindiziert, wie z.B. Imaginationen, Skills, übertragungsfokussierte Arbeit u.a. (z.B. Imaginationen von sicheren Orten sollten nicht eingesetzt werden, um Gewalt auszuhalten, sondern um posttraumatisch mit Symptomen der Traumatrias und Affektregulationsproblemen umzugehen).
Zum Vorgehen bei Verdacht auf anhaltende Gewalt gibt es internationale Richtlinien und Empfehlungen (Gysi & Rüegger, 2017; Herrmann et al., 2016; Schellong et al., 2018; WHO, 2017).

Beispiele

Anhaltende Gewalt

Anhaltende Gewalt im Asylland nach Flucht
Geflüchtete Frauen, die in der Schweiz Asyl beantragen, sind in vielen Asylzentren nicht in Sicherheit. Laut einem Bericht des Schweizerischen Kompetenzzentrums für Menschenrechte, der im Auftrag des Bundesrates verfasst wurde, gehören sexuelle Belästigungen in vielen Asylzentren zum Alltag (SKRM, 2019). Menschen in solchen Zentren können aufgrund von Gewalt in ihren Heimatländern und auf der Flucht an einer komplexen PTBS leiden, können aber auch in der Schweiz wieder Opfer von Gewalt werden. In diesen Fällen handelt es sich um eine Kombination von kPTBS und BSAT.

Häusliche Gewalt
Eine Frau, die psychotherapeutische Hilfe sucht, schildert Gefühle von Angst, Hilflosigkeit, geringem Selbstwertgefühl und ständiger Nervosität. Zunächst verneint sie akute Stressoren. Erst nach gezielten Nachfragen der Therapeutin schildert sie allmählich körperliche, verbale und emotionale Gewalt durch ihren Partner über einen längeren Zeitraum. Ihr Partner kontrolliere sie auch, isoliere sie von Familie und Freunden und wende Manipulationstaktiken an, um Macht und Kontrolle auszuüben. In der Therapie werden konkrete Schutzmaßnahmen besprochen, wie die Betroffene sich am besten vor Gewalt schützen kann, z.B. durch die Flucht zu Freunden, Familie oder in eine Schutzeinrichtung. Die Patientin erhält außerdem Informationen zur konkreten Vorbereitung der Flucht, beispielsweise welche Dokumente sie mitnehmen sollte (Pass, Versicherungskarten, Steuererklärungen). Dabei wird die Klientin zu keiner Entscheidung gedrängt und ihren Ambivalenzen werden ausreichend Raum gegeben, verbunden mit Psychoedukation und Ressourcenaktivierung. Im Verlauf gelingt es der Klientin, sich von ihrem Partner zu trennen und später eine eigentliche Traumatherapie zu beginnen, die die Aufarbeitung der traumatischen Erfahrungen beinhaltet.

Opfer von Menschenhandel in der Notaufnahme
In der Notaufnahme einer Klinik wird ein Opfer von Menschenhandel zur medizinischen Behandlung eingeliefert. Die Person zeigt sich psychisch verstört und weist körperliche Verletzungen, Erschöpfung und weitere gesundheitliche Probleme auf, die auf die ausbeuterischen Bedingungen zurückzuführen sind, denen sie ausgesetzt ist. Gegenüber dem Klinikpersonal zeigt sie Anzeichen von Angst, Furcht und mangelndem Vertrauen, jedoch äußert sie sich nicht spontan zur Gewaltsituation.

Das medizinische Team in der Notaufnahme erkennt mögliche Anzeichen von Menschenhandel und handelt mit Sensibilität und einem traumainformierten Ansatz. Es stellt die unmittelbaren medizinischen Bedürfnisse des Opfers in den Vordergrund und gewährleistet gleichzeitig dessen Sicherheit und Vertraulichkeit.
Die medizinischen Fachkräfte führen eine umfassende Untersuchung durch, dokumentieren alle sichtbaren Verletzungen und beurteilen den allgemeinen Gesundheitszustand des Opfers. Das Team kümmert sich um die unmittelbaren medizinischen Bedürfnisse des Opfers, verabreicht notwendige Behandlungen und bietet ihm einen sicheren Raum, in dem es seine Erfahrungen teilen und erste Unterstützung erhalten kann.
Nachdem das Opfer den Menschenhandel angesprochen hat, werden etablierte Protokolle angewendet, um in Zusammenarbeit mit den Strafverfolgungsbehörden und Unterstützungsangeboten den Schutz des Opfers sicherzustellen. Gemeinsam erleichtern sie dem Opfer den Ausstieg aus der Ausbeutungssituation, indem sie es an eine Unterkunft für Opfer von Menschenhandel und spezialisierte Dienste vermitteln.

Literatur

Aakvaag, H.F., Thoresen, S., Wentzel-Larsen, T., Dyb, G., Røysamb, E., & Olff, M. (2016). Broken and guilty since it happened: A population study of trauma-related shame and guilt after violence and sexual abuse. *Journal of Affective Disorders, 204*, 16–23. https://doi.org/10.1016/j.jad.2016.06.004

Abrams, M.P., Nicholas Carleton, R., Taylor, S., & Asmundson, G.J. (2009). Human tonic immobility: Measurement and correlates. *Depression and Anxiety, 26*(6), 550–556. https://doi.org/10.1002/da.20462

Andrews, B., Brewin, C.R., Philpott, R., & Stewart, L. (2007). Delayed-onset posttraumatic stress disorder: a systematic review of the evidence. *American Journal of Psychiatry, 164*(9), 1319–1326. https://doi.org/10.1176/appi.ajp.2007.06091491

Andrews, B., Brewin, C.R., Rose, S., & Kirk, M. (2000). Predicting PTSD symptoms in victims of violent crime: The role of shame, anger, and childhood abuse. *Journal of Abnormal Psychology, 109*(1), 69. https://doi.org/10.1037/0021-843X.109.1.69

APA. (2013). *Diagnostic and statistical manual of mental disorders (DSM-5®)*. Washington, DC: American Psychiatric Publishing.

Bachem, R. (2019). Anpassungsstörung. In A. Maercker (Hrsg.), *Traumafolgestörungen* (S. 79–93). Berlin/Heidelberg: Springer. https://doi.org/10.1007/978-3-662-58470-5_5

Bachem, R., Maercker, A., Levin, Y., Köhler, K., Willmund, G., Bohus, M., ..., & Augsburger, M. (2024). Assessing complex PTSD and PTSD: validation of the German version of the International Trauma Interview (ITI). *European Journal of Psychotraumatology, 15*(1) 2344364. https://doi.org/10.1080/20008066.2024.2344364

Bados, A., Toribio, L., & García-Grau, E. (2008). Traumatic events and tonic immobility. *Spanish Journal of Psychology, 11*(2), 516–521. https://doi.org/10.1017/S1138741600004510

Baldry, A.C. (1996). Rape victims' risk of secondary victimization by police officers. *Issues in Criminological & Legal Psychology, 25*, 65–68.

Başoğlu, M., Kiliç, C., Şalcioğlu, E., & Livanou, M. (2004). Prevalence of posttraumatic stress disorder and comorbid depression in earthquake survivors in Turkey: an epidemiological study. *Journal of Traumatic Stress, 17*(2), 133–141. https://doi.org/10.1023/B:JOTS.0000022619.31615.e8

Ben-Ezra, M., Mahat-Shamir, M., Lorenz, L., Lavenda, O., & Maercker, A. (2018). Screening of adjustment disorder: Scale based on the ICD-11 and the Adjustment Disorder New Module. *Journal of Psychiatric Research, 103*, 91–96. https://doi.org/10.1016/j.jpsychires.2018.05.011

Blake, D., Weathers, F.W., Nagy, L., Kaloupek, D., Klauminzer, G., Charney, D., & Keane, T. (1990). A clinician rating scale for assessing current and lifetime PTSD: The CAPS-I. *Behavior Therapy, 13,* 187–188.

Boelen, P.A., & Smid, G.E. (2017). The traumatic grief inventory self-report version (TGI-SR): Introduction and preliminary psychometric evaluation. *Journal of Loss and Trauma, 22*(3), 196–212. https://doi.org/10.1080/15325024.2017.1284488

Bonde, J.P.E., Høy Jensen, J., Smid, G.E., Flachs, E.M., Elklit, A., Mors, O., & Videbech, P. (2021). Time course of symptoms in posttraumatic stress disorder with delayed expression: a systematic review. *Acta Psychiatrica Scandinavica, 145*(2), 116–131 https://doi.org/10.1111/acps.13372

Bondjers, K., Hyland, P., Roberts, N.P., Bisson, J.I., Willebrand, M., & Arnberg, F.K. (2019). Validation of a clinician-administered diagnostic measure of ICD-11 PTSD and Complex PTSD: The International Trauma Interview in a Swedish sample. *European Journal of Psychotraumatology, 10*(1), 1665617. https://doi.org/10.1080/20008198.2019.1665617

Boon, S., Steele, K., & Van der Hart, O. (2013). *Traumabedingte Dissoziation bewältigen: Ein Skills-Training für Klienten und ihre Therapeuten*. Paderborn: Junfermann.

Boon, S. (2024). *Die Diagnostik traumabedingter Dissoziation. Mit dem Trauma and Dissociation Symptoms Interview (TADS-I) arbeiten*. Paderborn: Junfermann.

Bovin, M.J., Jager-Hyman, S., Gold, S.D., Marx, B.P. & Sloan, D.M. (2008). Tonic immobility mediates the influence of peritraumatic fear and perceived inescapability on posttraumatic stress symptom severity among sexual assault survivors. *Journal of Traumatic Stress, 21*(4), 402–409. https://doi.org/10.1002/jts.20354

Brand, B.L., Sar, V., Stavropoulos, P., Krüger, C., Korzekwa, M., Martínez-Taboas, A., & Middleton, W. (2016). Separating Fact from Fiction: An Empirical Examination of Six

Myths About Dissociative Identity Disorder. *Harvard Review of Psychiatry, 24*(4), 257–270. https://doi.org/10.1097/HRP.0000000000000100

Brewin, C.R., Andrews, B., & Valentine, J.D. (2000). Meta-analysis of risk factors for posttraumatic stress disorder in trauma-exposed adults. *Journal of Consulting and Clinical Psychology, 68*(5), 748. https://doi.org/10.1037/0022-006X.68.5.748

Brewin, C.R., Cloitre, M., Hyland, P., Shevlin, M., Maercker, A., Bryant, R.A., Humayun, A., Jones, L.M., Kagee, A., Rousseau, C., Somasundaram, D., Suzuki, Y., Wessely, S., van Ommeren, M., & Reed, G.M. (2017). A review of current evidence regarding the ICD-11 proposals for diagnosing PTSD and complex PTSD. *Clinical Psychology Review, 58*, 1–15.

Brisch, K.H. (2012). *Treating attachment disorders: From theory to therapy*. New York: Guilford Press.

Brisch, K.H., Hilmer, C., Oberschneider, L., & Ebeling, L. (2018). Bindungsstörungen. *Monatsschrift Kinderheilkunde, 166*(6), 533–544. https://doi.org/10.1007/s00112-018-0465-7

Brunet, A., Weiss, D.S., Metzler, T.J., Best, S.R., Neylan, T.C., Rogers, C., ... Marmar, C.R. (2001). The Peritraumatic Distress Inventory: a proposed measure of PTSD criterion A2. *American Journal of Psychiatry, 158*(9), 1480–1485. https://doi.org/10.1176/appi.ajp.158.9.1480

Bryant-Davis, T. (2019). The cultural context of trauma recovery: Considering the posttraumatic stress disorder practice guideline and intersectionality. *Psychotherapy, 56*(3), 400. https://doi.org/10.1037/pst0000241

Bui, E., Mauro, C., Robinaugh, D.J., Skritskaya, N.A., Wang, Y., Gribbin, C., ... Reynolds, C. (2015). The structured clinical interview for complicated grief: reliability, validity, and exploratory factor analysis. *Depression and Anxiety, 32*(7), 485–492. https://doi.org/10.1002/da.22385

Campbell, R., & Johnson, C.R. (1997). Police Officers' Perceptions of Rape: Is There Consistency Between State Law and Individual Beliefs? *Journal of Interpersonal Violence, 12*(2), 255–274. https://doi.org/10.1177/088626097012002007

Canan, F., & North, C.S. (2019). Dissociation and disasters: A systematic review. *World Journal of Psychiatry, 9*(6), 83–98. https://doi.org/10.5498/wjp.v9.i6.83

Cardefia, E., & Spiegel, D. (1993). Dissociative reactions to the San Francisco Bay Area earthquake of 1989. *American Journal of Psychiatry, 150*, 474–478. https://doi.org/10.1176/ajp.150.3.474

Casey, P., Jabbar, F., O'Leary, E., & Doherty, A.M. (2015). Suicidal behaviours in adjustment disorder and depressive episode. *Journal of Affective Disorders, 174*, 441–446. https://doi.org/10.1016/j.jad.2014.12.003

Christen, D., Killikelly, C., Maercker, A., & Augsburger, M. (2021). Item response validation of the German ICD-11 International Trauma Questionnaire for PTSD and CPTSD. *Clinical Psychology in Europe, 3*(4). https://doi.org/10.32872/cpe.5501

Claudius, M., Shino, E.N., Job, S., Hofmann, D., & Thalmayer, A.G. (2022). Still standing inside: a local idiom related to trauma among Namibian speakers of Khoekhoegowab. *International Journal of Environmental Research and Public Health, 19*(21), 14323. https://doi.org/10.3390/ijerph192114323

Cloitre, M. (2015). The „one size fits all" approach to trauma treatment: should we be satisfied? *European Journal of Psychotraumatology, 6*(1), 27344. https://doi.org/10.3402/ejpt.v6.27344

Cloitre, M., Garvert, D.W., Weiss, B., Carlson, E.B., & Bryant, R.A. (2014). Distinguishing PTSD, Complex PTSD, and Borderline Personality Disorder: A latent class analysis. *European Journal of Psychotraumatology, 5*(1), 25097. https://doi.org/10.3402/ejpt.v5.25097

Cloitre, M., Shevlin, M., Brewin, C.R., Bisson, J.I., Roberts, N.P., Maercker, A., ... Hyland, P. (2018). The International Trauma Questionnaire: development of a self-report measure of ICD-11 PTSD and complex PTSD. *Acta Psychiatrica Scandinavica, 138*(6), 536–546. https://doi.org/10.1111/acps.12956

Comack, E., & Peter, T. (2005). How the Criminal Justice System Responds to Sexual Assault Survivors: The Slippage Between Responsibilization and Blaming the Victim. *Canadian Journal of Women and the Law, 17*, 283.

Cusack, K., Jonas, D.E., Forneris, C.A., Wines, C., Sonis, J., Middleton, J.C., ... Greenblatt, A. (2016). Psychological treatments for adults with posttraumatic stress disorder: A systematic review and meta-analysis. *Clinical Psychology Review, 43*, 128–141. https://doi.org/10.1016/j.cpr.2015.10.003

Dai, W., Chen, L., Lai, Z., Li, Y., Wang, J., & Liu, A. (2016). The incidence of post-traumatic stress disorder among survivors after earthquakes: a systematic review and meta-analysis. *BMC Psychiatry, 16*(1), 188. https://doi.org/10.1186/s12888-016-0891-9

Dalenberg, C.J., Brand, B.L., Gleaves, D.h., Dorahy, M.J., Loewenstein, R.J., Cardeña, E., Frewen, P.A., Carlson, E.B., & Spiegel, D. (2012). Evaluation of the evidence for the trauma and fantasy models of dissociation. *Psychological Bulletin, 138*(3), 550–588. https://doi.org/10.1037/a0027447

de Kleine, R.A., Hagenaars, M.A., & van Minnen, A. (2018). Tonic immobility during re-experiencing the traumatic event in posttraumatic stress disorder. *Psychiatry Research, 270*, 1105–1109. https://doi.org/10.1016/j.psychres.2018.06.051

Dell, P.F. (2006). The Multidimensional Inventory of Dissociation (MID): A Comprehensive Measure of Pathological Dissociation. *Journal of Trauma & Dissociation, 7*(2), 77–106. https://doi.org/10.1300/J229v07n02_06

Djelantik, A.M.J., Smid, G.E., Kleber, R.J., & Boelen, P.A. (2017). Symptoms of prolonged grief, post-traumatic stress, and depression after loss in a Dutch community sample: A latent class analysis. *Psychiatry Research, 247*, 276–281. https://doi.org/10.1016/j.psychres.2016.11.023

Dokkedahl, S.B., Vang, M.L., & Elklit, A. (2022). Does Tonic Immobility Mediate the Effects of Psychological Violence on PTSD and Complex PTSD? *European Journal of Trauma & Dissociation*, 100297. https://doi.org/10.1016/j.ejtd.2022.100297

Du Mont, J., Miller, K.-L., & Myhr, T.L. (2003). The role of „real rape" and „real victim" stereotypes in the police reporting practices of sexually assaulted women. *Violence against Women, 9*(4), 466–486. https://doi.org/10.1177/1077801202250960

Ehlers, A., Steil, R., Winter, H., & Foa, E. (1996). *Deutsche Übersetzung der Posttraumatic Stress Diagnostic Scale (PDS)*. Unpublished manuscript, Warneford Hospital, Department of Psychiatry, University of Oxford.

Evans, F.B., Brand, B.L., & Kaser-Boyd, N. (2023). Assessment of bipolar and psychological trauma spectrum disorders. In J.H. Kleiger, & I.B. Weiner (Eds.), *Psychological assessment of bipolar spectrum disorders* (pp. 233–252). Washington, DC: American Psychological Association. https://doi.org/10.1037/0000356-016

Fairbrother, N., & Rachman, S. (2004). Feelings of mental pollution subsequent to sexual assault. *Behaviour Research and Therapy, 42*(2), 173–189. Retrieved from https://www.sciencedirect.com/science/article/abs/pii/S0005796703001086?via%3Dihub https://doi.org/10.1016/S0005-7967(03)00108-6

Fawcett, J. (2008). What we have learned from the systematic enhancement program for bipolar disorder (STEP-BD) study. *Psychiatric Annals, 38*(7), 450–456. https://doi.org/10.3928/00485713-20080701-02

Feder, G., Davies, R.A., Baird, K., Dunne, D., Eldridge, S., Griffiths, C., ... Sharp, D. (2011). Identification and Referral to Improve Safety (IRIS) of women experiencing domestic violence with a primary care training and support programme: a cluster randomised controlled trial. *The Lancet, 378*(9805), 1788–1795. https://doi.org/10.1016/S0140-6736(11)61179-3

Feder, G., Ramsay, J., Dunne, D., Rose, M., Arsene, C., Norman, R., ... Hague, G. (2009). How far does screening women for domestic (partner) violence in different healthcare settings meet criteria for a screening programme? Systematic reviews of nine UK National Screening Committee criteria. *Health Technology Assessment, (13)16*, III–IV, XI–XIII, 1–113, 137–347. https://doi.org/10.3310/hta13160

Figley, C.R. (1995). Compassion fatigue: Toward a new understanding of the costs of caring. In B.H. Stamm (Ed.), *Secondary traumatic stress: Self-care issues for clinicians, researchers, and educators* (pp. 3–28). Baltimore: Sidran Press.

Finkelhor, D. (2018). Screening for adverse childhood experiences (ACEs): Cautions and suggestions. *Child Abuse & Neglect, 85*, 174–179. https://doi.org/10.1016/j.chiabu.2017.07.016

Foa, E.B., Cashman, L., Jaycox, L., & Perry, K. (1997). The validation of a self-report measure of posttraumatic stress disorder: the Posttraumatic Diagnostic Scale. *Psychological Assessment, 9*(4), 445. https://doi.org/10.1037/1040-3590.9.4.445

Foa, E.B., Riggs, D.S., Dancu, C.V., & Rothbaum, B.O. (1993). Reliability and validity of a brief instrument for assessing post-traumatic stress disorder. *Journal of Traumatic Stress, 6*(4), 459–473. https://doi.org/10.1002/jts.2490060405

Fontana, A., & Rosenheck, R. (1994). Posttraumatic stress disorder among Vietnam theater veterans: A causal model of etiology in a community sample. *Journal of Nervous and Mental Disease, 182*(12), 677–684. https://doi.org/10.1097/00005053-199412000-00001

Ford, J.D., Mendelsohn, M., Opler, L.A., Opler, M.G., Kallivayalil, D., Levitan, J., ... & Herman, J.L. (2015). The symptoms of trauma scale (SOTS): An initial psychometric study. *Journal of Psychiatric Practice, 21*(6), 474. https://doi.org/10.1097/PRA.0000000000000107

Forsyth, J.P., Marx, B., Fusé, T.M.K., Heidt, J., & Gallup, G.G., Jr. (2000). *The Tonic Immobility Scale – Adult Form*. Unpublished scale. SUNY, Department of Psychology, Albany, NY. https://doi.org/10.1037/t12763-000

Fusé, T., Forsyth, J.P., Marx, B., Gallup, G.G., & Weaver, S. (2007). Factor structure of the Tonic Immobility Scale in female sexual assault survivors: An exploratory and Confirmatory Factor Analysis. *Journal of Anxiety Disorders, 21*(3), 265–283. https://doi.org/10.1016/j.janxdis.2006.05.004

Galliano, G., Noble, L.M., Travis, L.A., & Puechl, C. (1993). Victim reactions during rape/sexual assault: A preliminary study of the immobility response and its correlates. *Journal of Interpersonal Violence, 8*(1), 109–114. https://doi.org/10.1177/088626093008001008

Gallup, G.G., Jr., & Rager, D.R. (1996). Tonic immobility as a model of extreme stress of behavioral inhibition: Issues of methodology and measurement. In P.R. Sanberg, K.-P. Ossenkopp, & M. Kavaliers (Eds.), *Motor activity and movement disorders: Research issues and applications* (pp. 57–80). Totowa, NJ: Humana Press. https://doi.org/10.1007/978-1-59259-469-6_2

Garfin, D.R., Silver, R.C., Ugalde, F.J., Linn, H., & Inostroza, M. (2014). Exposure to rapid succession disasters: A study of residents at the epicenter of the Chilean Bío Bío earthquake. *Journal of Abnormal Psychology, 123*(3), 545. https://doi.org/10.1037/a0037374

Glaesmer, H., Romppel, M., Brähler, E., Hinz, A., & Maercker, A. (2015). Adjustment disorder as proposed for ICD-11: Dimensionality and symptom differentiation. *Psychiatry Research, 229*(3), 940–948. https://doi.org/10.1016/j.psychres.2015.07.010

Goenjian, A.K., Khachadourian, V., Armenian, H., Demirchyan, A., & Steinberg, A.M. (2018). Posttraumatic stress disorder 23 years after the 1988 Spitak Earthquake in Armenia. *Journal of Traumatic Stress, 31*(1), 47–56. https://doi.org/10.1002/jts.22260

Goldberg, J.F., & Fagin-Jones, S. (2004). Diagnosing and treating anxiety comorbidity in bipolar disorders. *Psychiatric Annals, 34*(11), 874–884. https://doi.org/10.3928/0048-5713-20041101-16

Golier, J.A., Yehuda, R., Bierer, L.M., Mitropoulou, V., New, A.S., Schmeidler, J., ... Siever, L.J. (2003). The relationship of borderline personality disorder to posttraumatic stress disorder and traumatic events. *American Journal of Psychiatry, 160*(11), 2018–2024. https://doi.org/10.1176/appi.ajp.160.11.2018

Gonzalez, O.I., Novaco, R.W., Reger, M.A., & Gahm, G.A. (2016). Anger intensification with combat-related PTSD and depression comorbidity. *Psychological Trauma: Theory, Research, Practice, and Policy, 8*(1), 9–16. https://doi.org/10.1037/tra0000042

Gradus, J.L., Qin, P., Lincoln, A.K., Miller, M., Lawler, E., & Lash, T.L. (2010). The association between adjustment disorder diagnosed at psychiatric treatment facilities and completed suicide. *Clinical Epidemiology, 2*, 23. https://doi.org/10.2147/CLEP.S9373

Gray-Eurom, K., Seaberg, D.C., & Wears, R.L. (2002). The prosecution of sexual assault cases: correlation with forensic evidence. *Annals of Emergency Medicine, 39*(1), 39–46. https://doi.org/10.1067/mem.2002.118013

Greuel, L. (2009). Was ist Glaubhaftigkeitsbegutachtung (nicht)? Zum Problem der Dogmatisierung in einem wissenschaftlichen Diskurs. *Kindesmisshandlung und Vernachlässigung, 12*, 70–89.

Gysi, J. (2017). Fünf Konzepte zur Veranschaulichung komplexer Dynamiken bei sexualisierter Gewalt. In J. Gysi, & P. Rüegger (Hrsg.), *Handbuch sexualisierte Gewalt – Therapie, Prävention udn Strafverfolgung* (S. 75–94). Bern: Hogrefe. https://doi.org/10.1024/85658-000

Gysi, J., & Rüegger, P. (2017). Vorgehen nach einer Sexualstraftat, Anzeigeerstattung und Traumakonfrontation vor und während Gerichtsverfahren: Allgemeine Empfehlungen für die Psychotherapie. In J. Gysi, & P. Rüegger (Hrsg.), *Handbuch sexualisierte Gewalt – Therapie, Prävention und Strafverfolgung* (S. 667–680). Bern: Hogrefe. https://doi.org/10.1024/85658-000

Hagenaars, M.A., & Hagenaars, J.A. (2020). Tonic immobility predicts poorer recovery from posttraumatic stress disorder. *Journal of Affective Disorders, 264*, 365–369. https://doi.org/10.1016/j.jad.2019.11.027

Hagenaars, M.A., Stins, J.F., & Roelofs, K. (2012). Aversive life events enhance human freezing responses. *Journal of Experimental Psychology: General, 141*(1), 98. https://doi.org/10.1037/a0024211

Harned, M.S., Rizvi, S.L., & Linehan, M.M. (2010). Impact of co-occurring posttraumatic stress disorder on suicidal women with borderline personality disorder. *American Journal of Psychiatry, 167*(10), 1210–1217. https://doi.org/10.1176/appi.ajp.2010.09081213

Heffernan, K., & Cloitre, M. (2000). A comparison of posttraumatic stress disorder with and without borderline personality disorder among women with a history of childhood sexual abuse: etiological and clinical characteristics. *Journal of Nervous and Mental Disease, 188*(9), 589–595. Retrieved from http://www.ncbi.nlm.nih.gov/pubmed/11009332 https://doi.org/10.1097/00005053-200009000-00005

Heidt, J.M., Marx, B.P., & Forsyth, J.P. (2005). Tonic immobility and childhood sexual abuse: a preliminary report evaluating the sequela of rape-induced paralysis. *Behaviour Research and Therapy, 43*(9), 1157–1171. https://doi.org/10.1016/j.brat.2004.08.005

Hengartner, M.P., van der Linden, D., Bohleber, L., & von Wyl, A. (2017). Big Five Personality Traits and the General Factor of Personality as Moderators of Stress and Coping Reactions Following an Emergency Alarm on a Swiss University Campus. *Stress and Health, 33*(1), 35–44. https://doi.org/10.1002/smi.2671

Herman, J.L. (1992/2015). *Trauma and recovery: The aftermath of violence – from domestic abuse to political terror.* New York: Hachette.

Herman, J.L. (2012). Shattered shame states and their repair. In J. Yellin, & K. White (Eds.), *Shattered states: Disorganised attachment and its repair* (pp. 157–170). London: Karnac. https://doi.org/10.4324/9780429480140-4

Hernandez, J.M., Cordova, M.J., Ruzek, J., Reiser, R., Gwizdowski, I.S., Suppes, T., & Ostacher, M.J. (2013). Presentation and prevalence of PTSD in a bipolar disorder population: a STEP-BD examination. *Journal of Affective Disorders, 150*(2), 450–455. https://doi.org/10.1016/j.jad.2013.04.038

Herrmann, B., Dettmeyer, R., Banaschak, S., & Thyen, U. (2016). Ärztlicher Umgang mit dem Verdacht auf Misshandlung und Vernachlässigung. In B. Herrmann, R. Dettmeyer, S. Banaschak, & U. Thyen (Hrsg.), *Kindesmisshandlung: Medizinische Diagnostik, Intervention und rechtliche Grundlagen* (S. 361–376). Berlin/Heidelberg: Springer. https://doi.org/10.1007/978-3-662-48844-7

Holgersen, K.H., Klöckner, C.A., Jakob Boe, H., Weisæth, L., & Holen, A. (2011). Disaster survivors in their third decade: Trajectories of initial stress responses and long-term course of mental health. *Journal of Traumatic Stress, 24*(3), 334–341. Retrieved from https://doi.org/10.1002/jts.20636

Holland, J.M., Neimeyer, R.A., Boelen, P.A., & Prigerson, H.G. (2009). The underlying structure of grief: A taxometric investigation of prolonged and normal reactions to loss. *Journal of Psychopathology and Behavioral Assessment, 31*(3), 190–201. https://doi.org/10.1007/s10862-008-9113-1

Huntjens, R.J., Dorahy, M.J., & van Wees-Cieraad, R. (2013). Dissociation and memory fragmentation. In F. Kennedy, H. Kennerly, & D. Pearson (Eds.), *Cognitive behavioural approaches to the understanding and treatment of dissociation* (pp. 92–103). London: Routledge.

ITC. (2019a). *International Adjustment Disorder Questionnaire*. Retrieved from https://www.traumameasuresglobal.com/iadq

ITC. (2019b). *International Prolonged Grief Disorder Scale*. Retrieved from https://www.traumameasuresglobal.com/itq

ITC. (2019c). *International Trauma Questionnaire*. Retrieved from https://www.traumameasuresglobal.com/itq

Jongedijk, R.A., Boelen, P.A., Knipscheer, J.W., & Kleber, R.J. (2023). Unity or Anarchy? A Historical Search for the Psychological Consequences of Psychotrauma. *Review of General Psychology*, 10892680231153096. https://doi.org/10.1177/10892680231153096

Jowett, S., Karatzias, T., Shevlin, M., & Albert, I. (2019). Differentiating symptom profiles of ICD-11 PTSD, complex PTSD, and borderline personality disorder: A latent class analysis in a multiply traumatized sample. *Personality Disorders, 11*(1), 36–45. https://doi.org/10.1037/per0000346

Jowett, S., Karatzias, T., & Albert, I. (2019). Multiple and interpersonal trauma are risk factors for both post-traumatic stress disorder and borderline personality disorder: A systematic review on the traumatic backgrounds and clinical characteristics of comorbid post-traumatic stress disorder/borderline personality disorder groups versus single-disorder groups. *Psychology and Psychotherapy, 93*(3), 621–638. https://doi.org/10.1111/papt.12248

Kalaf, J., Vilete, L.M.P., Volchan, E., Fiszman, A., Coutinho, E.S.F., Andreoli, S.B., ... Figueira, I. (2015). Peritraumatic tonic immobility in a large representative sample of the general population: association with posttraumatic stress disorder and female gender. *Comprehensive Psychiatry, 60,* 68–72. https://doi.org/10.1016/j.comppsych.2015.04.001

Kalaf, J., Coutinho, E.S.F., Vilete, L.M.P., Luz, M.P., Berger, W., Mendlowicz, M., Volchan, E., Andreoli, S.B., Quintana, M.I., de Jesus Mari, J., & Figueira, I. (2017). Sexual trauma is more strongly associated with tonic immobility than other types of trauma – A population based study. *Journal of Affective Disorders, 215,* 71–76.

Karatzias, T., Murphy, P., Cloitre, M., Bisson, J., Roberts, N., Shevlin, M., ... Hutton, P. (2019). Psychological interventions for ICD-11 complex PTSD symptoms: systematic review and meta-analysis. *Psychological Medicine, 49*(11), 1761–1775. https://doi.org/10.1017/S0033291719000436

Kast, V. (2018). *Trauern: Phasen und Chancen des psychischen Prozesses*. Freiburg: Herder.

Kaysen, D., Rosen, G., Bowman, M., & Resick, P.A. (2010). Duration of exposure and the dose-response model of PTSD. *Journal of Interpersonal Violence, 25*(1), 63–74. Retrieved from https://www.ncbi.nlm.nih.gov/pmc/articles/PMC2962551/pdf/nihms240612.pdf https://doi.org/10.1177/0886260508329131

Kazlauskas, E., Gegieckaite, G., Eimontas, J., Zelviene, P., & Maercker, A. (2018). A brief measure of the International Classification of Diseases-11 adjustment disorder: Investigation of psychometric properties in an adult help-seeking sample. *Psychopathology, 51*(1), 10–15. https://doi.org/10.1159/000484415

Keeley, J.W., Reed, G.M., Roberts, M.C., Evans, S.C., Medina-Mora, M.E., Robles, R., ... First, M.B. (2016). Developing a science of clinical utility in diagnostic classification systems: Field study strategies for ICD-11 mental and behavioral disorders. *American Psychologist, 71*(1), 3. https://doi.org/10.1037/a0039972

Killikelly, C., Zhou, N., Merzhvynska, M., Stelzer, E.M., Dotschung, T., Rohner, S., ... & Maercker, A. (2020). Development of the international prolonged grief disorder scale for the ICD-11: Measurement of core symptoms and culture items adapted for Chinese and German-speaking samples. *Journal of Affective Disorders, 277,* 568–576. https://doi.org/10.1037/t81405-000

Killikelly, C., & Maercker, A. (2019). Anhaltende Trauerstörung. In A. Maercker (Hrsg.), *Traumafolgestörungen* (S. 61–77). Berlin/Heidelberg: Springer. https://doi.org/10.1007/978-3-662-58470-5_4

King, D.W., King, L.A., Foy, D.W., Keane, T.M., & Fairbank, J.A. (1999). Posttraumatic stress disorder in a national sample of female and male Vietnam veterans: risk factors, war-zone stressors, and resilience-recovery variables. *Journal of Abnormal Psychology, 108*(1), 164. https://doi.org/10.1037/0021-843X.108.1.164

King, C.D., Joyce, V.W., Nash, C.C., Buonopane, R.J., Black, J.M., Zuromski, K.L., & Millner, A.J. (2021). Fear of sleep and sleep quality mediate the relationship between trauma exposure and suicide attempt in adolescents. *Journal of Psychiatric Research, 135,* 243–247. https://doi.org/10.1016/j.jpsychires.2021.01.026

King, J.A., Solomon, P., & Ford, J.D. (2017). The Cameron Complex Trauma Interview (CCTI): Development, psychometric properties, and clinical utility. *Psychological Trauma, 9*(1), 18. https://doi.org/10.1037/tra0000138

Knefel, M., Lueger-Schuster, B., & Maercker, A. (2013). *Internationaler Traumafragebogen, Forschungsversion: deutsche Version*. Unveröffentlichtes Manuskript. Wien.

Koopman, C., Classen, C., Cardeña, E., & Spiegel, D. (1995). When disaster strikes, acute stress disorder may follow. *Journal of Traumatic Stress, 8*(1), 29–46. https://doi.org/10.1002/jts.2490080103

Krahé, B. (2017). Vergewaltigungsmythen & Stigmatisierungen in Justiz, Polizei, Beratung und Therapie. In J. Gysi, & P. Rüegger (Hrsg.), *Handbuch sexualisierte Gewalt: Therapie, Prävention und Strafverfolgung* (S. 45–53). Bern: Hogrefe.

Krüger, P., Lätsch, D., Voll, P., & Völksen, S. (2018). *Übersicht und evidenzbasierte Erkenntnisse zu Massnahmen der Früherkennung von innerfamiliärer Gewalt bzw. Kindeswohlgefährdungen*. Hochschule Luzern. Verfügbar unter https://www.hslu.ch/de-ch/hochschule-luzern/forschung/projekte/detail/?pid=3710

Lanius, R.A., Vermetten, E., Loewenstein, R.J., Brand, B., Schmahl, C., Bremner, J.D., & Spiegel, D. (2010). Emotion modulation in PTSD: Clinical and neurobiological evidence for a dissociative subtype. *American Journal of Psychiatry, 167*(6), 640–647. https://doi.org/10.1176/appi.ajp.2009.09081168

Lima, A.A., Fiszman, A., Marques-Portella, C., Mendlowicz, M.V., Coutinho, E.S., Maia, D.C., ... Mari, J.J. (2010). The impact of tonic immobility reaction on the prognosis of posttraumatic stress disorder. *Journal of Psychiatric Research, 44*(4), 224–228. https://doi.org/10.1016/j.jpsychires.2009.08.005

Lechner-Meichsner, F., & Steil, R. (2021). A clinician rating to diagnose CPTSD according to ICD-11 and to evaluate CPTSD symptom severity: complex PTSD Item Set additional to the CAPS (COPISAC). *European Journal of Psychotraumatology, 12*(1), 1891726. https://doi.org/10.1080/20008198.2021.1891726

Lee, D., Scragg, P., & Turner, S. (2001). The role of shame and guilt in traumatic events A clinicla model of shame based and guilt based PTDS. *British Journal of Medical Psychology, 74*(4), 451–466. https://doi.org/10.1348/000711201161109

Lee, K.A., Vaillant, G.E., Torrey, W.C., & Elder Jr, G.H. (1996). A 50-year prospective study of the psychological sequelae of World War II combat. *American Journal of Psychiatry, 152,* 516–522. https://doi.org/10.1176/ajp.152.4.516

Lens, K.M.E., van Doorn, J., Pemberton, A., & Bogaerts, S. (2014). You shouldn't feel that way! Extending the emotional victim effect through the mediating role of expectancy violation. *Psychology, Crime & Law, 20*(4), 326–338. https://doi.org/10.1080/1068316X.2013.777962

Levin, Y., Ben-Ezra, M., Hamama-Raz, Y., Maercker, A., Goodwin, R., Leshem, E., & Bachem, R. (2023). The Ukraine-Russia war: A symptoms network of complex posttraumatic stress disorder during continuous traumatic stress. *Psychological Trauma: Theory, Research, Practice, and Policy*. https://doi.org/10.1037/tra0001522

Loewenstein, R.J. & Brand, B. (2023). *Dissociative identity disorder: a disorder of diagnostic and therapeutic paradoxes, Psychoanalytic Psychotherapy, 37*(4), 339–380. https://doi.org/10.1080/02668734.2023.2272771

Lumbeck, G., Brandstätter, M., & Geissner, E. (2013). Erstvalidierung der deutschen Version des „Inventory of Complicated Grief"(ICG-D). *Zeitschrift für Klinische Psychologie und Psychotherapie, 41*(4), 243–248. https://doi.org/10.1026/1616-3443/a000172

Maciejewski, P.K., Maercker, A., Boelen, P.A., & Prigerson, H.G. (2016). „Prolonged grief disorder" and „persistent complex bereavement disorder", but not „complicated grief", are one and the same diagnostic entity: an analysis of data from the Yale Bereavement Study. *World Psychiatry, 15*(3), 266–275. https://doi.org/10.1002/wps.20348

Maciejewski, P.K., Zhang, B., Block, S.D., & Prigerson, H.G. (2007). An empirical examination of the stage theory of grief. *Jama, 297*(7), 716–723. https://doi.org/10.1001/jama.297.7.716

MacMillan, H.L., Wathen, C.N., Jamieson, E., Boyle, M.H., Shannon, H.S., Ford-Gilboe, M., ... Campbell, J.C. (2009). Screening for intimate partner violence in health care settings: a randomized trial. *Jama, 302*(5), 493–501. https://doi.org/10.1001/jama.2009.1089

Maercker, A. (1994). *Peritraumatische Dissoziative Erfahrungen-Fragebogen*. Unveröffentlichtes Manuskript.

Maercker, A. (1999). Lifespan psychological aspects of trauma and PTSD: Symptoms and psychosocial impairments. In A. Maercker, M. Schützwohl, & Z. Solomon (Eds.), *Posttraumatic stress disorder: A lifespan developmental perspective* (pp. 7–42). Göttingen: Hogrefe & Huber.

Maercker, A. (2019). Komplexe PTBS. In A. Maercker (Hrsg.), *Traumafolgestörungen* (S. 47–60). Berlin/Heidelberg: Springer. https://doi.org/10.1007/978-3-662-58470-5_3

Maercker, A., Brewin, C.R., Bryant, R.A., Cloitre, M., van Ommeren, M., Jones, L.M., ... Rousseau, C. (2013). Diagnosis and classification of disorders specifically associated with stress: proposals for ICD-11. *World Psychiatry, 12*(3), 198–206. https://doi.org/10.1002/wps.20057

Maercker, A., Gäbler, I., & Schützwohl, M. (2013). Verläufe von Traumafolgen bei ehemaligen politisch Inhaftierten der DDR. *Der Nervenarzt, 84*(1), 72–78. Retrieved from https://link.springer.com/article/10.1007%2Fs00115-012-3646-y https://doi.org/10.1007/s00115-012-3646-y

Maercker, A., Hecker, T., Augsburger, M., & Kliem, S. (2018). ICD-11 prevalence rates of posttraumatic stress disorder and complex posttraumatic stress disorder in a German nationwide sample. *Journal of Nervous and Mental Disease, 206*(4), 270–276. https://doi.org/10.1097/NMD.0000000000000790

Maercker, A., & Augsburger, M. (2019). Die posttraumatische Belastungsstörung. In A. Maercker (Hrsg.), *Traumafolgestörungen* (S. 13–45). Berlin/Heidelberg: Springer. https://doi.org/10.1007/978-3-662-58470-5_2

Maercker, A., & Müller, J. (2004). Social acknowledgment as a victim or survivor: A scale to measure a recovery factor of PTSD. *Journal of Traumatic Stress, 17*(4), 345–351. https://doi.org/10.1023/B:JOTS.0000038484.15488.3d

Maercker, A., & Schützwohl, M. (1998). Erfassung von psychischen Belastungsfolgen: Die Impact of Event Skala – revidierte Version (IES-R). *Diagnostica, 44,* 130–141. https://doi.org/10.1037/t55092-000

Marmar, C.R., Weiss, D.S., & Metzler, T.J. (1997). The peritraumatic dissociative experiences questionnaire. *Assessing Psychological Trauma and PTSD, 2*, 144–168. https://doi.org/10.1037/t07470-000

Marsella, A.J. (2010). Ethnocultural aspects of PTSD: An overview of concepts, issues, and treatments. *Traumatology, 16*(4), 17–26. https://doi.org/10.1177/1534765610388062

Marx, B.P., Forsyth, J.P., Gallup, G.G., Fusé, T., & Lexington, J.M. (2008). Tonic immobility as an evolved predator defense: Implications for sexual assault survivors. *Clinical Psychology: Science and Practice, 15*(1), 74–90. https://doi.org/10.1111/j.1468-2850.2008.00112.x

Meißner, M. (2013). Der Konflikt der Aussagepsychologie mit dem Stand der Wissenschaft. *Kindesmisshandlung und -vernachlässigung, 16*(2), 146–167. https://doi.org/10.13109/kind.2013.16.2.146

Micheroli, S., & Tag, B. (2017). Durchführung des Strafprozesses bei Sexualdelikten. In J. Gysi & P. Rüegger (Hrsg.), *Handbuch sexualisierte Gewalt – Therapie, Prävention und Strafverfolgung* (S. 391ff). Bern: Hogrefe.

Michopoulos, V., Maples-Keller, J., Roger, E.I., Beaudoin, F.L., Sumner, J.A., Rothbaum, B.O., ... Ressler, K.J. (2019). Nausea in the peri-traumatic period is associated with prospective risk for PTSD symptom development. *Neuropsychopharmacology, 44*(4), 668–673. https://doi.org/10.1038/s41386-018-0276-5

Möller, A., Söndergaard, H.P., & Helström, L. (2017). Tonic immobility during sexual assault – a common reaction predicting post-traumatic stress disorder and severe depression. *Acta Obstetricia et Gynecologica Scandinavica, 96*(8), 932–938. https://doi.org/10.1111/aogs.13174

Morina, N., Wicherts, J.M., Lobbrecht, J., & Priebe, S. (2014). Remission from post-traumatic stress disorder in adults: a systematic review and meta-analysis of long term outcome studies. *Clinical Psychology Review, 34*(3), 249–255. Retrieved from https://www.sciencedirect.com/science/article/pii/S0272735814000518?via%3Dihub https://doi.org/10.1016/j.cpr.2014.03.002

Müller-Engelmann, M., Schnyder, U., Dittmann, C., Priebe, K., Bohus, M., Thome, J., ... Steil, R. (2018). Psychometric Properties and Factor Structure of the German Version of the Clinician-Administered PTSD Scale for DSM-5. *Assessment,* 1073191118774840. https://doi.org/10.1177/1073191118774840

Murray, H., Pethania, Y., & Medin, E. (2021). Survivor guilt: a cognitive approach. *Cognitive Behaviour Therapist, 14*, e28. https://doi.org/10.1017/S1754470X21000246

Nathanson, D.L. (1992). *Shame and pride: Affect, sex, and the birth of the self.* New York: Norton.

Niermann, H., Ly, V., Smeekens, S., Figner, B., Riksen-Walraven, J.M., & Roelofs, K. (2015). Infant attachment predicts bodily freezing in adolescence: evidence from a prospective longitudinal study. *Frontiers in Behavioral Neuroscience, 9,* 263. https://doi.org/10.3389/fnbeh.2015.00263

Nijenhuis, E.R.S. (2015). *The Trinity of Trauma: Ignorance, Fragility and Control.* Göttingen: Vandenhoeck & Ruprecht. https://doi.org/10.13109/9783666402470

Nijenhuis, E.R.S. (2016). *Die Trauma-Trinität: Ignoranz, Fragilität, Kontrolle.* Göttingen: Vandenhoeck & Ruprecht. https://doi.org/10.13109/9783666402616

Nitschke, F.T., McKimmie, B.M., & Vanman, E.J. (2019). A meta-analysis of the emotional victim effect for female adult rape complainants: Does complainant distress influence credibility? *Psychological Bulletin, 145*(10), 953–979. https://doi.org/10.1037/bul0000206

Nobakht, H.N., Ojagh, F.S., & Dale, K.Y. (2019). Risk factors of post-traumatic stress among survivors of the 2017 Iran earthquake: The importance of peritraumatic dissociation. *Psychiatry Research, 271*, 702–707. https://doi.org/10.1016/j.psychres.2018.12.057

Norte, C.E., Volchan, E., Vila, J., Mata, J.L., Arbol, J.R., Mendlowicz, M., ... Souza, G.G.L.d. (2019). Tonic Immobility in PTSD: Exacerbation of Emotional Cardiac Defense Response. *Frontiers in Psychology, 10*(1213). https://doi.org/10.3389/fpsyg.2019.01213

Norrholm, S.D., & Jovanovic, T. (2018). Fear Processing, Psychophysiology, and PTSD. *Harvard Review of Psychiatry, 26*(3), 129–141. https://doi.org/10.1097/HRP.0000000000000189

O'Donnell, M.L., Alkemade, N., Creamer, M., McFarlane, A.C., Silove, D., Bryant, R.A., ... Forbes, D. (2016). A longitudinal study of adjustment disorder after trauma exposure. *American Journal of Psychiatry, 173*(12), 1231–1238. https://doi.org/10.1176/appi.ajp.2016.16010071

Olatunji, B.O., Ciesielski, B.G., & Tolin, D.F. (2010). Fear and loathing: A meta-analytic review of the specificity of anger in PTSD. *Behavior Therapy, 41*(1), 93–105. https://doi.org/10.1016/j.beth.2009.01.004

Orsillo, S.M., Weathers, F.W., Litz, B.T., Steinberg, H.R., Huska, J.A., & Keane, T.M. (1996). Current and lifetime psychiatric disorders among veterans with war zone-related posttraumatic stress disorder. *The Journal of Nervous and Mental Disease, 184*(5), 307–313. https://doi.org/10.1097/00005053-199605000-00007

Orth, U., & Wieland, E. (2006). Anger, hostility, and posttraumatic stress disorder in trauma-exposed adults: a meta-analysis. *Journal of Consulting and Clinical Psychology, 74*(4), 698–706. https://doi.org/10.1037/0022-006X.74.4.698

Ozer, E.J., Best, S.R., Lipsey, T.L., & Weiss, D.S. (2003). Predictors of posttraumatic stress disorder and symptoms in adults: a meta-analysis. *Psychological Bulletin, 129*(1), 52–73. https://doi.org/10.1037/0033-2909.129.1.52

Paterno, M.T., & Draughon, J.E. (2016). Screening for Intimate Partner Violence. *Journal of Midwifery & Women's Health, 61*(3), 370–375. https://doi.org/10.1111/jmwh.12443

Pelcovitz, D., Van der Kolk, B., Roth, S., Mandel, F., Kaplan, S., & Resick, P. (1997). Development of a criteria set and a structured interview for disorders of extreme stress (SIDES). *Journal of Traumatic Stress, 10*(1), 3–16. https://doi.org/10.1002/jts.2490100103

Pennebaker, J.W., & Harber, K.D. (1993). A social stage model of collective coping: The Loma Prieta earthquake and the Persian Gulf War. *Journal of Social Issues, 49*(4), 125–145. https://doi.org/10.1111/j.1540-4560.1993.tb01184.x

Porges, S.W. (2011). *The polyvagal theory: neurophysiological foundations of emotions, attachment, communication, and self-regulation*. New York: W.W. Norton.

Prigerson, H.G., Horowitz, M.J., Jacobs, S.C., Parkes, C.M., Aslan, M., Goodkin, K., ... Neimeyer, R.A. (2009). Prolonged grief disorder: Psychometric validation of criteria proposed for DSM-V and ICD-11. *PLoS Medicine, 6*(8), e1000121. https://doi.org/10.1371/journal.pmed.1000121

Prigerson, H.G., Maciejewski, P.K., Reynolds III, C.F., Bierhals, A.J., Newsom, J.T., Fasiczka, A., ... Miller, M. (1995). Inventory of Complicated Grief: a scale to measure maladaptive symptoms of loss. *Psychiatry Research, 59*(1-2), 65–79. https://doi.org/10.1016/0165-1781(95)02757-2

Reddemann, L., & Wöller, W. (2019). *Komplexe Posttraumatische Belastungsstörung* (Vol.11). Göttingen: Hogrefe.

Roberts, N., Cloitre, M., Bisson, J., & Brewin, C. (2016). PTSD & Complex PTSD Diagnostic Interview Schedule for ICD-11. *Test Version, 2*. Unveröffentlichtes Manuskript.

Roberts, N.P., Cloitre, M., Bisson, J., & Brewin, C.R. (2022). *International Trauma Interview (ITI) for ICD-11 PTSD and Complex PTSD. Release version 1.0*. Unveröffentlichtes Manuskript. [Deutschsprachige Version verfügbar unter https://www.psychologie.uzh.ch/de/bereiche/hea/psypath/ForschungTools/Erhebungsverfahren-fuer-Forschungs--und-Therapiezwecke.html]

Rosendal, S., Şalcıoğlu, E., Andersen, H.S., & Mortensen, E.L. (2011). Exposure characteristics and peri-trauma emotional reactions during the 2004 tsunami in Southeast Asia – what predicts posttraumatic stress and depressive symptoms? *Comprehensive Psychiatry, 52*(6), 630–637. https://doi.org/10.1016/j.comppsych.2010.12.004

Rosner, R., Bartl, H., Pfoh, G., Kotoučová, M., & Hagl, M. (2015). Efficacy of an integrative CBT for prolonged grief disorder: a long-term follow-up. *Journal of Affective Disorders, 183*, 106–112. https://doi.org/10.1016/j.jad.2015.04.051

Rosner, R., Pfoh, G., Kotoučová, M., & Hagl, M. (2014). Efficacy of an outpatient treatment for prolonged grief disorder: A randomized controlled clinical trial. *Journal of Affective Disorders, 167*, 56–63. https://doi.org/10.1016/j.jad.2014.05.035

Rubin, D.C. (2022). A conceptual space for episodic and semantic memory. *Memory & Cognition, 50*(3), 464–477. https://doi.org/10.3758/s13421-021-01148-3

Rubin, D.C., Schrauf, R.W., & Greenberg, D.L. (2003). Belief and recollection of autobiographical memories. *Memory & Cognition, 31*(6), 887–901. https://doi.org/10.3758/BF03196443

Rubin, D.C., & Bell, C.F. (2023). Tonic immobility (freezing) during sexual and physical assaults produces stronger memory effects than other characteristics of the assaults. *Memory, 31*(5), 678–688. https://doi.org/10.1080/09658211.2023.2188642

Sack, M., Sachsse, U., Overkamp, B., & Dulz, B. (2013). Trauma-related disorders in patients with borderline personality disorders. Results of a multicenter study. *Der Nervenarzt, 84*(5), 608–614. https://doi.org/10.1007/s00115-012-3489-6

Sarkis, S.M. (2018). *Gaslighting: Recognize Manipulative and Emotionally Abusive People – and Break Free*. Boston, MA: Da Capo Lifelong Books.

Scheidegger, N. (2018). *Das Sexualstrafrecht der Schweiz: Grundlagen und Reformbedarf.* Bern: Stämpfli.

Schellong, J., Epple, F., & Böhm, U. (2018). Häusliche Gewalt: orthopädisch-unfallchirurgische Relevanz. *Orthopädie und Unfallchirurgie up2date, 13*(05), 455–468. https://doi.org/10.1055/s-0043-122244

Schellong, J., Schützwohl, M., Lorenz, P., & Trautmann, S. (2019). Diagnostik und Differenzialdiagnostik. In A. Maercker (Hrsg.), *Traumafolgestörungen* (S. 129–156). Berlin/Heidelberg: Springer. https://doi.org/10.1007/978-3-662-58470-5_8

Schiraldi, G.R. (2009). *The post-traumatic stress disorder sourcebook.* New York: McGraw-Hill. https://doi.org/10.1007/978-1-60327-329-9_15

Seiler, N., Davoodi, K., Keem, M., & Das, S. (2023). Assessment tools for complex post traumatic stress disorder: a systematic review. *International Journal of Psychiatry in Clinical Practice, 27*(3), 292–300. https://doi.org/10.1080/13651501.2023.2197965

Shapiro, F. (1996). Eye movement desensitization and reprocessing (EMDR): Evaluation of controlled PTSD research. *Journal of Behavior Therapy and Experimental Psychiatry, 27*(3), 209–218. https://doi.org/10.1016/S0005-7916(96)00029-8

Shear, M.K., Simon, N., Wall, M., Zisook, S., Neimeyer, R., Duan, N., ... Ghesquiere, A. (2011). Complicated grief and related bereavement issues for DSM-5. *Depression and Anxiety, 28*(2), 103–117. https://doi.org/10.1002/da.20780

Sheldon, J.P., & Parent, S.L. (2002). Clergy's attitudes and attributions of blame toward female rape victims. *Violence against Women, 8*(2), 233–256. https://doi.org/10.1177/10778010222183026

Shevlin, M., Hyland, P., Ben-Ezra, M., Karatzias, T., Cloitre, M., Vallières, F., Bachem, R., & Maercker, A. (2020). Measuring ICD-11 Adjustment Disorder: The Development and Initial Validation of the International Adjustment Disorder Questionnaire. *Acta Psychiatrica Scandinavica, 141*(3), 265–274. https://doi.org/10.1111/acps.13126

Simon, N.M., Shear, K.M., Thompson, E.H., Zalta, A.K., Perlman, C., Reynolds, C.F., ... Silowash, R. (2007). The prevalence and correlates of psychiatric comorbidity in individuals with complicated grief. *Comprehensive Psychiatry, 48*(5), 395–399. https://doi.org/10.1016/j.comppsych.2007.05.002

SKMR. (2019). *Analyse der Situation von Flüchtlingsfrauen.* Bern: Schweizerisches Kompetenzzentrum für Menschenrechte. Retrieved from https://skmr.ch/assets/publications/191211_Zusammenfassung_Postulat_Feri_DEF.pdf

Solomon, Z., & Mikulincer, M. (2006). Trajectories of PTSD: a 20-year longitudinal study. *American Journal of Psychiatry, 163*(4), 659–666. https://doi.org/10.1176/ajp.2006.163.4.659

Stadtmann, M.P., Maercker, A., Binder, J., & Schnepp, W. (2018). Why do I have to suffer? Symptom management, views and experiences of persons with a CPTSD: a grounded theory approach. *BMC Psychiatry, 18*(1), 392. https://doi.org/10.1186/s12888-018-1971-9

Steele, K., Boon, S., & van der Hart, O. (2016). *Treating Trauma-Related Dissociation: A Practical, Integrative Approach.* New York: W.W. Norton & Company.

Suarez, E., & Gadalla, T.M. (2010). Stop Blaming the Victim: A Meta-Analysis on Rape Myths. *Journal of Interpersonal Violence, 25*(11), 2010–2035. https://doi.org/10.1177/0886260509354503

Tagay, S., Erim, Y., Möllering, A., Stoelk, B., Mewes, R., & Senf, W. (2006). Das Essener Trauma-Inventar (ETI) – Ein Screeninginstrument zur Identifikation traumatischer Ereignisse und posttraumatischer Störungen. *PPmP - Psychotherapie, Psychosomatik, Medizinische Psychologie, 56*(2), A98. https://doi.org/10.1055/s-2006-934318

Tang, B., Deng, Q., Glik, D., Dong, J., & Zhang, L. (2017). A meta-analysis of risk factors for post-traumatic stress disorder (PTSD) in adults and children after earthquakes. *International Journal of Environmental Research and Public Health, 14*(12), 1537. https://doi.org/10.3390/ijerph14121537

TeBockhorst, S.F., O'Halloran, M.S., & Nyline, B.N. (2015). Tonic immobility Among survivors of sexual assault. *Psychological Trauma, 7*(2), 171–178. https://doi.org/10.1037/a0037953

Teegen, F., Spieker-Hagelsieper, C., & Grotwinkel, M. (1998). *Structured interview for disorders of extreme stress (SIDES).* Universität Hamburg.

Ullman, S.E. (1996). Social reactions, coping strategies, and self-blame attributions in adjustment to sexual assault. *Psychology of Women Quarterly, 20*(4), 505–526. https://doi.org/10.1111/j.1471-6402.1996.tb00319.x

Ullman, S.E., & Townsend, S.M. (2007). Barriers to working with sexual assault survivors: A qualitative study of rape crisis center workers. *Violence Against Women, 13*(4), 412–443. https://doi.org/10.1177/1077801207299191

Van Buren, B.R., & Weierich, M.R. (2015). Peritraumatic tonic immobility and trauma-related symptoms in adult survivors of childhood sexual abuse: The role of posttrauma cognitions. *Journal of Child Sexual Abuse, 24*(8), 959–974. https://doi.org/10.1080/10538712.2015.1082003

Van der Hart, O., Nijenhuis, E.R.S., & Steele, K. (2008). *Das verfolgte Selbst: strukturelle Dissoziation und die Behandlung chronischer Traumatisierung.* Paderborn: Junfermann.

Van der Kolk, B.A., & Van der Hart, O. (1989). Pierre Janet and the breakdown of adaptation. *American Journal of Psychiatry, 146*, 1530–1540. https://doi.org/10.1176/ajp.146.12.1530

Velonis, A.J., O'Campo, P., Rodrigues, J.J., & Buhariwala, P. (2019). Using implementation science to build intimate partner violence screening and referral capacity in a fracture clinic. *Journal of Evaluation in Clinical Practice, 25*(3), 381–389. https://doi.org/10.1111/jep.13128

Vindbjerg, E., Sandahl, H., Mortensen, E.L., Roberts, N.P., & Carlsson, J. (2023). The structure of ICD-11 post traumatic stress disorder in a clinical sample of refugees based on the International Trauma Interview. *Acta Psychiatrica Scandinavica, 148*(3), 302–309. https://doi.org/10.1111/acps.13592

Weathers, F.W., Blake, D.D., Kaloupek, D.G., Marx, B.P., & Keane, T.M. (2013). *The clinician-administered PTSD scale for DSM-5 (CAPS-5).* Retrieved from http://www.ptsd.va.gov

Weiss, D., & Marmar, C. (1997). The Impact of Event Scale-revised. Assessing psychological trauma and PTSD. In J.P.

Wilson, & T.M. Keane (Eds.), *Assessing psychological trauma and PTSD* (pp. 399–411). New York: Guilford.
WHO. (1992). *The ICD-10 classification of mental and behavioural disorders: clinical descriptions and diagnostic guidelines*. Genf: World Health Organization.
WHO. (2017). *Responding to intimate partner violence and sexual violence against women: WHO clinical and policy guidelines*. Genf: World Health Organization. Retrieved 2020 from https://www.who.int/iris/bitstream/10665/85240/1/9789241548595_eng.pdf?ua=1
WHO. (2019). *International Classification of Diseases 11th Revision (ICD-11)*. Retrieved from https://icd.who.int/en
WHO. (2023). *International Classification of Diseases 11th Revision (ICD-11)*. Retrieved on 4.7.2023 from https://icd.who.int/en, Kapitel PTSD & complex PTSD
Wöller, W. (2006). *Trauma und Persönlichkeitsstörungen: psychodynamisch-integrative Therapie*. Stuttgart: Schattauer.
Wöller, W., Leichsenring, F., Leweke, F., & Kruse, J. (2012). Psychodynamic psychotherapy for posttraumatic stress disorder related to childhood abuse – Principles for a treatment manual. *Bulletin of the Menninger Clinic, 76*(1), 69–93 https://doi.org/10.1521/bumc.2012.76.1.69
Wong, J.S., & Balemba, S. (2016). Resisting during sexual assault: A meta-analysis of the effects on injury. *Aggression and Violent Behavior, 28,* 1–11. https://doi.org/10.1016/j.avb.2016.03.010
Wong, J.S., & Balemba, S. (2018). The Effect of Victim Resistance on Rape Completion: A Meta-Analysis. *Trauma, Violence, & Abuse, 19*(3), 352–365. https://doi.org/10.1177/1524838016663934
Wrede, O., & Ask, K. (2019). More than a Feeling: Public Expectations about Emotional Responses to Criminal Victimization. *Violence and Victims, 5*, 902–915. https://doi.org/10.1891/0886-6708.VV-D-14-00002
Xu, J., & Song, X. (2011). Posttraumatic stress disorder among survivors of the Wenchuan earthquake 1 year after: prevalence and risk factors. *Comprehensive Psychiatry, 52*(4), 431–437. https://doi.org/10.1016/j.comppsych.2010.08.002
Yamawaki, N., Darby, R., & Queiroz, A. (2007). The moderating role of ambivalent sexism: The influence of power status on perception of rape victim and rapist. *The Journal of Social Psychology, 147*(1), 41–56. Retrieved from https://doi.org/10.3200/SOCP.147.1.41-56
Zanarini, M.C., Frankenburg, F.R., Dubo, E.D., Sickel, A.E., Trikha, A., Levin, A., & Reynolds, V. (1998). Axis I comorbidity of borderline personality disorder. *American Journal of Psychiatry, 155*(12), 1733–1739. https://doi.org/10.1176/ajp.155.12.1733
Zlotnick, C., Franklin, C.L., & Zimmerman, M. (2002). Is comorbidity of posttraumatic stress disorder and borderline personality disorder related to greater pathology and impairment? *American Journal of Psychiatry, 159*(11), 1940–1943. https://doi.org/10.1176/appi.ajp.159.11.1940

4 TD-Achse III: strukturelle Dissoziation der Persönlichkeit

4.1 Einleitung

Das Kapitel der dissoziativen Störungen in der ICD-11 beinhaltet verschiedene Krankheitsbilder, die sich in der Ausprägung und Symptomatik einerseits stark unterscheiden, andererseits aber auch überlappen können mit schwieriger Abgrenzung zwischen den Störungen. Im Trauma-Dissoziations-Achsenmodell werden die dissoziativen Störungen in 2 unterschiedlichen Achsen abgeklärt, um durch die Abgrenzung die Evaluation und Differenzierung besser zu strukturieren:

- Bei den Abklärungen in der Achse III geht es um die Frage, ob eine dissoziative Identitätsstörung (DIS) oder eine partielle dissoziative Identitätsstörung (pDIS) vorliegt. Beide Störungen werden in der ICD-11 neu eingeführt und hier unter dem Überbegriff der „strukturellen Dissoziation der Persönlichkeit" zusammengefasst.
- Weitere dissoziative Störungen werden in der Achse IV abgeklärt (Kap. 5).

4.1.1 Generelle Definition von dissoziativen Störungen

Dissoziative Störungen wurden historisch gesehen auf verschiedene Arten definiert (Van der Hart & Dorahy, 2023; Dorahy, Gold & O'Neil, 2023; Nijenhuis, 2015, 2017). Nach den ICD-11-Kriterien, auf die sich dieses Buch bezieht, zeichnen sich dissoziative Störungen durch eine unwillkürliche Unterbrechung oder Diskontinuität in der üblichen Integration einer oder mehrerer der folgenden Bereiche aus (WHO, 2019):

- Identität
- Empfindungen
- Wahrnehmungen
- Emotionen
- Gedanken
- Erinnerungen
- Kontrolle über körperliche Handlungen oder Verhalten

Laut ICD-11 können Unterbrechungen, die vollständig oder teilweise auftreten, von Tag zu Tag und sogar innerhalb von Stunden variieren. Bei der Diagnosestellung dissoziativer Störungen müssen andere Ursachen wie die Wirkung von Medikamenten, Substanzen oder Entzugssymptomen sowie andere psychische Störungen, Verhaltensstörungen, neurologische Entwicklungsstörungen, Schlaf-wach-Störungen, Erkrankungen des Nervensystems oder andere Erkrankungen ausgeschlossen werden. Darüber hinaus dürfen diese Symptome nicht auf anerkannte kulturelle, religiöse oder spirituelle Praktiken zurückgeführt werden wie Trance-Zustände während religiöser Rituale oder tiefe Absorption während der Meditation. Zusätzlich müssen die Symptome einer dissoziativen Störung so schwerwiegend sein, dass sie bedeutende Einschränkungen in persönlichen, familiären, sozialen, schulischen, berufsbezogenen oder anderen wichtigen Funktionsbereichen verursachen (WHO, 2019).

Zwei Konzepte zu dissoziativen Störungen können als theoretischer Rahmen für die Diagnostik nützlich sein:

- Detachment und Kompartmentalisierung
- Spektrum von Traumafolgestörungen

Detachment und Kompartmentalisierung

In diesem Konzept werden 2 unterschiedliche Formen dissoziativer Phänomene unterschieden, nämlich „Detachment" (Distanzierung, Selbstentfremdung) und „Kompartmentalisierung" (Holmes et al., 2005; Brown, 2006):

- Das **Detachment** bezeichnet einen anhaltenden Zustand, bei dem die Selbstwahrnehmung und das subjektive Erleben verändert sind (Medford, 2012) oder in dem ein Gefühl des Getrenntseins wahrgenommen wird (Holmes et al., 2005; Brown, 2006). Hier besteht zwar ein kontinuierliches Identitätserleben, jedoch werden Empfindungen, Wahrnehmungen, Emotionen, Gedanken, Erinnerungen und körperliche Handlungen intermittierend oder dauerhaft als fremd und abgetrennt erlebt. Dies tritt beispielsweise bei der Depersonalisations-Derealisationsstörung auf (Millman, Hunter, Orgs, David & Terhune, 2022) (vgl. Seite 275).

- Im Gegensatz dazu werden bei der **Kompartmentalisierung** sowohl das Identitätserleben wie auch Gedanken, Emotionen, Erinnerungen und Handlungen teilweise oder vollständig voneinander getrennt erlebt, was zu einem Mangel an Integration führt, wie es bei der dissoziativen Identitätsstörung (DIS) auftritt (Van der Hart, Nijenhuis & Steele, 2006).

Spektrum von Traumafolgestörungen

Das Modell des „Spektrums von Traumafolgestörungen" umfasst eine Reihe psychischer Erkrankungen, die auf das Erleben oder Miterleben traumatischer Ereignisse zurückzuführen sind (Evans, Brand & Kaser-Boyd, 2023) (s.a. Seite 66). Der Begriff „Spektrum" weist darauf hin, dass sich diese Störungen in Bezug auf Schweregrad, Symptome und Auswirkungen sehr unterschiedlich auf das Leben einer Person auswirken können. Gemäß aktuellem Forschungsstand besteht ein Traumaspektrum von Störungen, das von PTBS über kPTBS bis hin zu dissoziativen Störungen reicht. Wie Evans et al. (2023) feststellen, lässt die vorhandene Forschungsliteratur deutlich vermuten, dass diese 3 Störungen entlang eines Kontinuums der Schwere der Traumaexposition, der nachfolgenden Reaktion, sozialer Faktoren und weiterer Einflüsse existieren. Zum Beispiel entsteht die kPTBS, wie von Herman (1992/2015) ursprünglich postuliert und durch umfangreiche Forschung unterstützt (Brewin et al., 2017), aus mehreren traumatischen Ereignissen, die über einen längeren Zeitraum hinweg auftreten. Auch dissoziative Störungen hängen so weit bekannt in hohem Maße mit schweren oder chronischen traumatischen Lebensereignissen zusammen, wie körperlichen, sexuellen oder emotionalen Missbrauchs und Vernachlässigung (WHO, 2023; Dalenberg et al., 2012; Dorahy et al., 2013; Brand et al., 2016; Vissia et al., 2016; Chu, Frey, Ganzel, & Matthews, 1999; Lewis, Yeager, Swica, Pincus, & Lewis, 1997; Swica, Lewis, & Lewis, 1996; Nijenhuis, 2015, 2017; Goffinet & Beine, 2018). In diesem Modell wird postuliert, dass pDIS und DIS im Spektrum der Traumafolgestörungen die schwersten Formen posttraumatischer Störungen darzustellen.

Im Rahmen des TD-Achsenmodells werden die dissoziative Identitätsstörung und die partielle DIS in der Achse III abgeklärt bzw. ausgeschlossen, während die weiteren dissoziativen Störungen wie dissoziativ-neurologische Symptomstörung und Depersonalisations-Derealisationsstörung in der Achse IV (Kap. 5) evaluiert werden.

Bevor in diesem Kapitel die strukturierte Abklärung zur pDIS und DIS vorgestellt wird, muss zuerst auf einige Kontroversen eingegangen werden, um damit u. a. auf potenzielle Risiken fehlerhafter Diagnosen hinzuweisen.

4.1.2 Herausforderungen und Kontroversen

Zur DIS bestehen bei manchen Fachpersonen im Gesundheitswesen noch Mythen und inkorrekte Vorstellungen, die sowohl zu falsch positiven wie auch zu falsch negativen Diagnosen führen können (Chien & Fung, 2022). Dazu beigetragen hat auch das internationale Klassifikationssystem der ICD-10, das zur DIS, wo sie noch als „multiple Persönlichkeit" bezeichnet wurde, einige mittlerweile umfassend korrigierte Behauptungen über Seltenheit, iatrogene Induzierbarkeit und kulturspezifische Merkmale enthielt (Van der Hart, Nijenhuis & Steele, 2006).

Professionelle Skepsis an der Diagnose der DIS

Die DIS wird von einigen Fachleuten noch bestritten (Dorahy et al., 2014), obwohl es umfangreiche neurobiologische Forschung zu dieser Erkrankung gibt (Reinders et al., 2012; Schlumpf et al., 2013; Schlumpf et al., 2014; Brand et al., 2016; Vissia et al., 2016; Chalavi et al., 2015; Reinders et al., 2018; Reinders et al., 2019; Schlumpf, Nijenhuis, Klein, Jäncke, & Bachmann, 2019; Lebois et al., 2022). Inkorrekte oder unvollständige Informationen in einigen Psychologie-Lehrbüchern sowie vielenorts mangelnde Ausbildung von Klinikern haben zu Vorbehalten beigetragen (Kissee, Isaacson, & Miller-Perrin, 2014; Wilgus, Packer, Lile-King, Miller-Perrin, & Brand, 2016; Loewenstein & Putnam, 1990; Nester, Schielke, Brand & Loewenstein, 2022; Loewenstein & Brand, 2023). Fast die Hälfte der Kliniker in einer Studie konnten eine DIS in einer Fallvignette, die adäquate, DSM-basierte Kriterien für die Störung beinhaltete, nicht richtig diagnostizieren, wobei ihre Selbsteinschätzung zur Richtigkeit der Diagnose oft falsch war (Perniciaro, 2014). Andere Forscher fanden ebenfalls heraus, dass Kliniker wesentliche Schwierigkeiten hatten, in einer Fallvignette mit einer deutlichen DIS die richtige Diagnose zu stellen (Dorahy et al., 2017).

In den letzten Jahren hat sich in den fachlichen Diskussionen eine gewisse Bewegung gezeigt. Lange Zeit wurden 2 Modelle zur Dissoziation und zu dissoziativen Störungen als dominierende theoretische Ansätze betrachtet: das posttraumatische Modell (PTM) und das soziokognitive Modell (SCM). Das PTM betrachtet Dissoziation als einen internen defensiven Bewältigungsmechanismus, der als Reaktion auf psychischen Schmerz, Bedrohung oder Gefahr, einschließlich Missbrauch in der Kindheit, auftritt (Dalenberg et al., 2012). Im Gegensatz dazu betrachtet das SCM Dissoziation als ein Nebenprodukt soziokultureller Faktoren wie Medien und suggestive Einflüsse in Therapien sowie kognitiver Variablen wie Suggestibilität, Neigung zu Fantasien und kognitive Fehler (Lynn et al., 2014). In den letzten Jahren hat es eine Annäherung der verschiedenen Sichtweisen gegeben, basierend auf einigen unbestrittenen und konvergierenden Erkenntnissen. Die Existenz der DIS wird nicht mehr infrage gestellt. Gleichzeitig wird anerkannt, dass weiterhin umfangreiche Forschung speziell zur Behandlung der dissoziativen Störungen erforderlich ist (Lynn et al., 2022; Dorahy, Gold & O'Neil, 2023).

Kontroversen zu Ursachen der DIS

Wer Menschen mit dissoziativen Störungen behandelt, insbesondere mit dissoziativer Identitätsstörung, kann mit Berichten über schwerste Traumatisierungen beginnend ab früher Kindheit konfrontiert werden (ISSTD, 2011; Sack, 2023a):

- Manche Betroffene berichten von extremer Kontrolle in ihrer Kindheit durch ihr Umfeld und von der Beteiligung mehrerer Täter (Walther & Briken, 2022; Gast & Wabnitz, 2023). Diese Gewalttaten werden im Zusammenhang mit pädosexuellen Netzwerken, sog. Kinderpornografie- oder Kinderprostitutionsringen, verschiedenen „religiösen“ Gruppen oder Sekten, Mehrgenerationen-Familiensystemen sowie Menschenhandels- und Zwangsprostitutionsnetzwerken genannt (ISSTD, 2011; Salter, 2019).
- Einige Menschen mit DIS berichten auch von Vernachlässigung in ihrer Kindheit sowie von schwerer und lang anhaltender psychischer, körperlicher, sadistischer und sexueller Gewalt (Nick et al., 2018; Nick et al., 2022; Salter & Woodlock, 2023). Es gibt zudem Berichte über bizarre Missbrauchserfahrungen mit okkultistischem oder rituell geprägtem Missbrauch und Formen schwerer psychischer Manipulation (Fraser, 1997; Van der Hart, Boon & Haijtmajer Jansen, 1997; ISSTD, 2011).
- Seit vielen Jahrzehnten gibt es zudem Aussagen von Betroffenen, die von einem absichtlichen Herbeiführen einer dissoziativen Störung berichten. Diese Berichte stehen im Gegensatz zu fehlenden Beweisen aus Strafverfolgung und Kriminologie (Kluft, 1995; Salter, 2017; Schröder, Nick, Richter-Appelt & Briken, 2018, 2020; UKASK, 2019; Loewenstein, 2023). Es ist von kriminologischer Bedeutung, diese Aussagen polizeilich und juristisch einzuordnen und zu untersuchen, ob es Gruppierungen gibt, die systematisch sexualisierte Gewalt und Ausbeutung an Kindern und Erwachsenen ausüben und ob bei einem Teil davon ein ideologischer Hintergrund eine Rolle spielt (UKASK, 2019; Sack 2023a).

Seit mindestens 3 Jahrzehnten gibt es jedoch auch heftige Kontroversen über den Umgang mit solchen Berichten (ISSTD, 2011). Es wird vermutet, dass die realen Gewalterfahrungen aufgrund des Alters und des traumatischen Zustands der Betroffenen zum Zeitpunkt des Missbrauchs verzerrt, bruchstückhaft oder verstärkt erinnert werden. Dies könne auch aufgrund von absichtlichen Versuchen der Täter geschehen, die Kinder zu täuschen, einzuschüchtern, unglaubwürdig zu machen oder zu überwältigen. Andere Erklärungsmodelle gehen davon aus, dass Suggestion in Therapien, sozialen Medien oder durch Laien eine entscheidende Rolle spiele. Es werden auch falsche Erinnerungen, Wahnvorstellungen und absichtliche Konfabulationen als mögliche Ursachen postuliert (ISSTD, 2011).

Die ISSTD (2011) warnt in ihren Expertenempfehlungen jedoch davor, alle diese Patientenberichte automatisch als historisch wahr oder historisch falsch einzustufen, da dies die Wahrscheinlichkeit verringert, dass Betroffene ihre Erinnerungen selbst erforschen. Je besser die Betroffenen mit DIS integriert sind, desto eher seien sie in der Lage, die relative Richtigkeit ihrer Erinnerungen selbst zu klären.

Es wird auch vor der Suggestion gewarnt, dass Menschen aufgrund der Diagnose einer DIS in der Kindheit zwingend bestimmten Gewaltformen ausgesetzt gewesen sein müssten (Sack, 2023a; Loewenstein & Brand, 2023). Gerade zu teilweise berichteten Gewaltformen wie „rituelle Gewalt“ oder „satanische Gewalt“ gibt es erhebliche Definitions- und Forschungslücken (Salter, 2017, 2019; UKASK, 2019; Sack, 2023b). Diese beschreiben zudem mögliche Täterstrategien und können keine Definition einer Schädigungsfolge sein (Sack, 2023b).

Im Zusammenhang mit der DIS werden gelegentlich auch kontroverse Konzepte wie „Programmierungen“ erwähnt, die eine Konditionierung bzw. Dekonditionierung von Reiz-Reaktions-Mustern beschreiben (Fraser, 1997). Diese Begriffe stammen u. a. aus der Informationstechnologie und suggerieren, dass Menschen wie Roboter automatisch auf Befehle von Dritten reagieren können (Sack, 2023b). Sie spiegeln zwar ein Gefühl von Fremdbestimmtheit wider, das viele Betroffene mit Erfahrungen von Gewalt und Ausbeutung erleben. Es ist jedoch aus der wissenschaftlichen Perspektive bisher wenig bekannt, wie weitreichend Konditionierungsprozesse bei Menschen manipulativ eingesetzt werden können (Sack, 2023b). Vor daraus abgeleiteten problematischen spezifischen Interventionen wie dem „Deprogrammieren" muss gewarnt werden, weil sie einerseits Behandlungsempfehlungen widersprechen (ISSTD, 2011) und anderseits die Gefahr von Abhängigkeiten von diesen Methoden und deren Anwendern in sich bergen.

Kontroversen zu „Spaltungen" und „Teilen"

Menschen mit DIS werden in einigen Fachartikeln, Filmen und Romanen manchmal als „viele Personen in einem Menschen" oder als „gespaltene Persönlichkeit" dargestellt. Als Beispiel dafür wird manchmal „Der seltsame Fall des Dr. Jekyll und Mr. Hyde" von Stevenson aus dem Jahr 1886 verwendet (Stevenson, 1886). Die Geschichte handelt von Dr. Henry Jekyll, einem angesehenen Wissenschaftler, der ein Experiment mit Drogen durchführt, um das Gute und das Böse im Menschen zu trennen. Dabei entsteht eine zweite Persönlichkeit namens Mr. Edward Hyde, die all das Böse verkörpert, das Jekyll unterdrückt hat. Manchmal wird diese drogeninduzierte Spaltung als Beispiel für oder gegen die DIS aufgeführt, wobei übersehen wird, dass dieses Werk lange vor der Entwicklung moderner Konzepte der dissoziativen Identitätsstörung veröffentlicht wurde und primär im Kontext der viktorianischen Ära betrachtet werden sollte, in der moralische Dilemmas und duale Naturen thematisiert wurden. Es ist daher kein Beispiel für eine DIS nach ICD-11.

Die DIS ist laut Loewenstein und Brand (2023) keine Aufspaltung oder Zersplitterung eines stabilen Aspekts der Psyche in voneinander getrennte „Teile", „Anteile" oder „Menschen", sondern eine Störung mit dynamischen, subjektiv getrennten „Selbstzuständen" (daher der Begriff der „Persönlichkeitszustände"). Menschen mit DIS entwickeln diese Selbstzustände als adaptive Strategien im Umgang mit frühen Bindungstraumatisierungen, schwerer Deprivation und emotionaler Vernachlässigung, Verrat sowie weiteren Gewaltformen (ISSTD, 2011; Spiegel et al., 2011; Brand et al., 2016). Die DIS kann in diesem Sinn als eine in der Kindheit auftretende posttraumatische Entwicklungsstörung verstanden werden, bei der das traumatisierte Kind – allenfalls mit einer genetischen Veranlagung zur Dissoziation (Becker-Blease et al., 2004; Yaylaci et al., 2017) – die normalen Entwicklungsprozesse nicht abschließen kann, die ein einheitliches subjektives Selbstgefühl schaffen und typischerweise vor dem Alter von 5 bis 6 Jahren auftreten (Putnam, 2016). Traumatische Erfahrungen – insbesondere wiederholte, böswillige, unvorhersehbare Misshandlungen –, die von Bezugspersonen begangen werden, führen zu extremen, überwältigenden Zuständen. Das Kind muss einen Weg finden, sich von diesen Zuständen zu erholen, typischerweise durch einen globalen dissoziativen Shutdown (Loewenstein & Brand, 2023). Die DIS kann daher als eine Form einer besonders komplizierten Bindungsstörung und einer schweren komplexen posttraumatischen Belastungsstörung betrachtet werden (Loewenstein & Brand, 2023).

Zu einem weiteren Missverständnis kann gehören, dass Menschen mit DIS keine Verantwortung für ihr Handeln übernehmen können. Selbstverständlich tragen Menschen mit DIS die Verantwortung für Handlungen in unterschiedlichen Persönlichkeitszuständen, da sonst die Regression gefördert, Abhängigkeiten geschaffen und der therapeutische Fortschritt behindert werden kann (ISSTD, 2011; Loewenstein & Brand, 2023). Betroffene benötigen aber therapeutische Unterstützung, um diese Verantwortung schrittweise übernehmen zu können (Brand et al., 2019; Steele et al., 2016). Die Auseinandersetzung mit Amnesien und teil- oder volldissoziierten Handlungen sollte deshalb mit viel Mitgefühl und Sorgfalt therapeutisch aufgearbeitet werden (ISSTD, 2011; Loewenstein, 2020).

Herausforderungen zu neueren Entwicklungen in sozialen Medien

Gleichzeitig haben andere, neuere Entwicklungen das Risiko von inkorrekten DIS-Diagnosen in den vergangenen Jahren möglicherweise erhöht, u. a. als Folge von Entwicklungen in den sozialen Medien. Christensen (2022) hat eine reichhaltige Online-Gemeinschaft beschrieben, die sich um DIS und die Erfahrung von „Pluralität" gebildet hat. Dazu gehören verschiedene Online-Plattformen, auf denen Interessierte Unterstützung erhalten, mit Selbsthilfegruppen, Threads und der Verwendung von Hashtags zu DIS in den sozialen Medien. Darüber hinaus hat sich ein weitreichendes Netzwerk für den Austausch von Videoinhalten entwickelt, in denen Menschen oder „Systeme" gezeigt werden, die sich selbst als Personen mit dissoziativer Identitätsstörung darstellen. Einige dieser Kanäle haben Hunderttausende von Abonnenten, wobei bestimmte Videos mehr als 3 Millionen Aufrufe haben (Christensen, 2022). Während diese Angebote für manche Betroffene zu einer besseren Psychoedukation und zu einer

Entstigmatisierung beitragen können, erhöhen sie auch das Risiko, dass einige Menschen bei sich selbst oder Menschen in ihrem Umfeld fälschlicherweise von einer DIS ausgehen.

Zusammenfassung
Die dissoziative Identitätsstörung (DIS) ist eine psychische Erkrankung, die von der Weltgesundheitsorganisation definiert und in der ICD-11 detailliert beschrieben wird. Auch das DSM-5 der American Psychiatric Association (APA) enthält eine Beschreibung des Störungsbildes. Die Existenz der Störung ist durch neurobiologische Forschungsergebnisse belegt (Reinders & Veltman, 2021). Die Anerkennung der DIS ermöglicht eine genauere Diagnosestellung, schnellere und gezieltere Interventionen sowie eine Verringerung der gesellschaftlichen Kosten. Vor allem aber trägt die Anerkennung dazu bei, das Leiden der Betroffenen zu verringern (Dalenberg et al., 2012; Brand et al., 2016).

Aufgrund verschiedener Ursachen wurde die DIS in der Vergangenheit oft unterdiagnostiziert, wodurch viele Betroffene mit erheblichen Verzögerungen bei der Behandlung nach Expertenempfehlungen konfrontiert waren (Van der Hart, Nijenhuis & Steele, 2006; ISSTD, 2011; Chiu et al., 2017; Gast & Wabnitz, 2023). Zugleich können Fachleute mit einer wachsenden Zahl von Personen konfrontiert sein, die fälschlicherweise behaupten, an einer DIS zu leiden (Pietkiewicz, Bańbura-Nowak, Tomalski & Boon, 2021). Als Folge davon können falsch negative und falsch positive Diagnosen vergeben werden. Um Kliniker in der Diagnostik zu unterstützen, versucht dieses Kapitel schrittweise durch den komplexen Diagnoseprozess von DIS und pDIS zu führen.

4.2 Diagnostische Grundsatzüberlegungen

Laut ICD-11 ist die dissoziative Identitätsstörung (DIS) durch eine Unterbrechung des Identitätserlebens gekennzeichnet. Es treten mindestens 2 unterschiedliche Persönlichkeitszustände auf, die wiederholt die Kontrolle übernehmen (WHO, 2019). Das DSM-5 definiert eine dissoziative Identitätsstörung als Vorhandensein von 2 oder mehr unterschiedlichen Persönlichkeitszuständen oder Identitätsaspekten sowie Amnesie (APA, 2013).

Bei der partiellen dissoziativen Identitätsstörung (pDIS) ist ein Persönlichkeitszustand dominant und funktioniert im täglichen Leben, z. B. in der Elternschaft oder bei der Arbeit. Allerdings wird er durch einen oder mehrere nicht dominante Persönlichkeitszustände (dissoziative Intrusionen) beeinträchtigt (WHO, 2019). Die entsprechende Diagnose im DSM-5 lautet „Andere näher bezeichnete dissoziative Störung" (OSDD) (APA, 2013).

Im Kern geht es im Rahmen der Abklärungen um die folgenden diagnostischen Überlegungen.

4.2.1 Verlust der exekutiven Kontrolle über das Handeln

Menschen können die exekutive Kontrolle über ihr Handeln verlieren, z. B. für selbst- und fremdgefährdende Handlungen (Selbstverletzungen, Essstörungen, Zwangshandlungen, aggressive Ausbrüche, Suchtmittelkonsum u. a.), aber auch für Alltagshandlungen (Kochen, Reisen, Arbeit u. a.). Zwei Formen des Kontrollverlusts über das Handeln können unterschieden werden:

- **teildissoziiertes Handeln:** Verlust der exekutiven Kontrolle über das Handeln mit Erinnerung an das Handeln, jedoch aus einer distanzierten Perspektive
- **volldissoziiertes Handeln:** Verlust der exekutiven Kontrolle über das Handeln mit gleichzeitiger Amnesie für die Handlungen

Daraus abgeleitet stellt sich die Frage: Welche innere Instanz übernimmt in diesen Situationen die exekutive Kontrolle und wie wird diese innere Instanz bezeichnet? In der ICD-11 werden **Persönlichkeitszustände** (oder hier als Synonym dissoziative Identitäten) genannt, die in der Lage sind, die exekutive Kontrolle über das Handeln zu übernehmen. Diese Erkenntnis basiert auf ausführlicher Forschung primär in den vergangenen 3 Jahrzehnten, die u. a. in Studien mit Neuroimaging die strukturelle Dissoziation der Persönlichkeit mehrfach nachweisen und frühere soziokognitive Erklärungsmodelle widerlegen konnte (Brand et al., 2016; Nijenhuis, 2015; Lebois et al., 2022).

Merke

In der ICD-11 werden 2 Störungen definiert, bei denen Menschen die exekutive Kontrolle über ihr Handeln verlieren können:

- dissoziative Identitätsstörung (6B64)
- partielle dissoziative Identitätsstörung (6B65)

Für Störungen mit struktureller Dissoziation der Persönlichkeit gibt es internationale Expertenempfehlungen für die Behandlung (Brand et al., 2012; ISSTD,

2011). Kern der Therapie von Menschen mit struktureller Dissoziation ist die Erkenntnis, dass die dissoziierten Persönlichkeitszustände in die Behandlung integriert werden müssen, da Therapien bei diesen Störungsbildern sonst erfahrungsgemäß wenig erfolgreich sind (Van der Hart, Nijenhuis, & Steele, 2006; ISSTD, 2011; Loewenstein, 2023). Unter anderem deshalb ist der Nachweis struktureller Dissoziation ein zentraler Aspekt evidenzbasierter Diagnostik.

4.2.2 Diagnostik struktureller Dissoziation

Die Diagnostik struktureller Dissoziation beinhaltet vereinfacht 4 Kernaspekte, die diagnostisch herausgearbeitet werden müssen. Jeder Persönlichkeitszustand beinhaltet ein eigenes Muster von Erleben, Wahrnehmen, Erfassen und Interagieren mit sich selbst, dem eigenen Körper und der Umwelt. Deshalb müssen folgende Aspekte abgeklärt werden:

- teil- und volldissoziierte Emotionen und Kognitionen (Seite 147)
- teil- und volldissoziierte Wahrnehmungen (Seite 149)
- teil- und volldissoziiertes Erfassen (Seite 151)
- teil- und volldissoziiertes Interagieren mit sich, dem Körper und der Umwelt (Seite 154)

Persönlichkeitszustände sind in der Lage, zwischenzeitlich die exekutive Kontrolle über das Handeln zu übernehmen (dadurch unterscheiden sie sich von Ego-States, Schema-Modi und anderen „Ich-Anteilen", Seite 139). Deshalb müssen folgende Aspekte abgeklärt werden:

- teil- und volldissoziierte Handlungen (Seite 156)
- Wechsel zwischen den Persönlichkeitszuständen (Seite 164): „Rapid Switching" vs. „Slow Switching" (Seite 165), „Sequenzielle Dissoziation" versus „Parallele Dissoziation" (Seite 166), körperlicher Umfang von Wechseln (Seite 166), Sichtbarkeit der Wechsel (Seite 166)
- Amnesien aufgrund von volldissoziiertem Handeln unterschiedlicher Persönlichkeitszustände (Seite 166)
  - Amnesien in der Gegenwart durch Wechsel von Persönlichkeitszuständen (Seite 166/268)
  - Amnesien in der Vergangenheit durch Fragmentierung der Erinnerung auf verschiedene Persönlichkeitszustände (Seite 166/272)

Die Störung führt zu erheblichen Einbußen in verschiedenen Lebensbereichen wie Beruf, Ausbildung, Familie, Lebensqualität, Soziales u.a. (Seite 168).

4.3 Übersicht zu struktureller Dissoziation in der ICD-11

Das Konzept der Teilung der Identität in 2 oder mehr unterschiedliche Persönlichkeitszustände wurde von der WHO erstmals im Juni 2019 eingeführt und ist dadurch für viele Diagnostiker relativ neu, auch wenn früher bereits viele Autoren auf Fragmentierungen der Identität hingewiesen und entsprechende Konzepte formuliert hatten (Janet, 1904; Kluft, 1993; Putnam, 1989; Van der Hart, Nijenhuis, & Steele, 2006).

Der Begriff der strukturellen Dissoziation der Persönlichkeit wurde von Steele, Van der Hart und Nijenhuis 2006 detailliert beschrieben (Van der Hart, Nijenhuis, & Steele, 2006) und basiert auf Arbeiten von Pierre Janet (1859–1947) (Janet, 1904; Van der Hart & Friedman, 1989; Van der Hart & Horst, 1989) und Charles Samuel Myers (1873–1946) (Coleman, 1940).

Merke

In diesem Buch wird mit der „strukturellen Dissoziation der Persönlichkeit" die Fragmentierung der Identität in verschiedene Persönlichkeitszustände bezeichnet, im Sinne der Definition in der ICD-11 zur partiellen dissoziativen Identitätsstörung (6B65) und zur dissoziativen Identitätsstörung (6B64).

4.3.1 Dissoziative Identitätsstörung (6B64)

Die dissoziative Identitätsstörung (6B64) beschreibt eine Störung, bei der 2 oder mehr unterschiedliche Persönlichkeitszustände auftreten (Abbildung 4-1). Jeder Persönlichkeitszustand hat ein eigenes Ich-Bewusstsein mit eigenem Muster von Erleben, Wahrnehmen,

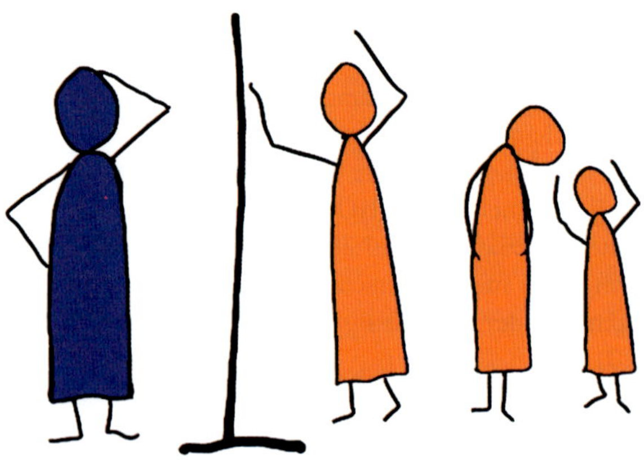

Abbildung 4-1: Unterschiedliche Persönlichkeitszustände (blau und orange) mit amnestischer Barriere.

Erfassen und Interagieren mit sich selbst, dem eigenen Körper und der Umwelt (Abbildung 4-2).

Die dissoziative Identitätsstörung wurde in der ICD-10 noch „multiple Persönlichkeit" genannt und wies viele unwissenschaftliche Behauptungen auf zu Seltenheit, iatrogener Induzierbarkeit, kulturspezifischen Besonderheiten und anderen in der Zwischenzeit widerlegten Merkmalen.

Merke

Diagnostische Kriterien der dissoziativen Identitätsstörung nach ICD-11 (6B64)
(Übersetzung des Autors)
Störung der Identität, charakterisiert durch 2 oder mehr unterschiedliche Persönlichkeitszustände (dissoziative Identitäten), verbunden mit deutlichen Unterbrechungen des Selbsterlebens und der eigenen Handlungsfähigkeit.
Jeder Persönlichkeitszustand beinhaltet sein eigenes Muster von Erleben, Wahrnehmen, Erfassen und Interagieren mit sich selbst, dem eigenen Körper und der Umgebung.
Mindestens 2 unterschiedliche Persönlichkeitszustände übernehmen wiederholt die exekutive Kontrolle über das Bewusstsein und das Handeln in Interaktionen mit anderen oder mit der Umwelt, z. B. im Ausführen spezifischer Aspekte des Alltags wie Elternschaft oder Arbeit, oder in Reaktion auf spezifische Situationen (z. B. als bedrohlich erlebte Situationen).
Wechsel zwischen Persönlichkeitszuständen sind verbunden mit Veränderungen von Empfindungen, Wahrnehmung, Affekten, Kognitionen, Erinnerung, motorischer Kontrolle und Verhalten.
Typischerweise gibt es Episoden von Amnesien, die schwergradig sein können.
Die Symptome können nicht durch eine andere psychische Erkrankung, eine Verhaltensstörung oder eine neurologische Entwicklungsstörung besser erklärt werden, und sie sind nicht auf direkte Nebenwirkungen durch Substanzen oder Medikamente zurückzuführen, einschließlich Entzugssymptome. Sie sind auch nicht auf eine Erkrankung des Nervensystems oder eine Schlaf-wach-Störung zurückzuführen.
Die Symptome müssen wesentliche Einbußen in verschiedenen Lebensbereichen beinhalten: persönlich, Familie, Soziales, Ausbildung, Arbeit oder andere wichtige Lebensbereiche).

Teil- und volldissoziiertes Handeln
Für die Diagnostik sind folgende Begriffe zu unterscheiden:

- Teildissoziiertes Handeln: Ein Mensch verliert die Kontrolle über das eigene Handeln, weil ein anderer Persönlichkeitszustand (andere Begriffe: ein anderer Persönlichkeitsanteil, eine dissoziative Identität) die exekutive Kontrolle übernimmt. Der normalerweise dominante Persönlichkeitszustand erlebt die Handlungen distanziert in einem Depersonalisationszustand und kann nicht oder nur reduziert eingreifen.
- Volldissoziiertes Handeln: Mindestens 2 Persönlichkeitszustände sind in der Lage, die exekutive Kontrolle des Bewusstseins zu übernehmen. Für die jeweils anderen Persönlichkeitszustände besteht eine Amnesie.

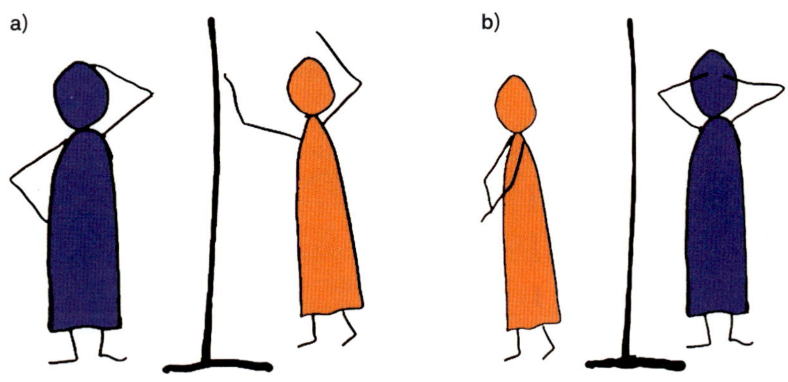

Abbildung 4-2: Dissoziative Identitätsstörung (6B64). **a** Zwei oder mehr unterschiedliche Persönlichkeitszustände (blau und orange). Jeder Persönlichkeitszustand beinhaltet sein eigenes Muster von Erleben, Wahrnehmen, Erfassen und Interagieren mit sich selbst, dem eigenen Körper und der Umgebung. **b** Mindestens 2 unterschiedliche Persönlichkeitszustände übernehmen wiederholt die exekutive Kontrolle des Bewusstseins und des Handelns. Typischerweise gibt es Episoden von Amnesien, die schwergradig sein können. Hier: Wechsel von blau zu orange mit amnestischer Barriere für blau.

4.3.2 Partielle dissoziative Identitätsstörung (6B65)

Die partielle dissoziative Identitätsstörung (pDIS) unterscheidet sich von der DIS darin, dass die Teilung zwischen den Persönlichkeitszuständen weniger ausgeprägt ist (Abbildung 4-3). In der Regel treten keine Amnesien, aber regelmäßig teildissoziiertes Handeln auf. Ein Persönlichkeitszustand ist dominant und andere Persönlichkeitszustände versuchen intrusiv zu beeinflussen, sind jedoch nicht dominant. Intrusive Beeinflussungsversuche beinhalten oft Selbst- und Fremdverletzungen, Essstörungen, Einnahme von Suchtmitteln und sexuelle Handlungen.

Diese Diagnose gab es in der ICD-10 nicht. Oft wurde eine „dissoziative Störung, nicht näher bezeichnet" (englisch: Dissociative Disorder, not otherwise specified, DDNOS), diagnostiziert.

Merke

Diagnostische Kriterien der partiellen dissoziativen Identitätsstörung nach ICD-11 (6B65)
(Übersetzung des Autors)
Störung der Identität, charakterisiert durch 2 oder mehr unterschiedliche Persönlichkeitszustände („personality states"), verbunden mit deutlichen Unterbrechungen des Selbsterlebens und der eigenen Wirksamkeit.
Jeder Persönlichkeitszustand beinhaltet sein eigenes Muster von Erleben, Wahrnehmen, Erfassen und Interagieren mit sich selbst, dem eigenen Körper und der Umgebung.
Ein Persönlichkeitszustand ist dominant und funktioniert normalerweise im Alltag, wird aber durch einen oder mehrere nicht dominante Persönlichkeitszustände beeinträchtigt (dissoziative Intrusionen). Diese Intrusionen können kognitiv, affektiv, perzeptuell, motorisch oder verhaltensbezogen sein. Sie werden als beeinträchtigend für das Funktionieren des dominanten Persönlichkeitszustands erlebt und sind typischerweise aversiv.
Die nicht dominierenden Persönlichkeitszustände übernehmen nicht wiederholt die exekutive Kontrolle über das Bewusstsein und das Funktionieren des Individuums, aber es kann gelegentlich limitierte vorübergehende Episoden geben, in denen ein eigenständiger Persönlichkeitszustand die exekutive Kontrolle übernimmt, um begrenzte Handlungen zu vollziehen, z.B. als Antwort auf extreme emotionale Zustände oder während Zuständen mit Selbstverletzungen oder dem Wiedererleben von traumatischen Erinnerungen.
Die Symptome können nicht durch eine andere psychische Erkrankung, eine Verhaltensstörung oder eine neurologische Entwicklungsstörung besser erklärt werden, und sie sind nicht auf direkte Nebenwirkungen durch Substanzen oder Medikamente zurückzuführen, einschließlich Entzugssymptome. Sie sind auch nicht auf eine Erkrankung des Nervensystems oder eine Schlaf-wach-Störung zurückzuführen.
Die Symptome müssen wesentliche Einbußen in verschiedenen Lebensbereichen beinhalten: persönlich, Familie, Soziales, Ausbildung, Arbeit oder andere wichtige Lebensbereiche.

4.4 Abklärung

4.4.1 Indikation

Die dissoziative Identitätsstörung und die partielle dissoziative Identitätsstörung sind Krankheitsbilder, die leicht zu übersehen sind. Sie „verstecken" sich oft hinter anderen psychiatrischen Störungsbildern, zudem ist die Diagnostik aufgrund verschiedener Schwierigkei-

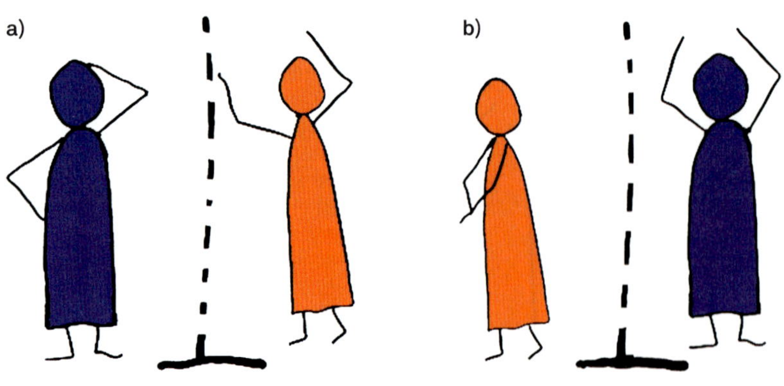

Abbildung 4-3: Partielle dissoziative Identitätsstörung (6B65). **a** Zwei oder mehr unterschiedliche Persönlichkeitszustände (hier: blau und orange). Jeder Persönlichkeitszustand beinhaltet sein eigenes Muster von Erleben, Wahrnehmen, Erfassen und Interagieren mit sich selbst, dem eigenen Körper und der Umgebung. **b** Ein Persönlichkeitszustand ist dominant und funktioniert normalerweise im Alltag (blau), wird aber durch einen oder mehrere nicht dominante Persönlichkeitszustände beeinträchtigt (dissoziative Intrusionen) (orange).

ten fachlich besonders anspruchsvoll. Manche Fachleute in Psychiatrie und Psychologie können deshalb fälschlich davon ausgehen, noch nie Menschen mit diesen Störungsbildern gesehen zu haben.

In folgenden Fällen empfiehlt sich eine Abklärung auf strukturelle Dissoziation:

- alle Formen schwerer Selbstverletzungen, die nicht auf eine Behandlung ansprechen:
  - schwere Essstörungen (Kap. 6.3, Seite 301): Anorexie, Bulimie, ausgeprägte Adipositas
  - schwere Selbstverletzungen: Schneiden, Brennen, Schlucken gefährlicher Gegenstände, Vergiften u. a.
  - schwere (stoffgebundene und nicht stoffgebundene) Suchterkrankungen (Kap. 6.2, Seite 298)
- chronische Suizidalität und wiederholte Suizidversuche (vor allem, wenn Suizidversuche in teil- oder volldissoziierten Zuständen erfolgen), die nicht auf eine Behandlung ansprechen
- schwere posttraumatische Intrusionen, Flashbacks und Albträume, die nicht auf eine Behandlung ansprechen
- wiederholte Retraumatisierungen und Unfähigkeit, sich aus Missbrauchsbeziehungen zu lösen
- Störung der TD-Achse I, speziell Persönlichkeitsstörung vom Borderline-Muster (Kap. 2.2.3, Seite 54); wenn Menschen mit einer Borderline-Diagnose nicht auf spezialisierte Borderline-Behandlungen ansprechen
- komplexe posttraumatische Belastungsstörung (Kap. 3.4, Seite 90): speziell beim Vorliegen teil- oder volldissoziierter Handlungen
- dissoziativ-neurologische Symptomstörungen: z. B. bei dissoziativen nicht epileptischen Krampfanfällen (Kap. 5.4.6, Seite 245), dissoziativen Synkopen (Seite 258), dissoziativen Schmerzzuständen (Seite 239) und dissoziativen Bewegungsstörungen (Kap. 5.4.10, Seite 262)
- chronische und/oder wiederholte Depersonalisation und Derealisation (z. B. in Therapiesitzungen) (Seite 275)
- dissoziative Amnesien: jegliche Form dissoziativer Amnesien (Kap. 5.5, Seite 265)
- therapierefraktäre psychiatrische Erkrankungen, speziell Sucht (Kap. 6.2, Seite 298), Essstörungen (Kap. 6.3, Seite 301) und Zwangserkrankungen (Kap. 6.4, Seite 302), aber auch Depressionen (Kap. 6.5, Seite 305) und Angststörungen (Kap. 6.6, Seite 307) als komorbide Störungen; bei Diagnosen von Schizophrenie und bipolarer Störung ist es sinnvoll, die früheren Diagnosen zu überprüfen (Seite 185), da viele Menschen mit struktureller Dissoziation oft falsche Schizophreniediagnosen in der Vorgeschichte aufweisen (mit langfristig fehlendem Ansprechen auf Medikamente und andere therapeutische Interventionen)
- fremdaggressive Ausbrüche und Gewaltdelikte
- Persönlichkeitswechsel in einer Therapie: bei Hinweisen auf teil- oder volldissoziiertes Handeln im Rahmen einer Therapie oder einer stationären Behandlung
- fremdanamnestische Angaben: bei fremdanamnestischen Berichten von teil- und volldissoziierten Handlungen und Amnesien
- Betroffene gehen davon aus, an einer DIS zu leiden

Strukturelle Dissoziation kann sich hinter vielen psychiatrischen Erkrankungen verbergen. Unter anderem aufgrund der Anosognosie und der Scham berichten viele Betroffene nicht spontan über ihre Symptome, weshalb die Anzeichen meistens aktiv erfragt werden müssen. Ein „typisches" Bild eines Menschen mit partieller dissoziativer Identitätsstörung oder dissoziativer Identitätsstörung gibt es nicht. Je nach Art der strukturellen Dissoziation, dem Persönlichkeitsprofil sowie den komorbiden psychiatrischen Erkrankungen können die Erscheinungsbilder stark variieren. Das strukturierte Explorieren der verschiedenen Symptome ist für die Diagnosestellung unerlässlich.

4.4.2 Screening-Fragen

Aktuell liegt relativ wenig Forschung zu Screening-Fragen für strukturelle Dissoziation vor. Generell wurde bei Screening-Fragen das hohe Risiko für falsch negative Resultate gezeigt. Boon & Draijer (Boon & Draijer, 1993a) fanden in ihrer Untersuchung 4 Fragen aus dem DES (Dissociative Experience Scale) (Bernstein & Putnam, 1986), die am trennschärfsten eine schwere dissoziative Störung herausfiltern konnten. Dazu sei aber angemerkt, dass die Unterscheidung auf frühere Konzepte zur multiplen Persönlichkeitsstörung und zu nicht näher bezeichneten dissoziativen Störungen (DDNOS) basierte. Unklar ist, ob diese Fragen auch für ein Screening auf strukturelle Dissoziation nach ICD-11 geeignet sind, u. a., da sie relativ vage und unspezifisch sind.

Diagnostische Fragen

Mögliche Screening-Fragen für partielle dissoziative Identitätsstörung und dissoziative Identitätsstörung

Screening-Fragen für partielle dissoziative Identitätsstörung und dissoziative Identitätsstörung (adaptiert nach Boon & Draijer (Boon & Draijer, 1993a), basierend auf dem DES (Bernstein & Putnam, 1986).

- Depersonalisation/Derealisation: „Kommt es manchmal vor, dass Sie den Eindruck haben, neben sich zu stehen oder sich selbst zuzuschauen, wie wenn Sie eine andere Person anschauen würden?"
- Depersonalisation: „Kommt es manchmal vor, dass Sie den Eindruck haben, dass der Körper nicht zu Ihnen gehört"?
- Amnesien in der Biografie: „Kommt es manchmal vor, dass Sie sich manchmal nicht an wichtige Lebensereignisse erinnern (z. B. ein Schulabschluss oder eine Hochzeit)?"
- Amnesien im Alltag: „Kommt es manchmal vor, dass Sie sich nicht erinnern können, ob sie etwas getan haben oder nur daran gedacht haben, es zu tun (z. B. nicht wissen, ob sie einen Brief verschickt haben oder nur daran gedacht haben, ihn zu verschicken)?".

Für ein ausführlicheres Screening eignen sich der „Fragebogen für dissoziative Störungen" (Dissociative Experience Scale, DES) (Bernstein & Putnam, 1986) und im deutschsprachigen Raum der „Fragebogen zu Dissoziativen Symptomen" (FDS) (Freyberger et al., 1998). Beide Fragebögen sind explizit nur zum Screening, nicht aber zur Diagnostik geeignet. F. Rodewald (Rodewald, Gast, & Emrich, 2006) fand in ihrer Untersuchung einen Cut-off-Wert von 13 für den FDS und von 15 für den DES, ab denen auf eine dissoziative Störung abgeklärt werden sollte (Seite 143).

Beispiele

Der FDS einer Patientin mit therapierefraktärer schwerer depressiver Störung ergibt einen Durchschnittswert von 14 (Cut-off ab 15). Später zeigt sich im Rahmen der Therapie eine schwere dissoziative Identitätsstörung (mit komorbider Depression), bestätigt mit dem SKID-D. Auf den FDS angesprochen berichtet die Patientin, dass die Fragen sie erschreckt hätten, weil sie zuvor gedacht habe, dass niemand ihre Symptome kennen und verstehen könnte. Sie sei dann aber von Stimmen daran gehindert worden, den Fragebogen richtig auszufüllen.

4.5 Herausforderungen für die Diagnostik

Die Diagnostik struktureller Dissoziation gilt als besonders anspruchsvoll und bedarf einer ausführlichen spezialisierten Ausbildung, viel Erfahrung und einer kompetenten Supervision.

Verschiedene Aspekte erschweren bei struktureller Dissoziation (und anderen Traumafolgestörungen) die Diagnostik:

4.5.1 Dissoziative Anosognosie

Das Wort „Anosognosie" stammt aus dem Griechischen (ἀ- a- [Verneinungspartikel], νόσος nosos, Krankheit, und γνῶσις gnōsis, Erkenntnis) und bezeichnet das krankhafte Nichterkennen einer Krankheit (Wikipedia, 2019).

Bei der Anosognosie handelt es sich um eine Unfähigkeit, eine eigene Erkrankung oder Funktionsausfälle zu erkennen (Pschyrembel, 2011). Krankhafte körperliche oder psychische Symptome können dabei nicht erkannt werden. Der Begriff wird auch in der ICD-11 verwendet.

Merke

Anosognosie

Anosognosie wird in der ICD-11 als Mangel an Bewusstsein für bzw. die Unfähigkeit zum Erkennen einer eigenen Erkrankung, eigener Symptome oder eigener funktioneller Defizite als Teil einer Krankheit bezeichnet (MB21.2).

Die Unfähigkeit, verschiedene Symptome einer strukturellen Dissoziation zu erkennen, ist ein typisches Merkmal von Menschen mit (partieller) dissoziativer Identitätsstörung.

Betroffene können deshalb Abklärungsfragen zu struktureller Dissoziation oft falsch verneinen. Zur Anosognosie bei Menschen mit struktureller Dissoziation gehören 3 wesentliche Symptome:

- starke Defizite der Selbstwahrnehmung (die oft nicht sofort erkennbar sind)
- Verneinen von Hinweisen auf und Beweisen für teil- und volldissoziiertes Handeln
- Konfabulationen, um teil- und volldissoziiertes Handeln wegzuerklären

Zu unterscheiden sind dabei 2 Formen von Anosognosie (Peters, 2016):

- im engeren Sinne ein Nichterkennen*können* von Symptomen
- im weiteren Sinne ein Nichterkennen*wollen* von Symptomen

In der Neurologie wird mit Anosognosie z. B. das krankhafte Nichterkennen einer offensichtlichen Halbseitenlähmung bei Läsionen im dorsalen Teil der nicht sprachdominanten Hemisphäre nach einem Schlaganfall bezeichnet (Pschyrembel, 2011).

In der Psychiatrie wird der Begriff vereinzelt verwendet, um beispielsweise bei Menschen mit Schizophrenie den Mangel an Krankheitseinsicht zu beschreiben. Umstritten ist dabei, ob es sich um einen bewussten oder unbewussten Widerstand gegenüber der Diagnose handelt (im Rahmen eines psychischen Abwehrmechanismus) oder ob es eine (organisch bedingte) Unfähigkeit zur Einsicht ist (Amador et al., 1994; Amador & Paul-Odouard, 2000; Amador, Strauss, Yale, & Gorman, 1991; Lele & Joglekar, 1998; Subotnik et al., 2005). In diesem Zusammenhang wurde postuliert, dass die Anosognosie von Menschen mit Schizophrenie die Folge einer Frontallappenschädigung sein könnte (Pia & Tamietto, 2006).

Bei Menschen mit struktureller Dissoziation ist ein vollständiges oder teilweises Verkennen von unterschiedlichen Persönlichkeitszuständen und der damit verbundenen Symptome im Sinne einer Anosognosie typisch. Daraus abgeleitet ergeben sich verschiedene wichtige Aspekte, z. B.:

- Fremdanamnese: Manchmal braucht es aufgrund der Anosognosie fremdanamnestische Abklärungen, sofern Betroffene damit einverstanden sind und das direkte Umfeld der Betroffenen die Symptome erkennt und bereit ist, darüber Auskunft zu geben.
- Zeitbedarf in der Therapie: Der Rückgang der Anosognosie bedarf viel Zeit. Manche Betroffene sind erst nach mehreren Monaten bis Jahren in einer Behandlung in der Lage, die Symptome von struktureller Dissoziation vollständig zu erkennen. Typischerweise empfinden Menschen mit struktureller Dissoziation starke Scham sowohl für die Anosognosie als auch für dissoziative Persönlichkeitszustände sowie teil- und volldissoziiertes Handeln.
- Gutachten: Bei Gutachten ist zu bedenken, dass aufgrund einer teilweisen oder vollständigen Anosognosie Symptome nicht oder nur unvollständig erzählt werden (können). Das Verneinen von Symptomen im Zusammenhang mit einer strukturellen Dissoziation schließt diese jedoch noch nicht sicher aus. Für die Begutachtung sind spezialisierte Kenntnisse zu DIS Voraussetzung für eine fachgerechte und nicht retraumatisierende Diagnostik (Fischer-Knust et al., 2023).
- Imitierte strukturelle Dissoziation: Bei Menschen, die eine DIS imitieren, ist das Fehlen der Anosognosie ein typisches Merkmal. Betroffene erzählen dort meistens frei und ohne Scham über Symptome im Zusammenhang mit einer angeblichen strukturellen Dissoziation.

Inwiefern es sich bei Menschen mit struktureller Dissoziation um ein Nichterkennenkönnen oder ein Nichterkennenwollen handelt, muss in Zukunft genauer erforscht werden. Vermutlich besteht bei dissoziativer Anosognosie eine wesentliche psychische Komponente, basierend auf stark internalisierten Schweigegeboten im Zusammenhang mit emotionaler, körperlicher und sexualisierter Gewalt. Viele Opfer sexualisierter Gewalt mussten in der Kindheit lernen, gegen außen alle Hinweise auf Gewalt zu verheimlichen und bei kritischem Nachfragen zu lügen. Manche Menschen mit struktureller Dissoziation beschreiben zudem, dass sie bestraft wurden, wenn sie Hinweise auf Gewalt gegeben haben. Hinzu kommt, dass Symptome im Zusammenhang mit struktureller Dissoziation in der Regel mit Scham, Angst und Selbstzweifel verbunden sind und deshalb das Erkennen und Benennen vermieden werden.

Van der Hart, Steele und Nijenhuis haben in diesem Zusammenhang von „Phobie vor Innenanteilen" geschrieben (Van der Hart, Nijenhuis, & Steele, 2006). Verschiedene Forscher haben eine allgemeine Verbindung zwischen Dissoziation und Vermeidungsverhalten beschrieben (Hayes et al., 2004; Hayes, Wilson, Gifford, Follette, & Strosahl, 1996). Eine andere Sichtweise könnte die Anosognosie als eine besonders ausgeprägte Form von posttraumatischer Vermeidung postulieren. Das Problem dieser Sichtweisen ist, dass Betroffenen unterstellt werden kann, dass sie die Symptome durchaus in ihrer vollen Ausprägung erkennen könnten, wenn sie denn nur möchten. In meiner Erfahrung ist es aber oft mehr als „nur" eine Phobie, ein posttraumatisches Vermeiden oder eine andere Form des psychischen Widerstandes, sondern ein tief verankertes und lange eingeübtes Hinwegsehen über die Symptome struktureller Dissoziation. Ob sogar hirnphysiologische Veränderungen dafür verantwortlich sind, wurde bisher in Bezug auf die dissoziative Identitätsstörung nicht erforscht.

Beispiele

Beispiel 1

Eine Patientin mit einer dissoziativen Identitätsstörung berichtet in einer nachmittäglichen Therapiesitzung voller Überzeugung, dass sie am Morgen keine Zeitlücken gehabt habe. Als der Therapeut genauer nachfragt und sie den Morgen präzise rekonstruieren lässt, erkennt sie schließlich irritiert eine Zeitlücke von etwa 2 Stunden im Sinne einer dissoziativen Amnesie. Diese Zeitlücke war ihr zuvor nicht aufgefallen.

Beispiel 2

In einer Therapiesitzung kommt es zu einem Wechsel von einem Persönlichkeitszustand zu einem anderen. Als der erste Persönlichkeitszustand wieder übernimmt, schaut er auf die Uhr und fragt erstaunt, weshalb die Sitzung so rasch vorbeigegangen sei. Den Identitätswechsel sowie die damit verbundene dissoziative Amnesie hat er nicht registriert. Als der Therapeut ihn aufklärt, reagiert er zuerst mit Unglauben und Zweifel an der Wahrnehmung des Therapeuten.

4.5.2 Scham und Angst

Neben der Anosognosie ist Scham eine zentrale Herausforderung bei der Diagnostik dissoziativer Persönlichkeitszustände (Herman, 2012). Viele Betroffene schämen sich für ihre Erlebnisse und ihre posttraumatische Symptomatik (DeCou, Cole, Lynch, Wong, & Matthews, 2017; Dorahy et al., 2013). Posttraumatische Scham kann dazu führen, dass Betroffene eher keine psychologische Unterstützung suchen. Betroffene schämen sich in aller Regel stark für ihr teil- und volldissoziiertes Handeln.

Typischerweise erachten Betroffene ihr teil- und volldissoziiertes Handeln als Charakterfehler. Sie gehen von einem Makel ihres Wesens aus, das sie mit zusätzlicher Willensleistung irgendwann definitiv unter Kontrolle bringen können und für das sie sich schämen. Vielen Betroffenen wird der Erklärungsansatz des Charaktermakels (oder des Mangels an Glauben, an Vertrauen u.a.) zudem vom Umfeld vorgeworfen. Dies kann dazu führen, dass Betroffene Widerstand gegen das offene Beantworten von Fragen zu struktureller Dissoziation haben.

Merke

Scham

Strukturelle Dissoziation korreliert stark mit Scham. Die Diagnostik einer strukturellen Dissoziation löst deshalb fast immer Schamgefühle aus, auch wenn diese Schamgefühle nicht immer direkt erkennbar sind. Das Fehlen von Scham ist ein wichtiger Hinweis auf eine imitierte dissoziative Störung.

Manchmal können bei der Diagnostik Schamattacken ausgelöst werden. Analog zu Panik- und Wutattacken, wo Betroffene von Angst- bzw. Wutgefühlen überflutet werden, können Betroffene bei Schamattacken überflutende Gefühle von Selbsthass, Selbstekel und Selbstbeschuldigung erleiden. In der Regel treten dabei stark selbstdestruktive Impulse auf (Suchtmittel, Selbstverletzungen, Suizidalität u.a.).

Viele dissoziative Symptome werden aufgrund der Scham oft erst berichtet, wenn Betroffene sich ausreichend sicher fühlen. Bei schweren Bindungstraumatisierungen in der Vorgeschichte kann dies mehrere Monate bis Jahre dauern.

Beispiele

Beispiel 1

Eine Patientin hat sich tief in den Unterarm geschnitten. Die Therapeutin versucht abzuklären, ob der Schnitt im Rahmen von teil- oder volldissoziiertem Handeln erfolgte. Beim Nachfragen antwortet die Patientin wutentbrannt, dass die Therapeutin „nicht so doofe Fragen stellen soll", es sei doch klar, dass sie sich geschnitten habe und von niemandem verletzt worden sei. Aus Scham, die jedoch hinter Wut versteckt wird, verhindert die Patientin eine genauere Abklärung. Später wird eine partielle dissoziative Identitätsstörung diagnostiziert.

Beispiel 2

Eine Patientin hat am Vorabend wieder erbrochen, im Rahmen einer bekannten Bulimie. Als die Therapeutin abklären will, inwiefern das Erbrechen teil- oder volldissoziiert erfolgt ist, beginnt die Patientin schamerfüllt zu stocken, schaut auf den Boden und wechselt das Thema. Die Scham behindert die Abklärung. Später wird eine dissoziative Identitätsstörung festgestellt.

4.5.3 Weitere Herausforderungen in diagnostischen Abklärungen

Anstrengung und Konfrontation

Eine ausführliche Diagnostik kann für Betroffene äußerst anstrengend sein, sowohl körperlich als auch psychisch. Es kann deshalb sinnvoll sein, die Diagnostik in mehrere Sitzungen aufzuteilen. Hinzu kommt, dass es für viele Betroffene schockierend sein kann, wenn sie das Ausmaß ihrer Symptome im Rahmen einer Abklärung umfassender zu verstehen beginnen (s.a. „Dachboden-Effekt", Seite 203). Dadurch kann auch die Gewalt, die am Ursprung der dissoziativen Störung stand, realer und bewusster werden, was wiederum starke emotionale Nachwehen mit verstärkten Intrusionen, Albträumen und Hyperarousals im Anschluss an eine Abklärung auslösen kann. Für Betroffene kann sich eine diagnostische Abklärung wie eine Konfrontationstherapie anfühlen, auch wenn keine Fragen zur Vergangenheit gestellt werden.

Schwierigkeiten mit der Nomenklatur von Persönlichkeitszuständen

Für viele Betroffene ist nicht klar, welches „Ich" gemeint ist: Es sind zwar „meine Gedanken", d.h. sie gehören zu meinem „Ich", aber sie fühlen sich fremd (ichdyston) an. Dies zu klären kann schwierig sein. Hinzu kommt, dass viele Symptome sich zwar im Kern fremd anfühlen, durch die Chronifizierung aber quasi-ichsynton geworden sind.

Die persönliche Bezeichnung für Persönlichkeitszustände kann unterschiedlich sein:

- manche Betroffene sprechen lieber von „Stimmen", die sie „hören"
- einige Betroffene reden von „Anteilen", die sie „wahrnehmen"

Am Anfang der Exploration kann die offene Bezeichnung „etwas in Ihnen" verwendet werden, um die Gefahr der Suggestion einer strukturellen Dissoziation zu vermeiden. Wenn es sich deutlicher zeigt, dass tatsächlich teil- oder volldissoziiertes Handeln vorliegt, kann dann von „Anteilen", „Zuständen", „Identitäten", „Stimmen" oder anderen Bezeichnungen gesprochen werden. Wichtig ist, dass den Betroffenen wie auch den Helfenden klar ist, wovon gesprochen wird. Im professionellen Austausch sollten jedoch die Begriffe der ICD-11 verwendet werden.

Schwierigkeiten mit der Glaubwürdigkeit

Menschen mit struktureller Dissoziation der Persönlichkeit können im Rahmen einer Diagnostik vereinfacht in 2 diametral entgegengesetzten Weisen erlebt werden (van Dijke et al., 2010):

Überregulierte, vermeidende Form
Betroffene in dieser Gruppe haben die Tendenz, das Benennen von Symptomen zu vermeiden und Auswirkungen der Symptome zu bagatellisieren. Sie sind emotional überreguliert und wirken vordergründig normal und unauffällig. Viele Betroffene zeigen Zeichen einer Alexithymie mit einem parathymen Lächeln, das im Widerspruch zur Schwere der Symptome erscheint (Kap. 4.8.6). Der Widerspruch zwischen Symptomschwere einerseits (z.B. mit gefährlichen Selbstverletzungen) und freundlich-ausgeglichener Mimik andererseits (mit Hypomimie) kann für Diagnostiker verwirrend sein, ist paradoxerweise aber ein Zeichen, das die Glaubhaftigkeit der Aussagen eher erhöht. Menschen mit imitierter DIS zeigen eher eine ausgeprägte Symptompräsentation mit überzeichneter Mimik und Gestik (Draijer & Boon, 1999).

Betroffene können diese Ausdrucksform oft nicht oder nur eingeschränkt regulieren. Sie beschreiben sie als unkontrollierbar, und sie können sogar darunter leiden, dass sie immer wieder in diese Form der Überregulation geraten (s.u.). Oft endet die Überregulation erst nach einem diagnostischen Interview, und Betroffene geraten danach in schwere Krisen (bis hin zu Selbstverletzungen und Suizidalität), die für Diagnostiker oft nicht vorhersehbar sind.

Unterregulierte, emotionalisierte Form
Opfer sexualisierter Gewalt können auch dazu tendieren, Diagnostikern deutlich zu zeigen, in welcher Weise ihre Symptome real, intensiv und stark einschränkend sind. Diese Ausdrucksform ist als „um Hilfe rufen" bezeichnet worden (Courtois & Ford, 2012). In der Hoffnung, dass ihre Not gehört und geglaubt wird, kann diese Gruppe von Betroffenen ihre Symptome in einer Weise darstellen, die leicht als Simulation fehlinterpretiert werden kann (Brown, 2009).

Im Rahmen eines Interviews ist auch der Wechsel zwischen Unterregulation und Überregulation möglich, d.h. zu starken Schwankungen im Ausdruck (Brand, Armstrong, & Loewenstein, 2006). In der Regel geschieht dies im Rahmen von Identitätswechseln oder inneren Wechseln.

Viele Betroffene berichten zudem, dass ihnen von Tätern gesagt worden sei, dass ihnen nie jemand glauben werde. In Angst vor der Erfüllung dieser Prophezeiung können Betroffene zurückhaltend Auskunft geben und dadurch paradoxerweise unglaubwürdiger erscheinen.

Suggestionsgefahr

Bei der Diagnostik von pDIS und DIS muss zudem beachtet werden, dass nicht zu früh von Persönlichkeitszuständen ausgegangen wird. Gerade Menschen mit histrionischen Störungen können verleitet sein, viele Fragen zu bejahen, weshalb das präzise Nachfragen nach den Symptomen unabdingbar ist. Im Zweifelsfall ist es empfehlenswert, von Ego-States auszugehen und nicht von dissoziativen Identitäten, bis die Fähigkeit von Persönlichkeitszuständen zur Übernahme der exekutiven Kontrolle nachgewiesen werden kann. Unter anderem deshalb ist es für Diagnostiker sinnvoll und wichtig, sich fundiert ausbilden und supervidieren zu lassen.

Die Suggestionsgefahr ist erhöht, wenn Diagnostiker auf geschlossene Einleitungsfragen (z.B. „Kommt es manchmal vor, dass Sie sich von außen zuschauen?") nicht offen um Präzisierungen bitten („Können Sie mir Beispiele nennen?") und präzise nachfragen („Was meinen Sie genau, wenn Sie beschreiben, dass Sie sich wie aus einem Helikopter von oben zuschauen?").

Verantwortung abgeben

Bei entsprechender Veranlagung auf der Persönlichkeitsebene kann es für Betroffene einladend wirken, die Verantwortung über das Handeln an „andere Anteile" zu übergeben und sich selbst aus der Verantwortung zu nehmen. Hier ist es wichtig darauf hinzuweisen, dass Betroffene auch für ihre Handlungen im teil- und volldissoziierten Zustand verantwortlich sind, und dass es deshalb in ihrer Verantwortung liegt, sich eingehend mit den Persönlichkeitszuständen auseinanderzusetzen, die Hintergründe des Handelns der Persönlichkeitszustände aufzuarbeiten und therapeutische Wege zu suchen, um das teil- und volldissoziierte Handeln zu verringern (Loewenstein, 2023).

Dies gilt auch im juristischen Sinne: Betroffene können auch für illegale teil- oder volldissoziierte Handlungen zur Rechenschaft gezogen werden (Kap. 4.9.8).

Gefahr der Imitation einer strukturellen Dissoziation

Menschen mit entsprechenden Defiziten auf Persönlichkeitsebene können verleitet werden, eine strukturelle Dissoziation zu imitieren oder zu aggravieren, um damit finanzielle, juristische oder persönliche Vorteile zu erzielen (Kap. 4.9.6, Differenzialdiagnose der imitierten DIS; Seite 194).

Bedürfnis, Therapeut zu schonen

Menschen mit schweren dissoziativen Störungen haben wie oben erwähnt in der Regel belastende Erfahrungen erlebt. Zugleich können sie befürchten, Diagnostiker mit ihren Erlebnissen zu überfordern, sodass sie sich in der Folge von ihnen abwenden könnten. Daraus kann der Impuls entstehen, die Symptome (und speziell die posttraumatischen Erinnerungen) zu bagatellisieren oder zu verheimlichen. Unter anderem deshalb müssen viele Symptome gezielt erfragt werden, da sie nicht spontan genannt werden.

Negative Psychiatrieerfahrungen von Betroffenen

Viele Menschen mit pDIS und DIS haben eine Odyssee an psychiatrischen und psychotherapeutischen Behandlungen hinter sich, bevor sie zum ersten Mal richtig abgeklärt und diagnostiziert werden (Boon & Draijer, 1991, 1993b; Ross, Norton, & Wozney, 1989). Die häufigsten Diagnosen, die bei Menschen mit DIS in ihrer Vorgeschichte gestellt werden, sind Borderline-Störung, bipolare Störungen und Schizophrenie. Viele Betroffene haben deshalb Angst, dass sie fehldiagnostiziert werden, als verrückt gelten oder stigmatisiert werden. Im Rahmen von diagnostischen Abklärungen können negative diagnostische und therapeutische Vorerfahrungen dazu führen, dass Betroffene zuerst widerwillig und reserviert Auskunft geben. In einem ersten Schritt muss deshalb am Aufbau einer minimalen Vertrauensbeziehung gearbeitet werden, bevor eine diagnostische Abklärung überhaupt möglich ist.

Verschiedene Persönlichkeitszustände machen eventuell bei der Diagnostik mit

Menschen mit pDIS und DIS haben viele Persönlichkeitszustände, die bei der Diagnostik zuhören und innerlich ihre Kommentare zu Fragen abgeben können. Dies kann, speziell bei belastenden Fragen, dazu führen, dass das dissoziative Stimmenhören durch die Befragung deutlich zunehmen kann („es wird laut im Kopf", „Chaos im Kopf"), und dass es in der Folge beispielsweise zu Wechseln (indem z. B. ein Persönlichkeitszustand reklamierend einschreitet und seine Meinung zu einer Frage kundtut), dissoziativen Symptomen (z. B. dissoziativer Stupor, dissoziative Krampfanfälle), Zunahmen von Intrusionen, mehr Konzentrationsproblemen, verstärktem Hyperarousal und erhöhter Anspannung oder paradoxerweise zu einer Verstärkung des parathymen Lächelns kommen kann. Verschiedene Persönlichkeitszustände hören bei der Diagnostik zu und möchten möglicherweise nicht die gleichen Antworten geben.

Zur Illustration: Die Frage „Hören Sie manchmal Stimmen?" kann innerlich zu folgenden Antworten führen:

- „Ja, ich höre manchmal Stimmen, z. B. gerade jetzt."
- „Werden Sie eine Schizophrenie diagnostizieren und mich mit Medikamenten abfüllen, wenn ich jetzt ja sage? Am besten verneine ich die Frage, dann gehe ich kein Risiko ein."
- „Nein, ich möchte keine Stimmen hören. Wenn ich diese Frage mit ja beantworte, dann werden die Stimmen sicher noch lauter und dominanter. Ich sage deshalb lieber nein."
- „Das geht Sie einen Scheiß an. Mir wurde verboten darüber zu sprechen. Deshalb: Nein, ich höre nichts."

Einige Persönlichkeitszustände, die noch in großer Angst vor Tätern leben, können zudem versucht sein, alte Schweigegebote durchzusetzen und die Diagnostik zu sabotieren, um sich dadurch vor erneuter Gewalt zu schützen. Diese Angst kann in der Gegenwart unbegründet erscheinen, muss aber nicht unbedingt auf einer falschen Annahme basieren. Es ist durchaus möglich, dass Täter in der Gegenwart darauf bestehen, dass alle Hinweise auf aktuelle oder frühere Gewalt verschwiegen werden.

Zeitlicher Bedarf

Aufgrund der Anosognosie und den anderen oben erwähnten Gründen kann die Diagnostik von teil- und volldissoziiertem Handeln mehrere Etappen benötigen. Die Diagnostik von teil- und volldissoziiertem Handeln ist Prozessdiagnostik und muss bisweilen in einem therapeutischen Prozess wiederholt werden. Manchmal kann nur der Verdacht auf eine dissoziative Identitätsstörung geäußert werden, weil die Amnesien z. B. aufgrund einer komorbiden Suchterkrankung schwierig abzuklären sind und zuerst eine suchtfreie Episode zur Diagnostik abgewartet werden muss.

Zwischen „normaler" Ambivalenz, teildissoziiertem Handeln und volldissoziiertem Handeln kann es Graubereiche geben, wo es viel Zeit brauchen kann, um diese Zwischenbereiche abzuklären. Im Zweifelsfall sollte die weniger fragmentierte Form diagnostiziert werden (z. B. Diagnose von partieller DIS, bis Amnesien klar nachgewiesen sind).

Dies bedeutet auch, dass die Diagnostik von pDIS und DIS nicht innerhalb einiger Minuten in einer Notfall- oder einer Gutachtensituation gestellt werden kann. Auch ist auf eine Diagnostik nur anhand von Akten zu verzichten.

Merke

Schwierigkeiten bei der Diagnostik einer strukturellen Dissoziation

Bei der Diagnostik einer strukturellen Dissoziation können verschiedene Schwierigkeiten auftreten:

- Anosognosie
- negative Psychiatrieerfahrungen und Angst, fehldiagnostiziert zu werden
- Scham und subjektive Interpretation der Symptome als Charakterschwäche
- Schwierigkeiten mit Nomenklatur von Anteilen, Zuständen, Stimmen, Ego-States u. a.
- Schwierigkeiten mit der Glaubwürdigkeit
- hoher zeitlicher Bedarf von Abklärungen
- Suggestionsgefahren bei unvorsichtigem Vorgehen
- Gefahr der Imitation struktureller Dissoziation
- Traumakonfrontation durch Abklärung
- einige Persönlichkeitszustände verhindern oder erschweren Diagnostik

4.5.4 Hilfreiche Aspekte einer diagnostischen Abklärung

Neben all den Schwierigkeiten im Rahmen von Abklärungen struktureller Dissoziation können verschiedene Aspekte bei der Diagnostik helfen.

Empathie

Auf die Bedeutung der Empathie als Grundlage aller diagnostischer und therapeutischer Interaktionen (Rogers, 1959) wird hier nicht weiter eingegangen, da sie als Grundlage vorausgesetzt werden kann. Im Kontext der oben beschriebenen Herausforderungen in der Diagnostik kann ein gezieltes empathisches Konfrontieren sinnvoll sein, währenddessen Diagnostiker empathisch auch diejenigen Fragen stellen, deren Beantwortung für Betroffene schwierig sein kann. Empathisches Konfrontieren ist eine Technik, die in der Arbeit mit komplex traumatisierten und dissoziativen Menschen gezielt gelernt und geübt werden kann (Chu, 1992).

Vertrauen

Weil viele Betroffene tiefe Scham bezüglich Persönlichkeitszuständen und ihren teil- und volldissoziierten Erfahrungen empfinden (Kap. 4.4.2), ist eine wahrheitsgetreue Diagnostik nur möglich, wenn eine minimale auf Vertrauen und Respekt basierende therapeutisch-diagnostische Beziehung besteht (Armstrong, 2017). Hilfreich ist, wenn Betroffene wissen, was sie in einer Untersuchungssituation erwartet (Brand, Schielke, Brams, & DiComo, 2017). Angesichts des traumatischen Ursprungs schwerer dissoziativer Störungen kann es für Betroffene zudem wichtig sein, dass sie darüber aufgeklärt werden, was mit den Angaben aus der Abklärung geschieht: Wer erfährt die Diagnose? Was geschieht mit den schriftlichen Unterlagen?

Kompetenz der Diagnostiker

Viele Betroffene berichten, dass die fachliche Kompetenz der Person, welche die Diagnostik vornimmt, für sie sehr hilfreich ist beim Beantworten auch schwieriger Fragen, u. a., weil die richtigen Fragen gestellt worden seien und es einfacher gewesen sei, Vertrauen zur befragenden Person aufzubauen.

Klare Grenzen und klares Setting

Nicht nur eine Traumatherapie, sondern bereits eine diagnostische Abklärung kann starke Übertragungen wie z. B. Idealisierung, Abwertung und Ängste auslösen (Chu, 2008). Klare Grenzen mit klaren Vereinbarungen bezüglich Dauer der Abklärung, Bezahlung, eine eventuelle Therapie nach der Diagnostik und andere Grundaspekte können für Menschen mit struktureller Dissoziation besonders wichtig sein.

Nonverbales „Stopp"-Zeichen vereinbaren

Manchmal geraten Betroffene durch Fragen in emotionale Not, die von außen aufgrund der Alexithymie nicht oder kaum sichtbar ist. Ein nonverbales Zeichen (z. B. Hand heben), das bei zu viel Stress gezeigt und vorher vereinbart werden kann, kann für Betroffene hilfreich sein.

Genügend Zeit einplanen

Die ausführliche Diagnostik einer strukturellen Dissoziation dauert, wenn sie gründlich erfolgt, in der Regel mindestens 3–4 Stunden. Wenn Betroffene durch die Befragung in zu großen Stress geraten und die Abklärungsgespräche jeweils kürzer dauern müssen, können auch 5 und mehr Sitzungen notwendig sein.

Speziell in Notfall- und Gutachtensituationen, wo Vertrauensaufbau eine spezielle Herausforderung ist und die zeitlichen Ressourcen eingeschränkt sind, kann die Diagnostik einer strukturellen Dissoziation erschwert sein (Fischer-Knust et al., 2023). In psychiatrischen Notfallsituationen kann es z. B. zur Einschätzung der Suizidalität nach einem Suizidversuch für die Entscheidung weiterer Maßnahmen wichtig sein, ob ein Suizidversuch im Rahmen von teil- oder volldissoziiertem Handeln erfolgt ist. Analog muss bei Gutachten die strukturelle Dissoziation zumindest ausgeschlossen werden, was angesichts der vielen Anforderungen an ein Gutachten schwierig sein kann. Trotzdem ist auch in diesen Situationen ausreichend Zeit einzuplanen.

Merke

Hilfreiche Aspekte bei der Diagnostik einer strukturellen Dissoziation

Verschiedene Aspekte können die Diagnostik unterstützen:
- Empathie
- Vertrauen
- Kompetenz zu struktureller Dissoziation
- klare Grenzen und klares Setting
- nonverbales „Stopp"-Zeichen
- genügend Zeit einplanen

4.5.5 Fachkompetenz von Diagnostikern

Die Diagnostik einer strukturellen Dissoziation bedarf spezieller Kenntnisse der Fachleute, welche diese Abklärungen vornehmen. Wer strukturelle Dissoziation nicht kennt, kann die Hinweise in der Regel nicht sehen und weiß nicht, wie diagnostisch vorgegangen werden muss.

Unter anderem fehlende Kenntnisse von Diagnostikern können dazu führen, dass manche Menschen mit dissoziativer Identitätsstörung viele Jahre psychiatrische unpassende Behandlungen erfahren, bevor die richtige Diagnose gestellt wird (Brand et al., 2016; Mueller-Pfeiffer, Moergeli, Assaloni, Schneider, & Rufer, 2007; Putnam, Guroff, Silberman, Barban, & Post, 1986).

4.6 Normale Ambivalenz, Ego-States, Persönlichkeitszustände

Das Herausarbeiten von Persönlichkeitszuständen und die Unterscheidung zu Ego-States (oder Schemamodi und anderen Begriffen) sind besondere Herausforderungen in der Diagnostik von DIS und pDIS.

4.6.1 Ich-Syntonie und Ich-Dystonie

Für die Diagnostik struktureller Dissoziation ist die Unterscheidung zwischen Ich-Syntonie respektive Ich-Dystonie hilfreich (Tabelle 4-1):
- **Ich-Syntonie** bedeutet, dass eine Person ihre Gedanken, Gefühle, Impulse und Körperempfindungen als zu ihrem Ich zugehörig erlebt, im Sinne von „meine Gedanken, Gefühle, etc."
- **Ich-Dystonie** besagt, dass eine Person ihre Gedanken, Gefühle, Impulse und Körperempfindungen als **nicht** zu ihrem Ich gehörend erlebt und als fremd und störend wahrnimmt. Der Grad an Ich-Dystonie kann dabei variieren, von leicht fremd („was da passiert ist, passt eigentlich nicht zu mir und möchte ich selbst auch nicht tun, aber ich kann den Zusammenhang zu mir und meiner Biografie herstellen") bis hin zu sehr fremd, als krank, unverständlich und deutlich unerwünscht erlebt („ich kann mir nicht erklären, was da mit mir passiert, normalerweise bin ich nicht so, ich lehne diese Handlung total ab, auch wenn ich weiß, dass ich sie vollzogen habe"). Bei Menschen mit dissoziativer Identitätsstörung kann die Ich-Dystonie so weit gehen, dass z. B. ein Persön-

> lichkeitszustand die Handlungen anderer Persönlichkeitszustände (z. B. Konsum von Suchtmitteln, Selbstverletzungen) verneint („das Suchtmittel muss mir eingeflößt worden sein“, „jemand hat mich verletzt“).

Persönlichkeitszustände erfahren die Emotionen, Kognitionen etc. anderer Persönlichkeitszustände in der Regel als ich-dyston und können diese zum Teil ablehnen. Viele Betroffene können dabei durchaus erzählen, dass ein Gefühl zwar „mein Gefühl“ ist, dass es aber nicht wirklich zum eigenen Ich gehörend erlebt wird. So kann jemand z. B. eine Panikattacke erfahren und dabei von „meiner Angst“ sprechen, diese Angst aber als ich-fremd erleben und keinen Zusammenhang zu sich selbst erkennen.

4.6.2 Das Spektrum von normaler Ambivalenz zu dissoziativen Persönlichkeitszuständen

Die pDIS und die DIS lassen sich am besten als Kontinuum auf einem Spektrum der Fragmentierung der Persönlichkeit verstehen (Abbildung 4-4).

Fast alle Menschen kennen Ambivalenzen in verschiedenen Lebenssituationen. Stehen wir z. B. im Supermarkt vor einem Regal mit Schokolade, dann kann „eine Seite“ in uns dafür plädieren, uns eine genussvolle Überraschung zu gönnen, während sich eine „andere Seite“ linienbewusst für eine Kalorienreduktion einsetzt und auf die Schokolade verzichten will. Welche „Seite“ diese Auseinandersetzung gewinnt, hängt von vielen Faktoren ab, z. B. Stresspegel des Tages, Hungergefühl, körperliche Erkrankungen (z. B. Diabetes), frühere Erfahrungen mit dieser Schokolade oder mit Schokolade allgemein usw. Bei Menschen mit dissoziativen Persönlichkeitszuständen kann es aber sein, dass ein Anteil dafür plädiert, die Schokolade zu kaufen, während ein anderer Anteil die Schokolade verbieten will. Es kann dann passieren, dass der „Schokoladeliebhaber-Anteil“ die Kontrolle übernimmt, die Schokolade kauft und damit den Supermarkt verlässt. Die „Alltagspersönlichkeit“ kriegt das zwar mit, kann den Schokoladekauf aber nicht verhindern und „schaut sich selbst beim Einkaufen und Bezahlen zu“ (in einem Depersonalisationszustand, der aber oft nicht als solches erkannt wird, wenn er häufig auftritt). Vor dem Supermarkt kann dann wieder die „Alltagspersönlichkeit“ übernehmen, wird aber vom „die Schokolade verbietenden Anteil“ innerlich beschimpft und unter Druck gesetzt, um die Schokolade zu entsorgen. Zu Hause kann die innere Ambivalenz dann eskalieren und die „Alltagspersönlichkeit“ in starken Stress versetzen. Der „Schokoladeliebhaber-Anteil“ kann schließlich wiederum die Kontrolle übernehmen und die Schokolade essen, z. B., um damit unangenehme Affekte zu regulieren. Wenn später die „Alltagspersönlichkeit“ wieder übernimmt, empfindet sie starke Scham- und Schuldgefühle wegen der Einnahme der Schokolade, zudem wird sie nun erheblich vom „die Schokolade verbietenden Anteil“ verurteilt. Wenn sich dieses Muster täglich oder wöchentlich mehrmals wiederholt, dann kann dies zu Gewichtsproblemen führen. Die „Alltagspersönlichkeit“ weiß dann durchaus, dass die Einnahme von zu viel Schokolade gesundheitsschädlich ist, sie hat durch das teildissoziierte Handeln die Einnahme der Schokolade aber nicht unter Kontrolle. Hier ist nicht eine Ernährungsberatung indiziert, sondern eine Therapie, in der mit allen beteiligten Persönlichkeitszuständen gearbeitet wird.

Dieses Beispiel ist vereinfacht dargestellt, soll aber einen Eindruck geben, wie sich „normale“ Ambivalenz von struktureller Dissoziation der Persönlichkeit unterscheiden kann.

Tabelle 4-1: Selbstverletzungen.

Ich-Syntonie bzw. Ich-Dystonie	Beispiele
Ich-Syntonie	„Ich will mich jetzt verletzen.“
leichte Ich-Dystonie	„Ich habe mich verletzt, aber ich wollte das eigentlich gar nicht.“
mittelschwere Ich-Dystonie	„Ich habe eine Wunde, und ich weiß, dass ich es wohl gewesen sein muss. Ich finde es schrecklich, dass diese Selbstverletzung passiert ist. Ich wollte das eigentlich nicht.“
schwere Ich-Dystonie	„Ich sehe eine Wunde, aber ich war das nicht. Wer hat mich verletzt? Das ist ja schrecklich.“

4.6.3 Ego-States und Persönlichkeitszustände

Mit dem Beschreiben von „Persönlichkeitszuständen“ und „dissoziativen Identitäten“ führte die WHO 2019 in der ICD-11 neue Begriffe ein. Die Idee verschiedener „Ich-Anteile“ ist aber in keiner Weise neu. In der Psychologie werden schon lange vielfältige Konzepte für innere Instanzen, Zustände und Anteile verwendet. Einige Konzepte basieren auf theoretischen Konstrukten, die mit den dissoziativen Identitäten der ICD-11 nichts zu tun haben, bei anderen Modellen bestehen möglicherweise Überlappungen. Hier bestünde im Hinblick auf die Änderungen in der ICD-11 Klärungsbedarf. Ei-

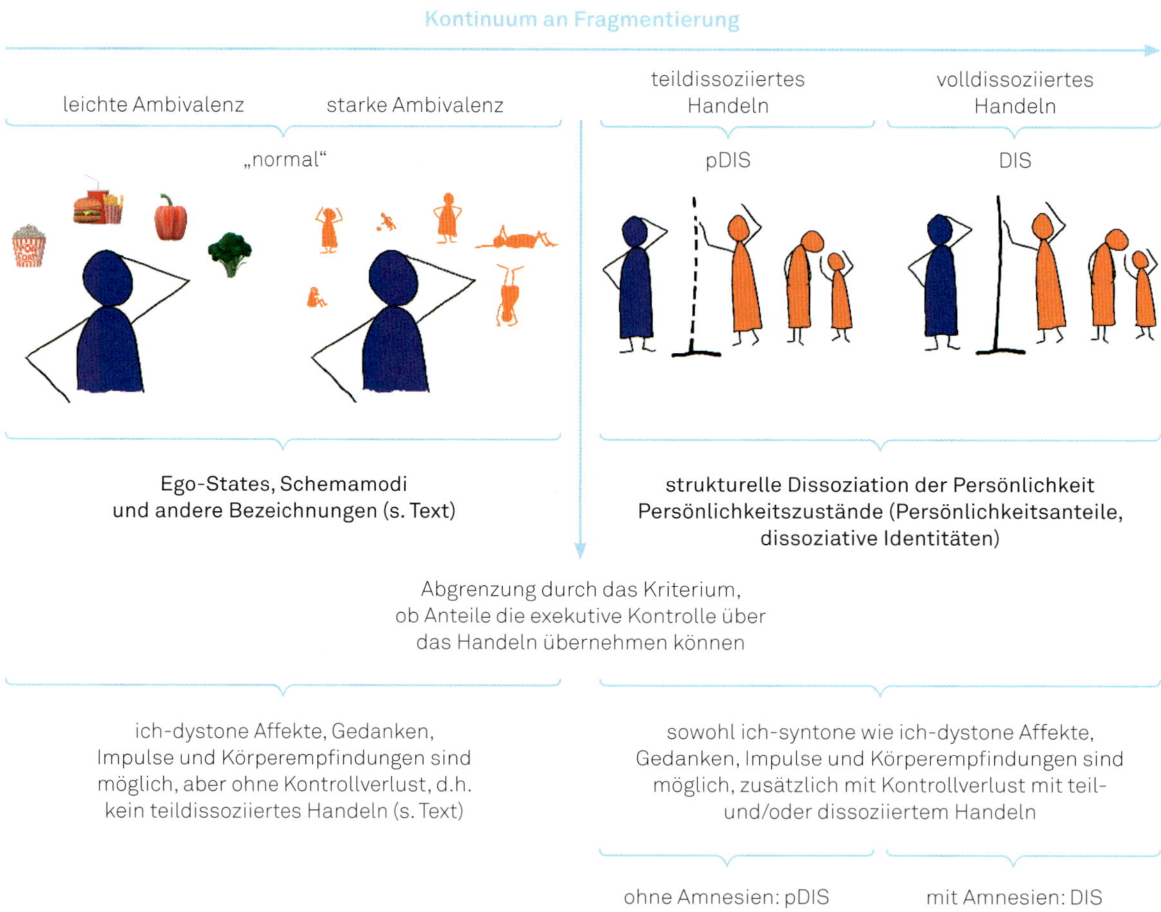

Abbildung 4-4: Das Kontinuum von normaler Ambivalenz zu dissoziativen Persönlichkeitszuständen.

nige der Konzepte und möglichen Namen für Zustände bzw. Anteile sind z. B.:

- psychoanalytische Konzepte mit den 3 Instanzen (Ich, Es, Über-Ich) (Freud, 1925)
- psychodynamische Konzepte von internalisierten Objekten oder Selbstobjekten (Fairbairn, 1954; Kohut, 2009; Winnicott, 1974)
- kognitiv-behaviorale Konzepte von intrusiven Gedanken (Beck, Rush, Shaw, & Emery, 1979)
- humanistische Konzepte von inneren Widersprüchen des Selbst (Maslow, 2013; Rogers, 1959)
- Arbeit mit dem „heißen Stuhl" in Gestalttherapie (Perls & Andreas, 1969)
- emotionsfokussierte Therapie (Greenberg, 2015)
- Benennung der „Ich-Anteile":
  - Introjekte (Reddemann, 2005, 2014)
  - Subpersönlichkeiten (Rowan, 2013)
  - Sub-Selbst (Markus & Nurius, 1986)
  - Ich-Positionen (Hermans, 2014)
  - Stimmen (Longden, Madill, & Waterman, 2012; Romme & Escher, 2013; Romme, Honig, Noorthoorn, & Escher, 1992; Stiles, 1997)
  - Ich-Zustände (Ego-States) (Peichl, 2007; Watkins & Watkins, 1997)
  - Persönlichkeitsanteile (Nijenhuis, 2015; Van der Hart, Nijenhuis, & Steele, 2006)
  - Schemamodi (Young, Klosko, & Weishaar, 2003)

Merke

Abstufungen teildissoziierten Handelns

Für die Diagnostik nach ICD-11 ist primär ein Merkmal elementar: Können die Persönlichkeitszustände die exekutive Kontrolle über das Handeln übernehmen?

- Wenn sie die exekutive Kontrolle übernehmen können: Persönlichkeitszustände, Persönlichkeitsanteile, dissoziative Identitäten
- ohne exekutive Kontrolle: Ego-States

Die Unterscheidung zwischen Ego-States und Persönlichkeitszuständen kann im Einzelfall schwierig sein.

Für die Diagnostik nach ICD-11 ist deshalb hilfreich, 2 unterschiedliche Arten von Persönlichkeitszuständen auseinanderzuhalten (Abbildung 4-5):

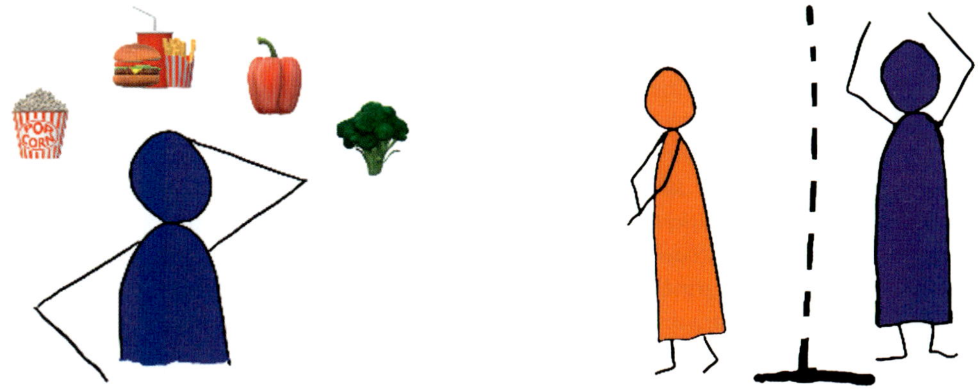

Ego-States, Schemamodi	Persönlichkeitszustände, Persönlichkeitsanteile, dissoziative Identitäten
übernehmen die exekutive Kontrolle nicht	können exekutive Kontrolle übernehmen
können ich-syntone und ich-dystone Affekte, Impulse, Körperempfindungen und Kognitionen beinhalten, zeigen aber keine ich-dystonen Handlungen (d. h. sie können die exekutive Kontrolle nicht übernehmen)	können ich-syntone und ich-dystone Affekte, Impulse, Körperempfindungen und Kognitionen enthalten, zugleich aber auch ich-dystone Handlungen, weil sie in der Lage sind, die exekutive Kontrolle zu übernehmen
kein (oder nur selten) teildissoziiertes Handeln	teil- und volldissoziiertes Handeln
keine Amnesien	Amnesien bei volldissoziiertem Handeln möglich
nur Ego-States, keine Persönlichkeitszustände	wer Persönlichkeitszustände hat, kann zusätzlich auch Ego-States haben
verschiedene neurotische Störungen	partielle dissoziative Identitätsstörung (6B65) dissoziative Identitätsstörung (6B64)
Gemeinsamkeit: Sowohl Ego-States als auch Persönlichkeitszustände können als sehr störend erlebt werden und der direkten willentlichen Kontrolle wenig bis gar nicht zugänglich sein. So können beispielsweise ich-dystone Ängste und sexuelle Impulse nicht einfach "willentlich weggemacht" werden.	

Abbildung 4-5: Unterscheidung zwischen Ego-States und Persönlichkeitszuständen.

Mit Fähigkeit, die exekutive Kontrolle über das Handeln zu übernehmen

Persönlichkeitsanteile, Persönlichkeitszustände, dissoziative Identitäten (Synonyme): bei der partiellen dissoziativen Identitätsstörung (6B65) und der dissoziativen Identitätsstörung (6B64)

Ohne Fähigkeit, die exekutive Kontrolle über das Handeln zu übernehmen

Hier kann vereinfacht der Sammelbegriff der Ego-States verwendet werden. Es handelt sich dabei um unterschiedliche Seiten in uns, die sowohl ich-dyston als auch ich-synton sein können. Diese Ego-States können unterschiedliche und oft ambivalente Affekte, Impulse, Kognitionen und Körperempfindungen enthalten, sie sind aber nicht in der Lage, die Kontrolle über das Handeln zu übernehmen. Ego-States sind normale Aspekte menschlichen Erlebens und haben per se keinen Krankheitswert, d.h., sie sind nicht mit einer eigenen Diagnose versehen. Dysfunktionale Ego-States können aber zu psychischen Erkrankungen führen wie beispielsweise Depressionen, Angststörungen, Borderline-Muster und Zwangsstörungen.

Verschiedene erfolgreiche Psychotherapiemethoden basieren auf die Arbeit mit Ego-States, wie die Schematherapie (Young et al., 2003) und die Ego-States-Therapie (Watkins & Watkins, 1997). Therapeutisch wichtig ist jedoch, dass sehr genau unterschieden wird zwischen Persönlichkeitszuständen und Ego-States. Auf der Arbeit mit Ego-States basierende Therapiemethoden können zwar teilweise auch bei Menschen mit Persönlichkeitszuständen erfolgreich sein, geraten erfahrungsgemäß aber eher an therapeutische Grenzen mit Therapieverlangsamung bis stillstand und schlimmstenfalls sogar Schädigung durch eine inadäquate Therapie. Die genaue Abklärung von teil- und volldissoziiertem Handeln ist deshalb nicht nur diagnostisch elementar, sondern auch in Bezug auf die Entscheidung für die adäquate Therapiemethode zentral.

*Erklärung des Autors: Die Aufteilung in Persönlichkeitszustände gemäß der ICD-11 wirft viele Fragen auf. Die ICD-11 definiert Persönlichkeitszustände, die die exekutive Kontrolle übernehmen können. Dadurch entsteht eine Abgrenzung und somit ein „links und ein rechts dieser Grenze". In den kommenden Jahren wird diese Aufteilung hoffentlich genauer erforscht und präzisiert. „Links der Grenze" handelt es sich um Ego-States (oder ein anderer Begriff, der sich vielleicht durchsetzen wird), „rechts der Grenze" sind es Persönlichkeitszustände oder dissoziative Identitäten nach ICD-11 (oder ANP und EP nach Van der Hart, Nijenhuis & Steele (*Van der Hart, Nijenhuis, & Steele, 2006*), s. Kap. 4.10 ab* Seite 201*). Dies weist auf Unklarheiten in den bisherigen Konzepten der Dissoziation hin. Van der Hart und Dorahy betonen, dass eine klare Differenzierung und Definition einiger mehrdeutiger Begriffe und ihrer Beziehung zueinander in der wissenschaftlichen Literatur von Vorteil wäre. Beispielsweise sollten Begriffe wie Dissoziation, Persönlichkeit, Bewusstsein, Identitätszustand, State (d. h. mentaler Zustand, Bewusstseinszustand, Ich-State, Selbst-State), Alter-Persönlichkeiten, dissoziative Persönlichkeit und dissoziative Anteile der Persönlichkeit klar definiert werden. Eine einheitliche Terminologie wäre hilfreich (*Van der Hart & Dorahy, 2023*).*

Während es bei einer trauma*informierten* Diagnostik darum geht, das grundsätzliche Vorhandensein unterschiedlicher Zustände festzustellen, ist es das Ziel einer trauma*spezialisierten* Diagnostik, verschiedene Zustände zu erkennen, zu unterscheiden und den Umfang ihrer Komplexität zu erfassen (Kap. 4.10 ab Seite 200).

4.7 Fragebögen

Es gibt eine Vielzahl von Fragebögen zum Screening und zur Diagnostik von dissoziativen Störungen (Overkamp, 2017). An dieser Stelle werden nicht alle erhältlichen Diagnoseinstrumente vorgestellt. Eine Übersicht wurde von Loewenstein, Frewen und Lewis-Fernandez zusammengestellt (Loewenstein, Frewen, & Lewis-Fernández, 2017).

4.7.1 Selbstberichtinstrumente

Eine Reihe von Fragebögen sind zur Selbstbeurteilung von dissoziativen Symptomen entwickelt worden (Tabelle 4-2). Sie haben alle im Vergleich zu Interviews den Vorteil, dass mit ihnen leichter eine große Anzahl von Personen für statistisch zuverlässige Aussagen untersucht werden kann. Zugleich haben Selbstberichtinstrumente jedoch den Nachteil, dass diese auf der Annahme basieren, dass die befragten Personen ihre Symptomatik gut kennen und diese in einem Fragebogen adäquat angeben können. Aufgrund der Anosognosie, der Scham in Bezug auf die dissoziative Symptomatik und weiterer Schwierigkeiten ist es aber gerade für Menschen mit schweren dissoziativen Symptomen schwierig, Selbstbeurteilungsfragebögen adäquat auszufüllen. Dies hat zur Folge, dass die Cut-off-Werte in der Regel relativ tief angesetzt werden müssen (Mueller-Pfeiffer et al., 2013; Rodewald et al., 2006), was wiederum dazu führt, dass auch viele Menschen ohne dissoziative Störungen im Screening erfasst werden.

Merke

Im forensischen Kontext ist bei der Verwendung von Selbstberichtsinstrumenten zur Diagnose dissoziativer Störungen besondere Vorsicht geboten, da die meisten dieser Instrumente im Internet frei erhältlich sind und von Menschen, die eine dissoziative Störung imitieren wollen, leicht zur Täuschung eingesetzt werden können (Brand, Schielke, Brams et al., 2017).

4.7.2 Diagnostische Interviews

Formale Diagnosen dissoziativer Störungen sollten mit semistrukturierten Interviews gestellt werden (Brand, Schielke, Brams et al., 2017). Zur Diagnose dissoziativer Störungen stehen verschiedene Interviews zur Verfügung (Tabelle 4-3). Gemeinsam ist ihnen, dass sie zeitlich meistens aufwendig sind und neben struktureller Dissoziation auch andere dissoziative sowie posttraumatische Symptome abklären. Unterschiedlich sind die Differenzialdiagnosen, die mit den jeweiligen Fragebögen gemacht werden können.

Das Problem aller Interviews ist, dass sie davon ausgehen, dass Diagnostiker die Symptome bei pDIS und DIS kennen und wissen, in welche Richtung sie vertiefen müssen. Die Manuale zu den Fragebögen bleiben aber in der Regel relativ vage, und es kann für Diagnostiker, die sich in die Thematik der dissoziativen Störungen einarbeiten, äußerst anspruchsvoll sein, die vielen verschiedenen zu erfragenden Aspekte herauszuarbeiten.

In den folgenden Unterkapiteln geht es darum, möglichst präzise aufzuzeigen, weshalb welche Fragen gestellt werden und in welcher Weise in Interviews vertieft werden kann.

Tabelle 4-2: Selbstberichtinstrumente für dissoziative Identitätsstörung.

Instrument	Details
Fragebogen zu Dissoziationserfahrungen (DES) (Bernstein & Putnam, 1986)	• der DES ist die deutsche Übersetzung des „Dissociative Experiences Scale" (DES) von Bernstein-Carlson und Putnam • ältester und in Untersuchungen weltweit am häufigsten eingesetzter Screening-Fragebogen für dissoziative Symptome bzw. die Dissoziationsfähigkeit einer Person (Frischholz, Braun, Sachs, & Hopkins, 1990; Lyssenko et al., 2018) • eine Metaanalyse bis dato aller Untersuchungen mit dem DES mit insgesamt 11 914 Personen, darunter 827 mit DIS, von Van Ijzendoorn und Schuengel (Van Ijzendoorn & Schuengel, 1996) bestätigte seine guten psychometrischen Eigenschaften und besonders seine Fähigkeit, Personen mit DIS und allen anderen dissoziativen Störungen von anderen klinischen Gruppen zu unterscheiden (Overkamp, 2005) • wurde als Screening-Instrument entwickelt; ist für die Diagnose dissoziativer Störungen nicht geeignet • ab einem Score von 13 (Rodewald et al., 2006) bzw. 12 (Mueller-Pfeiffer et al., 2013) sollte mit anderen Fragebögen auf strukturelle Dissoziation und auf andere dissoziative Symptome abgeklärt werden
Fragebogen zu dissoziativen Symptomen (FDS) (Freyberger et al., 1998)	• der FDS ist die deutsche Version der „Dissociative Experiences Scale" (DES) von Bernstein-Carlson und Putnam mit Zusatzfragen für Konversion • kann für alle Erwachsenen ab 18 Jahren eingesetzt werden • erfragt werden Amnesie, Absorption/imaginative Involviertheit, Derealisation/Depersonalisation und Konversion • ist wie der DES zum Screening, nicht aber zur Diagnosestellung geeignet • die Cut-off-Werte sind im Wesentlichen identisch wie beim DES (Rodewald et al., 2006)
Dissoziationsfragebogen (DIS-Q) (Vanderlinden, Van Dyck, Vandereycken, Vertommen, & Jan Verkes, 1993)	• der DIS-Q ist ein Fragebogen zur Selbstbeurteilung von dissoziativen Symptomen • wurde ursprünglich entwickelt zur Erfassung von Dissoziation im Zusammenhang mit Essstörungen, ist aber nicht darauf beschränkt • misst Identitätsunsicherheit und Identitätsfragmentierung, Kontrollverlust, Amnesie und Absorption (Overkamp, 2005)
Somatoform Dissociation Questionnaire 20/5 (SDQ-20, SDQ-5) (Nijenhuis, Spinhoven, Van Dyck, Van der Hart, & Vanderlinden, 1996; Nijenhuis, Spinhoven, van Dyck, Van der Hart, & Vanderlinden, 1997)	• der SDQ-20 fokussiert speziell auf die körperlichen Aspekte von dissoziativen Störungen (Nijenhuis et al., 1996) • es werden sowohl Negativsymptome (körperliche Ausfälle) als auch traumabezogene intrusive Erfahrungen („Körpererinnerungen" als anfallsartige Schmerzen ohne körperliche Ursache) erfasst • aus dem SDQ-20 wurde teststatistisch eine Kurzform (SDQ-5) aus den 5 Items abgeleitet, die am besten zwischen Patienten mit einer dissoziativen Störung und Patienten mit anderen psychiatrischen Diagnosen unterscheiden (Nijenhuis et al., 1997) • der empfohlene Cut-off-Wert zur Abklärung des Vorliegens einer dissoziativen Störung liegt bei 8 (Overkamp, 2005) • die deutsche Übersetzung wurde von C. Müller-Pfeiffer validiert (Mueller-Pfeiffer et al., 2010)
Multidimensional Inventory of Dissociation (MID) (Dell, 2006, 2010)	• das MID ist eine umfassende Skala mit 218 Items (168 Items zu Dissoziation, 50 Validitätsitems) zum Messen pathologischer Dissoziation • erfasst werden 6 generelle dissoziative Symptome (Probleme mit Erinnerung, Depersonalisation, Derealisation, Flashbacks, somatische Symptome, Trance), 11 bewusst erlebte Intrusionen von Persönlichkeitszuständen, und 6 volldissoziierte Handlungen von Persönlichkeitszuständen • die Items sind auf einer 11-Punkt-Skala von 0 („nie") bis 10 („immer") aufgeführt • der Fragebogen hat eine gute Reliabilität und Validität gezeigt (Dell, 2006) • das MID ist für das Screening aufwendig, ist aber für eine ausführliche psychometrische Erfassung dissoziativer Pathologie geeigneter als andere Selbstberichtsinstrumente (Mueller-Pfeiffer et al., 2013) • der Fragebogen ist in verschiedenen Sprachen im Internet frei erhältlich (Dell, 2019)

Tabelle 4-3: Diagnostische Interviews für dissoziative Identitätsstörung.

Interview	Details
Strukturiertes klinisches Interview für Dissoziative Störungen (SKID-D) (Steinberg, Cicchetti, Buchanan, & Hall, 1993)	• das SKID-D (Steinberg, 1994, 2022; Steinberg et al., 1993) gilt heute noch als Goldstandard für die Diagnostik dissoziativer Störungen • die deutsche Übersetzung stammt von einer Arbeitsgruppe um U. Gast (Gast, Zündorf, & Hofmann, 2000) • zentraler Teil des Interviews ist die systematische Erfassung des Auftretens und des Schweregrades der dissoziativen Hauptsymptome: Amnesie, Depersonalisation, Derealisation, Identitätsunsicherheit und Identitätswechsel, die Interviewfragen sind eng an den Diagnosekriterien des DSM-IV orientiert • insbesondere können gemäß den DSM-Kriterien die Diagnosen der folgenden TD-Achse-I-Störungen gestellt werden: dissoziative Amnesie, dissoziative Fugue, Depersonalisationsstörung, dissoziative Identitätsstörung (DIS), nicht näher bezeichnete dissoziative Störung (NNBDS) und dissoziative Trance-Störung • Vorteil dieses Interviews ist der breite Forschungshintergrund; Nachteile sind: – die eingeschränkte Anwendbarkeit auf die ICD-11 – die hohen Anforderungen an das Vorwissen der Diagnostiker; die Durchführung bedarf relativ viel klinische Erfahrung mit Menschen mit schwerer und komplexer dissoziativer Symptomatik (Strauß & Schumacher, 2004) – viele Betroffene beschreiben zudem, dass das Interview belastend sein könne • die Zeitdauer bei Menschen mit DIS und pDIS beträgt erfahrungsgemäß 2–3 Stunden • die Differenzialdiagnosen zur Borderline-Störung und zur Schizophrenie sind mit dem Fragebogen nur bedingt möglich
Dissociative Disorders Interview Schedule (DDIS) (Ross, Heber, Norton, & Anderson, 1989)	• beim DDIS handelt es sich um einen 132 Items umfassenden Interviewleitfaden, der sich in der aktuellen Fassung an den DSM-5 Diagnosen für Dissoziative Störungen (dissoziative Amnesie, dissoziative Fugue, Depersonalisationsstörung, nicht näher bezeichnete dissoziative Störung und DIS), Somatisierungsstörung, Major Depression und Borderline-Persönlichkeitsstörung orientiert • des Weiteren erfasst der DDIS systematisch Bereiche, die von PatientInnen mit einer dissoziativen Identitätsstörung im klinischen Kontext häufig berichtet worden sind (wie Gewalterfahrungen in der Kindheit, sekundäre Anzeichen einer DIS, außersinnliche Erfahrungen, Erleben von Trance-Zuständen oder Schlafwandeln, Vorhandensein imaginativer Spielkameraden, Schneidersche erstrangige Symptome etc.) • die englische Version ist frei im Internet erhältlich (Ross, 2019) • die Durchführung dauert in der Regel zwischen 45 und 90 Minuten, wenn er nur für ja/nein-Antworten eingesetzt wird; eine vertiefte Beantwortung der Fragen dauert 3–4 Stunden • der DDIS verfügt über gut getestete Reliabilität und klinische Validität in ambulantem wie stationärem Setting (Overkamp, 2005) • im deutschsprachigen Raum ist der DDIS nie richtig angekommen, vermutlich weil die deutsche Übersetzung nicht in breitem Maße öffentlich zugänglich gemacht wurde • die Differenzialdiagnosen zur Borderline-Störung und zur Schizophrenie sind mit dem Fragebogen möglich
Trauma- und Dissoziative Symptome Interview (TADS-I) (Boon, 2024)	• das TADS-I wurde von S. Boon und H. Matthess über viele Jahre ausgearbeitet (Boon, 2024; Boon, 2022) und besticht durch seine Vollständigkeit • es handelt sich um ein halbstrukturiertes Interview zur Abklärung dissoziativer Störung und der (komplexen) posttraumatischen Belastungsstörung mit 5 Bereichen: allgemeine Informationen, posttraumatische Symptome, Veränderungen des Bewusstseins, körperliche Beschwerden und somatoforme Dissoziation sowie psychoforme Dissoziation • neben der Vollständigkeit der Fragen und der schonenden Fragestellung für Betroffene hat er den Vorteil, auf die Differenzialdiagnose z. B. zur Schizophrenie und zur Borderline-Störung einzugehen und Hinweise auf das Erkennen imitierter dissoziativer Störungen zu geben • zum Zeitpunkt des Erscheinens dieses Buchs wurde die Validität des Fragebogens in verschiedenen Zentren untersucht • die deutsche Übersetzung (Boon, 2024) war zum Zeitpunkt der Veröffentlichung dieses Buchs noch nicht validiert worden • die Differenzialdiagnose zur Schizophrenie ist mit dem Fragebogen möglich

4.8 Diagnostik struktureller Dissoziation

Das Ziel der Abklärung einer strukturellen Dissoziation ist die Diagnostik unterschiedlicher Persönlichkeitszustände und deren Auswirkungen auf den Alltag von Betroffenen. Daraus abgeleitet kann nach ICD-11 eine partielle dissoziative Identitätsstörung (pDIS) oder eine dissoziative Identitätsstörung (DIS) diagnostiziert oder ausgeschlossen werden (Abbildung 4-6).

In der ICD-11 werden Persönlichkeitszustände bzw. dissoziative Identitäten beschrieben. In der Literatur wird oft auch von Persönlichkeitsanteilen gesprochen. Die Begriffe Persönlichkeitszustände, Persönlichkeitsanteile und dissoziative Identitäten werden in diesem Buch synonym verwendet.

Zur Diagnose einer strukturellen Dissoziation werden verschiedene Unterbereiche abgeklärt. Viele Symptome müssen dabei aufgrund der o.g. Schwierigkeiten indirekt erfragt werden.

Die im Folgenden vorgestellten Fragen stellen eine Auswahl dar. Dies bedeutet nicht, dass alle diese Fragen obligatorisch gestellt werden müssen. Mit den zusätzlichen Fragen können die verschiedenen Unterbereiche bei Bedarf vertieft herausgearbeitet werden.

Neben den Symptomen sollte zudem überall die Häufigkeit und die Auswirkungen auf die Lebensqualität in den Kernbereichen Familie, Ausbildung/Arbeit, Selbstfürsorge und soziale Kontakte erfragt werden.

In jedem Bereich ist eine oder sind mehrere Fragen, die sich besonders eignen, fett gekennzeichnet. Sie sind zudem in der Fragenübersicht am Ende des Buches zusammengefasst dargestellt.

Letztendlich entscheidet das Gesamtbild der Symptomatik, ob bei einem Patienten die Kriterien einer dissoziativen Identitätsstörung oder einer partiellen dissoziativen Identitätsstörung erfüllt sind (Boon, 2024). Es gibt keinen Gesamt-Score, der erfüllt sein muss. Sind die einzelnen Punkte des ICD-11-Textes erfüllt, kann die Diagnose gestellt werden.

Die hier aufgeführten Fragen basieren auf folgenden Fragebögen (Tabelle 4-3):

- Strukturiertes Klinisches Interview für DSM-IV für Dissoziative Störungen, Kurzversion (Kurz-SKID-D) (Steinberg, 1994; Steinberg et al., 1993), deutsche Übersetzung (Gast et al., 2000)
- Trauma und Dissoziative Symptome Interview (TADS-I) (Boon, 2024)
- Dissociative Experience Scale (DES) (Bernstein & Putnam, 1986)
- Strukturiertes Interview zur Diagnose dissoziativer Störungen (SIDDS) (Ross, 2019)
- Maastricht Interviews für Stimmenhörende (MIS) (Romme & Escher, 2013)
- Multidimensional Inventory of Dissociation (MID) (Dell, 2006, 2019)

Viele Fragen wiederholen sich in den unterschiedlichen Fragebögen. Sie sind jeweils markiert, in der Regel jedoch auf ein einheitliches Format angepasst. Zusätzliche Fragen des Autors sind mit (JG) bezeichnet. Ziel dieses Buches ist nicht das Kreieren eines weiteren Fragebogens, sondern Diagnostikern ein verbessertes Verständnis zu geben, wozu welche Fragen wann gestellt werden.

4.8.1 Dissoziierte Persönlichkeitszustände

Im ersten Schritt der Diagnostik geht es darum, das Vorhandensein von Persönlichkeitszuständen bzw. dissoziativen Identitäten in den Bereichen Emotionen und Kognition, Wahrnehmung, Erfassen und Interagieren mit sich, dem Körper und der Umwelt abzuklären.

> **Merke**
>
> **Abklärung von Persönlichkeitszuständen**
> Die Abklärung von Persönlichkeitszuständen umfasst die Bereiche:
>
> - teil- und volldissoziierte Emotionen und Kognitionen
> - teil- und volldissoziierte Wahrnehmungen
> - teil- und volldissoziiertes Erfassen
> - teil- und volldissoziiertes Interagieren
>
> Wechsel zwischen Persönlichkeitszuständen sollten nicht provoziert oder erzwungen werden. Sie können sich spontan ergeben oder sie können eingeladen werden. In der Regel sind bewusste Wechsel zwischen Persönlichkeitszuständen jedoch mit Angst und Scham verbunden und sind erst nach Aufbau einer sicheren therapeutischen Beziehung möglich.

Gemäß ICD-11 beinhaltet jeder Persönlichkeitszustand ein eigenes Muster von Erleben, Wahrnehmen, Erfassen und Interagieren mit sich selbst, dem eigenen Körper und der Umgebung. Daraus folgt, dass Persönlichkeitszustände z.B. eigene Muster von Emotionen und Kognitionen aufweisen, wobei es jeweils eine gemeinsame Schnittmenge gibt. Diese Schnittmenge kann unterschiedlich ausgeprägt sein – von fast überlappender Überschneidung bis hin zu sich beinahe gänzlich divergierenden Emotionen und Kognitionen. So kann Persönlichkeitszustand A beispielsweise jegliche Wutgefühle verneinen, während Persönlichkeitszustand B

partielle dissoziative Identitätsstörung (6B65)

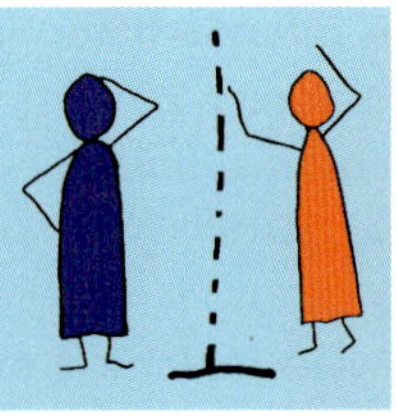

dissoziative Identitätsstörung (6B64)

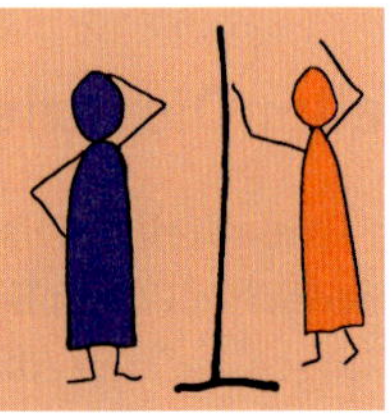

abzuklärende Symptome

Es bestehen mindestens 2 unterschiedliche Persönlichkeitszustände bzw. dissoziative Identitäten. Die unterschiedlichen Persönlichkeitszustände unterscheiden sich durch:

- Erleben: unterschiedliche Muster von Erleben von sich selbst, dem eigenen Körper und der Umgebung, unter anderem mit teilweise unterschiedlichen Affekten und Kognitionen.
- Wahrnehmen: unterschiedliche Muster von Wahrnehmen von sich selbst, dem eigenen Körper und der Umgebung, unter anderem mit teilweise unterschiedlichen Empfindungen.
- Erfassen: unterschiedlichem Muster von Erfassen von sich selbst, dem eigenen Körper und der Umgebung, mit teilweise unterschiedlichen Erinnerungen.
- Interagieren: unterschiedlichem Muster von Interagieren mit sich selbst, dem eigenen Körper und der Umgebung

① Nachweis unterschiedlicher Persönlichkeitszustände mit Erleben, Wahrnehmen, Erfassen und Interagieren

partielle dissoziative Identitätsstörung (6B65)	dissoziative Identitätsstörung (6B64)	abzuklärende Symptome
Ein Persönlichkeitszustand ist dominant und funktioniert normalerweise im Alltag, wird aber durch einen oder mehrere nicht dominante Persönlichkeitszustände beeinträchtigt (dissoziative Intrusionen).	Mindestens 2 unterschiedliche Persönlichkeitszustände übernehmen wiederholt die exekutive Kontrolle des Bewusstseins und des Handelns in zwischenmenschlichen Interaktionen, im Austausch mit der Umwelt und in verschiedenen Lebensbereichen wie Elternschaft, Arbeit oder in Reaktion auf spezifische Situationen (z.B. als bedrohlich erlebte Situationen).	② Nachweis der exekutiven Kontrolle durch Persönlichkeitszustände
Diese Intrusionen sind verbunden mit Veränderungen von Empfindungen, Wahrnehmung, Affekten, Kognitionen, Erinnerung, motorischer Kontrolle und Verhalten und werden als Beeinträchtigung des Funktionierens des dominanten Persönlichkeitszustands und typischerweise als störend erlebt. Die nicht dominierenden Persönlichkeitszustände übernehmen nicht wiederholt die exekutive Kontrolle über das Bewusstsein und das Funktionieren, aber es kann gelegentlich limitierte vorübergehende Episoden geben, in denen ein eigenständiger Persönlichkeitsanteil die exekutive Kontrolle übernimmt, um begrenzte Handlungen zu vollziehen, z.B. als Antwort auf extreme emotionale Zustände oder während Zuständen mit Selbstverletzungen oder dem Wiedererleben von traumatischen Erinnerungen.	Wechsel zwischen Persönlichkeitszuständen sind verbunden mit Veränderungen von Empfindungen, Wahrnehmung, Affekten, Kognitionen, Erinnerung, motorischer Kontrolle und Verhalten. Typischerweise gibt es Episoden von Amnesien, die schwergradig sein können.	③ Nachweis der Wechsel und der Amnesien

- Die Symptome im Zusammenhang mit den Persönlichkeitszuständen können nicht durch eine andere Erkrankung oder durch Substanzen oder Medikamente erklärt werden.
- Die Symptome müssen wesentliche Einbußen in verschiedenen Lebensbereichen zur Folge haben: persönlich, Familie, Soziales, Ausbildung, Arbeit oder andere.

④ Ausschluss anderer Erkrankungen

⑤ Nachweis von Einbußen in verschiedenen Lebensbereichen

Abbildung 4-6: Abklärung einer strukturellen Dissoziation.

starke Wutgefühle empfinden kann. Sowohl Persönlichkeitszustand A als auch Persönlichkeitszustand B können aber Angst empfinden, d. h. Angst kann eine gemeinsame Emotion sein (Abbildung 4-7).

Aus der Perspektive eines Zustandes betrachtet bestehen verschiedene Grade der Abstufung des Selbstbezugs – von ich-synton zu teildissoziiert (ich-dyston) und schließlich zu volldissoziiert (vollständig abgespalten). Diagnostisch geht es einerseits darum, die unterschiedlichen Muster der verschiedenen Persönlichkeitszustände nachzuweisen, andererseits bedeutet die vertiefte Diagnostik die Abklärungen der verschiedenen Formen des Ich-Bezugs. Persönlichkeitszustand A kann z. B. Wutgefühle verneinen, wird aber ab und zu von ich-dystonen Wutgefühlen (von Persönlichkeitszustand B) überflutet. Von Hassgefühlen von Persönlichkeitszustand B kann A jedoch überhaupt nichts wissen, d. h. die Hassgefühle sind vollständig abgespalten (Abbildung 4-8).

Laut Nijenhuis engagieren sich, in Anlehnung an Northoff (Northoff, 2004), die verschiedenen Persönlichkeitszustände „in den geistigen Handlungen, ein Selbst zu erfahren, es wahrzunehmen und es sich zu erzeugen". Die 4 Perspektiven bezeichnet er als Erste-Person-Perspektive, Quasi-Zweite-Person-Perspektive, Zweite-Person-Perspektive und Dritte-Person-Perspektive (Nijenhuis, 2015).

Die Diagnostik von struktureller Dissoziation beinhaltet daraus abgeleitet die Abklärung von teil- und volldissoziierten Emotionen, Kognitionen, Wahrnehmungen, Modi des Erfassens und Interaktionen durch Klärung der verschiedenen Perspektiven von Persönlichkeitszuständen.

Dissoziierte Emotionen und Kognitionen

Menschen mit unterschiedlichen Persönlichkeitszuständen können mannigfache und oft widersprüchliche

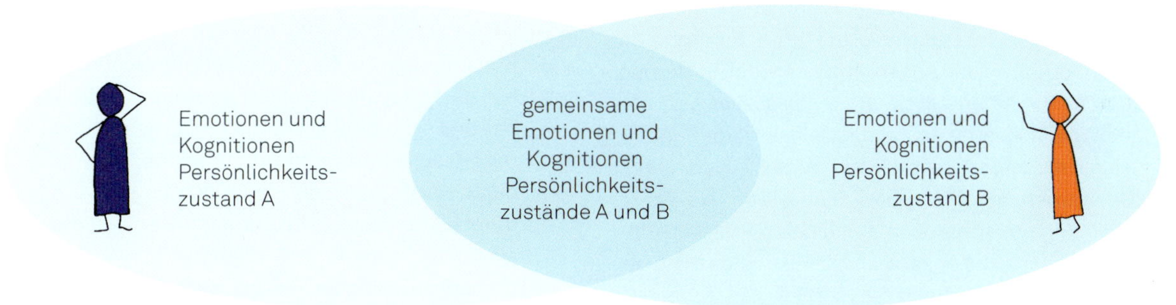

Abbildung 4-7: Unterscheidung zwischen Emotionen und Kognitionen von Persönlichkeitszuständen A und B mit einer Schnittmenge an gemeinsamen Emotionen und Kognitionen. Dies gilt analog für Wahrnehmung, Erfassen und Interagieren.

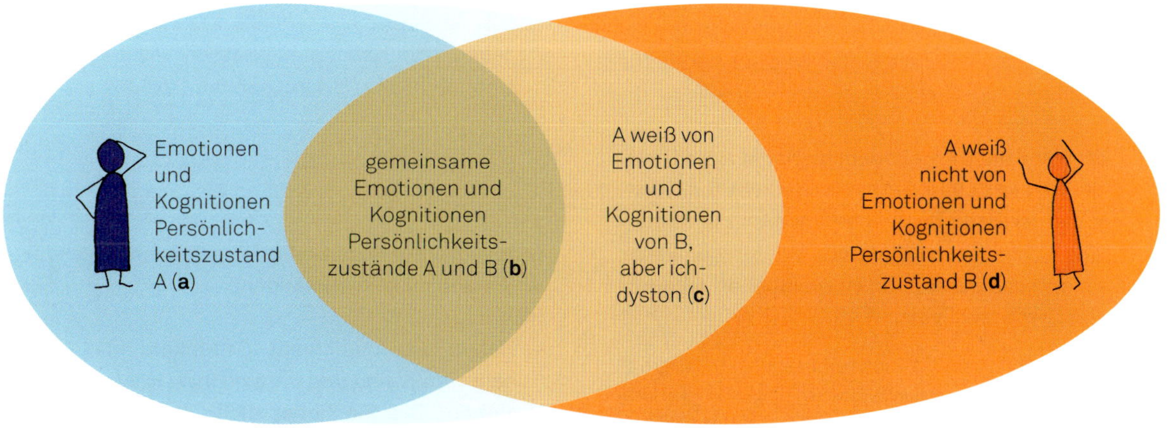

Abbildung 4-8: Unterscheidung zwischen Emotionen und Kognitionen aus der Perspektive von Persönlichkeitszustand A. Gilt analog für Wahrnehmung, Erfassen und Interagieren. **A** A hat eigene Emotionen und Kognitionen, die von B nicht geteilt werden. **B** A und B haben gemeinsame Emotionen und Kognitionen, die von B ebenfalls geteilt werden. Für Persönlichkeitszustand A: ich-syntone Emotionen und Kognitionen. **C** A weiß von Emotionen und Kognitionen, erlebt diese aber als nicht zu sich gehörig und hat keinen persönlichen Bezug dazu, d. h. sie sind ich-dyston bzw. teildissoziiert. **D** B hat Emotionen und Kognitionen, von denen A nicht weiß. Für A handelt es sich um volldissoziierte Emotionen und Kognitionen, sie sind für A vollständig abgespalten.

Emotionen und Kognitionen empfinden, die auf die Persönlichkeitszustände zurückzuführen sind. Das Spektrum der Emotionen der Persönlichkeitszustände kann dabei verschieden sein, von Monoemotionalität (z.B. nur Wut oder nur Angst) bis hin zu einem breiten Spektrum an möglichen Gefühlen (Scham, Angst, Traurigkeit usw.). Dazu gehört, dass ein Persönlichkeitszustand die eigenen Emotionen als zum Ich gehörend erlebt (ich-synton) (z.B. „ich habe Angst" [= Erste-Person-Perspektive], und „es ist meine Angst" [= Quasi-Zweite-Person-Perspektive]), diejenigen eines anderen Persönlichkeitszustands hingegen als ich-dyston und fremd erachtet („ich habe Angst, aber es ist nicht wirklich *meine* Angst" [Dritte-Person-Perspektive]).

Beispiele

Eine Patientin erleidet in einer Kirche eine plötzliche Panikattacke, als sie Weihrauch riecht, und rennt aus der Kirche hinaus, obwohl sie selbst dies eigentlich gar nicht will. Für sie („Alltagszustand": der Zustand, der normalerweise über die exekutive Kontrolle im Alltag verfügt) ist die Angst ich-dyston, das Entfernen aus der Kirche erlebt sie als teildissoziiertes Handeln. Die Abklärung ergibt, dass ein anderer Persönlichkeitszustand („emotionaler Anteil") sich durch den Besuch der Kirche und den Geruch von Weihrauch an den Missbrauch durch einen Priester erinnert hat, panische Angst entwickelte und deshalb die Kirche fluchtartig verließ.

- Der Alltagszustand erlebt die Angst in der Kirche als ich-dyston und das Entfernen aus der Kirche als teildissoziiertes Handeln mit Kontrollverlust, subjektiv in einem depersonalisierten Zustand, wie wenn sie „sich selbst zugeschaut" hätte. Sie hat aber keine Amnesie für das Entfernen aus der Kirche, d.h., sie kann z.B. den Weg aus der Kirche rekonstruieren (mit Amnesie wäre es volldissoziiertes Handeln).
- Der emotionale Anteil erlebt die Angst als ich-synton, weil er sich in der Kirche bedroht fühlt. Aufgrund der Bedrohung übernimmt er die motorische Kontrolle und rennt aus der Kirche hinaus, um sich dadurch vor einem eventuellen erneuten Übergriff zu schützen.

Diagnostisch: Kommt dieses teildissoziierte Wegrennen nur selten vor, dann sollte noch keine partielle dissoziative Identitätsstörung diagnostiziert werden. Kommt es aber regelmäßig zu solchen teildissoziierten Fluchthandlungen in verschiedenen Alltagssituationen, wodurch private oder berufliche Einbußen entstehen, dann ist eine partielle dissoziative Identitätsstörung zu diagnostizieren.

Diagnostische Fragen

Teil- und volldissoziierte Emotionen und Gedanken

Wenn Fragen mit „ja" beantwortet werden, sollten die Häufigkeit und daraus resultierende Einbußen sowie Beispiele erfragt werden.

Teildissoziierte Emotionen (Emotionen von anderen Persönlichkeitszuständen)

Fragen:

- **Haben Sie manchmal Gefühle, die sich nicht wie „Ihre" Gefühle anfühlen (Angst, Ekel, Wut, Schuld, Scham, Traurigkeit u.a.)?** (MID)
- **Haben Sie manchmal das Gefühl, dass in Ihnen ein Kampf stattfindet oder dass Sie starke ambivalente oder widersprüchliche Gefühle haben?** (TADS-I, MID)
- Haben Sie manchmal plötzliche starke Gefühle (z.B. psychischer Schmerz, Wut, Angst, Traurigkeit), die aus dem Nichts zu kommen scheinen? Ohne dass Sie einen Zusammenhang zu einem äußerlichen Ereignis herstellen können? (TADS-I, MID)
- Kommt es manchmal vor, dass Gefühle, die Sie haben, plötzlich unkontrolliert, schwierig kontrollierbar und scheinbar zusammenhangslos mit äußeren Ursachen verstärkt werden, evtl.:
- durch Handlungen, die Sie tätigen?
- durch Menschen, mit denen Sie zusammen sind?
- durch Orte, an denen Sie sich aufhalten?
- Gibt es manchmal Zustände, in denen Sie rasch zwischen „Erwachsenengefühlen" und „Kindergefühlen" hin und her wechseln? (MID)
- Kommt es manchmal vor, dass Ihre Gefühle plötzlich verschwunden sind ohne ersichtlichen Grund (z.B., dass Sie ein sehr starkes Gefühl verspürt haben und sich dann plötzlich völlig betäubt/empfindungslos gefühlt haben)? (TADS-I)

Hinweise:

- auch bei Störungen mit Ego-States möglich
- muss bei pDIS und DIS vorhanden sein

Teildissoziierte Kognitionen (Kognitionen von anderen Persönlichkeitszuständen)

Fragen:

- **Haben Sie manchmal Gedanken, die Ihnen sehr fremd sind und die sich Ihrer Kontrolle entziehen? Die Sie lieber nicht denken würden?** (MID)
- Haben Sie manchmal den Eindruck, dass etwas in Ihnen (bzw. Persönlichkeitszustände, Stimmen) Ihr Denken übernehmen würden, sodass es Ihnen schwerfällt, zwischen eigenem Denken und anderem Denken zu unterscheiden? (MID)

Hinweise:

- Für viele Betroffene ist die Unterscheidung zwischen ich-dystonen Gedanken und Stimmen schwierig. Für Fragen zu Stimmen → Fragen zur akustischen Wahrnehmung von anderen Persönlichkeitszuständen.
- auch bei Störungen mit Ego-States möglich
- muss bei pDIS und DIS vorhanden sein

Volldissoziierte Emotionen (Emotionen von anderen Persönlichkeitszuständen)

Frage:

- Kommt es manchmal vor, dass Ihnen Menschen erzählen, dass Sie starke Emotionen gezeigt haben, an die Sie sich nicht erinnern können und die Ihnen fremd (nicht zu Ihnen passend) erscheinen (Angst, Ekel, Wut, Schuld, Scham, Traurigkeit u.a.)?

Hinweise:

- Amnesien mit Alkohol, Drogen und Medikamenten (Noxen) ausschließen (Seite 298)
- Diese Frage klärt 2 Symptome ab: Amnesien (Seite 166/265) und Emotionen anderer Persönlichkeitszustände.
  - Falls ja (und ohne Noxen): deutlicher Hinweis auf DIS

Differenzialdiagnose: Die Unterscheidung zwischen Ego-States im Rahmen neurotischer Konflikte und Persönlichkeitszuständen im Rahmen von partiellen dissoziativen Identitätsstörungen kann schwierig sein. Die Gefahr der Suggestion in beide Richtungen ist groß, weshalb es einer sorgfältigen Abklärung bedarf. Am besten eignet sich zur Differenzialdiagnose die Nachbearbeitung von dysfunktionalen Coping-Strategien, besonders nach Krisen, z.B. mit Selbstverletzungen, Erbrechen, Anwendung von Gewalt, alle Suchtkrisen (Alkohol, Drogen, aber auch Shopping, Gaming u.a.) (s. Seite 138).

Dissoziierte Wahrnehmungen

Unterschiedliche Persönlichkeitszustände können den Körper und die Umgebung über die 5 Sinneskanäle unterschiedlich und mit divergierendem Ich-Bezug wahrnehmen.

Körperwahrnehmung

Verschiedene Zustände können z.B. Schmerzen unterschiedlich wahrnehmen. So kann ein Persönlichkeitszustand nach einer Selbstverletzung Schmerzen im Bereich einer Wunde verspüren, während andere Persönlichkeitszustände diesen Schmerz nicht oder nur reduziert empfinden (d.h. einige Persönlichkeitszustände können eine dissoziative Hypästhesie empfinden). Möglich ist auch, dass ein Persönlichkeitszustand z.B. einen Arm spürt und den Arm als „meinen Arm" einordnet (ich-synton), während ein anderer Persönlichkeitszustand den Arm als fremd und ich-dyston erlebt (diagnostisch: Depersonalisation) und ein dritter Persönlichkeitszustand sogar keine sensorischen Empfindungen für einen Arm empfindet (diagnostisch: dissoziative Anästhesie).

Akustische Wahrnehmungen

Viele Betroffene beschreiben das Hören von Stimmen oder Persönlichkeitszuständen (diagnostisch: dissoziatives Stimmenhören). Manchmal hören Persönlichkeitszustände im Rahmen von posttraumatischen Intrusionen Geräusche, die es nicht gibt (z.B. Menschen im Treppenhaus, Schritte im Flur). Das Hören bzw. Wahrnehmen kann zwischen Persönlichkeitszuständen divergieren. So kann Anteil A einen Anteil B hören, umgekehrt gelingt dies jedoch nicht. Anteil B kann dann das Hören von Stimmen verneinen.

Gustatorische Wahrnehmungen

Empfindungen über den Geschmackssinn werden manchmal von Persönlichkeitszuständen beschrieben, speziell im Zusammenhang mit Intrusionen, z.B. indem sie metallische Empfindungen im Mund angeben, die von anderen Persönlichkeitszuständen nicht empfunden werden.

Visuelle Wahrnehmungen

Die visuellen Wahrnehmungen von Persönlichkeitszuständen unterscheiden sich selten. Eher ist die Interpretation von visuellen Wahrnehmungen unterschiedlich, z.B., indem ein Unbekannter mit ähnlichen äußerlichen Merkmalen wie ein früherer Täter von einem Persönlichkeitszustand als Täter verkannt wird, während ein anderer Persönlichkeitszustand die Unterschiede zum Täter erkennen kann.

Olfaktorische Wahrnehmungen

Unterschiedliche olfaktorische Wahrnehmungen von Persönlichkeitszuständen sind ebenfalls möglich. Sie treten oft im Rahmen von starken Intrusionen auf. Möglich ist auch, dass Persönlichkeitszustände auf einen bestimmten Geruch unterschiedliche Reaktionen zeigen (z.B. auf Rosenwasser eine ambivalente Reaktion zeigen).

Neben den unterschiedlichen Arten der Wahrnehmung kann auch der Grad der Differenzierung der Wahrnehmung variieren. Manche Zustände können z.B. auf Ebene des Körpers nur Schmerzen wahrnehmen (Monowahrnehmung), während andere Zustände differenzierte Körperwahrnehmungen beschreiben können (z.B. Spannen, Pochen, Jucken, Brennen usw.).

Neben unterschiedlichen Wahrnehmungen sind auch gemeinsame Wahrnehmungen möglich. So ist es z.B. möglich, dass verschiedene Persönlichkeitszustände gleichzeitig Angst oder Schmerzen verspüren.

Diagnostische Fragen

Teil- und volldissoziierte Wahrnehmungen

Wenn Fragen mit „ja" beantwortet werden, sollten die Häufigkeit und daraus resultierende Einbußen sowie Beispiele erfragt werden.

Teildissoziierte Körperempfindungen (Körperempfindungen von anderen Persönlichkeitszuständen)

Fragen:

- **Haben Sie manchmal den Eindruck, dass Ihr Körper oder Teile Ihres Körpers Ihnen fremd sind, wie wenn es nicht „Ihr" Körper wäre?** (TADS-I, SIDDS, DES, MID)
- Haben Sie manchmal Körperempfindungen, wie z.B. Schmerzen, die sich fremd anfühlen? Gibt es eine Unterscheidung zwischen „eigenen" Schmerzen und „fremden" (nicht zu Ihnen gehörigen) Schmerzen? (TADS-I, SIDDS, DES, MID)
- Haben Sie manchmal den Eindruck, überhaupt keine Körperempfindungen zu haben, in Teilen des Körpers keine Körperempfindungen oder keinen Körper zu haben? (TADS-I, SIDDS, DES, MID)

Hinweise:

- s.a. Fragen zu Depersonalisation und Derealisation Seite 275.
- auch bei Störungen mit Ego-States möglich
- wird bei pDIS und DIS sehr oft beschrieben

Teildissoziierte akustische Wahrnehmung von anderen Persönlichkeitszuständen (Stimmen)

Fragen:

- **Hören Sie manchmal Stimmen?** (TADS-I, SIDDS, DES, MID)
- **Hören Sie manchmal Kinderstimmen oder Kinderschreie?** (MIS)
- Hören Sie manchmal Stimmen in Ihnen, die miteinander sprechen oder streiten?
- Ist es manchmal sehr laut in Ihrem Kopf? (MID)
- zur Differenzialdiagnose
  - Gedanken, Intrusionen und Stimmen (Seite 304)
  - Schizophrenie s. Kapitel Stimmenhören und komorbide Störungen, Seite 188

Hinweise:

- bei normal-neurotischen Ambivalenzen:
  - manchmal können Ego-States ähnlich wie Stimmen beschrieben werden
  - deshalb nachfragen: Was kommentieren die Stimmen? Worüber sprechen sie?
- Können die Stimmen die Kontrolle über die Handlungen übernehmen?
  - Falls ja: Hinweis auf pDIS (ohne Amnesien) oder DIS (mit Amnesien)
  - Stimmenhören (Seite 188)
  - wird von vielen Menschen mit pDIS und DIS beschrieben, muss aber nicht obligatorisch vorhanden sein
  - aufgrund der Anosognosie nehmen viele Betroffene das Stimmenhören nicht wahr und erkennen es erst im Verlauf einer Behandlung mit Rückgang der Anosognosie
- Das Hören von Kinderstimmen schließt eine Schizophrenie fast aus. Bei Menschen, bei denen die Gewalt erst in der frühen Pubertät begonnen hat, fehlen Kinderstimmen.

Teildissoziierte gustatorische Wahrnehmungen (gustatorische Wahrnehmung von anderen Persönlichkeitszuständen)

Fragen:

- **Spüren Sie manchmal Essen nicht, oder spüren Sie nicht, was Sie essen?** (JG)
- Haben Sie manchmal gleichzeitig unterschiedliche Wahrnehmungen im Mund: einerseits fühlt sich etwas normal an, zugleich fühlt es sich aber wie etwas ganz anderes an? [Beispiel: ein Anteil fühlt Essen im Mund, ein anderer Anteil glaubt Penis oder Sperma im Mund zu haben] (JG)

Hinweise:

- auch bei Störungen mit Ego-States möglich
- Teildissoziierte gustatorische Wahrnehmungen werden bei pDIS und DIS oft beschrieben, primär im Rahmen von posttraumatischen Intrusionen.

Teildissoziierte visuelle Wahrnehmungen (visuelle Wahrnehmung von anderen Persönlichkeitszuständen)

Fragen:

- **Was passiert, wenn Sie in den Spiegel schauen?**
- **Kommt es manchmal vor, dass Sie in den Spiegel schauen und sich selbst nicht wiedererkennen?** (TADS-I, DES, MID)
- Schauen Sie manchmal in den Spiegel und sehen jemand anders? Oder Sie sehen manchmal einen anderen Anteil? Oder Sie sehen ein Kind? (MID)
- Haben Sie manchmal Visionen von anderen Persönlichkeitszuständen? (MID)

Hinweise:

- Menschen mit Ego-States können beim Blick in den Spiegel Scham, Ekel, Selbstabwertung und andere negative Emotionen verspüren, sie sehen aber in der Regel das ganze eigene Gesicht.

- Menschen mit leichter pDIS können ebenfalls noch das ganze Gesicht sehen.
- Mit zunehmender Fragmentierung bei pDIS und DIS sehen viele Betroffene im Spiegel Fratzen, andere Persönlichkeitszustände, oder nur Gesichtsfragmente. Typischerweise versuchen sie deshalb, den Blick in den Spiegel zu minimieren und sich nur auf einzelne Gesichtsbereiche zu fokussieren (z. B. Augenlider zum Schminken). Der Blick in den Spiegel führt bei vielen Betroffenen zu starken negativen Emotionen (Schäflein, Sattel, Schmidt, & Sack, 2018). Speziell der Blick in die eigenen Augen wird von Betroffenen in der Regel vermieden.

Volldissoziierte Körperempfindungen (Körperempfindungen von anderen Persönlichkeitszuständen)

Fragen:

- **Kommt es manchmal vor, dass Ihnen Menschen erzählen, dass Sie berichtet hätten, dass der Körper oder Teile des Körpers fremd seien, wie wenn es nicht „Ihr" Körper wäre (oder dass Sie belastende Körperempfindungen hätten), und dass Sie sich aber nicht daran erinnert haben, dies gesagt zu haben?** (JG)
- Kommt es manchmal vor, dass Ihnen Menschen erzählen, dass Sie von Schmerzen berichtet haben, die Sie selbst gar nicht verspüren? Dass Sie Stimmen hören würden, ohne dass Sie sich später daran erinnern können? Oder dass Persönlichkeitszustände von anderen Empfindungen gesprochen hätten, an die Sie sich nicht erinnern? (JG)

Hinweise:

- Amnesien mit Alkohol, Drogen und Medikamenten (Noxen) ausschließen (Seite 298)
- Diese Fragen klären 2 Symptome ab: Amnesien und Körperempfindungen anderer Persönlichkeitszustände. Es geht um die Frage, ob Persönlichkeitszustände gegenüber anderen Menschen über solche Symptome berichtet haben, der Alltagszustand, der im Gespräch dabei ist, sich daran aber nicht erinnern kann.
  - Falls ja (und ohne Noxen): deutlicher Hinweis auf DIS

Dissoziiertes Erfassen

Unterschiedliche Persönlichkeitszustände können eigene Theorien und Konzepte über sich, den Körper und das Umfeld aufweisen (im Sinne eigener phänomenaler Selbstmodelle). Zudem können sie sich selbst als Persönlichkeitszustände unterschiedlich erfassen, und sie können auch andere Persönlichkeitszustände und die Gesamtpersönlichkeit unterschiedlich begreifen. Dazu gehören eigene Muster und Fähigkeiten des Erkennens von Gefühlen, Bedürfnissen, Ideen, Absichten, Erwartungen und Meinungen zu anderen Menschen.

Auch hier kann die Komplexität des Erfassens von Persönlichkeitszustand zu Persönlichkeitszustand und von Patient zu Patient variieren, von einfachem Erfassen von sich selbst („ich bin immer ein schlechter Mensch") bis hin zu komplexen Theorien über sich selbst, die eigene Biografie und die eigenen Zukunftsperspektiven („ich fühle mich in gewissen Situationen, die mich an frühere Gewalt erinnern, schlecht und minderwertig, zugleich erkenne ich in mir aber auch eine Kraft und ein Potenzial und erachte mich als grundsätzlich starken Menschen").

Normalerweise können einige Persönlichkeitszustände erkennen, wie andere Persönlichkeitszustände sich und die Welt erfassen, ohne diese Sicht aber zu teilen (wobei es vielen Betroffenen erst im Verlauf einer spezialisierten Therapie möglich ist, diese unterschiedlichen Perspektiven zu erfassen und einzuordnen). So kann Anteil A z. B. mitteilen: „Anteil B hasst den eigenen Körper. Er findet, dass der Missbrauch nur wegen des Körpers stattgefunden hat und gibt dem Körper die Schuld für den Missbrauch. Ich persönlich finde diese Sichtweise aber falsch. Ich versuche deshalb mit dem Körper fürsorglicher umzugehen als Anteil B".

Möglich ist auch, dass einige Persönlichkeitszustände kein Konzept für einen gemeinsamen Körper haben. So kann Anteil B sagen: „Ich bringe Anteil A um. Dann habe ich den Körper für mich und muss ihn nicht mehr mit ihm teilen." Bei stark eingeschränkter Einsichtsfähigkeit von Anteil B kann dies zu gefährlicher Suizidalität führen.

Obligatorisch gehört zu Persönlichkeitszuständen, dass sie teilweise unterschiedliche Erinnerungen haben, da strukturelle Dissoziation nicht nur eine Fragmentierung der Persönlichkeit ist, sondern auch eine Aufteilung der Erinnerungen beinhaltet (Abbildung 4-9). Vereinfacht gesagt werden die belastenden Erinnerungen in „kleinere Portionen aufgeteilt". Während unproblematische Alltagserinnerungen oft von vielen Persönlichkeitszuständen geteilt werden, sind besonders scham- und schuldassoziierte Erinnerungen in der Regel besonders fragmentiert. Nicht alle Erinnerungen sind aber getrennt. Es gibt immer auch geteilte Erinnerungen (z. B. Namen der Eltern, frühere Wohnorte u. a.).

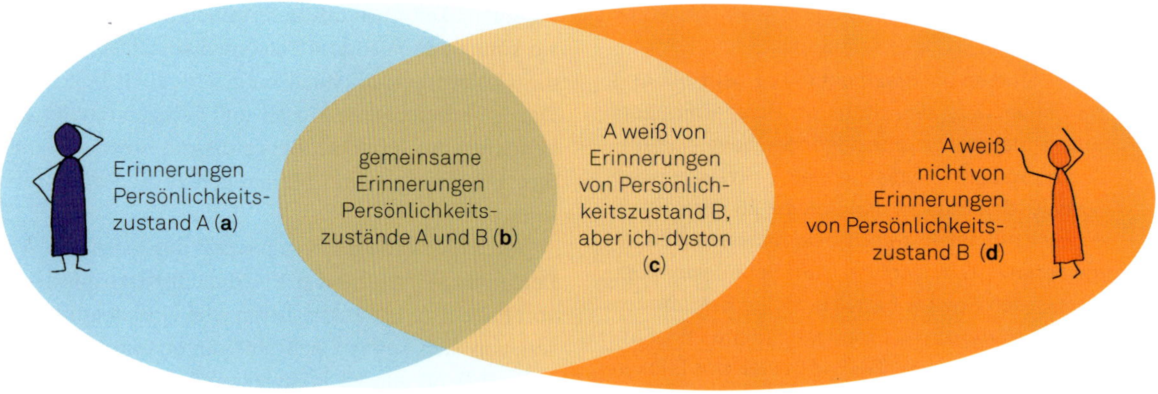

Abbildung 4-9: Unterscheidung von unterschiedlichen Erinnerungen (aus der Perspektive von A). **a** A hat eigene Erinnerungen, die von B nicht geteilt werden („ich habe Erinnerungen, es sind meine Erinnerungen"). **b** A und B haben gemeinsame Erinnerungen, die von B ebenfalls geteilt werden. Für Persönlichkeitszustand A: ich-syntone Erinnerungen (aus der Perspektive von A, falls B die Erinnerungen intrusiv aufdrängt: „ich habe Erinnerungen, und es sind meine Erinnerungen, die Erinnerungen drängen sich auf, ich habe keine oder wenig Kontrolle darüber"). **c** A weiß von Erinnerungen, erlebt diese aber als nicht zu sich gehörig und hat keinen persönlichen Bezug dazu, d.h. sie sind ich-dyston bzw. teildissoziiert (aus der Perspektive von A: „ich habe vage Bilder, aber es sind nicht meine Bilder, das kann mir nicht passiert sein"). Oft handelt es sich hier nur um Erinnerungsfragmente und keine vollständigen Narrative. **d** B hat Erinnerungen, von denen A nicht weiß. Für A handelt es sich um volldissoziierte Erinnerungen, sie sind für A vollständig abgespalten, für A besteht eine dissoziative Amnesie für die Erinnerungen von B (aus der Perspektive von A: „ich habe keine Erinnerungen").

Beispiele

Ein Persönlichkeitszustand A berichtet in einer Therapie von überwiegend positiven Erinnerungen an den Vater. Er sei meistens fürsorglich und präsent gewesen (Perspektive a in Abbildung 4-9), wenn auch zuweilen etwas fordernd und distanziert (Perspektive b in Abbildung 4-9). Bei Schulanlässen und Familienfesten sei er jedoch immer mitgekommen und habe sich speziell zu solchen Anlässen sehr gut um sie gekümmert (Perspektive b in Abbildung 4-9). Manchmal habe sie jedoch Albträume von sexuellen Handlungen mit dem Vater, zuweilen auch so merkwürdige Bilder tagsüber (Perspektive c in Abbildung 4-9), aber solange sie auf sexuelle Kontakte verzichte, leide sie nicht besonders daran. Sie verurteile sich aber dafür, dass sie so schlimme Bilder vom Vater in ihrem Kopf konstruiere, denn dies habe mit der Realität nichts zu tun. Der Vater sei ein guter Mensch und solche irren Bilder seien ein Beweis dafür, wie verdorben und schlecht sie sei.
Später zeigt sich ein Persönlichkeitszustand B in der Therapie und berichtet von regelmäßigem sexuellem Missbrauch durch den Vater (aus Perspektive von A: d in Abbildung 4-9). Dieser Persönlichkeitszustand B erzählt im Verlauf weiterer Gespräche, dass er von Persönlichkeitszustand A ignoriert werde, ihn aber wach zu rütteln versuche mit dem „Schicken von Erinnerungen und verschiedenen körperlichen Symptomen".

Diagnostische Fragen

Teil- und volldissoziiertes Erfassen
Wenn Fragen mit „ja" beantwortet werden, sollten die Häufigkeit und daraus resultierende Einbußen sowie Beispiele erfragt werden.

Allgemeine Abklärung zu Persönlichkeitszuständen und deren Erfassen von sich, dem Körper und der Umwelt
Fragen:

- **Nehmen Sie manchmal „etwas in Ihnen" wahr, das Ihnen fremd ist? Das Sie lieber nicht hätten? Wie würden Sie dies beschreiben?**
- Wie würden Sie dieses „Etwas in Ihnen" benennen? Was können Sie darüber erzählen? (TADS-I)
- Weitere Abklärung mit dem gewählten Begriff, z.B. Ego-States, Anteile (TADS-I, MIS):
- Was können Sie über diese anderen Persönlichkeitszustände berichten?
- Was denken Sie über diese Persönlichkeitszustände?
- Wie viele Persönlichkeitszustände hören Sie bzw. nehmen Sie wahr?
- Wie lange schon? Wann hörten Sie zum ersten Mal Persönlichkeitszustände?
- Hat sich die Zahl der Persönlichkeitszustände jemals verändert?
- Wie häufig hören Sie die Persönlichkeitszustände? Wie laut sind sie? Gibt es Unterschiede nach Tageszeit, Stresslevel, Aktivität, Trigger, mit welchen Menschen Sie zusammen sind, und andere beeinflussende Faktoren?

- Gibt es bestimmte Handlungen oder Situationen, in denen bestimmte Persönlichkeitszustände stärker präsent sind (z. B. Tag, Nacht, Alleinsein, Arbeit, Ausgang, in Gesellschaft von bestimmten Menschen, in der Therapie u. a.)?
- Gibt es in Ihnen Persönlichkeitszustände mit eigenen Namen? Können Sie die Persönlichkeitszustände auseinanderhalten? Welche Namen, welches Geschlecht, welches Alter und welche Eigenschaften haben die Persönlichkeitszustände?
- Hören Sie positive, freundliche Persönlichkeitszustände? Welche Worte verwenden diese Persönlichkeitszustände?
- Was wissen die Persönlichkeitszustände voneinander?
- Hören Sie negative oder destruktive Persönlichkeitszustände? Was sagen diese Persönlichkeitszustände? Könnten Sie mir wortwörtlich wiedergeben, was diese Persönlichkeitszustände sagen (Hinweis: oft auch vulgäre Wörter, für die sich die Alltagszustände schämen)?
- Fürchten Sie sich manchmal vor den Persönlichkeitszuständen? Gibt es auch Persönlichkeitszustände, die Sie mögen?
- Können Sie sich erinnern, wann Sie welchen Persönlichkeitszustand zum ersten Mal wahrgenommen bzw. gehört haben?
- Sprechen Sie manchmal von sich in Mehrzahl: „wir", „uns"?

Hinweise:

- **Achtung:** Viele Betroffene haben eigene Bezeichnungen für Ego-States oder Persönlichkeitszustände. Unbedingt genau explorieren, was sie darunter verstehen. Nicht immer, wenn jemand von „Anteilen" spricht, bedeutet dies, dass es sich um Persönlichkeitszustände im Sinne der ICD-11 handelt.
- Namen von dissoziativen Identitäten: Im Umgang mit Namen empfiehlt sich ein vorsichtiges und zurückhaltendes Vorgehen. Nicht immer tragen Persönlichkeitszustände eigene Namen. Namen sollten nicht aktiv gesucht und zugeordnet werden. Namen werden in der Regel erst nach längerem Vertrauensaufbau mitgeteilt. Es können Eigennamen sein („Karl", „Lena", „Valentina"), aber auch Bezeichnungen („Blau", „Schwarz", „die Kritikerin", „die Suizidale"). Für die Diagnose ist unerheblich, ob die Persönlichkeitszustände eigene Namen haben und ob Betroffene diese Namen mitteilen.
- **Achtung:** Namen von Persönlichkeitszuständen bei pDIS und DIS nicht in offiziellen Berichten protokollieren. Menschen ohne Wissen zu dissoziativen Störungen, welche die Namen lesen und die Betroffenen darauf ansprechen und evtl. versuchen, einen Identitätswechsel herbeizuführen, können damit Schaden anrichten.
- Bei diesen Fragen kann noch nicht zwischen Ego-States und Persönlichkeitszuständen unterschieden werden. Wichtiges Zusatzkriterium: Können diese Persönlichkeitszustände auch die exekutive Kontrolle übernehmen? (Seite 156).
- In diesem Sinne sind diese Fragen hier wichtig zur Vorbereitung späterer Fragen, sie lassen eine Diagnose aber noch nicht zu.
- Das Vorhandensein anderer Persönlichkeitszustände wird von vielen Menschen mit pDIS und DIS oft unbewusst bzw. vorbewusst wahrgenommen, zuerst aber lange verdrängt. Viele Betroffene ignorieren andere dissoziative Identitäten und sprechen erst darüber, wenn sie sich ausreichend sicher fühlen (z. B. in einer Psychotherapie).
- Für die Diagnose einer pDIS oder DIS müssen Persönlichkeitszustände zwingend vorhanden sein. Speziell am Anfang einer Abklärung sind sich viele Betroffene aufgrund der Anosognosie dessen aber nicht bewusst.
- für noch detailliertere Fragen zu Persönlichkeitszuständen s. Kapitel zu spezialisierter Diagnostik bei pDIS und DIS (Seite 200)

Identitätsunsicherheit

Fragen:

- **Haben Sie sich jemals unsicher gefühlt, wer Sie eigentlich sind?** (SKID-D, TADS-I, MID)
- **Kommt es manchmal vor, dass Sie das Gefühl haben, dass in Ihrem Inneren ein Kampf stattfindet?** (SKID-D)
- Kommt es manchmal vor, dass in Ihrem Inneren ein Streit darum stattfindet, wer Sie eigentlich sind? (SKID-D)
- Kommt es manchmal vor, dass Sie sich unsicher sind bezüglich Ihrer Wünsche und Vorlieben? (TADS-I)
- Hinweis: Menschen mit verschiedenen Persönlichkeitszuständen zeigen typischerweise eine schwere Identitätsunsicherheit, wobei dieses Symptom unspezifisch ist und auch von Menschen mit stark ambivalenten Ego-States und ohne teil- oder volldissoziiertes Handeln beschrieben wird.
- **Kommt es manchmal vor, dass Sie das tun, was andere Menschen möchten, statt für sich selbst einzustehen?** (TADS-I)

Hinweis: Menschen mit schwerer Identitätsunsicherheit sind oft primär auf die Wünsche anderer Menschen fokussiert und haben Schwierigkeiten, sich für eigene Bedürfnisse einzusetzen („people pleasing"). Dies ist aber kein spezifisches Kriterium für eine strukturelle Dissoziation, sondern wird auch von vielen anderen Menschen beschrieben.

Teildissoziierte Erinnerungen

Fragen:

- **Haben Sie manchmal schlimme, sich aufdrängende Erinnerungen oder Erinnerungsfragmente? Wie real fühlen sich diese Erinnerungen an?** (Hier geht es um den Ich-Bezug der Erinnerungen: ich-syntone versus ich-dystone Erinnerungen) (MID)
- Wollen Sie manchmal nicht glauben, dass diese Erinnerungen real gewesen sein könnten? (MID)
- Kommt es manchmal vor, dass Persönlichkeitszustände Ihnen „Erinnerungen" erzählen oder zeigen, an die Sie sich nicht erinnern und die Ihnen fremd erscheinen und Ihnen Angst machen? (MID)

Hinweise:

- Die Fragen zu posttraumatischen Intrusionen werden bei der Abklärung von PTBS und kPTBS gestellt. Hier geht es um den Ich-Bezug solcher Erinnerungen im Sinne von teildissoziierten Erinnerungen.
- Menschen mit pDIS und DIS berichten im Verlauf einer Therapie früher oder später immer von teildissoziierten Erinnerungen (und unterscheiden zwischen „eigenen" und „fremden" Erinnerungen, wobei ich-dystone Erinnerungen eher als Bildfragmente und nicht als eigentliche vollständige Erinnerungen beschrieben werden).

Volldissoziierte Erinnerungen

Frage:

- Berichten Ihnen manchmal Menschen, dass Sie zu einem anderen Zeitpunkt von Erinnerungen berichtet hätten, von denen Sie nichts wissen? Worum ging es in diesen Erinnerungen? Was denken Sie darüber? (JG)
- Hinweise:
- Solche Berichte sind zu Beginn einer Therapie eher selten.
- Amnesien mit Alkohol, Drogen und Medikamenten (Noxen) ausschließen
- Diese Fragen klären 2 Symptome ab: Amnesien und Erinnerungen von anderen Persönlichkeitszuständen. Es geht um die Frage, ob Persönlichkeitszustände gegenüber anderen Menschen über solche Erinnerungen berichtet haben, der Alltagszustand, der im Gespräch dabei ist, sich daran aber nicht erinnern kann (weder daran, darüber berichtet zu haben, noch über die Erinnerungen selbst, die im volldissoziierten Zustand erzählt wurden).
  - Falls ja (und ohne Noxen): deutlicher Hinweis auf DIS

Dissoziiertes Interagieren

Unterschiedliche Persönlichkeitszustände können z. B. mit dem Körper in unterschiedlicher Weise umgehen, oder sie interagieren mit der Umwelt in divergierender Weise. Bei einigen Betroffenen tauschen sich unterschiedliche Persönlichkeitszustände mit verschiedenen Menschen aus, z. B. können einige Persönlichkeitszustände zu den eigenen Kindern schauen, während andere Persönlichkeitszustände nur mit Tätern interagieren.

Zur Abklärung gehört auch die Erfragung der Interaktionen zwischen den Persönlichkeitszuständen. Persönlichkeitszustände bei pDIS oder DIS sind nicht statisch, sondern befinden sich in einem konstanten Prozess der Interaktion untereinander und der Reaktion auf die Umwelt (Van der Hart, Nijenhuis, & Steele, 2006).

Beispiele

Ein Alltagszustand im Rahmen einer DIS vertraut der Therapeutin und möchte von Symptomen und Erinnerungen erzählen, während ein anderer Zustand der Therapeutin misstraut und den Alltagszustand daran hindern will, Persönliches preiszugeben (Abbildung 4-10). Das Misstrauen basiert auf der Angst, durch das Erzählen gegen Schweigegebote zu verstoßen und danach wieder Gewalt zu erleben, was die Therapeutin dann nicht glauben würde.

Um den Alltagszustand am Erzählen zu hindern, beginnt der misstrauende Persönlichkeitszustand ihn in Therapien jeweils mit unverarbeiteten traumatischen Intrusionen zu überfluten und innerlich zu beschimpfen. In der Folge leidet die Konzentrationsfähigkeit und die Therapien werden zunehmend zu einer emotionalen Belastung für den Alltagszustand. Therapeutisch wird die Therapeutin versuchen, den misstrauischen Persönlichkeitszustand in die Therapie einzubeziehen.

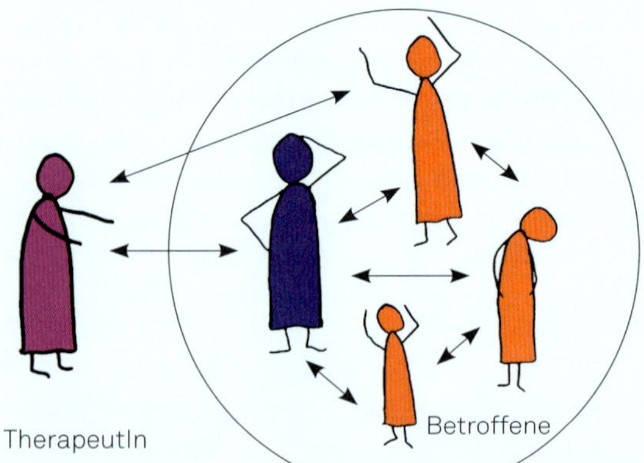

Abbildung 4-10: Beispiel für eine Interaktionen zwischen den Persönlichkeitszuständen und mit der Therapeutin.

Diagnostische Fragen

Dissoziiertes Interagieren zwischen Persönlichkeitszuständen/Anteilen

Hier handelt es sich um weiterführende Fragen bezüglich der Persönlichkeitszustände, spezifisch um die Interaktion zwischen den Persönlichkeitszuständen untereinander und mit der Umwelt.

Wenn Fragen mit „ja" beantwortet werden, sollten die Häufigkeit und daraus resultierende Einbußen sowie Beispiele erfragt werden.

Interaktion zwischen Alltagszustand und anderen Persönlichkeitszuständen

Fragen:

- **Wie gehen Sie mit den Persönlichkeitszuständen um? Sprechen Sie manchmal mit ihnen? Beschimpfen Sie sie? Ignorieren Sie sie? Wie reagieren die Persönlichkeitszustände wiederum darauf?** (MIS)
- **Wie gehen die Persönlichkeitszustände mit Ihnen um? Sprechen die Persönlichkeitszustände mit Ihnen (wenn ja: in welchem Ton)?** (MIS, MID)
- Können Sie manchmal mit den Persönlichkeitszuständen in einen Dialog treten oder mit ihnen kommunizieren? (MIS)
- Versuchen Sie manchmal, sich von den Persönlichkeitszuständen abzukapseln? Und versuchen Sie umgekehrt, sich ihnen manchmal zu öffnen? (MIS)

Hinweise:

- Bei DIS und pDIS ohne vorgängige Therapieerfahrung ist die Interaktion des Alltagszustands mit anderen Persönlichkeitszuständen in der Regel von starker (phobischer) Vermeidung geprägt.
- Wenn Betroffene von einem vor allem freundlichen Austausch berichten: eher Ego-States oder imitierte DIS (s. Kap. 4.8.6, imitierte DIS).
- Möglich ist auch, dass eine Anosognosie die Wahrnehmung von Persönlichkeitszuständen verunmöglicht oder erschwert.

Konflikte zwischen Persönlichkeitszuständen

Fragen:

- **Hören Sie manchmal einen Persönlichkeitszustand (oder mehrere Persönlichkeitszustände), der Sie als Lügnerin beschimpft? Der behauptet, dass Ihre Wahrnehmung nicht stimme?**
- **Werden Sie manchmal innerlich beschimpft? Wie werden Sie bezeichnet, mit welchen Wörtern?** (MIS, MID, SIDDS)
- Interveniert manchmal ein Persönlichkeitszustand in Ihnen, wenn Sie etwas denken, das Sie nicht denken sollten? (MID)
- Hören Sie manchmal Beschimpfungen und Gewalt zwischen Persönlichkeitszuständen? Worum geht es bei diesen Konflikten in der Regel? (MID)

Hinweise:

- Bei DIS und bei schwerer pDIS gibt es fast immer Persönlichkeitszustände, welche die dissoziativen und posttraumatischen Symptome bagatellisieren oder anzweifeln. Oft nehmen Betroffene eine Stimme wahr, welche die Auskünfte der Betroffenen in einem diagnostischen Interview hinterfragt und anzweifelt (Zweifel an der Wahrnehmung: „das nimmst Du falsch wahr, das stimmt nicht") oder sie als Menschen anzweifelt (Zweifel am Selbst: „dich gibt es gar nicht" oder „ein Nichtsnutz wie Du kann dazu gar nichts sagen").
- Beim Fehlen zweifelnder oder abwertender Persönlichkeitszustände: eher imitierte DIS oder Ego-States
- Viele Betroffene berichten von vulgären Bezeichnungen, mit denen sie innerlich bezeichnet werden (z.B. „Nutte", „Schlampe", „Fotze", „Stück Scheiße"). Der Alltagszustand spricht in der Regel mit Scham darüber. Andere Persönlichkeitszustände können den Alltagszustand jedoch ohne Scham mit Schimpfwörtern titulieren (z.B. „die Fotze war überfordert, deshalb bin ich jetzt hier").
- Die innere Kommunikation von Persönlichkeitszuständen ist häufig subjektfrei, d.h. ohne Du und ohne Namen (z.B. „geh raus", statt „könntest Du bitte rausgehen").
- Auch hier ist aber noch keine Diagnose möglich: Auch sehr starke Ego-States, die aber nicht die exekutive Kontrolle übernehmen, können in dieser Weise kommunizieren.

Interaktionen der Persönlichkeitszustände mit der Umwelt

Frage:

- **Geben die Persönlichkeitszustände Kommentare zu den Menschen ab, mit denen Sie zu tun haben? Gibt es Menschen, auf welche die Persönlichkeitszustände besonders stark reagieren?**

Hinweise:

- Die Kommentare von Persönlichkeitszuständen können beschreibend und neutral sein („die Frau liest ein Buch und trinkt Tee dazu")
- Möglich sind auch Abwertungen („dieses Arsch ist gegen Dich") und Aufwertungen („diese liebe Frau wird uns helfen").
- Auch hier ist aber noch keine Diagnose möglich: Auch sehr starke Ego-States, die aber nicht die exekutive Kontrolle übernehmen, können in dieser Weise kommunizieren.

Interaktion der Persönlichkeitszustände mit Therapeuten

Fragen:

- **Wie reagieren die Persönlichkeitszustände auf diese Fragen? Gibt es Fragen, die Sie nicht oder ungenau beantwortet haben wegen Persönlichkeitszuständen, die Sie dazu aufgefordert haben?** (TADS-I, MID)
- Kommt es manchmal vor, dass Stimmen über mich, über Therapeuten oder andere Menschen Kommentare abgeben? (TADS-I)
- Was denken die Persönlichkeitszustände über die Therapie? Was denken sie über frühere Therapien? (JG)

Hinweise:

- Auch Persönlichkeitszustände können Übertragungsreaktionen auf einen Gutachter oder einen Therapeuten machen („er wird uns endlich retten", „er wird uns missbrauchen").
- Persönlichkeitszustände können bisweilen sehr abwertend über Diagnostiker und Therapeuten sprechen. Betroffenen ist dies oft ausgesprochen peinlich, zugleich kann es die therapeutische Bindung stärken, wenn Betroffene solche inneren Abwertungen mitteilen und danach erleben dürfen, dass sie deswegen nicht abgelehnt werden. Eine Auswahl von Aussagen von kritischen Persönlichkeitszuständen gegenüber ihrem Therapeuten (von den Betroffenen jeweils mit riesiger Scham mitgeteilt): „er ist ein pädosexuelles Arschloch", „er will Dich nur in seinen Clan rüberholen, er wird Dich verkaufen", „Vergewaltiger".
- Auch hier ist aber noch keine Diagnose möglich: Auch sehr starke Ego-States, die aber nicht die exekutive Kontrolle übernehmen, können in dieser Weise kommunizieren.

4.8.2 Dissoziierte Handlungen

Abklärung von teil- und volldissoziiertem Handeln

Damit eine partielle oder eine vollständige dissoziative Identitätsstörung diagnostiziert werden kann, müssen die Persönlichkeitszustände in der Lage sein, wiederholt die exekutive Kontrolle über das Bewusstsein und das Handeln zu übernehmen, d.h., sie müssen in der Lage sein, das eigene Verhalten zu steuern. Sie setzen dabei eigene Ziele, definieren Prioritäten und setzen diese Ziele motorisch um. Handlungen von Persönlichkeitszuständen treten im Rahmen von teil- und volldissoziiertem Handeln auf.

Persönlichkeitszustände können unterschiedlich differenzierte exekutive Handlungsmuster aufweisen, z. B.:

- Persönlichkeitszustände mit einfach strukturierten und wenig differenzierten Zielen: „Ich muss jedes Mal erbrechen, wenn ich an die Traumatisierungen erinnert werde, um die traumatischen Erinnerungen damit wegzudrücken."
- Persönlichkeitszustände mit der Fähigkeit zur strategischen Handlungsplanung zum Erreichen der eigenen Ziele und der Möglichkeit zum Setzen von Prioritäten, dem zielgerichteten Beginnen, Koordinieren und Sequenzieren von Handlungen, deren motorischer Umsetzung und dem Beobachten der Ergebnisse sowie den Möglichkeiten zur Selbstkorrektur: „Wenn ich an die traumatischen Erlebnisse erinnert werde, dann esse ich in kurzer Zeit sehr viel und erbreche danach zur Entlastung. Damit dies möglich ist, muss ich ein Versteck mit Esswaren anlegen, die leicht zu einem Völlegefühl führen."

Wichtig ist der Ausschluss pharmakologischer Ursachen für teil- und volldissoziiertes Handeln. So kann beispielsweise das Schlafmittel Zolpidem zu Handlungen mit Amnesien führen (Morgenthaler & Silber, 2002; Tsai, Tsai, & Huang, 2007), wobei auch denkbar ist, dass Wirkstoffe bei bestehender struktureller Dissoziation bloß die Schwelle für volldissoziiertes Handeln senken.

Diagnostische Fragen

Teil- und volldissoziierte Impulse und Handlungen

Wenn Fragen mit „ja" beantwortet werden, sollten die Häufigkeit und daraus resultierende Einbußen sowie Beispiele erfragt werden.

Teildissoziierte Impulse (Impulse von anderen Persönlichkeitszuständen)

Fragen:

- **Haben Sie manchmal starke Impulse, etwas zu tun, aber die Impulse fühlen sich fremd, wie nicht zu Ihnen gehörig, an?** (MID)
- **Hören Sie manchmal Stimmen/Persönlichkeitszustände, die Ihnen sagen, was Sie zu tun haben? Falls ja: Wie reagieren die Stimmen, wenn Sie diese Aufforderungen nicht umsetzen?** (TADS-I, MID)
- Haben Sie diese Impulse immer unter Kontrolle? Falls nein: Wann verlieren Sie die Kontrolle über diese Impulse? Wie versuchen Sie jeweils, die Kontrolle wieder zurückzugewinnen?
- Hören Sie manchmal Stimmen, die Sie zu Selbstverletzungen auffordern? Die Sie zum Suizid auffordern? (TADS-I, MID)

- Verbieten Ihnen die Persönlichkeitszustände manchmal, gewisse Dinge zu tun oder zu sagen? Unterbrechen Persönlichkeitszustände manchmal Handlungen, die Sie mögen? (MIS)
- Verbieten Ihnen die Persönlichkeitszustände manchmal, sich etwas Gutes zu tun oder etwas Schönes oder Hilfreiches zu kaufen? (JG)
- Sind Sie in der Lage, sich den Befehlen der Persönlichkeitszustände zu widersetzen? Gibt es gewisse Befehle, denen Sie sich widersetzen können, und Befehle, bei denen Ihnen dies nicht gelingt? Gibt es manchmal Handlungen, die Sie ausführen (z.B. Selbstverletzung), um einen Befehl von einem Anteil zu verhindern (z.B. Suizid)? Was passiert, wenn Sie sich dem Befehl eines Anteils widersetzen? (MIS)

Hinweise:
- Teildissoziierte Impulse sind noch kein Kriterium für eine pDIS oder DIS. Auch Ego-States können ich-dystone Impulse auslösen.
- Für die Diagnose einer pDIS müssen teildissoziierte Handlungen nachgewiesen werden können.

Teildissoziiertes Handeln
Fragen:
- **Kommt es manchmal vor, dass Sie das Gefühl haben, Sie würden neben sich stehen und sich selbst zuschauen? Bei welchen Handlungen tritt dies besonders auf?** (TADS-I, DES, MID)
- **Kommt es manchmal vor, dass Sie sich beim Sprechen zuhören, und dass Sie dann Sachen sagen und Wörter verwenden, die Sie so nicht aussprechen möchten? Wie wenn Sie die Kontrolle nicht hätten, welche Worte aus Ihrem Mund kommen?** (SKID-D, MID)
- **Kommt es manchmal vor, dass Sie neben sich stehen und hören, wie Sie intime und private Dinge über sich erzählen, die Sie eigentlich gar nicht mitteilen möchten?** (JG)
- **Kommt es manchmal vor, dass wenn etwas Schlimmes oder Unangenehmes passiert, Sie sich dann plötzlich von außen zuschauen und zuhören, und Sie daraufhin Dinge tun und sagen, die Sie lieber nicht möchten?** [s. Algorithmus unten] (SKID-D, DES, MID)
- **Kommt es manchmal vor, dass Sie sich beobachten, wenn Sie schlimme Dinge mit sich selbst machen, ohne dass Sie die Handlung unterbrechen oder beenden können (z.B. Selbstverletzungen)?** [s. Algorithmus unten] (SKID-D, TADS-I)
- **Versuchen Sie selbst, die Persönlichkeitszustände auch zu beeinflussen? Gibt es Handlungen, die Sie tun können, um die Persönlichkeitszustände zu beeinflussen oder um sie wegzudrücken (in der Regel dysfunktionale Handlungen)?** (MID)
- Kommt es manchmal vor, als ob Sie am täglichen Leben teilnehmen, Ihr eigentliches wahres Selbst aber weit weg ist von dem, was passiert? (SKID-D, MID)
- Kommt es manchmal vor, als ob Sie 2 verschiedene Personen sind, die eine am Leben teilnehmend, die andere ruhig beobachtend? (SKID-D, MID)
- Haben Sie manchmal den Eindruck, wie mechanisch zu handeln, wie ein Roboter, automatisiert (MID)?
- Kommt es manchmal vor, dass Sie den Eindruck haben, nur „halb" oder „nicht richtig" da zu sein, während Sie gewisse Handlungen vollziehen? (MID)
- Kommt es manchmal vor, dass Sie „neben sich stehen" würden und dann banale Informationen nicht mehr wissen (z.B. Ihren Namen, Ihr Geburtsdatum, Ihre Adresse) oder sich nicht mehr orientieren konnten an einem Ort, den Sie eigentlich normalerweise gut kennen? (SKID-D, DES, MID)
- Haben Sie manchmal den Eindruck, dass ein Anteil in gewissen Situationen immer wieder übernimmt? Wie ist das für Sie? (MID)

Hinweise:
- Teildissoziiertes Handeln ist pathognomonisch für pDIS oder DIS (außer unter dem Einfluss von Alkohol, Drogen und Medikamenten).
- Menschen mit DIS können sowohl teil- wie auch volldissoziiertes Handeln erleben.
- Das Berichten darüber ist in der Regel mit Scham verbunden. Ohne Scham: Hinweis auf imitierte DIS (Seite 194).

Innere Wechsel
Fragen:
- **Kommt es manchmal vor, dass Sie in einem Moment eine Fähigkeit haben (z.B. ein Instrument spielen, eine Sprache sprechen) und dass diese Fähigkeit später weg ist?** (SKID-D, TADS-I, MID)
- Kommt es manchmal vor, dass Sie in einem Moment Wissen haben (z.B. über Sie selbst, über Teile Ihrer Vergangenheit, über Ihren Beruf, Expertise in einem gewissen Bereich) und dass dieses Wissen später weg ist? (SKID-D, TADS-I, MID)

Hinweis: Bei inneren Wechseln bleibt der Alltagszustand vorne, es kommt aber zu einem inneren Wechsel, d.h. ein Persönlichkeitszustand mit gewissen Kompetenzen wird wegdissoziiert, wodurch sein Wissen oder seine Fähigkeiten wegfallen.

Volldissoziiertes Handeln
Fragen:
- **Haben Sie manchmal den Eindruck, dass „etwas in Ihnen" (oder Persönlichkeitszustände) die**

Kontrolle über die Handlung übernehmen würden? Falls ja: Was geschieht dann? (TADS-I, SIDDS, MID)
- **Kommt es manchmal vor, dass Sie zu sich kommen und bemerken, dass Sie schlimme oder unangenehme Dinge mit sich selbst gemacht haben, ohne dass Sie sich danach daran erinnern (z. B. Selbstverletzungen, Suchtmittel eingenommen, Erbrechen, gefährlicher Sex u. a.)?** (TADS-I, SIDDS, MID)
- **Ist es schon vorgekommen, dass Sie einen Suizidversuch gemacht haben, an den Sie sich später nicht erinnern konnten?** (JG)
- **Finden Sie manchmal zu Hause Dinge, bei denen Sie sich nicht erinnern, sie gekauft zu haben (z. B. Schuhe, Kleider, Spielzeug, Alkohol)? Falls ja: Welche Größe? Welcher Stil? Wie denken Sie über diesen Stil?** (SKID-D, SIDDS, DES, MID)
- **Kommt es manchmal vor, dass wenn etwas Schlimmes oder Unangenehmes passiert, Sie plötzlich „weg" sind und später an einem anderen Ort wieder zu sich kommen?** (MID)
- Kommt es manchmal vor, dass Ihnen Menschen erzählen, dass Sie Dinge gesagt hätten, an die Sie sich aber nicht erinnern können und die Ihnen fremd sind? Ist Ihnen deswegen schon vorgeworfen worden, dass Sie lügen? (TADS-I, SIDDS, DES, MID)
- Kommt es manchmal vor, dass Sie Dinge getan haben, an die Sie sich nicht erinnern können? Wird dies Ihnen erzählt? (SKID-D, TADS-I, SIDDS, MID)
- Wird Ihnen manchmal gesagt, dass Sie Dinge getan haben, die Ihnen sehr unangenehm sind (z. B. Fluchen, Beschimpfen, sich wie ein Kind verhalten, sich sehr sexualisiert verhalten)? (SKID-D, MID)
- Finden Sie manchmal Dinge im Einkaufswagen im Supermarkt oder später in der Einkaufstasche, die Sie gar nicht wollen?
- Falls ja: Um welche Gegenstände handelt es sich? (MID)
- Finden Sie manchmal Dinge in Ihrem Besitz, ohne dass Sie wissen, woher diese gekommen sind (z. B. Schmuck, Mobiltelefone, Geld) (TADS-I, SIDDS, DES, MID)
- Fehlen zu Hause manchmal plötzlich Dinge? Oder dass Ihnen Dinge aus Ihrem persönlichen Besitz fehlen? Dass Ihnen Geld fehlt? (SIDDS, MID)
- Kommt es manchmal vor, dass manchmal Arbeiten erledigt sind, die Sie ausgeführt haben müssen, an die Sie sich aber nicht erinnern (Wohnung geputzt, Gegenstände weggeworfen, Wände gestrichen, Briefe oder E-Mails geschrieben, SMS verschickt u. a.)? (MID)
- Finden Sie manchmal Bustickets, Visitenkarten, Einkaufsbelege u. a. in Ihrem Besitz, ohne dass Sie sich daran erinnern können? (JG)
- Werden Sie manchmal von Menschen mit Ihrem Namen angesprochen (oder immer wieder mit dem gleichen fremden Namen), die Sie nicht kennen? Und die Sie zu kennen scheinen, ohne dass Sie sich an sie erinnern können? (SKID-D, SIDDS, DES, MID)
- Kommt es manchmal vor, dass sich ihr Äußeres stark verändert, ohne dass Sie sich daran erinnern können (z. B. neue Frisur, andere Haarfarbe, Schminke)? (MID)
- Finden Sie manchmal Notizen, die Sie selbst geschrieben haben müssen, an die Sie sich aber nicht erinnern? Wie ist die Handschrift? Ändert sich manchmal Ihre Handschrift? (SKID-D, SIDDS)
- Erhalten Sie manchmal Antworten auf E-Mails oder SMS, bei denen Sie sich gar nicht erinnern können, sie geschrieben zu haben? (JG)

Hinweise:
- Volldissoziierte Handlungen sind pathognomonisch für DIS. Kernelement sind immer die Amnesien. Weil aber viele Betroffenen die Amnesien selbst aufgrund der Anosognosie nicht wahrnehmen, muss das volldissoziierte Handeln auch über indirekte Zeichen erfragt werden.
- Typischerweise reagieren Betroffene mit Stresszeichen, wenn sie erstmals detailliert dazu erfragt werden.
- Bei ausgeprägter Anosognosie erkennen die Betroffenen nicht einmal das volldissoziierte Handeln, die Diagnose muss dann über Fremdanamnese gestellt werden (oder über Beobachtungen in einer Therapie, während eines stationären Aufenthalts oder in einem Wohnheim).
- Abklären, ob das volldissoziierte Handeln nur in Ausnahmesituationen oder bei Stress vorkommt, oder ob es auch Alltagshandlungen beinhaltet (Hausarbeit, Autofahren, Körperpflege u. a.).

Dissoziative Fugue

Fragen:
- **Kommt es manchmal vor, dass Sie irgendwo „zu sich kommen" und nicht mehr wissen, wie Sie dahingekommen sind? Wo genau (z. B. auf einer Reise, an einem Bahnhof, im Auto, im Supermarkt, in einem Bordell, in einem Nachtklub, in einem Keller, in einem Schrank, unter einem Bett)?** (SKID-D, TADS-I, DES, MID)
- **Kommt es manchmal vor, dass Sie zu Hause mitten in Aktivitäten „erwachen" und nicht mehr wissen, wie es dazu gekommen ist (z. B. Putzen, Kochen, Staubsaugen, Kinder betreuen)?** (MID)

- **Kommt es manchmal vor, dass Sie mitten in einer Konversation „erwachen" und keine Ahnung haben, worüber soeben gesprochen wurde?** (MID)
- Kommt es manchmal vor, dass Sie in Ihrem Bett liegen und nicht mehr wissen, wie Sie dahin gekommen sind? (MID)
- Kommt es manchmal vor, dass Sie mitten in sexuellen Handlungen „erwachen" und nicht mehr wissen, wie es dazu gekommen ist?

Hinweise:
- Die dissoziative Fugue war in der ICD-10 ein eigenes Krankheitsbild. In der ICD-11 wird sie der DIS zugeordnet und nicht speziell codiert.
- Therapeutisch ist nicht nur wichtig, ob es dissoziative Fugues gibt, sondern auch, welcher Anteil wozu die Kontrolle übernimmt.

Vorgeschichte

Fragen
- Wie alt waren Sie, als (o.g. Symptome von teil- oder volldissoziiertem Handeln) erstmals aufgetreten sind? (SKID-D, TADS-I)

Hinweis: Die Fragen zum ersten Auftreten von teil- und volldissoziiertem Handeln sind zwar wichtig, können aber Stress auslösen. Die Frage ist dabei oft weniger, wann sie das erste Mal aufgetreten sind, sondern wann Betroffene die Symptome erstmals erkannt haben.

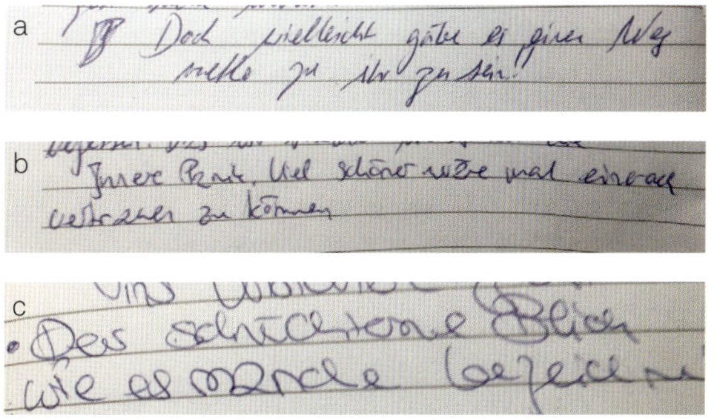

Abbildung 4-11: Unterschiedliche Handschriften bei einer Frau mit DIS mit Kommentaren einer Graphologin. **a** Eine rasch und dynamisch geschriebene Schrift mit Aufstrichbetonung und damit starkem intentionalen Impuls, durchwegs nach rechts und vorwärts orientiert, mit konzentrierten Verbindungen. **b** Diese Schrift läuft sozusagen mit angezogener Handbremse. Der Impetus ist noch immer da, aber sehr stark zurückgehalten, immer wieder gezügelt, unter nicht zu übersehender Anstrengung – zunehmend ist die Steuerung überfordert und zerfällt. Der Duktus ist verkrampfter, die Schrift wird etwas steiler; Zeilenführung und Randbehandlung bleiben sich gleich, das allgemeine Regelmaß wird zunehmend schwächer. Auch sind eigentliche Schreibfehler auszumachen. **c** Diese Schrift ist voll, zügig, mit auf den ersten Blick elastischem Strich geschrieben. Zeilenführung und Ränder sind sich wiederum gleichgeblieben, und auch Störungszeichen sind auszumachen. Die Schrift ist nicht ganz so spontan und offen, wie sie zunächst wirkt: Sie ist ziemlich eng, arkadig den wahren Kern verbergend, sich in der Linkslage zurücklehnend und zurückziehend eventuell bis zur Abweisung.

Beispiele

Bei Menschen mit dissoziativer Identitätsstörung können verschiedene Persönlichkeitszustände unterschiedliche Handschriften aufweisen (Abbildung 4-11), in Abhängigkeit von ihrem Alter, ihren Affekten, ihren Funktionen und anderen Aspekten.

Kommentar der Graphologin, welche die 3 Handschriften analysierte: Ein Beobachter, der um die Hintergründe nicht weiß, käme wohl kaum auf den Gedanken, die 3 Schriften ein und derselben Person zuzuordnen. Ein Schriftgutachter hingegen, der den Auftrag bekommt, sie zu vergleichen, findet mehr Gemeinsamkeiten als Unterschiede.

Es können aber auch andere Alltagshandlungen erfragt werden wie Hausarbeit, Einkaufen (Nahrungsmittel, Kleider), Kochen, Arbeiten, Kinderbetreuung, Partnerschaft, Sexualität, Ausgang u.v.m.

Manchmal ist es hilfreich, auf naheliegende Alltagsaspekte in der Untersuchungssituation einzugehen, z.B. weiß die Betroffene noch, wie sie die Kleider, die sie trägt, ausgesucht und angezogen hat? Wie ist sie dabei vorgegangen? Kommt es vor, dass sie manchmal Kleider anzieht, die sie eigentlich gar nicht möchte? Oder dass sie bemerkt, dass sie Kleider trägt, die nicht ihrem Stil entsprechen und bei denen sie sich nicht erinnert, sie angezogen zu haben?

Algorithmus zur Abklärung von Wechseln im Alltag

Aufgrund der o.g. Fragen kann das Auftreten teil- und volldissoziierten Handelns ausgearbeitet werden. Für die differenzialdiagnostischen Überlegungen ist es hilfreich, in Algorithmen zu denken und diagnostisch vorzugehen.

Am Beispiel des Schreibens von SMS/E-Mails ist in Abbildung 4-12 dargestellt, wie abgeklärt werden kann.

Algorithmus zur Abklärung von dysfunktionalen Strategien zur Affekt- und Impulsregulation

Generelle Übersicht über Abklärungsfragen zu dysfunktionalen Strategien

Mittels des Algorithmus in Abbildung 4-13 zur Abklärung von dysfunktionalen Strategien zur Affekt- und Impulsregulation kann eine partielle dissoziative Identitätsstörung oder eine dissoziative Identitätsstörung

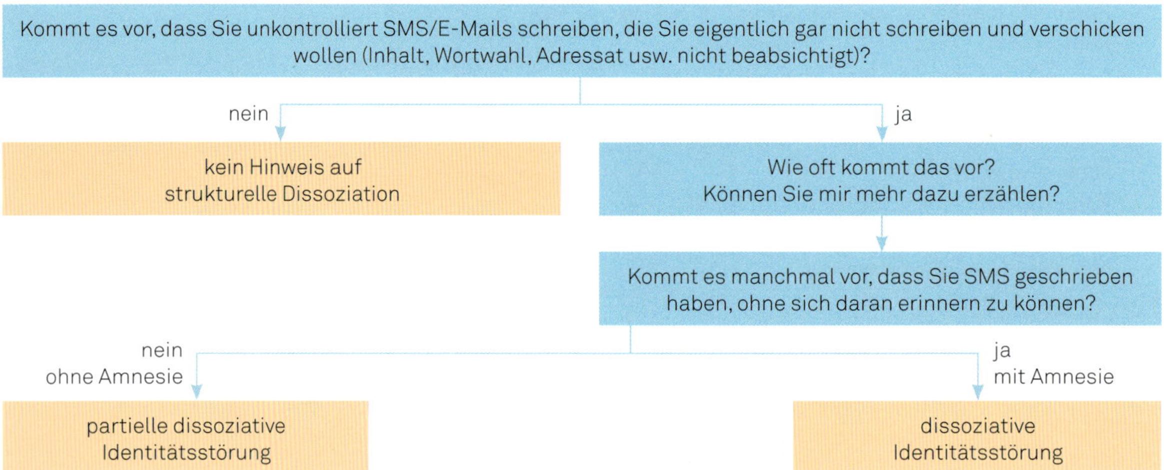

weitere Abklärung:
- sich wenn möglich E-Mails/SMS zeigen lassen (was aber in der Regel viel Scham auslöst); besonders heikel: E-Mails/SMS an aktuelle oder frühere Täter
- Wie war die Wortwahl? Worum ging es in den E-Mails/SMS? An wen gingen sie?
- Wie geht der „Alltagszustand" mit E-Mails/SMS um? Liest er nach oder schaut er weg? Kontrolliert er nach?

beobachten und protokollieren:
- Wie reagiert der Patient auf die Fragen? Mit körperlichen und psychischen Schamzeichen, mit Angst, emotionslos?
- Erzählt der Patient mit Widerstand, unsicher oder frei, erleichtert?
- Wirken die Beispiele realistisch oder eher plakativ/lehrbuchmäßig (s. Kapitel Verdacht auf Imitation von DIS)?

Abbildung 4-12: Abklärung von Wechseln im Alltag.

diagnostiziert werden. Im Kapitel für Spezialisten ist eine Übersicht über häufige dysfunktionale Strategien dargestellt (Seite 207 f.).

Dieser Algorithmus kann wiederholt werden z. B. mit:

- Erbrechen: „Kommt es manchmal vor, dass Sie sich nach dem Essen übergeben?". Bei DIS: „Kommt es manchmal vor, dass Sie nach dem Erbrechen zu sich kommen und Erbrochenes sehen mit Nahrungsmitteln, bei denen Sie sich nicht erinnern können, sie gegessen zu haben?"
- Selbstverletzungen: „Kommt es manchmal vor (oder ist es in der Vergangenheit vorgekommen), dass Sie sich verletzt oder sich Schmerzen zugefügt haben (z. B. sich verbrannt, sich geschnitten, Kopf gegen Wand geschlagen haben)?"
- Suizidale Handlungen: „Kommt es manchmal vor (oder ist es in der Vergangenheit vorgekommen), dass Sie versucht haben, sich das Leben zu nehmen?"
- Hochrisikoverhalten: „Kommt es manchmal vor (oder ist es in der Vergangenheit vorgekommen), dass Sie gefährliche Dinge gemacht haben (z. B. schnelles Autofahren, ungeschützter Geschlechtsverkehr, in Streit geraten)?"
- Gewalt: „Kommt es manchmal vor, dass Sie Gewalt anwenden?"
  - Falls ja: Gegen wen, welche Formen von Gewalt, etc.?
- Weitere: Massives Geldausgeben, rücksichtsloses Autofahren (TADS-I)

Exploration der Vorgeschichte einer dysfunktionalen Handlung zu diagnostischen Zwecken, am Beispiel von Essanfällen

Bei vielen dysfunktionalen Strategien kann das Erfragen der Vorgeschichte hilfreich sein. Auf Essanfälle bezogen ist dies in Abbildung 4-14 dargestellt.

Algorithmus gemäß Frage aus dem SKID-D

Der in Abbildung 4-15 dargestellte Algorithmus basiert auf einer Hauptfrage sowie Unterfragen aus dem SKID-D (Gast et al., 2000; Steinberg, 1994; Steinberg et al., 1993).

Detaillierte diagnostische Abklärung von Kontrollverlust

Diagnostisch hilfreich kann die detaillierte Aufarbeitung der funktionalen Zusammenhänge eines Problemverhaltens mit den vorausgehenden und nachfolgenden Bedingungen im Rahmen einer Verhaltensanalyse mit spezifischem Fokus auf teil- und volldissoziiertes Handeln sein. Stark vereinfacht kann dies wie folgt verstanden und aufgearbeitet werden:

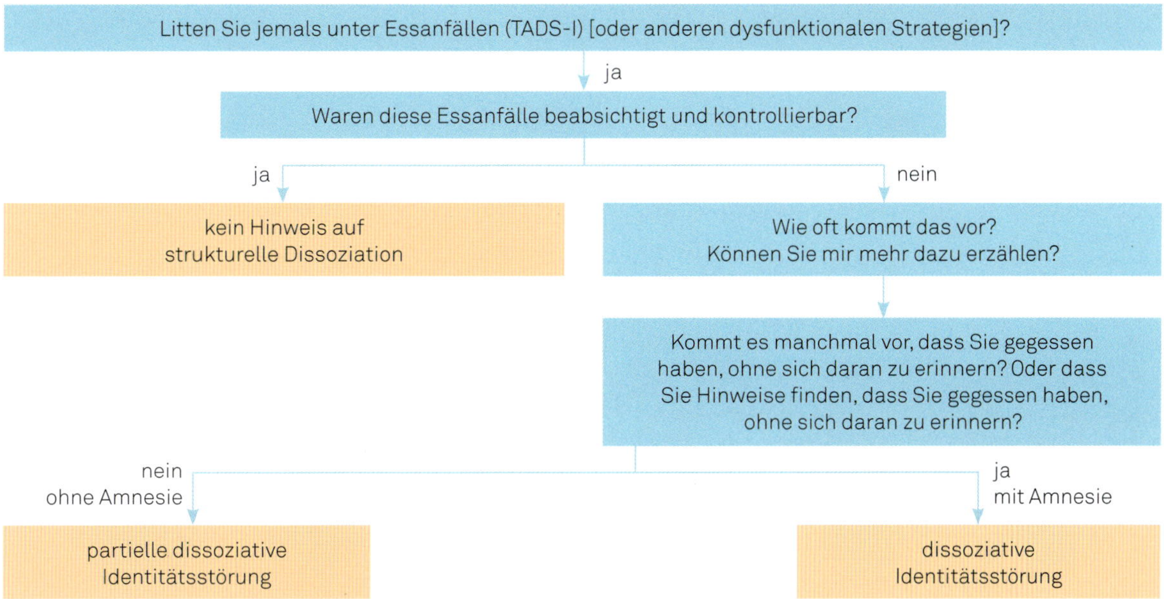

nachfragen:
- Mit oder ohne Einnahme von Suchtmitteln oder Medikamenten? Nicht durch körperliche Erkrankung erklärbar?
- Welche Einbußen durch die Symptome: persönlich, Familie, Soziales, Ausbildung, Arbeit oder andere?

beobachten und protokollieren:
- Wie reagiert der Patient auf die Fragen? Mit körperlichen und psychischen Schamzeichen, mit Angst, emotionslos?
- Erzählt der Patient mit Widerstand, unsicher oder frei, erleichtert?
- Wirken die Beispiele realistisch oder eher plakativ/lehrbuchmäßig (s. Kapitel Verdacht auf Imitation von DIS)?

Abbildung 4-13: Abklärung von dysfunktionalen Strategien zur Affekt- und Impulsregulation.

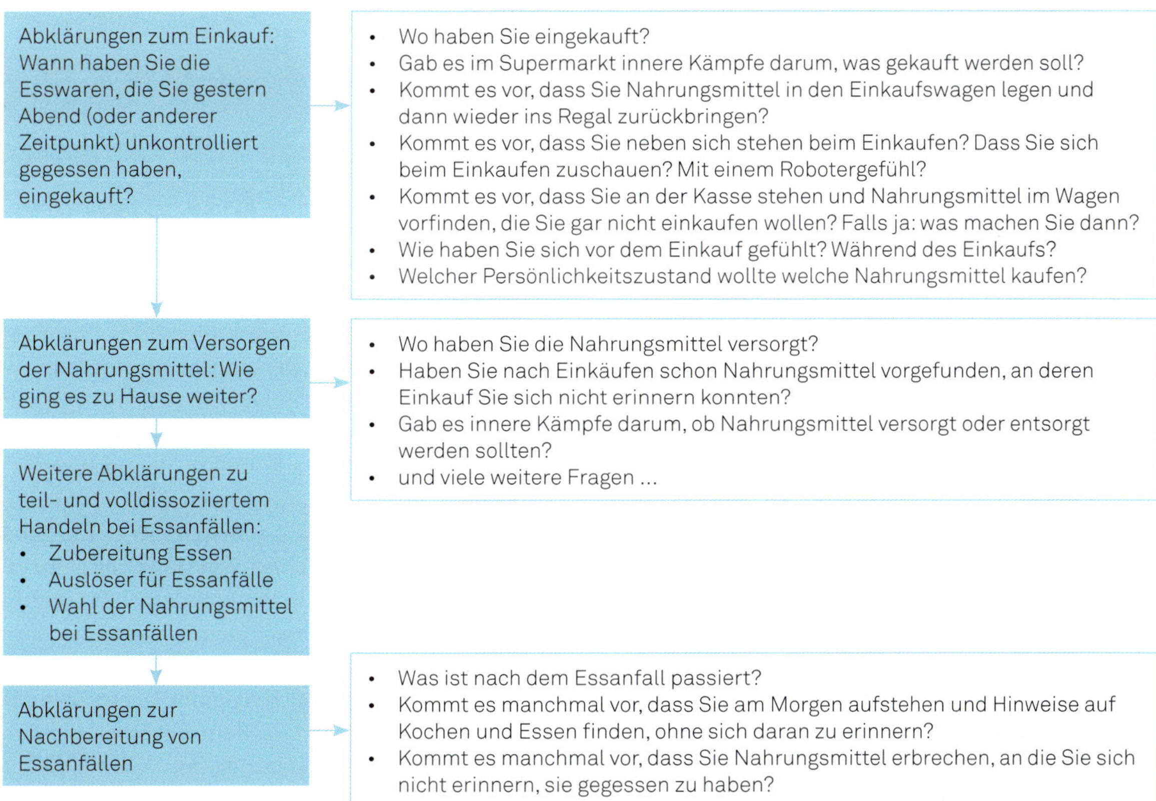

Abbildung 4-14: Abklärung der Vorgeschichte einer dysfunktionalen Handlung.

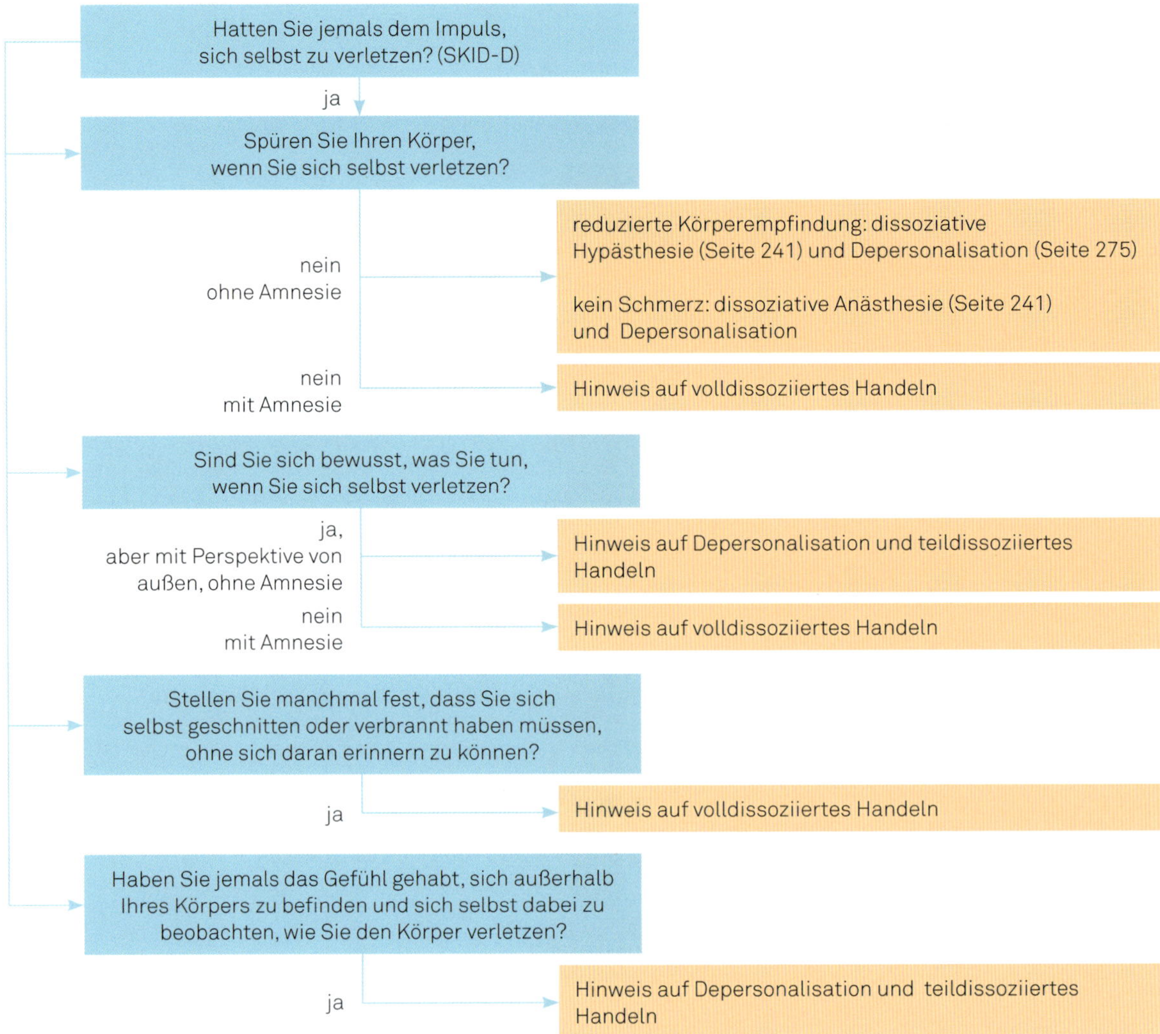

Abbildung 4-15: Abklärung von dysfunktionalen Strategien zur Affekt- und Impulsregulation basierend auf Fragen aus dem SKID-D.

1. **Stimulus:** Ein problemrelevantes Ereignis aktiviert einen Persönlichkeitszustand (Abbildung 4-16a). Dabei kann der Persönlichkeitszustand betroffen sein, der in diesem Moment die exekutive Kontrolle hat (der „vorne" ist, in diesem Beispiel blau), oder es kann ein anderer Persönlichkeitszustand mit teilweisem Co-Bewusstsein betroffen sein (Persönlichkeitszustand, der „hinten" ist, orange). Beispielsweise kann ein „hinterer Persönlichkeitszustand" (orange) durch eine Entscheidung des „vorderen Persönlichkeitszustands" (blau) aktiviert werden, weil der „hintere Persönlichkeitszustand" damit nicht einverstanden ist (z. B. Teilnahme an einem Familienfest).
2. **Reaktion:** Der „hintere Persönlichkeitszustand" (orange) wird darauf kognitiv, emotional, körperlich und impulsiv aktiviert und versucht, den „vorderen Persönlichkeitszustand" (blau) zu einer affekt- und impulsregulatorischen Handlung zu beeinflussen (z. B. Vorstellung von Teilnahme an Familienfest löst posttraumatische Intrusionen aus; der orange Persönlichkeitszustand versucht den blauen Persönlichkeitszustand von einer Teilnahme abzuhalten) (Abbildung 4-16b). Die Zunahme der inneren Konflikte, der posttraumatischen Vermeidung des blauen Persönlichkeitszustands und der posttraumatischen Intrusionen des orangen Persönlichkeitszustands führen zu einer eskalativen Spannungszunahme. Daraufhin findet ein schrittweiser Identitätswechsel vom blauen zum orangen Persönlichkeitszustand statt (Abbildung 4-16c) mit steigender Depersonalisation und zunehmendem Kontrollverlust für den blauen Persönlichkeitszustand (allmählicher Wechsel vom blauen zum orangen Persönlichkeitszustand).

3a. **Teildissoziiertes Handeln im Rahmen einer partiellen dissoziativen Identitätsstörung:** Der orange Persönlichkeitszustand übernimmt die exekutive Kontrolle über das Handeln (Abbildung 4-16d) und führt eine dysfunktionale affekt- und impulsregulierende Handlung aus, z. B. eine Selbstverletzung. Der Alltagszustand (blau) erlebt eine schwere Depersonalisation mit teildissoziiertem Handeln und ohne Amnesie. Den Schmerz des Schnitts erlebt der blaue Persönlichkeitszustand in diesem Moment nicht (dissoziative Analgesie) oder reduziert (dissoziative Hypalgesie).

3b. **Volldissoziiertes Handeln im Rahmen einer dissoziativen Identitätsstörung:** Der orange Persönlichkeitszustand übernimmt die motorische Kontrolle (Abbildung 4-16e) und führt eine dysfunktionale affekt- und impulsregulierende Handlung aus, z. B. Selbstverletzung. Der Alltagszustand hat für diese Handlung eine vollständige Amnesie.

4. **Wechsel:** Während oder nach der Selbstverletzung kommt es zu einem Identitätswechsel zurück von orange zu blau (Abbildung 4-16f). Der blaue Persönlichkeitszustand verfügt wieder über die motorische Kontrolle und muss die Konsequenzen der vorherigen Handlungen tragen und kommunizieren. Er muss die Wunde versorgen und dem Umfeld erklären, wie es zur Selbstverletzung gekommen ist. Dies kann er transparent tun mit Beschreiben des teildissoziierten („Ich habe die Kontrolle verloren und mir von außen bei der Selbstverletzung zugeschaut.") oder volldissoziierten Handelns („Ich weiß nicht, was passiert ist."). Bei einem Mangel an Bewusstsein wird er eher ungenaue Erklärungen geben („Ich habe mich geschnitten, ich hatte Stress und wollte mich beruhigen. Weshalb ich Stress hatte, weiß ich nicht.").

Merke

Bei einer dissoziativen Identitätsstörung können sowohl teil- wie auch volldissoziierte Handlungen vorkommen, d.h., es sind sowohl Situation 3a und 3b möglich.

Typischerweise empfindet der blaue Persönlichkeitszustand nach einer solchen Handlung schwere Scham, einerseits für die Selbstverletzung und andererseits für das teil- oder volldissoziierte Handeln per se. Posttraumatische Intrusionen können nach einer Selbstverletzung vorübergehend abnehmen (wodurch der orange Persönlichkeitszustand ruhiger wird), bis ein nächster Trigger zu einer erneuten Eskalation führt.

In diesem Beispiel geht der Selbstverletzungsimpuls von einem „Innenanteil" (orange) aus. Möglich ist auch, dass ein Alltagszustand (blau) eine Selbstverletzung (oder andere selbstschädigende Handlungen wie Erbrechen, Einnahme von Abführmitteln, Hochrisikohandeln) vollzieht, um dissoziative Identitäten (orange) zu regulieren.

In einer störungsspezifischen Therapie wird das Problemverhalten sowohl mit dem blauen als auch mit dem orangen Persönlichkeitszustand aufgearbeitet.

Die Verhaltensanalyse (Abbruzzese & Kübler, 2013; Grawe & Caspar, 1984) stellt die Basis der detaillierten Aufarbeitung eines Problemverhaltens dar, bedarf bei struktureller Dissoziation jedoch einer störungsspezifischen Anpassung. Teil- und volldissoziiertes Handeln zeigen sich speziell in Belastungssituationen mit dysfunktionalen Coping-Strategien, weshalb die Aufarbeitung von Krisen wertvolle diagnostische Hinweise geben kann. Das Erkennen teil- und volldissoziierten Erlebens ist zudem für die Therapie wegweisend, weil sich von einem kontinuierlichen Ich-Bewusstsein aus-

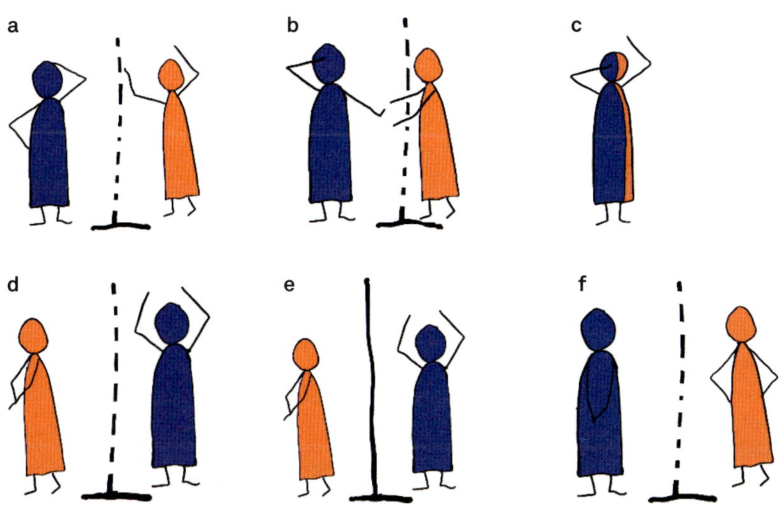

Abbildung 4-16: Detaillierte diagnostische Abklärung von Kontrollverlust (Details s. Text). **a** Stimulus. **b** Reaktion. **c** Allmählicher Wechsel vom blauen zum orangen Persönlichkeitszustand. **d** Teildissoziiertes Handeln. **e** Volldissoziiertes Handeln. **f** Wechsel.

gehende Therapiemethoden zur Behandlung von struktureller Dissoziation nicht eignen (Boon, Steele, & Van der Hart, 2011, 2013). Im Rahmen einer spezialisierten Diagnostik kann beispielsweise aufgearbeitet werden, welche Persönlichkeitszustände in welcher Form und mit welcher Rolle an Selbstverletzungen beteiligt sind (Seite 200).

Algorithmus zur Abklärung von Strategien im Umgang mit kritischen Situationen

Hilfreich kann auch das Abfragen von schwierigen oder kritischen Situationen sein, sei es in Beziehungen, am Arbeitsplatz, unterwegs im Auto oder im öffentlichen Verkehr und in vielen anderen Situationen (Abbildung 4-17). Hintergrund dieser Frage ist die Beobachtung, dass bei Menschen mit struktureller Dissoziation in belastenden Situationen eher teil- oder volldissoziiertes Handeln auftritt.

Wechsel zwischen den Persönlichkeitszuständen

Zwischen den unterschiedlichen Persönlichkeitszuständen kommt es nach ICD-11 zu Wechseln mit damit verbundenen Veränderungen von:

- Empfindungen
- Wahrnehmung
- Affekten
- Kognitionen
- Erinnerungen
- motorischer Kontrolle
- Verhalten

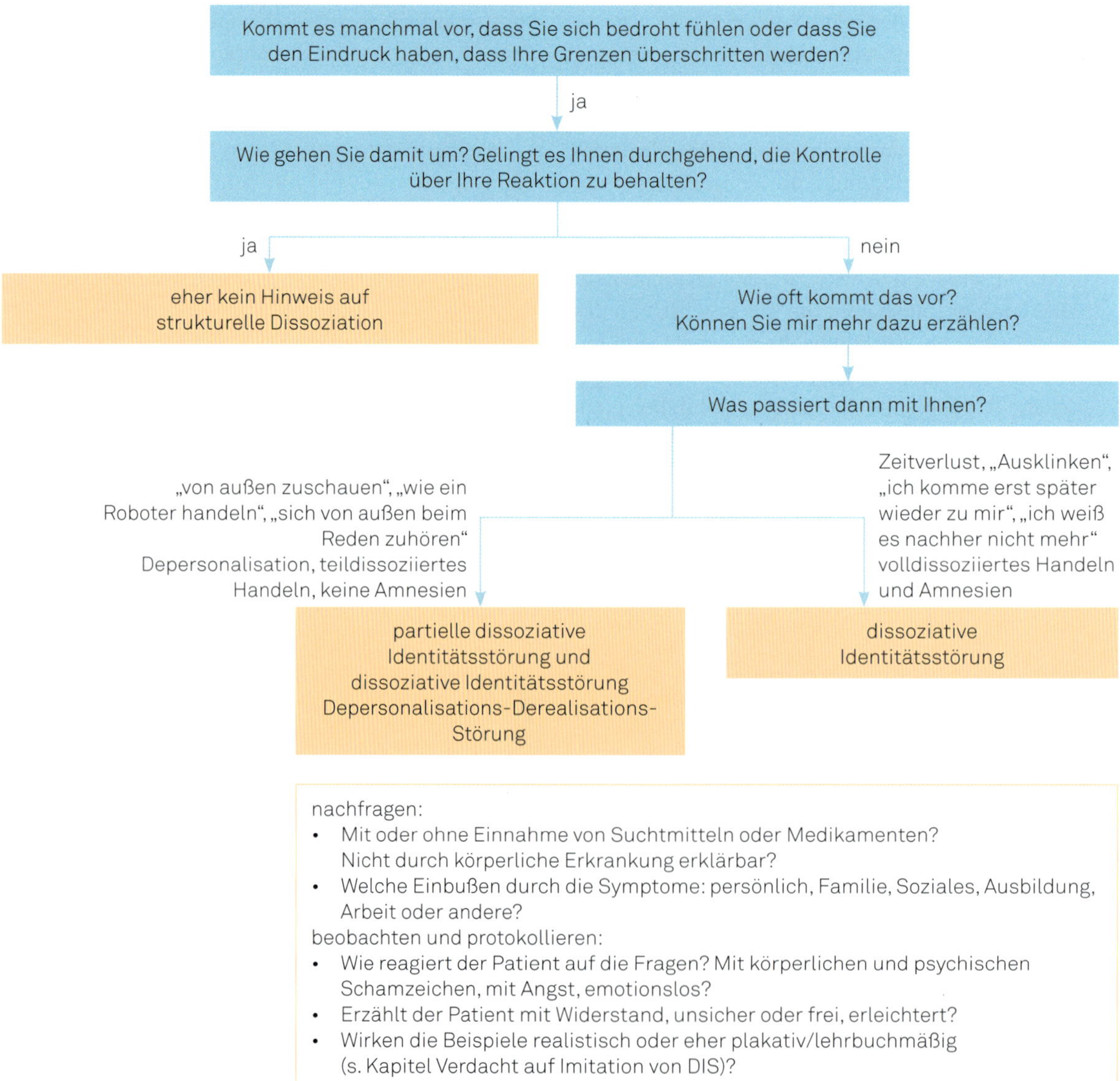

Abbildung 4-17: Algorithmus zur Abklärung von Strategien im Umgang mit kritischen Situationen.

In der ICD-11 wird dabei nicht unterschieden, wie rasch und in welcher Art diese Wechsel stattfinden. Trotzdem ist es für die Diagnostik hilfreich, einige Aspekte von Wechseln zu unterscheiden.

Häufigkeit der Wechsel

Bei manchen Betroffenen finden die Wechsel häufig statt, d.h. alle paar Minuten. Bei anderen Menschen mit struktureller Dissoziation erfolgen die Wechsel nur alle paar Stunden oder sogar erst nach mehreren Tagen (Abbildung 4-18). Krisen führen in der Regel zu häufigeren Wechseln. Weitere Faktoren, welche die Häufigkeit von Wechseln erhöhen, sind z.B. emotionaler Stress, Trigger, Schlafmangel, Müdigkeit, Hunger, Dehydrierung oder viele Außenreize (z.B. Lärm, viele Menschen, Licht).

Ein Sonderfall sind extreme Stresssituationen, in denen Wechsel bei manchen Betroffenen im Sekundentakt möglich sind. In diesen Situationen kann der Eindruck entstehen, dass eine formale Denkstörung besteht, weil nur noch unzusammenhängende Wortfetzen gesagt werden können. Solche „Hyperwechselzustände" sind häufig mit starken körperlichen Symptomen sowie ausgeprägten Flashbacks verbunden und können u.a. dadurch von psychotischen Denkstörungen unterschieden werden (s.a. Kap. 4.8.6, DD zu Schizophrenie).

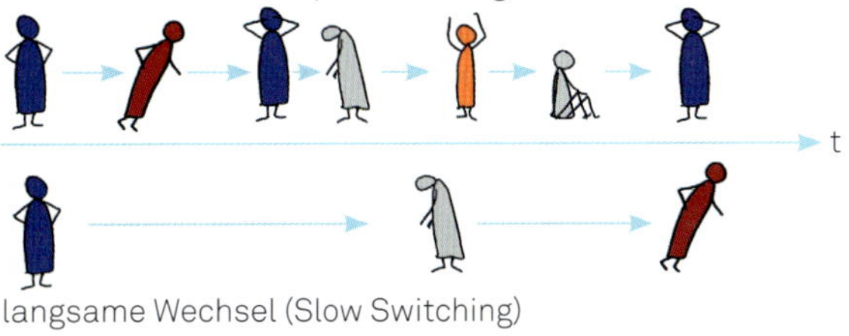

Abbildung 4-18: Rapid Switching versus Slow Switching.

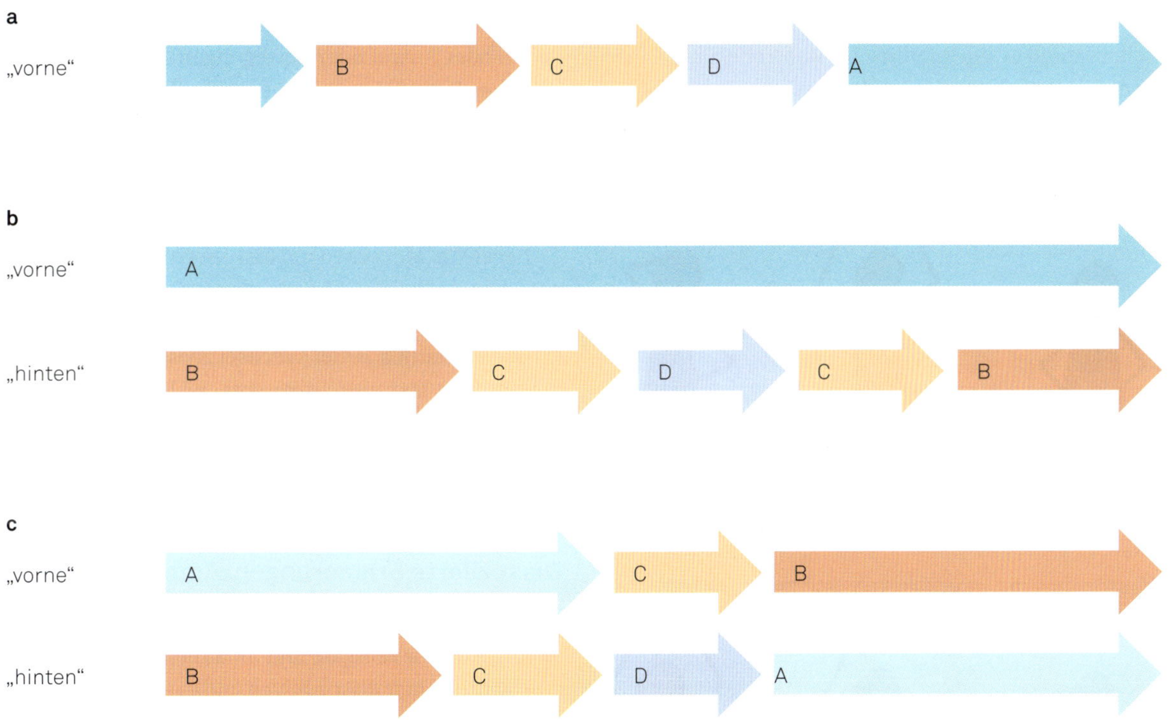

Abbildung 4-19: Sequenzielle und parallele Wechsel. **a** Sequenzielle Wechsel (kein Co-Bewusstsein). Die Persönlichkeitszustände wechseln nacheinander. Alle Persönlichkeitszustände haben Amnesien für die Handlungen und Erlebnisse der jeweils anderen Persönlichkeitszustände. Diagnose: dissoziative Identitätsstörung. **b** Parallele innere Wechsel (mit Co-Bewusstsein). Persönlichkeitszustand A hat ein kontinuierliches Zeiterleben, d.h. keine Amnesien. Persönlichkeitszustände B, C und D sind sequenziell anwesend, z.B. jeweils in unterschiedlichen Körperteilen mit teilweiser motorischer Kontrolle (bei partieller DIS) und Sensorik, sie „schauen von hinten zu". Es handelt sich um innere Wechsel. Ein Zeichen kann sein, dass Persönlichkeitszustand A bemerkt, dass seine Fähigkeiten und Kompetenzen plötzlich wechseln können (s. Fragen zu „innere Wechsel"). Diagnose: partielle dissoziative Identitätsstörung (oder DIS, wenn später trotzdem noch äußere Wechsel stattfinden). **c** Parallele äußere Wechsel. Alle Persönlichkeitszustände sind jeweils zeitlich begrenzt bei Bewusstsein, d.h. alle Persönlichkeitszustände haben Amnesien. Es sind aber immer mindestens 2 Persönlichkeitszustände bei Bewusstsein, d.h. Co-Bewusstsein zwischen Persönlichkeitszuständen ist möglich. Hier: Persönlichkeitszustand A hat volle Erinnerung zu Beginn, dann eine kurze Amnesie (als Persönlichkeitszustand C übernimmt) und teilweise reduzierte Erinnerung mit Depersonalisationserleben gegen Ende des abgebildeten Zeitabschnitts (B ist „vorne", A „hinten"). Diagnose: dissoziative Identitätsstörung.

Sequenzielle und parallele Wechsel

Des Weiteren kann unterschieden werden, in welcher konsekutiven Abfolge Persönlichkeitszustände wechseln, wie viel Co-Bewusstsein zwischen den Persönlichkeitszuständen dabei besteht und welche Persönlichkeitszustände jeweils „vorne" sind. In sehr vereinfachter Weise kann dies wie in Abbildung 4-19 dargestellt werden.

Körperlicher Umfang der Wechsel

Wechsel können den ganzen Körper oder nur Teile des Körpers betreffen (Abbildung 4-20). Wenn ein Persönlichkeitszustand den ganzen Körper „übernimmt", bedeutet dies, dass er die volle motorische Kontrolle über den Körper hat sowie die volle Sensorik des Körpers spürt. Es handelt sich dabei um einen Wechsel von Persönlichkeitszustand A nach Persönlichkeitszustand B, später eventuell nach Persönlichkeitszustand C und dann zurück zu Persönlichkeitszustand A im Rahmen von sequenziellen Identitätswechseln.

Bei einem Wechsel, bei dem verschiedene Persönlichkeitszustände im Körper sind, kann z. B. Persönlichkeitszustand A die motorische Kontrolle über einen Arm innehaben, während Persönlichkeitszustand B den anderen Arm kontrolliert. Möglich ist sogar, dass ein Persönlichkeitszustand die motorische Kontrolle über einen Arm hat, ein Persönlichkeitszustand B aber zugleich die sensorischen Reize dieses Arms spürt. Die Folge davon kann sein, dass Persönlichkeitszustand A sich an Türrahmen anstößt, während Persönlichkeitszustand B den Schmerz verspürt.

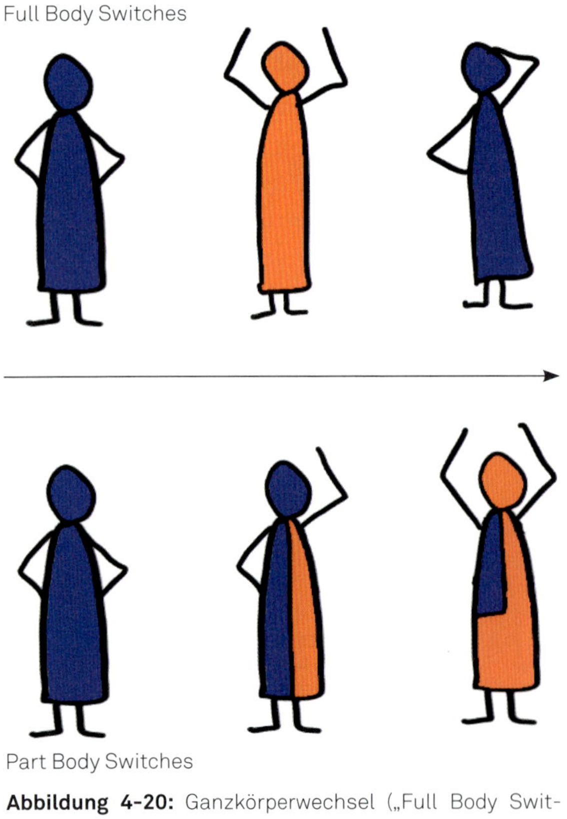

Abbildung 4-20: Ganzkörperwechsel („Full Body Switches", sequenzielle Wechsel) versus unvollständige Wechsel innerhalb des Körpers („Part Body Switches", parallele Wechsel).

Sichtbarkeit der Wechsel

Die Sichtbarkeit von Wechseln unterscheidet sich zwischen Betroffenen mitunter stark. Bei einer deutlichen Sichtbarkeit der Wechsel können Veränderungen von Mimik, Gestik, Stimme, Sprache, Beziehungsgestaltung und andere Merkmale deutlich erkennbar sein, eventuell sogar für Laien. So kann sich beim Übergang zwischen 2 Persönlichkeitszuständen beispielsweise die Stimme bezüglich Lautstärke, Grundfrequenz, Intonation, Sprechmelodie, Tempo und anderen Merkmalen deutlich verändern. Im Übergang zwischen Persönlichkeitszuständen kann es mimische und gestische Zeichen geben, z. B. mit Grimassen, Zusammenkneifen der Augen, körperlichem Zusammenzucken, einem kurzen Schrei oder Ausruf oder Bewegungen der Pupillen. Bei manchen Betroffenen sind die Wechsel jedoch sehr subtil und kaum sichtbar. Manchmal ist nur ein kurzer Augenaufschlag erkennbar ohne mimische und gestische Zeichen. Dass Wechsel nicht sichtbar sind, ist eher die Regel als die Ausnahme (Brown & Scheflin, 1999).

Bei vielen Menschen mit dissoziativer Identitätsstörung können beide Formen auftreten, in Abhängigkeit der in einem Wechsel involvierten Persönlichkeitszustände. So kann z. B. der Wechsel zwischen Erwachsenenanteilen fast unsichtbar sein, während der Übergang zu kindlichen Persönlichkeitszuständen von außen deutlich sichtbar ist.

4.8.3 Dissoziierte Erinnerungen: Amnesien

Dissoziative Amnesien betreffen Störungen des Gedächtnisses für zeitliche und inhaltliche Erinnerungen im Rahmen einer dissoziativen und/oder posttraumatischen Störung (s. a. Seite 265). Zu unterscheiden sind Amnesien in der Gegenwart sowie Amnesien in der Vergangenheit (Kindheit, Jugend, Teile des Erwachsenenalters). Die Abklärung von Amnesien kann oft erstaunlich viel Zeit beanspruchen, u. a., weil viele Betroffene speziell für Amnesien eine Anosognosie zeigen.

Abklärung von Amnesien

Auseinanderzuhalten sind in der Diagnostik Amnesien in der Gegenwart (bzw. in den vergangenen Monaten) und Amnesien in Kindheit und Jugend.

Diagnostische Fragen

Amnesien

Wenn Fragen mit „ja" beantwortet werden, sollten die Häufigkeit und daraus resultierende Einbußen sowie Beispiele erfragt werden.

Amnesien für Kindheit und Jugend

Fragen:

- **Erinnern Sie sich manchmal oder durchgehend nicht an wichtige Lebensereignisse (z.B. Kommunion, Prüfungen, Hochzeit, Geburt, Taufe)?** (TADS-I, SIDDS, DES, MID)
- **Haben Sie schon Erinnerungen wiedererlangt, die Sie während gewisser Zeit „vergessen" hatten? Worum ging es bei diesen Erinnerungen? Welche Zeiträume lagen zwischen Ereignis und Wiedererinnern?** (TADS-I, SIDDS, DES)
- **Kommt es manchmal vor, dass sich ganz unerwünschte Erinnerungen aufdrängen, auch wenn Sie diese vermeiden wollen?** (TADS-I, MID)
- Kommt es manchmal vor, dass Sie Fotos von sich von früher anschauen, ohne sich daran zu erinnern, an diesem Ort gewesen zu sein (z.B. Ferienfotos, wichtige Feste früher oder Fotos aus der Kindheit und der Jugend)? (JG)

Hinweise:

- Amnesien können isoliert traumatische Erfahrungen in der Kindheit betreffen.
- Amnesien können aber auch wichtige Lebensereignisse in der Vergangenheit beinhalten: Kommunion, Schulabschlüsse, Namen der Lehrerin in der 1. Klasse, Schullager u.a. Bei diesen Amnesien handelt es sich nicht um Vergessen, sondern eine besonders starke Form der posttraumatischen Verdrängung (Brewin, 2018; Middleton, De Marni Cromer, & Freyd, 2005); s. Kapitel zu dissoziativen Amnesien, Seite 265.
- Amnesien für Traumatisierungen in Kindheit und Jugend sind bei komplexer posttraumatischer Belastungsstörung, pDIS und DIS möglich. Zu unterscheiden sind sie von einer generellen Tendenz, sich wenig an Ereignisse in der Vergangenheit zu erinnern, ohne pathologischen Charakter.
- Vielen Betroffenen ist nicht bewusst, dass sie weniger Erinnerungen über ihre Kindheit und Jugend haben als andere Menschen. Dies wird ihnen häufig erst bewusst, wenn nicht traumatisierte Menschen von Kindheits- und Jugenderinnerungen berichten.
- Erinnerungen, die in der Regel fast alle Menschen haben und die probatorisch erfragt werden können: Name der Lehrerin in der 1. Klasse, Orte von Schullagern, Familienferien
- Amnesien im Kindes- und Jugendalter können nach einem (schweren) Trauma in der Kindheit auftreten (Williams, 1994). Amnesien sind jedoch nicht immer auf ein Trauma zurückzuführen (Brewin, 2018).
- Es ist ein schwerer Fehler, Patienten zu suggerieren, dass ihre Symptome darauf hindeuten, dass sie in der Kindheit bestimmten Traumata ausgesetzt waren, wenn sie sich nicht an Missbrauch erinnern (Sack, 2023a).
- Es darf nicht versucht werden, Amnesien in Therapien absichtlich aufzulösen, da das Risiko, falsche oder teilweise falsche mentale Bilder von Missbrauch zu erzeugen, zu hoch ist (Brewin, Andrews & Mickes, 2020; Brewin & Andrews, 2017).
- Zur Unterscheidung zwischen Amnesien bei DIS und Erinnerungsschwierigkeiten bei Depersonalisations-Derealisationsstörung, s. Seite 268.

Amnesien im Alltag

Fragen:

- **Bemerken Sie manchmal Erinnerungslücken? Wie lange dauern diese Lücken? Können Sie später rekonstruieren, was Sie während den Lücken gemacht haben? Oder versuchen Sie, möglichst nicht herauszufinden, was während den Lücken passiert ist?** (SKID-D, TADS-I, SIDDS, MID)
- Kommt es manchmal vor, dass Sie Schwierigkeiten haben, sich an Ihre alltäglichen Aktivitäten zu erinnern? (SKID-D, SIDDS)
- Kommt es manchmal vor, dass mehrere Stunden vergangen sind und Sie nicht rekonstruieren können, was in dieser Zeit passiert ist? (MID)
- Kommt es manchmal vor, dass Sie Fotos von sich anschauen, die in den Wochen vorher gemacht wurden, ohne dass Sie sich daran erinnern, an diesem Ort gewesen zu sein (z.B. Ferienfotos, Ausflüge, Partys)?
- Kommt es manchmal vor, dass Sie nicht mehr wissen, was Sie zuletzt gegessen haben oder ob Sie überhaupt gegessen haben? (TADS-I, MID)
- Kommt es manchmal vor, dass Sie den Eindruck haben, dass die Zeit sehr schnell vergehen würde, weil Ihnen Zeit „verloren geht"? (TADS-I)
- Können Sie mir den heutigen Tag rekonstruieren? Was haben Sie wann gemacht? (JG)

Hinweise:

- Amnesien im Alltag können mit Identitätswechseln zu tun haben. Sie können ein deutlicher Hinweis auf eine dissoziative Identitätsstörung sein.
- Erstaunlich viele Menschen mit DIS haben eine Anosognosie für Amnesien. Das Verneinen von Amnesien schließt deshalb eine DIS noch nicht zwingend aus.

- Amnesien bei DIS haben eher selten einen deutlichen Anfang und ein klares Ende. Oft beschreiben Betroffene kleine Erinnerungsmomente während der Amnesien, oft im Zusammenhang mit Depersonalisation und Derealisation. Das heißt, sie haben manchmal eine Idee, was während einer amnestischen Phase passiert sein könnte, ohne aber daraus ein Narrativ zusammensetzen zu können. Die „Erinnerungsbilder" wirken aber fremd, distanziert, manchmal sogar ich-dyston. Einige Betroffene erzählen später, dass sie zwar vereinzelte Bilder haben, dass sie aber nicht wissen, ob sie geträumt hätten oder ob es sich um eine reale Erfahrung handle.

Differenzialdiagnosen:

- Andere psychiatrische Erkrankungen sollten ausgeschlossen werden, z.B. altersassoziierte Gedächtnisstörungen, leichte kognitive Beeinträchtigung, Demenz, Depression (depressive Pseudodemenz), Delir, Medikamentennebenwirkungen.
- Die Differenzialdiagnose zu Amnesien durch Medikamente (speziell Benzodiazepine, Zolpidem), Alkohol und GHB kann besonders schwierig sein. Sinnvoll ist eine Exploration des genauen Beginns einer Amnesie bei Alkoholintoxikation (oder adaptiert bei anderen Suchtmitteln oder bei Medikamenten):
  - Amnesie vor Beginn der Alkoholeinnahme: Hinweis auf volldissoziiertes Handeln, Alkoholeinnahme durch einen volldissoziierten Persönlichkeitszustand
  - Amnesie mit Beginn der Alkoholeinnahme: Hinweis auf Wechsel zwischen Persönlichkeitszuständen, möglicherweise späteres Trinken durch einen volldissoziierten Persönlichkeitszustand
  - Amnesie im Verlauf der Alkoholintoxikation: kein Hinweis auf volldissoziiertes Handeln
- Amnesien müssen auch sorgfältig von distanzierten, wenig lebhaften Erinnerungen unterschieden werden, z.B. im Zusammenhang mit chronischer Depersonalisation. Eine unvorsichtige Unterscheidung zwischen Amnesien und vagen Erinnerungen kann zu falschen DIS-Diagnosen (falsch positive DIS) und einer inadäquaten Behandlung führen und sollte durch eine sorgfältige und geduldige Abklärung – mit Verzicht auf suggestiven Fragen – vermieden werden (Boon, 2022).
- Außerdem sollte die Amnesie von allgemeiner, nicht pathologischer Schwäche beim Erinnern unterschieden werden.
- Einige Patienten geben an, sich aus Scham, aus forensischen Gründen im Rahmen von Strafverfahren oder im Fall einer imitierten DIS nicht erinnern zu können (Loewenstein, 2020).
- Im Weiteren sollte eine Quellenamnesie ausgeschlossen werden. Dabei handelt es sich um die Unfähigkeit, sich an die Herkunft einer bestimmten Erinnerung zu erinnern, z.B. wann und wo die Erinnerung erworben wurde. Menschen mit Quellenamnesie können sich zwar an die Informationen erinnern, haben aber Schwierigkeiten, sich daran zu erinnern, wie oder wo sie diese gelernt haben (Lakhan, 2006).
- Somatische Gründe sollten ebenfalls ausgeschlossen werden, wie transitorische ischämische Attacke, metabolische Enzephalopathie, Hypoglykämie, transitorische globale Amnesie (TGA) oder transitorische epileptische Amnesie (TEA) (Lanzone et al., 2018).

Beispiele

Eine Patientin erwacht nach der Einnahme gefährlicher Mengen von Whiskey fixiert auf einer psychiatrischen Akutabteilung. Sie erfährt, dass sie im Rausch Menschen angegriffen und vulgär beleidigt habe, dass die Polizei gerufen worden sei und sie daraufhin tätlich auf die Polizeibeamten losgegangen sei. In der Folge sei sie in die psychiatrische Klinik gebracht worden.

Sie gibt an, dass sie sich nicht an die Ereignisse erinnern könne. Die letzte Erinnerung sei, dass sie vage mitgekriegt habe, dass sie in einem Supermarkt Whiskey gekauft habe, ab dem Ansetzen der Flasche habe sie aber eine vollständige und unmittelbar beginnende Erinnerungslücke. Beschämt berichtet sie zudem, dass solche „Aussetzer" schon mehrfach vorgekommen seien und sie deshalb mehrmals in Wohnheimen Kündigungen erhalten habe.

Die Analyse der Handlung ergibt: Nach einem Streit mit dem Partner habe sie starken inneren Druck verspürt, danach Beginn von teildissoziiertem Handeln mit Kauf von Whiskey durch einen wütenden Persönlichkeitszustand. Für den Alltagszustand besteht eine Amnesie ab dem ersten Schluck Whiskey mit volldissoziiertem Handeln durch den wütenden Persönlichkeitszustand, bis zur Fixierung in der Klinik. In der Suchttherapie wird daraufhin versucht, mit dem wütenden Persönlichkeitszustand in Kontakt zu treten und diesen in die Therapie miteinzubeziehen.

4.8.4 Auswirkungen auf verschiedene Lebensbereiche

Gemäß ICD-11 müssen die Symptome einer pDIS oder einer DIS wesentliche Einbußen in verschiedenen Lebensbereichen beinhalten: persönlich, Familie, Soziales, Ausbildung, Arbeit oder andere.

Im Rahmen der Abklärung sollte deshalb untersucht werden, welchen Einfluss die strukturelle Dissoziation auf verschiedene Lebensbereiche hat:

- **Alltag allgemein:** Familie, Ausbildung, Beruf (berufliche Tätigkeiten und Stellungen im Beruf, Datum und Umstände der Arbeitsaufgabe, Erfahrungen mit Eingliederungsmaßnahmen oder Arbeitsversuchen, Arbeitsbiografie und zuletzt ausgeübte berufliche Tätigkeit), Wohnen, soziale Einbindung, Tagesstruktur (detaillierter Tagesablauf), Ferien, Fortbewegen, Finanzen/Steuern, Versicherungen, Religion, Aufenthaltsstatus
- **Beziehungen:** Kinder (Sorgerecht, Maßnahmen nach Kinder- und Erwachsenenschutzrecht), Partnerschaft, Eltern, Freundeskreis, professionelle Helfende, Peer-Kontakte und Selbsthilfe-Organisationen, soziale Medien, Tiere (zu Gefährdung von Kindern s.a. ISSTD, 2011)
- **Selbstfürsorge:** Essen, Trinken, Schlaf und Schlafhygiene (Tag-Nacht-Rhythmus), Körperpflege, Kleidung, Sport, Hobbys (Freizeitgestaltung), Versorgung von Selbstverletzungen, Balance von Ruhe und Aktivität (Entspannungsfähigkeit)
- **Psychiatrische Vorgeschichte** aufgrund von DIS und pDIS: frühere Diagnosen, stationäre Behandlungen, ambulante Therapien, Therapieabbrüche, Medikamente, Zwangsmaßnahmen, Suizidversuche

4.8.5 Weitere unspezifische Hinweise auf strukturelle Dissoziation

Das Leben mit innerer Fragmentierung ist für Betroffene in aller Regel – zumindest bis ein hoher Grad an Integration erfolgt ist – von vielen typischen Symptomen und Erfahrungen begleitet. Diese Symptome sind alle nach ICD-11 nicht diagnostisch und doch können sie bei erweiterten diagnostischen Abklärungen hilfreich sein.

Diagnostische Fragen

Unspezifische Hinweise auf strukturelle Dissoziation

Wenn Fragen mit „ja" beantwortet werden, sollten die Häufigkeit und daraus resultierende Einbußen sowie Beispiele erfragt werden.

Alexithymie

Alexithymie beschreibt das Phänomen, dass Menschen Schwierigkeiten haben, die eigenen Gefühle zu benennen und die Emotionen anderer Menschen zu erkennen. Betroffene haben Probleme, die eigenen Gefühle wahrzunehmen und zu benennen (reduzierte Affektwahrnehmung und Affektdifferenzierung). Wenn sich ihre Affektivität rasch ändert, dann ist es für sie schwierig, den Grund hierfür zu erkennen. Nach wichtigen Ereignissen haben sie Mühe, ihre Gefühle zu beschreiben. Ebenso haben Menschen mit Alexithymie Schwierigkeiten, die Mimik und Gestik von anderen Menschen zu lesen und in einen Kontext zu sich selbst zu stellen. In schwerwiegenden Fällen können sie die Gefühle anderer Menschen in Bezug auf sich selbst und die eigenen Handlungen nicht nachvollziehen. Viele Menschen mit struktureller Dissoziation zeigen eine Alexithymie.

Fragen:

- Wie gelingt es Ihnen im Alltag, Ihre Gefühle zu beschreiben? Wie gelingt Ihnen das Beschreiben von Gefühlen in Krisen? In nahen Beziehungen?
- Fällt es Ihnen manchmal schwer, die Gefühle anderer Menschen vorzustellen und einzuordnen, wenn sie traurig, verletzt oder aufgebracht sind? Können Sie Beispiele nennen?
- Kommt es manchmal vor, dass Sie sich selbst verletzen (z.B. durch Schneiden, Schlucken von Gegenständen u.a.) und dass es Ihnen dann schwerfällt, die Reaktion der Menschen (Angehörige, Pflegepersonal in einer Klinik u.a.) zu verstehen?
- Kommt es manchmal vor, dass Menschen sich über Sie ärgern oder vor Ihnen Angst haben, und Sie verstehen nicht weshalb?

Differenzialdiagnosen:

- Störungen aus dem Autismusspektrum
- Schizophrenie
- schwere Anorexie
- u.a.

Parathymes Lächeln

Das parathyme Lächeln ist ein Symptom einer Parathymie, das sich als Missverhältnis zwischen einem belasteten, schmerzhaften inneren Erleben und einem eine emotionale Ausgeglichenheit und Beschwerdefreiheit suggerierenden äußeren Gesichtsausdruck ergibt (Pschyrembel, 2011). In der Psychosomatik wird der daraus resultierende scheinbare Mangel an Sorge bezüglich der eigenen Symptome auch „Belle Indifférence" genannt und sollte nicht als sicherer Hinweis auf eine Konversionsstörung interpretiert werden (Stone, Smyth, Carson, & Warlow, 2006).

Das parathyme Lächeln ist in der Regel willentlich kaum beeinflussbar und ein häufiges Symptom von Menschen mit schweren dissoziativen Störungen. Es kann sie immer wieder in schwierige Situationen bringen, z.B. wenn sie bei starken somatischen Schmerzen trotzdem unwillkürlich Lächeln und deshalb in einer somatischen Klinik nicht adäquat abgeklärt und behandelt werden, oder wenn sie in einer

Gutachtensituation von schweren posttraumatischen Symptomen berichten und dazu lächeln und deshalb als gesund eingeschätzt werden, oder wenn sie eine Sexualstraftrat zur Anzeige bringen wollen und von den Ermittlungsbehörden als nicht glaubhaft eingeschätzt werden.

Fragen:
- Ist es schon passiert oder kommt es manchmal vor, dass Sie starke körperliche Schmerzen haben, diese z.B. in einer Klinik aber nicht richtig abgeklärt werden, weil Ihnen nicht geglaubt wird?
- Sind Sie schon darauf angesprochen worden, dass Sie bei Stress oder nach schweren Belastungen gelächelt haben? Ist Ihnen deshalb schon einmal in wichtigen Situationen nicht geglaubt worden?

Psychostatus: Ein parathymes Lächeln sollte im Psychostatus beschrieben werden.
Differenzialdiagnose: hebephrene Schizophrenie (dort gemeinsam mit Paramimie)

Hypomimie

Die Hypomimie beschreibt einen maskenhaften Gesichtsausdruck fast ohne Mimik. Bei Menschen mit schweren dissoziativen Störungen tritt sie in der Regel gemeinsam mit einer Alexithymie und einem parathymen Lächeln auf. Wie oben beschrieben kann sie dazu führen, dass Menschen mit struktureller Dissoziation in vielen Lebenssituationen die Erfahrung machen, dass ihnen nicht geglaubt wird (z.B. somatische Medizin, Gutachten, Polizei), dass sie affektiv schwierig einschätzbar sind (z.B. in der Psychiatrie zur Abklärung von Selbst- und Fremdgefährdung) oder dass sie überschätzt werden (z.B. Einschätzung Arbeitsfähigkeit in Gutachten und Medizin).

Fragen:
- Ist Ihnen schon gesagt worden, dass Sie wenig Mimik haben?
- Ist Ihnen schon zurückgemeldet worden, dass es schwierig sei, Sie emotional zu lesen?

Psychostatus: Die Hypomimie sollte im Psychostatus aufgeführt werden.
Differenzialdiagnosen:
- Morbus Parkinson
- Sklerodermie
- Nebenwirkungen von Neuroleptika
- Behandlung mit Botulinumtoxin (Botox)

Gegenübertragungen von Helfenden

Menschen mit schweren dissoziativen Störungen können bei Helfenden oft starke eigene Gefühle, Vorurteile, Erwartungen und Impulse (als Gegenübertragungen bezeichnet) auslösen (Wöller, 2013). Helfende können dann vorübergehend ihre neutrale Position verlieren und sind mit ihren Handlungen nicht mehr unterstützend. Menschen mit schweren dissoziativen Störungen erleben relativ häufig heftigere Gegenübertragungsreaktionen von Menschen mit Helferberufen als psychisch weniger stark verletzte Patienten. Manchmal müssen Belastungen durch unprofessionelles Handeln von Menschen in Helferberufen in einer Traumatherapie gesondert aufgearbeitet werden.

Fragen:
- Haben Sie schon erlebt, dass Menschen in Helferberufen (Medizin, Psychiatrie, Psychotherapie, Pflege u.a.) Ihnen gegenüber die Fassung verloren haben? Grenzen überschritten haben? Sie beschimpft haben? Ihnen gedroht haben?
- Haben Sie schon erlebt, dass Therapien unerwartet abgebrochen wurden oder dass Sie plötzlich aus einer stationären Behandlung austreten mussten? Was ist da genau passiert? Was wurde Ihnen vorgeworfen?

Paradoxe Reaktionen auf Medikamente

Menschen mit schweren dissoziativen Störungen können paradox und unerwartet auf Medikamente reagieren. Darüber hinaus können Benzodiazepine bei einigen Menschen mit DIS die Fähigkeit verringern, von Selbstverletzungen abzusehen.

Fragen:
- Haben Sie schon erlebt, dass Medikamente bei Ihnen paradox oder unberechenbar gewirkt haben?
- Wie wirken bei Ihnen Benzodiazepine (evtl. Beispiele von Medikamenten aufzählen) bezüglich Selbstverletzungen: Bieten Sie Ihnen Schutz vor Selbstverletzungen oder erhöhen sie das Risiko eher?

Differenzialdiagnosen:
- genetische und epigenetische Veränderungen von GABA-A-Rezeptoren
- paradoxe Reaktionen bei ADHS und im Alter (z.B. Koffein)

Polypharmazie

Manchmal werden Menschen mit pDIS und DIS mit vielen Medikamenten behandelt, oft um damit schwere Selbstverletzungen unter Kontrolle zu bringen (z.B. eine Kombination mit Neuroleptikum, Antidepressivum, Mood Stabilizer, Benzodiazepin und Schmerzmittel).

Frage:
- Werden Sie aktuell oder wurden Sie in der Vergangenheit mit vielen Psychopharmaka gleichzeitig behandelt? Was waren die Gründe hierfür? Welche Medikamente wurden verabreicht?

Postoperative Komplikationen

Wenn Menschen mit DIS oder pDIS operiert werden, dann kommt es in der Aufwachphase häufig zu Komplikationen, z.B. zum Entfernen aller Infusionen, Fluchtreaktionen, Beschimpfen des Personals im Aufwachraum, Atemproblemen, zeitlicher und örtlicher Desorientierung. Möglich ist auch ein dissoziativer Stupor in der Aufwachphase (Haller, Kiefer, & Vogt, 2003). Ursache kann sein, dass verletzte (kindliche) Persönlichkeitszustände vor den Alltagszuständen aus einer Narkose erwachen, sich nicht orientieren können und dann mit Flucht oder Kampf reagieren. Bei einer Patientin z.B. haben kindliche Persönlichkeitszustände dem Anästhesiepersonal in ihrer Desorientierung so unmittelbar und direkt von früherem Missbrauch berichtet, dass das Personal danach psychologische Unterstützung brauchte. In einem anderen Fall dachten Persönlichkeitszustände, dass sie von Tätern fixiert würden und versuchten dann, alle Infusionen zu ziehen und wegzurennen. Als sie vom Personal des Aufwachraums dann körperlich zurückgehalten wurden, sahen sie sich in ihrer Annahme, dass sie Gewalt erleben würden, bestätigt, und wehrten sich noch stärker.

Frage:
- Haben Sie schon Narkosen gehabt?
  - Falls ja: Wie sind diese verlaufen? Wie war die Aufwachphase nach Operationen? Woran erinnern Sie sich, was wurde ihnen mitgeteilt?

Differenzialdiagnosen:
- postoperatives Delir
- andere postoperative Komplikationen

Medizinische Phänomene

Einige Menschen mit struktureller Dissoziation zeigen bei Wechseln zwischen Persönlichkeitszuständen schwer erklärbare medizinische Phänomene. Strasburger und Waldvogel beschrieben eine Frau mit DIS, bei der nach einer über 15 Jahre falsch diagnostizierten kortikalen Blindheit zuerst einige Persönlichkeitszustände die Sehkraft wiedererlangten, während andere Persönlichkeitszustände weiterhin blind blieben (Strasburger & Waldvogel, 2015). Verschiedene Therapeuten haben Fälle beschrieben, bei denen der Visus zwischen Persönlichkeitszuständen divergierte, mit der Folge, dass einige Persönlichkeitszustände eine Brille tragen mussten, während andere Persönlichkeitszustände auch ohne Sehhilfe lesen konnten.

Frage:
- Haben Sie bei sich körperliche Phänomene festgestellt, die medizinisch schwierig erklärbar waren?

Zweifel an der Diagnose

Auch wenn die Diagnose gestellt ist, zweifeln fast alle Betroffenen über lange Zeit oder zu gewissen Zeiten an der Diagnose (Steele, Boon, & Van der Hart, 2017). Durch die Anosognosie können die Zweifel zusätzlich verstärkt werden, weil Betroffene viele Symptome lange nicht erkennen. In einer Therapie gilt es, Zweifel zuzulassen und Selbstreflexion und verbesserte Wahrnehmung zu fördern – und zugleich Zweifel als möglichen Hinweis auf Widerstand gegen Therapiefortschritte zu erkennen. In keinem Fall sollte versucht werden, Betroffene von einer DIS-Diagnose zu überzeugen.
Das Fehlen von Zweifeln an der Diagnose ist ein wichtiger Hinweis auf eine imitierte DIS.

Fragen:
- Falls die Diagnose bereits gestellt wurde: Was denken Sie über die Diagnose pDIS/DIS?
- Kommt es manchmal vor, dass Sie an der Diagnose zweifeln?
  - Falls ja: Was befürchten Sie, was passieren würde, wenn Sie die Diagnose anerkennen würden?

Beschämende Erfahrungen

Es gehört zu den vielen verwirrenden und irritierenden Aspekten eines Lebens mit DIS, dass Alltagszustände immer wieder demütigende, irritierende, beängstigende und beschämende Erfahrungen machen. Das Spektrum reicht dabei von leicht beschämenden Erlebnissen bis hin zu demütigenden Situationen, von mehrfach jährlich bis hin zu täglich.
Hintergrund ist, dass Persönlichkeitszustände manchmal Dinge tun, die Alltagszustände wiederholt in Schwierigkeiten bringen. So kann ein Innenanteil viel Geld ausgeben, worauf der Alltagszustand dann erklären muss, weshalb kein Geld mehr vorhanden ist. Oder ein Persönlichkeitszustand hat ungeschützten Geschlechtsverkehr und der Alltagszustand (der selbst gar keine Erinnerungen an Geschlechtsverkehr hat) muss erklären, weshalb eine übertragbare Geschlechtskrankheit vorliegt. Persönlichkeitszustände können auch Haare pink färben, Tattoos stechen, Männer auf Sex ansprechen oder Streit anzetteln (und dann einen Identitätswechsel provozieren), vulgäre E-Mails schreiben, Alltagszustände in fremden Betten erwachen lassen, im Onlineshop unpassende Kleider oder Sexspielzeuge bestellen und nach Hause liefern lassen u.v.m.

Fragen:
- Kommt es manchmal vor, dass Sie im Zusammenhang mit Zeitlücken (oder anderen Zeichen von teil- oder volldissoziiertem Handeln, inkl. dissoziativen Synkopen und dissoziativen Krampfanfällen,

die oft an öffentlichen Orten geschehen) in Situationen geraten, die sich beschämend oder demütigend anfühlen?
- Kommt es manchmal vor, dass Sie Sachen in Ihrem Besitz finden, die Ihnen sehr unangenehm und peinlich sind?
- Kommt es manchmal vor, dass Menschen Ihnen erzählen, dass Sie Dinge gesagt oder getan hätten, die Ihnen peinlich sind?

Schwere Probleme mit Selbstfürsorge

Fast alle Menschen mit pDIS oder DIS zeigen tief greifende Schwierigkeiten mit der Selbstfürsorge (Steele, Boon, & Van der Hart, 2016). Das kann z.B. beinhalten, nur billige Kleider und Pflegeprodukte zu kaufen, so wenig wie möglich die Haare zu schneiden, Kleider zu tragen, bis sie Löcher haben und auseinanderfallen, sich keine Pausen zu gönnen, freundliche und fürsorgliche Menschen abzuweisen u.v.m. Therapeutisch ist es einfacher, Selbstverletzungen zu beenden als nachhaltige Verbesserungen bei der Selbstfürsorge zu erreichen. Es handelt sich dabei um ein sehr hartnäckiges Symptom, das Betroffene in der Regel nur schwierig verändern können.

Fragen:
- Kommt es manchmal vor, dass Sie Schwierigkeiten mit der Selbstfürsorge haben?
- Wurde mit Ihnen in früheren Behandlungen über Ressourcen gesprochen?
  - Falls ja: Was haben Sie da herausgearbeitet? Wie funktionierte die Umsetzung (Kurzfristig? Langfristig?) Was geschieht, wenn Sie sich etwas Gutes tun?

Spezielle Trigger

Trigger sind spezifische Auslöser für Intrusionen und Flashbacks (Maercker, 2019). Bekannt sind negative Schlüsselreize wie Situationen mit Ohnmacht und Hilflosigkeit oder Ähnlichkeiten zwischen Menschen in der Gegenwart und früheren Peinigern.

Viele Menschen mit struktureller Dissoziation erleben aber auch normalerweise positive Erfahrungen als Auslöser für posttraumatische Symptome, wie z.B.:
- Entspannung: Ruhe und Gelöstheit können die dissoziativen Grenzen zwischen Persönlichkeitszuständen reduzieren und zu posttraumatischen Krisen führen. Als Folge davon können viele Betroffene Entspannungstherapien als belastend erleben.
- Empathie: Für viele Menschen mit struktureller Dissoziation kann Empathie einerseits entlastend wirken, zugleich aber auch zu schmerzhaften Gefühlen führen.
- Glücksgefühle und Zufriedenheit: Positive Emotionen können Persönlichkeitszustände mit destruktiven Kreisläufen aktivieren. Viele Betroffene versuchen eine Balance mit „minimaler Zufriedenheit" zu finden, Situationen mit speziellen Zufriedenheitsgefühlen können vermieden werden.
- Erfolg in Ausbildung, Beruf, Freizeit und Familie: Begehrenswerte Erfahrungen wie Abschlussprüfungen, öffentliche Musikvorstellungen und Hochzeit können bei Betroffenen ebenfalls zu Stress führen, schlimmstenfalls mit Rückzug von einer Prüfung oder plötzlichem Leistungseinbruch während einer Prüfung.
- Abstinenz des Therapeuten: Eine von Zurückhaltung geprägte Rolle des Therapeuten kann bei vielen Betroffenen ebenfalls zu Stress führen. Eine Untersuchung von Y. Schlumpf und Kollegen konnte zudem nachweisen, dass viele Menschen mit DIS auf neutrale, ausdrucksarme Gesichter mit einer Stressaktivierung reagieren (Schlumpf et al., 2013).

Frage:
- Haben Sie die Erfahrung gemacht, dass normalerweise positive Ereignisse oder Gefühle (d.h. Dinge, die andere Menschen normalerweise als positiv beschreiben) bei Ihnen zu körperlichem und psychischem Stress geführt haben, speziell Entspannung, Mitgefühl von Menschen, Glücksgefühle, Erfolg im Leben oder eine spezielle Zurückhaltung durch Therapeuten? In welchen Situationen ist dies aufgetreten?

Chronische Suizidalität

Für viele Menschen mit struktureller Dissoziation gehört Suizidalität zum Alltagserleben. Für Betroffene stellt sich nicht die Frage, *ob* sie suizidal sind, sondern *in welchem Ausmaß* ihre Suizidalität sie gefährdet. In der Regel hat dies mit suizidalen Persönlichkeitszuständen zu tun (s. „Analyse der Persönlichkeitszustände", Seite 200).

Fragen:
- Waren Sie schon suizidal? Haben Sie Suizidversuche unternommen?
- Wie lange waren Sie suizidal? Gibt es Zeiten, in denen Sie nicht suizidal sind?
- Weitere Fragen zur Suizidalitätsabklärung

4.8.6 Dissoziationsphänomene während der Diagnostik

Während Abklärungen auf strukturelle Dissoziation können verschiedene Verhaltensweisen und Symptome beobachtet werden, die für die Diagnostik hilfreich sein können und die im Psychostatus beschrieben werden sollten. Häufige Verhaltensweisen und Symptome sind:

Ausweichende Antworten
Viele Betroffene haben aufgrund von Gründen, die oben beschrieben wurden, Schwierigkeiten beim Beantworten von Fragen zu struktureller Dissoziation. Sie antworten in der Folge oft mit „ich weiß nicht", „ich erinnere mich nicht", „aber das ist doch normal", „das haben doch alle Menschen".

Protokollieren: Ausweichende Antworten und mimische und gestische Reaktion auf konkretisierende Nachfragen (z. B. Scham-, Angst- und Wutzeichen).

Plötzliche Verhaltensveränderungen
Im Rahmen von inneren Wechseln können Betroffene in Gestik, Mimik, Stimme und inhaltlichen Auskünften starke Veränderungen zeigen, z. B. von einem indifferenten Modus („ich weiß es nicht") zu einem ohnmächtigen und verängstigten Zustand. Bei teildissoziierten Wechseln treten keine Amnesien auf, d. h. die Betroffenen wissen noch, dass sie sich z. B. vorher eher indifferent und dann sehr plötzlich ängstlich gefühlt haben. Möglich sind auch dissoziativer Stupor, dissoziative Krampfanfälle u. v. m.

Protokollieren: Veränderungen in Mimik und Gestik sowie Emotionalität, Zeitpunkt des Wechsels (Trigger). Amnesie beschreiben oder fehlende Amnesie erwähnen. Zeichen der dissoziativen Symptome (nicht „es trat ein dissoziativer Krampfanfall auf", sondern genaues Beschreiben des Anfalls, s. Seite 245).

Identitätswechsel während der Befragung
Wechsel zwischen Persönlichkeitszuständen sind ohne stabile therapeutische Beziehung eher selten, oder sie sind nicht sichtbar. Deutlich sichtbare Wechsel zwischen Persönlichkeitszuständen, die sich als unterschiedliche Identitäten vorstellen, sind am Anfang einer Therapie und einer diagnostischen Abklärung sehr selten. Wechsel zwischen erwachsenen Persönlichkeitszuständen sind normalerweise wenig deutlich, Wechsel zu kindlichen Persönlichkeitszuständen können hingegen unverkennbar sein.

Protokollieren: Bei sicherem Wechsel die verbalen und nonverbalen Veränderungen im Psychostatus beschreiben.

Widersprüchliche Aussagen
Wechsel zwischen Persönlichkeitszuständen können zu widersprüchlichen Aussagen führen, mit oder ohne Amnesien. Oft treten auch ambivalente Antworten bezüglich dissoziativer Symptome auf mit Bagatellisieren einerseits und Mitteilen der Not andererseits.

Protokollieren: Widersprüchlichkeiten und Ambivalenzen beschreiben.

Mimische Hinweise auf Stimmenhören und innere Kämpfe
Einige Betroffene zeigen durch unwillkürliche Augenbewegungen, wenn sie eine Stimme hören. Stimmen bzw. Persönlichkeitszustände werden oft räumlich lokalisiert, der Blick kann deshalb in die Richtung des Persönlichkeitszustands gehen, manchmal auch mit Kopfdrehen. Den meisten Betroffenen sind solche mimischen Hinweise nicht bewusst.

Protokollieren: Augenbewegungen, Mimik, Gestik.

Amnesien während der Diagnostik
Im Rahmen von Wechseln können in einem Gespräch Amnesien auftreten, z. B., dass die Betroffenen im Verlauf einer Sitzung den Sitzungsanfang nicht mehr wiedergeben können.

Protokollieren: Bei Angaben zum Gedächtnis Amnesien beschreiben sowie die Reaktion auf das Realisieren der Amnesie (Scham, Angst u. a.).

Depersonalisationserleben während der Diagnostik
Während einer Sitzung können Depersonalisation und Derealisation auftreten (Kap. 5.6).

Intrusionen während Befragung
Während einer Abklärung der strukturellen Dissoziation können schmerzhafte Intrusionen mit traumatischen Erinnerungen auftreten. Die damit verbundenen Veränderungen von Mimik, Gestik, Sprechfluss, Atmung, Körperspannung, Blickkontakt und weiteren körperlichen Zeichen sind oft sichtbar. Manchmal ist der Blick auf einen Punkt im Raum gerichtet beim Auftreten von Intrusionen, verbunden mit einem „Thousand Yard Stare" (Tabelle 3-1, Seite 77).

Protokollieren: Subjektive Angaben der Betroffenen und objektive Beobachtungen von außen (speziell der Augen).

Emotionale Reaktion auf die Befragung
Die Abklärung dissoziativer Symptome kann zu starken emotionalen Reaktionen führen mit Angst-, Scham- und Wutattacken oder emotionaler Taubheit.

Protokollieren: Subjektive Angaben der Betroffenen zu ihren Affekten sowie objektives Beschreiben der verbalen und nonverbalen Zeichen.

4.9 Auswertung

4.9.1 Diagnostik von pDIS und DIS

Basierend auf die im Kap. 4.7 vorgestellten Fragen kann bei sorgfältiger und geduldiger Exploration mit Einsatz von Fragebögen in der Regel eine partielle dissoziative Identitätsstörung oder eine dissoziative Identitätsstörung diagnostiziert oder ausgeschlossen werden (Abbildung 4-21). Differenzialdiagnostische Überlegungen sind in Tabelle 4-4 dargestellt.

Die Diagnostik beruht nicht auf einem Punktesystem oder einem Gesamtscore, der erfüllt sein müsste (Boon, 2022). Zur Diagnose einer strukturellen Dissoziation der Persönlichkeit müssen die in Kap. 4.7 beschriebenen Bereiche abgeklärt werden. Am sichersten ist die Diagnose, wenn es im Rahmen der Diagnostik gelingt, mit einem Persönlichkeitszustand zu sprechen, der sich deutlich vom Alltagszustand distanziert und eine eigene Identität beschreibt mit divergierenden Emotionen, Kognitionen, Erinnerungen, Körperempfindungen, Wahrnehmungen und Handlungen (WHO, 2023). Für die Diagnose ist es aber nicht zwingend notwendig, mit einem zweiten Persönlichkeitszustand direkt sprechen zu können, wobei dann andere deutliche Beweise vorliegen müssen (z.B. Fremdanamnese). Wechsel zwischen Persönlichkeitszuständen sind nicht immer sichtbar, vor allem bei Betroffenen, die ihre Störung zu verstecken versuchen. Wichtig ist, einen Persönlichkeitswechsel nicht zu erzwingen, sondern höchstens dazu einzuladen, um Stress und Triggerung zu vermeiden.

Merke

Letztendlich entscheidet das Gesamtbild der Symptomatik, ob bei einem Patienten die Kriterien einer dissoziativen Identitätsstörung oder einer partiellen dissoziativen Identitätsstörung erfüllt sind (Boon, 2024). Es gibt keinen Gesamtscore, der erfüllt sein muss. Sind die einzelnen Punkte des ICD-11-Textes erfüllt, dann kann die Diagnose gestellt werden.

Voraussetzungen für die Diagnose von DIS und pDIS

Die Diagnose von pDIS oder DIS muss gestellt werden, wenn die folgenden Kriterien erfüllt sind (WHO, 2023):

- **Unterscheidbare, unterschiedliche dissoziative Identitäten** (Persönlichkeitszustände) (WHO, 2023):
  - Die Identitätsstörung ist durch das Vorhandensein von 2 oder mehr unterschiedlichen Persön-

Tabelle 4-4: Differenzialdiagnostische Überlegungen im Rahmen der Diagnostik von DIS und pDIS.

	verschiedene Störungen (kPTBS, Borderline-Muster und andere), „normale Ambivalenzen“	partielle dissoziative Identitätsstörung	dissoziative Identitätsstörung
teildissoziierte (ich-dystone) Emotionen und Kognitionen	häufig	zwingend vorhanden	zwingend vorhanden
teildissoziierte (ich-dystone) Wahrnehmung	häufig	zwingend vorhanden	zwingend vorhanden
teildissoziierte (ich-dystone) Muster des Erfassens	möglich	zwingend vorhanden	zwingend vorhanden
teildissoziierte (ich-dystone) Muster des Interagierens	möglich	zwingend vorhanden	zwingend vorhanden
teildissoziierte (ich-dystone) Impulse	möglich	zwingend vorhanden	zwingend vorhanden
teildissoziierte Handlungen	nein	zwingend vorhanden	zwingend vorhanden
volldissoziierte Handlungen	nein	nein	zwingend vorhanden
dissoziative Fugue	nein	nein	möglich
Amnesien in Kindheit und Jugend	möglich	möglich	möglich
Amnesien in Krisen oder im Alltag heute	nein	selten möglich	zwingend vorhanden

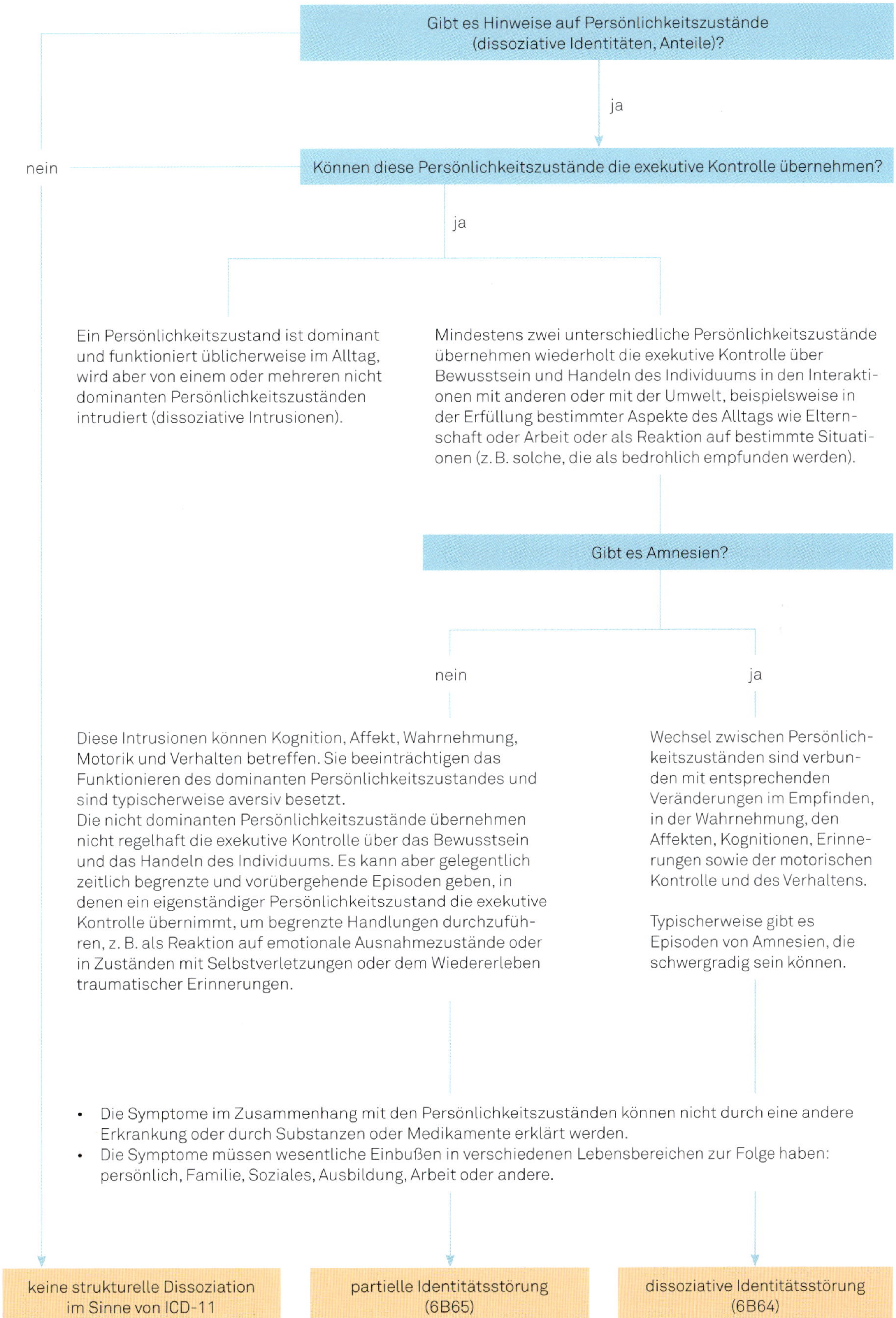

Abbildung 4-21: Algorithmus zur Diagnosestellung bei DIS und pDIS.

lichkeitszuständen (dissoziative Identitäten) gekennzeichnet, die mit deutlichen Diskontinuitäten im Selbst- und Handlungsempfinden einhergehen.
  - Jeder Persönlichkeitszustand beinhaltet sein eigenes Muster des Erlebens, der Wahrnehmung, des Erfassens und der Beziehung zu sich selbst, dem Körper und der Umwelt.
  - Bei der partiellen DIS ist ein Persönlichkeitszustand dominant und funktioniert im täglichen Leben (z. B. Elternschaft, Arbeit), wird aber von einem oder mehreren nicht dominanten Persönlichkeitszuständen intrudiert (dissoziative Intrusionen). Diese Intrusionen können kognitiv (intrusive Gedanken), affektiv (intrusive Affekte wie Angst, Wut oder Scham), wahrnehmungsbezogen (z. B. intrusive Stimmen, flüchtige visuelle Wahrnehmungen und Körperempfindungen wie das Gefühl von Berührtwerden), motorisch (z. B. unwillkürliche Armbewegungen) oder verhaltensbezogen (z. B. eine Handlung, der das Gefühl von Handlungsfähigkeit oder Selbstverantwortung fehlt) sein.
  - Diese Intrusionen werden als störend für das Funktionieren des dominanten Persönlichkeitszustands empfunden und sind in der Regel aversiv.
- **Verlust der exekutiven Kontrolle** (WHO, 2023):
  - Bei der DIS übernehmen mindestens 2 verschiedene Persönlichkeitszustände immer wieder die Kontrolle über das Bewusstsein und die Funktionsweise der Person bei der Interaktion mit anderen oder mit der Umwelt, z. B. bei der Ausführung bestimmter Aspekte des täglichen Lebens (z. B. Kindererziehung, Arbeit) oder als Reaktion auf bestimmte Situationen (z. B. solche, die als bedrohlich empfunden werden). Veränderungen des Persönlichkeitszustands werden von entsprechenden Veränderungen in den Bereichen Empfindung, Wahrnehmung, Affekt, Kognition, Gedächtnis, motorische Kontrolle und Verhalten begleitet.
  - Bei der partiellen DIS übernehmen die nicht dominanten Persönlichkeitszustände nicht regelmäßig die exekutive Kontrolle über das Bewusstsein und die Funktionsweise der Person in dem Maße, dass sie in bestimmten Situationen des täglichen Lebens (z. B. Elternschaft, Arbeit) auftreten. Es kann jedoch gelegentliche, begrenzte und vorübergehende Episoden geben, in denen ein bestimmter Persönlichkeitszustand die exekutive Kontrolle übernimmt, um umschriebene Handlungen auszuführen (z. B. als Reaktion auf extreme emotionale Zustände oder während Episoden mit Selbstverletzung oder des Wiederauflebens traumatischer Erinnerungen).
- **Erfahrung von Intrusionen** (WHO, 2023):
  - Bei Menschen mit DIS kommt es häufig vor, dass ein Persönlichkeitszustand von Aspekten anderer, nicht dominanter, unterschiedlicher Persönlichkeitszustände „intrudiert" wird, ohne dass diese die Kontrolle übernehmen.
  - Bei DIS können diese Intrusionen eine Reihe von Merkmalen aufweisen, darunter kognitive (intrusive Gedanken), affektive (intrusive Affekte wie Angst, Wut oder Scham), wahrnehmungsbezogene (z. B. intrusive Stimmen oder flüchtige visuelle Wahrnehmungen), sensorische (z. B. intrusive Empfindungen wie Berührung, Schmerz oder eine verändert wahrgenommene Größe des Körpers oder eines Körperteils), motorische (z. B. unwillkürliche Bewegungen eines Arms und einer Hand) und verhaltensbezogene (z. B. eine Handlung, der das Gefühl der eigenen Handlungsfähigkeit oder der Selbstkontrolle fehlt). Der Persönlichkeitszustand, der auf diese Weise beeinträchtigt wird, empfindet die Intrusionen in der Regel als unangenehm und ist sich möglicherweise nicht bewusst, dass die Intrusionen mit Aspekten anderer Persönlichkeitszustände zusammenhängen.
  - Bei der pDIS werden die dissoziativen Intrusionen, die den nicht dominanten Persönlichkeitszuständen zugeschrieben werden, innerlich erlebt und sind für Beobachter möglicherweise nicht offensichtlich. Ein beobachtbarer Identitätswechsel ist typischerweise ein Anzeichen für DIS.
- **Amnesie** (WHO, 2023):
  - Im Fall von DIS treten typischerweise Episoden von Amnesie auf, die schwerwiegend sein können.
  - Bei der partiellen DIS erleben die Betroffenen während der Episoden dissoziativer Intrusionen häufig keine Amnesie. Wenn doch eine Amnesie auftritt, ist sie in der Regel kurz und auf extreme emotionale Zustände oder Episoden von Selbstverletzung beschränkt.
- **Verlaufsmerkmale** (WHO, 2023):
  - DIS und pDIS stehen in engem Zusammenhang mit traumatischen Erfahrungen, insbesondere mit körperlichem, sexuellem und emotionalem Missbrauch oder Vernachlässigung in der Kindheit. Identitätswechsel können auch durch das Entfernen aus anhaltend traumatisierenden Umständen, den Tod oder eine schwere Erkrankung des Missbrauchstäters oder durch andere, nicht damit zusammenhängende traumatische Erfah-

rungen im späteren Leben ausgelöst werden. Traumatische Erinnerungen sind jedoch keine Voraussetzung für die Diagnose von DIS und pDIS.
  - DIS und pDIS haben in der Regel einen sich wiederholenden und fluktuierenden klinischen Verlauf. Obwohl die Symptome bei älteren Erwachsenen mit zunehmendem Alter spontan zurückgehen können, können Perioden mit erhöhtem Stress ein Wiederauftreten der Symptome verursachen. Faktoren wie Retraumatisierung oder chronisch anhaltender Missbrauch führen tendenziell zu einer schlechteren Prognose.
  - Einige Personen bleiben trotz Behandlung in den meisten Aspekten ihrer Funktionsfähigkeit stark beeinträchtigt. Bei Menschen mit DIS besteht ein hohes Risiko für selbstverletzendes Verhalten und Suizidversuche.
  - Wiederkehrende oder chronisch anhaltende traumatische Erfahrungen sind mit einer schlechteren Prognose verbunden.
- **Ausschluss einer anderen psychischen Störung, die für diese Symptome verantwortlich ist** (WHO, 2023): Die Symptome lassen sich nicht besser durch eine andere psychische Störung erklären (z. B. Schizophrenie oder eine andere primär psychotische Störung). Allerdings treten DIS und pDIS häufig gemeinsam mit anderen psychischen Störungen auf. In solchen Fällen können Identitätsveränderungen die Symptompräsentation der komorbid auftretenden Störungen beeinflussen.
- **Ausschluss von Substanzen oder organischen Erkrankungen, die für diese Symptome verantwortlich sind** (WHO, 2023): Die Symptome sind nicht auf die Wirkungen einer Substanz oder eines Medikaments auf das zentrale Nervensystem zurückzuführen, einschließlich Entzugserscheinungen (z. B. Blackouts oder chaotisches Verhalten während einer Substanzintoxikation), und sind nicht auf eine Erkrankung des Nervensystems (z. B. komplexe partielle Krampfanfälle) oder eine Schlaf-wach-Störung zurückzuführen (z. B. treten die Symptome während hypnagogischer oder hypnopompöser Zustände auf).
- **Erhebliche Beeinträchtigung** (WHO, 2023): Die Symptome führen zu einer erheblichen Beeinträchtigung der persönlichen, familiären, sozialen, schulischen, beruflichen oder anderen wichtigen Funktionsbereiche. Wenn die Funktionsfähigkeit erhalten bleibt, dann nur durch erhebliche zusätzliche Anstrengungen.

Im Zweifelsfall ist es ratsam, mit der Diagnose einer DIS abzuwarten und eine Zweitmeinung durch eine erfahrene Diagnostikerin einzuholen (Boon & Draijer, 1993a). Generell empfiehlt sich, die ersten Diagnosestellungen supervisorisch zu besprechen oder eine Patientin gemeinsam mit einer erfahrenen Kollegin zu sehen, um falsch negative und falsch positive Diagnosen zu verhindern.

Zusätzlich gilt es, das **Ausmaß der Symptome** zu erfassen:

- **Häufigkeit:**
  - selten (mehrmals jährlich)
  - gelegentlich (mehrmals monatlich)
  - regelmäßig bei Stress
  - mehrmals wöchentlich bei Stress (sonst mehrmals monatlich oder weniger)
  - regelmäßig im Alltag (mehrmals wöchentlich ohne Stress)
  - täglich bei Stress (sonst mehrmals wöchentlich oder weniger)
  - täglich ohne Stress
- **Schweregrad:**
  - In welchem Ausmaß führt die strukturelle Dissoziation zu Einbußen in verschiedenen Lebensbereichen: persönlich, Familie, Soziales, Ausbildung, Arbeit oder andere?
  - gering (leichte Symptome, ohne wesentlichen Leidensdruck)
  - mittel (einige negative Auswirkungen auf Ausbildung/Beruf, soziale Kontakte, Freizeit u. a.)
  - schwer (schwere Auswirkungen, wesentliche Einbußen in Ausbildung/Beruf, soziale Kontakte u. v. m. Arbeitsunfähigkeit [Rente], soziale Isolation oder andere wesentliche Einbußen)

Vorsicht: Diagnosebias (diagnostische Voreingenommenheit)

Trotz der oben genannten Hinweise und Symptome kann die Diagnose einer DIS oder einer pDIS eine Herausforderung darstellen (Boon, 2022). Die Diagnostik erfordert eine geduldige, sorgfältige, einfühlsame und kompetente Abklärung, bei der diagnostische Verzerrungen vermieden werden. Diagnostiker dürfen einem Patienten weder eine pDIS oder eine DIS suggerieren noch sollen sie die Existenz von DIS oder pDIS leugnen und sich in der Folge weigern, eine evidenzbasierte Diagnostik mit der Umsetzung der diagnostischen Kriterien nach ICD-11durchzuführen.

Die evidenzbasierte Diagnostik verzichtet auf eine diagnostische Voreingenommenheit, die sich auf unterschiedliche Weise zeigen kann, u. a. (Blair, Steiner & Havranek, 2011; Schiff et al., 2009):

- **Überdiagnose:** Eine Krankheit wird häufiger oder mit weniger strengen Kriterien diagnostiziert, als es angebracht wäre. Dies kann auf die persönliche Vor-

eingenommenheit oder Überengagement zurückzuführen sein. Bei der DIS kann dies zu falsch positiven Diagnosen führen.
- **Unterdiagnose:** Eine Krankheit wird übersehen oder seltener diagnostiziert, als dies der Fall sein sollte, z. B. aufgrund von persönlichen Überzeugungen, Vorurteilen, stereotypen Vorstellungen, institutionellen Beschränkungen oder dem Druck, sich vorherrschenden Trends zu unterwerfen. Bei der DIS kann dies falsch negative Diagnosen verursachen.
- **Fehldiagnose:** Eine falsche Diagnose wird gestellt, oft aufgrund einer Fehlinterpretation der Symptome, des Bezugs auf unvollständige oder voreingenommene Informationen oder der Nichtberücksichtigung alternativer Erklärungen. Bei der DIS kann dies sowohl zu falsch positiven als auch zu falsch negativen Diagnosen führen.
- **Voreingenommenheit bei der Differenzialdiagnose:** Bestimmte Erkrankungen werden aufgrund gesellschaftlicher, kultureller oder persönlicher Voreingenommenheit überbetont oder gegenüber anderen bevorzugt, was zu einem verzerrten Diagnoseprozess führt. Bei der DIS kann auch dies zu falsch positiven und falsch negativen Diagnosen beitragen.

Diagnostische Voreingenommenheit kann erhebliche Auswirkungen für die Betroffenen haben, einschließlich Verzögerungen beim Zugang zu einer Behandlung gemäß Expertenempfehlungen, Stigmatisierung und ungleichen Zugang zu Ressourcen und Unterstützung (Schiff et al., 2009). Für Fachpersonen ist es wichtig, sich dieser Vorurteile bewusst zu sein, ihre eigenen Annahmen aktiv zu hinterfragen und sich um objektive und unvoreingenommene Diagnosen zu bemühen, die auf umfassenden Bewertungen und evidenzbasierten Expertenempfehlungen beruhen (Blair et al., 2011). Dies gilt insbesondere für Diagnosen wie DIS und pDIS, die wie erwähnt (Kap. 4.1) seit Langem unter manchen Fachleuten und in einigen Medien umstritten sind (Literatur s. o.). Da Frauen von pDIS und DIS unverhältnismäßig stark betroffen sind, tragen eine frühe Diagnose und eine Behandlung gemäß Expertenempfehlungen auch dazu bei, geschlechtsbezogene gesundheitliche Disparitäten zu verringern (Lebois et al., 2022).

Der diagnostische Prozess bei DIS kann verschiedene Stufen durchlaufen (Boon & Draijer, 1993a). In einem ersten Schritt wird eine partielle dissoziative Identitätsstörung diagnostiziert. Später, wenn das Vertrauen in einer Therapie zunimmt und die Anosognosie abnimmt, wird im Verlauf eine dissoziative Identitätsstörung erkennbar. Die Diagnosestellung kann deshalb Zeit und Geduld beanspruchen. Wichtig ist, dass aufgrund von Zeitdruck nicht suggestiv vorgegangen wird und dadurch das Risiko einer falsch positiven Diagnose nicht erhöht wird.

Merke

Die Diagnose einer dissoziativen Identitätsstörung kann mehrere Schritte beinhalten:
1. Verdachtsdiagnose, und suggestionsfreies Explorieren von Anosognosie, dissoziativen und posttraumatischen Symptomen sowie Etablieren einer stabilen therapeutischen Beziehung
2. Diagnose einer partiellen dissoziativen Identitätsstörung, wenn die Exploration genügend sichere Hinweise gegeben hat
3. Diagnose einer dissoziativen Identitätsstörung erst, wenn die Diagnosekriterien zweifelsfrei herausgearbeitet worden sind

4.9.2 Symptome der kPTBS bei Menschen mit struktureller Dissoziation

Sehr viele Menschen mit struktureller Dissoziation beschreiben zugleich auch Symptome, wie sie in der ICD-11 unter der komplexen posttraumatischen Störung aufgeführt werden (Seite 90):

Traumatisierungen

Nach ICD-11 müssen die Traumatisierungen in der Vorgeschichte zur Diagnosestellung nicht bekannt sein. Wie die WHO jedoch in der ICD-11 schreibt, ist DIS häufig mit schweren oder chronischen traumatischen Lebensereignissen verbunden, einschließlich körperlichem, sexuellem oder emotionalem Missbrauch (WHO, 2023). Manchmal gibt es aber Betroffene mit besonders schwerer Anosognosie und ausgeprägten Amnesien des Alltagszustands, die von sich behaupten, eine normale Kindheit und Jugend verbracht zu haben. Bei diesen Menschen fällt jedoch oft auf, wie wenig sie über ihre Biografie berichten können. Zudem leiden sie häufig an schweren gewalterfüllten Albträumen, die sie aber ich-dyston erleben und nicht mit eigenem Erleben in Zusammenhang bringen. Für die Diagnostik ist wichtig: Die Abwesenheit von Erinnerungen an schwere Gewalt schließt eine dissoziative Identitätsstörung nach ICD-11 nicht aus (WHO, 2023). Zugleich ist auf die aktive Suche nach (traumatischen) Erinnerungen unbedingt zu verzichten, z. B. durch Imaginationen, Hypnose oder Hypothesenbildung (Sack, 2023a).

Traumatrias
Symptome der Traumatrias (Kap. 3.3.2) können bei Menschen mit DIS und pDIS häufig vorhanden sein, wobei posttraumatische Vermeidung, Wiedererleben und Hyperarousal stark zustandsabhängig sein können.

Störung der Selbstorganisation (Van der Hart, Nijenhuis et al., 2006)

- **Tief greifende Probleme der Affektregulation:** Strukturelle Dissoziation kann im Prinzip als ein in traumatischen Situationen hilfreicher, in der Gegenwart jedoch pathologischer Versuch der Regulation von starken Affekten verstanden werden. Gefühle wie Wut, Angst, Scham, Verzweiflung und Ohnmacht werden speziell bei dissoziativer Identitätsstörung fragmentiert und auf verschiedene Persönlichkeitszustände verteilt (weshalb einzelne Persönlichkeitszustände manchmal nur Angst oder nur Wut verspüren und ausdrücken). Wenn die Gesamtpersönlichkeit jedoch Affekte primär nur über dissoziative Mechanismen oder über dysfunktionale Coping-Strategien (z.B. mit Selbstverletzungen, Sucht oder Essstörungen) regulieren kann, dann besteht eine tief greifende Störung der Affektregulation.
- **Probleme mit dem Selbstkonzept:** Viele Menschen mit struktureller Dissoziation (speziell dissoziativer Identitätsstörung) leiden an schweren Problemen des Selbstbilds mit herabsetzenden Überzeugungen, schwerer Identitätsunsicherheit, Versagensgefühlen und Gefühlen von Wertlosigkeit (auch wenn einzelne Persönlichkeitszustände anfangs manchmal vom Gegenteil zu überzeugen versuchen). Oft blicken sie auf eine lange Geschichte mit Demütigungen, Erniedrigungen, Entwertungen, Kränkungen und Entwürdigungen zurück, die den Aufbau eines stabilen Selbstbilds erschwert haben und sich bis in die Gegenwart hinein manifestieren.

Schwierigkeiten in tragenden Beziehungen und im Gefühl der Nähe zu anderen
Menschen, die an dissoziativer Identitätsstörung leiden, haben in der Regel eine Vielzahl von schweren Verletzungen durch andere Menschen in ihrem Leben erfahren. Aus eigener Erfahrung wissen sie daher oft, wie grausam und brutal manche Menschen sein können. Oft haben sie zudem erlebt, dass ihre Peiniger nach außen hin ein normales und unauffälliges Leben geführt haben oder immer noch führen. Daraus ergeben sich tief greifende Schwierigkeiten im Aufbau von Vertrauen und von tragfähigen Beziehungen. Die konstante Sorge beispielsweise, dass heutige Unterstützer plötzlich „ihr wahres, brutales Gesicht" zeigen könnten, kann es Betroffenen sogar nach vielen Jahren in gesunden und stabilen Therapien immer wieder erschweren, über gewisse mit besonders viel Scham verbundene dissoziative Symptome, Erinnerungen und Persönlichkeitszustände zu berichten.

Bedeutung in der Praxis
Die hier genannten Symptome der kPTBS sind bei vielen Menschen mit struktureller Dissoziation ausgeprägt vorhanden, auch wenn sie alle nicht zu den ICD-11-Kriterien einer pDIS oder einer DIS gehören. Manchmal können diese Symptome jedoch unter der Maske einer „anscheinend normalen Persönlichkeit" versteckt sein und erst bei genauerer Diagnostik sichtbar werden (Van der Hart, Nijenhuis, & Steele, 2006). Sind die Symptome vorhanden und die Kriterien einer komplexen posttraumatischen Belastungsstörung erfüllt (Kap. 3.4, Seite 90), dann ist diese Störung zusätzlich zu diagnostizieren.

Die o.g. Störung der Selbstorganisation der Betroffenen, verbunden mit teil- und manchmal volldissoziiertem Handeln sowie zuweilen schwerer Selbst- und Fremdgefährdung, kann es für Helfende manchmal besonders schwierig machen, den Kontakt zu Betroffenen herzustellen, ihre Symptomatik richtig einzuordnen und ihnen mit Mitgefühl und Respekt zu begegnen. Jedoch gerade diese von struktureller Dissoziation betroffenen Menschen, mit all den schwersten Traumatisierungen in der Vorgeschichte und den belastenden und ohne spezialisierte Hilfe lebenslänglichen Folgesymptomen, benötigen die Unterstützung der Gesellschaft und in deren Vertretung der professionellen Helfenden.

Sachverständige und mitfühlende Diagnostiker finden in ihren Abklärungen die Ausgewogenheit zwischen Konfrontation durch aufdeckende diagnostische Fragen einerseits und Stabilisierung der dadurch ausgelösten Erinnerungen, Gefühle und Übertragungsverzerrungen andererseits, ohne dabei suggestiv vorzugehen.

4.9.3 Unklare diagnostische Situationen

Trotz der vielen hier vorgestellten Abklärungsfragen kann bei einigen Betroffenen die Diagnose lange nicht mit Sicherheit gestellt und/oder ohne Zweifel ausgeschlossen werden. In folgenden Situationen kann dies beispielsweise besonders häufig auftreten:

Zeitliche Grenzen
Eingeschränkte zeitliche Ressourcen können die Diagnostik struktureller Dissoziation erschweren. Das strukturierte, gründliche und suggestionsfreie Abklä-

ren mittels Fragebögen und Interviews kann mehrere Stunden beanspruchen, bei vielen parallelen Kriseninterventionen und gravierenden psychosozialen Belastungen sogar mehrere Wochen andauern. Die Begutachtung von Menschen mit DIS ist u.a. aufgrund der zeitlichen Grenzen besonders anspruchsvoll und stellte hohe Anforderungen sowohl an die begutachtende Person als auch an die Betroffenen selbst.

Auslösen posttraumatischer Intrusionen
Die Diagnostik von Menschen mit struktureller Dissoziation kann posttraumatisches Wiedererleben auslösen und/oder verstärken. Bei Überflutung mit Intrusionen oder bei Flashbacks, ausgelöst durch die Diagnostik, muss manchmal zuerst stabilisierend psychotherapeutisch gearbeitet werden, bevor eine fundierte Abklärung möglich ist. Dazu gehören schwere Hyper- und Hypoarousal-Zustände.

Einseitige Fokussierung auf Berichte über angebliche Traumatisierungen, um Diagnostik zu vermeiden
Einige wenige Patienten können fast zwanghaft und mit wenig Scham von schweren Traumata berichten, sowohl mit als auch ohne dissoziative Symptome. Das extrem starke Fokussieren auf traumatische Erinnerungen (oft schwerste Gewalt, z.B. angeblicher ritueller und satanischer Missbrauch, ohne Hinweise auf posttraumatische Vermeidung) kann dann die diagnostische Abklärung erschweren oder sogar verhindern, weil diagnostische Fragen wiederholt abgewehrt werden, z.B. weil „nun endlich über den Missbrauch gesprochen werden soll". In diesen Fällen ist es jedoch unverzichtbar, die sorgfältige Abklärung der strukturellen Dissoziation mit einem sorgfältigen Fokus auf die im Alltag vorhandenen Symptome trotzdem durchzuführen, um z.B. eine imitierte DIS (evtl. mit artifiziellen Erinnerungen) auszuschließen (s. Kap. 6.13.5, Seite 319 und Kap. 4.9.6, Seite 194).

Schwere Störung der Selbstorganisation
Die Störung der Trias der Selbstorganisation (Seite 91) kann die Diagnostik der strukturellen Dissoziation beeinträchtigen:

- Starke emotionale Zustände mit Angst, Panik, Wut, Scham und anderen Emotionen, die Betroffene im Rahmen einer Abklärung nicht regulieren können, können das Beschreiben von Symptomen erschweren oder verunmöglichen.
- Überflutungszustände mit Selbsthass, Selbstzweifel und Scham können dazu führen, dass Betroffene viele Symptome, die sie berichten, in Zweifel ziehen („Aber vielleicht stimmt es ja gar nicht, dass mir manchmal mehrere Stunden Erinnerung fehlen, vielleicht bin ich bloß zu dumm oder zu gestört?") oder sich dafür verurteilen („Ich kann mich manchmal nicht erinnern, was während mehreren Stunden passiert ist, weil ich einfach ein sehr schlechter Mensch bin. Stellen Sie deshalb keine weiteren Fragen, ich bin ohnehin ein völlig hoffnungsloser Fall."). Auch dadurch kann eine Diagnostik erschwert werden.
- Überflutungszustände mit Misstrauen, Rückzugsimpulsen und anderen Symptomen der Störung der Beziehung zu Menschen können eine Abklärung ebenfalls behindern (oder verhindern) („Was wollen Sie von mir? Sie wollen mir ohnehin nur schaden, so wie alle Menschen nur böse und verlogen sind.", „Sie verstehen mich sowieso nicht, weil niemand mich verstehen kann, deshalb spreche ich besser gar nicht mit Ihnen.").

Komorbide Störungen
Manchmal verhindern schwere komorbide Störungen (z.B. Sucht, affektive Störungen, gravierende Anorexie) eine genaue Diagnostik. Dann kann es sinnvoll sein, zuerst die komorbide Störung zu behandeln (z.B. Suchtmittelentzug, antidepressive Behandlung), um die Diagnostik später durchzuführen.

Polypharmazie
Eine Polypharmazie mit stark sedierenden Medikamenten kann in einigen Fällen eine genaue Diagnostik erschweren. In diesen Fällen müssen vor allem die sedierenden Psychopharmaka verringert werden, bevor eine sinnvolle Abklärung möglich ist.

Anosognosie
Manchmal ist eine Anosognosie so ausgeprägt, dass fast alle Symptome verneint werden, weil sie nicht erkannt werden. Dann braucht es vor einer Abklärung therapeutische Maßnahmen mit dem Ziel, die Mentalisierungskapazität und die Achtsamkeit zu verbessern.

Schweigegebote
In einigen Fällen werden Betroffene immer wieder Opfer von Gewalt und es wird ihnen verboten, über ihre Symptome zu sprechen. Erst ausreichende Schutzmaßnahmen machen dann eine Abklärung möglich.

Wiederholte Krisen und Selbstverletzungen
Wenn Menschen mit pDIS oder DIS immer wieder in destruktive Selbstverletzungskreisläufe geraten, kann es manchmal schwierig sein, überhaupt genügend Ruhe und körperliche Sicherheit für eine Diagnostik zu finden.

Manchmal kann es deshalb sinnvoll sein, ohne sichere Diagnose einer partiellen oder vollen dissoziativen Identitätsstörung zu arbeiten und die Diagnostik zu einem späteren Zeitpunkt, z. B., wenn eine sicherere therapeutische Basis erarbeiten worden ist, zu wiederholen.

4.9.4 Diagnostische Zugänge zur Abklärung struktureller Dissoziation

Der Zugang zur Abklärung einer strukturellen Dissoziation ist über verschiedene Wege möglich. Bei Schwierigkeiten im Rahmen der Diagnostik kann es manchmal sinnvoll sein, einen alternativen Abklärungsweg zu suchen:

- **Zugang über Amnesien:** Wenn Betroffene über Erinnerungslücken berichten, kann die Abklärung der Amnesien den Weg zu anderen dissoziativen Symptomen eröffnen. Dabei ist auf Versuche zu verzichten, die Amnesien aktiv aufdecken zu wollen. Der Fokus bezieht sich auf Häufigkeit und Dauer der Amnesien und das Erarbeiten der Handlungen während den Amnesien (z. B. Schreiben von E-Mails, SMS, u. a., oder andere Handlungen vollzogen). Das Einholen von Informationen von Familienmitgliedern, Freunden oder Pflegern kann wertvolle Einblicke in die Amnesien, Verhaltensänderungen und funktionellen Fähigkeiten des Patienten in diesen Zuständen liefern.
- **Zugang über Stimmenhören:** Manchen Betroffenen fällt es leichter, zuerst über die Stimmenhörerfahrung zu berichten, noch ohne weitere dissoziative Symptome einzubeziehen. In diesen Fällen kann der Zugang z. B. über den „Maastrichter Fragebogen (Interview mit einer Person, die Stimmen hört)" nach Escher und Romme hilfreich sein (Longden, Corstens, Escher, & Romme, 2012; Romme & Escher, 2013; Romme et al., 1992).
- **Zugang über Selbstverletzungen:** Bei Menschen mit schweren Selbstverletzungen können detaillierte Verhaltensanalysen unter Einbeziehung teil- und volldissoziierten Handelns erste diagnostische Hinweise liefern.
- **Zugang über traumatische Erinnerungen:** Viele Menschen mit struktureller Dissoziation beschreiben belastende traumatische Erinnerungen von früheren Gewalterfahrungen. Über die Abklärung von ich-syntonen und ich-dystonen Erinnerungen ist in manchen Fällen der Zugang zu unterschiedlichen Persönlichkeitszuständen und von dort zur vollständigen Diagnostik möglich („eigene Erinnerungen" versus „fremde, unpersönliche Erinnerungen").
- **Zugang über komorbide Störungen** (TD-Achse V): Speziell bei therapierefraktären psychiatrischen Erkrankungen sollte eine strukturelle Dissoziation ausgeschlossen werden. Die detaillierte Abklärung z. B. von Suchterkrankungen und Essstörungen kann eine strukturelle Dissoziation zeigen, die in die therapeutischen Überlegungen einbezogen werden sollte.

4.9.5 Weitere Unterkategorien

Die Kategorien der DIS und der pDIS sind relativ breit gefasst. Therapeutisch macht es einen Unterschied, ob die Symptome der strukturellen Dissoziation im Alltag oder nur bei Stress auftreten. Deshalb wird hier die jeweilige Unterteilung mit Auftreten im Alltag oder nur bei Stress vorgeschlagen (Tabelle 4-5).

Mit Stress ist hier gemeint: Situationen, in denen durch Trigger starke Intrusionen ausgelöst werden, Situationen mit besonderem emotionalen Stress (in einer intimen Beziehung, in der Kinderbetreuung, am Arbeitsplatz, in einer psychiatrischen Klinik u. a.) oder – nach ICD-11 formuliert – „als Antwort auf extreme emotionale Zustände oder während Zuständen mit Selbstverletzungen oder dem Wiedererleben von traumatischen Erinnerungen".

Teildissoziiertes Handeln ist auch im Alltag möglich, z. B., wenn unterschiedliche Persönlichkeitszustände täglich Suchtmittel konsumieren, täglich erbrechen, täglich das Essen verbieten oder andere Maßnahmen als Antworten auf emotionale Zustände durchführen. Dies tritt z. B. dann auf, wenn Betroffene im Alltag chronisch an intrusiven Erinnerungen leiden und Persönlichkeitszustände in der Folge alltäglich Wege suchen müssen, diese Intrusionen zu regulieren.

Manchmal wird auch unterschieden zwischen:

- „High Functioning DIS": Menschen mit DIS, die ein hohes Leistungsniveau erreichen in Ausbildung, Beruf und/oder Familie (z. B. ein Studium abschließen, beruflich sehr erfolgreich sind)
- „Low Functioning DIS": Menschen mit DIS, die aufgrund der Störung nicht allein leben können und konstant auf die Hilfe anderer Menschen angewiesen sind, eine Rente beziehen und oft in Kliniken behandelt werden müssen

Zu beachten ist dabei, dass Menschen mit „High Functioning DIS" therapeutisch oft nicht unbedingt die bessere Prognose haben, da ihr hoher Leistungsanspruch und ihre Angst, durch eine Therapie weniger leistungsfähig zu sein, einer vertieften Therapie im Wege stehen kann.

Tabelle 4-5: DIS und pDIS mit Auftreten im Alltag oder nur bei Stress.

Identitätsstörung	Handeln	Typ
partielle dissoziative Identitätsstörung	teildissoziiertes Handeln nur bei Stress	pDIS Typ primär Stress
	teildissoziiertes Handeln im Alltag	pDIS Typ Alltag
dissoziative Identitätsstörung	volldissoziiertes Handeln mit Amnesien nur bei Stress	DIS Typ primär Stress
	volldissoziiertes Handeln mit Amnesien im Alltag	DIS Typ Alltag

Eine weitere Unterteilung kann den Aspekt betreffen, ob DIS-Betroffene in der Gegenwart in sicheren, gewaltfreien Lebensumständen leben oder ob sie Opfer wiederkehrender oder chronischer Gewalt sind. Letztere haben eine schlechtere Prognose (WHO, 2023). Sachs hat bei Betroffenen, die anhaltender Gewalt ausgesetzt sind und sich nicht lösen können, von Patienten mit „aktiver DIS" gesprochen (Sachs, 2019).

4.9.6 Differenzialdiagnosen

Differenzialdiagnostisch sind verschiedene psychiatrische Erkrankungen auszuschließen bzw. ggf. komorbid zu diagnostizieren.

Komplexe posttraumatische Belastungsstörung (6B41)

Die komplexe posttraumatische Belastungsstörung wurde gleich wie die DIS und die pDIS im Jahr 2019 von der WHO mit der ICD-11 neu eingeführt. Obschon sie vermutlich zu einem Traumakontinuum gehören, werden sie in unterschiedlichen Kapiteln aufgeführt. Deshalb sind sie separat zu diagnostizieren. Die häufige Symptomüberlappung wurde auf Seite 178 ausführlich beschrieben (Tabelle 4-6).

Beispiele

- Patient A berichtet von traumatischen Erfahrungen und beschreibt Symptome der Traumatrias und der Trias der Selbstorganisation, jedoch ohne teildissoziiertes Handeln → kPTBS
- Patientin B berichtet von traumatischen Erfahrungen und beschreibt Symptome der Traumatrias und der Trias der Selbstorganisation, zusätzlich zeigt sie teildissoziiertes bulimisches Erbrechen → kPTBS, pDIS, Bulimie
- Patientin C berichtet von traumatischen Erfahrungen und zeigt Symptome der Traumatrias und der Trias der Selbstorganisation, zusätzlich zeigt sie teildissoziiertes bulimisches Erbrechen und volldissoziierte Selbstverletzungen mit Amnesien → kPTBS, DIS, Bulimie
- Patientin D berichtet von normaler Kindheit und verneint Symptome der Traumatrias und der Trias der Selbstorganisation. Sie berichtet von regelmäßigen Amnesien mit Fugue-Erleben, im Verlauf zeigen sich Persönlichkeitszustände mit jeweils eigenem phänomenalen Selbstmodell → DIS. Wenn die Persönlichkeitszustände, die sich zeigen, von Traumatisierungen und Symptomen der Traumatrias und der Trias der Störung der Selbstorganisation berichten → DIS, kPTBS
- Patientin E berichtet von traumatischen Erfahrungen und zeigt Symptome der Traumatrias und der Trias der Selbstorganisation, zusätzlich zeigt sie teildissoziiertes bulimisches Erbrechen. Die Interaktion mit der Patientin gestaltet sich sehr schwierig, Abwertungen des Therapeuten wechseln sich ab mit Idealisierung; Übertragungsverzerrungen behindern die Therapie immer wieder, und die Patientin zeigt eine schwere Angst vor Verlassenwerden → Borderline-Muster, kPTBS, pDIS, Bulimie
- Patient F berichtet zwar von Traumatisierungen in der Vorgeschichte, verneint jedoch Symptome der Traumatrias. Er zeigt ein instabiles Selbstbild und instabile zwischenmenschliche Beziehungen, die nicht einer Störung der Selbstorganisation zugeordnet werden können → Borderline-Muster
- Patient G berichtet von traumatischen Erfahrungen und zeigt Symptome der Traumatrias und der Trias der Selbstorganisation. Er beschreibt zudem ein stark instabiles Selbstbild und instabile zwischenmenschliche Beziehungen. Selbstverletzungen sind ich-synton, zudem setzt er (relativ bewusst) Alkohol zur Affektregulation ein → kPTBS, Borderline-Muster, Sucht

Borderline-Muster (6D11.5)

Zum Zeitpunkt der Veröffentlichung dieses Buchs gab es keine Untersuchungen zur Differenzialdiagnose zwischen Borderline-Muster nach ICD-11 und partieller DIS bzw. DIS nach ICD-11. In einer älteren Untersuchung fanden S. Boon & N. Draijer große Überlappun-

Tabelle 4-6: Differenzialdiagnose zwischen kPTBS und struktureller Dissoziation.

Kriterium	komplexe posttraumatische Belastungsstörung (6B41)	partielle DIS (6B65), DIS (6B64)
Traumakriterium (Seite 91)	längerdauernde oder wiederholte traumatische Ereignisse	kein Kriterium nach ICD-11
Traumatrias (Seite 76)	Wiedererleben, Vermeidung und Hyperarousal	kein Kriterium nach ICD-11
Störung der Selbstorganisation (Seite 91)	Bedingung für Diagnose	kein Kriterium nach ICD-11
Störung der Affektregulation (Seite 91)	schwere und tief greifende Probleme der Affektregulation	kein Kriterium nach ICD-11
Störung Selbstkonzept (Seite 94)	andauernde Ansichten über sich selbst als vermindert, unterlegen, wertlos	kein Kriterium nach ICD-11
Störung in Beziehungen (Seite 95)	andauernde Schwierigkeiten in tragenden Beziehungen	kein Kriterium nach ICD-11
Persönlichkeitszustände (Seite 127)	Ego-States, keine Persönlichkeitszustände: kein Verlust der exekutiven Kontrolle	Persönlichkeitszustände, Verlust der exekutiven Kontrolle
Ich-Bewusstsein (Seite 156)	durchgängiges Ich-Bewusstsein, ohne Unterbrechungen	fragmentiertes Ich-Bewusstsein mit Wechseln zwischen Persönlichkeitszuständen und mit oder ohne Amnesien
dissoziative Amnesien Gegenwart (Seite 268)	Amnesien nur im Rahmen von Konzentrationsstörungen, nicht im Rahmen volldissoziierten Handelns	dissoziative Amnesien bei DIS
Amnesien für Kindheit und Jugend (Seite 272)	Amnesien möglich	Amnesien fast immer vorhanden
Verlust der exekutiven Kontrolle (Seite 156)	kein (oder nur selten) teil- und volldissoziiertes Handeln	teil- und volldissoziiertes Handeln

gen zwischen den beiden Störungsbildern (Boon & Draijer, 1993a). Beide Störungen sind vermutlich etwa gleich häufig (Gast et al., 2006), wobei noch deutlich mehr Forschung zur Differenzialdiagnose notwendig ist (Laddis, Dell, & Korzekwa, 2017).

Bei komorbider struktureller Dissoziation und komplexer posttraumatischer Belastungsstörung kann die Gesamtsymptomatik leicht einer Borderline-Störung ähnlich sein. Die Unterscheidung ist von zentraler Bedeutung für die Wahl der therapeutischen Methode (Tabelle 4-7):

- **Gemeinsame Symptome Borderline-Muster und kPTBS/(p)DIS:** z. B. Selbstverletzungen, Affektregulationsstörungen, Störungen des Selbstkonzepts, Störungen im Gefühl der Nähe, Identitätsunsicherheit, Suchtprobleme, Essstörungen, rezidivierende depressive Episoden
- **Hinweise auf Borderline-Muster:** Furcht vor Verlassenwerden, instabiles Selbstbild (nicht abhängig von Persönlichkeitszuständen), instabile und intensive zwischenmenschliche Beziehungen und Impulsivität; kein teil- oder volldissoziiertes Handeln, keine Amnesien
- **Hinweise auf kPTBS-(p)DIS:** Traumatrias, Störung der Selbstorganisation, teil- und volldissoziiertes Handeln. Das Selbstkonzept unterscheidet sich je nach Persönlichkeitszustand, der zu einem gewissen Zeitpunkt präsent ist. Eher distanziertes Verhältnis zu Menschen, Vermeiden von zu großer emotionaler Nähe, deutlich weniger Ängste um das Verlassenwerden. Affekte werden weniger über Beziehungen reguliert.

Diagnostische Fragen

Differenzialdiagnose Borderline-Muster – strukturelle Dissoziation

Wenn Fragen mit „ja" beantwortet werden, sollten die Häufigkeit und daraus resultierende Einbußen sowie Beispiele erfragt werden.

Tabelle 4-7: Differenzialdiagnose zwischen Persönlichkeitsstörung mit Borderline-Muster und struktureller Dissoziation.

Kriterium	Persönlichkeitsstörung „Borderline-Muster" (6D11.5)	partielle DIS (6B65), DIS (6B64)
Grundsätzliches	Störung der Persönlichkeit und der Bindungsfähigkeit	Störung der Identität
Ego-States, Persönlichkeitszustände (Seite 139)	Ego-States, ggf. mit ich-dystonen Emotionen, Gedanken und Impulsen	Persönlichkeitszustände mit der Fähigkeit, die exekutive Kontrolle zu übernehmen (im Alltag, in Krisen); Betroffene erleben Situationen mit Kontrollverlusten über das Handeln
Ich-Bewusstsein	durchgängiges Ich-Bewusstsein, ohne Unterbrechungen	fragmentiertes Ich-Bewusstsein mit Wechseln zwischen Persönlichkeitszuständen und mit oder ohne Amnesien
Beziehungsstabilität	durchgängiges Muster von Instabilität in Beziehungen mit dem verzweifelten Bemühen, Verlassenwerden zu verhindern, oder Muster instabiler intensiver persönlicher Beziehungen; unsicher-instabile Bindung	oft verbunden mit Störung der Selbstorganisation im Rahmen eines komorbiden kPTBS, unterschiedlich zwischen Persönlichkeitszuständen
Selbstbild	instabiles Selbstbild und Selbstgefühl, abhängig von emotionalen Zuständen	oft verbunden mit Störung der Selbstorganisation im Rahmen einer komorbiden kPTBS; Selbstkonzepte von Persönlichkeitszuständen können stark divergieren
Angst vor Verlassenwerden	verzweifeltes Bemühen, ein tatsächliches oder auch nur vermutetes Verlassenwerden zu vermeiden	kein explizites Symptom von (p)DIS
dissoziative Symptome	vorübergehende dissoziative Symptome oder psychoseähnliche Zustände in Situationen mit hoher affektiver Erregung	dissoziative Symptome gehören zum Alltag
Selbstverletzungen und Suizidversuche	ohne Verlust der exekutiven Kontrolle, ohne dissoziative Hypalgesie im Rahmen der Selbstverletzungen	teildissoziierte und volldissoziierte Selbstverletzungen mit Kontrollverlust und dissoziativer Hypalgesie zu Beginn der Selbstverletzungen
Amnesien	keine Amnesien; Konzentrationsprobleme und Absorptionszustände werden manchmal fälschlicherweise als Amnesie interpretiert	Amnesien bei DIS, keine Amnesien bei pDIS
weitere Hinweise	Tendenz zu kognitiven Verzerrungen mit Übergeneralisierungen, Schwarz-Weiß-Denken, Projektion und emotionaler Beweisführung (das eigene Gefühl wird als Beweis für die Richtigkeit einer Annahme herangezogen)	tendenziell differenzierteres Denken, jedoch unterschiedlich zwischen Persönlichkeitszuständen; tiefere Externalisierungstendenz als bei Borderline-Muster
emotionale Reaktion auf das Diagnosegespräch (Boon, 2022)	kein Stress beim Sprechen über dissoziative Symptomatik	Sprechen über dissoziative Symptome führt oft zu Angst und Scham, mit Phobie vor dissoziativen Persönlichkeitszuständen

Hinweis auf Borderline

Kein Symptom von pDIS/DIS

- **Kommt es manchmal vor, dass Sie ein tatsächliches oder auch nur vermutetes Verlassenwerden verzweifelt zu vermeiden versuchen?** (SIDDS)
- **Sind Ihre Beziehungen instabil und gekennzeichnet durch rasche Wechsel von Idealisierung und Entwertung oder von Liebe und Hass?** (SIDDS)
- **Kommt es manchmal vor, dass Sie sich innerlich leer fühlen?** (SIDDS, MID)

- Kommt es manchmal vor, dass Sie denken, dass sich niemand um Sie kümmert, dass Sie allen Menschen egal sind? (MID)

Sowohl Borderline-Störung und pDIS und DIS
Die Diagnose sollte nicht nur aufgrund eines Symptoms gestellt werden, es sollte das Gesamtbild betrachtet werden.

- Ist Ihr Selbstbild oder Ihre Selbstwahrnehmung deutlich instabil? (SIDDS)
- Kommt es manchmal vor, dass sich Ihre Stimmung rasch ändern kann (z. B. Reizbarkeit, Angst, schlechte Laune, wobei die Verstimmungen gewöhnlich nur kurz andauern)? (SIDDS, MID)
- Hinweise:
  - Instabilität durch unterschiedliche Persönlichkeitszustände: strukturelle Dissoziation
  - Instabilität durch Störung der Persönlichkeitsstörung: Borderline-Muster
- Kommt es manchmal vor, dass Sie sich impulsiv oder selbstschädigend verhalten? (SIDDS)
- Hinweise:
  - selbstschädigende teil- oder volldissoziierte Handlungen: strukturelle Dissoziation
  - ohne teil- oder volldissoziierte Handlungen: Borderline-Muster
- Kommt es manchmal vor, dass Sie unangemessene Wut verspüren oder Schwierigkeiten haben, Ihre Wut zu kontrollieren? (SIDDS, MID)
- Hinweise:
  - teil- oder volldissoziierte Wut und teil- oder volldissoziierte Wutausbrüche: strukturelle Dissoziation
  - ich-syntone oder ich-dystone Wut, ohne teildissoziiertes Handeln: Borderline-Muster

Hinweis auf pDIS, nicht Borderline-Muster
Fragen nach teildissoziiertem Handeln (s. o.): Teildissoziiertes Handeln ist kein Borderline-Symptom (wobei die Differenzierung von Impulshandeln und teildissoziiertem Handeln schwierig sein kann).

Hinweis auf DIS, nicht Borderline-Muster
Fragen nach volldissoziiertem Handeln, Fugue und Amnesien (s. o.). Amnesien in der Gegenwart, die nicht auf Suchtmittel oder Medikamente zurückzuführen sind, schließen ein Borderline-Muster (und eine Schizophrenie) aus. Eventuell kann eine komorbide Borderline-Problematik vorliegen.

Eine Akkumulation von emotionaler Vernachlässigung sowie körperlicher und sexualisierter Gewalt führt in manchen Fällen möglicherweise zu einer Kombination einer Borderline-Störung (TD-Achse I), einer komplexen posttraumatischen Belastungsstörung (TD-Achse II) und einer partiellen oder vollständigen dissoziativen Identitätsstörung (TD-Achse III), wobei zusätzliche dissoziative Symptome (TD-Achse IV) und weitere psychiatrische Diagnosen (TD-Achse V) möglich sind.

Schizophrenie-Spektrum-Störungen

Die Differenzialdiagnose zwischen Erkrankungen aus dem schizophrenen Formenkreis und struktureller Dissoziation kann herausfordernd sein, u. a., da die beiden Störungsbilder sich überlappen können (Moskowitz, Dorahy, & Schäfer, 2019; Ross, 2014). Zudem ist die Schizophrenie als Störungsbild heterogen, und 2 Patienten mit der gleichen Diagnose können manchmal kein einziges gemeinsames Symptom haben (Strik, 2011). Erforscht sind u. a. eine hohe Korrelation zwischen

- dissoziativer Symptomatik und Schneider-Symptomen ersten Rangs (Kluft, 1987a; Ross, Anderson, & Clark, 1994; Vogel et al., 2009),
- Kindheitstrauma, dissoziativen Symptomen und psychotischen Erkrankungen (Braehler et al., 2013; Longden, Corstens et al., 2012; Moskowitz, Schäfer, & Dorahy, 2008; Schafer & Fisher, 2011a, 2011b) sowie
- Kindheitstrauma und späterer psychotischer Erkrankung (Brewin, Rumball, & Happé, 2019; Heins et al., 2011; Krabbendam, 2008; McGrath et al., 2017; Read, Perry, Moskowitz, & Connolly, 2001; Schreier et al., 2009; Yung et al., 2015).

Bei den Untersuchungen zu Trauma und späterer psychotischer Erkrankung fällt aber auf, dass die Differenzialdiagnose zwischen psychotischen und dissoziativen Störungen oft nicht oder nur ungenau erfolgt (Moskowitz et al., 2019). Unter anderem deshalb ist die Differenzialdiagnose zwischen psychotischen Störungen und dissoziativen Störungen ein Bereich mit hohem Forschungsbedarf (Dorahy et al., 2023).

Zur Differenzialdiagnose zwischen Schizophrenie und struktureller Dissoziation bestehen aktuell viele Unklarheiten und offene Fragen. Die Zusammenstellung in Tabelle 4-8 kann bei den differenzialdiagnostischen Überlegungen helfen.

Erklärungen für differenzialdiagnostische Überlegungen:

Frühsymptome
Sowohl bei Schizophrenie als auch bei partieller Dissoziation kann in manchen Fällen eine längere Phase mit unspezifischen Frühsymptomen beobachtet werden. Bei Menschen mit struktureller Dissoziation der

Tabelle 4-8: Differenzialdiagnose zwischen Schizophrenie und struktureller Dissoziation; in Anlehnung an M. Steinberg & H. D. Siegel in Moskowitz et al. (Moskowitz et al., 2019).

Kriterium	Schizophrenie oder andere psychotische Störungen (6A20)	partielle DIS (6B65), DIS (6B64)
Prävalenz in psychiatrischen Populationen	1–10 % (Mueser & Jeste, 2011; Ritsner, 2011)	• dissoziative Identitätsstörung: 1–10 % (Bliss & Jeppsen, 1985; Boon & Draijer, 1993b; Gast, Rodewald, Nickel, & Emrich, 2001; Graves, 1989; Şar, Tutkun, Alyanak, Bakim, & Baral, 2000; Vanderlinden, Van Dyck, Vandereycken, & Vertommen, 1991) mit großer Dunkelziffer • partielle DIS: noch nicht bekannt
Schneider-Symptome ersten Ranges (Schneider, 1967)	• Gedankenausbreitung • Gedankenhören • Wahnwahrnehmung	fehlen
	• dialogisierende Stimmen • kommentierende Stimmen • gemachte Gefühle • gemachte Impulse • gemachte Handlungen • Einflüsse auf Körper • Gedankenentzug • Willensbeeinflussung (Kluft, 1987a)	
Anosognosie	bei beiden Störungen häufig	
Halluzinationen, Pseudohalluzinationen	psychotisches Stimmenhören, Akoasmen, Halluzinationen	dissoziatives Stimmenhören, keine Akoasmen, Pseudohalluzinationen
Realitätstestung	eingeschränkt	• kann in schweren Flashbacks eingeschränkt sein • Einschränkung auf einzelne Persönlichkeitszustände beschränkt • normalerweise aber intakt
Wahn	bizarrer Wahn, oft in Kombination mit paranoiden Wahnwahrnehmungen (z. B. „der CIA jagt mich")	• posttraumatische wahnähnliche Überzeugungen möglich, aber selten • kein Wahn
Misstrauen	Verfolgungsideen, inkl. durch übernatürliche oder andere nicht menschliche Mächte (z. B. Teufel)	Angst und posttraumatisches Hyperarousal im Zusammenhang mit erlebter Gewalt in der Vorgeschichte
Negativsymptomatik (kognitive Dysfunktion und psychomotorische Verlangsamung)	Affektarmut, Alogie, Apathie (Avolition, Asozialität, Anhedonie) (Unger, Erfurth, & Sachs, 2018)	• schweres Hypoarousal • einzelne Persönlichkeitszustände mit starker Negativsymptomatik • komorbide Depression (TD-Achse V)
unnatürliche und stark verkrampfte Haltungen bzw. Verhaltensweisen des ganzen Körpers	Katatonie (Manierismus, Rigor, Stereotypien, Katalepsie, Grimassieren, Flexibilitas cerea, Essverweigerung, Mutismus, Stupor u. v. m.) (Walther & Strik, 2012)	dissoziativer Stupor möglich (Kap. 5.4.8)
Mutismus	als Teil einer Katatonie möglich	• dissoziativer Mutismus • dissoziative Aphonie • dissoziative Dysphonie (s. Kapitel dazu)
Parkinsonismus	als Teil einer motorischen Störung möglich	nicht vorhanden

Tabelle 4-8: *Fortsetzung*

Kriterium	Schizophrenie oder andere psychotische Störungen (6A20)	partielle DIS (6B65), DIS (6B64)
Essverweigerung	als Teil einer Katatonie möglich	• durch Persönlichkeitszustände, die Nahrungsaufnahme verbieten • lebensgefährliche anorektische Zustände sind möglich
Negativismus (Widerstand gegenüber allen Aufforderungen oder Versuchen, sich zu bewegen – oder stattdessen Bewegungen, die das Gegenteil der Aufforderung ausführen)	als Teil einer Katatonie möglich	Persönlichkeitszustände können in eine Verweigerungshaltung gehen (aus Selbstschutz, Widerstand oder im Rahmen von Flashbacks), insgesamt aber selten
desorganisierte Sprechweisen (z. B. häufiges Entgleisen oder Zerfahrenheit), Denkzerfahrenheit	abschweifende, vage, ausgefallene, unverständliche Sprache oder Verarmung der Sprache oder des Sprachinhalts	selten im Rahmen schwerer Flashbacks und schnellen Wechseln von Persönlichkeitszuständen (Rapid Switching)
formale Denkstörungen	Ausmaß, in dem die Sprache verwirrt, zusammenhanglos, vage oder zerfahren ist: Vorbeireden, Umständlichkeit, plötzliche Themenwechsel, Inkohärenz, Sprunghaftigkeit, Gedankenabreißen, Neologismen und andere Sprachstörungen	selten im Rahmen schwerer Flashbacks und schnellen Wechseln von Persönlichkeitszuständen, sonst in der Regel keine formalen Denkstörungen
Persönlichkeitszustände (dissoziative Identitäten)	keine Persönlichkeitszustände	Persönlichkeitszustände gemäß ICD-11
teildissoziiertes Handeln	desorganisiertes Verhalten möglich, aber nicht durch Persönlichkeitszustände	durch Persönlichkeitszustände
volldissoziiertes Handeln und Amnesien	keine Amnesien: Amnesien sind kein Symptom einer Schizophrenie!	Amnesien bei DIS
Auftreten anderer Störungen	eher isolierte Symptome, im Kontext von bizarrem Wahn und anderen psychotischen Symptomen	in der Regel verschiedene Traumafolgestörungen TD-Achsen I–V
gemeinsame Frühsymptome	bei beiden Störungen möglich	

Persönlichkeit kann dies damit zu tun haben, dass die Symptome längere Zeit überreguliert und damit unterdrückt werden können (z. B. um eine Ausbildung abzuschließen), bis die Störung sichtbar wird. Symptome dieser Prodromalphase können sein:

- erhöhte Sensibilität, Dünnhäutigkeit
- Überempfindlichkeit
- Irritierbarkeit, Reizbarkeit
- Nervosität, innere Unruhe
- Konzentrationsstörungen und erhöhte Ablenkbarkeit
- Schwierigkeiten am Arbeitsplatz, in der Schule oder im Studium mit Leistungsknick
- Veränderungen der Gedanken (einschießende, störende Gedanken)
- plötzliche Bedrohungsgefühle und Misstrauen
- geringere Belastbarkeit
- sich beobachtet, beeinträchtigt oder bedroht fühlen
- Ereignisse und Dinge mehr auf sich beziehen
- sozialer Rückzug, Isolation
- großer Leidensdruck

- Lustlosigkeit, Antriebsmangel
- chronische Schlafstörungen
- gedrückte Stimmung
- Umgebung wird plötzlich fremd oder verändert erlebt
- Depersonalisations- und Derealisationserleben
- Verschlechterung in der Beziehungsfähigkeit (z. B. Partnerschaft, Familie, Beruf)

Formale Denkstörung

Die formale Denkstörung beschreibt eine Störung in der Organisation und im Fluss der Gedanken einer Person. Menschen mit einer formalen Denkstörung haben Schwierigkeiten, logische und kohärente Denkmuster aufrechtzuerhalten, was sich in ihrer Sprache, ihrem Schreiben oder ihrer gesamten Kommunikation äußern kann. Zu den häufigen Merkmalen einer formalen Denkstörung gehören lose Assoziationen, Wortsalat, Neologismen, Perseveration und Inkohärenz (Yalincetin et al., 2017). Bis zu 90 % der Menschen mit Schizophrenie-Spektrum-Störung leiden an formalen Denkstörungen (Roche et al., 2015).

Şar und Öztürk (2019) weisen darauf hin, dass einige Symptome von formalen Denkstörungen auch bei Menschen mit DIS auftreten können, insbesondere in Krisen und als Folge von Flashbacks oder dissoziativen Symptomen wie Rapid Switching (Dorahy et al., 2023). Sie argumentieren jedoch, dass bei DIS typischerweise keine Assoziationslockerungen, Neologismen oder verbale Stereotypien auftreten. Eine Studie, in der DIS- und Schizophrenie-Gruppen mit der „Millon Clinical Multiaxial Inventory-III's Thought Disorder Scale" direkt miteinander verglichen wurden, ergab signifikant höhere Werte für formale Denkstörungen bei Menschen mit DIS (Welburn et al., 2003). Martinez et al. (2020) haben deshalb vorgeschlagen, die Denkstörungen bei DIS und Schizophrenie weiter zu untersuchen. Sie vermuten, dass es sich dabei um einen Bereich handelt, in dem eine stärkere Differenzierung möglich wäre, als dies beispielsweise beim Vergleich von Halluzinationen typischerweise der Fall ist. Die Abklärung von formalen Denkstörungen könnte deshalb für die Differenzialdiagnose hilfreich sein (Dorahy et al., 2023).

Stimmenhören

Das Hören von Stimmen ist ein häufiges Phänomen bei schweren dissoziativen Störungen (Tabelle 4-9). Die falsche Diagnose einer Schizophrenie aufgrund von Stimmenhören kann zu unpassenden Behandlungen und Verlängerung von Leiden führen (Larøi et al., 2012; Spiegel et al., 2011). Akustische Halluzinationen werden oft fälschlicherweise als pathognomonisch für eine Schizophrenie erachtet (Moskowitz & Corstens, 2008). Bisher gibt es nur jedoch wenig Forschung zur Differenzialdiagnose der Stimmenhörerfahrung bei Schizophrenie und struktureller Dissoziation (Dorahy et al., 2009).

Dorahy et al. (2023) fanden einen Zusammenhang zwischen dem Stimmenhören und den Symptomen von formalen Denkstörungen bei DIS. Sie kamen zum Schluss, dass es bei DIS und Schizophrenie zwar Überschneidungen gibt, die Ergebnisse ihrer Studie aber auf mögliche Unterschiede hindeuten. Unter Berücksichtigung von Faktoren wie Geschlecht, Depersonalisation und Kindesmisshandlung zeigte die DIS-Gruppe eine höhere Prävalenz von Stimmenhören und formalen Denkstörungen als bei Schizophrenie. Im Gegensatz dazu zeigte die Schizophrenie-Gruppe nach Berücksichtigung von Kovariaten mehr Stress in Bezug auf das Hören von Stimmen, mit mehr metaphysischen Interpretationen der Stimmen und mehr Inkohärenz und Paraphasien (Dorahy et al., 2023).

Verschiedentlich wurde in der Literatur beschrieben, dass dissoziative Stimmen eher innerhalb des Kopfes erlebt würden, während psychotische Stimmen von außen kommend gehört würden. Diese Unterscheidung konnte aber nicht bestätigt werden (Moskowitz & Corstens, 2008).

Für Diagnostiker wichtig ist die Erkenntnis, dass die Differenzialdiagnose zwischen Schizophrenie und struktureller Dissoziation nicht nur aufgrund der Stimmenhörerfahrung getroffen werden sollte, sondern dass weitere Symptome abgeklärt werden müssen (z. B. formale Denkstörungen, Amnesien, teil- und volldissoziiertes Handeln, andere Traumafolgestörungen TD-Achse I–V).

Merke

Stimmenhören kann sowohl bei Schizophrenie als auch bei struktureller Dissoziation auftreten. Wahnhafte Botschaften von Stimmen weisen eher auf psychotisches Erleben hin, Stimmen im Zusammenhang mit emotionalen Konflikten und Gewalt in der Vergangenheit sind eher Zeichen eines dissoziativen Stimmenhörens.

Das Hören von Kinderstimmen schließt eine Schizophrenie fast aus. Bei Menschen, bei denen die Gewalt erst in der frühen Pubertät begonnen hat, fehlen Kinderstimmen (dissoziative Prozesse mit Kompartmentalisierung sind vermutlich bis zum ca. 14. Lebensjahr möglich), alle anderen Menschen mit struktureller Dissoziation hören oft Kinderstimmen (vor allem Kinderschreien).

Tabelle 4-9: Differenzialdiagnose zwischen dissoziativem und psychotischem Stimmenhören.

Kriterium	Stimmenhören bei Schizophrenie	Stimmenhören bei struktureller Dissoziation
Realitätsbezug der Stimmenhörenden	Stimmen werden in der Regel als reale Wahrnehmung interpretiert, außer am Anfang einer psychotischen Krise, wenn noch ein eingeschränkter Realitätsbezug besteht: Halluzinationen	Stimmen werden in der Regel als nicht reale Wahrnehmung erkannt: Pseudohalluzinationen (wird im Psychostatus oft ungenau beschrieben)
Inhalt (Moskowitz et al., 2019)	bizarrer Inhalt im Zusammenhang mit wahnhaftem Erleben	• Ausdruck internalisierter emotionaler Konflikte, z. B. tiefer Selbstwert, Wut, Scham und Schuld • häufig inhaltlicher Zusammenhang mit früheren Gewalterfahrungen, indem Stimmen z. B. Sätze und Aufforderungen von Tätern oder vermeidenden Angehörigen wiederholen • Stimmenhörerfahrung macht Sinn im Kontext von Lebensereignissen
Quelle der Stimmen	eher wahnhafte Hypothesen zur Herkunft der Stimmen: Stimmen können aus Objekten (z. B. Heizung, Wand) kommen, oder von als real erlebten Geistern oder Wesen	Stimmen werden in der Regel als nicht real erkannt, deshalb keine Zuordnung zu Objekten, Geistern, übersinnlichen Erfahrungen u. a.
dialogisierende Stimmen	• eingeengte Dialoge mit bizarrem Inhalt • Hören von Außerirdischen, Erlösern, Diabolischem • Nähe zu wahnhaftem Inhalt	dialogisierend über verschiedene Aspekte des Alltags, auch zu zwischenmenschlichen Interaktionen
kommentierende Stimmen (Dorahy et al., 2009)	selten kommentierende Stimmen	kommentierende Stimmen zum Verhalten der Betroffenen
imperative Stimmen	wenn imperativ, dann im Zusammenhang mit Wahn	• Gefühl des Kontrolliertwerdens von Stimmen • Befehle zu Selbstverletzungen, Suizid, Rückkehr zu Tätern, Schweigen u. v. m.
Beginn der Stimmenhörerfahrung (Dorahy et al., 2009)	mit Beginn der psychotischen Erkrankung	ab Jugend, wodurch Stimmen mehr in die Identität integriert sind und ca. 70 % der Betroffenen angeben, zumindest einige der Stimmen zu vermissen, wenn sie aufhören würden
Lautstärke	in Krisen manchmal lauter	• in Krisen lauter, forscher, dominanter („es ist laut im Kopf") • können zu Konzentrationsstörungen führen
Geschlecht der Stimmen (Dorahy et al., 2009)	in 50 % männliche und weibliche Stimmen	fast immer beide Geschlechter
Anzahl der Stimmen (Anketell et al., 2010; Dorahy et al., 2009; Kilcommons & Morrison, 2005; Moskowitz et al., 2019)	in der Regel kaum mehr als 2 Stimmen	oft mehr als 2 Stimmen, manchmal sehr viele Stimmen und Gruppen von Stimmen
Kinderstimmen (Dorahy et al., 2009)	nur Stimmen von Erwachsenen	sowohl Kinder- und Erwachsenenstimmen
Verbindung zu anderen sensorischen (Pseudo-) Halluzinationen	in der Regel keine anderen Halluzinationen (z. B. taktil, gustatorisch)	oft in der Verbindung mit anderen sensorischen (Pseudo-)Halluzinationen, oft auch sensorisches intrusives Wiedererleben (z. B. Hände von Tätern auf dem Körper)

Beispiele

Aus einer E-Mail einer Betroffenen mit dissoziativer Identitätsstörung: „Ich dachte immer, wenn ich jemandem sagen würde, dass ich Stimmen höre, würde er glauben, dass ich schizophren bin und wenn man das glauben würde, dann würde man auch denken, dass das, was früher passiert ist, ebenso wenig real wäre wie die Stimmen in meinem Kopf. Ich dachte, wenn die Leute erfahren, dass ich Stimmen höre, die es nicht gibt, ist das, was passiert, auch nicht geschehen und das wollte ich nicht, deshalb sagte ich nichts."

Wahn und Misstrauen

Bizarre Wahnvorstellungen werden bei Menschen mit dissoziativen Störungen kaum beobachtet. Hingegen können Menschen mit dissoziativen Störungen manchmal wahnähnliche Symptome zeigen, die aber in der Regel mit traumatischen Erfahrungen in Verbindung stehen. So können Betroffene in wahnhaft anmutender Weise die Überzeugung vertreten, für die erlittene Gewalt selbst verantwortlich zu sein. Andere Betroffene können sich in akuter Gefahr durch Täter wähnen und einen posttraumatischen Verfolgungswahn entwickeln. In diesen Fällen muss die reale Gefahr, die noch von Tätern ausgehen kann, ausführlich ausgeschlossen werden, da Verfolgungsängste einen realen Ursprung haben können – ganz im Sinne von K. Schneider: „Ein Einfall kann möglich sein und doch ein Wahneinfall sein und er kann unmöglich erscheinen und doch mit der Wirklichkeit übereinstimmen." (Schneider, 1948).

Read und Argyle beschrieben verschiedene Fälle von posttraumatischem Wahn, z. B. von einer Frau, welche die Überzeugung vertrat, dass „alle Männer hinter ihr her waren, um sie sexuell auszubeuten" – schriftliche Unterlagen wiesen auf einen sexuellen Missbrauch in der Kindheit durch mindestens einen Mann hin (Read & Argyle, 1999).

Möglich ist auch eine wahnhafte Verarbeitung von Traumatisierungen als spezielle Form der posttraumatischen Vermeidung. So hat z. B. eine Patientin berichtet, als Teenager von einem ausländischen Geheimdienst entführt, schwer sexuell missbraucht und als Kinderprostituierte verkauft worden zu sein. Die fremdanamnestische Abklärung ergab viele Hinweise auf schwere Gewalt in der Herkunftsfamilie, was die Erklärungsmöglichkeit eröffnete, dass die Betroffene den schweren Missbrauch zwar anerkennen konnte, im Rahmen der posttraumatischen Vermeidung jedoch die reale Täterschaft nicht wahrhaben wollte und deshalb wahnhaft einem ausländischen Geheimdienst zuordnete. Die ausführliche diagnostische Abklärung ergab deutliche Hinweise auf eine dissoziative Identitätsstörung.

Die wahnhaften Ideen bei struktureller Dissoziation sind in der Regel auf einen oder einige wenige Persönlichkeitszustände zurückzuführen und werden nicht vom Gesamtsystem geteilt. Untypisch für dissoziative Störungen sind Bedrohungsängste durch übernatürliche oder andere nicht menschliche Mächte (z. B. Teufel, außerirdische Kräfte) oder durch Mafia-Verschwörungen sowie Wahnsysteme im Rahmen von Liebeswahn, Eifersuchtswahn, religiösem Wahn oder anderen bizarren unkorrigierbaren Fehlüberzeugungen.

Merke

Wahn

- Wahnideen sind offenkundig absurde, klar falsche und bizarre Ideen, die mit voller Gewissheit ausgedrückt werden.
- Menschen mit struktureller Dissoziation können wahnhafte Ideen entwickeln, die in direktem oder indirektem Zusammenhang zu Traumatisierungen in der Vorgeschichte stehen (Verfolgungsideen, Schuldideen).
- Ein Wahn sollte erst diagnostiziert werden, wenn eine sehr hohe Sicherheit besteht, dass eine Idee ganz sicher unrealistisch und falsch ist.
- Beispiel: die Frage „Hatten Sie das Gefühl, unter der Kontrolle einer anderen Person oder Macht zu stehen?":
  - psychotischer Wahn: Einfluss von Außerirdischen, einem Geheimdienst oder anderen unrealen Kräften mit hohem Ich-Bezug
  - posttraumatische Angst: Gefühl der absoluten Macht eines Täters über das Opfer, oder Angst, dass der Täter jederzeit Kontakt aufnehmen könnte.

Beispiele

Eine 30-jährige Patientin beschreibt extreme, wahnhaft anmutende Ängste, über die Täter zu sprechen, die sie in der Kindheit misshandelt hätten. Die Täter hätten ihr damals gesagt, dass sie über geheime Kanäle jederzeit herausfinden würden, wenn sie gegen Redeverbote verstoßen würde. Als die Betroffene in der Therapie über den Missbrauch zu erzählen beginnt, werden die alten Ängste reaktiviert. Trotz ihres Wissens, dass sie am Ort der Therapie in Sicherheit ist und dass die damaligen Drohungen der Täter nur ein Bluff waren, verlässt sie das Praxiszentrum nur mit größter Angst und mit spezieller Vorsicht.

Die wahnhaften Ängste nehmen erst ab, als in der Therapie der Zugang zu einem zeitlich und örtlich desorientierten kindlich-ängstlichen Persönlichkeitszustand gelingt, der geglaubt hat, dass die Täter weiterhin Teil ihres Lebens seien.

Negativsymptomatik
Menschen mit struktureller Dissoziation können in schwere Hypoarousal-Zustände geraten, die der Negativsymptomatik einer Schizophrenie ähneln können. Zeichen von Hypoarousal-Zuständen sind emotionale Taubheit, soziale Isolation, Erschöpfung, Paralyse und Hoffnungslosigkeit (Ford, Courtois, Steele, Hart, & Nijenhuis, 2005). Hypoarousal-Zustände sind differenzialdiagnostisch zu unterscheiden von komorbiden depressiven Störungen (Seite 83, 305). Hypoarousal-Zustände können über mehrere Wochen andauern und schwierig zu therapieren sein (Van der Kolk, 2004), u.a., da sie kaum auf eine antidepressive Therapie ansprechen.

Unnatürliche und stark verkrampfte Haltungen
Im Rahmen von Schizophrenien können katatone Zustände mit bizarren Haltungsstereotypien auftreten (Walther & Strik, 2012). Differenzialdiagnostisch muss ein dissoziativer Stupor ausgeschlossen werden (Kap. 5.4.8).

Mutismus
Mutismus ist sowohl im Rahmen einer Schizophrenie als auch bei struktureller Dissoziation möglich (Jacobsen, 1995).

Essverweigerung
Das Verweigern von Essen kann zu gefährlichen Situationen führen. Bei einer Schizophrenie erfolgt die Essverweigerung im Rahmen wahnhafter Ängste und Befürchtungen. Bei struktureller Dissoziation können Stimmen das Essen verbieten, oft im Rahmen von internalisierten posttraumatischen Konflikten oder schwerer Suizidalität.

Aus Platzgründen muss die Differenzialdiagnose hier gekürzt dargestellt werden. Auf detaillierte Erläuterungen zur Schizophrenie wird ganz verzichtet und auf die entsprechenden Lehrbücher verwiesen (Mueser & Jeste, 2011; Ritsner, 2011). Für vertiefende Literatur sei auf das Fachbuch von Moskowitz, Dorahy und Schäfer verwiesen (Moskowitz et al., 2019).

Die Diagnose sowohl einer Schizophrenie als auch einer dissoziativen Störung sollte nie gestellt werden ohne den expliziten Ausschluss der jeweils anderen Störung.

Diagnostische Fragen

Differenzialdiagnose Schizophrenie – strukturelle Dissoziation

Wenn Fragen mit „ja“ beantwortet werden, sollten die Häufigkeit und daraus resultierende Einbußen sowie Beispiele erfragt werden.

Einige Fragen adaptiert nach dem „Basel Screening Instrument für Psychosen“ (BSIP) (Riecher-Rössler et al., 2008)

Frühwarnzeichen

Fragen:

- Haben Sie sich sozial zurückgezogen, isoliert? (JG)
- Hatten Sie Probleme bei der Erfüllung Ihrer Aufgaben in Beruf, Familie, Ausbildung, Haushalt u.a.? (JG)
- Haben Sie in der Öffentlichkeit Selbstgespräche geführt? (JG)
- Hatten Sie Probleme, auf Ihre Hygiene und Körperpflege zu achten? (JG)

Hinweis: spezifischer Fokus auf Entwicklung in den vergangenen ca. 3 Jahren (Leistungsknick?). Weitere differenzialdiagnostische Fragen stellen.

Stimmen

- Haben Sie jemals Stimmen in Ihrem Kopf oder außerhalb Ihres Kopfes gehört? (TADS-I, SIDDS, MID)
- Handelt es sich um eine Stimme, mehrere Stimmen? (TADS-I, MIS)
- Gibt es Stimmen, die Sie zu Handlungen auffordern? (MID)
- Hören Sie auch kindliche Stimmen? (MIS)
- Wann haben Sie zum ersten Mal Stimmen gehört? (TADS-I, MIS)
- Handelt es sich um männliche, weibliche Stimmen? (TADS-I, MIS)
- Sprechen diese Stimmen untereinander über Sie, ohne dass Sie selbst am Gespräch teilnehmen? (TADS-I, MIS, MID)
- Ist während dieses Interviews eine innere Diskussion im Gange? (TADS-I)
- Haben Sie jemals kritisierende oder strafende Stimmen gehört? (TADS-I, MIS, MID)
- Hören Sie auch freundliche, unterstützende Stimmen? (TADS-I, MIS)
- Haben Ihre Stimmen Namen? (TADS-I, MIS)
- Können auch andere Menschen Ihre Stimmen hören? (TADS-I)
- Denken Sie, dass die Stimmen mit anderen Menschen (z.B. mit mir) sprechen könnten? (TADS-I)
- Haben diese Stimmen eine bestimmte Haltung/Meinung mir gegenüber? (TADS-I)
- Hören Sie Stimmen, die aus unüblichen Orten kommen (z.B. der Lüftung, der Heizung, dem Computer)? (MID)

Wahn und Misstrauen

Fragen:

- Haben Sie manchmal den Eindruck, dass Sie durch eine äußere Kraft beeinflusst werden? (Aberglaube, Hellseherei, Telepathie, „sechster Sinn“, überwertige Ideen) (BSIP, TADS-I, SIDDS, MID)

- Haben Sie spezielle Botschaften von Leuten erhalten oder durch die Art und Weise, wie Dinge um Sie herum angeordnet sind? (BSIP, MID)
- Haben Sie irgendeine Bezugnahme auf sich selbst im Fernsehen, in der Zeitung oder im Internet gesehen? (BSIP)
- Hatten Sie das Gefühl, unter der Kontrolle einer anderen Person oder Macht zu stehen? (BSIP, TADS-I, MID)
- Fühlten Sie sich in der Öffentlichkeit jemals unbehaglich? Erscheint es Ihnen, als ob Leute Sie beobachten würden? Haben Sie Bedenken über irgendjemandes Absichten Ihnen gegenüber? (BSIP)

Hinweis: vorsichtige Differenzialdiagnose zwischen realen und unrealen Ängsten

Formale Denkstörungen
Fragen:

- Hatten Sie jemals (plötzliche) Gedanken, welche scheinbar keinen Zusammenhang mit der aktuellen Situation hatten? (TADS-I)
- Haben sich Ihre sprachlichen Äußerungen verändert, etwa dahin gehend, dass Sie kaum noch mit anderen sprechen/sprachen oder sich nicht mehr klar äußern (konnten)? (BSIP)
- Haben andere Sie z.B. häufig darauf angesprochen, dass sie nicht recht verstehen, was Sie meinen? (BSIP)

Psychostatus: Ausmaß, in welchem die Sprache verwirrt, zusammenhanglos, vage oder zerfahren ist: Vorbeireden, Umständlichkeit, plötzliche Themenwechsel, Inkohärenz, Sprunghaftigkeit, Gedankenabreißen, Neologismen und andere Sprachstörungen.

Hinweise:

- in der Regel Hinweise auf Schizophrenie
- Beim sehr schnellen Wechsel zwischen Persönlichkeitszuständen (Rapid Switching) kann eine Inkohärenz auftreten. Diese ist aber zeitlich stark begrenzt und tritt gemeinsam mit starkem emotionalen Stress (und Flashbacks) auf.

Gedankenausbreitung, Gedankenhören
Frage: Hatten Sie jemals das Gefühl, dass sich Ihre Gedanken ausbreiten und andere Menschen diese hören können? (TADS-I, SIDDS, MID)
Hinweis: in der Regel Hinweise auf Schizophrenie

Beeinflussungserlebnisse
Fragen:

- Hatten Sie jemals den Eindruck, dass Ihre Gefühle von jemandem oder etwas außerhalb Ihrer selbst gemacht oder kontrolliert wurden? (SIDDS)
- Hatten Sie jemals den Eindruck, dass Ihre Gedanken von jemandem oder etwas außerhalb Ihrer selbst gemacht oder kontrolliert wurden? (SIDDS, MID)
- Hatten Sie jemals den Eindruck, dass äußere Einflüsse mit Ihnen spielen oder Ihren Körper in Besitz nehmen, wie z.B. eine äußere Macht oder Kraft? (SIDDS)
- Hatten Sie jemals den Eindruck, dass Gedanken aus Ihrem Kopf entfernt werden? (SIDDS)
- Hatten Sie jemals den Eindruck, dass Sie Gedanken denken, die die eines anderen zu sein schienen? (SIDDS)

Hinweise:

- in der Regel Hinweise auf Schizophrenie
- Manchmal können kindliche Persönlichkeitszustände sich stark beeinträchtigt fühlen. Beeinträchtigungserleben ist in der Regel aber auf einen oder einige wenige dissoziative Identitäten bezogen.

Zusammenfassend lässt sich konstatieren, dass Schizophrenie-Spektrum-Störungen und strukturelle Dissoziation sehr ähnliche Symptome aufweisen können und die Differenzialdiagnostik anspruchsvoll sein kann. Sowohl bei der Forschung zu den dissoziativen Störungen (Dorahy, Gold & O'Neil, 2023) wie auch bei der Schizophrenieforschung (Strik, Stegmayer, Walther, & Dierks, 2017) bestehen viele offene Fragen. Während die dissoziativen Störungen eine deutliche Korrelation zu Gewalt aufweisen, kann bei der Schizophrenie ebenfalls eine gewisse Verbindung zu Traumatisierungen in der Vorgeschichte bestehen, wobei die Verbindung hier weniger deutlich ist als bei den dissoziativen Störungen. Die richtige Differenzialdiagnose ist zentral für die Therapie, da die beiden Störungsbilder psychotherapeutisch, pharmakologisch und geräteunterstützt (z.B. transkranielle Magnetstimulation) sehr unterschiedlich behandelt werden. Eine genauere Differenzialdiagnose zwischen psychotischen und dissoziativen Störungen könnte möglicherweise helfen, die Schizophrenieforschung aus der Sackgasse zu führen, u.a., da die Unterscheidung zu homogeneren Untersuchungspopulationen führen kann.

Bipolare Störungen

Bipolare Störungen oder Bipolare-Störung-Spektrum-Störung, früher auch manisch depressive Erkrankung genannt, sind schwere, rezidivierende psychiatrische Erkrankungen, die unbehandelt meist zu gravierenden sozialen Nachteilen, Invalidität und neurotrophischen Hirnveränderungen führen können (Hasler et al., 2019). Die Krankheit zeigt sich durch extreme, bipolare Schwankungen von Stimmung, Antrieb und Aktivitätslevel. Die Betroffenen pendeln unkontrolliert zwischen Depression und Manie hin und her. Zwischen den Episoden kehren Betroffene üblicherweise in einen unauffälligen Normalzustand zurück.

Bei Menschen mit struktureller Dissoziation mit einer primär affektiven Symptomatik von Persönlichkeitszuständen im Vordergrund kann die Differenzialdiagnose zu bipolaren Störungen herausfordernd sein (Tabelle 4-10). So können Persönlichkeitszustände unterschiedliche affektive Zustände aufweisen, wodurch bei Wechseln rasche emotionale Wechsel sichtbar sind, ohne dass der Zusammenhang mit Wechseln zwischen Persönlichkeitszuständen (speziell, wenn keine Amnesien vorliegen und es sich nur um innere Wechsel handelt) sofort ersichtlich ist.

Einzelne Menschen können an einer bipolaren Störung komorbide zu einer dissoziativen Störung leiden (Bakim et al., 2016). Menschen mit der Doppeldiagnose einer dissoziativen und einer bipolaren Störung weisen tendenziell eine schwerere Psychopathologie auf, was sich in längeren Hospitalisationen, einem Krankheitsbeginn früher im Leben und mehr Suizidversuchen zeigt (Bakim et al., 2016). Diese Betroffenen neigen dazu, manisch zu werden, wenn ihr Schlaf über einen längeren Zeitraum gestört ist, und die Instabilität der Affekte aufgrund der bipolaren Störungen kann mit Stimmungsstabilisatoren und Antipsychotika behandelt werden. Die Stimmungsschwankungen und akustischen Pseudohalluzinationen aufgrund der dissoziativen Störungen halten jedoch auch dann noch an, wenn die manischen Zustände im Rahmen einer bipolaren Störung stabilisiert sind (Evans et al., 2023). Folgende Aspekte können abgeklärt werden:

- Zeigen alle Persönlichkeitszustände Zeichen einer manischen, hypomanen oder depressiven Affektivität?
  - Falls ja: Hinweis auf komorbide affektive Störung
  - Falls nein (nur einzelne Persönlichkeitszustände haben entsprechende Affekte): spezifische Affekte von Persönlichkeitszuständen, vermutlich mit spezifischen emotionalen Zuständen, oft im Zusammenhang mit posttraumatischem Erleben (eventuell ist aber trotzdem eine medikamentöse Unterstützung notwendig)
- Manische Symptome: Zeigen alle Persönlichkeitszustände vermehrten Rededrang, verstärkte Libido, vermehrtes Geldausgeben, vermindertes Schlafbedürfnis und andere manische Symptome?
  - Falls ja: Hinweis auf eine komorbide Manie
  - Falls nein: Maniformer Zustand eines Persönlichkeitszustands, oft im Rahmen posttraumatischer Erinnerungen (z. B. Drogen-Flashbacks bei Vorgeschichte mit Gewalt in Kombination mit psychoaktiven Stoffen) oder schweres Hyperarousal mit Nervosität und Unruhe

Tabelle 4-10: Differenzialdiagnose zwischen bipolarer Störung und struktureller Dissoziation.

Kriterium	bipolare Störung	strukturelle Dissoziation
Wechsel von Stimmung, Antrieb und Aktivitätslevel	phasenabhängig	abhängig von Persönlichkeitszuständen
Rapid Cycling	• Auftreten von mindestens 4 depressiven, manischen oder hypomanen Phasen oder mindestens 2 bipolaren Krankheitszyklen (Manie und Depression) innerhalb eines Jahres • „Ultra rapid Cycler“: vorübergehender, zuweilen auch dauerhafter 48-Stunden-Rhythmus	• Wechsel im Zusammenhang mit Persönlichkeitszuständen • im Extremfall sind bei starken affektiven Unterschieden zwischen einzelnen Persönlichkeitszuständen auch starke emotionale Wechsel im Minuten- bis Stundenrhythmus möglich
Emotionalität in hyperaktiven Zuständen (Boon, 2022)	bei Hypomanie oder Manie eher positive Affekte wie Euphorie, Freude	in hyperaktiven, „getriebenen“ Zuständen eher Angst, Stress, Unruhe
Depersonalisation und Derealisation	kann vorhanden sein	immer präsent
Amnesien	keine Amnesien	Amnesien bei DIS
teildissoziiertes Handeln	kein teildissoziiertes Handeln	teildissoziiertes Handeln bei pDIS und DIS
volldissoziiertes Handeln	kein volldissoziiertes Handeln	volldissoziiertes Handeln bei DIS
Ego-States und Persönlichkeitszustände	Ego-States	Persönlichkeitszustände

- Depressive Symptome: Zeigen alle Persönlichkeitszustände bedrückte Stimmung, Hoffnungsarmut, Müdigkeit, Anhedonie, Suizidalität und andere depressive Symptome?
  - Falls ja: Hinweis auf eine depressive Störung
  - Falls nein: depressive Stimmungslage eines Persönlichkeitszustands, oft im Rahmen posttraumatischer Erinnerungen oder schwerem Hypoarousal eines Persönlichkeitszustands

Diagnostische Fragen

Differenzialdiagnose zwischen bipolarer Störung und struktureller Dissoziation

Wenn Fragen mit „ja" beantwortet werden, sollten die Häufigkeit und daraus resultierende Einbußen sowie Beispiele erfragt werden.

Übersichtsfragen zu Manie

Fragen:

- Hatten Sie in Ihrem Leben Zeiten mit vermehrtem Rededrang, verstärkter Libido, vermehrtem Geldausgeben, vermindertem Schlafbedürfnis und anderen manische Symptomen?
- bei pDIS/DIS: Waren alle Persönlichkeitszustände betroffen?

Übersichtsfragen zu Depression

Fragen:

- Hatten Sie in Ihrem Leben Zeiten mit bedrückter Stimmung, Hoffnungsarmut, Müdigkeit, Kraft- und Lustlosigkeit, Suizidalität und andere depressive Symptome?
- bei pDIS/DIS: Waren alle Persönlichkeitszustände betroffen?

Rapid Cycling

Fragen:

- Gab es in Ihrem Leben Zeiten mit raschen Wechseln der Stimmungslage, von Manie zu Depression und umgekehrt?
- bei pDIS/DIS: Waren alle Persönlichkeitszustände betroffen?
- Wie rasch sind diese Wechsel erfolgt (Stunden, Tage, Wochen, Monate)?

Imitierte und falsch positive DIS

Einige Menschen können psychische Krankheiten simulieren und Symptome absichtlich nachahmen, um finanzielle oder juristische Vorteile zu erzielen, mehr Aufmerksamkeit zu erlangen oder eine spezielle Behandlung zu erhalten (Guriel & Fremouw, 2003). Grundsätzlich können alle psychischen Störungen imitiert werden, auch dissoziative Störungen (Brand et al., 2019). Die Unterscheidung zwischen Simulation und echter Erkrankung ist wichtig, kann jedoch herausfordernd sein (Coons & Milstein, 1994; Friedl & Draijer, 2000; Thomas, 2001; Brand et al., 2019).

Bereits 1995 wiesen Boon und Draijer auf einen Trend hin, dass immer mehr Menschen begannen, sich selbst auf der Grundlage von Informationen aus der Literatur und dem Internet zu diagnostizieren. Diese Personen berichteten bei diagnostischen Abklärungen über Symptome, die den Diagnosekriterien einer DIS entsprachen, wie z.B. Amnesien, Depersonalisation, Derealisation, Identitätsunsicherheit und Identitätswechsel. Sie unterschieden sich in ihrem Verhalten und ihren Interaktionen mit den Therapeuten jedoch deutlich. Während Personen mit echter DIS dazu neigten, nur zögerlich und mit Scham über ihre Symptome zu sprechen, waren diejenigen, die eine DIS imitierten, sehr eifrig beim Erzählen über ihre angeblichen Symptome und versuchten die Diagnostiker von ihrer DIS-Diagnose zu überzeugen (Draijer & Boon, 1999).

Pietkiewicz et al. beobachteten, dass Menschen mit schweren emotionalen Konflikten, Bindungsstörungen und Schwierigkeiten in Beziehungen zu Menschen das Konzept einer DIS als hilfreich empfinden können, um dadurch ihre tiefe Not zu erklären. Sie fügten aber an, dass das Simulieren einer DIS nicht immer bewusst und mit Absicht geschehe, und wiesen darauf hin, dass Menschen mit imitierter DIS dringend Unterstützung benötigen und die Konfrontation mit den richtigen Diagnosen besonders vorsichtig und empathisch erfolgen sollte (Pietkiewicz, Bánbura-Nowak, Tomalski & Boon, 2021).

Mit der Zunahme von Online-Angeboten zu DIS (z.B. Facebook-Selbsthilfegruppen, Reddit-Threads und der Verwendung von Hashtags auf sozialen Medien zu DIS) (Christensen, 2022) könnte die Zahl der Personen, die begründet oder unbegründet selbst davon ausgehen, an einer DIS zu leiden, in Zukunft möglicherweise weiter zunehmen. Dies stellt Diagnostiker vor zusätzliche Herausforderungen, u.a., da sich sowohl Menschen mit realer wie auch solche mit imitierter DIS oft fundiert informieren. Zusätzlich sollte im Rahmen der Untersuchung zwischen Menschen unterschieden werden, die eine DIS imitieren, und solchen, welche die bestehenden Symptome übertreiben (Brown & Scheflin, 1999; Kluft, 1987b).

Zur Häufigkeit der Simulation einer dissoziativen Identitätsstörung gibt es nur wenige Untersuchungen. Verschiedene Studien haben eine Häufigkeit zwischen 2% und 14% bei Menschen mit Diagnose einer DIS nachgewiesen (Coons & Milstein, 1994; Friedl & Draijer, 2000; Thomas, 2001; Pietkiewicz et al., 2021).

Ursachen für falsch positive und imitierte DIS

Von imitierter DIS ist die falsch positive DIS zu unterscheiden, bei der Kliniker die DIS-Diagnose stellen und Betroffene diese Fehldiagnose übernehmen. Verschiedene Gründe können zu falsch positiven Diagnosen von DIS führen (Kluft, 1987b; Brick & Chu, 1991; Draijer & Boon, 1999; Boon & Draijer, 1995; Pietkiewicz, Bańbura-Nowak, Tomalski, & Boon, 2021; Boon, 2022):

- Kliniker, die bei Patienten mit anderen psychiatrischen Störungen fälschlicherweise eine DIS diagnostizieren, z. B. Schizophrenie oder bipolare Störungen
- Kliniker, die bei Patienten mit anderen dissoziativen Störungen (Depersonalisations-Derealisationsstörung, Seite 275 oder einer Diagnose aus dem Kapitel der spezifisch belastungsbezogenen Störungen (meist kPTBS) eine DIS diagnostizieren
- Menschen, die (absichtlich oder unabsichtlich) eine DIS vortäuschen oder die über ihre Identität verwirrt sind und glauben, an einer DIS zu leiden, und Therapeuten, die diese falsche Selbstdiagnose übernehmen

Aufgrund der Komplexität der Differenzialdiagnostik zwischen realer und imitierter DIS sind eine solide Ausbildung in der Diagnostik von Trauma-Spektrum-Störungen, der Einsatz von Fragebögen, Supervision durch einen erfahrenen Kollegen und eine vorsichtige und sorgfältige diagnostische Einschätzung zur Verhinderung von falsch negativen und falsch positiven DIS-Diagnosen zentral (Boon, 2022). Zudem ist davor zu warnen, Menschen zu suggerieren, dass ihre (scheinbaren) dissoziativen Symptome darauf hindeuteten, dass sie in der Kindheit bestimmten Traumata ausgesetzt gewesen sein müssen (Sack, 2023a, 2023b). Zwischen Symptomen und bestimmten Formen von Gewalt gibt es keine erwiesene Korrelation: Auch schwere Bindungstraumatisierungen können, ohne zusätzliche körperliche oder sexualisierte Gewalt, z. B. zu dissoziativen Störungen führen, und umgekehrt muss schwere Gewalt nicht unweigerlich schwere dissoziative Störungen zur Folge haben.

Gründe für imitierte DIS

Verschiedene Ursachen können dazu führen, dass Menschen eine DIS imitieren. Dazu gehören (Draijer & Boon, 1999; Kluft, 1987b; Brick & Chu, 1991; Boon, 2023; Pietkiewicz et al., 2021; Boon, 2022):

- das Vermeiden von Verantwortung für negative Handlungen
- der Wunsch nach Aufmerksamkeit und Beachtung vor dem Hintergrund eines als existenziell bedrohlich erlebten Gefühls von Leere und Einsamkeit, in der Regel im Rahmen einer Persönlichkeitsstörung
- Regulation einer schweren Identitätsunsicherheit, z. B., um widersprüchliche Bedürfnisse, Impulse oder Verhaltensweisen als Manifestationen dissoziativer Identitäten rechtfertigen zu können
- Zugehörigkeit zur Gruppe von DIS-Betroffenen in Selbsthilfegruppen, Online-Foren und anderen sozialen Kontexten
- Fehlinterpretation von Ego-States (z. B. bei Persönlichkeitsstörungen oder kPTBS) als dissoziative Identitäten im Rahmen einer DIS)
- Anspruch auf spezifische Unterstützungsangebote, wo eine DIS verlangt wird, um Hilfe zu erhalten (z. B. Wohnen, finanzielle Unterstützung, Kinderbetreuung u. a.)
- Versuch, Straftaten mit einer DIS zu rechtfertigen, indem behauptet wird, dass andere dissoziative Identitäten für Taten verantwortlich gewesen seien, um dadurch eine Schuldunfähigkeit oder eine geringere Strafe zu erreichen

Differenzialdiagnostisch in Betracht gezogen werden sollten zudem die „Pseudologia phantastica“ mit dem Drang zu krankhaftem Lügen und Übertreiben und das Münchhausen-Syndrom mit dem Erfinden oder Selbst-Hervorrufen von Beschwerden (Seite 316).

Hinweise auf imitierte DIS

Verschiedene Zeichen können auf eine imitierte oder falsch positive DIS hinweisen. Jedes einzelne Symptom ist unspezifisch, aber in der Gesamtheit können die Zeichen diagnostisch hilfreich sein (Kluft, 1987a, 1987b; Brick & Chu, 1991; Draijer & Boon, 1999; Boon, 2023; Thomas, 2001; Pietkiewicz et al., 2021; Boon, 2022):

- Menschen mit einer falschen DIS-Diagnose zeigen keine Symptome der Trauma-Trias (Seite 76). und der Störung der Selbstorganisation (Seite 91). Außerdem berichten sie nicht über das Intrudieren von traumatischen Erinnerungen oder deren Wiedererleben in der Gegenwart.
- Menschen mit imitierter DIS erwarten direkt oder indirekt die Bestätigung einer selbst diagnostizierten DIS.
- Die Diagnose einer DIS wurde von einer Person ohne ausreichende Fachkenntnisse und ohne gründliche klinische Beurteilung gestellt und wird von Betroffenen geglaubt.
- Menschen mit imitierter DIS informieren sich oft ausführlich im Internet, in sozialen Medien und in Büchern über DIS ohne Anzeichen von Scham, Verleugnung oder Angst. Sie verwenden häufig einen klinischen Jargon (Anteile, Parts, Alters, Wechsel)

oder beziehen sich auf Online-Gruppensprache („fronten“ für „als Anteil vorne“ sein).

- Viele Menschen mit imitierter DIS teilen ihre Diagnose mit anderen Menschen, u.a. auch in sozialen Medien. Sie berichten, dass sie besonderes Interesse von Familie und Freunden erfahren, mit denen sie eifrig über die Symptome und die dissoziativen Identitäten diskutieren. Im Gegensatz dazu sprechen Menschen mit DIS zumindest am Anfang einer Therapie in der Regel mit fast niemandem oder nur mit wenigen Menschen über ihre Störung.
- Personen, die eine DIS imitieren, können eine chronologische Wiedergabe ihrer Biografie in der Ich-Perspektive geben, selbst wenn sie sehr verzweifelt sind oder vorgeben, sich in einem anderen Persönlichkeitszustand zu befinden.
- Menschen mit imitierter DIS können den Verlust der Kontrolle über ihre Emotionen und inakzeptables oder beschämendes Verhalten damit rechtfertigen, dass sie nicht sie selbst sind oder „von einer anderen Persönlichkeit“ beeinflusst werden.
- Die Frage nach den Symptomen der strukturellen Dissoziation führt bei Menschen mit imitierter DIS nicht zu Scham und Angst, sondern löst eher Gefühle von Stolz und Besonderheit aus. Die Patienten zeigen wenig Vermeidungsverhalten und sprechen bereitwillig über schmerzhafte Erfahrungen und Dissoziationen, ohne Anzeichen für innere Konflikte im Zusammenhang mit der Offenlegung von Symptomen.
- Sie reagieren mit Enttäuschung oder Wut, wenn ihre Störung im Rahmen einer fundierten und qualifizierten Diagnostik infrage gestellt wird.
- Menschen mit imitierter DIS können in den Spiegel schauen, ohne Stress zu empfinden. Menschen mit DIS sehen in der Regel eine Fratze oder nur Fragmente ihres Gesichts im Spiegel und empfinden bei diesem Anblick Angst und Scham – wenn sie überhaupt in den Spiegel schauen (Seite 150).
- Viele Menschen mit imitierter DIS zeichnen rasch eine innere Landkarte mit vielen Persönlichkeitszuständen, ihren Namen, ihren Eigenschaften und ihren Vorlieben. Auf der Landkarte fehlen dissoziative Identitäten mit starker Traumabindung (aber Achtung: eine Betroffene mit DIS kann in einer Therapie eine ausführliche, aber fehlerhafte innere Landkarte zeichnen, um den Therapeuten daran zu hindern, mit den realen Persönlichkeitszuständen in Kontakt zu gelangen).
- Die Angaben zu den Amnesien sind bei imitierter DIS in der Regel unplausibel, oder die Amnesien betreffen nur Handlungen mit inakzeptablem oder sozial unerwünschtem Verhalten. Bei imitierter DIS werden keine Amnesien von neutralen oder alltäglichen Aktivitäten berichtet, z.B. bei der Arbeit, beim Einkaufen, in der Gesellschaft oder beim Spielen mit Kindern. Amnesien bei Menschen mit DIS sind eher unvollständig und partiell, während Menschen mit imitierter DIS sie vielmehr als Ganzes beschreiben mit klarem Anfang und deutlichem Ende (Bourget, Gagné, & Wood, 2017).
- Personen mit imitierter DIS versuchen oft das diagnostische Gespräch zu kontrollieren und Beweise für eine DIS zu liefern, z.B. berichten sie eifrig über dissoziative Symptome, ohne danach gefragt zu werden. Es kann sogar vorkommen, dass sie während der klinischen Evaluation einen Wechsel zwischen den Persönlichkeitszuständen ankündigen und vollziehen, als angeblicher Beweis für eine DIS.

Vorsicht: imitierte DIS und angeblicher schwerer Missbrauch

Wenn Menschen in Therapien von Missbrauch in der Vergangenheit oder in der Gegenwart berichten, dann muss an die Möglichkeit teilweise oder vollständig artifizieller Erinnerungen gedacht werden (s.a. Seite 311). Gelegentlich treffen Kliniker auf Menschen, die behaupten, an einer DIS zu leiden, und die gleichzeitig bereitwillig und ausführlich schwerste Formen des Missbrauchs beschreiben. Manchmal ist auch eine Steigerung der berichteten Gewalt zu beobachten, von emotionaler Gewalt schrittweise zu ritueller oder satanistischer Gewalt. Die normalerweise bei Menschen mit DIS oder anderen Traumafolgestörungen beobachteten intensiven Ängste, Scham, körperlichen dissoziativen Symptome (Seite 228), Selbstverletzungstendenzen, Flashbackzustände und Hyperarousal beim Sprechen über dissoziative Symptome oder Missbrauch werden hier kaum beobachtet (Van der Hart, Boon & Haijtmajer Jansen, 1997). In solchen Fällen ergibt die Diagnostik oft Hinweise auf larvierte schwere Persönlichkeitsstörungen, die manchmal erst mit Verzögerung oder bei sehr genauer Exploration deutlich werden (Scheflin & Brown, 1999).

Einige dieser Menschen sind darauf fokussiert, ihre Gewaltberichte in (sozialen) Medien zu teilen, in der Öffentlichkeit darüber zu sprechen, Anzeige bei der Polizei einzureichen (mit oder ohne Nennen von Täternamen) oder rechtliche Schritte gegen die angeblichen Täter (mit Nennen von Täternamen) einzuleiten. In solchen Fällen müssen die Glaubhaftigkeit der Gewaltberichte und die möglichen problematischen Folgen bei rechtlichen Schritten im Zentrum der Therapie stehen (Van der Hart et al., 1997). Zusätzlich sollten die Bindungsprobleme dieser Menschen ein Hauptschwerpunkt der Behandlung darstellen (Sack, 2023a, 2023b). Von öffentlichen Auftritten sollte abgeraten werden, wenn sie den Therapiefortschritt behindern (ISSTD, 2011).

Dennoch könnten einige dieser Menschen stark an ihrer inkorrekten Diagnose und ihren (fiktiven) Erzählungen als Erklärungsmodell für ihre intensive subjektive Not festhalten, weil die Arbeit an den Bindungsschwierigkeiten als zu bedrohlich und überwältigend empfunden wird. Unbehandelte Bindungsprobleme können jedoch dazu führen, dass diese Menschen im Verlauf einer Therapie oder im Anschluss daran ihre Aggressionen plötzlich gegen ihre Therapeuten richten. Scheflin & Brown (1999) beschrieben, wie diese Feindseligkeit sogar zu falschen Anschuldigungen gegen Therapeuten mit Vorwürfen von Grenzverletzungen, Suggestion einer dissoziativen Störung oder Suggestion von Missbrauch führen können. Sie wiesen darauf hin, dass insbesondere unerkannte und unbehandelte Borderline-Persönlichkeitsstörungen am Ursprung solcher Falschbeschuldigungen stehen können. Auch psychopathische Persönlichkeitsmerkmale können vorliegen. Psychopathie kann im ambulanten therapeutischen Setting jedoch schwierig zu erkennen sein, u.a., weil Behandler die Zeichen nicht ausreichend kennen und deshalb nicht erkennen (Hilgers, 2023).

Solche destruktiven Entwicklungen können schließlich sogar zu Anzeigen oder öffentlichen Vorwürfen in Medien gegen Therapeuten führen (s.a. Seite 317). Diese Fehlentwicklungen lassen sich möglicherweise teilweise mit einer umfassenden und fundierten Diagnostik verhindern (Scheflin & Brown, 1999), die den Fokus sowohl auf Persönlichkeitsstörungen (Achse I), (komplexe) posttraumatische Belastungsstörungen (Achse II) und dissoziative Störungen (Achsen III & IV) richtet. Zusätzlich erschwerende Sucht- oder Essstörungen (Achse V) sind ebenfalls zu evaluieren.

Insgesamt besteht ein hoher Bedarf an Forschung zu diesen sowohl für Betroffene wie auch für ihre Therapeuten destruktiven Entwicklungen. Sie sind vermutlich selten, können aber weitreichende Folgen haben.

Diagnostische Fragen

Imitierte DIS

Diese Fragen nur stellen, wenn ein Verdacht auf eine imitierte DIS besteht. Menschen mit DIS können durch solche Fragen starke Stressreaktionen erleiden.

Wichtig ist zu unterscheiden:

- imitierte DIS: es besteht eine andere psychische Erkrankung, keine DIS (Simulation einer DIS)
- Aggravation: Es besteht eine strukturelle Dissoziation, aber das Ausmaß wird überzeichnet dargestellt (nach vielen Abklärungen, in denen eine strukturelle Dissoziation übersehen wurde, manchmal leicht nachvollziehbar)

Diagnosestellung

- Wer hat bei Ihnen die Diagnose einer DIS gestellt? Welche diagnostischen Instrumente wurden für die Diagnostik verwendet? (TADS-I)
- Wie war Ihre Reaktion auf die Diagnose? Können Sie mir dies genau beschreiben? (JG)
- Wie haben Sie sich über DIS informiert (Internet, Bücher, soziale Medien u.a.)? (TADS-I)

Hinweise:

- Vorsicht vor Diagnosestellungen durch Laien. Diese Diagnosen nicht ungeprüft übernehmen.
- Reaktion auf Diagnose: Normalerweise tritt nach der Diagnosestellung eine ambivalente Reaktion auf:
  - Erleichterung, dass die richtige Diagnose gestellt wurde und eine störungsspezifische Behandlung begonnen werden kann
  - Zweifeln an der Diagnose, sowie Scham und Dissimulation der Störung. Verneinen, Bagatellisieren und Anzweifeln der Symptome sind typische Symptome von Menschen mit DIS. Bei imitierter DIS fehlt in der Regel die Abwehrreaktion gegenüber der Diagnose.
- Selbstdiagnose durch Informationen in der Literatur kann hilfreich und wichtig sein. Normalerweise haben Betroffene beim Lesen von Literatur starke körperliche und psychische Widerstände, oder es lesen nur einzelne Persönlichkeitszustände Literatur zur Thematik. Bei imitierter DIS fehlt diese Widerstandsreaktion normalerweise.

Identifikation mit der Diagnose

Frage: Was würde das für Sie bedeuten, wenn ich die Diagnose einer DIS infrage stellen würde? Welche konkreten Auswirkungen hätte dies? (TADS-I)

Hinweis: Menschen mit DIS fragen oft nach, ob Therapeuten sich wirklich sicher seien, dass sie nicht doch eine andere Diagnose hätten. Menschen mit imitierter DIS legen eher Wert darauf, an einer DIS zu leiden.

Nutzen einer Diagnose

Fragen:

- Wem haben Sie daraufhin davon erzählt? Wer weiß heute alles, dass bei Ihnen eine DIS diagnostiziert wurde? Wie haben diese Menschen darauf reagiert? (JG)
- Wissen Ihre Eltern von der Diagnose? (JG)
- Welche Vorteile hätte die Diagnose einer DIS für Sie? (JG)

Hinweise:

- Normalerweise sind Betroffene sehr vorsichtig und zurückhaltend mit der Kommunikation der Diagnose, speziell gegenüber Eltern und weiteren Familienangehörigen. Hintergrund ist die Angst vor Repressionen durch aktuelle und frühere Täter, wenn transparent informiert wird, sowie Angst vor sozialer Isolation, Ausgrenzung und Stigmatisierung. Wer die Diagnose ohne spezialisierte Behandlung offen kommuniziert (auch via soziale Medien) hat eher keine DIS, sondern hofft auf erhöhte Aufmerksamkeit durch die Diagnose.

- Nutzen:
  - juristisch (um eine Strafe zu verhindern)
  - finanziell (um z. B. von einer Organisation finanzielle Hilfe zu erhalten)
  - sozial (um z. B. Selbstverletzungen zu erklären)

Vorgeschichte mit Lügen und Aggravation

Fragen:

- Haben Sie schon mal vorgegeben, dass etwas Schlimmes passiert ist, damit Menschen sich um Sie kümmern würden? (MID)
- Haben Sie schon vorgegeben, eine Erkrankung zu haben, obwohl dies nicht stimmte (z. B. Grippe, Kopfschmerzen, Tumor, Krebs) (MID)
- Haben Sie schon Symptome einer Erkrankung, die Sie hatten, verstärkt und übertrieben dargestellt? (MID)
- Haben Sie schon von schlimmen Erfahrungen berichtet, die Sie gar nicht hatten, oder Belastungen als schlimmer dargestellt als sie tatsächlich waren?

Hinweise:

- Manipulationen und Lügen in der Vorgeschichte sind keine Symptome einer strukturellen Dissoziation (aber evtl. einer zusätzlichen Persönlichkeitsstörung).
- Simulierte oder aggravierte Erinnerungen: Nachfragen, wie mit Erinnerungen von angeblicher Gewalt umgegangen wird. Menschen mit DIS haben fast immer Persönlichkeitszustände, die schlimme Erinnerungen vermeiden, anzweifeln und/oder bagatellisieren.

Vorstrafen in der Vorgeschichte

Frage: Sind Sie vorbestraft? Wurde schon mal ein Verfahren gegen Sie geführt? Was wurde Ihnen vorgeworfen? (JG)

Hinweis: Vorsicht bei Vorgeschichte mit Betrug, Vermögensdelikten, Erpressungen, Erschleichen von Leistungen, Versicherungsmissbrauch und anderen Straftaten. Das Vorgeben einer DIS kann für das Verhindern von Konsequenzen eingesetzt werden.

Das einzige semistrukturierte Interview, in welchem explizit Fragen zu imitierter DIS gestellt werden, ist das Trauma und Dissoziative Symptome Interview von Boon (2024). Die Beurteilung einer imitierten DIS sollte nur durch Spezialisten mit viel Erfahrung in der Abklärung struktureller Dissoziation gestellt werden.

4.9.7

Gutachten

Die Begutachtung von Menschen mit partieller DIS und DIS ist für die meisten Betroffenen eine große Herausforderung, da viele durch Anosognosie, die Hypomimie, die Alexithymie (mit der „Belle Indifférence") und eine emotionale Überregulation während einer Begutachtung für einige Stunden sehr normal und unauffällig wirken können. Spezialisierte Gutachter wissen um diese Schwierigkeiten. Wichtigste Voraussetzungen für Begutachtungen bei Verdacht auf pDIS und DIS sind der erhöhte Zeitbedarf für eine Abklärung, die Notwendigkeit des Einholens einer ausführlichen Fremdanamnese (sofern überhaupt möglich aufgrund von Gewalt oder Mitwisserschaft durch Angehörige) und das Erfordernis ausreichender fachlicher Qualifikation des Gutachters zu struktureller Dissoziation.

Die AWMF-Leitlinien empfehlen für Gutachten: „In Gutachtenverfahren ist eine mögliche akute Verschlechterung/Triggerung des Probanden (z. B. verstärktes intrusives Erleben) durch Exploration und Diagnostik zu beachten, weshalb diese in der Regel nur durch in der Behandlung und Diagnostik der PTBS erfahrene Psychotherapeuten und Ärzte durchgeführt werden sollte." (Schäfer et al., 2019)

Betroffenen kann empfohlen werden, von der gutachterlichen Abklärung im Einverständnis mit dem Gutachter eine Audioaufnahme zu machen, um sie später auswerten zu können. Bei Gutachten, die eine strukturelle Dissoziation übersehen haben, kann es in einer Stellungnahme von behandelnden Therapeuten hilfreich sein, auf alle Symptome hinzuweisen, die in einem Gutachten *nicht* abgeklärt worden sind. Wenn z. B. ein Wahn explizit ausgeschlossen wurde, dann kann davon ausgegangen werden, dass entsprechende Fragen zu Wahn exploriert wurden. Fehlende Angaben zu teil- und volldissoziiertem Handeln, zu Amnesien und anderen posttraumatischen (Traumatrias, Störung der Selbstorganisation) und dissoziativen Symptomen (s. Störungen der Achse IV) können daraus abgeleitet als Anhaltspunkt gewertet werden, dass eine strukturelle Dissoziation *nicht* ausgeschlossen wurde und das Gutachten deshalb unvollständig ist.

4.9.8

Forensische Aspekte

Menschen können in teil- oder volldissoziierten Zuständen Straftaten begehen. Die Forschung hat gezeigt, dass Dissoziation besonders bei schweren Straftaten ein relevanter Risikofaktor für Gewalt ist (Bourget et al., 2017). In einer Untersuchung von Loewenstein und Putnam mit 21 Männern mit DIS war etwa die Hälfte bereits in Strafverfahren involviert gewesen, und die meisten Betroffenen waren lange in stationären Einrichtungen behandelt worden. Die Hälfte zeigte signifikante Alkoholprobleme, ein Drittel hatte illegal Drogen konsumiert (Loewenstein & Putnam, 1990).

Die richtige Diagnose ist aus psychiatrischer Sicht entscheidend für die Therapie sowie zur Einschätzung der Prognose nach einem Delikt. Die Diagnose ist zudem aus juristischer Sicht für die Frage der Schuldfähigkeit, der Haftfähigkeit und der Prozessfähigkeit von Bedeutung. Gerade in der Forensik kann die Diagnosestellung aber erschwert sein, weil die Diagnostik stark auf Selbstberichten basiert und strukturelle Dissoziation speziell für wenig geübte Diagnostiker schwierig von Simulation und anderen psychiatrischen Erkrankungen auseinanderzuhalten sein kann (Nakic & Thomas, 2012; Brand et al., 2019). Da ein breites Spektrum von Störungen dissoziative Symptome beinhaltet, sollten Gutachter mit evidenzbasierten Ansätzen zur Evaluation von Berichten zu Dissoziation im klinischen und forensischen Kontext vertraut sein (Scott, Salem, Tindell, Neely, & Blum, 2023).

Derzeit gibt es international keinen Konsensus darüber, ob Menschen mit DIS für Straftaten in dissoziativen Zuständen zur Verantwortung gezogen werden sollten oder ob sie durch die DIS zum Tatzeitpunkt unzurechnungsfähig waren (Nakic & Thomas, 2012; Saks, 1995; Chifflet & Freckelton, 2022). In den USA sind vor Gericht bisher 3 Vorgehensweisen gewählt worden, um die Schuldfähigkeit einzuschätzen (Behnke, 1997; Farrell, 2011; Loewenstein, 2020; Kabene, Neftci & Papatzikis, 2022; Easdale, 2022). Diese Aspekte sollten in einer forensischen Abklärung untersucht werden:

- Einsichtsfähigkeit und Steuerungsfähigkeit des delinquierenden Persönlichkeitszustands:
  - Wie war die psychische Verfassung des delinquierenden Persönlichkeitszustands zum Zeitpunkt des Delikts?
  - War der Persönlichkeitszustand in der Lage, im Moment des Vergehens das Schuldhafte der Tat zu erkennen und konnte der Persönlichkeitszustand seine Handlung steuern?
  - Typischerweise deutlich reduziert ist die Steuerungsfähigkeit im Rahmen von Flashbacks eines Persönlichkeitszustands, in welchem dieser zeitlich, örtlich und situativ desorientiert war.
- Einsichtsfähigkeit und Steuerungsfähigkeit aller Persönlichkeitszustände (d.h. des Gesamtsystems):
  - Wie sind alle Persönlichkeitszustände für die Handlung des delinquenten Persönlichkeitszustands mitverantwortlich?
  - Hätten andere Persönlichkeitszustände die Möglichkeit gehabt, die Handlung des delinquierenden Persönlichkeitszustands zu steuern und hätten sie Einsicht in das Schuldhafte der Handlung dieses Persönlichkeitszustands gehabt?
- Einsichtsfähigkeit und Steuerungsfähigkeit der Alltagspersönlichkeit: Bei diesem Ansatz wird der Alltagspersönlichkeit, die normalerweise in einer Begutachtung, einer Vernehmung und vor Gericht aktiv ist, eine besondere Rolle zugesprochen.
  - Welche Verantwortung trägt der Alltagszustand für ein Delikt eines anderen Persönlichkeitszustands (in der Annahme, dass nicht die Alltagspersönlichkeit selbst ein Delikt begangen hat)?
  - Welche Einsicht hat der Alltagszustand bezüglich der Schuldhaftigkeit der Handlungen eines anderen Persönlichkeitszustands?
  - Und ist er zur Verantwortung dafür zu ziehen, wenn ein anderer Persönlichkeitszustand zum Tatzeitpunkt die Einsichtsfähigkeit nicht gehabt hat?
  - Welche Kontrolle hätte die Alltagspersönlichkeit über die Handlungen des delinquierenden Persönlichkeitszustands haben können?
  - Hat die Alltagspersönlichkeit gewusst, dass sie einen Alltagszustand hat, der potenziell Straftaten begehen könnte, und hat die Alltagspersönlichkeit alles unternommen, um den delinquierenden Persönlichkeitszustand von seinen Taten abzuhalten (z.B. Therapie, präventive Maßnahmen)?

Saks (Saks, 1995) hat dafür plädiert, dass Menschen mit DIS generell schuldunfähig seien – mit 2 Ausnahmen:

- wenn alle Persönlichkeitszustände vom Delikt gewusst haben und damit einverstanden waren, und
- wenn die Person mit DIS im Rahmen einer Therapie so gut integriert ist, dass sie für die Handlungen eines delinquierenden Persönlichkeitszustands einsichts- und steuerungsfähig ist (analog Phase 4 in der Therapie von DIS, s. Kapitel Analyse der Therapiephasen).

Farrell (Farrell, 2011) weist aber darauf hin, dass in den USA die meisten Gerichte entweder die Diagnose einer dissoziativen Identitätsstörung abgelehnt haben oder bei einer DIS trotzdem von einer vollen Schuldfähigkeit ausgegangen sind. Welchen Einfluss die Einführung von DIS im DSM-5 und in der ICD-11 auf die Rechtsprechung haben wird, wird sich in den nächsten Jahren zeigen.

Für die forensische Abklärung bei Verdacht auf pDIS oder DIS ergeben sich folgende Empfehlungen:

- alle relevanten Informationen zusammentragen, inkl. psychiatrische Vorgeschichte, Fremdanamnese sowie früheres und aktuelles Verhalten sowie relevante Ermittlungsunterlagen (Rogers & Bender, 2018)
- Diagnostik mit diagnostischen Interviews, aktuell primär mit dem strukturierten klinischen Interview für dissoziative Störungen (Brand, Schielke, Brams et al., 2017; Steinberg et al., 1993)
- Ausschluss von Simulation einer DIS (Kap. 4.9.6, imitierte DIS); eine simulierte DIS sollte nicht angenommen, sondern explizit ausgeschlossen werden (Bourget & Whitehurst, 2007; Moskowitz & Evans, 2009)
- Abklärung besonderer Aspekte:
  - Dissoziative Amnesien treten niemals nur während eines Delikts auf, sondern müssen auch früher in speziellen Stresssituationen (DIS Typ I) oder im Alltag (DIS Typ II) vorgekommen sein. Wer eine Amnesie für eine Straftat angibt, muss auch in anderen Lebenssituationen Amnesien festgestellt haben.
  - Die dissoziativen Amnesien sollten fremdanamnestisch bestätigt werden, d.h. andere Menschen sollten Hinweise auf Amnesien beobachtet haben (s. entsprechende Fragen zu Amnesien).
  - Dissoziative Amnesien im Rahmen von Delikten sind eher lückenhaft und partiell und umfassen in der Regel nicht das ganze Delikt. Zudem sind Depersonalisation und Derealisation vor, während und nach dem Delikt parallel fast zwingend notwendig (Bourget et al., 2017).
  - Neben einer DIS müssen auch weitere posttraumatische und dissoziative Symptome beschrieben und fremdanamnestisch bestätigt werden.
  - Bei Feststellung einer DIS stellt sich die Frage, welcher Persönlichkeitszustand bzw. welche Persönlichkeitszustände in polizeilichen und staatsanwaltschaftlichen Befragungen Auskunft gegeben hat/haben, und wie diese Aussagen einzuordnen sind.
  - Bei einer partiellen dissoziativen Identitätsstörung gibt es zwar keine Amnesie für das Delikt, die Alltagspersönlichkeit erlebt aber eine deutliche Depersonalisation und Derealisation während der Tat mit Verlust der exekutiven Kontrolle. Zur forensischen Abklärung gehört die Evaluation und Einschätzung des Grads an Steuerungsfähigkeit der Alltagspersönlichkeit vor und während einer Straftat, z.B., ob Möglichkeiten bestanden hätten, die exekutive Kontrolle so weit zurückzugewinnen, dass eine Straftat hätte verhindert werden können (s. Kapitel zur Analyse der Abstufungen von teildissoziiertem Handeln).
  - Bei einer (partiellen) dissoziativen Identitätsstörung sollte zudem abgeklärt werden, welchen Einfluss die Störung auf die Haftfähigkeit und die Prozessfähigkeit hat.

Daraus abgeleitet ergibt sich für die forensische Beurteilung folgende Fragestellung:

1. Besteht eine DIS oder eine pDIS? Falls ja:
2. Wie ist die Schuldfähigkeit angesichts der DIS einzuschätzen?
3. Sind Haft- und Prozessfähigkeit gegeben?

Informationen über artifizielle Traumafolgestörungen: s. Kap. 6.13, Seite 311.

Eine umfassende Übersicht über die forensische Beurteilung dissoziativer Störungen finden sich in den Artikeln von Brand, Schielke, Brams & DiComo (2017), Brand, Webermann, Snyder & Kaliush (2019), Loewenstein (2020), oder Brand & Brown (2023).

4.9.9 Diagnose pDIS oder DIS: Wie weiter?

Mit der Diagnose einer partiellen dissoziativen Identitätsstörung oder einer dissoziativen Identitätsstörung beginnt ein langer Weg der Heilung. Die Dauer der Therapie hängt von verschiedenen Faktoren ab, beträgt in der Regel aber viele Jahre.

Literatur für die Therapie nach der Diagnose:

- Für Betroffene: Boon, Steele & Van der Hart (2013). Traumabedingte Dissoziation bewältigen: Ein Skills-Training für Klienten und ihre Therapeuten. (Boon et al., 2011, 2013)
- Für Therapeuten: Steele, Boon, Van der Hart (2017). Die Behandlung traumabasierter Dissoziation: Eine praxisorientierte, integrative Vorgehensweise. (Steele et al., 2016, 2017)

4.10 Weiterführende spezialisierte Diagnostik

Die Diagnostik endet bei Menschen mit Traumafolgestörung – mit oder ohne strukturelle Dissoziation – nicht mit der Diagnosestellung. Im gesamten Therapieverlauf geht es immer wieder darum, diagnostische Abklärungen vorzunehmen, um daraus abgleitet nächste Therapieschritte und individuell angepasste Interventionen herauszuarbeiten.

In diesem Unterkapitel werden verschiedene diagnostische Schritte im Rahmen einer spezialisierten Therapie zusammengefasst, im Sinne von: „Diagnostik bei Trauma und Dissoziation ist Prozessdiagnostik".

4.10.1 Theorie der strukturellen Dissoziation der Persönlichkeit nach Van der Hart, Nijenhuis und Steele

Die strukturelle Dissoziation der Persönlichkeit ist kein Zufallsprodukt, sondern hat sich im Verlauf der Evolution mit der Entwicklung des Geistes als psychobiologisches Überlebenssystem oder als emotional arbeitendes System entwickelt (Panksepp, 1998).

Charles Samuel Myers (1873–1946) beschrieb in seiner wenig bekannten Arbeit „Shell Shock in France 1914–1918" (Coleman, 1940) bei akut traumatisierten („shell-shocked") Soldaten des ersten Weltkriegs eine Unterscheidung zwischen einer *emotionalen Persönlichkeit*, die fixiert in der traumatischen Erinnerung und den damit verbundenen Erfahrungen ist, und der *anscheinend normalen Persönlichkeit*, die in einer phobischen Vermeidung der traumatischen Erinnerung fixiert ist und sich durch Abspaltung, emotionale Betäubung („numbing") sowie in einer teilweisen oder kompletten Amnesie des traumatischen Erlebens äußert (Van der Hart, Steele, Nijenhuis, & Matthess, 2006).

Die niederländisch-amerikanische Arbeitsgruppe mit Onno Van der Hart, Ellert R.S. Nijenhuis und Kathy Steele erweiterte die Grundgedanken von Pierre Janet (1859–1947) (Janet, 1904; Van der Hart & Friedman, 1989; Van der Hart & Horst, 1989) und Charles Myers und entwickelte daraus abgeleitet das Konzept der „Strukturellen Dissoziation der Persönlichkeit" (Van der Hart, Nijenhuis, & Steele, 2006; Van der Hart, Nijenhuis, & Steele, 2008). Sie nannte die emotionalen, im Trauma feststeckenden Anteile „Emotionaler Persönlichkeitsanteil EP". Die anscheinend normale Persönlichkeit wurde „Anscheinend normaler Persönlichkeitsanteil ANP" benannt. Die Arbeitsgruppe beschrieb daraus abgeleitet relevante Aktionssysteme zur Regelung adaptiver Handlungen (Van der Hart, Nijenhuis, & Steele, 2006).

Gemäß dem Konzept der Arbeitsgruppe werden 3 Formen unterschieden (Tabelle 4-11):

- **Primäre Form der strukturellen Dissoziation der Persönlichkeit:** Nach einem traumatischen Einzelereignis versucht ein anscheinend normaler Anteil (ANP) die traumatische Erschütterung und ihre Folgen zu ignorieren, während ein emotionaler Anteil (EP) mit traumatischen Erinnerungen und Affekten in das Alltagserleben der Betroffenen eindringt (1 ANP, 1 EP).
- **Sekundäre Form der strukturellen Dissoziation der Persönlichkeit:** Wenn aufgrund repetitiver Gewalt eine weitere Unterteilung der Träger verschiedener posttraumatischer Emotionen und Handlungen auftritt (z.B. Kampf, Flucht, Unterwerfung), dann entstehen verschiedene emotionale Anteile (EPs) und es wird in diesem Konzept von einer sekundären strukturellen Dissoziation gesprochen (1 ANP, viele EPs).
- **Tertiäre Form der strukturellen Dissoziation:** Bei einer noch weitergehenden Fragmentierung kommt es zu einer Aufspaltung des Alltagszustands in mehrere ANPs, die für die verschiedenen Aufgaben des Alltags in ihren Handlungen abwechselnd zuständig sind. Bei dieser Form bestehen verschiedene anscheinend normale sowie viele emotionale Anteile (mehrere ANPs, viele EPs).

Anscheinend normale Persönlichkeitsanteile (ANP)

Die Aufgabe der ANP ist in der Theorie der strukturellen Dissoziation der Persönlichkeit nach Van der Hart, Nijenhuis & Steele das Funktionieren im Alltag. Diese Anteile berichten in der Regel von stark eingeschränkter Selbstwahrnehmung. Die Reduktion der Selbstwahrnehmung hat den Vorteil, nach stark belastenden Ereignissen noch gut weiter funktionieren zu können. Menschen reagieren im ANP-Zustand „anscheinend normal" (Matthess, 2013). Hintergrund könnte eine evolutionäre Selektion sein: Wenn die Spezies auch bei starker Bedrohung überleben soll, dann muss sich ein innerer Zustand herausbilden, in dem alle das Überleben und die Funktionalität gefährdenden emotionalen Zustände abgespalten werden und der Fokus nur noch auf Durchhalten und Durchkommen gerichtet ist (Nijenhuis, Van der Hart, & Steele, 2003). Das posttraumatische Hauptsymptom der ANP-Anteile ist die posttraumatische Vermeidung.

Emotionale Persönlichkeitsanteile (EP)

Die abgespaltenen emotionalen Zustände (EPs) werden in der Theorie der strukturellen Dissoziation der Persönlichkeit nach Van der Hart et al. in 2 grundsätzlich unterschiedliche Arten aufgeteilt:

- **Fragile EPs (EPf):** EPf sind eher bindungssuchende Anteile mit dem Wunsch, über die Traumatisierungen in der Vergangenheit zu sprechen (z.B. innerlich durch Intrusionen). Ihr Ziel ist das Erlangen von Schutz und Sicherheit durch Bindung und durch

Tabelle 4-11: Übersicht über die zunehmenden Grade an struktureller Dissoziation unter Einbeziehung von ICD-10, ICD-11 und ANP/EPs.

Formen dissoziativen Handelns	teildissoziiertes Handeln nur bei Stress	teildissoziiertes Handeln im Alltag	volldissoziiertes Handeln nur bei Stress	volldissoziiertes Handeln im Alltag
exekutive Kontrolle	Persönlichkeitszustände können nur in besonderen Stresssituationen die exekutive Kontrolle übernehmen	Persönlichkeitszustände können auch im Alltag die exekutive Kontrolle übernehmen	Persönlichkeitszustände können nur in besonderen Stresssituationen die exekutive Kontrolle übernehmen mit Amnesie	Persönlichkeitszustände können auch im Alltag die exekutive Kontrolle übernehmen mit Amnesie
ICD-11	partielle dissoziative Identitätsstörung		dissoziative Identitätsstörung	
ICD-10	nicht näher bezeichnete dissoziative Störungen (DDNOS)		multiple Persönlichkeitsstörung	
Aufteilung in Unterkategorien von struktureller Dissoziation (Seite 181)	pDIS Typ I	pDIS Typ II	DIS Typ I	DIS Typ II
Amnesien	ohne Amnesien für das ANP	ohne Amnesien für das ANP	mit Amnesien für das ANP	mit Amnesien für das ANP
strukturelle Dissoziation der Persönlichkeit nach Van der Hart et al.	sekundäre strukturelle Dissoziation			tertiäre strukturelle Dissoziation

das Berichten von früherer Gewalt. Das posttraumatische Hauptsymptom der fragilen EPs sind Intrusionen (visuell, körperlich, gustatorisch u.v.m.).

- **Kontroll-EPs (EPk):** EPk wurden auch Schutz-EPs, Kampf-EPs, kontrollierende EPs, Kontrollanteile, täterloyale oder täterimitierende Anteile genannt, obwohl sie im Kern nicht loyal zu Tätern sind. Ihr Ziel ist es, durch Anpassung und Unterwerfung an die Forderungen der Täter mehr Sicherheit und Schutz zu erlangen. Das posttraumatische Hauptsymptom der kontrollierenden EPs ist das Hyperarousal.

Die Aufteilung in die 3 Arten von Anteilen (mit ANP, EPf und EPk) ist hier aus Platzgründen nur kursorisch dargestellt. E. Nijenhuis hat die komplexen Dynamiken in den vergangenen Jahren noch detaillierter beschrieben (Nijenhuis, 2015, 2017), während K. Steele, S. Boon und O. Van der Hart daraus abgeleitet ein detailliertes psychotherapeutisches Vorgehen ausgearbeitet haben (Steele et al., 2016, 2017). Verschiedene qualitativ hochstehende (bildgebende) Forschung konnte die Aufspaltung in ANPs und EPs verifizieren (Reinders et al., 2018; Reinders et al., 2006; Schlumpf et al., 2013; Schlumpf et al., 2014). In der ICD-11 wird nicht zwischen ANP und EPs unterschieden.

4.10.2 Generelle Überlegungen zur weiterführenden Diagnostik

Das Ziel der Behandlung der dissoziativen Identitätsstörung besteht darin, das einheitliche Funktionieren der Betroffenen zu verbessern (ISSTD, 2011). Die Abklärungen von Persönlichkeitszuständen (oder Ego-States bei anderen Störungen) sollte daher nicht zu einem größeren Gefühl des Getrenntseins führen, sondern zu einer stärkeren Integration durch bessere Mentalisierung.

Das Hauptaugenmerk von Diagnose und Therapie sollte dabei auf die Gesamtperson gerichtet sein. Die Trennung in Persönlichkeitszustände ist eine Strategie für den Umgang mit überwältigenden, unerträglichen Emotionen, Kognitionen, Impulsen, Erinnerungen und Empfindungen, mit welcher die Gesamtperson (im Sinne der „Summe aller dissoziativen Identitäten“) sich zu regulieren gelernt hat (Loewenstein, 2023). Der Blick sollte deshalb immer wieder wechseln, von der Gesamtperson mit ihrem Bindungsverhalten, den Traumafolgesymptomen und den komorbiden Störungen einerseits zu den Persönlichkeitszuständen anderseits, und wieder zurück zur Gesamtperson (Brand et al., 2019). Bei der vertieften Diagnostik und Therapie der dissoziativen Identitätsstörung (DIS) sollte der Fokus deshalb nicht ausschließlich auf Persönlichkeitszustände gerichtet werden.

Der „Dachboden-Effekt"

Beim fundierten diagnostischen Aufarbeiten einer pDIS oder DIS kann bei vielen Betroffenen der Eindruck entstehen, dass die Symptome schlimmer würden. Dieses Gefühl der Verschlechterung kann aber primär mit dem Rückgang der Anosognosie und nicht mit einer eigentlichen Symptomverschlechterung zu tun haben. Vergleichbar ist dies mit dem Einschalten des Lichts auf einem unordentlichen Dachboden: Durch das Licht wird plötzlich deutlich, wie viel Staub, Schmutz und Unrat sich auf dem Dachboden befindet. Dadurch kann der falsche Eindruck entstehen, dass dort mehr Unordnung herrscht als vorher. Bei der Diagnostik struktureller Dissoziation ist es ähnlich: Durch das Bewusstwerden der Symptome kann der trügerische Eindruck entstehen, dass eine Verschlechterung aufgetreten ist – es sind aber bloß vorbestehende Symptome, die nun neu oder besser erkannt werden.

4.10.3 Analyse von Bindungs- und Persönlichkeitsaspekten

Wie bereits früher erwähnt, kann die DIS als schwerste Form einer im Erwachsenenalter fortbestehenden Bindungsstörung betrachtet werden (Loewenstein & Brand, 2023; Sack, 2021). Typischerweise ist auch die Bindung nach innen, also der Bezug zum eigenen emotionalen Erleben, beeinträchtigt, was die Fähigkeit zum Selbstschutz und zur Selbstfürsorge beeinflusst (Sack, 2023a). Daher sollten Bindungs- und Persönlichkeitsaspekte regelmäßig überprüft werden (Achse I, Kap. 2). Auffälligkeiten auf der Bindungsebene zeigen sich manchmal erst im Verlauf einer längeren Behandlung (Steele, Boon & Van der Hart, 2016).

In manchen Situationen kann es notwendig sein, in einer Therapie den Schwerpunkt auf die Behandlung einer Persönlichkeitsstörung zu legen, wenn diese die Hauptursache für Schwierigkeiten in der Gegenwart darstellt. Ein Beispiel dafür ist, wenn Menschen mit DIS unter starken Ängsten vor Verlassenheit leiden und eine Abhängigkeit von ihrer Therapeutin entwickeln. In solchen Fällen sollte der Fokus auf den Bindungsängsten liegen mit dem empathischen Setzen von Grenzen, um Unterstützung beim gesunden Umgang mit Verlustängsten und Isolationsgefühlen zu bieten (Steele et al., 2016).

Bindungsaspekte spielen daher während der gesamten Therapie der DIS eine zentrale Rolle. Dabei ist eine verlässliche, adaptive und verantwortungsvolle therapeutische Beziehung zentral (Van der Hart et al., 2006; ISSTD, 2011; Steele et al., 2016). Die Betonung eines stufenweisen, allmählichen Fortschritts, der sich am Entwicklungsstand des Patienten orientiert, gehört zu einem bindungsorientierten Vorgehen (Sachs, 2019; Brand et al., 2019).

Folgende Aspekte können in der Evaluation von Schwierigkeiten auf Bindungsebene wiederholt abgeklärt werden.

Analyse von Bindungsaspekten

- Wie zeigen sich Bindungsprobleme des Betroffenen?
- Wie wirken sich Bindungsschwierigkeiten auf die Beziehungen mit Kindern und Erwachsenen und die Therapie aus?
- Welche Selbsthilfestrategien bestehen, um mit Bindungsproblemen umzugehen?
- Wie können Familie und Freunde bei Bindungsproblemen helfen?
- Wie zeigen sich die unterschiedlichen Bindungsmuster in der Therapie?
- Gibt es Anzeichen für eine Traumabindung (Seite 34)? Wie manifestiert sie sich, wie wirkt sie sich auf die Therapie aus?
- Wie manifestieren sich Bindungsprobleme innerlich zwischen Persönlichkeitszuständen? Wie gehen die Persönlichkeitszustände auf Bindungsebene miteinander um?
- Was sind die möglichen Ursachen für Bindungsprobleme?

> **Merke**
>
> Diese regelmäßige diagnostische Abklärung kann helfen, sich im Therapieprozess immer wieder zu reorientieren, Erwartungen an die Therapie zu klären und therapeutische Prioritäten zu setzen.

Analyse der sozialen Kontakte

- Welche gesunden/neutralen/schädlichen sozialen Kontakte bestehen?
- In welchen Persönlichkeitszuständen wird mit welchen Menschen in welcher Weise kommuniziert? In welchen Situationen?
- Werden Persönlichkeitszustände in sozialen Kontakten gezeigt? Wie geben sie sich dabei zu erken-

nen? Unter ihrem Namen, unter dem Namen der Gesamtperson?
- Wird in unterschiedlichen Persönlichkeitszuständen über verschiedene Kanäle kommuniziert: Mobiltelefon, E-Mail, Messenger, Zettel, persönliche Kontakte, über andere Menschen?

Analyse zu Täterbindung und Reviktimisierungen

Die WHO schreibt in den Kommentaren zur DIS: „Wiederkehrende oder chronische anhaltende traumatische Erfahrungen sind mit einer schlechteren Prognose verbunden" (WHO, 2023). Daher ist es wichtig, anhaltende traumatische Erfahrungen und Reviktimisierung zu berücksichtigen:
- Welche Bindungen zu Tätern bestehen noch? In welchen Persönlichkeitszuständen? Wie wird eine Täterschaft bis heute noch idealisiert?
- Was wurde von Tätern versprochen? Wartet die Gesamtperson oder warten Persönlichkeitszustände noch auf Gratifikationen von Tätern (Beziehung, Geld, Kinder, Haus u.v.m.)?
- Wird frühere Gewalt ggf. noch bagatellisiert? Zu welchem Zweck?
- Bestehen heute noch Kontakte zu Tätern? In welchen Persönlichkeitszuständen wird noch Kontakt aufgenommen und wozu? Über welche Kanäle wird heute Kontakt aufgenommen [eigenes Mobiltelefon, E-Mail, zweites Telefon, andere)?
- Gibt es Hinweise auf Erpressungen, Drohungen? Falls ja: Womit? Wozu?
- Gab es Zwang, um selbst Gewalt anzuwenden? Wie wird heute damit umgegangen?
- In welchen Persönlichkeitszuständen wird noch Gewalt provoziert? Wozu?
- Was wird gebraucht, um sich besser zu schützen? Was steht einem besseren Schutz im Weg?

Analyse der Übertragungen

In der Therapie können verschiedene traumatische Übertragungs- und Gegenübertragungsszenarien auftreten (Steele et al., 2016; Loewenstein & Brand, 2023). Der Patient kann den Therapeuten als
- potenziellen Täter oder als eine Person aus der Vergangenheit wahrnehmen, die Missbrauch begangen hat (Flashback-Übertragung),
- passiven Beobachter betrachten, der weggeschaut hat, als das Kind verletzt wurde,
- eine gutmütige Person wahrnehmen, die vom Patienten den Missbrauch offenbart bekommen hat, aber nichts unternommen hat, um das Kind zu schützen,
- mitschuldigen Elternteil ansehen, der entweder unwissend oder aktiv an der Misshandlung beteiligt ist,
- guten Menschen wahrnehmen, der den Patienten jedoch letztendlich im Stich lässt, obwohl er wiederholt versprochen hat, immer da zu sein,
- Retter wahrnehmen,
- hilfloses Kind sehen, das nicht in der Lage ist, die Aggression des Patienten zu stoppen, sei es durch subtile verbale Angriffe oder indirekte Formen wie endlose Sicherheitskrisen, die die Botschaft vermitteln, dass Gewalt gegenüber anderen akzeptabel ist und man nichts dagegen tun kann.

Daraus abgeleitet ergeben sich viele Fragen, beispielsweise:
- Welche Formen von Übertragungen zeigen sich in der Therapie?
- Was sind die Erwartungen, Ziele, Befürchtungen und Hoffnungen zur Therapie und zum Therapeuten? Gibt es Unterschiede in verschiedenen Persönlichkeitszuständen?
- Wird die Therapie zeitweise als Gefahr wahrgenommen? In welchen Persönlichkeitszuständen zeigt sich dies in welcher Weise?
- Wenn Betroffene die Therapie als Gefahr erachten: Aus welchen Gründen kommen sie darauf, die Therapie als Gefahr zu erachten? Welche Befürchtungen sind reale Gefahren und nicht Übertragungen?
- Wie gehen Betroffene mit den Übertragungen um? Wie wird mit widersprüchlichen, zustandsabhängigen Übertragungen umgegangen? Wie werden diese reguliert?
- Wie können Übertragungsreaktionen von den Betroffenen reflektiert werden?

Analyse der Gegenübertragungen

Die Gegenübertragung, die durch Traumata und Dissoziation verursacht wird, kann in der Behandlung eine große Herausforderung darstellen (Herman, 1992, 2015; Steele et al., 2016; Loewenstein & Brand, 2023). Die Entschlüsselung dieser Dynamik ist wichtig für den Erfolg einer Behandlung. Bei der Therapie von DIS erleben Therapeuten oft Frustration, Irritation, Erschöpfung, Desillusionierung oder sogar Hilflosigkeit. Dies liegt daran, dass viele DIS-Betroffene verzweifelt versuchen, ihre verschiedenen Persönlichkeitszustände zu verbergen und Traumata und Traumafolgen zu vermeiden oder zu leugnen. Der Therapeut hat das Gefühl, dass er die gesamte Arbeit leistet und die Behandlung alleine durchführt. In anderen Fällen kann der Therapeut sich angesichts der extremen Traumageschichte des Patienten überwältigt fühlen und das Gefühl haben, dass der Albtraum im Leben des Patienten niemals enden wird. Die Reflexion von Gegenübertragungen gehört deshalb zu zentralen Aspekten einer Behandlung:

- Welche Gegenübertragungen werden in der Arbeit mit einem Patienten ausgelöst?
- Welche Persönlichkeitszustände des Patienten lösen welche Gegenübertragungen aus?
- Welche Gegenübertragungen können mit den Betroffenen gemeinsam reflektiert werden?
- Wie geht der Therapeut mit diesen Gegenübertragungen um? Wie gelingt es dem Therapeuten, mit den eigenen Gegenübertragungen umzugehen?

In therapeutischen Teams (in Kliniken, betreuten Wohnangeboten u. a.) können verschiedene Teammitglieder unterschiedliche Gegenübertragungen empfinden, die oft in Zusammenhang mit den unterschiedlichen Persönlichkeitszuständen eines Patienten stehen. Schlimmstenfalls spiegelt sich die innere Fragmentierung des Patienten in einer Fragmentierung im behandelnden Team, d. h. die inneren Konflikte spiegeln sich in den Konflikten des mit den Gegenübertragungen überforderten Teams (s. a. Nijenhuis, 2016; p. 609 ff). Daraus können institutionelle Krisen ausgelöst oder verstärkt werden (Bloom, 1997; Bloom & Farragher, 2011, 2013).

- Welche Gegenübertragungen werden bei verschiedenen Teammitgliedern ausgelöst?
- Mit welchen Persönlichkeitszuständen könnten die unterschiedlichen Gegenübertragungen zu tun haben?
- Wie geht das Team mit den Gegenübertragungen um? Welche Ressourcen stehen zur Verfügung?

4.10.4 Analyse von Symptomen einer kPTBS

Wie eingangs dieses Kapitels erwähnt, kann die dissoziative Identitätsstörung auch als eine besonders schwere Form einer komplexen posttraumatischen Belastungsstörung verstanden werden.

Analyse von Wiedererleben

- Welche Traumaanamnese hat die Betroffene? Welche Traumaanamnese wird welchen Persönlichkeitszuständen zugeordnet? Empfehlung: in einem ersten Schritt Traumatisierungen nicht vertiefen, sondern nur Überschriften zuordnen.
- An welchen Intrusionen und Flashbacks leidet die Betroffene? In welchen Persönlichkeitszuständen zeigt sich Wiedererleben in welcher Weise?
  - visuelle Intrusionen
  - akustische Intrusionen
  - körperliche Intrusionen
  - olfaktorische Intrusionen
  - gustatorische Intrusionen
  - Wiederholungshandlungen
  - Reviktimisierung
  - dissoziative Symptome
  - dysfunktionale Strategien
- Wie werden traumatische Erinnerungen reguliert?
- Welche Geschichte liegt hinter den verschiedenen Persönlichkeitszuständen, z. B. zu deren Entstehen und deren früheren Funktionen?
- Gab es Gewalt unter Einfluss von Medikamenten, Alkohol, Drogen (später evtl. wichtig für die Traumaaufarbeitung)?

Analyse der posttraumatischen Vermeidung

- Wie werden posttraumatische Intrusionen/Flashbacks vermieden?
- Welcher Grad der Vermeidung gegenüber Persönlichkeitszuständen besteht?
- Vermeidung gegenüber Diagnose: Umgang mit der Diagnose Persönlichkeitsstörung, kPTBS, pDIS, DIS, andere: Akzeptanz, Vermeidung, Übertreiben (bei histrionischem Verhalten)?
- Welche anderen Formen von Vermeidungshandlungen bestehen)

Analyse von Hyperarousal

Eine dissoziative Identitätsstörung bewirkt neben der Dissoziation des Bindungs- auch eine Störung des Verteidigungssystems (Panksepp, 1998). In unterschiedlichen Persönlichkeitszuständen reagieren manche Betroffene deshalb auf Bedrohungen verschieden: mit Flucht, Kampf, Erstarren und anderen Strategien:

- Wie zeigt sich Hyperarousal bei der Gesamtperson? Wie in unterschiedlichen Zuständen?
- Wie ist der Gegenwartsbezug in Bezug auf die Einschätzung von möglichen Gefahren?
- In welchem Persönlichkeitszustand reagieren Betroffene auf welche Art von Bedrohung?
- In welchem Persönlichkeitszustand erleben sie welche Trigger als Bedrohung (s. a. Triggeranalyse)?
- Welcher Persönlichkeitszustand übernimmt in konkreten Bedrohungssituationen die exekutive Kontrolle?

Analyse zu Affekten und Affektregulation

- Wie werden folgende Affekte reguliert? Wie sind diese Affekte im Rahmen der DIS fragmentiert, verstärkt, unterdrückt?
  - Unsicherheit, Selbstzweifel
  - Angst
  - Zweifel an der Diagnose
  - Verliebtheit

- Wut, Aggression
- Zweifel an der Wahrnehmung
- sexuelle Gefühle
- Eifersucht
- Müdigkeit
- Traurigkeit
- Fröhlichkeit, Zufriedenheit
- Einsamkeit
- Verzweiflung
- Lebensmüdigkeit
- Euphorie

- Wie werden Affekte vermieden? Wie wird die DIS zur Vermeidung von Affekten eingesetzt?
- Wie können Betroffene zwischen gegenwarts- und vergangenheitsbezogenen Affekten unterscheiden?

Analyse der Affektregulation bzw. der Affektregulationsstörung

- Wie werden Affekte generell reguliert (Tabelle 4-12)?
- Welche Formen dysfunktionaler Regulation von Affekten gibt es heute? Welche gab es früher?
- Mit welchen Strategien werden Affekte reguliert? Wozu werden welche Strategien eingesetzt?
- In welcher Weise wollen sie damit (direkt oder indirekt, absichtlich oder unabsichtlich) auf frühere oder aktuelle Gewalt hinweisen?
- Welche Auswirkungen haben diese Strategien?
- Welche dieser Strategien sind mit Amnesien verbunden (z. B. volldissoziierte Wutattacken, die später nicht erinnert werden)?
- Welcher Grad an Kontrolle besteht über die Regulation der Affekte?
- Wie verläuft die Selbstfürsorge nach dysfunktionalen Strategien? Wie wird der Körper nach Verletzungen versorgt? Wie wird das Aufsuchen von Hilfsangeboten gefördert oder behindert?
- Wann wurde welche Strategie zum ersten Mal angewendet?
- Welche Strategien haben mit Gewalthandlungen von Tätern im Rahmen von Gewalt zu tun (z. B. Alkohol vor sexuellem Missbrauch)?

Analyse zur Suizidalität

Suizidalität ist bei vielen Menschen mit DIS aus verschiedenen Gründen eine große Herausforderung (Steele et al., 2016). Die Suizidalität kann dabei in verschiedenen Persönlichkeitszuständen unterschiedlich sein:

- Suizidalität als Ausdruck des Verlangens nach Ruhe und Entlastung vom Leben mit posttraumatischen und dissoziativen Symptomen, und als ultimative Form der posttraumatischen Vermeidung
- Suizidalität aus Überforderung mit den Intrusionen, Angst vor Isolation und dem Bedürfnis nach verstärkter Bindung zu Menschen
- Suizidalität aus Angst vor Tätern, Bedürfnis nach Kontrolle, Möglichkeit des Suizids als letzte Maßnahme gegen Ohnmacht, Unterwerfung und chronisches Hyperarousal

Daraus ergibt sich für die Analyse bei Suizidalität:

- Wozu sind die Betroffenen suizidal (Was ist die Absicht, das Ziel hinter einem Suizidwunsch? Empfehlung, nach dem „wozu" und nicht dem „warum" zu fragen)?
- Suizidversuche in der Vergangenheit?
- Welche Vorbereitungen wurden bereits getroffen?
- Bestehen laut den Betroffenen Suizidaufforderungen durch Täter? Worum geht es bei diesen Aufforderungen?
- Gibt es bizarre Vorstellungen, dass einzelne Persönlichkeitszustände nach einem Suizid weiterleben würden, z. B. in einem anderen Körper? Falls ja: Wie kommen sie auf diese Idee?
- Welche Ressourcen bestehen im Umgang mit Suizidalität?

4.10.5 Diagnostik von Persönlichkeitszuständen

Im Verlauf einer Behandlung können spezifische Fragen zu Persönlichkeitszuständen sinnvoll sein. Diese Fragen sollten das Ziel verfolgen, die Integration von Persönlichkeitszuständen in der Gesamtperson zu erleichtern und zu einer verbesserten Bindungs- und Mentalisierungsfähigkeit, einer optimierten Bewältigungskompetenz im Umgang mit den Herausforderungen des Lebens sowie mehr Lebensqualität beitragen. Eine Verstärkung des Gefühls des Getrenntseins und der inneren Trennung sollte vermieden werden. Besondere Vorsicht ist auch hier geboten vor potenziell suggestiven Fragen.

Generelle Übersicht über Anteile/Zustände

- Welche Persönlichkeitszustände gibt es?
- Welchen Grad an Trennung gibt es: Wer hört wen? Wer empfindet die Gefühle welcher Persönlichkeitszustände? Wer weiß von welchen Persönlichkeitszuständen?
- Welche Funktionen haben welche Persönlichkeitszustände?
- Was denken Persönlichkeitszustände über sich selbst?
- Präsentifikation: Welchen Bezug zur Gegenwart haben welche Persönlichkeitszustände? Welche

Tabelle 4-12: Strategien zur Regulation von Affekten.

Strategietyp	Details
Strategien mit Alltagsaktivitäten	Arbeitssucht, Sammeln, Bibliomanie, Prokrastination, exzessives Tagträumen (Seite 310), exzessive spirituelle Praktiken, Extremsport, High-Risk-Aktivitäten, andere
Strategien mit Bindung	exzessiver Kontakt zu Menschen, Co-Abhängigkeit, Liebessucht, Reviktimisierung, exzessives Online-Dating, Eifersucht, Isolation
stoffgebundene Strategien	Alkohol, Benzodiazepine, Koffein, Energydrinks, Cannabis, Opium, LSD, Heroin, Fentanyl, Oxycodon, andere Morphine, Schmerzmittel, Kokain, Ketamin, Nikotin, Muskelaufbaupräparate, andere Medikamente
Strategien mit Medien	Computer, Internet, soziale Medien, TV, Chatting, Online-Games, Video-Games, Web Surfing, Medienkonsum, Filme allgemein, Horrorfilme, andere
Strategien mit Nahrung	Binge-Eating, Erbrechen, Fasten, Hungern, Exsikkose, Hyperhydratation/Polydipsie
Strategien mit Einkäufen	Kaufen von Essen, Kaufen von Kleidern, Kaufen von Schuhen, Online-Shopping, andere Einkäufe
Strategien mit Sexualität im weitesten Sinne	Sex/kein Sex, Pornografie Kinder, Pornografie Erwachsene, Pornografie mit schwerer Gewalt, Prostitution, Sado-Masochismus, sexuelle Perversionen, Pornografie Tiere, Automasochismus
Strategien mit Konflikten/Gewalt	verbale Gewalt, körperliche Gewalt, sexuelle Gewalt, Stehlen, Gewalt gegen Kinder, Gewalt gegen Partner, Teilnahme an organisierter Gewalt, Zuhälterei, andere
Strategien mit Selbstverletzungen	sich selbst schneiden, gefährliche Gegenstände schlucken, Selbstverbrennungen, Kopfschlagen, Ausreißen von Haaren (Kopf, Wimpern, Augenbrauen), Faustschläge gegen Körper oder Gegenstände, in die Augen bohren, Stechen mit Nadeln, Reißnägeln, Heftklammern, Beißen des Körpers (im Mund, am Körper), Einnahme Reinigungsmittel, Einnahme Chemikalien, Kühlen/Erfrierungen, Abschnüren von Körperteilen, Fingernägelkauen, Verletzungen im Intimbereich, Kratzen, Offenhalten von Wunden, Verbrühungen, Verätzungen mit Säuren/Laugen, Quetschungen von Körperteilen, Knochen brechen
Strategien mit dissoziativen Symptomen (Achse IV)	dissoziative Krampfanfälle, dissoziative Synkopen, dissoziativer Stupor, dissoziativer Mutismus, dissoziative Sprachstörungen, dissoziative Schmerzen, dissoziative motorische Ausfälle, dissoziative sensorische Ausfälle, andere
Strategien mit Täuschen/Lügen	Vortäuschen von Krankheiten, Induktion von Krankheiten, falsche Geschichten von Missbrauch erzählen, falsche Anzeige erstatten, Vortäuschen von Gewalterfahrungen, Münchhausen-by-Proxy

Persönlichkeitszustände sind zeitlich desorientiert? In welcher Zeit leben diese Persönlichkeitszustände?

- Personifikation: Welchen Grad an Ich-Entwicklung haben welche Persönlichkeitszustände? Welche Formen von phänomenalen Selbstmodellen bestehen? In welcher Weise sind welche Persönlichkeitszustände in der Lage, über diese Selbstmodelle zu reflektieren und sie in einen systemischen Kontext zu stellen?
- Welches subjektive Alter haben die Persönlichkeitszustände (z. B. ein Persönlichkeitszustand fühlt sich 10 Jahre alt bei einer 30-jährigen Betroffenen)? Welches objektive Alter haben die Persönlichkeitszustände (z. B. einen Persönlichkeitszustand gibt es seit 20 Jahren bei einer 30-jährigen Betroffenen)?
- Werden Persönlichkeitszustände im Lauf der Zeit älter?
  - Falls ja: In welcher Geschwindigkeit werden die Persönlichkeitszustände älter (z. B. eine Alterszunahme von 1 Jahr in einem Kalenderjahr, oder eine Zunahme von 5 Jahren in einem Kalenderjahr)?
  - Falls nein: Wie kommt es, dass Persönlichkeitszustände in einem gewissen Alter feststecken?
- In welchem Maß fühlen sich einzelne Persönlichkeitszustände als Teil des Gesamtsystems? Wie viel Verantwortung übernehmen welche Persönlich-

keitszustände für das gesamte System aller Persönlichkeitszustände?

Zielanalyse
- In welchen Persönlichkeitzuständen versuchen die Betroffenen welche Ziele zu erreichen?
- Welche Mittel setzen sie dazu ein? Wie erfolgreich sind sie dabei?
- Wie werden Prioritäten gesetzt bei widersprüchlichen Zielen?
- Welche Ziele verfolgen sie in welchen Persönlichkeitszuständen?
  - in der Therapie
  - in romantischen Beziehungen
  - in privaten Beziehungen
  - in Beruf/Ausbildung
  - mit Kindern (eigene, andere)
  - Sport/Bewegung
  - Selbstfürsorge
  - Sexualität/Erotik
  - Nahrung/Essen
  - Freizeit, Urlaub
  - Kontakte zur Herkunftsfamilie
  - Kontakte zu Tätern
  - Einhalten von Schweigegeboten
  - Bindung zu Tätern
  - Veröffentlichung der erlebten Gewalt
  - Anzeigeerstattung
  - andere

Alltagsanalyse
- In welchen Persönlichkeitszuständen verfolgen Betroffene welche Aktivitäten des Alltags?
  - Beziehungen
  - Kinder
  - Kontakt zu Eltern
  - Arbeit
  - Aus-, Weiterbildung
  - Freizeitgestaltung
  - Essen, Trinken
  - Essenszubereitung
  - Abwaschen
  - Selbstfürsorge
  - Körperpflege
  - Bewegung, Sport
  - Tiere
  - Wohnen
  - Reinigung der Wohnung
  - Kleider waschen
  - Therapie
  - Auto, Fahrrad
  - Bahn, Bus
  - Ferien
  - Rechnungen, Buchhaltung, Finanzen
- Wie werden die Handlungen in den Persönlichkeitszuständen koordiniert und aufeinander abgestimmt?
- In welchen Persönlichkeitszuständen verfügen Betroffene über welche Fähigkeiten, z. B.:
  - E-Mails schreiben (eigene Adresse, gemeinsame Adresse)?
  - SMS schreiben (An wen? Unter welchem Namen)?
  - Bustickets kaufen
  - Nahrungsmittel einkaufen
  - Suchtmittel, Selbstverletzungsgegenstände u. a. einkaufen
  - sich in einer Stadt orientieren
  - telefonieren (mit wem, unter welchem Namen, mehrere Telefone)?
- Wie geht die „Gesamtperson" damit um? Was wird z. B. nachgelesen? In welchen Zuständen melden sie sich beim Therapeuten?

Analyse zu den Wechseln (Switches)
- Wie finden Wechsel statt?
- Welche Trigger führen zu welchen Wechseln?
- Zwischen welchen Persönlichkeitszuständen sind Wechsel möglich, zwischen welchen nicht?
- Wie kommen Wechsel zustande? Wie wird über Wechsel entschieden?
- Wie werden die Wechsel erlebt?
- Welcher Grad an Kontrolle über die Wechsel besteht? Wie wird versucht, die Kontrolle zu verbessern?
- Was führt dazu, dass die Kontrollfähigkeit über die Wechsel reduziert wird?

4.10.6 Diagnostik der Therapiephasen

Bei Menschen mit struktureller Dissoziation ist es für die Therapie hilfreich, die richtige Therapiephase zu erkennen, in der sich Betroffene befinden, um daraus abgeleitet die adäquaten therapeutischen Schritte vorzunehmen (Steele et al., 2016; ISSTD, 2011; Brand et al., 2013, 2019, 2022).

In der Therapie von Menschen mit DIS werden in der Regel 3 Phasen beschrieben (Brand et al., 2019; Kezelman & Stravopoulus, 2019; Gast & Wirtz, 2022; Reddemann, Hofmann und Gast, 2011). In diesem Buch sind diese Schritte in 5 Phasen aufgeteilt, die jedoch das klassische 3-Phasen-Modell integrieren. Zur besseren Orientierung sind die ersten beiden Phasen des Drei-Phasen-Modells noch in jeweils 2 unterschiedliche Phasen aufgeteilt worden.

Jede Phase kann mehrere Monate bis Jahre dauern, in Abhängigkeit von der äußeren Sicherheit (Retraumatisierungen?), der Bindungsebene, der komorbiden Erkrankungen und vielen weiteren Faktoren.

Die Phasen werden hier nur stichwortartig beschrieben.

Therapiephase 1: Anfangsphase, Diagnostik, Verdacht auf DIS

In dieser Phase (Abbildung 4-22) haben sowohl die Betroffenen als auch das therapeutische Umfeld die Diagnose einer strukturellen Dissoziation noch nicht gestellt. Es bestehen meist Schwierigkeiten mit Selbstverletzungen, Retraumatisierungen, Fremdgefährdung, komorbiden Erkrankungen, sozialer Isolation und vielen weiteren Herausforderungen. Der Hauptfokus der Therapie liegt neben der Diagnostik auf körperlicher, sozialer und psychischer Sicherheit und Stabilität. Persönlichkeitszustände zeigen sich meist nicht direkt in der Therapie, und der Patient spricht nicht über sie (oder Stimmen). Manchmal kann es aufgrund vieler komorbider Störungen und wiederholter Krisen lange dauern, bis die Diagnose einer DIS gestellt werden kann (wenn z. B. wegen einer Suchterkrankung die Diagnostik dissoziativer Amnesien erschwert ist).

In einigen Fällen erleben Menschen mit DIS weiterhin Gewalt (Belastungsstörung bei anhaltender Traumatisierung, Kap. 3.7, Seite 110) (Tabelle 4-13). Reviktimisierung kann fragmentiert erlebt werden, indem Gewalt nur in einigen Persönlichkeitszuständen erlebt wird und in anderen Zuständen Amnesien bestehen. In Phase 1 können manche Betroffene deshalb zeitweise amnestisch sein bezüglich Retraumatisierungen.

Die Merkmale der Therapiephase 1 und das therapeutische Vorgehen sind in Tabelle 4-14 zusammengefasst.

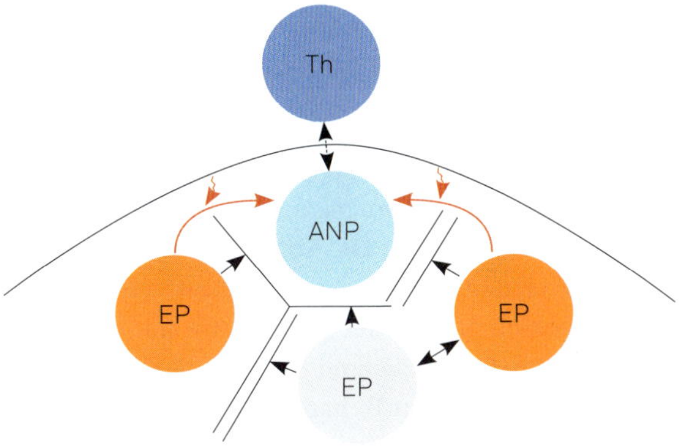

Abbildung 4-22: Schema der Therapiephase 1; Th = Therapeut, ANP = anscheinend normaler Persönlichkeitsanteil, EP = emotionaler Persönlichkeitsanteil.

Therapiephase 2: Etablierung von Sicherheit und Stabilität

In dieser Phase (Abbildung 4-23) ist die Diagnose gesichert. Hauptziel in dieser Phase ist die Sicherheit der Betroffenen vor Fremd- und Selbstgefährdung sowie Retraumatisierungen, mit Arbeit auf Bindungsebene, Ebene der kPTBS und mit Einbezug der Persönlichkeitszustände. Viele Betroffene verfügen in dieser Phase über eingeschränkte Fähigkeiten in der Affekt- und Impulsregulation, mit Schwierigkeiten mit der Mentalisierung. Meist besteht eine hohe Dissoziationsneigung, speziell bei Stress. Entspannung ist oft sehr herausfordernd und nur mit dysfunktionalen Strategien möglich. Selbstfürsorge ist schwierig umzusetzen.

Tabelle 4-13: DIS und Frage nach Gewalt in Therapiephase 1.

	DIS und kPTBS	DIS, kPTBS und BSAT
äußere Sicherheit	Gewalt liegt in der Vergangenheit	anhaltende Gewalt auch in der Gegenwart; Achtung: Schwierigkeiten bei Unterscheidung Gewalt und Flashback
ANP	hat teilweise Erinnerungen an Gewalt	• weiß manchmal nicht oder nur bruchstückhaft von anhaltenden Gewalterfahrungen • Vermeidung des Erkennens von Verletzungen
EPs	mit Erinnerungen an frühere Gewalt	parallele Struktur mit EPs, die Gewalt erfahren und zum Alltag (und zur Therapie) keinen oder kaum Zugang haben
Therapie	• psychosoziale Stabilisierung • Behandlung von komorbiden Störungen • Etablieren einer sicheren Therapiebindung	• oft anhaltende Probleme mit repetitiven Selbstverletzungen, Essstörungen, Sucht, Schlafstörungen etc. • verschiedene Formen von Druck und Erpressung durch Täterschaft möglich

DIS = dissoziative Identitätsstörung, kPTBS = komplexe posttraumatische Belastungsstörung, BSAT = Belastungsstörung bei anhaltender Traumatisierung, ANP = anscheinend normale Persönlichkeitsanteile, EP = emotionale Persönlichkeitsanteile

Tabelle 4-14: Merkmale und therapeutisches Vorgehen in Therapiephase 1.

Merkmale	Therapie
• Verdacht auf Trauma-Spektrum-Störung, Beginn der Diagnostik (zuerst Bindungsstörungen) • häufig schwere Instabilität: bei Belastungen kommt es zu Regression, Rückzug und Selbstverletzungen, manchmal mit schweren Krisen (mit Selbstverletzungen), und/oder zu ausgeprägten komorbiden Erkrankungen • oft starke Anosognosie, verminderte Mentalisierung, eingeschränkte Affekttoleranz und regulation, Impulskontrolle • Kommunikation des Gesamtsystems primär über dissoziative und posttraumatische Symptome • komorbide Störungen erschweren Diagnostik und Therapie: Sucht, Essstörung, Depression, Angststörungen, Psychose, u. a. • falsche oder unvollständige Diagnosen behindern Diagnose und Therapie: Schizophrenie, Borderline-Muster, bipolare Störungen, Epilepsie (bei dissoziativen nicht epileptischen Krampfanfällen) u. a.	• Aufbau einer sicheren therapeutischen Beziehung • Diagnostik, Psychoedukation • Stabilisierung im Alltag • Verbesserung von Mentalisierung, Affekt- und Impulsregulation, Bindungsfähigkeit • Traumakonfrontation kontraindiziert, kann zu schweren suizidalen Krisen führen oder Selbstverletzungen, Sucht und andere dysfunktionale Strategien provozieren

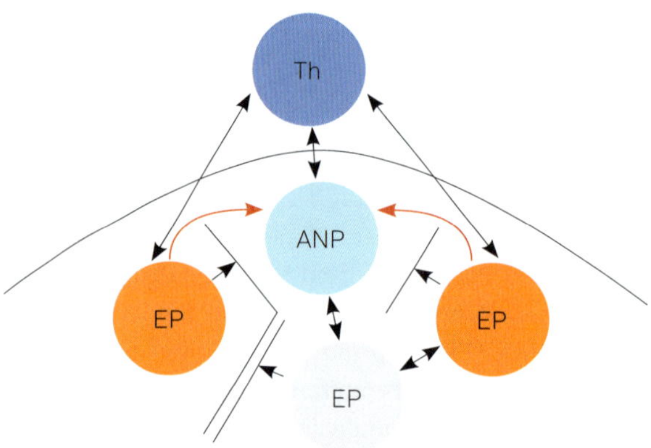

Abbildung 4-23: Schema der Therapiephase 2; Th = Therapeut, ANP = anscheinend normaler Persönlichkeitsanteil, EP = emotionaler Persönlichkeitsanteil.

In dieser Phase der Therapie liegt das Hauptaugenmerk auf der Verbesserung der Affektregulation, der Affekttoleranz und der Mentalisierung der Gesamtperson und in allen Persönlichkeitszuständen. Dysfunktionale Strategien im Umgang mit Stress sollen reduziert werden, inkl. die Verwendung dissoziativer Mechanismen zur Regulation von äußeren und innerlichen Belastungen. In manchen Fällen kann ein direkter Kontakt mit einzelnen Persönlichkeitszuständen hilfreich sein, allerdings nur, um in Krisen zu unterstützen und um zur Verbesserung der Mentalisierung und der Affekt- und Impulsregulationsfähigkeit beizutragen. Im Wesentlichen besteht ein Hauptziel der Therapie darin, dass die Gesamtperson in allen Zuständen lernt, Gefühle, Gedanken, Impulse und Körperempfindungen selbstständig und in gesunder Weise zu regulieren.

Die Frage nach Gewalt in der Therapiephase 2 ist in Tabelle 4-15 dargestellt. Die Merkmale der Therapiephase 2 und das therapeutische Vorgehen sind in Tabelle 4-16 zusammengefasst.

Therapiephase 3: Beginn mit Traumaprozessierung und Trauerarbeit

In dieser Phase sind die Affekt- und Impulsregulation so weit etabliert, dass auch bei Stress nicht mehr auf dissoziative Mechanismen zurückgegriffen werden muss (Abbildung 4-24). Die Kommunikation des Therapeuten mit dem Patienten erfolgt vorwiegend mit der Gesamtperson und immer weniger mit unterschiedlichen Persönlichkeitszuständen.

In dieser Phase der Behandlung stehen neben gegenwartsbezogenen Themen die Verarbeitung traumatischer Erinnerungen, sofern sie in der Gegenwart die Lebensqualität einschränken, und das Trauern über Traumata im Vordergrund. Diese Phase erstreckt sich oft über mehrere Jahre, und nicht alle Betroffenen möchten mit einer Traumaexposition ihre Lebensqualität verbessern, da das Erinnern zu schmerzhaft und bedrohlich ist. Dies ist unbedingt zu akzeptieren.

Bei der Verarbeitung der Traumata können Sicherheitsprobleme auftreten mit Selbst- und Fremdgefährdung. Es kann notwendig sein, das tägliche Funktionieren und die innerliche Bindung zwischen den verschiedenen Zuständen zu unterstützen.

In dieser Phase sind jedoch noch nicht alle Persönlichkeitszustände bekannt, d.h. es werden durch die Therapie immer wieder bisher unbewusste oder vorbewusste Persönlichkeitszustände bewusst. Beim Aufdecken neuer Persönlichkeitszustände können auch bisher stark verdrängte Erinnerungen wieder dem Bewusstsein zugänglich werden. Dabei ist ein vorübergehender Rückschritt zurück in Phase 2 möglich, indem

Tabelle 4-15: DIS und Frage nach Gewalt in Therapiephase 2.

	DIS und kPTBS	DIS, kPTBS und BSAT
äußere Sicherheit	Gewalt liegt in der Vergangenheit	anhaltende Gewalt bis in die Gegenwart
ANP	ANP hat zunehmend mehr Erinnerungen an Gewalt, ist mit den Erinnerungen jedoch überfordert und versucht zu vermeiden (s. u.)	• ANP erkennt allmählich Hinweise auf parallele Gewalt und beginnt sich zu wehren • jedoch weiterhin tendenziell vermeidend und bagatellisierend
EPs	EPs mit Erinnerungen an frühere Gewalt	• in der Therapie gelingt es langsam, mit der parallelen Gewaltstruktur in Kontakt zu kommen und Informationen zu gewinnen • jedoch lange anhaltende Täterbindung dieser Persönlichkeitszustände
Therapie	• psychosoziale Stabilisierung und Vernetzung • Sicherheitsaspekte sollten besprochen werden	• oft anhaltende Probleme mit repetitiven Selbstverletzungen, Essstörungen, Sucht, Schlafstörungen etc. • verschiedene Formen von Druck und Erpressung durch Täterschaft möglich

DIS = dissoziative Identitätsstörung, kPTBS = komplexe posttraumatische Belastungsstörung, BSAT = Belastungsstörung bei anhaltender Traumatisierung, ANP = anscheinend normaler Persönlichkeitsanteil, EP = emotionaler Persönlichkeitsanteil

Tabelle 4-16: Merkmale und therapeutisches Vorgehen in Therapiephase 2.

Merkmale	Therapie
• ANP vermeidet wichtige Themen oder externalisiert sie, speziell posttraumatische Erinnerungen und deren Auswirkungen auf die Gegenwart werden teilweise verleugnet und abgewehrt. Kritische Themen werden vermieden. Fokus auf Nebenschauplätze („es ist gerade sehr viel los") oder Dauerkrisen, welche Therapie erschweren oder verhindern. • Hohe Dissoziationsneigung, eingeschränkte Affekttoleranz und Mentalisierung können Therapie erschweren. • ANP neigt dazu, bei Stress zu dissoziieren, als Ausdruck der eingeschränkten Affekttoleranz. Dysfunktionale Coping-Strategien dienen dem Umgang mit Bindungsstörungen, Traumatrias und Störung der Selbstorganisation. • Hoher Bedarf an dysfunktionalen Techniken zur Stress- und Impulsregulation: Essstörung, Suchtmittel, Medikamente, Stress u. v. m. • Der direkte Kontakt speziell mit regressiven (kindlichen) Zuständen sollte so kurz wie möglich gehalten werden, z. B. sollte auf Spiele oder Unterricht von Kindern verzichtet werden, da dadurch die Regression gefördert und der Fortschritt behindert werden (z. B. keine „Spielzimmer"). Ziel ist, dass die Gesamtperson lernt, regressive Zustände selbst innerlich zu regulieren. • Der Umgang mit schwerer Bindungsnot und Verlassenheitspanik kann für die Betroffenen eine existenzielle Herausforderung darstellen. Die Auswirkungen auf den Alltag und die Therapie braucht kontinuierlichen Fokus, und viele Betroffene benötigen viel Unterstützung, ohne aber dabei neue Abhängigkeiten zu schaffen.	• Erarbeitung von Sicherheit und Stabilisierung • Aufbau Therapiebündnis • Verbesserung von Mentalisierung, Affekt- und Impulsregulation, Bindungsfähigkeit • innere Kommunikation und Mentalisierung fördern, z. B. Therapiebuch • direktes therapeutisches Arbeiten mit den verschiedenen Persönlichkeitszuständen nur wenn dringend indiziert, weil ANP überfordert ist, und zum Umgang mit Krisen • Schwierigkeiten beim Umsetzen von Stabilisierungstechniken und Ressourcen anerkennen und akzeptieren (z. B. Imaginationen funktionieren oft nur kurz) • Traumakonfrontation kontraindiziert, kann zu schweren suizidalen Krisen führen, oder Selbstverletzungen, Sucht und andere dysfunktionale Strategien provozieren • Vorsicht vor Persönlichkeitsstörungen und artifiziellen Störungen, die sich erst im Verlauf zeigen

Tabelle 4-17: Merkmale und therapeutisches Vorgehen in Therapiephase 3.

Merkmale	Therapie
• einige Persönlichkeitszustände (inkl. ANP) arbeiten in der Therapie mit; die Zahl der Persönlichkeitszustände, die in der Therapie mitarbeiten, nimmt kontinuierlich zu • zunehmende Kapazität der Persönlichkeitszustände zur inneren Kommunikation • Belastungen: die Kompetenz zur Anwendung funktionaler Coping-Strategien wächst, in schweren Krisen jedoch manchmal noch Rückfall zu dysfunktionalen Strategien • schubweise können neue Erinnerungen auftreten, zuerst ich-dyston, im Verlauf werden sie dann ich-synton – neue Erinnerungen provozieren oft zuerst wieder posttraumatisches Vermeiden des ANP, was jedoch mit zunehmender Therapie rascher abnimmt – anhaltende, schubweise auftretende Erinnerungen mit Rückgang der dissoziativen Amnesien können die Lebensqualität beeinträchtigen und Betroffene ermüden • die Lebensqualität wird insgesamt allmählich besser, wobei in einem ersten Schritt eher eine Abnahme negativer Lebensaspekte erfolgt (weniger Selbstverletzungen, weniger depressive Episoden u. a.) und das allgemeine Lebensgefühl noch nicht unmittelbar positiver wird	• Schwerpunkt liegt auf Bindungsschwierigkeiten und Arbeit an Traumatrias und Störung der Emotionsregulation • Hauptfokus liegt auf Verbesserung der inneren Kommunikation sowie auf Fortschritten von Präsentifikation und Personifikation • Arbeit immer mehr mit Gesamtperson und kaum noch mit Persönlichkeitszuständen • Beginn mit Traumaexposition • Vorsicht vor Persönlichkeitsstörungen und artifiziellen Störungen, die erst im Verlauf sichtbar werden

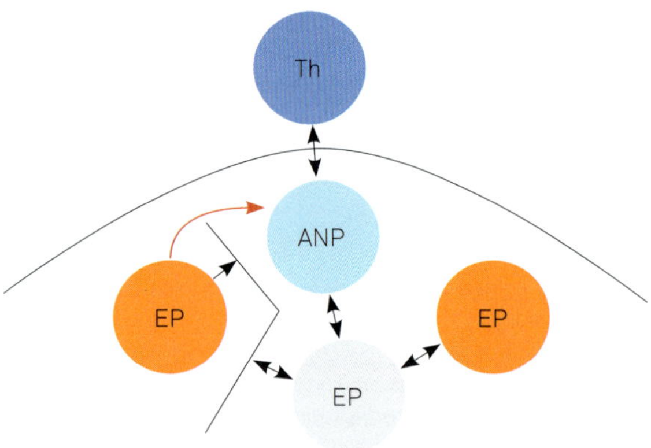

Abbildung 4-24: Schema der Therapiephase 3; Th = Therapeut, ANP = anscheinend normaler Persönlichkeitsanteil, EP = emotionaler Persönlichkeitsanteil.

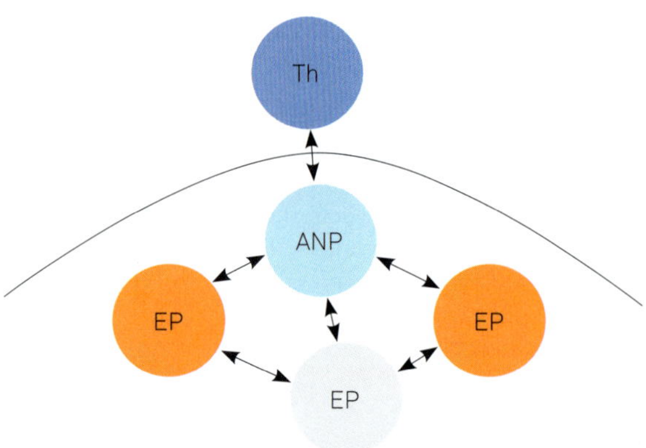

Abbildung 4-25: Schema der Therapiephase 4; Th = Therapeut, ANP = anscheinend normaler Persönlichkeitsanteil, EP = emotionaler Persönlichkeitsanteil.

die Vermeidung im Umgang mit aversiven Affekten und Impulsen wieder zunimmt und auf dysfunktionale Coping-Strategien zurückgegriffen wird.

Die Merkmale der Therapiephase 3 und das therapeutische Vorgehen sind in Tabelle 4-17 zusammengefasst.

Therapiephase 4: Traumakonfrontation und Trauer

In dieser Therapiephase sind alle Persönlichkeitszustände bekannt (Abbildung 4-25). Das Gefühl dissoziierten Getrenntseins nimmt immer mehr ab. Inhaltlich liegt der Fokus auf Traumakonfrontation mit Anwendung von adaptiven, reflektierten und selbstfürsorglichen Coping-Strategien und deutlich weniger Konflikten zwischen Persönlichkeitszuständen. Da teil- und volldissoziiertes Handeln mit Verlust der exekutiven Kontrolle nicht mehr auftreten, sind die Kriterien einer pDIS oder DIS nicht mehr erfüllt. Hingegen benötigen Betroffene oft besondere Unterstützung mit Symptomen der Bindungsverletzungen und der kPTBS.

Die Merkmale der Therapiephase 4 und das therapeutische Vorgehen sind in Tabelle 4-18 zusammengefasst.

Therapiephase 5: Von dissoziativen Identitäten zu Ego-States

In dieser Therapiephase entwickeln sich Persönlichkeitszustände immer mehr zu Ego-States, wodurch es zu keinem teil- oder volldissoziierten Handeln mehr kommt (Abbildung 4-26). In dieser Phase konzentriert sich die Behandlung verstärkt auf die Integration des Patienten in sich selbst und in die Gemeinschaft. Dabei rücken die Traumatisierungen in den Hintergrund und es werden vermehrt Fragen zu Beziehungen, Karriere und existenzieller Bedeutung thematisiert.

Die Merkmale der Therapiephase 5 und das therapeutische Vorgehen sind in Tabelle 4-19 zusammengefasst.

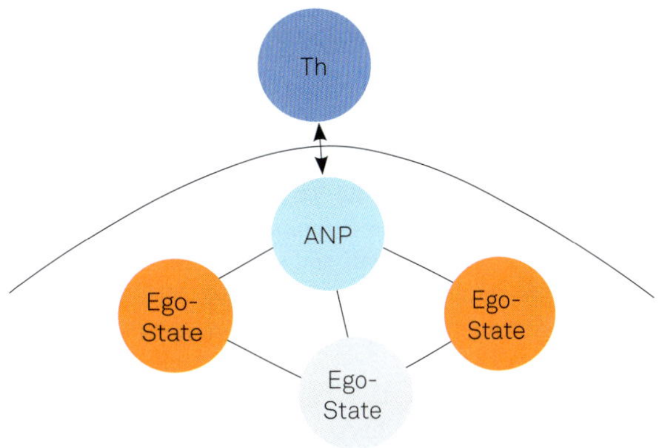

Abbildung 4-26: Schema der Therapiephase 5; Th = Therapeut, ANP = anscheinend normaler Persönlichkeitsanteil.

Tabelle 4-18: Merkmale und therapeutisches Vorgehen in Therapiephase 4.

Merkmale	Therapie
• die Persönlichkeitszustände arbeiten an allen notwendigen Themen, auch wenn es schmerzt; Therapievereinbarungen werden eingehalten • Belastungen: Bewältigung fast nur gesund und kompetent, kaum dysfunktionale Strategien mehr • alle Persönlichkeitszustände sind bekannt und zunehmend in der Gegenwart orientiert • es gibt kaum noch Amnesien, und falls doch, kann rasch geklärt werden, welcher Anteil vorne war und wozu; deshalb keine DIS mehr, evtl. noch pDIS • Persönlichkeitszustände kommen sich immer näher, es entsteht ein Teamgefühl; Betroffene reden oft in „wir"-Form, wechseln im Verlauf aber in „Ich-Form" zurück, wenn sich ein zunehmend kohärentes Selbst-Gefühl entwickelt. • die Lebensqualität wird zunehmend besser, durch Verbesserung von Selbstfürsorge, besserer sozialer Vernetzung und Rückgang der Traumafolgesymptome; vereinzelt können jedoch Trauerkrisen auftreten um verlorene Lebensjahre durch Gewalt und falsche Diagnosen und Therapien • der innere Fokus richtet sich zunehmend weg von der eigenen Gewalt zur Frage, ob andere Opfer weiterhin Gewalt erleben könnten und wie diesen Opfern geholfen werden kann; Fragen zu Öffentlichkeitsarbeit, Anzeige und juristischen Schritten gewinnen mehr Bedeutung (in Phasen 1 bis 3 fehlt dazu meist die psychische Stabilität) • die emotionale Abhängigkeit zum Therapeuten nimmt allmählich ab; schrittweise wird ein Leben ohne Therapie eine Möglichkeit, die nicht mehr Stress verursacht	• Umsetzen von Stabilisierungstechniken und Ressourcen nun im Alltag und bei Stress möglich • weitere Verbesserung der inneren Organisation • therapeutische Arbeit zunehmend nur noch mit ANP, während ANP mit Persönlichkeitszuständen arbeitet • Hauptfokus zunehmend auf Behandlung von Traumatrias und Störung der Selbstorganisation • längere und intensivere Traumakonfrontationen möglich • Begleitung bei Trauer und Unterstützung zur Neuorientierung im Leben (Beruf, Beziehungen, Hobbys, Wohnen, Finanzen uvm.)

Tabelle 4-19: Merkmale und therapeutisches Vorgehen in Therapiephase 5.

Merkmale	Therapie
• die Fähigkeit, schmerzhafte Erkenntnisse zu integrieren, ist hoch • keine dysfunktionalen Coping-Strategien mehr • die Grenzen zwischen den Persönlichkeitszuständen verwischen immer mehr, d. h. aus Persönlichkeitszuständen werden zunehmend Ego-States; weniger „Wir-Gefühl", sondern zunehmend Gefühle eines integrativen Ichs • kaum teil- und volldissoziiertes Handeln mehr; Diagnose einer pDIS oder DIS ist nicht mehr erfüllt, evtl. Diagnose einer kPTBS • komorbide Störungen fast nicht mehr vorhanden (Depressionen, Angststörungen, Sucht, Essstörungen u. a.)	• Arbeit an vielen Bereichen: Bindungen, Ressourcen, Reorientierung in einem Leben ohne Gewalt • Traumakonfrontationen sind möglich und sinnvoll • Arbeit an Symptomen der kPTBS, Auflösen von Restsymptomen

Literatur

Abbruzzese, E., & Kübler, U. (2013). Verhaltensanalyse in der Verhaltenstherapie. *Verhaltenstherapie, 23*(2), 108–116. https://doi.org/10.1159/000352030

Amador, X.F., Flaum, M., Andreasen, N.C., Strauss, D.H., Yale, S.A., Clark, S.C., & Gorman, J.M. (1994). Awareness of illness in schizophrenia and schizoaffective and mood disorders. *Archives of General Psychiatry, 51*(10), 826–836. https://doi.org/10.1001/archpsyc.1994.03950100074007

Amador, X.F., Strauss, D.h., Yale, S.A., & Gorman, J.M. (1991). Awareness of illness in schizophrenia. *Schizophrenia Bulletin, 17*(1), 113–132. https://doi.org/10.1093/schbul/17.1.113

Amador, X.F., & Paul-Odouard, R. (2000). Defending the Unabomber: Anosognosia in schizophrenia. *Psychiatric Quarterly, 71*(4), 363–371. https://doi.org/10.1023/A:1004688324430

Anketell, C., Dorahy, M.J., Shannon, M., Elder, R., Hamilton, G., Corry, M., ... O'Rawe, B. (2010). An exploratory analysis of voice hearing in chronic PTSD: Potential associated mechanisms. *Journal of Trauma & Dissociation, 11*(1), 93–107. https://doi.org/10.1080/15299730903143600

APA. (2013). *Diagnostic and statistical manual of mental disorders (DSM-5®)*. Washington, DC: APA Publishing

Armstrong, J. (2017). Incorporating trauma into an assessment interview. In J.M. Cook & S.N. Gold (Eds.), *APA Handbook of Trauma Psychology: Trauma Practice* (Vol. 2, pp. 31–40). Washington, DC: American Psychological Association. https://doi.org/10.1037/0000020-002

Bakim, B., Baran, E., Güleken, M.D., Tankaya, O., Yayla, S., Akpınar, A., Sengul, H.S., Ertekin, H., Özer, Ö.A., & Karamustafalıoğlu, K.O. (2016). Comparison of the patient groups with and without dissociative disorder comorbidity among the inpatients with bipolar disorder. *Family Practice and Palliative Care, 1*(2), 35–42. https://doi.org/10.22391/920.182945

Beck, A., Rush, A., Shaw, B., & Emery, G. (1979). *Cognitive Therapy of Depression*. New York: Guilford.

Becker-Blease, K.A., Deater-Deckard, K., Eley, T., Freyd, J.J., Stevenson, J., & Plomin, R. (2004). A genetic analysis of individual differences in dissociative behaviors in childhood and adolescence. *Journal of Child Psychology and Psychiatry, 45*(3), 522–532. https://doi.org/10.1111/j.1469-7610.2004.00242.x

Behnke, S.H. (1997). Assessing the criminal responsibility of individuals with multiple personality disorder: legal cases, legal theory. *Journal of the American Academy of Psychiatry and the Law, 25*(3), 391–399.

Bernstein, E.M., & Putnam, F.W. (1986). Development, reliability, and validity of a dissociation scale. *Journal of Nervous and Mental Disease, 174*(12), 727–735. https://doi.org/10.1097/00005053-198612000-00004

Blair, I.V., Steiner, J.F., & Havranek, E.P. (2011). Unconscious (implicit) bias and health disparities: where do we go from here? *The Permanente Journal, 15*(2), 71–78. https://doi.org/10.7812/TPP/11.979

Bliss, E.L., & Jeppsen, E.A. (1985). Prevalence of multiple personality among inpatients and outpatients. *American Journal of Psychiatry, 142*(2), 250–251. https://doi.org/10.1176/ajp.142.2.250

Bloom, S.L. (1997). *Creating sanctuary: toward the evolution of sane societies*. New York: Routledge.

Bloom, S.L., & Farragher, B.J. (2011). *Destroying sanctuary: the crisis in human service delivery systems*. New York: Oxford University Press. https://doi.org/10.1093/acprof:oso/9780195374803.001.0001

Bloom, S.L., & Farragher, B.J. (2013). *Restoring sanctuary: a new operating system for trauma-informed systems of care*. New York: Oxford University Press. https://doi.org/10.1093/acprof:oso/9780199796366.001.0001

Boon, S. (2022). *Diagnostiek van traumagerelateerde dissociatie*. Eeserveen: Uitgeverij Mens!.

Boon, S. (2023). *Assessing Trauma-Related Dissociation*. New York: W.W. Norton.

Boon, S., Steele, K., & Van der Hart, O. (2011). *Coping with Trauma-Related Dissociation: Skills Training for Patients and Therapists*. New York: W.W. Norton.

Boon, S., Steele, K., & Van der Hart, O. (2013). *Traumabedingte Dissoziation bewältigen: Ein Skills-Training für Klienten und ihre Therapeuten*. Paderborn: Junfermann.

Boon, S., & Draijer, N. (1991). Diagnosing dissociative disorders in the Netherlands: A pilot study with the Structured Clinical Interview for DSM-III-R Dissociative Disorders. *American Journal of Psychiatry, 148*(4), 458–462. https://doi.org/10.1176/ajp.148.4.458

Boon, S., & Draijer, N. (1993a). The differentiation of patients with MPD or DDNOS from patients with a cluster B personality disorder. *Dissociation: Progress in the Dissociative Disorders, 6*(2–3), 126–135.

Boon, S., & Draijer, N. (1993b). Multiple personality disorder in The Netherlands: a clinical investigation of 71 patients. *Amercian Journal of Psychiatry, 150*(3), 489. https://doi.org/10.1176/ajp.150.3.489

Boon, S., & Draijer, N. (1995). *Screening en diagnostiek van dissociatieve stoornissen*. Lisse/Amsterdam: Swets & Zeitlinger.

Boon, S. (2024). *Die Diagnostik traumabedingter Dissoziation. Mit dem Trauma and Dissociation Symptoms Interview (TADS-I) arbeiten*. Paderborn: Junfermann.

Bourget, D., Gagné, P., & Wood, S. F. (2017). Dissociation: Defining the Concept in Criminal Forensic Psychiatry. *Journal of the American Academy of Psychiatry and the Law Online, 45*(2), 147–160. Retrieved from http://jaapl.org/content/jaapl/45/2/147.full.pdf

Bourget, D., & Whitehurst, L. (2007). Amnesia and Crime. *Journal of the American Academy of Psychiatry and the Law Online, 35*(4), 469–480. Retrieved from http://jaapl.org/content/jaapl/35/4/469.full.pdf

Braehler, C., Valiquette, L., Holowka, D., Malla, A.K., Joober, R., Ciampi, A., ... King, S. (2013). Childhood trauma and dissociation in first-episode psychosis, chronic schizophrenia and community controls. *Psychiatry Research, 210*(1), 36–42. https://doi.org/10.1016/j.psychres.2013.05.033

Brand, B.L., McNary, S.W., Myrick, A.C., Classen, C.C., Lanius, R., Loewenstein, R.J., Pain, C., & Putnam, F.W. (2013). A longitudinal naturalistic study of patients with dissociative disorders treated by community clinicians.

Psychological Trauma: Theory, Research, Practice, and Policy, 5(4), 301–308. https://doi.org/10.1037/a0027654

Brand, B.L., Schielke, H.J., Putnam, K.T., Putnam, F.W., Loewenstein, R.J., Myrick, A., Jepsen, e.K.K., Langeland, W., Steele, K., Classen, C.C., & Lanius, R.A. (2019). An online educational program for individuals with dissociative disorders and their clinicians: 1-year and 2-year follow-up. *Journal of Traumatic Stress, 32*(1), 156–166.

Brand, B.L., Schielke, H.J., Schiavone, F., & Lanius, R.A. (2022). *Finding Solid Ground: Overcoming Obstacles in Trauma Treatment*. Oxford: Oxford University Press. https://doi.org/10.1093/med-psych/9780190636081.001.0001

Brand, B.L., Webermann, A.R., Snyder, B.L., & Kaliush, P.R. (2019). Detecting clinical and simulated dissociative identity disorder with the Test of Memory Malingering. *Psychological Trauma: Theory, Research, Practice, and Policy, 11*(5), 513. https://doi.org/10.1037/tra0000405

Brand, B.L., & Brown, L.S. (2023). True drama or true trauma? Forensic trauma assessment and the challenge of detecting malingering. In M.J. Dorahy, S.N. Gold, & J.A. O'Neil (Eds.), *Dissociation and the dissociative disorders: past, present, future* (pp. 673–683). Milton Park: Routledge. https://doi.org/10.4324/9781003057314-51

Brand, B.L., Armstrong, J.G., & Loewenstein, R.J. (2006). Psychological Assessment of Patients with Dissociative Identity Disorder. *Psychiatric Clinics of North America, 29*(1), 145–168. https://doi.org/10.1016/j.psc.2005.10.014

Brand, B.L., Sar, V., Stavropoulos, P., Krüger, C., Korzekwa, M., Martínez-Taboas, A., & Middleton, W. (2016). Separating Fact from Fiction: An Empirical Examination of Six Myths About Dissociative Identity Disorder. *Harvard Review of Psychiatry, 24*(4), 257–270. https://doi.org/10.1097/HRP.0000000000000100

Brand, B.L., Schielke, H.J., Brams, J.S., & DiComo, R.A. (2017). Assessing Trauma-Related Dissociation in Forensic Contexts: Addressing Trauma-Related Dissociation as a Forensic Psychologist, Part II. *Psychological Injury and Law, 10*(4), 298–312. https://doi.org/10.1007/s12207-017-9305-7

Brand, B.L., Schielke, H.J., & Brams, J.S. (2017). Assisting the Courts in Understanding and Connecting with Experiences of Disconnection: Addressing Trauma-Related Dissociation as a Forensic Psychologist, Part I. *Psychological Injury and Law, 10*(4), 283–297. https://doi.org/10.1007/s12207-017-9304-8

Brand, B., Myrick, A.C., Loewenstein, R.J., Classen, C.C., Lanius, R., McNary, S.W., ... Putnam, F.W. (2012). A survey of practices and recommended treatment interventions among expert therapists treating patients with dissociative identity disorder and dissociative disorder not otherwise specified. *Psychological Trauma: Theory, Research, Practice, and Policy, 4*(5), 490. https://doi.org/10.1037/a0026487

Brewin, C.R., Andrews, B., & Mickes, L. (2020). Regaining consensus on the reliability of memory. *Current Directions in Psychological Science, 29*(2), 121–125. https://doi.org/10.1177/0963721419898122

Brewin, C.R., Cloitre, M., Hyland, P., Shevlin, M., Maercker, A., Bryant, R.A., Humayun, A., Jones, L.M., Kagee, A., Rousseau, C., Somasundaram, D., Suzuki, Y., Wessely, S., van Ommeren, M., & Reed, G.M. (2017). A review of current evidence regarding the ICD-11 proposals for diagnosing PTSD and complex PTSD. *Clinical Psychology Review, 58*, 1–15.

Brewin, C.R., & Andrews, B. (2017). Creating memories for false autobiographical events in childhood: A systematic review. *Applied Cognitive Psychology, 31*(1), 2–23. https://doi.org/10.1002/acp.3220

Brewin, C.R. (2018). Memory and Forgetting. *Current Psychiatry Reports, 20*(10), 87. https://doi.org/10.1007/s11920-018-0950-7

Brewin, C.R., Rumball, F., & Happé, F. (2019). Neglected causes of post-traumatic stress disorder. *British Medical Journal, 10*(365), I2372. https://doi.org/10.1136/bmj.l2372

Brick, S.S., & Chu, J.A. (1991). The simulation of multiple personalities: A case report. *Psychotherapy: Theory, Research, Practice, Training 28*(2), 267. https://doi.org/10.1037/0033-3204.28.2.267

Brown, D., & Scheflin, A.W. (1999). Factitious disorders and trauma-related diagnoses. *Journal of Psychiatry & Law, 27*(3–4), 373–422. https://doi.org/10.1177/009318539902700303

Brown, L.S. (2009). True drama or true trauma? Forensic trauma assessment and the challenge of detecting malingering. In P.F. Dell, & J.A. O'Neil (Eds.), *Dissociation and the dissociative disorders: DSM-V and beyond* (pp. 585–595). New York: Routledge.

Brown, R.J. (2006). Different types of „dissociation" have different psychological mechanisms. *Journal of Trauma & Dissociation, 7*(4), 7–28. https://doi.org/10.1300/J229v07n04_02

Chalavi, S., Vissia, E.M., Giesen, M.E., Nijenhuis, E.R.S., Draijer, N., Barker, G.J., Reinders, A.A.T.S. (2015). Similar cortical but not subcortical gray matter abnormalities in women with posttraumatic stress disorder with versus without dissociative identity disorder. *Psychiatry Research: Neuroimaging, 231*(3), 308–319. https://doi.org/10.1016/j.pscychresns.2015.01.014

Chien, W.T., & Fung, H.W. (2022). The Challenges in diagnosis and treatment of dissociative disorders. *Alpha Psychiatry, 23*(2), 45–46. https://doi.org/10.5152/alphapsychiatry.2022.0001

Chifflet, P., & Freckelton, I. (2022). The Mental Incapacity Defence in International Criminal Law: Ramifications from the Ongwen Trial Judgment. *International Criminal Law Review, 22*(4), 751–779. https://doi.org/10.1163/15718123-bja10138

Chiu, C.D., Tseng, M.C.M., Chien, Y.L., Liao, S.C., Liu, C.M., Yeh, Y.Y., ... & Ross, C.A. (2017). Dissociative disorders in acute psychiatric inpatients in Taiwan. *Psychiatry Research, 250*, 285–290. https://doi.org/10.1016/j.psychres.2017.01.082

Christensen, E.M. (2022). The online community: DID and plurality. *European Journal of Trauma & Dissociation, 6*(2), 100257. https://doi.org/10.1016/j.ejtd.2021.100257

Chu, J.A. (1992). Empathic confrontation in the treatment of childhood abuse survivors, including a tribute to the legacy of Dr. David Caul. *Dissociation: Progress in the Dissociative Disorders, 5*(2), 98–103.

Chu, J.A. (2008). Ten traps for therapists in the treatment of trauma survivors. In G. Adshead, & C. Jacob (Eds.), *Personality Disorder: The Definitive Reader* (pp. 210–228). London/Philadelphia: Jessica Kingsley.

Chu, J.A., Frey, L.M., Ganzel, B.L., & Matthews, J.A. (1999). Memories of childhood abuse: Dissociation, amnesia, and corroboration. *American Journal of Psychiatry, 156*(5), 749–755. https://doi.org/10.1176/ajp.156.5.749

Coleman, S. (1940). Shell-Shock in France 1914–1918. By Charles S. Myers, CBE, FRS Cambridge University Press, 1940. Pp. xii+ 146. Price 4s. 6d. *Journal of Mental Science, 86*(365), 1093–1093. https://doi.org/10.1192/bjp.86.365.1093

Coons, P.M., & Milstein, V. (1994). Factitious or malingered multiple personality disorder: Eleven cases. *Dissociation: Progress in the Dissociative Disorders, 7*(2), 81–85.

Courtois, C.A., & Ford, J.D. (2012). *Treatment of complex trauma: A sequenced, relationship-based approach.* New York: Guilford.

Dalenberg, C.J., Brand, B.L., Gleaves, D.H., Dorahy, M.J., Loewenstein, R.J., Cardeña, E., ... Spiegel, D. (2012). Evaluation of the evidence for the trauma and fantasy models of dissociation. *Psychological Bulletin, 138*(3), 550–588. https://doi.org/10.1037/a0027447

DeCou, C.R., Cole, T.T., Lynch, S.M., Wong, M.M., & Matthews, K.C. (2017). Assault-related shame mediates the association between negative social reactions to disclosure of sexual assault and psychological distress. *Psychological Trauma: Theory, Research, Practice, and Policy, 9*(2), 166–172. https://doi.org/10.1037/tra0000186

Dell, P.F. (2006). The Multidimensional Inventory of Dissociation (MID): A Comprehensive Measure of Pathological Dissociation. *Journal of Trauma & Dissociation, 7*(2), 77–106. https://doi.org/10.1300/J229v07n02_06

Dell, P.F. (2010). The long struggle to diagnose multiple personality disorder (MPD): Partial MPD. In P.F. Dell, & J.A. O'Neil (Eds.), *Dissociation and the dissociative disorders: DSM-V and beyond* (pp. 383–402). New York: Routledge.

Dell, P.F. (2019). *The Multidimensional Inventory of Dissociation.* Retrieved from http://www.mid-assessment.com/

Dorahy, M.J., Brand, B.L., Şar, V., Krüger, C., Stavropoulos, P., Martínez-Taboas, A., ... & Middleton, W. (2014). Dissociative identity disorder: An empirical overview. *Australian & New Zealand Journal of Psychiatry, 48*(5), 402–417. https://doi.org/10.1177/0004867414527523

Dorahy, M.J., Gold, S.N., & O'Neil, J.A. (Eds.). (2023). *Dissociation and the dissociative disorders: past, present, future.* Milton Park: Routledge. https://doi.org/10.4324/9781003057314

Dorahy, M.J., Nesbit, A., Palmer, R., Wiltshire, B., Cording, J.R., Hanna, D., ... & Middleton, W. (2023). A comparison between auditory hallucinations, interpretation of voices, and formal thought disorder in dissociative identity disorder and schizophrenia spectrum disorders. *Journal of Clinical Psychology, 79*(9), 2009–2022 https://doi.org/10.1002/jclp.23522

Dorahy, M.J., Corry, M., Shannon, M., Webb, K., McDermott, B., Ryan, M., & Dyer, K. (2013). Complex trauma and intimate relationships: The impact of shame, guilt and dissociation. *Journal of Affective Disorders, 147*(1), 72–79. https://doi.org/10.1016/j.jad.2012.10.010

Dorahy, M.J., Lewis-Fernández, R., Krüger, C., Brand, B.L., Şar, V., Ewing, J., ... Middleton, W. (2017). The role of clinical experience, diagnosis, and theoretical orientation in the treatment of posttraumatic and dissociative disorders: A vignette and survey investigation. *Journal of Trauma & Dissociation, 18*(2), 206–222. https://doi.org/10.1080/15299732.2016.1225626

Dorahy, M.J., Shannon, C., Seagar, L., Corr, M., Stewart, K.D., Hanna, D., ... Middleton, W. (2009). Auditory hallucinations in dissociative identity disorder and schizophrenia with and without a childhood trauma history: Similarities and differences. *Journal of Nervous and Mental Disease, 197*(12), 892–898. https://doi.org/10.1097/NMD.0b013e3181c299ea

Draijer, N., & Boon, S. (1999). The imitation of dissociative identity disorder: Patients at risk, therapists at risk. *Journal of Psychiatry & Law, 27*(3–4), 423–458. https://doi.org/10.1177/009318539902700304

Easdale, M. (2022). Assigning Criminal Responsibility to Defendants with Dissociative Identity Disorder. *Criminal Law & Criminal Justice, 50*, 4, 2022.

Evans, F.B., Brand, B.L., & Kaser-Boyd, N. (2023). Assessment of bipolar and psychological trauma spectrum disorders. In J.H. Kleiger, & I.B. Weiner (Eds.), *Psychological assessment of bipolar spectrum disorders* (pp. 233–252). Washington, DC: American Psychological Association. https://doi.org/10.1037/0000356-016

Fairbairn, W.R.D. (1954). *An object-relations theory of the personality.* New York: Basic Books.

Farrell, H.M. (2011). Dissociative identity disorder: Medicolegal challenges. *Journal of the American Academy of Psychiatry and the Law Online, 39*(3), 402–406.

Fischer-Knust, J., Klöfer, J., Kotschunz, E., Hantel-Pletzer, K., & Gresch-Kerwien, H. (2023). Zusammenhangsgutachten über psychische Traumafolgestörungen – Auseinandersetzung mit Gütekriterien. *Der medizinische Sachverständige, 119*(4), 154–161.

Ford, J.D., Courtois, C.A., Steele, K., Hart, O., & Nijenhuis, E.R.S. (2005). Treatment of complex posttraumatic self-dysregulation. *Journal of Traumatic Stress, 18*(5), 437–447. https://doi.org/10.1002/jts.20051

Fraser, G.A. (Ed.). (1997). *The dilemma of ritual abuse: Cautions and guides for therapists.* Washington, DC: American Psychiatric Press.

Freud, S. (1925). *Gesammelte Schriften von Sigmund Freud (Vol. 2).* Wien: Internationaler psychoanalytischer Verlag.

Freyberger, H.J., Spitzer, C., Stieglitz, R.-D., Kuhn, G., Magdeburg, N., & Bernstein-Carlson, E. (1998). Fragebogen zu dissoziativen Symptomen (FDS). Deutsche Adaptation, Reliabilität und Validität der amerikanischen Dissociative Experience Scale (DES). *PPmP: Psychotherapie Psychosomatik Medizinische Psychologie, 48*(6), 223–229.

Friedl, M.C., & Draijer, N. (2000). Dissociative disorders in Dutch psychiatric inpatients. *American Journal of Psychiatry, 157*(6), 1012–1013. https://doi.org/10.1176/appi.ajp.157.6.1012

Frischholz, E.J., Braun, B.G., Sachs, R.G., & Hopkins, L. (1990). The Dissociative Experiences Scale: Further replication and validation. *Dissociation: Progress in the Dissociative Disorders, 3*(3), 151–153.

Gast, U., Rodewald, F., Hofmann, A., Matthess, H., Nijenhuis, E.R.S., Reddemann, L., & Emrich, H.M. (2006). Die dissoziative Identitätsstörung – häufig fehldiagnostiziert. *Deutsches Ärzteblatt, 103*(47), 3193–3200.

Gast, U., Rodewald, F., Nickel, V., & Emrich, H.M. (2001). Prevalence of dissociative disorders among psychiatric inpatients in a German university clinic. *Journal of Nervous and Mental Disease, 189*(4), 249–257. Retrieved from http://www.ncbi.nlm.nih.gov/pubmed/11339321 https://doi.org/10.1097/00005053-200104000-00007

Gast, U., Zündorf, F., & Hofmann, A. (2000). *Strukturiertes klinisches Interview für DSM-IV-dissoziative Störungen (SKID-D): Manual.* Göttingen: Hogrefe.

Gast, U., & Wabnitz, P. (2023). *Dissoziative Störungen erkennen und behandeln.* Stuttgart: Kohlhammer. https://doi.org/10.17433/978-3-17-039775-0

Gast, U., & Wirtz, G. (2022). *Dissoziative Identitätsstörung bei Erwachsenen: Expertenempfehlungen und Praxisbeispiele (Vol. 283).* Stuttgart: Klett-Cotta.

Goffinet, S.J.L., & Beine, A. (2018). Prevalence of dissociative symptoms in adolescent psychiatric inpatients. *European Journal of Trauma & Dissociation, 2*(1), 39–45. https://doi.org/10.1016/j.ejtd.2017.10.008

Graves, S.M. (1989). Dissociative disorders and dissociative symptoms at a community mental health center. *Dissociation: Progress in the Dissociative Disorders, 2*(3), 119–127.

Grawe, K., & Caspar, F. (1984). *Die Plananalyse als Konzept und Instrument für die Psychotherapieforschung. Psychotherapie: Makro-und Mikroperspektiven.* Göttingen: Hogrefe.

Greenberg, L.S. (2015). *Emotion-focused therapy: Coaching clients to work through their feelings.* Washington, DC: American Psychological Association. https://doi.org/10.1037/14692-000

Guriel, J., & Fremouw, W. (2003). Assessing malingered posttraumatic stress disorder: A critical review. *Clinical Psychology Review, 23*, 881–904. https://doi.org/10.1016/j.cpr.2003.07.001

Haller, M., Kiefer, K., & Vogt, H. (2003). Dissoziativer Stupor als Ursache für postoperative Bewusstlosigkeit. *Der Anaesthesist, 52*(11), 1031–1034. https://doi.org/10.1007/s00101-003-0577-9

Hasler, G., Preisig, M., Müller, T.J., Kawohl, W., Aubry, J.-M., & Greil, W. (2019). *Bipolare Störungen: Update 2019.* Paper presented at the Swiss Medical Forum. https://doi.org/10.4414/smf.2019.08325

Hayes, S.C., Strosahl, K., Wilson, K.G., Bissett, R.T., Pistorello, J., Toarmino, D., ... Bergan, J. (2004). Measuring experiential avoidance: A preliminary test of a working model. *The Psychological Record, 54*(4), 553–578. https://doi.org/10.1007/BF03395492

Hayes, S.C., Wilson, K.G., Gifford, e.V., Follette, V.M., & Strosahl, K. (1996). Experiential avoidance and behavioral disorders: A functional dimensional approach to diagnosis and treatment. *Journal of Consulting and Clinical Psychology, 64*(6), 1152. https://doi.org/10.1037/0022-006X.64.6.1152

Heins, M., Simons, C., Lataster, T., Pfeifer, S., Versmissen, D., Lardinois, M., ... van Os, J. (2011). Childhood trauma and psychosis: a case-control and case-sibling comparison across different levels of genetic liability, psychopathology, and type of trauma. *American Journal of Psychiatry, 168*(12), 1286–1294. https://doi.org/10.1176/appi.ajp.2011.10101531

Herman, J.L. (1992/2015). *Trauma and recovery: The aftermath of violence – from domestic abuse to political terror.* London: Hachette.

Herman, J.L. (2012). Shattered shame states and their repair. In J. Yellin, & K. White (Eds.), *Shattered states: Disorganised attachment and its repair* (pp. 157–170). Milton Park: Routledge. https://doi.org/10.4324/9780429480140-4

Hermans, H.J. (2014). Self as a society of I-positions: A dialogical approach to counseling. *Journal of Humanistic Counseling, 53*(2), 134–159. https://doi.org/10.1002/j.2161-1939.2014.00054.x

Hilgers, M. (2023). Schwierigkeiten und Kriterien, subkriminelle, erfolgreiche Psychopathie im ambulanten therapeutischen Setting zu erkennen. *Die Psychotherapie, 69*, 193–200. https://doi.org/10.1007/s00278-023-00694-2

Holmes, E.A., Brown, R.J., Mansell, W., Fearon, R.P., Hunter, E.C., Frasquilho, F., & Oakley, D.A. (2005). Are there two qualitatively distinct forms of dissociation? A review and some clinical implications. *Clinical Psychology Review, 25*(1), 1–23. https://doi.org/10.1016/j.cpr.2004.08.006

ISSTD. (2011). Guidelines for Treating Dissociative Identity Disorder in Adults, Third Revision, of the International Society for the Study of Trauma and Dissociation. *Journal of Trauma & Dissociation, 12*(2), 115–187. https://doi.org/10.1080/15299732.2011.537247

Jacobsen, T. (1995). Case study: Is selective mutism a manifestation of dissociative identity disorder? *Journal of the American Academy of Child & Adolescent Psychiatry, 34*(7), 863–866. https://doi.org/10.1097/00004583-199507000-00009

Janet, P. (1904). *L'amnésie et la dissociation des souvenirs par l'émotion.* Paris: F. Alcan.

Kabene, S.M., Neftci, N.B., & Papatzikis, E. (2022). Dissociative Identity Disorder and the Law: Guilty or Not Guilty? *Frontiers in Psychology, 13.* https://doi.org/10.3389/fpsyg.2022.891941

Kezelman, C.A., & Stavropoulos, P.A. (2019). *Practice Guidelines for Clinical Treatment of Complex Trauma.* Milsons Point: Blue Knot Foundation.

Kilcommons, A., & Morrison, A. (2005). Relationships between trauma and psychosis: an exploration of cognitive and dissociative factors. *Acta Psychiatrica Scandinavica, 112*(5), 351–359. Retrieved 2020 from https://doi.org/10.1111/j.1600-0447.2005.00623.x

Kissee, J.L., Isaacson, L.J., & Miller-Perrin, C. (2014). An Analysis of Child Maltreatment Content in Introductory Psychology Textbooks. *Journal of Aggression, Maltreatment & Trauma, 23*(3), 215–228. https://doi.org/10.1080/10926771.2014.878891

Kluft, R.P. (1987a). First-rank symptoms as a diagnostic clue to multiple personality disorder. *American Journal of Psychiatry, 144*(3), 293–298. https://doi.org/10.1176/ajp.144.3.293

Kluft, R.P. (1987b). The simulation and dissimulation of multiple personality disorder. *American Journal of Clinical*

Hypnosis, 30(2), 104–118. https://doi.org/10.1080/00029157.1987.10404170
Kluft, R.P. (1993). *Clinical perspectives on multiple personality disorder*. Washington, DC: APA Publishing.
Kluft, R.P. (1995). The confirmation and disconfirmation of memories of abuse in DID patients: A naturalistic clinical study. *Dissociation: Progress in the Dissociative Disorders, 8*(4), 253–258.
Kohut, H. (2009). *The restoration of the self.* Chicago, IL: University of Chicago Press.
Krabbendam, L. (2008). Childhood psychological trauma and psychosis. *Psychological Medicine, 38*(10), 1405–1408. https://doi.org/10.1017/S0033291708002705
Laddis, A., Dell, P.F., & Korzekwa, M. (2017). Comparing the symptoms and mechanisms of „dissociation" in dissociative identity disorder and borderline personality disorder. *Journal of Trauma & Dissociation, 18*(2), 139–173. https://doi.org/10.1080/15299732.2016.1194358
Lakhan, S.E. (2006). Neuropsychological generation of source amnesia: an episodic memory disorder of the frontal brain. *Journal of Medical and Biological Sciences, 1*(1).
Lanzone, J., Ricci, L., Assenza, G., Ulivi, M., Di Lazzaro, V., & Tombini, M. (2018). Transient epileptic and global amnesia: Real-life differential diagnosis. *Epilepsy & Behavior, 88*, 205–211. https://doi.org/10.1016/j.yebeh.2018.07.015
Larøi, F., Sommer, I.E., Blom, J.D., Fernyhough, C., Ffytche, D.h., Hugdahl, K., ... Raballo, A. (2012). The characteristic features of auditory verbal hallucinations in clinical and nonclinical groups: state-of-the-art overview and future directions. *Schizophrenia Bulletin, 38*(4), 724–733. Retrieved 2020 from https://doi.org/10.1093/schbul/sbs061
Lebois, L.A., Kumar, P., Palermo, C.A., Lambros, A.M., O'Connor, L., Wolff, J.D., ... & Kaufman, M.L. (2022). Deconstructing dissociation: a triple network model of trauma-related dissociation and its subtypes. *Neuropsychopharmacology, 47*(13), 2261–2270. https://doi.org/10.1038/s41386-022-01468-1
Lele, M., & Joglekar, A. (1998). Poor insight in schizophrenia: neurocognitive basis. *Journal of Postgraduate Medicine, 44*(2), 50. Retrieved 2020 from http://www.jpgmonline.com/article.asp?issn=0022-3859;year=1998;volume=44;issue=2;spage=50;epage=5;aulast=Lele
Lewis, D.O., Yeager, C., Swica, Y., Pincus, J., & Lewis, M. (1997). Objective Documentation of Child Abuse and Dissociation in 12 Murderers with Dissociative Identity Disorder. *American Journal of Psychiatry, 154*(12), 1703–1710. https://doi.org/10.1176/ajp.154.12.1703
Loewenstein, R.J. (2023). Conceptual foundations for long-term psychotherapy of dissociative identity disorder. In M.J. Dorahy, S.N. Gold, & J.A. O'Neil (Eds.), *Dissociation and the dissociative disorders: past, present, future* (pp. 770–790). Milton Park: Routledge. https://doi.org/10.4324/9781003057314-58
Loewenstein, R.J., Frewen, P.A., & Lewis-Fernández, R. (2017). Dissociative disorders. In B.J. Sadock, V.A. Sadock, & P. Ruiz (Eds.), *Kaplan & Sadock's comprehensive textbook of psychiatry* (10th ed., Vol. 1, pp. 1866–1952). Philadelphia: Wolters Kluwer/Lippincott Williams & Wilkens.
Loewenstein, R.J., & Putnam, F.W. (1990). The clinical phenomenology of males with MPD: A report of 21 cases. *Dissociation: Progress in the Dissociative Disorders, 3*(3), 135–143.
Loewenstein, R.J. (2020). Firebug! Dissociative Identity Disorder? Malingering? Or ...? An Intensive Case Study of an Arsonist. *Psychological Injury and Law, 13*, 187–224. https://doi.org/10.1007/s12207-020-09377-8
Loewenstein, R.J. & Brand, B. (2023). *Dissociative identity disorder: a disorder of diagnostic and therapeutic paradoxes, Psychoanalytic Psychotherapy, 37*(4), 339–380. https://doi.org/10.1080/02668734.2023.2272771
Longden, E., Corstens, D., Escher, S., & Romme, M. (2012). Voice hearing in a biographical context: a model for formulating the relationship between voices and life history. *Psychosis, 4*(3), 224–234. https://doi.org/10.1080/17522439.2011.596566
Longden, E., Madill, A., & Waterman, M.G. (2012). Dissociation, trauma, and the role of lived experience: toward a new conceptualization of voice hearing. *Psychological bulletin, 138*(1), 28. https://doi.org/10.1037/a0025995
Lynn, S.J., Polizzi, C., Merckelbach, H., Chiu, C.D., Maxwell, R., van Heugten, D., & Lilienfeld, s.o. (2022). Dissociation and dissociative disorders reconsidered: Beyond sociocognitive and trauma models toward a transtheoretical framework. *Annual Review of Clinical Psychology, 18*, 259–289. https://doi.org/10.1146/annurev-clinpsy-081219-102424
Lynn, S.J., Lilienfeld, S.O., Merckelbach, H., Giesbrecht, T., McNally, R.J., Loftus, E.F., ... Malaktaris, A. (2014). The trauma model of dissociation: Inconvenient truths and stubborn fictions. Comment on Dalenberg et al. (2012). *Psychological Bulletin, 140*(3), 896–910. https://doi.org/10.1037/a0035570
Lyssenko, L., Schmahl, C., Bockhacker, L., Vonderlin, R., Bohus, M., & Kleindienst, N. (2018). Dissociation in Psychiatric Disorders: A Meta-Analysis of Studies Using the Dissociative Experiences Scale. *American Journal of Psychiatry, 175*(1), 37–46. https://doi.org/10.1176/appi.ajp.2017.17010025
Maercker, A. (Ed.). (2019). *Traumafolgestörungen*. Berlin: Springer. https://doi.org/10.1007/978-3-662-58470-5
Markus, H., & Nurius, P. (1986). Possible selves. *American Psychologist, 41*(9), 954. https://doi.org/10.1037/0003-066X.41.9.954
Martinez, A.P., Dorahy, M.J., Nesbit, A., Palmer, R., & Middleton, W. (2020). Delusional beliefs and their characteristics: A comparative study between dissociative identity disorder and schizophrenia spectrum disorders. *Journal of Psychiatric Research, 131*, 263– 268. https://doi.org/10.1016/j.jpsychires.2020.09.015
Maslow, A.H. (2013). *Toward a psychology of being*. New York: Simon and Schuster.
Matthess, H. (2013). Strukturelle Dissoziation der Persönlichkeit. In W. Wöller (Hrsg.), *Trauma und Persönlichkeitsstörungen* (Vol. 2, S. 113–135). Stuttgart: Schattauer.
McGrath, J.J., McLaughlin, K., Saha, S., Aguilar-Gaxiola, S., Al-Hamzawi, A., Alonso, J., ... Esan, O. (2017). The association between childhood adversities and subsequent first onset of psychotic experiences: a cross-national analysis of 23 998 respondents from 17 countries. *Psychological Medicine, 47*(7), 1230–1245. Retrieved 2020 from http://diposit.

ub.edu/dspace/bitstream/2445/120251/1/667890.pdf https://doi.org/10.1017/S0033291716003263

Medford, N. (2012). Emotion and the unreal self: depersonalization disorder and de-affectualization. *Emotion Review, 4*(2), 139–144. https://doi.org/10.1177/1754073911430135

Middleton, W., De Marni Cromer, L., & Freyd, J. (2005). Remembering the past, anticipating a future. *Australasian Psychiatry, 13*(3), 223–233. https://doi.org/10.1111/j.1440-1665.2005.02192.x

Millman, L.M., Hunter, E.C., Orgs, G., David, A.S., & Terhune, D.B. (2022). Symptom variability in depersonalization-derealization disorder: A latent profile analysis. *Journal of Clinical Psychology, 78*(4), 637–655. https://doi.org/10.1002/jclp.23241

Morgenthaler, T.I., & Silber, M.H. (2002). Amnestic sleep-related eating disorder associated with zolpidem. *Sleep Medicine, 3*(4), 323–327. https://doi.org/10.1016/S1389-9457(02)00007-2

Moskowitz, A., Dorahy, M.J., & Schäfer, I. (2019). *Psychosis, Trauma and Dissociation: Evolving Perspectives on Severe Psychopathology*. Hoboken: Wiley-Blackwell. https://doi.org/10.1002/9781118585948

Moskowitz, A., Schäfer, I., & Dorahy, M.J. (2008). *Psychosis, Trauma and Dissociation. Emerging Perspectives on Severe Psychopathology*. Chichester: John Wiley & Sons. https://doi.org/10.1002/9780470699652

Moskowitz, A., & Corstens, D. (2008). Auditory Hallucinations: Psychotic Symptom or Dissociative Experience? *Journal of Psychological Trauma, 6*(2–3), 35–63. https://doi.org/10.1300/J513v06n02_04

Moskowitz, A., & Evans, C.A. (2009). Peritraumatic Dissociation and Amnesia in Violent Offenders. In P.F. Dell, & J.A. O'Neil (Eds.), *Dissociation and the dissociative disorders: DSM-V and beyond* (pp. 197–2017). New York: Routledge.

Mueller-Pfeiffer, C., Moergeli, H., Assaloni, H., Schneider, R., & Rufer, M. (2007). Dissociative Disorders among Chronic and Severely Impaired Psychiatric Outpatients. *Psychopathology, 40*(6), 470–471. https://doi.org/10.1159/000108129

Mueller-Pfeiffer, C., Rufibach, K., Wyss, D., Perron, N., Pitman, R.K., & Rufer, M. (2013). Screening for dissociative disorders in psychiatric out-and day care-patients. *Journal of Psychopathology and Behavioral Assessment, 35*(4), 592–602. https://doi.org/10.1007/s10862-013-9367-0

Mueller-Pfeiffer, C., Schumacher, S., Martin-Soelch, C., Pazhenkottil, A.P., Wirtz, G., Fuhrhans, C., ... Rufer, M. (2010). The validity and reliability of the German version of the Somatoform Dissociation Questionnaire (SDQ-20). *Journal of Trauma & Dissociation, 11*(3), 337–357. https://doi.org/10.1080/15299731003793450

Mueser, K.T., & Jeste, D.V. (2011). *Clinical handbook of schizophrenia*. New York: Guilford.

Nakic, M., & Thomas, P. (2012). Dissociative Identity Disorder in the Courtroom. *Journal of the American Academy of Psychiatry and the Law Online, 40*(1), 146–148. Retrieved 2020 from http://jaapl.org/content/jaapl/40/1/146.full.pdf

Nester, M.S., Schielke, H.J., Brand, B.L., & Loewenstein, R.J. (2022). Dissociative identity disorder: Diagnostic accuracy and DSM-5 criteria change implications. *Journal of Trauma & Dissociation, 23*(4), 451–463. https://doi.org/10.1080/15299732.2021.1989123

Nick, S., Grundmann-Tuac, J., Schäfer, I., & Gysi, J. (2022). Organisierte sexualisierte Gewalt – Herausforderungen und Chancen in der Diagnostik und Psychotherapie für Betroffene. *Verhaltenstherapie, 32*(3), 93–103. https://doi.org/10.1159/000525793

Nick, S., Schröder, J., Briken, P., & Richter-Appelt, H. (2018). Organisierte und rituelle Gewalt in Deutschland. *Trauma & Gewalt, 12*(3), 244–261. https://doi.org/10.21706/tg-12-3-244

Nijenhuis, E.R.S. (2015). *The Trinity of Trauma (Bd 1 und 2): Ignorance, Fragility and Control*. Göttingen: Vandenhoeck & Ruprecht. https://doi.org/10.13109/9783666402470

Nijenhuis, E.R.S. (2016). *Die Trauma-Trinität: Ignoranz – Fragilität – Kontrolle*. Göttingen: Vandenhoeck & Ruprecht. https://doi.org/10.13109/9783666402616

Nijenhuis, E.R.S. (2017). *The Trinity of Trauma: Ignorance, Fragility, and Control: Enactive Trauma Therapy*. Göttingen: Vandenhoeck & Ruprecht. https://doi.org/10.13109/9783666402685

Nijenhuis, E.R.S., Spinhoven, P., Van Dyck, R., Van der Hart, O., & Vanderlinden, J. (1996). The development and psychometric characteristics of the Somatoform Dissociation Questionnaire (SDQ-20). *Journal of Nervous and Mental Disease, 184*(11), 688–694. https://doi.org/10.1097/00005053-199611000-00006

Nijenhuis, E.R.S., Spinhoven, P., van Dyck, R., Van der Hart, O., & Vanderlinden, J. (1997). The development of the somatoform dissociation questionnaire (SDQ-5) as a screening instrument for dissociative disorders. *Acta Psychiatrica Scandinavica, 96*(5), 311–318. https://doi.org/10.1111/j.1600-0447.1997.tb09922.x

Nijenhuis, E.R.S., Van der Hart, O., & Steele, K. (2003). Strukturelle Dissoziation der Persönlichkeit, traumatischer Ursprung, phobische Residuen. In L. Reddemann, A. Hofman, & U. Gast (Hrsg.), *Psychotherapie der Dissoziativen Identitätsstörungen*. Stuttgart: Thieme.

Northoff, G. (2004). *Philosophy of the brain: The brain problem* (Vol. 52). Amsterdam: John Benjamins Publishing. https://doi.org/10.1075/aicr.52

Overkamp, B. (2005). *Differenzialdiagnostik der dissoziativen Identitätsstörung (DIS) in Deutschland*. Inaugural-Dissertation zur Erlangung des Doktorgrades der Philosophie an der Ludwig-Maximilians-Universität München.

Overkamp, B. (2017). Opfer: Diagnostik posttraumatischer Störungen. In J. Gysi, & P. Rüegger (Hrsg.), *Handbuch sexualisierte Gewalt – Therapie, Prävention und Strafverfolgung* (S. 181ff). Bern: Hogrefe.

Panksepp, J. (1998). The periconscious substrates of consciousness: Affective states and the evolutionary origins of the SELF. *Journal of Consciousness Studies, 5*(5–6), 566–582.

Peichl, J. (2007). *Innere Kinder, Täter, Helfer und Co: Ego-State-Therapie des traumatisierten Selbst*. Stuttgart: Klett-Cotta.

Perls, F.S., & Andreas, S. (1969). *Gestalt therapy verbatim*. Lafayette, CA: Real People Press.

Perniciaro, L.A. (2014). *The influence of skepticism and clinical experience on the detection of dissociative identity disorder by mental health clinicians*. Newton, MA: Massachusetts School of Professional Psychology.

Peters, U.H. (2016). *Lexikon Psychiatrie, Psychotherapie, Medizinische Psychologie*. München: Urban & Fischer.

Pia, L., & Tamietto, M. (2006). Unawareness in schizophrenia: neuropsychological and neuroanatomical findings. *Psychiatry and Clinical Neurosciences, 60*(5), 531–537. Retrieved 2020 from https://iris.unito.it/retrieve/handle/2318/8242/275330/40_PIA%2cPsychiatry%20and%20Clinical%20Neurosciences%2c%202006.pdf https://doi.org/10.1111/j.1440-1819.2006.01576.x

Pietkiewicz, I.J., Bańbura-Nowak, A., Tomalski, R., & Boon, S. (2021). Revisiting false-positive and imitated dissociative identity disorder. *Frontiers in Psychology, 12*, 637929. https://doi.org/10.3389/fpsyg.2021.637929

Pschyrembel, W. (2011). *Klinisches Wörterbuch*. Berlin: Walter de Gruyter.

Putnam, F.W. (2016). *The way we are: How states of mind influence our identities, personality, and potential for change*. New York: IUP.

Putnam, F.W. (1989). *Diagnosis and treatment of multiple personality disorder*. New York: Guilford.

Putnam, F.W., Guroff, J.J., Silberman, e.K., Barban, L., & Post, R.M. (1986). The clinical phenomenology of multiple personality disorder: review of 100 recent cases. *Journal of Clinical Psychiatry, 47*(6), 285–293.

Read, J., Perry, B.D., Moskowitz, A., & Connolly, J. (2001). The contribution of early traumatic events to schizophrenia in some patients: a traumagenic neurodevelopmental model. *Psychiatry: Interpersonal and Biological Processes, 64*(4), 319–345. https://doi.org/10.1521/psyc.64.4.319.18602

Read, J., & Argyle, N. (1999). Hallucinations, delusions, and thought disorder among adult psychiatric inpatients with a history of child abuse. *Psychiatric Services, 50*(11), 1467–1472. https://doi.org/10.1176/ps.50.11.1467

Reddemann, L. (2005). *Imagination als heilsame Kraft*. Stuttgart: Klett-Cotta.

Reddemann, L. (2014). *Psychodynamisch Imaginative Traumatherapie: PITT® – Das Manual. Ein resilienzorientierter Ansatz in der Psychotraumatologie*. Stuttgart: Klett-Cotta. https://doi.org/10.1007/978-3-642-35068-9_15

Reddemann, L., Hofmann, A., & Gast, U. (2011). *Psychotherapie der dissoziativen Störungen: Krankheitsmodelle und Therapiepraxis-störungsspezifisch und schulenübergreifend*. Stuttgart: Thieme. https://doi.org/10.1055/b-002-8315

Reinders, A.A., & Veltman, D.J. (2021). Dissociative identity disorder: out of the shadows at last? *The British Journal of Psychiatry, 219*(2), 413–414. https://doi.org/10.1192/bjp.2020.168

Reinders, A.A.T.S., Chalavi, S., Schlumpf, Y.R., Vissia, E.M., Nijenhuis, E.R.S., Jäncke, L., ... Ecker, C. (2018). Neurodevelopmental origins of abnormal cortical morphology in dissociative identity disorder. *Acta Psychiatrica Scandinavica, 137*(2), 157–170. Retrieved 2020 from https://doi.org/10.1111/acps.12839

Reinders, A.A.T.S., Marquand, A.F., Schlumpf, Y.R., Chalavi, S., Vissia, E.M., Nijenhuis, E.R.S., ... Veltman, D.J. (2019). Aiding the diagnosis of dissociative identity disorder: pattern recognition study of brain biomarkers. *The British Journal of Psychiatry, 215*(3), 536–544. https://doi.org/10.1016/j.biopsych.2019.03.070

Reinders, A.A.T.S., Nijenhuis, E.R.S., Quak, J., Korf, J., Haaksma, J., Paans, A.M., ... den Boer, J.A. (2006). Psychobiological characteristics of dissociative identity disorder: a symptom provocation study. *Biological Psychiatry, 60*(7), 730–740. https://doi.org/10.1016/j.biopsych.2005.12.019

Reinders, A.A., Willemsen, A.T., Vos, H.P., den Boer, J.A., & Nijenhuis, E.R.S. (2012). Fact or factitious? A psychobiological study of authentic and simulated dissociative identity states. *PLoS One, 7*(6), e39279. https://doi.org/10.1371/journal.pone.0039279

Riecher-Rössler, A., Aston, J.u., Ventura, J., Merlo, M., Borgwardt, S., Gschwandtner, U., & Stieglitz, R.-D. (2008). Das Basel Screening Instrument für Psychosen (BSIP): Entwicklung, Aufbau, Reliabilität und Validität. *Fortschritte der Neurologie· Psychiatrie, 76*(04), 207–216. https://doi.org/10.1037/t68527-000

Ritsner, M.S. (2011). *Handbook of Schizophrenia Spectrum Disorders: Conceptual Issues and Neurobiological Advances* (Vol. 1). Berlin/Heidelberg: Springer Science & Business Media. https://doi.org/10.1007/978-94-007-0837-2

Roche, E., Creed, L., MacMahon, D., Brennan, D., & Clarke, M. (2015). The epidemiology and associated phenomenology of formal thought disorder: a systematic review. *Schizophrenia Bulletin, 41*(4), 951–962. https://doi.org/10.1093/schbul/sbu129

Rodewald, F., Gast, U., & Emrich, H.M. (2006). Screening for major dissociative disorders with the FDS, the German version of the Dissociative Experience Scale. *Psychotherapie, Psychosomatik, Medizinische Psychologie, 56*(6), 249–258. https://doi.org/10.1055/s-2006-932590

Rogers, C.R. (1959). *A theory of therapy, personality, and interpersonal relationships: As developed in the client-centered framework (Vol. 3)*. New York: McGraw-Hill.

Rogers, R., & Bender, S.D. (2018). *Clinical assessment of malingering and deception*. New York: Guilford.

Romme, M., Honig, A., Noorthoorn, E., & Escher, A. (1992). Coping with hearing voices: An emancipatory approach. *The British Journal of Psychiatry, 161*(1), 99–103. https://doi.org/10.1192/bjp.161.1.99

Romme, M., & Escher, S. (2013). *Stimmenhören verstehen: der Leitfaden für die Arbeit mit Stimmenhörern*. Köln: Psychiatrie-Verlag.

Ross, C. (2014). *Schizophrenia: Innovations in diagnosis and treatment*. New York: Routledge.

Ross, C.A. (2019). *Dissociative Disorders Interview Schedule (DDIS)*. Retrieved 2020 from https://www.rossinst.com/ddis

Ross, C.A., Anderson, G., & Clark, P. (1994). Childhood Abuse and the Positive Symptoms of Schizophrenia. *Psychiatric Services, 45*(5), 489–491. https://doi.org/10.1176/ps.45.5.489

Ross, C.A., Heber, S., Norton, G.R., & Anderson, G. (1989). Differences between multiple personality disorder and other diagnostic groups on structured interview. *Journal of Nervous and Mental Disease, 177*(8), 487–491. https://doi.org/10.1097/00005053-198908000-00006

Ross, C.A., Norton, G.R., & Wozney, K. (1989). Multiple personality disorder: An analysis of 236 cases. *The Canadian*

Journal of Psychiatry, 34(5), 413–418. https://doi.org/10.1177/070674378903400509

Rowan, J. (2013). *Subpersonalities: The people inside us*. New York: Routledge. https://doi.org/10.4324/9780203734162

Sachs, A. (2019). Attachment as a second language: Treating active dissociative identity disorder. *Frontiers in the Psychotherapy of Trauma and Dissociation, 3*(1), 107–122. https://doi.org/10.46716/ftpd.2019.0028

Sack, M. (2021). Dissoziative Störungen – eine generalisierte Störung der Beziehungsfähigkeit. *PTT – Persönlichkeitsstörungen: Theorie und Therapie, 25*(3), 213–222. https://doi.org/10.21706/ptt-25-3-213

Sack, M. (2023a). Psychotherapeutische Behandlung von Opfern organsierter Gewalt – eine Standortbestimmung. *PiD-Psychotherapie im Dialog, 24*(2), 82–85. https://doi.org/10.1055/a-2078-9841

Sack, M. (2023b). Zur aktuellen Debatte über die Behandlung von Opfern organisierter Gewalt. *Trauma & Gewalt, 17*(4), 290–295. https://doi.org/10.21706/tg-17-4-290

Saks, E.R. (1995). The criminal responsibility of people with multiple personality disorder. *Psychiatric Quarterly, 66*(2), 119–131. https://doi.org/10.1007/BF02238859

Salter, M. (2017). Organized abuse in adulthood: Survivor and professional perspectives. *Journal of Trauma & Dissociation, 18*(3), 441–453. https://doi.org/10.1080/15299732.2017.1295426

Salter, M. (2019). Organized abuse in adulthood: Survivor and professional perspectives. In W. Middleton, A. Sachs, & M.J. Dorahy (Eds.), *The Abused and the Abuser* (pp. 199–211). New York: Routledge. https://doi.org/10.4324/9781351213981-13

Salter, M., & Woodlock, D. (2023). The antiepistemology of organized abuse: Ignorance, exploitation, inaction. *The British Journal of Criminology, 63*(1), 221–237. https://doi.org/10.1093/bjc/azac007

Şar, V., Tutkun, H., Alyanak, B., Bakim, B., & Baral, I. (2000). Frequency of dissociative disorders among psychiatric outpatients in Turkey. *Comprehensive Psychiatry, 41*(3), 216–222. https://doi.org/10.1016/S0010-440X(00)90050-6

Şar, V., & Öztürk, E. (2019). Psychotic symptoms in dissociative disorders. In A. Moskowitz, M.J. Dorahy, & I. Schäfer (Eds.), *Psychosis, Trauma and Dissociation: Evolving perspectives on severe psychopathology* (2nd ed., pp. 195– 206). Hoboken, NJ: Wiley. https://doi.org/10.1002/9781118585948.ch12

Schäfer, I., Gast, U., Hofmann, A., Knaevelsrud, C., Lampe, A., Liebermann, P., ... Wöller, W. (2019). *S-3 Leitlinie Posttraumatische Belastungsstörung*. Berlin/Heidelberg: Springer. https://doi.org/10.1007/978-3-662-59783-5

Schafer, I., & Fisher, H.L. (2011a). Childhood trauma and posttraumatic stress disorder in patients with psychosis: clinical challenges and emerging treatments. *Current Opinion in Psychiatry, 24*(6), 514–518. https://doi.org/10.1097/YCO.0b013e32834b56c8

Schafer, I., & Fisher, H.L. (2011b). Childhood trauma and psychosis – what is the evidence? *Dialogues in Clinical Neurosciences, 13*(3), 360–365. Retrieved 2020 from http://www.ncbi.nlm.nih.gov/pubmed/22033827 https://doi.org/10.31887/DCNS.2011.13.2/ischaefer

Schäflein, E., Sattel, H., Schmidt, U., & Sack, M. (2018). The enemy in the mirror: self-perception-induced stress results in dissociation of psychological and physiological responses in patients with dissociative disorder. *European Journal of Psychotraumatology, 9*(sup3), 1472991. https://doi.org/10.1080/20008198.2018.1472991

Scheflin, A.W., & Brown, D. (1999). The False Litigant Syndrome: „Nobody Would Say That Unless it was the Truth“. *The Journal of Psychiatry & Law, 27*(3-4), 649–705. https://doi.org/10.1177/009318539902700310

Schiff, G.D., Hasan, O., Kim, S., Abrams, R., Cosby, K., Lambert, B.L., ... & McNutt, R.A. (2009). Diagnostic error in medicine: analysis of 583 physician-reported errors. *Archives of Internal Medicine, 169*(20), 1881–1887. https://doi.org/10.1001/archinternmed.2009.333

Schlumpf, Y.R., Nijenhuis, E.R.S., Chalavi, S., Weder, e.V., Zimmermann, E., Luechinger, R., ... Jäncke, L. (2013). Dissociative part-dependent biopsychosocial reactions to backward masked angry and neutral faces: An fMRI study of dissociative identity disorder. *NeuroImage: Clinical, 3*, 54–64. Retrieved 2020 from https://www.ncbi.nlm.nih.gov/pmc/articles/PMC3791283/pdf/main.pdf https://doi.org/10.1016/j.nicl.2013.07.002

Schlumpf, Y.R., Nijenhuis, E.R.S., Klein, C., Jäncke, L., & Bachmann, S. (2019). Functional reorganization of neural networks involved in emotion regulation following trauma therapy for complex trauma disorders. *NeuroImage: Clinical*, *23*, 101807. Retrieved 2020 from https://www.ncbi.nlm.nih.gov/pmc/articles/PMC6505069/pdf/main.pdf https://doi.org/10.1016/j.nicl.2019.101807

Schlumpf, Y.R., Reinders, A.A.T.S., Nijenhuis, E.R.S., Luechinger, R., van Osch, M.J.P., & Jäncke, L. (2014). Dissociative part-dependent resting-state activity in dissociative identity disorder: a controlled fMRI perfusion study. *PLoS One*, *9*(6), e98795. Retrieved 2020 from https://www.ncbi.nlm.nih.gov/pmc/articles/PMC4055615/pdf/pone.0098795.pdf https://doi.org/10.1371/journal.pone.0098795

Schneider, K. (1948). *Beiträge zur Psychiatrie* (2. Aufl.). Stuttgart: Thieme. https://doi.org/10.1515/bgsl.1948.1948.70.459

Schneider, K. (1967). *Klinische Psychopathologie* (8. Aufl.). Stuttgart: Thieme.

Schreier, A., Wolke, D., Thomas, K., Horwood, J., Hollis, C., Gunnell, D., ... Duffy, L. (2009). Prospective study of peer victimization in childhood and psychotic symptoms in a nonclinical population at age 12 years. *Archives of General Psychiatry, 66*(5), 527–536. https://doi.org/10.1001/archgenpsychiatry.2009.23

Schröder, J., Nick, S., Richter-Appelt, H., & Briken, P. (2018). Psychiatric impact of organized and ritual child sexual abuse: Cross-sectional findings from individuals who report being victimized. *International Journal of Environmental Research and Public Health, 15*(11), 2417. https://doi.org/10.3390/ijerph15112417

Schröder, J., Nick, S., Richter-Appelt, H., & Briken, P. (2020). Demystifying ritual abuse-insights by self-identified victims and health care professionals. *Journal of Trauma & Dissociation, 21*(3), 349–364. https://doi.org/10.1080/15299732.2020.1719260

Scott, C.L., Salem, A.M., Tindell, W.W., Neely, H.K., & Blum, A.W. (2023). The forensic assessment of dissociation: Distinguishing real from the unreal. *Behavioral Sciences & the Law, 41*(5), 397–414. https://doi.org/10.1002/bsl.2622

Spiegel, D., Loewenstein, R.J., Lewis-Fernández, R., Sar, V., Simeon, D., Vermetten, E., ... Dell, P.F. (2011). Dissociative disorders in DSM-5. *Depression & Anxiety, 28*(9), 824–852. Retrieved 2020 from https://doi.org/10.1002/da.20874

Steele, K., Boon, S., & Van der Hart, O. (2016). *Treating Trauma-Related Dissociation: A Practical, Integrative Approach*. New York: W.W. Norton.

Steele, K., Boon, S., & Van der Hart, O. (2017). *Die Behandlung traumabasierter Dissoziation: Eine praxisorientierte, integrative Vorgehensweise*. Lichtenau: G.P. Probst.

Steinberg, M. (1994). *Interviewer's guide to the structured clinical interview for DSM-IV dissociative disorders (SCID-D)*. Washington, DC: APA Publishing.

Steinberg, M. (2022). *The SCID-D Interview: Dissociation Assessment in Therapy, Forensics, and Research*. Washington, DC: American Psychiatric Pub.

Steinberg, M., Cicchetti, D., Buchanan, J., & Hall, P. (1993). Clinical assessment of dissociative symptoms and disorders: The Structured Clinical Interview for DSM-IV Dissociative Disorders (SCID-D). *Dissociation: Progress in the Dissociative Disorders, 6*(1), 3–15.

Stevenson, R.L. (1886). *Strange Case of Dr Jekyll and Mr Hyde*. London: Longmans, Green & Co.

Stiles, W.B. (1997). Multiple voices in psychotherapy clients. *Journal of Psychotherapy Integration, 7*(3), 177. https://doi.org/10.1037/h0101121

Stone, J., Smyth, R., Carson, A., & Warlow, C. (2006). La belle indifference in conversion symptoms and hysteria: systematic review. *The British Journal of Psychiatry, 188*(3), 204–209. https://doi.org/10.1192/bjp.188.3.204

Strasburger, H., & Waldvogel, B. (2015). Sight and blindness in the same person: Gating in the visual system. *Psych Journal, 4*(4), 178–185. https://doi.org/10.1002/pchj.109

Strauß, B., & Schumacher, J. (2004). *Klinische Interviews und Ratingskalen*. Göttingen: Hogrefe.

Strik, W. (2011). Clinical handling and understanding of schizophrenia should be based on pathophysiological findings and theories. *World Psychiatry, 10*(1), 37. https://doi.org/10.1002/j.2051-5545.2011.tb00010.x

Strik, W., Stegmayer, K., Walther, S., & Dierks, T. (2017). Systems Neuroscience of Psychosis: Mapping Schizophrenia Symptoms onto Brain Systems. *Neuropsychobiology, 75*(3), 100–116. https://doi.org/10.1159/000485221

Subotnik, K.L., Nuechterlein, K.H., Irzhevsky, V., Kitchen, C.M., Woo, S.M., & Mintz, J. (2005). Is unawareness of psychotic disorder a neurocognitive or psychological defensiveness problem? *Schizophrenia Research, 75*(2–3), 147–157. https://doi.org/10.1016/j.schres.2004.12.005

Swica, Y., Lewis, D.O., & Lewis, M. (1996). Child abuse and dissociative identity disorder/multiple personality disorder: the documentation of childhood maltreatment and the corroboration of symptoms. *Child and Adolescent Psychiatric Clinics, 5*(2), 431–448. https://doi.org/10.1016/S1056-4993(18)30374-2

Thomas, A. (2001). Factitious and Malingered Dissociative Identity Disorder. *Journal of Trauma & Dissociation, 2*(4), 59–77. https://doi.org/10.1300/J229v02n04_04

Tsai, M.-J., Tsai, Y.-H., & Huang, Y.-B. (2007). Compulsive activity and anterograde amnesia after zolpidem use. *Clinical Toxicology, 45*(2), 179–181. https://doi.org/10.1080/15563650600956741

Unabhängige Kommission zur Aufarbeitung Sexuellen Kindsmissbrauchs (UKASK). (2019). *Bilanzbericht 2019*. Berlin: Autor.

Unger, A., Erfurth, A., & Sachs, G. (2018). Negativsymptome in der Schizophrenie und ihre Differenzialdiagnose. *Psychopraxis, Neuropraxis, 21*(2), 73–78. https://doi.org/10.1007/s00739-018-0455-5

Van der Hart, O., Boon, S., & Haijtmajer Jansen, O. (1997). Ritual abuse in European countries: A clinician's perspective. In G.A. Fraser (Ed.), *The dilemma of ritual abuse: Cautions and guides for therapists* (pp. 137–164). Washington, DC: American Psychiatric Association.

Van der Hart, O., Nijenhuis, E.R.S., & Steele, K. (2006). *The haunted self: Structural dissociation and the treatment of chronic traumatization*. New York: W.W. Norton.

Van der Hart, O., Nijenhuis, E.R.S., & Steele, K. (2008). *Das verfolgte Selbst: strukturelle Dissoziation und die Behandlung chronischer Traumatisierung*. Paderborn: Junfermann.

Van der Hart, O., Steele, K., Nijenhuis, E.R.S., & Matthess, H. (2006). Strukturelle Dissoziation der Persönlichkeit und die Behandlung traumatischer Erinnerungen. In A. Maercker, R. Rosner, K. Baumann, W. Butollo, & L.G. Calhoun (Hrsg.), *Psychotherapie der posttraumatischen Belastungsstörungen* (S. 156–173). Stuttgart: Thieme.

Van der Hart, O., & Dorahy, M. (2023). History of the concept of dissociation. In M.J. Dorahy, S.N. Gold, & J.A. O'Neil (Eds.), *Dissociation and the dissociative disorders: past, present, future* (pp. 13–31). New York: Routledge. https://doi.org/10.4324/9781003057314-3

Van der Hart, O., & Friedman, B. (1989). A reader's guide to Pierre Janet on dissociation: A neglected intellectual heritage. *Dissociation: Progress in the Dissociative Disorders, 2*(1), 3–16.

Van der Hart, O., & Horst, R. (1989). The dissociation theory of Pierre Janet. *Journal of Traumatic Stress, 2*(4), 397–412. https://doi.org/10.1002/jts.2490020405

Van der Kolk, B.A. (2004). Psychobiology of posttraumatic stress disorder. In J. Panksepp (Ed.), *Textbook of biological psychiatry* (pp. 319–344). Hoboken, NJ: Wiley. https://doi.org/10.1002/0471468975.ch11

van Dijke, A., van der Hart, O., Ford, J.D., van Son, M., van der Heijden, P., & Bühring, M. (2010). Affect dysregulation and dissociation in borderline personality disorder and somatoform disorder: Differentiating inhibitory and excitatory experiencing states. *Journal of Trauma & Dissociation, 11*(4), 424–443. https://doi.org/10.1080/15299732.2010.496140

Van Ijzendoorn, M.H., & Schuengel, C. (1996). The measurement of dissociation in normal and clinical populations: Meta-analytic validation of the Dissociative Experiences Scale (DES). *Clinical Psychology Review, 16*(5), 365–382. https://doi.org/10.1016/0272-7358(96)00006-2

Vanderlinden, J., Van Dyck, R., Vandereycken, W., Vertommen, H., & Jan Verkes, R. (1993). The dissociation questionnaire (DIS-Q): Development and characteristics of a new self-report questionnaire. *Clinical Psychology & Psychotherapy, 1*(1), 21–27. https://doi.org/10.1002/cpp.5640010105

Vanderlinden, J., Van Dyck, R., Vandereycken, W., & Vertommen, H. (1991). Dissociative experiences in the general population in the Netherlands and Belgium: A study with the Dissociative Questionnaire (DIS-Q). *Dissociation: Progress in the Dissociative Disorders, 4*(4), 180–184. https://doi.org/10.1037/e610072012-054

Vissia, E.M., Giesen, M.E., Chalavi, S., Nijenhuis, E.R.S., Draijer, N., Brand, B.L., & Reinders, A.A.T.S. (2016). Is it trauma-or fantasy-based? Comparing dissociative identity disorder, post-traumatic stress disorder, simulators, and controls. *Acta Psychiatrica Scandinavica, 134*(2), 111–128. Retrieved 2020 from https://doi.org/10.1111/acps.12590

Vogel, M., Schatz, D., Spitzer, C., Kuwert, P., Moller, B., Freyberger, H.J., & Grabe, H.J. (2009). A more proximal impact of dissociation than of trauma and posttraumatic stress disorder on schneiderian symptoms in patients diagnosed with schizophrenia. *Comprehensive Psychiatry, 50*(2), 128–134. https://doi.org/10.1016/j.comppsych.2008.06.007

Walther, M., & Briken, P. (2022). Sexueller Missbrauch – die Perspektive der Betroffenen. *PiD – Psychotherapie im Dialog, 23*(02), 70–74. https://doi.org/10.1055/a-1487-9209

Walther, S., & Strik, W. (2012). Motor Symptoms and Schizophrenia. *Neuropsychobiology, 66*(2), 77–92. https://doi.org/10.1159/000339456

Watkins, J.G., & Watkins, H.H. (1997). *Ego states: Theory and therapy*. New York: W.W. Norton.

Welburn, K.R., Fraser, G.A., Jordan, S.A., Cameron, C., Webb, L.M., & Raine, D. (2003). Discriminating dissociative identity disorder from schizophrenia and feigned dissociation on psychological tests and structured interview. *Journal of Trauma & Dissociation, 4*(2), 109–130. https://doi.org/10.1300/J229v04n02_07

WHO. (2019). *International Classification of Diseases 11th Revision (ICD-11)*. Retrieved from https://icd.who.int/en

WHO (World Health Organization). (2023). *6B64 Dissociative identity disorder*. Abgerufen am 17.7.2023 unter https://icd.who.int/browse11/l-m/en#/http%3a%2f%2fid.who.int%2ficd%2fentity%2f1829103493

Wikipedia. (2019, 1.12.). *Anosognosie*. Retrieved 2020 from https://de.wikipedia.org/w/index.php?title=Anosognosie&oldid=194545670

Wilgus, S.J., Packer, M.M., Lile-King, R., Miller-Perrin, C.L., & Brand, B.L. (2016). Coverage of child maltreatment in abnormal psychology textbooks: Reviewing the adequacy of the content. *Psychological Trauma: Theory, Research, Practice, and Policy, 8*(2), 188–197. https://doi.org/10.1037/tra0000049

Williams, L. (1994). Recall of childhood trauma: A prospective study of women's memories of child sexual abuse. *Journal of Consulting and Clinical Psychology, 62*(6), 1167–1176. https://doi.org/10.1037/0022-006X.62.6.1167

Winnicott, D.W. (1974). Fear of breakdown. *International Review of Psychoanalysis, 1*, 103–107.

Wöller, W. (2013). Ohnmächtig und ausgeliefert (Gegenübertragungen bei traumatisierten Patientinnen). In W. Wöller (Hrsg.), *Trauma und Persönlichkeitsstörungen* (Vol. 2, S. 437ff). Stuttgart: Schattauer.

Yalincetin, B., Bora, E., Binbay, T., Ulas, H., Akdede, B.B., & Alptekin, K. (2017). Formal thought disorder in schizophrenia and bipolar disorder: A systematic review and meta-analysis. *Schizophrenia Research, 185*, 2–8. https://doi.org/10.1016/j.schres.2016.12.015

Yaylaci, F.T., Cicchetti, D., Rogosch, F.A., Bulut, O., & Hetzel, S.R. (2017). The interactive effects of child maltreatment and the FK506 binding protein 5 gene (FKBP5) on dissociative symptoms in adolescence. *Development & Psychopathology, 29*(3), 1105–1117. https://doi.org/10.1017/S095457941600105X

Young, J.E., Klosko, J.S., & Weishaar, M.E. (2003). *Schema therapy: A practitioner's guide*. New York: Guilford.

Yung, A., Cotter, J., Wood, S., McGorry, P., Thompson, A., Nelson, B., & Lin, A. (2015). Childhood maltreatment and transition to psychotic disorder independently predict long-term functioning in young people at ultra-high risk for psychosis. *Psycholological Medicine, 45*(16), 3453–3465. https://doi.org/10.1017/S003329171500135X

5
TD-Achse IV: Weitere dissoziative Störungen

5.1
Einleitung

Die vierte Achse bei der Abklärung von Traumafolgestörungen beinhaltet verschiedene Störungsbilder aus der Gruppe der dissoziativen Störungen nach ICD-11.

Inhaltlich geht es um die folgenden Störungsbilder:
- dissoziativ-neurologische Symptomstörung (6B60) mit
  - 6B60.0: visuellen Beeinträchtigungen (Kap. 5.4.2, Seite 234)
  - 6B60.1: akustischen Beeinträchtigungen (Kap. 5.4.3, Seite 235)
  - 6B60.2: Schwindel oder Benommenheit (Kap. 5.4.4, Seite 238)
  - 6B60.3: anderen sensorischen Beeinträchtigungen (Kap. 5.4.5, Seite 239)
  - 6B60.4: nicht epileptischen Krampfanfällen (Kap. 5.4.6, Seite 245)
  - 6B60.5: Beeinträchtigungen des Sprechens (Kap. 5.4.7, Seite 254)
  - 6B60.6: Parese oder Schwäche (Kap. 5.4.8, Seite 256)
  - 6B60.7: Beeinträchtigungen des Gangs (Kap. 5.4.9, Seite 262)
  - 6B60.8: Beeinträchtigungen von Bewegungen (Kap. 5.4.10, Seite 264)
  - 6B60.9: kognitiven Symptomen (Kap. 5.4.11, Seite 265)
- dissoziative Amnesie (6B61) (Kap. 5.5, Seite 265)
- Depersonalisations-Derealisationsstörung (6B66) (Kap. 5.6, Seite 275)
- Trance-Störung (6B62) (Kap. 5.7.1, Seite 282)
- Trance-Besessenheitsstörung (6B63) (Kap. 5.7.2, Seite 284)

5.1.1
Primäre und sekundäre dissoziative Störungen

Diese Störungen sind im 5-Achsen-Modell in Achse IV zusammengefasst, weil alle diese Störungen sowohl primär (als eigene Störung) als auch sekundär (als Symptom bzw. als Folge einer anderen Erkrankung) auftreten können. Abklärungen in der Achse IV beinhalten das Erfragen der Symptome auf Ebene des Körpers (dissoziativ-neurologische Symptomstörungen), des Gedächtnisses (dissoziative Amnesie) sowie der Wahrnehmung (Depersonalisations-Derealisationsstörung).

Merke

Primäre und sekundäre dissoziative Störungen

Primäre Störung: Treten Störungen der Achse IV als eigenständige Erkrankungen auf und führen zu beträchtlichen Einschränkungen in Familie, Beruf, Ausbildung, Alltagsfunktionalität und anderen wichtigen Lebensbereichen, dann sind sie als eigenständige Störungen zu diagnostizieren.

Sekundäre Störungen:
- Sekundär im Rahmen einer psychischen Störung des Kapitels 6 der ICD-11: Treten dissoziative Symptome im Rahmen einer anderen psychischen Erkrankung auf und sind Teil der Gesamtsymptomatik dieser Störung, dann sind sie nicht gesondert zu diagnostizieren. Depersonalisation ist z. B. im Rahmen einer schweren depressiven Episode oder einer dissoziativen Identitätsstörung nicht gesondert aufzuführen.
- 6E65: Das sekundäre dissoziative Syndrom ist ein Zustand, der durch sichtbare dissoziative

Symptome wie Depersonalisation und Derealisation gekennzeichnet ist. Es wird durch einen körperlichen Gesundheitszustand verursacht, der nicht als psychische Störung oder Verhaltensstörung klassifiziert ist. Diese Erkenntnis basiert auf Beweisen aus der Krankengeschichte, der körperlichen Untersuchung oder Laborbefunden der betroffenen Person. Die Symptome können nicht durch ein Delirium oder eine andere psychische Störung oder Verhaltensstörung erklärt werden und sind keine psychologisch vermittelte Reaktion auf einen schweren medizinischen Zustand, wie z. B. eine Reaktion auf eine lebensbedrohliche Diagnose. Wenn die dissoziativen Symptome signifikant genug sind, um besondere klinische Aufmerksamkeit zu erfordern, sollte diese Diagnosekategorie zusätzlich zur Diagnose der zugrunde liegenden Störung oder Krankheit angewandt werden (WHO, 2023).

Keine Erinnerungen an Traumatisierungen notwendig: Zur Diagnose einer dissoziativen Störung nach ICD-11 sind keine traumatischen Erinnerungen notwendig.

Sowohl die kPTBS als auch die pDIS und die DIS gehen oft mit dissoziativen Störungen in dieser Achse einher. Bei Menschen mit DIS gehören dissoziative Amnesien beispielsweise zum Krankheitsbild, und Depersonalisation sowie dissoziativ-neurologische Symptome werden von fast allen DIS-Betroffenen geschildert.

5.1.2 Verwirrung der Begrifflichkeiten

Das Forschungsfeld der dissoziativen Störung hat eine lange Geschichte. Nach fast 100 Jahren mit relativ wenig Forschung zu den Auswirkungen von Traumatisierungen auf Körper und Geist haben sich die Bereiche der Psychotraumatologie und der dissoziativen Störungen in den vergangenen 20 Jahren markant entwickelt. Interessierte finden zur langen Geschichte der Diskussion um die Konzepte zu Trauma und Dissoziation wichtige Übersichtsarbeiten z. B. bei J. Herman (Herman, 1992), O. Van der Hart et al. (Van der Hart, Nijenhuis, & Steele, 2006; Van der Hart, Nijenhuis, & Steele, 2008) sowie E. Nijenhuis (Nijenhuis, 2016, 2017).

Zur Geschichte der dissoziativen Störungen gehört auch die Konfusion der Begriffe. In der Vergangenheit wie auch heute werden in der Literatur sehr unterschiedliche Begrifflichkeiten verwendet, oft mit einer stigmatisierenden Komponente. Typische Begriffe sind „psychogen", „konversiv", „dissoziativ", „hysterisch", „pseudo", „funktionell" oder einfach „unerklärt". Der Begriff der Konversion wurde in der ICD-11 nicht mehr übernommen und ganz gestrichen. Deshalb wird der Konversionsbegriff in diesem Buch nicht verwendet. In der heutigen Forschungsliteratur der somatischen Medizin werden jedoch noch häufig die Begriffe „funktionell" und „psychogen" benutzt, weshalb sie in diesem Kapitel ebenfalls vereinzelt Verwendung finden.

Die Verwirrung der Begriffe lässt sich anhand der dissoziativen nicht epileptischen Krampfanfälle aufzeigen (Tabelle 5-1).

Der Begriff **„funktionelle neurologische Störung" (FND)** wird heute in der Neurologie am häufigsten verwendet. Es gibt 2 wichtige Klassifikationssysteme, die FND unterschiedlich einordnen:

- Im DSM-5 wird sie unter dem Kapitel „Somatisches Symptom und verwandte Störungen" mit dem Code F44.X als „Konversionsstörung/funktionelle neurologische Symptomstörung" klassifiziert.
- In der ICD-11 hingegen wird FND im Kapitel „Psychische, Verhaltens- oder neurologische Entwicklungsstörungen" mit dem Code 6B60.X und auch im Kapitel „Erkrankungen des Nervensystems" z. B. mit dem Code 8A0X als „dissoziative neurologische Symptomstörung" klassifiziert. Dabei wird sie speziell als „Bewegungsstörung bei Parkinsonismus, Dystonie und Tremor" eingeordnet.

Diese unterschiedliche Klassifizierung stellt eine Herausforderung dar, da sie einen Dualismus zwischen psychischen und neurologischen Störungen aufrechterhält und zu Problemen bei der Codierung führt. Diese Probleme können sich auf die Erstattung klinischer Leistungen und die Beurteilung von Patienten in medizinisch-rechtlichen Gutachten auswirken (Aybek & Perez, 2022).

Zur Konfusion beitragen kann zudem, dass im klinischen Sprachgebrauch der Überbegriff **„Dissoziation"** manchmal für viele sehr unterschiedliche dissoziative Symptome eingesetzt wird, wie z. B. (die folgenden Begriffe werden alle später in diesem Kapitel erklärt) Depersonalisation, Derealisation, Detemporalisation, Deaffektualisation, Desomatisation, dissoziative Amnesie, dissoziativer Stupor, dissoziativer Krampfanfall, dissoziativer Identitätswechsel, dissoziative Paraplegie und viele weitere Untersymptome. In diesem Sinne können Äußerungen wie „die Patientin hat dissoziiert" ein großes Spektrum an möglichen Symptomen beinhalten. In Berichten und im klinischen Austausch kann es deshalb sinnvoll sein, die dissoziativen Untersymptome genau zu bezeichnen und unspezifische Überbegriffe wie „Dissoziation" („Patientin A. leidet an einer Dissoziation") und „dissoziiert" („Patient B. dissoziiert") zu verzichten.

Tabelle 5-1: Unterschiedliche Bezeichnungen für dissoziative Krampfanfälle.

deutsche Bezeichnung	englische Bezeichnung (Bodde, Brooks, Baker, Boon, Hendriksen, & Aldenkamp, 2009; Scull, 1997)
dissoziative Krampfanfälle (ICD-10)	Dissociative Seizures
psychogene nicht epileptische Krampfanfälle	Psychogenic Nonepileptic Seizures (PNES)
psychogene pseudoepileptische Krampfanfälle	Psychogenic Pseudoepileptic Seizures (PPES)
nicht epileptische Anfallsstörung	Non-epileptic Attack Disorder (NEAD)
nicht epileptische Krampfanfälle	Non-epileptic Seizures (NES)
pseudoepileptische Anfallsstörung	Pseudoepileptic Attack Disorder (PEAD)
funktionale Krampfanfälle	Functional seizures
psychogene Krampfanfälle	Psychogenic seizures
hysterische Krampfanfälle	Hysterical seizures
psychogene Anfälle	Psychogenic attacks
hysterische Anfälle	Hysterical attacks
Hysteroepilepsie	Hysteroepilepsy
hysterische Epilepsie	Hysterical epilepsy
Pseudoepilepsie	Pseudoepilepsy
Psychoanfälle	Psychoseizures

5.2 Dissoziative Symptome an der Grenze von Somatik und Psychiatrie

Viele posttraumatische und dissoziative Symptome zeigen sich neben der psychischen auch auf der körperlichen Ebene. Gerade bei den dissoziativen Störungen kann das Ausmaß der körperlichen Symptomatik manchmal so ausgeprägt sein, dass lange nicht klar ist, ob eine eigenständige körperliche Erkrankung besteht oder ob es sich um eine körperlich-dissoziative Störung handelt.

Zugleich können viele Menschen mit struktureller Dissoziation und komorbiden Achse-V-Störungen (z. B. Depression, Essstörung) aufgrund der Anosognosie, der Scham und der Angst vor Stigmatisierung zuerst wegen eines sekundären körperlichen Symptoms ärztliche Hilfe aufsuchen und den Zusammenhang zu einer Traumafolgestörung zu Beginn verneinen oder nicht realisieren.

Bei körperlichen dissoziativen Symptomen ist in der Regel vor allem die Neurologie betroffen. Bei etwa 20 % aller neurologischen Patienten, je nach Untersuchung sogar bei bis zu 50 %, ergeben die körperlichen, apparativen oder laborchemischen Untersuchungen keine Hinweise auf eine behandlungsbedürftige körperliche Erkrankung, bzw. bleiben die Befunde weit hinter dem Ausmaß der berichteten Beschwerden und Einschränkungen zurück (Hausteiner-Wiehle, 2019). Zu den nicht organischen Symptomen gehören Erblindung, Ertaubung, Sprachverlust, Schwindel, Nystagmus, Stürze, motorische Lähmungen bis hin zum Querschnittsyndrom, Sensibilitätsstörungen, Bewegungsstörungen, selten sogar Parkinson-Syndrom, Ataxien, Zuckungen oder Bewusstseinsstörungen.

Wie Mummenthaler schrieb: „Jedes, aber auch jedes Beschwerdebild, das üblicherweise Ausdruck einer organischen Krankheit ist, kann psychogen sein", um dann noch anzufügen: „Auch Störungen, die zu Unrecht psychogen wirken, können organisch sein" (Mumenthaler, 2008). Menschen mit dissoziativen Störungen können „Läuse und Flöhe zugleich" haben und neben einer Traumafolgestörung auch an einer körperlichen Erkrankung leiden (Hausteiner-Wiehle, 2019; Henningsen, Zipfel, Sattel, & Creed, 2018).

Beispiele

Eine 25-jährige Patientin mit einer komorbiden komplexen posttraumatischen Belastungsstörung, einer Persönlichkeitsstörung des Borderline-Musters und einer partiellen dissoziativen Identitätsstörung mit

langer psychiatrischer Anamnese berichtet von neu aufgetretenen Parästhesien (Kribbeln) an den Händen und leichten Paresen der Arme (unvollständige Lähmung). Dissoziative Symptome wie Depersonalisation, Derealisation und Desomatisation sind bei ihr bekannt. Die Patientin berichtet jedoch, dass die Art der Empfindungsveränderungen „irgendwie anders" sei als sonst. Auch gebe es keinen Zusammenhang zwischen diesen Kribbelempfindungen und ihren emotionalen Zuständen, wie sonst z.B. bei Depersonalisation.
Der Psychotherapeut bittet den Hausarzt um eine körperliche Untersuchung, der nach einer einfachen Laboruntersuchung mit kurzem Neurostatus eine psychische Ursache postuliert. Unzufrieden mit der Oberflächlichkeit der Abklärungen überweist der Psychotherapeut die Patientin an eine Hausärztin, die schließlich eine MRT-Untersuchung des Gehirns veranlasst. Dort werden entzündete und vernarbte Gewebebereiche festgestellt. Ein neurologisches Konsil bestätigt die Diagnose einer multiplen Sklerose.

Erschwerend kommt hinzu, dass mit Zunahme der Traumatisierungen in der Vorgeschichte und stärkerer Ausprägung der Traumafolgestörungen auch die Zahl der komorbiden Erkrankungen steigt. In der Regel werden bei Patienten mit einer dissoziativen Störung ungefähr 3–8 Vordiagnosen gestellt (Matthess, 2013). Bis zur endgültigen Diagnose dauert es – u.a. wegen den vielen komorbiden organischen und psychischen Störungen – mehreren Studien zufolge zwischen 6 und 20 Jahren (Boon & Draijer, 1991, 1993; Loewenstein, 1994; Putnam, Guroff, Silberman, Barban, & Post, 1986; Ross, Norton, & Wozney, 1989)

Typisch für dissoziativ-neurologische Symptomstörungen ist, dass sie fast alle einer oder mehreren organischen Erkrankungen ähneln und dass viele Betroffene deshalb zuerst auf die Behandlung somatischer Erkrankungen spezialisierte Ärzte aufsuchen (Tabelle 5-2).

5.3 Somatoforme und psychoforme Dissoziation

5.3.1 Trauma, Dissoziation und funktionelle Symptome

Ende des 19. Jahrhunderts war die Psychosomatik und mit ihr die Frage um die psychischen Ursachen für körperliche Erkrankungen ein Bereich der Medizin, der viel Aufmerksamkeit erhielt. Danach folgten fast 100 Jahre, in denen kaum zu körperlichen Symptomen mit psychischen Ursachen geforscht wurde. In den vergangenen 20 Jahren hat sich dies nun markant verändert (Reuber, 2018), z.B. mit dem „Wiederentdecken" der Schriften von Pierre Janet (Van der Hart & Friedman, 1989), der Entwicklung neuer Konzepte und wesentlichen Entwicklungen in der Psychotraumatologie.

Die dissoziative neurologische Symptomstörung (DNSS), in der Neurologie meist „funktionelle neurologische Störung" (FNS) genannt, hat in den letzten Jahrzehnten in der medizinischen Gemeinschaft großes Interesse geweckt. Sie wird als „stille Epidemie" in der Medizin, „Krise" in der Neurologie und „blinder Fleck" in der Psychiatrie bezeichnet (Trimble & Reynolds, 2016; Keynejad et al., 2017). Neue diagnostische und therapeutische Ansätze sowie Fortschritte in der Pathophysiologie haben zu einem besseren Verständnis dieser Störung geführt. Es wurde festgestellt, dass sie durch Dysfunktionen in verschiedenen Gehirnnetzwerken gekennzeichnet ist und sich an der Schnittstelle zwischen Neurologie (FNS) und Psychiatrie (DNSS) befindet (Aybek & Perez, 2022).

Die Korrelation zwischen sog. „funktionellen" Störungen – in der ICD-11 dissoziativ-neurologische Symptomstörungen genannt – und Trauma muss heute als wissenschaftlich gesichert betrachtet werden. Gemäß der systematischen Übersichtsstudie von Ludwig et al. berichten Menschen mit dissoziativ-neurologischen Symptomen achtmal mehr von Traumatisierungen in der Biografie als gesunde Kontrollgruppen (Odds Ratio 8,6, 95%-CI 4,9–15,0) (Ludwig et al., 2018) – und dies, obwohl in keiner dieser Studien konsequent auf strukturelle Dissoziation untersucht wurde und es deshalb möglich ist, dass ein Teil der Studienteilnehmenden aufgrund von dissoziativer Amnesie über Gewalt in der Biografie kaum Auskunft geben konnte.

Im Umkehrschluss bedeutet dies aber nicht, dass jeder einzelne Mensch mit DNSS Traumatisierungen in der Vorgeschichte erlebt haben muss. Nach Belastungen in der Vergangenheit oder der Gegenwart sollte gefragt werden, ohne dabei suggestiv nach Traumatisierungen zu explorieren.

Die ICD-11 verlangt keine Erinnerungen an Traumatisierungen in der Vorgeschichte. Dies ist eine Entlastung, weil es den Fokus auf die Gesamtsymptomatik in der Gegenwart legen lässt und akzeptiert, dass ein Teil der Betroffenen gar nicht in der Lage ist, sich mit den eigenen Belastungen in der Vorgeschichte auseinanderzusetzen, sei es auch nur durch das Anerkennen, Opfer von emotionaler, körperlicher und/oder sexualisierter Gewalt geworden zu sein. Hinzu kommt, dass

Tabelle 5-2: Beispiele für Differenzialdiagnosen von dissoziativ-neurologischen Symptomstörungen an der Grenze von Psychiatrie und Somatik.

Beispiele von dissoziativen Symptomen	wichtigste Differenzialdiagnosen:	häufig involvierte Fachärzte
dissoziative Sehstörungen	Infektionen, Medikamentenneben- wirkungen, viele andere	Ophthalmologie
dissoziativer Hörverlust, Tinnitus u.a.	organischer Hörsturz, organischer Tinnitus	Hals-, Nasen- und Ohrenkrankheiten (HNO)
dissoziative Krampfanfälle	Epilepsie	Neurologie, speziell Epileptologie
dissoziative Kopfschmerzen	Migräne, Spannungskopfschmerzen, Medikamentenübergebrauchskopfschmerzen u.v.m.	Hausarztmedizin, Neurologie
dissoziative Synkopen/Stürze	Herz-Kreilauf-Erkrankungen, Stoffwechselstörungen, neurologische Störungen u.v.m.	Kardiologie, Neurologie, Endokrinologie u.v.m.
Globusgefühl	Sodbrennen, Infektionen, Tumore	Hals-, Nasen- und Ohrenkrankheiten (HNO)
dissoziative Bewegungsstörungen, Gangstörungen, Paresen u.v.m.	neurologische Erkrankungen	Neurologie
dissoziative Schmerzen	unzählige Gründe für Schmerzen	je nach Lokalisation: Rheumatologie, Gynäkologie, Gastroenterologie, Neurologie, Kardiologie u.v.m.

einige Menschen mit teilweise schweren dissoziativen Störungen (z.B. nicht epileptische dissoziative Krampfanfälle) aufgrund einer dissoziativen Amnesie keinen Zugang zu den traumatischen Erinnerungen mehr haben.

Eine umfassende und detaillierte körperliche und psychiatrische Untersuchung hat deshalb das Ziel, die dissoziativ-körperliche Gesamtsymptomatik präzise zu erfassen. Das Modell mit den 4 Quadranten der somatoformen und der psychoformen Dissoziation kann dabei wesentlich helfen, indem es ein strukturiertes Vorgehen ermöglicht.

Das 4-Quadranten-Modell zum Erfassen dissoziativer Symptome

Dissoziative Symptomatik zeigt sich typischerweise sowohl auf körperlicher (somatoformer) als auch auf psychischer (psychoformer) Ebene (Nijenhuis, Van der Hart, Kruger, & Steele, 2004; Nijenhuis, 2004; Van der Hart & Nijenhuis, 2009; Van der Hart et al., 2006):

- **somatoforme Dissoziation:** dissoziative Symptomatik, die sich über den Körper (somatoform) manifestiert
- **psychoforme Dissoziation:** sich über psychische (psychoforme) Symptome äußernde dissoziative Störung

Zusätzlich kann unterschieden werden:

- **Plussymptome:** Wenn Symptome subjektiv als sich aufdrängend, belastend und unerwünscht erlebt werden, können sie als „Plussymptomatik" verstanden werden.
- **Minussymptome:** Bei einem Ausfall von psychischen oder körperlichen Funktionen kann von „Minussymptomatik" gesprochen werden.

Daraus abgeleitet lassen sich die verschiedenen dissoziativen und posttraumatischen Symptome in 4 Quadranten aufteilen (Abbildung 5-1).

In der Literatur wird manchmal alternativ in „Positivsymptomatik" und „Negativsymptomatik" unterschieden (Spiegel et al., 2011), analog zur Unterteilung bei Schizophrenien. Da Betroffene unter sich aufdrängenden dissoziativen Symptomen in der Regel jedoch

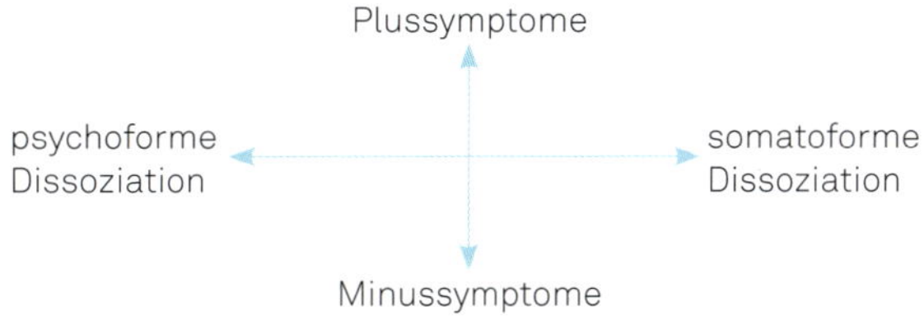

Abbildung 5-1: Das 4-Quadranten-Modell zum Erfassen dissoziativer Symptome; s.a. Übersicht Seite 232.

sehr leiden, erscheint der Begriff „positiv" unpassend, weshalb aus Respekt vor den Betroffenen darauf verzichtet werden sollte. Die Begriffe „Plus" und „Minus" sind in der Regel emotional weniger stark besetzt und erscheinen in diesem Kontext deshalb passender.

Weiter lassen sich die verschiedenen Bereiche noch differenzieren, indem zwischen den von der Dissoziation betroffenen Funktionen unterschieden wird (Nijenhuis & Van der Hart, 2011; Spiegel et al., 2011; Van der Hart & Nijenhuis, 2009):

- Wahrnehmung
- Erinnerung
- Bewusstsein
- Identität
- Motorik

Daraus ergibt sich die Möglichkeit, dissoziative Symptome detailliert einzuordnen und zu erfassen.

Psychoforme Plussymptome

Zu den posttraumatischen und dissoziativen Symptomen, die sich auf psychischer Ebene zeigen können (psychoforme Plussymptome), gehören:

- Symptome auf Ebene der Erinnerungen:
  - sich aufdrängende schmerzhafte Erinnerungen, die sich durch den Willen nicht oder nur sehr schwierig reduzieren oder unterbinden lassen („Intrusionen" und „Flashbacks") (Seite 76):
    - von Geräuschen („akustische Intrusionen")
    - von Gerüchen („olfaktorische Intrusionen")
    - von Bildern („visuelle Intrusionen")
    - von Geschmack („gustatorische Intrusionen")
    - vom Gleichgewichtssinn („vestibuläre Intrusionen")
    - von Emotionen, Kognitionen und Impulsen
  - durch eine verstärkte Erinnerung an bestimmte Ereignisse in der Vergangenheit („Hypermnesie")
  - durch posttraumatische Albträume (Seite 77)
- Symptome auf Ebene der Identität (Seite 128):
  - durch eine belastende Ambivalenz im Rahmen einer strukturellen Dissoziation mit unterschiedlichen Persönlichkeitszuständen
  - durch eine schwere Identitätsunsicherheit im Rahmen einer strukturellen Dissoziation mit unterschiedlichen Persönlichkeitszuständen
  - durch eine tief greifende Störung der Identität im Rahmen einer strukturellen Dissoziation mit unterschiedlichen Persönlichkeitszuständen
- Symptome auf Ebene der Wahrnehmung und des Bewusstseins z. B.:
  - dissoziatives Stimmenhören (Seite 149)
  - Depersonalisation (Seite 276)
  - Derealisation (Seite 276)
  - Detemporalisation (Seite 277)
- Symptome auf Ebene der Motorik:
  - teildissoziiertes Handeln bei struktureller Dissoziation (DIS und pDIS)
  - volldissoziiertes Handeln bei dissoziativer Identitätsstörung

Psychoforme Minussymptome

Zu den posttraumatischen und dissoziativen Symptomen, die sich durch den Verlust von Funktionen auf psychischer Ebene zeigen, gehören (psychoforme Minussymptome):

- Verluste auf Ebene der Erinnerungen:
  - dissoziative Amnesie (Seite 265):
    - dissoziative Amnesien in der Gegenwart (Seite 268)
    - dissoziative Amnesien für die Vergangenheit (Seite 272)
    - plötzliche retrograde dissoziative Amnesie (Seite 273)
    - anterograde dissoziative Amnesie (Seite 274)
- Verluste auf Ebene der Identität:
  - Gefühl des Verlusts der Identität und des Selbstbezugs: Depersonalisation (Seite 276)
  - Gefühl des Verlusts des Bezugs zu Menschen und zur Umwelt: Derealisation (Seite 276)
- Verluste auf Ebene der Wahrnehmung:
  - Verlust des Gefühls eines Körpers: Desomatisation (Seite 277)
  - Verlust der Gefühle: Deaffektualisation (Seite 277)
- Verlust des Bewusstseins: im Rahmen von dissoziativen Synkopen (Seite 258) oder dissoziativen nicht epileptischen Krampfanfällen (Seite 245)

Merke

Depersonalisation und Derealisation haben sowohl psychoforme Plus- als auch Minussymptome.

Somatoforme Plussymptome

Dissoziative Symptome können sich auf körperlicher Ebene zeigen (somatoforme Plussymptome). Die hier genannten Symptome können alle ein dissoziatives Symptom sein, können aber auch im Rahmen organischer Erkrankungen (inkl. Einfluss von Medikamenten, Suchtmitteln u. a.) auftreten und sind dann nicht als dissoziative Symptome einzuordnen. Wie in den nachfolgenden Kapiteln dargestellt kann die Diagnostik oft eine große Herausforderung sein.

- Symptome auf Ebene der Wahrnehmung:
  - visuelle Wahrnehmungsveränderungen: visuelle Verzerrungen, Tunnelblick, Veränderung der Sehschärfe und des Gesichtsfelds (Seite 234)
  - akustische Wahrnehmungsveränderungen: dissoziativer Tinnitus, dissoziative Hyperakusis (Seite 235)
  - vestibuläre Wahrnehmungsveränderungen (Gleichgewichtsorgan): phobischer Schwankschwindel, funktionelles Schwindelsyndrom (Seite 238)
  - sensorische Wahrnehmungsveränderungen: dissoziative Schmerzen, Allodynie, Hyperalgesie, Parästhesien (Seite 242)
  - Wahrnehmungsveränderungen der Muskulatur, der Faszien und der inneren Organe: dissoziative Schmerzen (Seite 239), Fremdkörpergefühl im Rachen (Globusgefühl) (Seite 241)
- Symptome auf Ebene der Motorik:
  - Motorik der Augen: Augenmuskulatur mit Problemen der Beweglichkeit der Augen und ggf. Nystagmus (Seite 234)
  - Motorik der Skelettmuskulatur, der Extremitäten und des Rumpfs: dissoziative Krampfanfälle (Seite 245), Chorea, Myoklonus, Tremor, Dystonie, Gesichtsspasmen, Parkinsonismus, Dyskinesien (Seite 264), hypertoner dissoziativer Stupor (Seite 256)
  - Motorik des Kehlkopfs und des Sprechens: Dysphonie, Aphonie, Dysarthrie, Dysphagie (Seite 254)
- Symptome auf Ebene der körperlichen Erinnerungen:
  - Erinnerungen auf Ebene des Körpers: somatoforme Intrusionen (Seite 76)
  - Empfinden von Berührungen, die mit der Vergangenheit zu tun haben („taktile Intrusionen") (Seite 76)

Somatoforme Minussymptome

Zu den dissoziativen Symptomen, die sich durch den Verlust von Funktionen auf körperlicher Ebene zeigen, gehören (somatoforme Minussymptome, auch hier ist der Hinweis gültig, dass diese Symptome auch körperliche Ursachen haben können und dann nicht als dissoziativ einzustufen sind):

- Verluste auf Ebene der Wahrnehmung:
  - Verminderung der Berührungs- und Drucksensibilität der Haut: dissoziative Hypästhesie, dissoziative Anästhesie (Seite 242)
  - Verminderung oder Verlust der Schmerzempfindlichkeit: dissoziative Hypalgesie und dissoziative Analgesie (Seite 242)
  - Verminderung oder Ausfall der Sehfähigkeit mit Visusveränderungen bis zu Blindheit (dissoziative Blindheit) (Seite 234)
  - Verminderung oder Ausfall der Hörfähigkeit: dissoziative Hypakusis, dissoziativer Hörverlust (Seite 235)
- Verluste auf Ebene der Motorik:
  - Ausfall der Motorik und der Muskelspannung im gesamten Körper: dissoziative Synkopen (verbunden mit Bewusstseinsverlust) (Seite 258)
  - Ausfall der Motorik und der Muskelspannung: hypotoner dissoziativer Stupor (Seite 256), Paraplegie, Hemiplegie, Paresen (Seite 264)
  - Reduktion oder Ausfall durch eine Beeinträchtigung der Stimme: dissoziative Dysphonie und Aphonie (Seite 254)

Übersicht über somatoforme und psychoforme Symptome

Grafisch lassen sich diese 4 Bereiche in Anlehnung an Van der Hart und Nijenhuis (Van der Hart & Nijenhuis, 2009) wie in Tabelle 5-3 dargestellt veranschaulichen.

5.3.2 Bedeutung für die Diagnostik

Die Diagnostik körperlicher wie auch psychischer posttraumatischer und dissoziativer Symptome kann, wie bereits im Kapitel zu struktureller Dissoziation beschrieben (Kap. 4, Seite 123), manchmal anspruchsvoll sein.

- Anosognosie (Seite 132), posttraumatische Vermeidung (Seite 79) und Scham (Seite 134) können das Erkennen psychoformer Symptome erschweren. Dadurch können Betroffene sich primär auf die für sie leichter erkennbaren somatoformen Symptome fokussieren. Manchmal beharren sie sogar darauf, dass es eine körperliche Ursache für ihre Symptome geben müsse.
- Dissoziative Symptome treten fast immer in allen 4 Quadranten auf. Das heißt: Wer ein somatoformes Plussymptom hat, wird mit großer Wahrscheinlichkeit auch negativ somatoforme sowie psychoforme Symptome haben (z.B. berichten Betroffene bei nicht epileptischen dissoziativen Krampfanfällen in der Regel auch von intermittierendem Depersonalisations- und Derealisationserleben).
- Das heißt: Die Diagnose einer somatoformen Dissoziation sollte immer auch die Abklärung von psychoformen dissoziativen Symptomen beinhalten (Depersonalisation und Derealisation, aber auch Folgen von struktureller Dissoziation und andere

Tabelle 5-3: Übersicht über die dissoziativen und posttraumatischen, psychischen und körperlichen Symptome.

	psychoforme Dissoziation	somatoforme Dissoziation
Plussymptom	• Intrusionen • Hypermnesie • Ambivalenz, Identitätsunsicherheit und Identitätsstörung bei struktureller Dissoziation • dissoziatives Stimmenhören • Depersonalisation • Derealisation • Detemporalisation • teildissoziiertes Handeln • volldissoziiertes Handeln	• Augen: visuelle Verzerrungen, Tunnelblick, Veränderung der Sehschärfe und des Gesichtsfelds, Augenmuskulatur mit Problemen der Beweglichkeit der Augen und ggf. Nystagmus • akustisch: Tinnitus, Hyperakusis • vestibulär: phobischer Schwankschwindel, funktionelles Schwindelsyndrom • sensorisch: dissoziative Schmerzen, Allodynie, Hyperalgesie, Parästhesien • neurologisch: dissoziative Krampfanfälle, Chorea, Myoklonus, Tremor, Dystonie, Gesichtsspasmen, Parkinsonismus, Dyskinesien • Körper: Schmerzen, Globusgefühl, hypertoner Stupor • somatoforme Intrusionen, taktile Intrusionen
Minussymptom	• dissoziative Amnesie: in der Gegenwart, in der Vergangenheit, retrograd, anterograd • Depersonalisation • Derealisation • Desomatisation • Deaffektualisation • Bewusstlosigkeit bei dissoziativen Synkopen und dissoziativen Krampfanfällen	• Haut: Hypästhesie, Anästhesie • Schmerzempfindung: Hypalgesie, Analgesie • Sehen: Visusveränderungen, Blindheit • Hören: Hypakusis, Hörverlust • neurologisch: Synkopen, Paraplegie, Hemiplegie, Paresen

Symptome). Das Abklären der 4 Quadranten kann beispielsweise helfen, die Diagnose einer dissoziativen somatoformen körperlichen Störung zu verifizieren.

- Dies wiederum bedeutet: Die Diagnose einer dissoziativ-neurologischen Symptomstörung sollte niemals nur gestellt werden, indem der nicht organische Ursprung nachgewiesen wird, sondern dadurch bestätigt werden, dass psychoforme dissoziative Symptome bestimmt werden. Somatoforme Dissoziation (z.B. dissoziative Krampfanfälle oder Bewegungsstörungen) ist keine reine Ausschlussdiagnose, sondern sollte durch psychoforme dissoziative Symptome (Depersonalisation, Derealisation oder Hinweise auf strukturelle Dissoziation) bestätigt werden. Im Kapitel zum Depersonalisations-Derealisationssyndrom (Kap. 5.6) wird gezeigt, welche Fragen z.B. auch Fachleute aus der Neurologie zum Screening stellen können (Seite 275).

Merke

Beeinflussbarkeit von dissoziativen Symptomen

Die Literatur zu dissoziativen Symptomen beinhaltet eine jahrzehntelange Kontroverse zur Frage, ob Betroffene ihre dissoziativen Symptome bewusst „produzieren" und „gezielt einsetzen" (Van der Hart et al., 2006).

Dissoziative Symptome bei Traumafolgestörungen haben innerlich vor allem 2 Funktionen:

- (Unbewusste) Regulation von posttraumatischen Symptomen (Traumatrias und Störung der Selbstorganisation). Solange keine alternativen Regulationsstrategien entwickelt werden, ist es für Betroffene deshalb oft schwierig, dissoziative Symptome therapeutisch anzugehen.
- (Unbewusstes) Hinweisen auf aktuelle oder vergangene Gewalt, wenn Worte noch nicht möglich sind und Betroffene selbst teilweise noch Amnesien für die Traumatisierungen haben (speziell bei Belastungsstörungen bei anhaltender Traumatisierung, Seite 110). Deshalb treten verschiedene dissoziative Symptome oft in Situationen und an Orten auf, wo es Menschen gibt, um durch die Symptome auf Gewalt hinzuweisen (z.B. dissoziative nicht epileptische Krampfanfälle, dissoziative Synkopen, s.a. Fallbeispiel Seite 245).

Vereinfacht gilt: Betroffene können dissoziative Symptome mehr beeinflussen als sie denken, aber deutlich weniger, als ein uninformiertes Umfeld von ihnen erwartet (z.B. können Betroffene einen dissoziativen Krampfanfall aufschieben, aber oft nicht ganz verhindern).

5.4 Dissoziativ-neurologische Symptomstörungen

5.4.1 Übersicht und Grundlagen der Diagnostik

Dieses Kapitel stellt die dissoziativ-neurologischen Symptomstörungen in der ICD-11 vor. Auf die körperlichen Abklärungen zum Ausschluss der somatischen Ursachen wird dabei nur oberflächlich eingegangen, hierfür sei auf die entsprechenden Lehrbücher der somatischen Medizin verwiesen (Battegay, 2017; Loscalzo, Fauci, Kasper, Hauser, Longo & Jameson, 2022).

Eine dissoziative neurologische Symptomstörung äußert sich durch motorische, sensorische oder kognitive Symptome, die auf eine Störung der normalen Koordination dieser Funktionen hinweisen. Diese Symptome stehen nicht im Zusammenhang mit anerkannten Erkrankungen des Nervensystems, anderen psychischen oder Verhaltensstörungen oder medizinischen Erkrankungen. Sie sind auch nicht ausschließlich auf andere dissoziative Störungen, den Einfluss von Substanzen oder Medikamenten auf das zentrale Nervensystem, einschließlich Entzugserscheinungen, oder Schlaf-wach-Störungen zurückzuführen (WHO, 2023).

Gemäß der Weltgesundheitsorganisation (WHO, 2023) weist die Störung folgende wesentliche Merkmale auf:

- Es handelt sich um eine unwillkürliche Störung oder Unterbrechung der normalen Integration von motorischen, sensorischen oder kognitiven Funktionen, die mindestens einige Stunden andauert.
- Die klinischen Befunde entsprechen keiner anerkannten Erkrankung des Nervensystems (wie einem Schlaganfall) oder anderen medizinischen Zuständen (wie einer Kopfverletzung).
- Die Symptome treten nicht ausschließlich während Episoden von Trance-Störung, Besessenheits-Trance-Störung, dissoziativer Identitätsstörung oder partieller dissoziativer Identitätsstörung auf.
- Sie werden nicht durch Wirkungen von Substanzen oder Medikamenten auf das zentrale Nervensystem, einschließlich Entzugserscheinungen, verursacht, treten nicht ausschließlich während hypnagogischer oder hypnopompischer Zustände auf und stehen nicht im Zusammenhang mit einer Schlaf-wach-Störung (z. B. schlafbezogene rhythmische Bewegungsstörungen oder rezidivierende isolierte Schlaflähmung).
- Die Symptome lassen sich nicht besser durch eine andere psychische Störung erklären (z. B. Schizophrenie oder andere primäre psychotische Störung, posttraumatische Belastungsstörung).
- Darüber hinaus beeinträchtigen die Symptome das Funktionieren in persönlichen, familiären, sozialen, schulischen, beruflichen oder anderen wichtigen Bereichen erheblich.

In diesem Kapitel werden folgende Störungen vorgestellt:

- dissoziativ-neurologische Symptomstörung (6B60) mit:
  - 6B60.0: visuellen Beeinträchtigungen (Kap. 5.4.2, Seite 234)
  - 6B60.1: akustischen Beeinträchtigungen (Kap. 5.4.3, Seite 235)
  - 6B60.2: Schwindel oder Benommenheit (Kap. 5.4.4, Seite 238)
  - 6B60.3: anderen sensorischen Beeinträchtigungen (Kap. 5.4.5, Seite 239)
  - 6B60.4: nicht epileptischen Krampfanfällen (Kap. 5.4.6, Seite 245)
  - 6B60.5: Beeinträchtigungen des Sprechens (Kap. 5.4.7, Seite 254)
  - 6B60.6: Parese oder Schwäche (Kap. 5.4.8, Seite 256)
  - 6B60.7: Beeinträchtigungen des Gangs (Kap. 5.4.9, Seite 262)
  - 6B60.8: mit Beeinträchtigungen von Bewegungen (Kap. 5.4.10, Seite 264)
  - 6B60.9: mit kognitiven Symptomen (Kap. 5.4.11, Seite 265)

Fragebögen für das Screening von somatoformer Dissoziation sind in Tabelle 5-4 aufgelistet. Daneben gibt es eine Vielzahl von Fragebögen zu speziellen Symptomen, z. B. Kopfschmerzen, Schmerzen allgemein, Schwindel u. v. m.

Neurologische Untersuchungen zeigen, dass Betroffene mit DNSS häufig ähnliche Symptome aufweisen. Während der Anamneseerhebung und der Untersuchung können Ärzte beispielsweise eine Variabilität der Symptome feststellen. Zudem zeigen die Betroffenen oft einen angespannten oder grimassierenden Gesichtsausdruck, während sie den Anweisungen des Untersuchers folgen (Aybek & Perez, 2022). Weitere Informationen zur Diagnose und Behandlung von DNSS enthält die Studie von Aybek & Perez (2022).

Diagnostische Fragen

Abklärung somatoformer Dissoziation – allgemeine Screening-Fragen

- Hatten Sie jemals körperliche Symptome oder Krankheiten, für die keine körperliche Ursache gefunden werden konnte?

Tabelle 5-4: Fragebögen zum Screening von somatoformer Dissoziation.

Fragebogen	Erläuterung
Somatoform Dissociation Questionnaire (Nijenhuis, Spinhoven, Van Dyck, Van der Hart, & Vanderlinden, 1996; Nijenhuis, Spinhoven, van Dyck, Van der Hart, & Vanderlinden, 1997)	• Fragebogen mit spezifischem Fokus auf somatoform dissoziative Aspekte: ausführliche Version mit 20 Fragen und Kurzversion mit 5 Fragen • ist im Internet auf der Webseite von E. Nijenhuis frei in vielen Sprachen erhältlich • erfragt werden somatoforme Symptome im letzten Jahr
Fragebogen zu dissoziativen Symptomen (FDS) (Freyberger et al., 1998)	enthält zusätzlich zu den Fragen zu psychoformer Dissoziation im DES noch Fragen zu Konversion (Seite 143).
Trauma- und Dissoziative Symptome Interview (TADS-I) (Boon, 2024)	• enthält spezifische Fragen zu somatoformer Dissoziation • erfragt werden Symptome, die jemals aufgetreten sind (Seite 144)
Dissociative Disorders Interview Schedule (DDIS) (Ross, 2019)	• enthält Screening-Fragen zu somatoformer Dissoziation • erfragt werden Symptome, die jemals aufgetreten sind (Seite 144)

- Falls ja: Welche Beschwerden? Welche Abklärungen wurden getroffen? Welche Therapien wurden versucht?

5.4.2

Dissoziativ-neurologische Symptomstörung mit visuellen Beeinträchtigungen (6B60.0)

Definition

Die WHO definiert DNSS als „gekennzeichnet durch visuelle Symptome wie Blindheit, Tunnelblick, Diplopie, visuelle Verzerrungen oder Halluzinationen, die nicht mit einer anerkannten Erkrankung des Nervensystems, einer anderen psychischen Störung oder einem anderen medizinischen Zustand vereinbar sind und nicht ausschließlich während einer anderen dissoziativen Störung auftreten.“ (WHO, 2023)

Symptome

Bei bis zu 5 % von Patienten mit Augenproblemen haben diese Probleme psychische (dissoziative) Ursachen (Kaski, Pradhan, & Bronstein, 2016). Verschiedene Bereiche des Auges können bei dissoziativen Störungen mit visuellen Beeinträchtigungen betroffen sein (Miller, 2011), wobei bei 25–50 % der Betroffenen zusätzlich Augenkrankheiten vorliegen können, welche die Symptomatik zumindest teilweise erklären (Scott & Egan, 2003).

Sehen: Sehschärfe und Gesichtsfeld
Verminderte Sehschärfe gehört zu den häufigsten psychisch bedingten Augenstörungen (Scott & Egan, 2003). Kinder sind häufiger betroffen als Erwachsene, Mädchen öfter als Jungen (Toldo et al., 2010). Dabei tritt eine variable Sehstörung ein, in einem oder in beiden Augen, manchmal verbunden mit verändertem Farbsehen und eingeschränktem Gesichtsfeld (Miller, 2011).

Besonders bei Menschen mit dissoziativer Identitätsstörung kann manchmal beobachtet werden, dass die Sehschärfe zwischen verschiedenen Persönlichkeitszuständen unterschiedlich sein kann. Während in einem Zustand eine Brille notwendig ist zum Scharfsehen, ist dies in einem anderen Zustand hinderlich. Dieses Symptom muss jedoch noch wissenschaftlich untersucht werden.

In schweren Depersonalisationszuständen erleben viele Betroffene eine verringerte Sehschärfe, indem sie das Gegenüber nur noch unscharf erkennen können, oft in Zusammenhang mit einem Tunnelblick.

Augenmuskulatur: Beweglichkeit des Auges und Zentrierung
Einzelne Fälle von Störungen der Augenmuskulatur aufgrund psychischer Ursachen werden in der Literatur beschrieben, sind insgesamt aber recht selten (Miller, 2011).

Pupillen: Größe und Reaktivität
Die Pupillen können speziell bei starker Angstsymptomatik deutlich vergrößert sein, besonders bei Panikattacken im Rahmen von posttraumatischen Intrusionen, in der Regel gemeinsam mit anderen Stresssymptomen wie Schwitzen, schnellem Puls (Tachykardie) und schneller Atmung (Tachypnoe). Zwischen den Attacken sind die Pupillen bei diesen Menschen normal groß (Miller, 2011). Beim „Thousand Yard Stare“ können die

Augen weit geöffnet sein mit fehlenden Bewegungen der Pupillen (Seite 76).

Augenlid: Position und Funktion
Störungen des Augenlids sind sehr selten. In der Literatur werden Einzelfälle mit Lidkrampf beschrieben (Miller, 2011).

Empfindungen im Auge und um das Auge
Traumatisierte Menschen berichten manchmal von einer Hypersensibilität im Bereich der Augen.

Dissoziative Blindheit
In der Literatur wird dissoziative Blindheit auch „Hysterische Blindheit" oder „psychogene Blindheit" bezeichnet. Einzelfälle mit dissoziativer Blindheit wurden bereits von Charcot (Charcot, 1888), Janet (Janet, 1893) und Freud (Freud, 1925) berichtet. Strasburger und Waldvogel beschriebenen einen Fall mit DIS, wo einige Persönlichkeitszustände blind und andere sehend waren (Strasburger & Waldvogel, 2015). In einem Fall mit durch Therapie aufgelöster dissoziativer Blindheit konnten neurophysiologische Veränderungen nachgewiesen werden (Schoenfeld, Hassa, Hopf, Eulitz, & Schmidt, 2011).

Nystagmus
Unwillkürliche Augenbewegungen im Sinne horizontaler sakkadischer Oszillationen können manchmal im Rahmen von Intrusionen gesehen werden.

In der ICD-11 werden zusätzlich visuelle Verzerrungen und optische Halluzinationen beschrieben. Sehr selten berichten Betroffene von Pseudohalluzinationen mit Geistern und Fratzen.

Im Rahmen von Depersonalisationserleben können Betroffene manchmal beschreiben, dass sie unscharf, „wie durch Watte" oder „wie durch Nebel" sehen würden, oder sie beschreiben manchmal Doppelbilder. Diese Symptome sind aber depersonalisationsgebunden und gehen mit Rückgang der Depersonalisation wieder zurück.

Für eine Übersicht über psychogene Augenerkrankungen s. Miller (Miller, 2006, 2011).

Diagnostische Fragen

Abklärung somatoformer Dissoziation – Screening-Fragen zu dissoziativen Störungen der Augen

- Hatten Sie schon Schwierigkeiten mit den Augen (z.B. vorübergehende Blindheit, veränderte Sehschärfe, eingeschränktes Gesichtsfeld), ohne dass eine körperliche Ursache gefunden werden konnte?
- Kommt es manchmal vor, dass Sie eine Weile nichts sehen (als ob Sie blind wären)? (SDQ)

5.4.3 Dissoziativ-neurologische Symptomstörung mit akustischen Beeinträchtigungen (6B60.1)

Laut ICD-11 ist DNSS mit akustischen Beeinträchtigungen „durch akustische Symptome wie Hörverlust oder akustische Halluzinationen gekennzeichnet, die nicht mit einer anerkannten Erkrankung des Nervensystems, einer anderen psychischen Störung oder einem anderen medizinischen Zustand vereinbar sind und nicht ausschließlich während einer anderen dissoziativen Störung auftreten." (WHO, 2023)

Dissoziative Taubheit, Hypakusis

Definition
Der Begriff der dissoziativen Hörstörung wird in der Literatur nur wenig verwendet. Meist wird von „nicht organischen Hörstörungen" (NOH) oder „Pseudohypakusis" gesprochen (Schmidt, Am Zehnhoff-Dinnesen, & Deuster, 2013).

Eine Hypakusis ist eine Minderung des Hörvermögens. Bei einer Taubheit geht die Hörfähigkeit vollständig verloren. Hypakusis und Taubheit können sowohl einseitig als auch beidseitig auftreten.

Als nicht organische Hörstörung (NOH) gelten Hörauffälligkeiten ohne erkennbare körperliche Erkrankung des Hörsystems (Schmidt et al., 2013). Es besteht dabei ein Hörverlust, der sich in Hörtests zeigt, für den sich aber keine oder keine ausreichenden organischen Ursachen nachweisen lassen.

Prävalenz
Verlässliche Zahlen zur Häufigkeit von dissoziativem Hörverlust gibt es wenig. Dissoziative Hörstörungen sind bei Kindern möglicherweise etwas häufiger als bei Erwachsenen, auch wenn der Unterschied nicht ausreichend untersucht worden ist. Bei Kindern liegt die Prävalenz im Durchschnitt vermutlich bei etwa 2 % (Ban & Jin, 2006; Saravanappa, Mepham, & Bowdler, 2005), wobei auch hier größere Untersuchungen fehlen. Mädchen scheinen etwa doppelt so oft betroffen zu sein wie Jungen (Schmidt et al., 2013).

Symptome
NOH können einmalig oder wiederholt und einseitig oder beidseitig auftreten und werden als teilweiser (partieller) oder vollständiger Hörverlust unterschieden. Typisch sind inkonsistente audiometrische Untersuchungen. Die Untersuchungsresultate können sich manchmal rasch ändern und sich widersprechen.

Abklärung
Zur Diagnose sind spezielle Untersuchungen des Ohres notwendig, um körperliche Ursachen auszuschließen. Differenzialdiagnostisch sollten vor allem Infektionen, Verletzungen, Tumore sowie Hirn-, Nerven- und Stoffwechselkrankheiten ausgeschlossen werden. Zudem müssen simulierte Hörverluste (zum Erreichen bestimmter Ziele wie einer Rente oder von Schadenersatzzahlungen) unterschieden werden (Lin & Staecker, 2006).

Posttraumatischer (dissoziativer) Tinnitus

Posttraumatische Störungen können mit Tinnitus assoziiert sein (De Ridder & Langguth, 2011), und emotionale Traumatisierungen können Tinnitus auslösen (Kreuzer et al., 2014). Trauma ist ein größerer Risikofaktor für Tinnitus als ein lärmbelasteter Arbeitsplatz (Phoon, Lee, & Chia, 1993). So berichtet die Hälfte aller Geflüchteten aus Kambodscha von Tinnitus, wobei vor allem Geflüchtete mit PTBS von Tinnitus betroffen sind (Hinton, Chhean, Pich, Hofmann, & Barlow, 2006). Tinnitus ist ein häufiges Symptom von US-Kriegsveteranen (Fagelson, 2007).

Im Vergleich zu nicht traumatisierten Menschen ist der Tinnitus bei Menschen mit PTBS stärker, beginnt plötzlicher, führt eher zu Problemen mit Geräuschempfindlichkeit und wird durch Geräusche eher verstärkt (Fagelson, 2007).

Der Tinnitus kann einseitig oder beidseitig auftreten. Ein Zusammenhang zwischen emotionalem Stress und Tinnituslautstärke wird von Betroffenen manchmal berichtet, speziell nach Kontakt mit Triggern.

Bei Menschen mit Traumafolgestörungen sollte routinemäßig nach Tinnitus gefragt werden.

Dissoziative Hyperakusis

Hyperakusis beschreibt eine Überempfindlichkeit gegenüber Geräuschen, d.h. Betroffene nehmen Geräusche deutlicher wahr und haben eher eine Stressreaktion (Baguley & McFerran, 2011). Als schmerzhaft empfundenes Hören wird als „Hyperakusis dolorosa“ bezeichnet.

Eine spezielle Unterform ist die „auditorische Allodynie“ bzw. „Phonophobie“ mit einer starken Aversion gegen bestimmte Geräusche (Levitin, Cole, Lincoln, & Bellugi, 2005). Menschen mit Traumafolgestörungen können auf Trigger-Geräusche besonders stark und aversiv reagieren.

Zu unterscheiden sind bei genauerer Betrachtung die:

- **unspezifische Hyperakusis** als generelle Empfindlichkeit des Hörsystems gegenüber Umweltgeräuschen, evtl. als Teil eines generalisierten und unspezifischen Hyperarousals (auf alle Geräusche reagieren, weil sie Hinweise auf Gefahr sein könnten, speziell wenn die Geräuschquellen nicht sofort identifizierbar sind)
- **spezifische Hyperakusis** als Symptom eines Hyperarousals mit einer erhöhten Wachsamkeit gegenüber spezifischen Geräuschen, die potenzielle Hinweise auf eine (aktuell reale oder unreale) Gefahr sein könnten, z.B. traumatisierte Kriegsflüchtlinge, die eine heftige Reaktion auf Feuerwerk erfahren, weil das „innere Alarmsystem“ Schüsse zu hören glaubt und darauf reagiert.

Hörveränderungen während Derealisation

Im Rahmen von Derealisationserleben können Menschen beschreiben, dass sie nahe Geräusche von weit weg hören, wie wenn sie aus der Ferne kämen. Die akustischen Raumdimensionen scheinen in diesen Zuständen nicht mehr zu passen, z.B. wirkt ein kleiner Raum plötzlich akustisch sehr groß.

Dissoziatives Stimmenhören

Definition
Stimmenhören gehört zu den wichtigsten Symptomen von Menschen mit dissoziativen Störungen und wird in klinischer Psychiatrie und Forschung leider fälschlicherweise oft als typisch für schizophrene Erkrankungen betrachtet (Moskowitz, Schäfer, & Dorahy, 2008).

> **Merke**
>
> Stimmenhören kann zwar auch bei Menschen mit Schizophrenie auftreten, darf aufgrund neuerer Evidenz aber niemals als pathognomonisch für Schizophrenie erachtet werden (Longden, Madill, & Waterman, 2012).

Das Hören von Stimmen wird in der Literatur häufig als akustische Halluzination beschrieben. Eine Halluzination ist eine Wahrnehmung eines Sinnesreizes, die nicht auf eine nachweisbare Reizquelle zurückzuführen ist und die für den Halluzinierenden real ist, d.h. nicht von der Realität unterschieden werden kann. Hat die betroffene Person jedoch Einsicht in die fehlende Realität des Stimmenhörens, handelt es sich um eine akustische *Pseudo*halluzination (AMDP, 2015).

Im Gegensatz zu Halluzinationen, die als extern wahrgenommen werden und nicht von realen Sinneserfahrungen zu unterscheiden sind, werden Pseudohalluzinationen als psychische Erfahrungen oder Empfindungen erkannt, die im eigenen Geist entstehen. Bei Pseudohalluzinationen sind sich die Betroffenen bewusst, dass die wahrgenommenen Sinneserfahrungen nicht aus der Außenwelt stammen (Telles-Correia, Moreira & Gonçalves, 2015).

Historisches

Das Hören von Stimmen wurde zu Beginn der Psychiatriegeschichte als posttraumatisches Symptom erachtet (Longden et al., 2012). 1865 postulierte der französische Arzt Moreau de Tours (Moreau de Tours, 1865) eine Assoziation zwischen psychotischen Symptomen (inkl. Stimmenhören) und „schwerer psychischer Qual". Etwa zur gleichen Zeit beschrieb Charcot (Charcot, 1868; Charcot & Bourneville, 1869) die Verbindung zwischen Stimmenhören und dissoziationsbasierter Hysterie und führte beides auf schockierende und erdrückende frühere Erlebnisse zurück. Charcots Schüler und späterer Mitarbeiter Pierre Janet, der heute nach langer Vergessenheit als Pionier der Dissoziationsforschung erachtet wird, beurteilte die akute Psychose als Ausdruck unbewusster Emotionen im Rahmen einer dissoziativen Störung (Van der Hart & Horst, 1989).

Der Schweizer Psychiater Eugen Bleuler beschrieb als erster den Begriff der Schizophrenie und führte sie auf eine Spaltung und Fragmentation psychischer Funktionen zurück (Bleuler, 1911; Moskowitz & Heim, 2011). Seine Ideen basierten stark auf Dissoziationskonzepten von Pierre Janet (Middleton, Dorahy, & Moskowitz, 2008; Moskowitz & Heim, 2011). Aus heutiger Sicht kann vermutet werden, dass verschiedene von Bleuler als schizophren diagnostizierte Patientinnen möglicherweise an einer schweren dissoziativen Störung erkrankt waren (Ross, 2008).

Das Konzept der engen Assoziation von Stimmenhören und Schizophrenie geht vor allem auf den deutschen Psychiater Kurt Schneider zurück, der 1959 die „Schneiderschen Symptome ersten Ranges" beschrieb, welche für die Schizophrenie typisch seien (Schneider, 1959). Zu diesen Schneider-Symptomen gehören neben dem Hören von Stimmen auch „leibliche Beeinflussungserlebnisse", Gedankeneingebung, Gedankenentzug, Wahnwahrnehmung und andere Symptome. Doch obwohl Schneider das Stimmenhören vermutlich nicht als pathognomonisch für Schizophrenien beurteilte, wurde dieses Symptom später als typisch für Schizophrenien erachtet (Bentall, 2004; Longden et al., 2012; Moskowitz & Heim, 2011; Smith, 2007).

Zur Diagnostik von dissoziativem Stimmenhören s. Kapitel Differenzialdiagnose DIS vs. Schizophrenie (Seite 185).

Screening-Fragen

Diagnostische Fragen

Abklärung somatoformer Dissoziation – Screening-Fragen zu dissoziativen Störungen des Hörens

Dissoziativer Hörverlust (nicht organische Hörstörung)

- Hatten Sie schon Probleme mit dem Hören (z.B. plötzliche Taubheit auf einem oder auf beiden Ohren), ohne dass körperliche Ursachen gefunden werden konnten?
- Haben Sie in der Vergangenheit schon einen Hörsturz erlitten, ohne dass eine organische Ursache gefunden werden konnte?
- Kommt es manchmal vor, dass Sie eine Weile nichts hören können? (SDQ)

Dissoziativer Tinnitus (posttraumatischer Tinnitus)

- Haben Sie jemals an einem Tinnitus gelitten (Tinnitus: Brummton, Pfeifton, Zischen, Rauschen, Knacken, Klopfen oder andere Hörerfahrung ohne nachweisbare Schallquelle)? Leiden Sie im Moment an einem Tinnitus?
- Wie hat der Tinnitus angefangen (langsam, plötzlich)?
- Gab es einen Zusammenhang mit äußeren Ereignissen in Ihrem Leben?
- Gibt es heute einen Zusammenhang zwischen Stress und Tinnitus?
- Wie lange hat der Tinnitus gedauert?
- War er beidseitig, einseitig?
- Was haben Sie im Rahmen des Tinnitus gehört?
- Wie war Ihre Reaktion auf die Tinnitus-Geräusche (Angst, Schmerz, Ärger, Ohnmacht u.v.m.)
- Haben sich mit dem Tinnitus die Geräuschempfindlichkeit und das Hörvermögen verändert?

Dissoziative Hyperakusis

- Haben Sie in der Vergangenheit die Erfahrung gemacht, dass Sie empfindlicher auf Geräusche reagiert haben?
- Müssen Sie bestimmte Geräusche meiden? Welche?
- Haben Sie manchmal Angst vor Lärm?
- Ärgern Sie sich über Geräusche, die zu laut und unangenehm sind?
- Wie reagieren Sie auf die Geräusche, die zu laut sind: Rückzug, Hörschutz, Wutausbrüche und Konflikte, emotionale Krisen u.v.m.
- Hat die Geräuschempfindlichkeit Auswirkungen auf Ihren Schlaf (sodass Sie schnell erwachen bei Geräuschen)? (Gilt nicht für Eltern mit kleinen Kindern.)

Hörveränderung während Derealisation
Kommt es manchmal vor, dass Sie Geräusche in der Nähe hören, als kämen sie aus weiter Ferne? (SDQ)

Dissoziatives Stimmenhören
Siehe Kapitel Differenzialdiagnose DIS vs. Schizophrenie (Seite 188)

5.4.4 Dissoziativ-neurologische Symptomstörung mit Schwindel und Benommenheit (6B60.2): psychogener/dissoziativer Schwindel

Vestibuläre Symptome wie Schwindel, Benommenheit, vestibulär-visuelle und posturale Symptome sind häufige Beschwerden in der medizinischen Primärversorgung (Neuhauser, 2016). Etwa die Hälfte der Betroffenen leidet an komorbiden psychiatrischen Erkrankungen (Lahmann et al., 2015), die bei Menschen mit Traumafolgestörungen stärker ausgeprägt sind (Radziej, Schmid, Dinkel, Zwergal, & Lahmann, 2015). Psychogener Schwindel ist in der Regel mit Gang- und Standunsicherheiten und einer starken Fallneigung verbunden, zeigt aber keinen Nystagmus, und Übelkeit und Erbrechen sind selten.

Laut ICD-11 ist DNSS mit Schwindel oder Benommenheit gekennzeichnet durch „ein Gefühl des Drehens im Stand (Schwindel) oder Benommenheit, die nicht mit einer anerkannten Erkrankung des Nervensystems, einer anderen psychischen Störung oder einem anderen medizinischen Zustand vereinbar ist und nicht ausschließlich während einer anderen dissoziativen Störung auftritt."

Phobischer Schwankschwindel

Die häufigste Form der dissoziativ-neurologischen Schwindelsymptome ist der phobische Schwankschwindel bzw. Angstschwindel. Der Zusammenhang mit besonderen psychischen Belastungen gilt als erwiesen (Brandt & Dieterich, 1986). Andere Bezeichnungen sind „phobischer Attackenschwindel", „Persistent Postural Perceptual Dizziness" oder „Persistent Postural Perceptual Vertigo (PPPV)" (Hegemann, 2018). Meist erleben Betroffene attackenartige Anfälle von Schwankschwindel mit Gang- und Standunsicherheiten und fehlendem Ansprechen auf Haltungsänderungen (Strupp et al., 2003):

- Schwankschwindel und subjektive Stand-/Gangunsicherheit bei normalem neurologischen Befund und unauffälligen Gleichgewichtstests
- subjektives Beschreiben als eine Benommenheit mit fluktuierender Unsicherheit von Stand und Gang, attackenartiger Fallangst ohne reale Stürze, z. T. auch als unwillkürliche, kurz dauernde Körperschwankungen, manchmal nur für den Bruchteil einer Sekunde empfunden, oder über mehrere Stunden andauernd
- üblicherweise Verstärkung in aufrechter Position, bei aktiven oder passiven Bewegungen und beim Anblick bewegender Stimuli und komplexer visueller Muster
- oft in typischen Situationen, die auch als externe Auslöser anderer phobischer Syndrome bekannt sind (Brücken, Auto fahren, leere Räume, große Menschenansammlungen im Kaufhaus oder Restaurant)
- Symptome führen zu starkem Leidensdruck; im Verlauf entsteht eine Generalisierung der Beschwerden mit zunehmendem Vermeidungsverhalten gegenüber auslösenden Reizen
- während oder kurz nach diesen Attacken werden (häufig erst auf Befragen) Angst und vegetative Missempfindungen angegeben, wobei die meisten Patienten auch über Schwindelattacken ohne Angst berichten
- auf Nachfrage geben viele Patienten an, dass sich die Beschwerden nach leichtem Alkoholgenuss bessern
- Diagnose durch einen Facharzt für Hals-Nasen-Ohren-Heilkunde

Funktionelles Schwindelsyndrom

Brandt und Kollegen haben ein „funktionelles Schwindelsyndrom" beschrieben mit u. a. folgenden Symptomen (Brandt, Huppert, Strupp, & Dieterich, 2015):

- chronischer spontaner Schwindel während mehrerer Monate
- Differenz zwischen objektiven Gleichgewichtstests und subjektivem Gefühl des Ungleichgewichts
- Angst vor Stürzen, jedoch ohne Stürze in der Anamnese
- Verbesserung der Symptome bei körperlicher Aktivität, mentaler Ablenkung und nach leichtem Alkoholkonsum
- Verstärkung des Schwindels bei Stress und nach Reisen
- Verbindung mit Gangstörungen
- keine Nausea und kein Erbrechen

Vestibuläre Symptome und Depersonalisation

Menschen mit vestibulären Erkrankungen haben eine höhere Inzidenz von Depersonalisation und Derealisation (Jáuregui-Renaud, Sang, Gresty, Green, & Bronstein, 2008; Yen Pik Sang, Jáuregui-Renaud, Green,

Bronstein, & Gresty, 2006). Inwiefern vestibuläre Erkrankungen zu Depersonalisation und Derealisation führen, bzw. in welchem Ausmaß Depersonalisation und Derealisation zu Schwindelsymptomen führen können, ist wissenschaftlich noch nicht geklärt.

Screening und Differenzialdiagnosen

Die Liste der somatischen Differenzialdiagnosen ist lange und kann an dieser Stelle nicht vollständig dargestellt werden. Sie umfasst vestibuläre Migräne, sensorische Polyneuropathien, Vestibulopathien, Nebenwirkungen von Medikamenten und viele mehr (Brandt et al., 2015).

Diagnostische Fragen

Abklärung somatoformer Dissoziation – Screening-Fragen zu dissoziativen Störungen des Gleichgewichts

- Haben Sie Schwindel oder hatten Sie in der Vergangenheit Schwierigkeiten mit Schwindel?
  - Falls ja: Welche medizinischen Abklärungen wurden getroffen? Wurde eine Diagnose gestellt?

5.4.5 Dissoziativ-neurologische Symptomstörung mit anderen sensorischen Beeinträchtigungen (6B60.3)

Das Unterkapitel 6B60.3 enthält sensorische Symptome, die nicht in anderen spezifischen Kategorien dieser Gruppierung aufgeführt sind, wie Taubheit, Engegefühl, Kribbeln, Brennen, Schmerzen oder andere Symptome im Zusammenhang mit Berührung, Geruch, Geschmack, Gleichgewicht, Propriozeption, Kinästhesie oder Thermorezeption (WHO, 2023).

Dissoziative (posttraumatische) Schmerzen

Der Zusammenhang zwischen traumatischen Erfahrungen und späteren körperlichen Schmerzen wurde schon sehr früh beschrieben (Janet, 1894) und ist Gegenstand intensiver Forschung und offener wissenschaftlicher Diskussionen (Nijenhuis, 2016). In der Literatur werden viele Begriffe verwendet, die Überlappung bzw. Unterscheidung ist oft nicht vollständig geklärt, wie funktionelle Schmerzen, psychogene Schmerzen, Somatisierungsstörung, Fibromyalgie und viele mehr.

Zusammengefasst können verschiedene Erkenntnisse des Zusammenhangs zwischen Schmerzen, Trauma und Dissoziation in folgender Weise verstanden werden:

- Es gibt einen deutlichen Zusammenhang zwischen Trauma und späteren Schmerzstörungen.
- Posttraumatische Schmerzen können z. B. im Rahmen von körperlichen Intrusionen oder als Folge von Verspannungen und Haltungsfehlern aufgrund chronischen Hyperarousals auftreten.
- Posttraumatische Schmerzen korrelieren vermutlich stark mit posttraumatischer Vermeidung, weshalb Menschen mit psychogenen Schmerzen der Zusammenhang zwischen traumatischen Vorerfahrungen und Schmerzen in der Gegenwart oft nicht bewusst ist oder innerlich zu stark bekämpft wird (s. a. Informationen zu Anosognosie, Seite 132).
- Dissoziative Schmerzen können alle Körper- und Organbereiche betreffen.
- Bei psychogenen (funktionellen, dissoziativen) Schmerzen sollte routinemäßig auf dissoziative Symptome untersucht werden (strukturelle Dissoziation, Depersonalisation, Derealisation, andere somatoforme dissoziative Symptome). Gerade bei Menschen mit psychogenen Schmerzen ist die Anosognosie aber vermutlich besonders stark ausgeprägt (im Rahmen der oben beschriebenen posttraumatischen Vermeidung), was die Abklärung der 5 Achsen von Traumafolgestörungen erschweren kann.
- Bei sexuell traumatisierten Menschen können speziell Schmerzen im Geschlechtsbereich oder Schmerzen beim Urinieren auftreten (mit Schwierigkeiten beim Urinieren).

Für eine Übersicht über die aktuellen Leitlinien zu den funktionellen (dissoziativen) Körperbeschwerden s. Roennenberg et al. (Roennenberg, Sattel, Schaefert, Henningsen, & Hausteiner-Wiehle, 2019). Einen Überblick über die Diagnostik somatoformer Störungen haben C. Lahmann, C. Allwang und A. Dinkel (Lahmann, Allwang, & Dinkel, 2016) und Aybek & Perez (2022) zusammengestellt.

Beispiele

Eine 50-jährige Patientin wird wegen vielfacher Schmerzattacken im Brustbereich in eine psychiatrische Klinik eingewiesen. Wiederholte Abklärungen auf Herzinfarkt, Lungenembolien und andere Ursachen für akute Thoraxschmerzen haben keine organische Ursache ergeben. In der Zwischenzeit hat die Patientin wegen der Schmerzen jedoch eine Abhängigkeit von morphinhaltigen Schmerzmitteln entwickelt und ihre Arbeitsstelle wegen der regelmäßigen Anfälle verloren.

Eine spezialisierte psychotraumatologische Abklärung ergibt einen Zusammenhang zwischen den

Schmerzattacken und einem besonders schwerwiegenden analen Missbrauch im Alter von 12 Jahren, bei dem die Patientin gedacht hatte, sie könnte aufgrund eines starken Drucks auf den Brustkorb sterben (später ergab ein Röntgen des Thorax Hinweise auf eine alte Rippenserienfraktur im Sternumbereich).
Mittels schonender Traumakonfrontation (Sack, 2018) gelingt es, den Kern der Traumatisierung zu integrieren. Die Schmerzen sistieren danach, der Entzug von den Schmerzmitteln wird anschließend stationär noch durchgeführt. Sieben Jahre später berichtet die Patientin, nie mehr einen Schmerzanfall im Brustbereich gehabt zu haben. In der Therapie wird aber später die Diagnose einer dissoziativen Identitätsstörung bestätigt, und weitere Traumatisierungen müssen schrittweise aufgearbeitet werden.

Dissoziative (posttraumatische) Kopfschmerzen

Dissoziative (posttraumatische) Kopfschmerzen sind im Prinzip nur eine Unterform der dissoziativen Schmerzen. Weil dieses dissoziative Symptom so häufig ist, wird es hier speziell vertieft.

Definition

Als Kopfschmerzen werden Schmerzempfindungen im Bereich des Kopfes bezeichnet. Gemäß der zweiten Ausgabe der Internationalen Kopfschmerz-Klassifikation (ICHD-2) sind über 250 verschiedene Arten von Kopfschmerzen bekannt (Olesen, 2005). Gemäß ICHD-2 werden primäre und sekundäre Kopfschmerzen unterschieden:

Bei den **primären Kopfschmerzen** ist der Schmerz selbst die Erkrankung. Ihre Ursache ist noch nicht genau bekannt. Oft ist nur eine Linderung des Schmerzes möglich, ohne dass eine grundsätzliche Heilung möglich ist. Die Vorbeugung zielt darauf hin, bekannte Auslöser und Faktoren für die Entstehung zu vermeiden.

Zu den primären Kopfschmerzen gehören neben der Migräne und den Spannungskopfschmerzen auch der Cluster-Kopfschmerz und der medikamentenassoziierte Kopfschmerz. Diese Kopfschmerzen können episodisch mit schmerzfreien Intervallen auftreten, oder es können chronische tägliche Kopfschmerzen wie „Chronic Daily Headache“ (CDH), chronische Migräne oder chronische Spannungskopfschmerzen bestehen.

Bei den **sekundären Kopfschmerzen** handelt es sich um eine Begleiterscheinung einer anderen Erkrankung, wie Kopfschmerzen bei Hirnerschütterung, Hirntumoren, Blutungen u.a.

Merke

Der größte Teil der Kopfschmerzerkrankungen entfällt auf die beiden primären Kopfschmerzformen Migräne und Spannungskopfschmerzen.

Trauma und Kopfschmerzen

Obwohl viele Menschen mit dissoziativen Störungen über Kopfschmerzen berichten, gibt es bislang keine größeren Untersuchungen über den Zusammenhang zwischen Dissoziation und Kopfschmerzen. Untersucht worden ist bisher nur der Zusammenhang zwischen traumatischen Erlebnissen und späteren Kopfschmerzen. So konnte nachgewiesen werden, dass etwa die Hälfte der Menschen, die jegliche Form von Gewalt in der Vorgeschichte erlitten haben, später an Kopfschmerzen leiden (Anda, Tietjen, Schulman, Felitti, & Croft, 2010; Felitti, 1991; Golding, 1999; McCauley et al., 1997). Es konnte zudem eine Dosis-Wirkungs-Beziehung beobachtet werden: Je mehr Gewalt jemand erlebt hat, desto höher war das Risiko für Kopfschmerzen (Anda et al., 2010; Anda et al., 2006). Gewalt in der Vorgeschichte verdoppelte bis verdreifachte das Migränerisiko (Fuller-Thomson, Baker, & Brennenstuhl, 2010; Tietjen & Peterlin, 2011) und erhöhte das Risiko für chronische Kopfschmerzen (Tietjen et al., 2010a). Emotionale Gewalt führte offenbar zudem zu einem früheren Beginn von Migräne (Tietjen et al., 2010b). Kindesmisshandlungen und Kopfschmerzen korrelierten zudem mit Depressionen, Angst, tieferem Bildungsniveau, Übergewicht und Rauchen (Tietjen & Peterlin, 2011) sowie mit chronischen Schmerzstörungen (Tietjen et al., 2010c).

Etwa ein Viertel der Menschen mit Migräne haben in der Kindheit sexuelle oder körperliche Gewalt oder körperliche Vernachlässigung erlitten (Anda et al., 2010; Tietjen et al., 2007), etwa 40 % haben emotionale Gewalt oder Vernachlässigung erlebt (Anda et al., 2010).

Stress ist ein wichtiger Auslöser für Migräneattacken und erhöht das Risiko der Chronifizierung von Kopfschmerzen allgemein (Bigal & Lipton, 2006; Juang, Wang, Fuh, Lu, & Chen, 2004; Scher, Stewart, Buse, Krantz, & Lipton, 2008).

Diagnose dissoziativer Kopfschmerzen

Aufgrund dieser sehr hohen Korrelation sollten Kopfschmerzen als mögliches posttraumatisches Symptom betrachtet werden.

Die klinische Erfahrung zeigt zudem, dass Kopfschmerzen zunehmen, wenn Betroffene eine Verstärkung anderer dissoziativer Symptome zeigen. Speziell

Depersonalisation, Derealisation und dissoziatives Stimmenhören scheinen stark mit einer Zunahme von Kopfschmerzen zu korrelieren.

Dieser Zusammenhang ist bislang aber nicht vertieft wissenschaftlich untersucht worden. Bekannt ist bisher nur eine Verbindung zwischen Kopfschmerzen und Stress (Bigal & Lipton, 2006; Juang et al., 2004; Scher, Midgette, & Lipton, 2008; Scher, Stewart et al., 2008) sowie Stress und Dissoziation. Unbekannt ist zurzeit auch, weshalb traumatische Erfahrungen zu Kopfschmerzen führen. Möglich sind dissoziationsassoziierte pathologische Hirnveränderungen, aber auch Mikroläsionen im Gehirn als Folge von wiederholten Kopfverletzungen im Kindesalter müssen in Betracht gezogen werden.

Des Weiteren zeigt die klinische Erfahrung, dass Kopfschmerzen im Rahmen von Dissoziation nur schwach oder gar nicht auf Paracetamol (z. B. Dafalgan, Panadol) oder nicht steroidale Antirheumatika (NSAR, z. B. Voltaren, Brufen, Ponstan und viele andere) ansprechen. Oft wirken bei Migräneattacken nur Triptane (z. B. Imigran, Zomig) und bei schweren dissoziativen Kopfschmerzanfällen Morphinderivate (z. B. MST, Morphin, Tramal). Triptane und Morphine könnten möglicherweise vor allem über affektregulatorische Mechanismen wirken: Triptane beeinflussen das Serotoninsystem, Morphine das Endorphinsystem.

In der Quintessenz kann deshalb postuliert werden, dass einige Kopfschmerzen ein dissoziatives Symptom sein können und deshalb als „dissoziative Kopfschmerzen" ergänzend zu den bisher unterschiedenen Formen von Kopfschmerzen differenzialdiagnostisch abgeklärt werden müssen. Ganz sicher sollten sie aber im Rahmen einer Abklärung zu dissoziativen Symptomen erfragt werden.

Viele Menschen mit dissoziativer Identitätsstörung berichten von Kopfschmerzen speziell nach Wechseln zwischen Persönlichkeitszuständen. Diese Kopfschmerzen nehmen bei raschen Wechseln zu („Rapid Switching", Seite 164).

Globussyndrom

Das Globussyndrom oder Globusgefühl (auch „Globus hystericus" oder „Globus pharyngis", „Kloß im Hals" oder „Frosch im Hals") ist hauptsächlich durch ein Enge- oder Fremdkörpergefühl im Hals gekennzeichnet, durch subjektive Schluckschwierigkeiten oder einen Schluckzwang und durch den Eindruck vermehrter Schleimansammlung in der Kehle (Berghändler & Langewitz, 2005). Zusätzlich kann das Atmen als erschwert und anstrengend empfunden werden. Manchmal können zudem ein Zwang, sich zu räuspern, sowie geringfügige Stimmstörungen bestehen. Die Symptomatik tritt chronisch oder intermittierend auf.

Eine Vielzahl körperlicher Erkrankungen kann für das Globussyndrom verantwortlich sein (Lee & Kim, 2012): gastroösophageale Refluxkrankheit („Sodbrennen"), Störungen des Schließmuskels der Speiseröhre, Fehlbildungen, Tumore, Verspannung der Hals- und Schluckmuskulatur und viele andere. Beim Globussyndrom müssen diese körperlichen Erkrankungen zuerst ausgeschlossen werden.

Verschiedene Studien haben zeigen können, dass psychischer Stress das Globussyndrom auslösen oder verstärken kann, während Ablenkung und Entspannung die Symptome eher reduzieren. Die meisten Betroffenen beschreiben zudem eine Verstärkung des Symptoms bei starken Emotionen (Lee & Kim, 2012). Ein Zusammenhang zwischen psychogenem Globussyndrom und Belastungen in der Vergangenheit wird diskutiert, wurde bislang aber nicht in größeren Untersuchungen erforscht.

Viele Menschen mit Traumafolgestörungen berichten von Globusgefühlen im Zusammenhang mit schweren Intrusionen, besonders nach Gewalt, die Schlucken und Strangulieren beinhaltete.

Dissoziative (psychogene) Dysphagie

Die psychogene Dysphagie ist eine seltene Angst vor dem Schlucken. Die Angst kann spezifische Nahrungsmittel, Flüssigkeiten oder Tabletten betreffen (Bülow, 2013). Manche Menschen, die in traumatischen Situationen zum Schlucken ekliger Flüssigkeiten gezwungen wurden, können bei Schlucken Intrusionen erleiden. Das Vermeiden des Schluckens kann in diesen Fällen ein Vermeiden von Intrusionen darstellen im Sinne einer posttraumatischen Vermeidung.

Sensorische Symptome während Depersonalisation

Depersonalisation beinhaltet ein Gefühl, „neben sich zu stehen", wie wenn man sich von außen zuschauen würde, oft mit einem Roboter- oder Automatengefühl verbunden (Medford, Sierra, Baker, & David, 2005), s. a. Seite 275. Depersonalisationserleben mit u. g. Symptomen kann chronisch oder episodisch (Minuten bis wenige Stunden) auftreten. Auch eine chronische Ausprägung mit episodischen Verschlechterungen ist möglich. Häufige sensorische Empfindungen in Depersonalisationszuständen sind:

- **dissoziative Hypästhesie:** umschriebene oder allgemein herabgesetzte Empfindlichkeit der Berührungs- und Drucksensibilität der Haut

- **dissoziative Hypalgesie und dissoziative Analgesie/Anästhesie:** verringertes (Hypalgesie) oder fehlendes Schmerzempfinden (Analgesie) auf der Haut, z. B.:
  - wird heißes Wasser nicht mehr rechtzeitig wahrgenommen, was zu Verbrennungen führen kann
  - werden Schnitte im Rahmen von Selbstverletzungen in diesen Zuständen zu Beginn eines Schnitts nicht als schmerzhaft wahrgenommen (die Schmerzempfindung kehrt dann erst mit Rückgang der Depersonalisation zurück)
  - besteht bei tiefen Schnitten (z. B. bis auf die Ebene von Muskelfaszien) fast immer eine passagere schwere dissoziative Analgesie im Rahmen einer strukturellen Dissoziation mit teil- oder volldissoziiertem Handeln
- **dissoziative Parästhesien:** Empfindungsstörungen auf der Haut mit Kribbeln, Ameisenlaufen, Taubheit, Prickeln, Jucken, Schwellungsgefühlen und Wärme- oder Kälteempfinden, bei dissoziativem Ursprung typischerweise nicht auf das Versorgungsgebiet eines Nervs beschränkt. Beispielsweise beschreiben viele Menschen in Depersonalisationszuständen das Gefühl von Kälte und Frost, unpassend zur Raumtemperatur. Manchmal tragen sie inadäquat warme Kleidung, oder kleiden sich zu leicht, da sie die Temperatur zu wenig gut wahrnehmen können. Einige Betroffene schauen auf die Kleidung ihrer Mitmenschen, um sich für eine passende Bekleidung zu entscheiden. Folge davon können häufigere Infekte durch Unterkühlungszustände sein.
- **dissoziative Gleichgewichtsprobleme:** s. unter vestibulären dissoziativen Störungen (Kap. 5.4.4, Seite 238).
- **dissoziative Störungen der Tiefensensibilität:** veränderte Wahrnehmung von Reizen aus dem Körperinnern, manchmal mit dem Gefühl, kein Inneres mehr zu haben („ich bin nur eine Hülle")
- **dissoziative Störungen der Propriozeption:** im Zusammenhang mit teildissoziiertem Handeln kann das Gefühl auftreten, die Bewegungen der Körperteile nicht mehr vollständig kontrollieren und steuern zu können; oft geht dies einher mit dem Gefühl, wie ein Roboter oder wie ein Automat zu handeln im Sinne einer Störung der Kinästhesie

Psychische Symptome der Depersonalisation sind auf Seite 275 beschrieben.

Depersonalisationserleben kann gleichzeitig mit Intrusionen auftreten, was zu einer Vermischung verschiedener sensorischer Erfahrungen führen kann.

Sensorische Symptome während Intrusionen

Intrusionen zeigen sich in der Regel nicht nur visuell im Sinne von sich aufdrängenden visuellen Erinnerungen, sondern können sich auch stark auf sensorischer Ebene zeigen (Steele, Boon, & Van der Hart, 2016; Van der Hart et al., 2006; Van der Kolk, 1994). Sie können sich kurzzeitig über einige Sekunden bis Minuten äußern, aber auch chronifiziert über mehrere Monate bis Jahre erlebt werden. Manchmal sind sie mit visuellen Erinnerungen von früherer Gewalt verbunden, in einigen Fällen können sie aber auch ohne konkrete Erinnerungen einhergehen, und der Zusammenhang zu einer früheren traumatischen Erfahrung ist lange nicht bewusst.

Eine Auswahl von möglichen Symptomen:

- **Brennen:** Gefühl von Brennen auf der Haut (als Erinnerung an Gewalt mit Verbrennungen oder als Erinnerung an starke affektive Zustände mit Angst, Wut und Scham)
- **Schmerzen:** im Rahmen von Intrusionen können Schmerzen auftreten, die früher in einer Gewaltsituation erlebt wurden, wie Schmerzen im Anus oder im Geschlechtsbereich, Enge- und Strangulationsgefühle am Hals, Druckgefühle auf den Brustbereich, Fesselgefühle an Händen und Beinen, und viele mehr
- **Kribbeln:** Erinnerungen von kitzelnden Berührungen eines Täters können als speziell belastend erlebt werden. In seltenen Fällen können körperliche Symptome auftreten, bei denen der Zusammenhang mit einer Missbrauchssituation zuerst kaum hergestellt werden kann, z. B. mit dem Gefühl von Würmern unter der Haut im Rahmen von Intrusionen im Zusammenhang mit Gewalt, wo Kokain eingesetzt wurde (s. Fallbeispiel unten).
- **Berührung:** Körpererinnerungen von Händen auf dem Körper, Gegenständen im Anus, in der Scheide oder im Mund, Folterwerkzeuge am Körper und vieles mehr können in Intrusionen wiedererlebt werden
- **Geschmack:** Erinnerungen an Medikamente, Gifte, Alkohol oder Sperma im Mund können sich in Intrusionen zeigen und dazu führen, dass sich Betroffene mit wiederholtem Mundreinigen von den Intrusionen zu befreien versuchen
- **Nausea:** Intrusionen (speziell auf Geschmacksebene) gehen sehr oft mit Nausea einher, manchmal müssen sich Betroffene sogar übergeben; im Rahmen von Traumakonfrontationen ist Übelkeit ein sehr häufig beschriebenes Gefühl
- **Geruch:** Gerüche sind speziell starke Trigger, möglicherweise weil der Geruchsnerv direkt mit dem Stammhirn verbunden ist; in Intrusionen können

Gerüche von Alkohol, Ammoniak (Urin), Schweiß, Blut, Kot und vieles mehr zeitversetzt noch einmal wahrgenommen werden

- **Gleichgewicht:** bei starken Intrusionen kann der Gleichgewichtssinn so stark irritiert sein, dass Betroffene sich halten müssen, um nicht umzufallen
- **Tiefensensibilität:** im Rahmen von starken Flashbacks kann es zu schweren Störungen der Tiefensensibilität kommen mit dem Gefühl von Gegenständen in Körperöffnungen, Gift im Körper oder bei kindlichen Intrusionen mit dem Gefühl von Überwachungsgegenständen im Körper
- **Bewegungssinn:** im Rahmen von Intrusionen können starke Flucht- und Kampfimpulse auftreten, manchmal verbunden mit Stupor-Erleben und innerer Blockade, ähnlich zum Erleben während einer Missbrauchssituation
- **Temperatursinn:** starke Intrusionen können zu Hitzegefühlen oder umgekehrt zu Frost- und Erfrierungsgefühlen führen

Beispiele

Eine 23-jährige Patientin mit dissoziativer Identitätsstörung berichtet von einem plötzlich aufgetretenen Gefühl von „Würmern unter der Haut". Sie fühlt sich durch die Empfindungen stark belastet. Die Einschätzung, dass sie keine realen Würmer im Körper haben könne, gelingt ihr nur zeitweise. Wenn die Distanzierung zwischenzeitlich nicht funktioniert, droht sie, die Würmer mit einem Messer aus dem Körper entfernen zu wollen. Zeitweise kann sie nur knapp davon abgehalten werden, sich zu schneiden.

Aus ihren Schilderungen geht hervor, dass Kokain früher möglicherweise im Rahmen von sexualisierter Gewalt eingesetzt wurde. Es ist deshalb denkbar, dass es sich um Intrusionen von Kokainentzug handeln könnte. Im Kokainentzug können quälend erlebte Halluzinationen von kleinen Tieren wie Würmern, Spinnen und Käfer – „Kokainkäfer" genannt – unter der Haut auftreten. Ein aktueller Kokainentzug kann ausgeschlossen werden.

Zuerst durch Psychoedukation und später mittels gezielter Traumaexposition gelingt es, die Intrusionen zu behandeln. Das Gefühl der „Würmer unter der Haut" tritt in der Folge nicht mehr auf.

Spezielle weitere Symptome und Syndrome

Im Zusammenhang mit posttraumatischen Störungen können verschiedene spezielle Symptome und Syndrome auftreten, deren Einordnung im Rahmen dissoziativer Störungen oft noch nicht abschließend gelungen ist:

- **dissoziative Hypogeusie, Ageusie oder Hypergeusie:** verminderte (Hypogeusie), fehlende (Ageusie) bzw. verstärkte (Hypergeusie) Geschmackswahrnehmung, in der Regel mit anderen Depersonalisationssymptomen oder mit Intrusionen verbunden. Kann bei Frauen während Schwangerschaft und Menstruation normal sein. Bei einer Ageusie tritt ein vollständiger Verlust der Geschmackswahrnehmung auf, ist bei dissoziativen Störungen jedoch äußerst selten. Eine Parageusie (veränderte Wahrnehmung von Geschmacksreizen), eine Kakogeusie (alle Geschmacksreize werden als unangenehm bzw. übelschmeckend empfunden) und eine Phantogeusie (Geschmackseindrücke ohne Reizquelle) werden manchmal im Rahmen schwerer Intrusionen beschrieben.
- **dissoziative Dysosmie:** Störung der Geruchswahrnehmung, oft eine triggergebundene olfaktorische Intoleranz auf gewisse Stoffe, kann aber auch als episodische generelle Dysosmie auftreten.
- **Allodynie:** Als Allodynie wird eine Schmerzempfindung bezeichnet, die durch Reize ausgelöst wird, die üblicherweise keinen Schmerz verursachen (Merskey & Bogduk, 1994). So wird beispielsweise der Kontakt zwischen Bettdecke und Haut bereits als schmerzhaft erlebt. Allodynie kommt bei einer Vielzahl neurologischer Erkrankungen vor, wird aber manchmal auch von Menschen mit Traumafolgestörungen berichtet.
- **Desomatisation:** Gefühl, dass der Körper oder Teile des Körpers nicht existieren (Sierra & Berrios, 2000), Seite 276
- **Detemporalisation:** Verlust des Gefühls für Zeit mit fehlendem Zeitempfinden oder eingeschränktem Gefühl für die Gegenwart (Billon, 2016) (Seite 277)
- **Hyposmie, Anosmie:** In der Literatur wird eine psychogene Anosmie (Verlust des Geruchssinns) zwar vereinzelt erwähnt (Kaufman, 2007), es gibt aber kaum Untersuchungen zur Häufigkeit und zur Klinik. In Depersonalisationszuständen berichten Menschen manchmal von reduzierter Fähigkeit, Gerüche wahrzunehmen (Hyposmie: Minderung der Geruchswahrnehmung)
- **Cotard-Syndrom:** Menschen mit dem Cotard-Syndrom können verneinen, am Leben zu sein, zu denken oder überhaupt zu existieren (Cotard, 1891). Das Syndrom tritt vermutlich sowohl bei Schizophrenie als auch bei dissoziativen Störungen auf, ein Zusammenhang mit Depersonalisation wird diskutiert, ist bisher aber nicht näher untersucht worden (Billon, 2016). In der Arbeit mit Menschen mit DIS kann es vorkommen, dass dissoziative Identitäten von sich behaupten, nicht zu existieren.

- **Ganser-Syndrom:** Typisch für Menschen mit dem Ganser-Syndrom ist das Vorbeiantworten auch auf einfachste Fragen (z. B. die Farbe von Milch = blau) (Ganser, 1898). Die Betroffenen werden für „verrückt" oder „dumm" gehalten und in der Folge isoliert. Es kann zu schulischem, beruflichem und sozialem Misserfolg führen und mit einer Demenz verwechselt werden. Begleitsymptome können dissoziative körperliche Symptome, Bewusstseinstrübungen und Pseudohalluzinationen sein (Mendis & Hodgson, 2012). In der ICD-10 war das Ganser-Syndrom noch als dissoziative Störung aufgeführt, wurde aber aufgrund der Seltenheit und der vielen wissenschaftlichen Unklarheiten in der ICD-11 nicht mehr übernommen.
- **funktionelle somatische Syndrome:** Zu den funktionellen somatischen Syndromen gehören u. a. Fibromyalgie, chronisches Schmerzsyndrom, chronisches Fatigue-Syndrom, Reizdarmsyndrom und kraniomandibuläre Dysfunktion (s. a. Seite 311). Es handelt es sich um eine Gruppe von Erkrankungen, für die bisher körperliche oder psychische Erklärungen fehlen und deren Symptompräsentation heterogen sein kann. Es besteht ein Zusammenhang mit Traumatisierungen in der Vorgeschichte (Afari et al., 2014). Inwiefern es sich bei diesen Störungen um posttraumatisch-dissoziative Störungen handelt, ist bisher nicht hinreichend untersucht worden. Bei Betroffenen ist es in dem Fall sinnvoll, ausführlich nach Traumafolgestörungen zu suchen, sofern sie eine solche Abklärung zulassen können und nicht einseitig an einem organischen Erklärungsmodell anhaften.

Abklärungen

Diagnostische Fragen

Abklärung somatoformer Dissoziation – Screening-Fragen zu sensorischen Beeinträchtigungen

Schmerzen allgemein

- Hatten Sie jemals oder haben Sie aktuell starke Schmerzen, die medizinisch abgeklärt wurden und für die keine Ursache gefunden werden konnte?
- vertiefender allgemeiner Screening-Fragebogen
- Übersicht über Diagnoseinstrumente bei somatoformen Schmerzen

Kopfschmerzen

- Treten bei Ihnen Kopfschmerzen auf?
- Falls ja:
  - Sind sie wegen Kopfschmerzen bereits abgeklärt und behandelt worden?
  - Wie lange dauern diese Schmerzen ohne Behandlung?
  - Wie lange dauern sie mit Behandlung?
  - Welche Stoffe wirken am besten (Medikamente, Alkohol, andere)? Welche Medikamente bzw. Suchtmittel nehmen Sie gegen Ihre Kopfschmerzen?
  - Treten die Schmerzen anfallsweise auf? Besteht ein Zusammenhang mit Stress, emotionalen Krisen, spezifischen Emotionen wie Wut, Angst oder Scham?
  - Haben Sie Kopfschmerzen auch zwischen den Anfällen?
  - Wo sind die Schmerzen lokalisiert? Hinterkopf, seitlich, vorne, etc.
  - Wie ist die Art der Schmerzen? Pochend, pulsierend, hämmernd etc.
  - Können Übelkeit, Erbrechen, Lärm- und Lichtempfindlichkeit die Kopfschmerzen begleiten?
  - Besteht ein Zusammenhang mit anderen dissoziativen Symptomen? Intrusionen, Stimmen, Depersonalisation, Derealisation etc.

s. a. Kieler Kopfschmerzfragebogen (Göbel, 1997).

Schmerzen im Unterleib

Werden in einigen Fragebögen speziell erfragt.

- Kommt es manchmal vor, dass Sie Schmerzen in Ihren Genitalien haben? (SDQ)
- Kommt es manchmal vor, dass Sie Schmerzen beim Urinieren haben oder dass Sie Schwierigkeiten beim Urinieren haben? (SDQ)

Globusgefühl

- Hatten Sie jemals über längere Zeit ein chronisches oder vorübergehendes Auftreten eines Kloßes oder Fremdkörpergefühls in der Kehle?
- Hatten Sie schon Probleme mit dem Schlucken, ohne dass eine körperliche Ursache gefunden werden konnte?

Dissoziative Hypästhesie, Hypalgesie

- Kommt es manchmal vor, dass sich Ihr Körper oder ein Teil davon taub anfühlt? (SDQ)

Dissoziative Analgesie

- Kommt es manchmal vor, dass Ihr Körper oder ein Teil davon unempfindlich ist? (SDQ)

Dissoziative Hypogeusie

- Kommt es manchmal vor, dass Ihnen Dinge nicht schmecken, die Sie sonst mögen? (SDQ)

Dissoziative Dysosmie

- Kommt es manchmal vor, dass Sie Gerüche unangenehm wahrnehmen, die Sie normalerweise mögen? (SDQ)

5.4.6
Dissoziativ-neurologische Symptomstörung mit nicht epileptischen Krampfanfällen (6B60.4)

Dissoziative nicht epileptische Krampfanfälle (DNEK) sind Episoden mit veränderten Bewegungen, Empfindungen oder Erfahrungen, die epileptischen Anfällen ähneln können. Sie sind jedoch nicht assoziiert mit anfallsartigen synchronen Entladungen von Neuronengruppen im Gehirn, die zu plötzlichen unwillkürlichen stereotypen Verhaltens- oder Empfindungsstörungen führen (Brown, Syed, Benbadis, LaFrance, & Reuber, 2011).

Die wichtigsten Merkmale von dissoziativen Krampfanfällen sind (Bodde, Brooks, Baker, Boon, Hendriksen, & Aldenkamp, 2009):

- eine beobachtbare, abrupte, krampfartige Veränderung in Verhalten oder Bewusstsein; die Anfälle ähneln epileptischen Anfällen (von denen sie manchmal schwierig bis fast gar nicht zu unterscheiden sind)
- das Fehlen typischer elektrophysiologischer Veränderungen im Gehirn, die bei epileptischen Anfällen beobachtet werden können; dadurch treten keine typischen EEG-Veränderungen während eines Anfalls auf → Video-EEG-Monitoring gilt heute als Goldstandard für die Diagnose dissoziativer Krampfanfälle
- keine Hinweise auf andere körperliche Ursachen
- zeitliche Begrenzung der Anfälle
- keine willentliche Kontrolle über die Anfälle, sobald ein Anfall läuft

In der ICD-11 werden die dissoziativen Krampfanfälle unter den dissoziativ-neurologischen Symptomstörungen aufgeführt und als „nicht epileptische Krampfanfälle“ bezeichnet. In der ICD-10 waren sie dissoziative Krampfanfälle genannt worden. In der Literatur sind aber viele unterschiedliche Begriffe verwendet worden (Tabelle 5-1, Seite 227).

Aufgrund der Stigmatisierung, die durch den Begriff „Pseudo“ entstehen und Simulation suggerieren kann, sollte der Begriff des „pseudo“ nicht verwendet werden. In der Neurologie wird oft der Begriff der „psychogenen nicht epileptischen Krampfanfälle“ eingesetzt (Bodde et al., 2009; Brown et al., 2011; Prigatano, Stonnington, & Fisher, 2002; Reuber & Elger, 2003; Scull, 1997; Trimble, 1983).

Inzidenz dissoziativer Krampfanfälle

Über die Inzidenz (Anzahl der Neuerkrankungen pro Jahr) und die Prävalenz (Anzahl der Betroffenen in der Gesamtbevölkerung) von dissoziativen Krampfanfällen gibt es nur wenige Untersuchungen. Zudem ist unklar, wie viele Menschen mit DNEK falsch diagnostiziert und deshalb in Prävalenzstudien nicht erfasst werden.

Die Inzidenz von DNEK in der Gesamtbevölkerung scheint bei 1,5–4,6/100 000 Menschen pro Jahr zu liegen (Reuber & Elger, 2003; Sigurdardottir & Olafsson, 1998; Szaflarski, Ficker, Cahill, & Privitera, 2000), während die Prävalenz zwischen 2 und 33/100 000 Menschen liegt (Benbadis & Allen Hauser, 2000). Gleichzeitig gibt es Hinweise, dass die realen Zahlen deutlich höher liegen könnten, da die Zahl von Menschen mit falschen Diagnosen vermutlich recht hoch ist. In verschiedenen Epilepsiezentren wird bei etwa einem Viertel der Patienten, die ursprünglich aufgrund von therapierefraktären Epilepsien überwiesen werden, später eine DNEK diagnostiziert (Alper, 1994; Witgert, Wheless, & Breier, 2005). Hier kommt komplizierend hinzu, dass bei zwischen 5 und 40 % dieser Patienten sowohl Hinweise auf Epilepsie als auch auf DNEK gefunden werden können (Benbadis, Agrawal, & Tatum, 2001; Iriarte, Parra, Urrestarazu, & Kuyk, 2003).

Bedeutung der richtigen Diagnose

Verschiedene Studien haben gezeigt, dass dissoziative nicht epileptische Krampfanfälle im Durchschnitt erst mit einer Verzögerung von über 7 Jahren erkannt werden und dass bei den meisten Betroffenen fälschlicherweise zuerst eine Epilepsie diagnostiziert wird (Reuber, Fernandez, Bauer, Helmstaedter, & Elger, 2002). Einige Untersuchungen haben dabei zeigen können, dass die Verzögerung der richtigen Diagnosestellung auf ein Jahr und weniger reduziert werden kann, wenn die Diagnostik rasch in einer Spezialklinik mit Monitoring-EEG vorgenommen wird (Razvi, Mulhern, & Duncan, 2012). Unbekannt ist, bei wie vielen Betroffenen die richtige Diagnose gar nie erst gestellt wird und wie viele Menschen in der Folge eine unnötige und erfolglose Epilepsiebehandlung erhalten.

Eine falsche Diagnose hat sowohl für Betroffene als auch für das Gesundheitswesen weitreichende Konsequenzen. Eine US-amerikanische Untersuchung ging von zusätzlichen Kosten von mehreren hundert Millionen Dollar pro Jahr für unnötige Untersuchungen und überflüssige Medikamente aus (Gomes Mda, Maia Filho Hde, & Noe, 1998).

Für Betroffene, die falsch diagnostiziert werden, sind die Konsequenzen oft weitreichend:

Unnötige Medikamente

Betroffene erhalten unnötigerweise Medikamente, die sie potenziellen Risiken und gefährlichen Nebenwirkungen aussetzen und die möglicherweise dissoziative

Krampfanfälle verstärken können (Niedermeyer, Blumer, Holscher, & Walker, 1970). Alle Medikamente gegen Epilepsie haben in der Regel ein problematisches Nebenwirkungsprofil. Aufgrund der falschen Diagnose gelten viele Betroffene als schwer behandelbar und werden deshalb mit einer Kombination von Antiepileptika (oft zusätzlich zu anderen Medikamenten, vor allem Psychopharmaka) behandelt, was das Interaktions- und Nebenwirkungsrisiko zusätzlich erhöht.

Überflüssige Untersuchungen

Nicht diagnostizierte dissoziative Krampfanfälle führen zu vielen vor allem notfallmäßigen Abklärungen (Binder & Salinsky, 2007; LaFrance & Benbadis, 2006; Martin, Gilliam, Kilgore, Faught, & Kuzniecky, 1998). Speziell bei schweren dissoziativen Krampfanfällen, die als Status epilepticus fehldiagnostiziert werden, können durch intensivmedizinische Maßnahmen wie Intubation und zentrale Venenzugänge medizinische Komplikationen auftreten. Nach einer richtigen Diagnose mit sorgfältiger Aufklärung der Betroffenen konnte eine Verringerung von Notfallkonsultationen zwischen 75 und 94 % erreicht werden, und erneute Hospitalisationen konnten zum Teil ganz verhindert werden (Binder & Salinsky, 2007; Razvi et al., 2012). Je rascher die richtige Diagnose gestellt wurde, desto größer war der Effekt (Razvi et al., 2012). Diese Verringerung hat mit dem therapeutischen Effekt der Kommunikation der korrekten Diagnose (McKenzie, Oto, Russell, Pelosi, & Duncan, 2010), der Reduktion oder dem Sistieren der Anfälle nach der richtigen Diagnose und Beginn einer adäquaten Behandlung (Razvi et al., 2012) sowie mit den fehlenden Nebenwirkungen nach dem Absetzen unnötiger Medikamente zu tun (Oto, Espie, & Duncan, 2010).

Verzögerung einer adäquaten Therapie

Durch die Verzögerung bei der richtigen Diagnosestellung wird eine adäquate psychotherapeutische Behandlung zu spät begonnen, oft nachdem eine (schwere) Chronifizierung der dissoziativen Krampfanfälle aufgetreten ist (Reuber & Elger, 2003).

Soziales Stigma

Menschen mit DNEK, die durch die fehlende adäquate Behandlung weiterhin dissoziative Krampfanfälle erleiden, können Zeichen von sozialer Ausgrenzung erfahren. In der Folge halten sie sich noch mehr an die Diagnose der Epilepsie, machen Weiterbildungen dazu und versuchen durch zusätzliche Arztkonsultationen erfolglos die angeblichen epileptischen Anfälle zu verringern. Wenn diese Menschen damit konfrontiert werden, dass sie bisher falsch diagnostiziert und behandelt wurden und über die richtige Diagnose aufgeklärt werden, können sie mit Widerstand und Feindseligkeit reagieren (Abubakr, Kablinger, & Caldito, 2003).

Je länger Betroffene fälschlicherweise davon ausgingen, dass sie an einer Epilepsie leiden würden, desto mehr Probleme haben sie in der Regel damit, die neue Diagnose anzunehmen. Oft wissen Betroffene nicht mehr, welchen Ärzten sie vertrauen sollen. In einigen Fällen kommt es auch vor, dass sich Ärzte bezüglich der Diagnose widersprechen, was bei Betroffenen zu zusätzlicher Verunsicherung und noch mehr Leid führen kann.

Obgleich für Betroffene eine richtige Diagnose so wichtig ist, scheint es für viele Ärzte schwierig, zur richtigen Beurteilung zu gelangen. Dies hat möglicherweise auch damit zu tun, dass Betroffene von vielen Neurologen als schwierig therapierbar eingeschätzt werden (Carson et al., 2012; Carson, Stone, Warlow, & Sharpe, 2004).

Ohne spezialisierte Behandlung ist die Prognose von Menschen mit DNEK schlecht. Zwei Drittel der Betroffenen haben 5 Jahre nach Diagnosestellung weiterhin Anfälle. Persistenz der Symptome korreliert mit Angststörungen, Depressionen, Dissoziation und Zwangsstörungen (Walther et al., 2019). Eine umfassende Diagnostik ist deshalb essenziell, speziell auf strukturelle Dissoziation und komorbide Störungen sowie auf Hinweise zu früherer und/oder aktueller Gewalt (Brown & Reuber, 2016).

Unterscheidung zwischen dissoziativen Krampfanfällen und epileptischen Anfällen

Wie erwähnt, ist die Unterscheidung zwischen epileptischen Anfällen und dissoziativen Krampfanfällen oft schwierig (Tabelle 5-6). Dies hat damit zu tun, dass bei dissoziativen Krampfanfällen fast alle Zeichen auftreten können, die auch bei einer Epilepsie beobachtet werden (vor allem in Epilepsien der frontalen Hirnbereiche).

Die häufigsten Symptome dissoziativer nicht epileptischer Krampfanfälle sind (Mayer, 2011):

- Versteifungen des Rumpfes
- Schüttelbewegungen von Kopf und Gliedmaßen
- Zittern
- Stürze
- unkontrollierte Bewegungen der Extremitäten
- ausgeprägte Anspannung oder sehr starkes Erschlaffen der Muskulatur, speziell von Rumpf und Gliedmaßen

Keines dieser Symptome ist jedoch pathognomonisch (Reuber, House, Pukrop, Bauer, & Elger, 2003). Ergänzend können folgende Symptome für die Diagnose hinzugezogen werden (Tabelle 5-5) (Reuber, 2019):

Tabelle 5-5: Differenzialdiagnose zwischen dissoziativen nicht epileptischen Krampfanfällen und Epilepsie anhand von iktualen Beobachtungen (Reuber & Bauer, 2003; Reuber & Elger, 2003; Schmutz & Krämer, 2007).

Beobachtung	psychogene nicht epileptische Anfälle	epileptische Anfälle
Motorik	asynchron	tonisch-klonisch
Automatismen	wechselnd	stereotyp
situationsabhängiger Beginn	gelegentlich	selten
allmählicher Beginn	gelegentlich	selten
durch Stimuli auslösbar	gelegentlich	selten
undulierende motorische Aktivität (fluktuierende Intensität)	häufig	sehr selten
asynchrone Arm- und Beinbewegungen	häufig	ungewöhnlich
zielgerichtete Bewegungen	gelegentlich	sehr selten
rhythmische Beckenbewegungen	gelegentlich	selten
Opisthotonus, „Arc de Cercle“	gelegentlich	selten
Kopfschütteln	häufig	selten
Biss auf die Zungenspitze	gelegentlich	selten
lateraler Zungenbiss, Wangenbiss	selten	gelegentlich
iktuale prolongierte Atonie	gelegentlich	sehr selten
iktuales Weinen, Jammern	gelegentlich	sehr selten
geschlossener Mund bei scheinbar tonischem Anfall	gelegentlich	sehr selten
Vokalisation bei tonisch klonischen Bewegungen	gelegentlich	sehr selten
Lidschluss	sehr häufig	selten
Anfallsdauer > 2 Minuten	häufig	sehr selten
Widerstand bei Augenöffnung	häufig	sehr selten
Urininkontinenz	gelegentlich	häufig
Stuhlinkontinenz	sehr selten	gelegentlich
Reaktivität während (scheinbarer) Bewusstlosigkeit	gelegentlich	sehr selten
Zyanose bei prolongiertem Anfall	sehr selten	häufig
Anfälle in Gegenwart von Personal im Gesundheitswesen	häufig	selten
schnelle postiktale Reorientierung	häufig	ungewöhnlich
Amnesie	fragmentarisch	keine Erinnerung
Manifestation vor dem 10. Lebensjahr	ungewöhnlich	häufig
sexueller und physischer Missbrauch	häufig	selten

Bewegung der Extremitäten

Bei dissoziativen Krampfanfällen können eher entgegengerichtete (asynchrone) Streckbewegungen der Extremitäten mit Schüttelbewegungen des Kopfes beobachtet werden (Alsaadi, Thieman, Shatzel, & Farias, 2004; Bodde, Brooks, Baker, Boon, Hendriksen, Mulder et al., 2009; Iriarte et al., 2003). Auch Schlagen, Kratzen und Beißen können bei dissoziativen Anfällen beobachtet werden. Die Bewegungen verlaufen oft wellenförmig, wobei es zu Intervallen mit starken Bewegungen und Pausen zwischen den Anfallswellen kommt (Leis, Ross, & Summers, 1992). Während der Anfälle kann es vereinzelte absichtliche Bewegungen geben, z.B., um sich gegen die Anfälle zu wehren (Meierkord, Fish, & Shorvon, 1991).

Beginn der Anfälle

Während epileptische Anfälle meist plötzlich einsetzen, treten dissoziative Krampfanfälle in der Regel graduell mit einer leichten Verzögerung ein (Brodtkorb, 2013). Oft können Betroffene sich vorher noch setzen, ins Bett oder auf den Boden legen.

Gesichtsmuskulatur

Während eines Krampfanfalls werden die Augen bei dissoziativen Krampfanfällen eher kräftig geschlossen, wobei offene Augen einen dissoziativen Krampfanfall nicht ganz ausschließen (Brigo et al., 2013; Flügel, Bauer, Käseborn, Burr, & Elger, 1996). Des Weiteren besteht öfter ein starkes Zusammenbeißen der Kiefermuskulatur (Sirven & Glosser, 1998). Bei epileptischen Anfällen sind die Augen in der Regel geöffnet.

Zungenbisse

Zungenbisse können in beiden Beschwerdebildern auftreten, wobei laterale (seitliche) Zungenbisse offenbar nur bei organischen Epilepsien vorkommen. Deshalb können laterale Zungenbisse ein wichtiges Unterscheidungsmerkmal sein (Benbadis, Wolgamuth, Goren, Brener, & Fouad-Tarazi, 1995; Brigo, Storti et al., 2012; Oliva et al., 2008). Auch bei Synkopen kommen Zungenbisse im Gegensatz zu Epilepsien nicht vor und können deshalb auch hier zur Unterscheidung herangezogen werden (Brigo, Nardone, & Bongiovanni, 2012).

Vokalisation oder veränderte Sprache, Weinen und Jammern

Dissoziative Krampfanfälle sind oft von Vokalisationen oder veränderter Sprache sowie von Weinen, Jammern, Flüstern oder Stottern begleitet (Iriarte et al., 2003; Baslet et al., 2021). Vokalisation in Form eines plötzlichen Schreis während eines Anfalls ist ein Hinweis auf einen epileptischen Anfall (während der tonischen Phase) (Alper, 1994; Bodde, Brooks, Baker, Boon, Hendriksen, Mulder et al., 2009; Aybek & Perez, 2022).

Dauer des Anfalls

Dissoziative Krampfanfälle dauern in der Regel länger als epileptische Anfälle (Bodde, Brooks, Baker, Boon, Hendriksen, Mulder et al., 2009; Riggio, 1994), manchmal bis zu einer halben Stunde und mehr (s.u., „prolongierte dissoziative Krampfanfälle"). Eine Dauer von mehr als 2 Minuten ist ein charakteristisches Merkmal für DNSS (Aybek & Perez, 2022). Ebenso sind ein unregelmäßiges Muster von Zunahmen und Abnahmen sowie Unterbrechungen während des Ereignisses typisch (Baslet et al., 2021).

Ort des Anfalls

Krampfanfälle an Orten mit vielen Menschen sprechen eher für einen dissoziativen Ursprung (Benbadis, 2005). Dies kann in einer Klinik z.B. der Speisesaal, der Raum vor dem Büro der Pflege, oder das Untersuchungszimmer eines Arztes sein. Im Gegensatz dazu weist das Auftreten aus dem physiologischen Schlaf auf Epilepsie hin (Aybek & Perez, 2022).

Bewusstsein

Ein erhaltenes Bewusstsein lässt sich nachweisen, wenn die Betroffenen sich an das Ereignis erinnern oder erfolgreich eine Erinnerung daran reproduzieren können. Um dies zu überprüfen, ist es hilfreich, die Betroffenen zu bitten, sich an bestimmte Details während des Ereignisses zu erinnern und später zu fragen, ob sie sich an diese Informationen erinnern können. Indirekte Anzeichen für ein erhaltenes Bewusstsein können beispielsweise sein, wenn die Betroffenen auf Blickkontakt reagieren, den Raum visuell erkunden oder ihr Erleben durch Interaktionen mit anderen Menschen beeinflusst wird. Diese Interaktionen können das Ereignis entweder lindern oder verschlimmern (Baslet et al., 2021).

Psychogene Schmerzen und Fibromyalgie

Bei Diagnosen von Fibromyalgie oder psychogenem Schmerz in der Vorgeschichte ist die Wahrscheinlichkeit, dass es sich um dissoziative Krampfanfälle handelt, deutlich erhöht (Benbadis, 2005).

Verhalten nach einem Anfall

Menschen mit DNEK scheinen unmittelbar nach einem Anfall deutlich häufiger zu flüstern und auf Befehle mit partiellen motorischen Antworten zu reagieren (Chabolla & Shih, 2006). Menschen mit DNEK zeigen in der Regel eine schnelle Erholung nach einem Ereignis, ohne postiktale Verwirrung. Es können motorische Zeichen beobachtet werden, die auf ein abruptes Ende des Ereignisses hinweisen, wie z.B. Blinzeln oder kurzes Kopfschütteln, die das Ende anzeigen. Außerdem kann die Person sich umsehen und Fragen stellen wie „Was ist passiert?" (Aybek & Perez, 2022).

Arc de Cercle (Kreisbogen)
Der Arc de Cercle ist eine von Charcot eingeführte Bezeichnung für eine extreme Anspannung der gesamten Muskulatur, wodurch der Körper nur auf Hinterkopf, Schultern und Fersen gestützt ist und mit dem Rumpf einen Bogen macht. Obwohl der Arc de Cercle gemeinhin als typisches Zeichen von dissoziativen Krampfanfällen gilt, ist er bisher relativ wenig untersucht worden. Er kann zudem auch bei Epilepsien des Frontallappens und seltener des Temporallappens auftreten (Geyer, Payne, & Drury, 2000).

Unspezifische Zeichen
Des Weiteren gibt es eine Reihe von unspezifischen Zeichen, die zur Diagnose ergänzend beigezogen werden können, die aber alle für sich allein keine sichere Unterscheidung zulassen:

- **Alter und Geschlecht:** Dissoziative Krampfanfälle werden signifikant häufiger bei Frauen und Jugendlichen weiblichen Geschlechts beobachtet (etwa 75 % Frauen [Duncan & Oto, 2008]), wobei es Hinweise gibt, dass Männer viel später Hilfe holen und möglicherweise deshalb auch seltener diagnostiziert werden (Benbadis, 2005). Es besteht ein Häufigkeitsgipfel in der Pubertät und im frühen Erwachsenenalter (Mayer, 2011).
- **Coping-Strategien:** Menschen mit DNEK haben die Tendenz, Situationen eher als bedrohlich zu erleben und ihre Möglichkeiten, mit Herausforderungen umzugehen, mehr zu unterschätzen (Frances, Baker, & Appleton, 1999). Sie benutzen zudem einen eher flüchtend-vermeidenden Coping-Stil als Menschen mit Epilepsie (Ramani, Quesney, Olson, & Gumnit, 1980).
- **Negatives Erleben familiärer Unterstützung:** Während sowohl Menschen mit Epilepsie als auch solche mit DNEK über vergleichsweise große familiäre Unterstützung verfügen, erleben Betroffene mit DNEK diese Unterstützung signifikant weniger unterstützend und weniger verbindlich (Moore, Baker, McDade, Chadwick, & Brown, 1994).
- **Höheres Körpergewicht:** Menschen mit DNEK haben im Durchschnitt ein signifikant höheres Gewicht als Menschen mit Epilepsien. Eine Studie ergab im Durchschnitt einen BMI von 30 (Marquez et al., 2004) (normal 18,5–25), wobei dies zu einem Teil auch damit zu tun haben könnte, dass Menschen mit DNEK mehr Medikamente einnehmen, die zu Gewichtszunahmen führen können.
- **Auslöser für Krampfanfälle:** Dissoziative Krampfanfälle können in der Regel nicht absichtlich provoziert werden. Es scheint aber Situationen zu geben, in denen Anfälle eher auftreten, speziell bei hohem emotionalen Stress (Bodde, Brooks, Baker, Boon, Hendriksen, & Aldenkamp, 2009) mit Angst und/oder Wut. Weil aber viele Betroffene eine eher reduzierte Selbstwahrnehmung aufweisen, können sie vergleichsweise nur wenig über ihre Emotionen, Kognitionen und Körperwahrnehmungen unmittelbar vor einem Anfall berichten und haben dadurch die Tendenz, Stress als auslösende Komponente zu verneinen (oft im Rahmen einer dissoziativen Anosognosie).
- **Aktuelle Belastungen:** Menschen mit dissoziativen Krampfanfällen scheinen im Vergleich zu Menschen mit Epilepsien eher in belastenden Situationen zu leben. Gemäß einer Untersuchung liegen bei 95 % der Betroffenen Angst und Stress, körperlicher Missbrauch, schwere Trauer, innerfamiliäre Probleme, Beziehungsprobleme, Depression und/oder sexueller Missbrauch vor (Moore & Baker, 1997). Die klinische Erfahrung zeigt aber, dass Betroffene aus Scham oft nicht spontan über ihre schwierigen Lebenssituationen sprechen.
- **Missbrauch und Vernachlässigung:** Menschen mit DNEK haben in ihrer Vorgeschichte deutlich häufiger Missbrauch und Vernachlässigung erlitten (vor allem sexueller Missbrauch). Zudem kann häufiger ein ängstlicher Bindungsstil beobachtet werden (Holman, Kirkby, Duncan, & Brown, 2008). Neuere Untersuchungen gehen davon aus, dass mindestens 70 % ein oder mehrere traumatische Ereignisse vor dem 18. Lebensjahr erlebt haben, fast die Hälfte berichtet von sexuellem und/oder körperlichem Missbrauch (Bodde et al., 2013; Duncan & Oto, 2008). Aus verschiedenen Untersuchungen ist jedoch bekannt, dass solche Zahlen eher zu niedrig sind, da viele Betroffene aus Scham nicht oder nur unvollständig über frühere Traumatisierungen sprechen.
- **Unklare psychiatrische Diagnosen:** Während bei beiden Gruppen häufiger psychiatrische Erkrankungen vorkommen und diese deshalb zur Differenzialdiagnose vermutlich nicht eingesetzt werden können, bestehen bei Menschen mit DNEK häufiger diffuse psychiatrische Symptome, oft mit fehlender oder unklarer psychiatrischer Diagnose (Bodde et al., 2012; Brown & Reuber, 2016). Eine Vorgeschichte mit „Fibromyalgie“ und „chronischem Schmerz“ spricht stark für dissoziative Krampfanfälle, wobei umgekehrt das Fehlen dieser Diagnosen nicht per se für Epilepsie spricht (Benbadis, 2005).

Zeichen, die nicht zur Differenzialdiagnose eingesetzt werden können

Für verschiedene weitere Symptome, die oft als Unterscheidungsmöglichkeiten genannt werden, gibt es jedoch keine ausreichenden wissenschaftlichen Hinweise:

- **Urininkontinenz:** Der Verlust von Urin während eines Anfalls kann bei Epilepsie, dissoziativen Krampfanfällen und auch bei Synkopen vorkommen und taugt daher nicht zur Differenzialdiagnose.
- **Verletzungen durch Krampfanfälle:** Verletzungen durch Stürze im Rahmen von Krampfanfällen werden sowohl bei Epilepsien als auch bei dissoziativen Krampfanfällen gesehen (Bodde, Brooks, Baker, Boon, Hendriksen, & Aldenkamp, 2009).
- **Psychiatrische Komorbiditäten:** Verschiedene Untersuchungen (vor allem Querschnittstudien) haben nachweisen können, dass psychiatrische Erkrankungen bei Menschen mit Epilepsie häufiger vorkommen als in der Normalbevölkerung (Gaitatzis, Carroll, Majeed, & Sander, 2004; Gaitatzis, Trimble, & Sander, 2004; Kanner, 2003). Dabei scheint es sich vor allem um Angststörungen (Gaitatzis, Trimble, & Sander, 2004), bipolare Erkrankungen (Mula et al., 2008), Psychosen (Mendez, Grau, Doss, & Taylor, 1993) und Depressionen (Gaitatzis, Trimble et al., 2004; Kanner, 2003) zu handeln. Ebenfalls erhöht ist bei Menschen mit Epilepsie das Suizidrisiko, auch unabhängig davon, ob zusätzlich eine psychiatrische Erkrankung vorliegt. Das Suizidrisiko ist dabei drei- bis fünfmal höher als in der Normalbevölkerung (Christensen, Vestergaard, Mortensen, Sidenius, & Agerbo, 2007; Jones et al., 2010; Pompili, Girardi, & Tatarelli, 2006). In einer schwedischen Fall-Kontroll-Studie wurde gezeigt, dass das Risiko für epileptische Anfälle 2 Jahre vor und 2 Jahre nach einer psychiatrischen Erstdiagnose mehr als doppelt so hoch ist (Adelöw, Andersson, Albom, & Tomson, 2012). Unklar ist bei vielen dieser Studien jedoch, wie genau die Differenzialdiagnose zwischen dissoziativen Krampfanfällen und Epilepsie erfolgt ist. Psychiatrische Erkrankungen sind auch bei Menschen mit dissoziativen Krampfanfällen häufig. Folgende Diagnosen werden oft zusätzlich gestellt: somatoforme Störungen (89 %), dissoziative Störungen (91 %), affektive Störungen (64 %), posttraumatische Belastungsstörung (62 %) und Angststörungen (47 %) (Bodde, Brooks, Baker, Boon, Hendriksen, & Aldenkamp, 2009). Die Forschung zum klinisch häufig beobachteten Zusammenhang von struktureller Dissoziation und DNEK steht aktuell aus.
- **Alexithymie:** Alexithymie benennt die Unfähigkeit von Menschen, die eigenen Gefühle wahrzunehmen und sie in Worten zu beschreiben. Gemäß neueren Untersuchungen kann dies in beiden Patientengruppe in etwa einem Drittel der Fälle beobachtet werden (Myers, Matzner, Lancman, Perrine, & Lancman, 2013).

Komplizierend kommt bei all den o.g. Unterscheidungskriterien dazu, dass Epilepsie ein Risikofaktor für die Entwicklung dissoziativer nicht epileptischer Krampfanfälle ist. Bei einer organischen Epilepsie können dissoziative Krampfanfälle hinzukommen (Reuber, 2019). Die Komorbidität von Epilepsien und DNEK kann eine besonders große klinische Herausforderung darstellen (Kutlubaev, Xu, Hackett, & Stone, 2018).

Prolongierte dissoziative Krampfanfälle (nicht epileptischer psychogener Status)

Eine schwerwiegende Form von dissoziativen Krampfanfällen sind deutlich verlängerte Anfälle, die in der Neurologie manchmal „nicht epileptischer psychogener Status“ (NEPS) genannt wird. Dabei handelt es sich um Anfälle von mehr als 20–30 Minuten, die klinisch einem Status epilepticus bei Epilepsie ähneln können. Ein Status epilepticus ist mit verlängerter epileptischer Aktivität, vermehrten metabolischen Störungen und mehr Hirnschäden assoziiert und gilt als medizinischer Notfall, der in der Regel in spezialisierten Zentren oder auf Intensivstationen behandelt wird (Lowenstein & Alldredge, 1998).

Bei einer Anfallsdauer von über 20–30 Minuten wird von einem nicht epileptischen psychogenen Status gesprochen. Diese Anfälle können bei 27–78 % der Betroffenen auftreten (Dworetzky, Bubrick, Szaflarski, & Nonepileptic Seizure Task Force, 2010). Menschen mit prolongierten dissoziativen Krampfanfällen haben ein deutlich erhöhtes Risiko, falsch diagnostiziert zu werden. Zudem sind bei Menschen mit schweren dissoziativen Krampfanfällen andere psychiatrische Krankheiten (Szaflarski et al., 2003), Substanzabusus, Selbstverletzungen und potenzielle iatrogene Folgeschäden durch eine falsche Diagnose (z. B. unnötige intensivmedizinische Maßnahmen wie Intubationen und zentrale Gefäßzugänge) deutlich häufiger (LaFrance & Benbadis, 2006; Reuber, Pukrop et al., 2003).

Organische Veränderungen bei dissoziativen Krampfanfällen

Zwar gelten dissoziative Krampfanfälle allgemein als Störungen, die einen psychischen und keinen organischen Ursprung haben. Trotzdem gibt es aus Untersuchungen Hinweise darauf, dass Hirnveränderungen für die Krampfanfälle mitverantwortlich sein können:

- Hirnorganische Veränderungen sind bei mindestens 20 % der Betroffenen mit dissoziativen Krampfanfällen und bei 90 % der Menschen, die gleichzeitig DNEK und Epilepsie aufweisen, nachweisbar (Reuber, Fernandez, Helmstaedter, Qurishi, & Elger, 2002).
- Bei ca. 10 % können EEG-Veränderungen festgestellt werden (Cohen & Suter, 1982). Dies ist ein Grund, weshalb dissoziative Krampfanfälle manchmal fälschlicherweise als Epilepsie interpretiert werden.
- Bei etwa 50 % sind neuropsychologische Defizite nachweisbar (Lelliott & Fenwick, 1991; Wilkus & Dodrill, 1989).
- In einer Untersuchung wurden Störungen in der Vernetzung festgestellt zwischen dem präzentralen Sulcus, der sich im motorischen Kortex befindet und willentliche Muskelbewegungen kontrolliert, und der Insula, die ein Teil des limbischen Systems ist und dadurch Bedeutung hat für Affektregulation, viszeralsensorische Perzeption und Selbstwahrnehmung (van der Kruijs et al., 2012).

Die Bedeutung des EEG
In der Literatur wird das Video-EEG-Monitoring als wichtigste Untersuchungsmethode genannt, um zwischen DNEK und Epilepsien zu unterscheiden (Brown et al., 2011). Aber auch diese Methode ist keine absolut sichere Möglichkeit zur Unterscheidung, da bei einigen wenigen kritischen Fällen große Diskrepanzen auftreten können, abhängig davon, wer die Interpretation vornimmt (Benbadis et al., 2009; Harden, Burgut, & Kanner, 2003).

Die Überinterpretation von Befunden in Elektroenzephalografien (EEG) ist laut Brown et al. ein wichtiger Grund, weshalb Epilepsien überdiagnostiziert werden (Brown et al., 2011).

Die „International League Against Epilepsy" hat aufgrund der begrenzten Verfügbarkeit von Video-EEG abgestufte Kriterien für die Diagnose von DNEK/FND entwickelt. Diese Kriterien umfassen verschiedene Stufen: möglich, wahrscheinlich, klinisch gesichert und dokumentiert (LaFrance et al., 2013).

- Eine Diagnose gilt als „möglich", wenn die Krankengeschichte und Zeugenaussagen auf DNEK/FND hinweisen und ein interiktales EEG keine Abnormitäten zeigt.
- Um die Diagnose „wahrscheinlich" zu stellen, muss ein erfahrener Arzt positive Anzeichen während eines Ereignisses oder durch eine Videoaufzeichnung zusammen mit einem normalen interiktalen EEG beobachten. Es kann hilfreich sein, die Betroffenen zu ermutigen, zu Hause Videos von typischen Ereignissen zu machen (Tatum et al., 2020).
- Die Diagnose erreicht die Stufe „klinisch gesichert", wenn die semiologischen Merkmale (persönlich oder auf Video) beobachtet werden und ein ambulantes iktales EEG eines typischen Ereignisses normal ist, mit einer klaren zeitlichen Trennung.
- Die höchste Stufe, „dokumentiert", erfordert die gleichzeitige Erfassung eines typischen Ereignisses auf Video und EEG (Aybek & Perez, 2022).

Es ist wichtig, die Möglichkeit in Betracht zu ziehen, dass eine Person sowohl an DNEK/FND als auch an Epilepsie leidet, da etwa 20 % der Betroffenen mit DNEK/FND auch epileptische Anfälle haben (Kutlubaev, Xu, Hackett & Stone, 2018).

Andere Differenzialdiagnosen

Die Epilepsie ist die mit Abstand häufigste körperliche Krankheit, die bei DNEK differenzialdiagnostisch in Betracht gezogen werden muss. In der Literatur werden aber auch einige zwar äußerst seltene, aber doch erhebliche andere körperliche Krankheiten beschrieben, die differenzialdiagnostisch infrage kommen können (Bodde, Brooks, Baker, Boon, Hendriksen, Mulder et al., 2009; Caplan, Binius, Lennon, Pittock, & Rao, 2011):

Konvulsive Synkopen
Synkopen aufgrund von Herzrhythmusstörungen können mit kurzen spontanen Körperbewegungen einhergehen und daher in seltenen Fällen epileptischen Anfällen bzw. dissoziativen Krampfanfällen ähneln (Ozkara, Metin, & Kucukoglu, 2009). Die Diagnose wird mit dem Schellong-Test, elektrophysiologischen Tests und/oder längeren EKG-Untersuchungen (z. B. 24-Stunden-EKG) gestellt. Synkopen dauern in der Regel weniger als 30 Sekunden, die Gesichtsfarbe kann sich zu grau-zyanotisch verändern, die Bewegungen sind eher nichtrhythmisch und asynchron und die Verwirrtheitsphase nach einem Anfall dauert kaum länger als eine Minute (Brodtkorb, 2013).

Transiente ischämische Attacken (TIA)
Eine TIA ist eine neurologische Störung, die durch kurzzeitige Durchblutungsstörungen im Gehirn auftritt und mit einer vollständigen Genesung innerhalb einer Stunde einhergeht. Vor allem im Rahmen von Stenosen der A. carotis (Hauptarterie zum Gehirn) können in seltenen Fällen epileptiforme Symptome auftreten. Der

Ausschluss erfolgt über Ultraschalluntersuchung der A. carotis und/oder Neuroimaging mit spezieller Darstellung der Gefäße.

Paroxysmale Dyskinesie
Es handelt sich hier um eine Gruppe von seltenen Bewegungsstörungen. In den sehr seltenen Fällen, wo diese Erkrankung ausgeschlossen werden muss, kann eine Gentestung vorgenommen werden.

Limbische Enzephalitis (LE)
Limbische Enzephalitis beschreibt ein Spektrum neuropsychiatrischer Symptome, die durch eine Entzündung des ZNS entstehen, oft im Rahmen einer Krebserkrankung. In der Literatur ist z.B. ein Fall beschrieben einer NMDA-Rezeptor-Autoimmunenzephalitis (NMDA = N-Methyl-D-Aspartat) im Rahmen eines Tumors der Ovarien (Caplan et al., 2011). Die Diagnose wird mit Antikörpertestung gestellt.

Weitere internistische Erkrankungen
Hypoglykämien im Rahmen eines Diabetes mellitus, Myasthenia gravis, Krampfanfälle durch Alkoholentzug und Parasomnien können ebenfalls zu ähnlichen Symptomen führen.

Besonderheiten

Strukturelle Dissoziation und Krampfanfälle
Bei dissoziativen Krampfanfällen und dissoziativen Synkopen haben Betroffene in der Regel eine Amnesie für das Ereignis. Im Verlauf einer Therapie bei Menschen mit komorbider dissoziativer Identitätsstörung kann es aber manchmal gelingen, mit einem Persönlichkeitszustand in Kontakt zu treten, der sich für die Anfälle verantwortlich zeichnet. Solche Persönlichkeitszustände können beschreiben, dass sie sehr plötzlich und gezielt „innerlich am Alltagsanteil ziehen", damit „plötzlich niemand mehr im Körper ist" (bei Synkopen) oder „damit sich die Spannung entlädt" (bei Krampfanfällen). Diese Anteile berichten meistens, dass sie auf diese Weise auf Stress und/oder Gewalt hinweisen wollten, aber keine andere Kommunikationsmöglichkeit hatten, und dass sie auf diese Weise die Spannung reduzieren und z.B. Selbstverletzungen oder Suizidversuche verhindern konnten.

Selbstwürgehandlungen
Bei einigen Betroffenen können im Verlauf eines Krampfanfalls (und selten nach einer dissoziativen Synkope) Selbstwürgehandlungen auftreten: Betroffene nehmen sich mit beiden Händen am Hals und würgen sich selbst massiv. Es braucht dann eine starke Kraftanwendung von außen, um die Hände vom Hals wegzunehmen. Möglicherweise sind diese Selbstwürgehandlungen Ausdruck schwerer innerer Konflikte zwischen dissoziativen Identitäten im Rahmen einer dissoziativen Identitätsstörung, in welchen im Rahmen eines Flashbacks traumatische Erfahrungen wiederholt werden können. Für Außenstehende können diese Selbstwürgehandlungen sehr belastend anzuschauen sein.

Abklärung

Diagnostische Fragen

Dissoziative nicht epileptische Krampfanfälle

Allgemeine Frage
- Treten bei Ihnen aktuell, oder traten in der Vergangenheit, Anfälle mit abrupten, krampfartigen Bewegungen des Körpers auf?

Vorbehandlungen
- Sind Sie bereits wegen Epilepsie in Abklärung und Behandlung gewesen?
- Nehmen Sie aktuell Medikamente gegen Epilepsie?

Anfälle
- Wie häufig treten Anfälle auf? Wann treten sie auf? In welchen Situationen?
- Beim Anfall:
  - Wie lange dauert ein Anfall in der Regel?
  - Verlieren Sie das Bewusstsein ganz, teilweise?
  - Sind Sie beim Anfall ansprechbar?
  - Was geschieht bei einem Anfall genau? Kopf, Rumpf, Arme, Beine, Augen verschlossen, Gesichtsausdruck, Jammern, Weinen, etc.
- Nach einem Anfall:
  - Haben Sie Schmerzen? Zungenbiss? Kopfverletzungen?
  - Können Sie sich sofort bewegen oder erst mit Verzögerung? Nach wie langer Zeit können Sie sich wieder bewegen?
  - Sind Sie schläfrig?
  - Sind Sie ansprechbar, verwirrt, benommen?
  - Sind Sie aggressiv, ängstlich, beschämt?

Auslöser und Frühwarnzeichen
- Auslöser für Anfälle: Gibt es spezielle Auslöser? Lichtreize, Übermüdung, Stress, etc.
- Welche typischen Zeichen gibt es vor einem Anfall, z.B. Depersonalisation, Derealisation, Zunahme dissoziativer Stimmen, Sehstörungen, Blässe, Unruhe, Übelkeit, Angst, Wut etc.?

Abklärungen und Therapie

Dissoziative nicht epileptische Krampfanfälle

Empfehlungen

- in jedem Fall: neurologische Abklärung, speziell Ausschluss einer Epilepsie, im Idealfall mit Video-EEG
- im Einverständnis mit den Betroffenen können Angehörige und Bezugspersonen gebeten werden, einen Anfall zu filmen; für Fachleute können solche Videoaufzeichnungen diagnostisch hilfreich sein
- die Diagnose eines dissoziativen nicht epileptischen Anfallsleidens sollte niemals nur durch den Ausschluss einer organischen Ursache gestellt werden – es sollten andere dissoziative Symptome nachgewiesen werden können (Seite 229)

Allgemein

- dissoziative Krampfanfälle sind für Betroffene zwar sehr unangenehm, sie sind aber ungefährlich (außer wenn Kopfverletzungen durch Stürze auftreten)
- sie hören irgendwann einmal von allein auf (in der Regel nach spätestens 15–20 Minuten, selten länger)
- Interventionen durch Umstehende können die Dauer eines Anfalls verlängern (speziell die Gabe von Medikamenten); jeglicher Körperkontakt verlängert in der Regel die Dauer eines Anfalls
- Betroffene empfinden es in der Regel hilfreich, wenn nicht zu viele Leute um sie herumstehen und sie anschauen, sie aber auch nicht allein gelassen werden
- während eines Anfalls ist die Gabe von Medikamenten durch den Mund aufgrund von Aspirationsgefahr gefährlich (gilt auch für Schmelztabletten)

Epilepsiehelme

- bei Kopfverletzungen durch Stürze ist ein Epilepsiehelm indiziert
- Epilepsiehelme sind oft Sonderanfertigungen eines Orthopädiemechanikers; bei weniger hohen Anforderungen gibt es diverse Hersteller, die diese Helme in festen Größen anbieten
- wichtig ist vor allem eine seitliche Polsterung mit Stirnwulst und eine Hinterkopfplatte zum Schutz des Hinterkopfs
- zur Reduktion der stigmatisierenden Wirkung von Epilepsiehelmen kann versucht werden, den Helm unauffällig zu gestalten, damit er wie ein Hut oder eine Baseballkappe aussieht

Konkretes Vorgehen bei Anfällen

- Nicht intervenieren!
- Gegenübertragung aushalten: Das Beobachten eines dissoziativen Krampfanfalls kann bei Außenstehenden Stress auslösen, oft verbunden mit dem Impuls, den Anfall so schnell wie möglich zu unterbinden
- im Anfall keine Medikamente geben, weder intramuskulär, intravenös, oral oder anal
- warten, evtl. Puls/Atmung messen
- die routinemäßige Einweisung in ein Spital oder eine Klinik erhöht bloß die Scham und die Stigmatisierung und führt nicht zu einer Verringerung der Anfälle – sofern keine unmittelbaren medizinischen Gründe für eine Behandlung in einem Spital sprechen, sollte auf eine Einweisung verzichtet werden

Nachbearbeitung

- gemeinsames Erarbeiten von Frühwarnzeichen, Risikofaktoren, Triggern, präventiven Handlungen etc. (oft im Sinne einer mündlichen Verhaltensanalyse)
- Achtung: Betroffene schämen sich oft für Anfälle (dies muss beim Aufarbeiten berücksichtigt werden, ohne aber die Vermeidung zu übernehmen)
- in manchen Fällen kann es hilfreich sein, Videoaufzeichnungen der Anfälle mit den Betroffenen anzuschauen (im Sinne einer erweiterten Verhaltensanalyse)
- zusätzlich andere, aus der Stabilisierungsphase der Traumatherapie bekannte Interventionen anbieten (Psychoedukation zu Hypo- und Hyperarousal, Windows of Tolerance, Triggeranalyse etc.) (Rockliffe-Fidler & Willis, 2019)
- Arztzeugnis: Das Mittragen eines ärztlichen Zeugnisses, in dem die Anfälle beschrieben und Empfehlungen zum Verzicht aufwendiger Abklärungen und Behandlungen dargestellt werden, kann hilfreich sein.
- Diagnostik: bei Anfällen strukturelle Dissoziation und posttraumatische Störungen durch Fachleute dringend abklären lassen (mit Abklärung aller 5 TD-Achsen)

Zur Frage der Fahreignung s. Kap. 5.4.8, dissoziative Synkopen (Seite 262).

Merke

- Vorsicht: dissoziative nicht epileptische Krampfanfälle können Warnhinweise auf frühere und/oder anhaltende Gewalt sein, wenn Worte noch nicht möglich sind – Sicherheitsabklärungen sind deshalb dringend indiziert
- Aber: in vielen Fällen gibt es außer den Krampfanfällen keine Hinweise auf Gewalt, trotzdem sollten Fragen zu verschiedenen Formen von Gewalt gestellt werden (s. dazu das Kap. 3.7, Belastungsstörung bei anhaltender Traumatisierung, Seite 110)
- Vorgehen:
  - möglichst interdisziplinäre Behandlung von dissoziativen Krampfanfällen; ggf. Gesuch an Kostenträger stellen für aufwendigere Vernetzungsarbeit

  - Vernetzen mit Fachpersonen in Psychotraumatologie, Prävention, Neurologie und Psychiatrie
- fundierte Abklärung der 5 TD-Achsen: wer DNEK hat, hat in der Regel auch andere TD-Symptome. Achtung: Anosognosie (Seite 132)

5.4.7 Dissoziativ-neurologische Symptomstörung mit Beeinträchtigungen des Sprechens (6B60.5)

Gemäß der ICD-11 wird eine dissoziative neurologische Symptomstörung mit Beeinträchtigung des Sprechens durch verschiedene Symptome gekennzeichnet. Dazu gehören Schwierigkeiten beim Sprechen (Dysphonie), Verlust der Sprechfähigkeit (Aphonie) oder eine schwierige und undeutliche Artikulation der Sprache (Dysarthrie). Diese Symptome treten auf, ohne dass eine anerkannte Erkrankung des Nervensystems, eine neurologische oder neurokognitive Störung, eine andere psychische Störung, eine Verhaltensstörung, eine neurologische Entwicklungsstörung oder ein anderer medizinischer Zustand vorliegt. Zudem treten sie nicht ausschließlich während einer anderen dissoziativen Störung auf (WHO, 2023).

Dissoziative Aphonie und dissoziative Dysphonie

Eine Dysphonie ist eine Beeinträchtigung der Stimme. Die Stimme kann je nach Befund heiser, rau oder belegt klingen, und Klangfarbe, Tonhöhe und Lautstärke können von Betroffenen nur reduziert variiert werden. Organische Ursachen für Dysphonien sind z. B. Entzündungen, Lähmungen, Neubildungen (Knötchen, Granulome, Polypen, Krebs u. a.) oder Kehlkopfverletzungen. Weiter können eine Überlastung, stimmschädigende Sprechgewohnheiten oder andere körperliche Krankheiten hierfür verantwortlich sein. Wenn das Sprechen gar nicht mehr möglich ist im Sinne einer Stimmlosigkeit, spricht man von einer Aphonie.

Psychisch bedingte Aphonien sind relativ selten mit einer Prävalenz von 0,4 % (Brodnitz, 1969; House & Andrews, 1987) und scheinen Frauen achtmal häufiger zu betreffen als Männer (Kolbrunner, Menet, & Seifert, 2010), waren aber offenbar bereits bei Soldaten im 1. Weltkrieg bekannt und wurden als „war neuroses of the larynx" bezeichnet. In der ICD-10 wurden sie unter den dissoziativen Bewegungsstörungen (F44.4) aufgeführt (WHO, 1992), in der ICD-11 werden sie nun unter den dissoziativ-neurologischen Symptomstörungen eingeordnet.

Unterschieden werden 2 Formen von Dysphonien bzw. Aphonien (Baker, Ben-Tovim, Butcher, Esterman, & McLaughlin, 2007):

- hyperfunktionelle Form (mit starkem Zusammenpressen der Stimmlippen): die Stimme klingt gequält, stöhnend, ächzend
- hypofunktionelle Form (mit fehlendem Zusammenführen der Stimmlippen) – bei dissoziativen Aphonien handelt es sich meist um die hypofunktionelle Form: sobald die Betroffenen einen Ton produzieren wollen, nähern sich die Stimmbänder, verschließen sich aber nicht; dadurch ist nur Flüstern möglich, wobei lautes Husten und Räuspern in der Regel gelingt (Kolbrunner et al., 2010)

Insgesamt gibt es relativ wenige größere Untersuchungen zu dissoziativer (bzw. psychogener) Aphonie bzw. Dysphonie. Zudem werden in der Literatur wie bei anderen somatoformen dissoziativen Symptomen sehr unterschiedliche Begriffe verwendet, vielfach, ohne, dass diese genauer definiert werden, sodass häufig unklar bleibt, ob die Begriffe als Synonyme verwendet werden können.

Aus den bestehenden Publikationen ergeben sich Hinweise auf eine hohe Korrelation mit schweren Belastungen in der Vorgeschichte (Baker, 2008). Betroffene zeigen vermutlich mehr Schwierigkeiten, ihre eigene Meinung kundzutun (Baker, Ben-Tovim, Butcher, Esterman, & McLaughlin, 2012) und haben erhöhte Depressions- und Angstsymptome (Sinkiewicz et al., 2013).

Keine Untersuchungen gibt es zum Zusammenhang von anderen dissoziativen Symptomen und Stimmstörungen. Dissoziative Symptome scheinen in der Regel im Rahmen einer Abklärung von psychisch bedingten Stimmstörungen nicht erfragt zu werden. Gemäß Lehrbuch verlässt sich der Phoniater „auf allgemeine psychologische Kenntnisse und Erfahrungen, um die Bedeutung des psychosomatischen Auslösers orientierend zu überprüfen" (Wendler & Seidner, 2005), wobei nicht genauer definiert wird, was „allgemeine psychologische Kenntnisse und Erfahrungen" sein könnten.

Bei der Behandlung der dissoziativen (psychogenen) Aphonie wird in der Regel versucht, die Stimmfunktion so rasch wie möglich mittels Stimmprovokation wieder zurückzugewinnen, weil befürchtet wird, dass die Aphonie psychisch fixiert und dadurch chronisch werden könnte (Angerstein, 2012; Wendler & Seidner, 2005). Die rasche konfrontative Stimmprovokation ist jedoch umstritten (Kolbrunner et al., 2010). Gerritsma (Gerritsma, 1991) und Kolbrunner (Kolbrunner et al., 2010) weisen in diesem Zusammenhang darauf hin, dass aphonische Patienten im Behandler Hilflosigkeit auslösen können und dieser dann entweder mit Aggressionen oder mit „extrem protektiven Impulsen“ reagiere. Die Stimmlosigkeit gebe dem aphonischen Patienten so viel Macht über sein soziales Umfeld, dass professionelle Helfer tendenziell zu entgegengesetzter Macht zurückgreifen würden, um ihre eigene Hilflosigkeit zu überwinden. Es sei jedoch sehr wichtig, den Betroffenen Zeit und Raum zu geben, um über die Hintergründe der Stimmlosigkeit nachdenken und (soweit möglich) sprechen zu können. Eine Chronifizierung der Aphonie auch bei ausbleibender sofortiger Stimmprovokation konnte dabei nicht nachgewiesen werden.

Ob weitere funktionelle Stimmstörungen wie Kontaktgranulom, Mutationsstimmstörungen und „Vocal Cord Dysfunction“ ebenfalls im Rahmen von weiterer dissoziativer Symptomatik auftreten, ist bisher nicht untersucht worden und bleibt deshalb zum aktuellen Zeitpunkt unbeantwortet.

Weitere Störungen der Stimme und des Sprechens

Eine Vielzahl anderer Stimm- und Sprechstörungen können im Rahmen von dissoziativen Störungen auftreten (Baizabal-Carvallo & Jankovic, 2015), oft in Kombination z. B. mit dissoziativer Paralyse und dissoziativen Bewegungsstörungen (Thenganatt & Jankovic, 2015).

Bekannte Störungen im Rahmen psychogen-dissoziativer Störungen sind (Baizabal-Carvallo & Jankovic, 2015):

- Mutismus: bei Mutismus (psychogenes Schweigen) schweigen Betroffene, eine Störung der Sprechorgane und des Gehörs liegt nicht vor:
  - beim selektiven Mutismus (auch elektiver Mutismus genannt) besteht vorwiegend bei Kindern und Jugendlichen eine Unfähigkeit zum Sprechen in spezifischen Situationen, im Rahmen von Traumatherapien kann ein selektiver Mutismus beim Ansprechen bestimmter Themen (oft im Zusammenhang mit Schweigegeboten und Redeverboten) auftreten
  - beim totalen Mutismus betrifft das Schweigen alle Lebenssituationen
- Sprechen mit fremdem Akzent („Foreign Accent Syndrome“) kann psychogene wie neurologische Ursache haben (Keulen et al., 2016). Bei DIS: Einige Anteile können andere Dialekte oder sogar andere Sprachen sprechen, mit Bezug zu Erfahrungen in der Kindheit.
- Sprechunterbrechungen (bei DIS: Wechsel können zu Sprechunterbrechungen führen, ohne dass ein Wechsel zwangsläufig sichtbar ist)
- Puberphonia: Beibehalten einer hohen Stimme nach der Pubertät (auch „Falsett-Stimme“ genannt), möglicherweise mit emotionalem Stress und Ablösungskonflikten im Rahmen der Pubertät, betrifft vor allem Männer.

Abklärung

Diagnostische Fragen

Screening-Fragen zu dissoziativen Störungen der Stimme

- Hatten Sie schon Probleme mit dem Sprechen (z. B., dass Ihre Stimme plötzlich nicht mehr funktionierte oder dass Sie plötzlich heiser waren), ohne dass körperliche Ursachen gefunden werden konnten?

5.4.8 Dissoziativ-neurologische Symptomstörung mit Parese oder Schwäche (6B60.6)

Eine dissoziative neurologische Symptomstörung mit Parese oder Schwäche ist durch eine Schwierigkeit oder Unfähigkeit gekennzeichnet, Teile des Körpers absichtlich zu bewegen oder Bewegungen zu koordinieren (WHO, 2023).

Eine Parese ist eine unvollständige Lähmung der Muskulatur. Eine Lähmung wird Paralyse genannt. In die Kategorie 6B60.6 fallen neben dissoziativen Paresen auch motorische Schwächen, charakterisiert durch Schwierigkeiten beim Bewegen von Teilen des Körpers oder Bewegungsunfähigkeit einiger Körperregionen.

Zu unterscheiden sind in der Klinik 2 Formen:

- kurze, vorübergehende Paresen und Schwächen von einigen Minuten bis Stunden
- länger dauernde Paresen und Schwächen von mehreren Tagen, Wochen, Monaten

Formen von kurzzeitigen motorischen Schwächen

Vorübergehende motorische Schwächen im Rahmen von Traumafolgestörungen können als Kontinuum verstanden werden, vom Erstarren mit voller Körperspannung im Rahmen des hypertonen dissoziativen Stupors („Einfrieren“, „Freeze“) bis hin zu dissoziativen Synkopen, wo die Körperspannung gänzlich fehlt und in der Regel eine fast vollständige Bewusstlosigkeit besteht (Abbildung 5-2).

Alle diese Zustände können bei starkem emotionalen Stress und z. B. während Therapien auftreten. Manchmal sind sie Ausdruck posttraumatischer Ver-

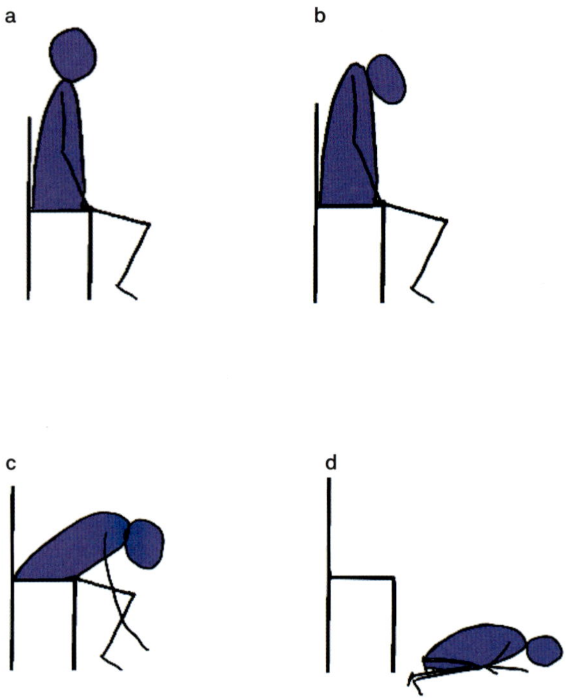

Abbildung 5-2: Differenzialdiagnose kurzzeitiger Erstarrungs- und Schwächezustände. **a** Hypertoner dissoziativer Stupor. Erstarrung des ganzen Körpers mit starker muskulärer Anspannung und vollem Bewusstsein. **b** Schwäche des Kopfs. Analog zu dissoziativem Stupor, aber ohne motorische Kontrolle der Gesichts- und Halsmuskulatur und der Arme, jedoch Kraft im Rumpf (Betroffene fallen nicht aus einem Stuhl). **c** Schwäche des Rumpfs. Kraft im Becken und in den Beinen bleibt, jedoch Kraftverlust in Rumpf, Kopf und Armen. Betroffene fällt von Stuhl, wenn sie nicht gehalten wird. **d** Hypotoner dissoziativer Stupor, vollständiger Verlust der Körperspannung und Bewegungsunfähigkeit, jedoch bei vollem Bewusstsein. Dissoziative Synkope, völliger Verlust der gesamten Körperspannung mit Bewusstlosigkeit. Falls verbunden mit krampfartigen Bewegungen: dissoziative Krampfanfälle.

meidung, wenn sie in Situationen auftreten, in denen belastende Erinnerungen oder schwierige Erkenntnisse realisiert werden sollten. Bei struktureller Dissoziation treten solche Zustände manchmal beim Wechsel zwischen Persönlichkeitszuständen auf.

Körperliche Ursachen sind auszuschließen (Stoffwechselstörungen, kardiologische oder neurologische Erkrankungen u. a.). Treten sie im Rahmen einer Traumafolgestörung auf, dann sind sie wie dissoziative Synkopen zu behandeln (Seite 258).

Dissoziativer Stupor

Unterteilung

Der Stupor ist ein Starrezustand des gesamten Körpers bei wachem Bewusstsein, wobei Bewegungen nicht oder nur sehr langsam ausgeführt werden können. Bei leichten Formen reicht ein direktes Ansprechen, eine leichte Berührung oder ein Zupfen am Ärmel, um Betroffene aus diesen Zuständen zu befreien. Bei schweren Formen fehlen normale Reaktionen auf äußere Reize wie Licht, Geräusche oder Berührungen, ebenso fehlt dann eine körperliche Antwort auf Schmerz. Die Augen reagieren ebenfalls nicht, was einen „Glasgow-Coma-Scale“-Wert von 3 bei stabilen hämodynamischen Verhältnissen ergibt. Die Atmung ist in der Regel oberflächlich und flach, der Puls normal oder eher tief.

Zu unterscheiden sind 2 Formen:

- **Hypertoner dissoziativer Stupor:** Erstarrung mit hoher Muskelspannung (Abbildung 5-2a). Betroffene wirken wie „zu Salzsäulen erstarrt“. Sie sitzen regungslos in einem Stuhl, in der Regel mit offenen Augen, die auf einen Punkt fixiert sind. Während die Mimik in der Regel fehlt, können die Augen einen Ausdruck der Angst und des Entsetzens oder der völligen Abwesenheit ausdrücken. Die Extremitäten lassen sich passiv meistens kaum bewegen, da sie zu stark angespannt sind.
- **Hypotoner dissoziativer Stupor:** Betroffene haben keine Muskelspannung mehr und können den Körper nicht mehr bewegen, obwohl sie bei Bewusstsein sind (Abbildung 5-2d). Diese Zustände treten in der Regel nicht plötzlich auf, im Gegensatz zu den unvermittelt auftretenden dissoziativen Synkopen. Betroffene befinden sich vor Beginn des Stupors in liegender Position oder sie rutschen langsam von einem Stuhl, üblicherweise ohne sich dabei zu verletzen. Manchmal erwachen Betroffene aus posttraumatischen Albträumen in einem hypotonen dissoziativen Stupor und liegen dann lange regungsunfähig im Bett, werden aber von außen als schlafend erachtet (z. B. Pflegepersonal, das in einer Klinik nachts überwacht). Beim Anheben einer Hand fällt diese direkt auf den Boden zurück, wobei der passiv über den Kopf geführte Arm beim Loslassen nicht auf den Kopf herunterfällt, sondern an ihm vorbei gleitet, was auf das vorhandene Restbewusstsein hinweist (auch wenn keine weitere motorische Kontrollfähigkeit besteht).

Betroffene berichten von Angst- und Panikgefühlen in diesen Zuständen, oder von Depersonalisations- und Derealisationserleben, in welchen sie die Umgebung distanziert und fremd erleben (Kap. 5.6, Seite 275). Die Erinnerung an diese Zustände ist normalerweise aufgrund der Depersonalisation und der Derealisation reduziert und beinhaltet ggf. einzelne Lücken im Sinne einer dissoziativen Amnesie, ist aber im Wesentlichen erhalten und unverfälscht.

Betroffene können sich nicht willentlich aus Stuporzuständen lösen, außer sie haben hilfreiche Techniken erlernt. Die Zustände gehen von allein vorbei, auch ohne externe Intervention, wobei sie bis zu einer Stunde und länger dauern können und für Betroffene sehr unangenehm sind.

In der ICD-10 wurde der dissoziative Stupor noch aufgeführt, in der ICD-11 wird das Symptom nicht speziell genannt. Genau genommen ist es keine Krankheit, sondern eine Form der (meist unbewussten) kurzfristigen dissoziativen Affektregulation, ähnlich wie z. B. dissoziative nicht epileptische Krampfanfälle und dissoziative Synkopen.

Beispiele

Eine 45-jährige Patientin wird mit Angst- und Panikstörungen sowie Depression in eine psychiatrische Klinik eingewiesen. Eine Stunde nach Eintritt wird sie regungslos im Bett vorgefunden. Sie zeigt keine Reaktion auf Schmerz, antwortet nicht auf verbale Ansprache und öffnet die Augen nicht. Blutdruck und Puls sind normal, Hinweise auf eine Intoxikation fehlen. Zum Ausschluss einer organischen Ursache wird sie in eine somatische Klinik gebracht. Als sie in den Computertomografie-Scanner hineingeschoben wird, erwacht sie plötzlich und schreit voller Panik. Die Diagnose eines hypotonen dissoziativen Stupors kann gestellt werden. Später berichtet sie von einer langen Vorgeschichte mit häuslicher und sexueller Gewalt.

In einem ähnlichen Fall erwacht eine 25-jährige Patientin mit hypotonem dissoziativen Stupor im Krankenwagen auf dem Weg von der Psychiatrie in die Somatik. Von der Notfallklinik kommt der Anruf in die Psychiatrie zurück mit der Bemerkung, doch bitte auf die Überweisung von wachen und körperlich gesunden Patienten zu verzichten.

Postoperativer Stupor

In der Literatur sind Einzelfälle von mehrtägigem hypotonem dissoziativen Stupor im Anschluss an Operationen beschrieben (Haller, Kiefer, & Vogt, 2003; Hintze, Runge, Hachenberg, & Wendt, 1998; Tada et al., 2012), wobei postoperatives Auftreten von Stuporzuständen empirisch häufig ist und speziell von Menschen mit DIS regelmäßig berichtet wird (Seite 171). Postoperativ reagieren die Betroffenen – bei stabilen kardiorespiratorischen Verhältnissen – nicht auf Ansprache und zeigen keine Schmerzabwehr. Umfangreiche Abklärungen zeigen keine organische Ursache. Typisch sind neben oben beschriebenem Vorbeigleiten des Arms bei Anheben und Loslassen über dem Kopf auch Untersuchungen der Bulbi: Beim passiven Augenöffnen können die Bulbi nach oben gewendet sein, sodass die Pupille nur zur Hälfte sichtbar ist (Hintze et al., 1998).

Peritraumatischer Stupor

Während akuter Gefahr können Opfer in hyper- und hypotone dissoziative Stuporzustände geraten, speziell bei sexualisierter Gewalt. Typische Merkmale sind Depersonalisations- und Derealisationserleben während des Übergriffs mit vollständiger Bewegungsunfähigkeit und vollem Bewusstsein (mit Symptomen wie sich von außen zuschauen, roboterhaft handeln, Gefühl der Unwirklichkeit u. v. m., Seite 68). Betroffene berichten später, dass sie „innerlich geschrien" hätten, der Körper aber trotz ihren Bewegungsversuchen nicht reagiert habe. Vermutlich wird die Atmung in diesen Zuständen markant heruntergefahren, weshalb Schreien physiologisch gar nicht mehr möglich ist. Bisher gibt es keine wissenschaftlichen Untersuchungen zur Frage, ob Betroffene eher in einen hypotonen oder in hypertonen Stupor geraten. Aus den Berichten von Betroffenen lässt sich auf beide Formen schließen.

Porges hat diese Immobilität in Situationen höchster Gefahr auf eine Überaktivierung des phylogenetisch ältesten dorsal-vagalen Nervensystems zurückgeführt. In diesen Zuständen würde das sympathische Nervensystem (mit Flucht und Kampf) neuronal abgeschaltet und der „dorsale vagale Komplex" übernehme die Kontrolle, ohne willentliche Einflussmöglichkeit der betroffenen Person. Dadurch würden entwicklungsgeschichtlich uralte Strategien für den Umgang mit Gefahr aktiviert und zu einer Erstarrung führen (analog zu Reaktionen von Reptilien, Amphibien, aber auch Säugetieren in Situationen, wenn Flucht oder Kampf nicht mehr möglich sind). Ein peritraumatischer Stupor könne laut Porges in Gefahrensituationen allen Menschen widerfahren (Porges, 2009; Porges, 2011).

Peritraumatische Dissoziation – und dazu gehört dissoziativer Stupor während einer traumatisierenden Situation – ist der wesentlichste Risikofaktor für das Entwickeln einer posttraumatischen Belastungsstörung (Ozer, Best, Lipsey, & Weiß, 2003). Mehr dazu auf Seite 68 und Seite 336.

Wenn Menschen in einer traumatischen Situation in einen hypertonen oder einen hypotonen dissoziativen Stupor geraten, dann können sie sich aufgrund der muskulären Erstarrung nicht wehren und sind aufgrund des Rückgangs der Atmung nicht in der Lage zu schreien. In einem späteren Strafverfahren wird Betroffenen jedoch oft vorgeworfen, sie hätten sich nicht gewehrt und nicht um Hilfe geschrien und müssten deshalb mit der sexuellen Handlung einverstanden gewesen sein. Dieser Vorwurf kann für Betroffene zu einer erneuten Traumatisierung führen, weil sie mit der realen Erfahrung überhaupt nicht korrespondiert (Baldry, 1996). Im Schlusskapitel „Trauma, Erinnerung und Glaubhaftigkeit" werden Möglichkeiten gezeigt, wie Fachleute in Therapie diese peritraumatisch-dissoziativen Vorgänge involvierten Strafverfolgungsbehörden aufzeigen können (Seite 346). Wichtiger noch ist jedoch, dass Betroffene selbst diese Mechanismen verstehen und im Nachhinein einordnen können.

Abklärung und Therapie

Diagnostische Fragen

Stuporzustände

Screening-Fragen

- Treten bei Ihnen aktuell, oder traten in der Vergangenheit, Situationen auf, wo Sie erstarren und sich nicht mehr bewegen können?

Vertiefungsfragen

- Wie ist die Körperspannung in diesen Zuständen?
- In welchen Situationen tritt dies auf (Trigger)? Wie lange dauern die Zustände? Wie oft kommen sie vor? Was können Sie tun, um aus diesen Zuständen rauszukommen? Was können andere Menschen tun? Was erleben Sie während diesen Zuständen?

Abklärungen und Therapie

Stuporzustände

- Beim erstmaligen Auftreten – und auch im Anschluss daran – eines hypotonen dissoziativen Stupors sind medizinische Abklärungen indiziert (um organische Ursachen auszuschließen, wie Herzrhythmusstörungen, Medikamentennebenwirkungen u.a.).
- Dissoziative Stuporzustände gehen fast immer von allein vorüber.
- Vorsichtiges und dosiertes Ansprechen kann helfen, evtl. mit taktiler Unterstützung über Igelbälle, Coldpack u.a. Beim hypertonen Stupor hilft oft die seitliche Bewegung der Schultern, indem die Achse des Oberkörpers leicht gedreht wird. Weitere Möglichkeiten werden in der Literatur unter „Dissoziationsstopp" beschrieben (Huber, 2012).
- Wie bei allen somatoformen dissoziativen Symptomen kann es hilfreich sein, wenn Betroffene die Zustände im Video nachschauen. Dabei können Frühwarnzeichen (z.B. Depersonalisation und Derealisation, Hyperarousal) und Coping-Strategien erarbeitet werden (schrittweises Bewegen der Muskulatur, mit den Augenmuskeln beginnend, dann zu Gesicht, Fingern und Zehen übergehend und schließlich mit ruckartiger Rotation aus der Körperachse endend).

Dissoziative Synkopen

Eine Synkope ist eine plötzlich einsetzende, kurz andauernde Bewusstlosigkeit, die mit einer Erschlaffung der Muskulatur (in der Regel mit anschließendem Sturz) einhergeht und ohne besondere Behandlung spontan wieder aufhört. Organische Synkopen können als Reflexsynkope, orthostatische Synkope oder aufgrund metabolischer Störungen (z.B. Hypoglykämie), kardialen Erkrankungen (z.B. Herzrhythmusstörungen), neurologischen Ursachen (Epilepsie, zerebrovaskuläre Störung), Suchtmitteln, Toxinen und Medikamenten (z.B. Sedativa, Alkohol, Blutdruckmittel) oder anderen Ursachen (z.B. Karotissinussyndrom, Narkolepsie) auftreten (Christ & Zeller, 2017).

Bei dissoziativen Synkopen handelt es sich um Stürze, die körperlich bedingten Synkopen ähneln können, bei denen jedoch keine medizinische Ursache festgestellt werden kann. In der Literatur werden dissoziative Synkopen auch „psychogene nicht epileptische Anfälle" (PNEA) genannt.

Zwei Arten von dissoziativen Synkopen können unterschieden werden, wobei die Unterscheidung in der Literatur oft nicht oder nur ungenau gemacht wird:

- **dissoziative Synkopen mit epilepsieähnlichen Bewegungen:** diese werden zu den dissoziativen Krampfanfällen gezählt (Kapitel zur „dissoziativ-neurologischen Symptomstörung mit nicht epileptischen Krampfanfällen", Kap. 5.4.6, Seite 245)
- **dissoziative Synkopen ohne epilepsieähnliche Bewegungen:** diese werden u.a. als psychogene Synkopen oder dissoziative Synkopen bezeichnet

Diagnose

Dissoziative Synkopen sind bislang wissenschaftlich nur wenig untersucht worden. Verlässliche Angaben zur Häufigkeit dieser Störung können deshalb nicht gemacht werden. Unklar ist dabei auch, wie viele Betroffene gar nie richtig diagnostiziert werden, weil sie nicht entsprechend abgeklärt werden.

Bei Verdacht müssen dissoziative Synkopen sehr präzise von anderen Synkopenformen unterschieden werden. Hierfür sind zum Teil aufwendige medizinische Abklärungen wie EKG, Langzeit-EKG (24-Stunden-EKG), Kipptischuntersuchungen (Schellong-Test), Echokardiografie und Belastungs-EKG (Ergometrie) notwendig.

Dissoziative Synkopen können mehrmals täglich bis wenige Male pro Monat auftreten (Benbadis & Chichkova, 2006). Sie dauern meistens mehrere Minuten (bis zu 30 Minuten), in der Regel bei normalem Puls und normalem Blutdruck. Die Augen sind meist geschlossen (analog zu dissoziativen Krampfanfällen) und sie entziehen sich der willentlichen Kontrolle (Moya et al., 2009), bei normalen Hirnstammreflexen. Passives Öffnen der Augenlider führt zu aktivem Verschluss der Lider. Urin- und Stuhlinkontinenz sind möglich (Bassetti, 2014). Klinische Beobachtungen lassen vermuten, dass einige Betroffene vor einer dissoziativen Synkope eine sehr hohe psychische Anspannung empfinden, die nach einer Synkope deutlich zurückgeht. Oft treten vor einer solchen Synkope Depersonalisation und Derealisation auf, die von Betroffenen jedoch nicht oder kaum wahrgenommen werden. Ähnlich den dissoziativen Krampfanfällen ereignen sich dissoziative Synkopen eher an Orten mit Menschen (z. B. in einem Spital oder in einer Praxis, im Aufenthaltsraum einer Klinik, s. Hinweise auf Viktimisierung, Seite 110).

Beispiele

Eine heute 50-jährige Betroffene mit dissoziativer Identitätsstörung als Folge organisierter Gewalt in Kindheit und Jugend hatte früher regelmäßig dissoziative Synkopen. Die Diagnose einer DIS wurde vor 6 Jahren nach zuvor insgesamt 16 Jahren mit unterschiedlichen Psychotherapien gestellt. Sie schreibt im Rückblick zu den damaligen dissoziativen Synkopen:

„Als Jugendliche im Alter zwischen 16 und 22 Jahren wurde ich relativ häufig ohnmächtig. Das geschah immer an Orten, wo es viele Leute hatte, also oft in der Schule, auf öffentlichen Plätzen, wenn ich am Einkaufen war usw. Meistens sah ich nicht mehr so gut, hatte Kopfschmerzen und es fühlte sich an, als würde mich jemand ‚auf die Seite ziehen' oder ‚verdrängen'. Manchmal hatte ich keine Kraft mehr in den Beinen und Armen und auch das Gefühl, keine Luft mehr zu bekommen, oder es wurde einfach kurz schwarz um mich her (...). Alles geschah recht plötzlich und meistens schlug ich irgendwo mit dem Kopf oder dem Gesicht auf, was ich jedoch nie spürte. Richtig verletzt habe ich mich nie. Die Umstehenden kamen mir dann zu Hilfe und hoben meistens meine Beine an oder riefen gleich einen Krankenwagen. Mir war dann meistens auch ziemlich schwindlig, und vor allem war mir alles sehr peinlich und ich wäre am liebsten einfach weggelaufen. Erklären konnte ich mir die Ohnmachten überhaupt nicht. Manchmal wurde ich ins Spital gebracht, wo jedoch nie etwas gefunden wurde.

Da die Anfälle oft in der Schule stattfanden, fing meine damalige Lehrerin an, mich während des Unterrichts zu beobachten. Sie meinte dann eines Tages, dass ich es wohl absichtlich machen würde. Sie empfahl mir eine Therapie, um den Grund für die Anfälle zu finden. Ich stimmte ihrer Idee zu, einfach damit sie mich in Ruhe ließ. Ich weiß noch, dass mich ihre Aussage sehr verletzt hat und ich mir viele Gedanken darüber machte, ob ich eine Ohnmacht wirklich absichtlich ‚produzieren' konnte. Ich stellte mir vor, dass ich mich absichtlich fallen ließ, aber das konnte ich nie. Es gab Zeiten, wo die Ohnmachten häufiger vorkamen, und Zeiten, wo diese eine Weile aufhörten.

Heute weiß ich, dass ich eine DIS habe, und ich denke, dass es einer meiner ‚Anteile' ist, der (oder die?) die Ohnmachten ‚provoziert'. Ich habe diesen Anteil kürzlich einmal gefragt, weshalb ich ohnmächtig wurde. Er meinte, er wollte die Welt ‚da draußen' auf unsere ‚Geschichte' aufmerksam machen. Er wollte, dass die Welt sieht, wie wir behandelt wurden. Wo es viele Menschen hat, würde vielleicht jemand unsere Geschichte hören wollen und hinsehen. Heute denke ich, dass es damals eine Art ‚Hilfeschrei' war, da es verboten war zu reden. Dieser Anteil meinte, dass Menschen vielleicht in meine Seele blicken können und uns helfen würden."

Differenzialdiagnosen

Bei Synkopen sollten viele internistische Erkrankungen abgeklärt werden wie neurologische Störungen (z. B. EEG zum Ausschluss einer Epilepsie), vasovagale Synkopen, Herzrhythmusstörungen, Sinushypersensitivität, Medikamentennebenwirkungen, vestibuläre Dysfunktionen, Hypoglykämien und viele mehr (Bassetti, 2014; Mathias, Deguchi, & Schatz, 2001).

Dissoziative Synkopen müssen neben den körperlich bedingten Synkopen (Tabelle 5-6) auch von Ohnmachtsanfällen bei Blutphobien unterschieden werden. Bei Blutphobien besteht eine ausgeprägte Angst vor Blut, Verletzungen und Spritzen. Sie unterscheiden sich grundlegend von allen anderen bekannten Phobien (z. B. Angst vor Spinnen, Schlangen, engen Räumen, Höhen), da sie als einzige nach einem Anstieg von Herzfrequenz und Blutdruck zu einer vasovagalen Reaktion mit Bradykardie (niedrigem Puls) und Hypotension (niedrigem Blutdruck) und in einigen Fällen zu Synkopen führen können (Ayala, Meuret, & Ritz, 2009). Sogar ein Herzstillstand während einiger Sekunden ist beschrieben worden (Brodtkorb, 2013).

Überlappung kardiogener und dissoziativer Synkopen?

Komplizierend kommt hinzu, dass möglicherweise kardiogene und dissoziative Synkopen gleichzeitig auftreten können.

Verschiedene Untersuchungen haben in den vergangenen Jahren zeigen können, dass Traumatisierungen in der Kindheit das spätere Risiko für kardiovaskuläre

Tabelle 5-6: Anfallsbeobachtungen, die zur Differenzialdiagnose von dissoziativen Synkopen und somatischen Synkopen beitragen können (in Anlehnung an Christ & Zeller, 2017).

Beobachtung	psychogene nicht epileptische Anfälle	organische Synkopen
längere Vorgeschichte mit synkopalen Ereignissen	häufig	selten, außer bei bekannter vorbestehender Erkrankung (Diabetes, Alkoholismus, Nierenersatzverfahren, Herzerkrankung u. a.)
Kopfverletzungen (und andere Verletzungen)	gelegentlich	gelegentlich
Anfälle in Gegenwart von Personal im Gesundheitswesen	häufig	selten
Lidschluss	sehr häufig	gelegentlich
Inkontinenz	möglich	selten (außer bei Epilepsie)
Widerstand bei Augenöffnung	häufig	sehr selten
Dauer	bis zu 30 Minuten, selten länger	wenn prolongiert: Epilepsie, zerebrovaskuläres Ereignis, metabolische Störung, Infektionserkrankung, kardiale Erkrankung u. a.
schnelle Reorientierung nach Synkope	häufig	ungewöhnlich
sexueller und physischer Missbrauch	häufig	keine Korrelation

Erkrankungen deutlich erhöhen (Batten, Aslan, Maciejewski, & Mazure, 2004; Dong et al., 2004; Fuller-Thomson, Bejan, Hunter, Grundland, & Brennenstuhl, 2012; Goodwin & Stein, 2004; Korkeila et al., 2010; Rich-Edwards et al., 2012; Scott et al., 2011). So haben Frauen, die in der Kindheit sexuellen Missbrauch erlebt haben, möglicherweise ein um 50 % erhöhtes Risiko, im frühen Erwachsenenalter Erkrankungen des Herz-Kreislauf-Systems zu erleiden (Rich-Edwards et al., 2012). Dies hat u. a. auch damit zu tun, dass Missbrauch vermehrt zu Nikotinkonsum, Übergewicht, Bluthochdruck, Diabetes mellitus und Depressionen führt, was wiederum alles kardiovaskuläre Risikofaktoren sind.

Erste Hinweise deuten auch hier auf eine Dosis-Wirkungs-Beziehung: Je schwerer die Traumatisierungen in der Kindheit sind, desto höher ist das Risiko für kardiovaskuläre Erkrankungen im Erwachsenenalter (Korkeila et al., 2010; Rich-Edwards et al., 2012). Wissenschaftlich untersucht wurde aber nicht, ob es eine Korrelation zu anhaltender Gewalt gibt, wobei fraglich ist, ob eine solche nur auf Befragungen der Betroffenen basierende Untersuchung aufgrund der Anosognosie der Betroffenen (Seite 132) überhaupt aussagekräftig wäre.

Viele Menschen mit dissoziativen Synkopen leiden zusätzlich an anderen psychiatrischen Erkrankungen, für die sie Pharmakotherapie erhalten. Einige dieser Medikamente können ein Long-QT-Syndrom verstärken oder verursachen, was wiederum zu kardiogenen Synkopen (und plötzlichem Herztod) führen kann. Im Rahmen der obligaten EKG-Untersuchungen bei dissoziativen Synkopen sollte die QT-Zeit speziell abgeklärt werden.

Abklärung

Diagnostische Fragen

Dissoziative Synkopen

Allgemeine Frage

- Treten bei Ihnen plötzliche Ohnmachtsanfälle auf?
- Falls ja: Häufigkeit und daraus resultierende Einbußen erfragen. Können Sie mir Beispiele geben?

Vertiefungsfragen

- Sind Sie bereits wegen Ohnmachtsanfällen in Abklärung und Behandlung gewesen? Nehmen Sie deswegen aktuell Medikamente ein?
- Wie häufig treten diese Anfälle auf? Wann treten sie auf? In welchen Situationen?
- Beim Ohnmachtsanfall:
  - Wie lange dauert ein Anfall in der Regel?
  - Was geschieht bei einem Anfall genau? Kopf, Rumpf, Arme, Beine, Augen verschlossen, Gesichtsausdruck, Jammern, Weinen etc.
- Nach einem Anfall:
  - Haben Sie Schmerzen? Zungenbiss? Kopfverletzungen?

- Können Sie sich sofort bewegen oder erst mit Verzögerung? Nach wie langer Zeit können Sie sich wieder bewegen?
- Sind Sie danach schläfrig?
- Sind Sie danach ansprechbar, verwirrt, benommen?
- Sind Sie danach aggressiv, ängstlich, beschämt?
- Auslöser für Anfälle: Gibt es spezielle Auslöser? Lichtreize, Übermüdung, Stress, Husten, Schlucken, Kopfbewegungen, Defäkation, Diarrhö, Dehydratation etc. (Abklärung sollte durch einen internistischen Arzt vorgenommen werden).

• Welche typischen Zeichen gibt es vor einem Anfall, z.B. Depersonalisation, Derealisation, Zunahme dissoziativer Stimmen, Blässe, Sehstörungen, Unruhe, Übelkeit, Angst, Wut etc.?

Abklärungen und Therapie

Dissoziative Synkopen

Vorgehen

• ausführliche kardiologische und neurologische Abklärung (inkl. 24-Stunden-EKG und Bildgebung)
• Frühwarnzeichen kennenlernen (z.B. hohe Anspannung, Depersonalisation, Derealisation, flache Atmung, eingeschränktes Blickfeld, Sehstörungen, kalter Schweiß und andere)

Vorgehen während einer dissoziativen Synkope (wenn Diagnose gesichert ist):

• Puls messen und Atmung kontrollieren (immer)
• evtl. Blutdruck messen
• abwarten (analog zum Vorgehen bei dissoziativen Krampfanfällen), keine Medikamente
• im Einverständnis mit den Betroffenen können Angehörige und Bezugspersonen gebeten werden, eine Synkope zu filmen (für Fachleute können solche Videoaufzeichnungen diagnostisch hilfreich sein: Lidschluss? Kleine Bewegungen während Synkope? Reorientierung nach der Synkope?)
• die routinemäßige Einweisung in ein Spital oder eine Klinik erhöht bloß die Scham und die Stigmatisierung und führt nicht zu einer Verringerung der Anfälle

Allgemein (sehr ähnlich wie Empfehlungen bei dissoziativen Krampfanfällen, Seite 245):

• dissoziative Synkopen sind für Betroffene zwar sehr unangenehm, aber ungefährlich (außer wenn Kopfverletzungen durch Stürze auftreten)
• sie hören irgendwann einmal von allein auf (in der Regel nach spätestens 15–20 Minuten)
• Interventionen durch Umstehende können die Dauer einer Synkope evtl. verlängern (speziell die Gabe von Medikamenten); auf Körperkontakt sollte normalerweise verzichtet werden, außer Betroffene wünschen sich Kontakt. Betroffene empfinden es in der Regel hilfreich, wenn nicht zu viele Leute um sie herumstehen und sie anschauen, sie zugleich aber auch nicht allein gelassen werden
• während eines Anfalls keine Medikamente durch den Mund geben: Aspirationsgefahr (gilt auch für Schmelztabletten)
• Bei Frühwarnzeichen: „angewandte Anspannung" („applied tension"), d.h. kurzzeitiges starkes Anspannen der großen Skelettmuskeln an Armen, Brust, Gesäß und Beinen (ähnlich einem Bodybuilder oder wie in der progressiven Muskelentspannung nach Jacobson (Jacobson, 1938), aber ohne Entspannung) und normales Atmen. Die „angewandte Anspannung" kommt ursprünglich aus der Behandlung von Menschen mit Blutphobien (Kozak & Montgomery, 1981) und wird dort eingesetzt, um Synkopen als Reaktion auf den Anblick von Blut zu verhindern; Betroffene können manchmal lernen, mit dieser Technik dissoziative Synkopen zu verhindern oder aufzuschieben, um sich an einen sicheren Ort zu begeben.

Epilepsiehelme

• bei Kopfverletzungen durch Stürze ist ein Epilepsiehelm indiziert
• Epilepsiehelme sind oft Sonderanfertigungen eines Orthopädiemechanikers; bei weniger hohen Anforderungen gibt es diverse Hersteller, die diese Helme in festen Größen anbieten
• wichtig ist vor allem eine seitliche Polsterung mit Stirnwulst und eine Hinterkopfplatte zum Schutz des Hinterkopfs
• zur Reduktion der stigmatisierenden Wirkung von Epilepsiehelmen kann versucht werden, den Helm unauffällig zu gestalten, damit er wie ein Hut oder eine Baseballkappe aussieht

Nachbearbeitung

• gemeinsames Herausarbeiten von Frühwarnzeichen, Risikofaktoren, Triggern, präventiven Handlungen etc. (oft im Sinne einer mündlichen Verhaltensanalyse)
• Achtung: Betroffene schämen sich oft für Synkopen (dies muss beim Aufarbeiten berücksichtigt werden, ohne aber in eine Vermeidung zu geraten)
• in manchen Fällen kann es hilfreich sein, Videoaufzeichnungen der Anfälle mit den Betroffenen anzuschauen (im Sinne einer erweiterten Verhaltensanalyse)

- zusätzlich andere, aus der Stabilisierungsphase der Traumatherapie bekannte Interventionen anbieten (Psychoedukation zu Hypo- und Hyperarousal, Windows of Tolerance, Triggeranalyse etc.) (Rockliffe-Fidler & Willis, 2019)
- Arztzeugnis: Das Mittragen eines ärztlichen Zeugnisses, in dem die Synkopen beschrieben und Empfehlungen zum Verzicht aufwendiger Abklärungen und Behandlungen dargestellt werden, kann hilfreich sein.
- Vorsicht: Dissoziative Synkopen sind fast immer als Warnhinweise auf frühere und/oder anhaltende Gewalt, wo Worte noch nicht möglich sind, zu verstehen (u.a. deshalb treten sie an Orten auf, wo es Menschen hat, von denen sich Betroffene unbewusst Hilfe erhoffen). Sicherheitsabklärungen sind deshalb dringend indiziert, s. „Hinweis auf Viktimisierung“ bei dissoziativen Krampfanfällen (Seite 110).
- Diagnostik: Eine Abklärung der TD-Achsen ist bei Anfällen dringend indiziert.

Fahreignung bei dissoziativer Synkope und dissoziativen Krampfanfällen

Die Fahreignung bei dissoziativen Synkopen bzw. bei dissoziativen Krampfanfällen („psychogene nicht epileptische Anfälle“, PNEA) wurde in der Literatur bisher nur in begrenztem Ausmaß diskutiert. Generell existieren zur Fahreignung von Menschen mit dissoziativen Synkopen/Krampfanfällen im Gegensatz zur Epilepsie international keine rechtlichen Bestimmungen (Benbadis, Blustein, & Sunstad, 2000; Morrison & Razvi, 2011; Specht & Thorbecke, 2009).

In der vorliegenden Literatur gibt es keine Hinweise, dass die Fahreignung bei dissoziativen Synkopen eingeschränkt ist oder dass ein erhöhtes Unfallrisiko vorliegen könnte. Benbadis et al. schreiben dazu: „Die vorliegenden Daten unterstützen keine Einschränkungen der Fahreignung bei Patienten mit PNEA“, fügen aber trotzdem an, dass Vorsicht geboten sei (Benbadis et al., 2000). Specht ergänzt, dass die „empirischen Daten nicht für ein erhöhtes Unfallrisiko bei Patienten mit PNEA“ sprechen würden, und führt aus: „PNEA variieren in Bezug auf Art und Semiologie, Häufigkeit, Ätiologie, Verletzungsrisiko und Prognose erheblich und legen daher eine individuelle Beurteilung der Fahreignung nahe“ (Specht, 2007). Dies bedeutet, dass die auslösenden Situationen detailliert analysiert und die Frühwarnzeichen fundiert verstanden werden müssen, um eine Einschätzung der Fahreignung durchführen zu können.

Längere Paresen der Extremitäten

Paresen der Extremitäten im Rahmen dissoziativer Störungen werden schon seit über 200 Jahren beschrieben. Die wichtigsten Merkmale sind (Stone & Aybek, 2016):

- Gefühl der Schwere oder der Schwäche eines Körperteils
- Gefühl der Depersonalisation in einem Körperteil: ein Körperteil „ist nicht da“, „ist nicht Teil von mir“, „der Körperteil ist ein Gegenstand“
- Fluktuation der Symptome mit Verstärkung bei Stress
- wenn ein Arm betroffen ist → Betroffene berichten, sie würden Gegenstände fallen lassen
- wenn ein Bein betroffen ist → Gefühl, ein Bein würde nachgeschleppt werden (manchmal suchen Betroffene einen Knieorthopäden auf)
- meistens Hemiparese oder Monoparese, in seltenen Fällen Hemiplegie
- Beginn meistens plötzlich mit anfänglichen Symptomen ähnlich wie bei einem Schlaganfall
- oft in Korrelation mit Fatigue, Schlafstörungen, Schmerzstörungen, Erinnerungsschwierigkeiten, gastrointestinalen Symptomen, Kopfschmerzen und Rückenschmerzen; auffällig oft besteht eine Komorbidität mit dissoziativen Krampfanfällen

Neben dem Ausschluss organischer Ursachen ist eine umfassende Diagnostik von posttraumatischen und dissoziativen Störungen unabdingbar.

Diagnostische Fragen

Dissoziative Paresen

Screening-Frage

- Hatten Sie schon einseitige Lähmungen oder Kraftverminderungen, ohne dass eine organische Ursache gefunden werden konnte?

5.4.9 Dissoziativ-neurologische Symptomstörung mit Beeinträchtigung des Gangs (6B60.7)

Unter den Bereich 6B60.7 fallen Gangstörungen mit Störungen bei der Fortbewegung und im Stehen sowie Ataxie (Störungen der Bewegungskoordination).

Gangstörungen

In der Literatur werden viele unterschiedliche Formen dissoziativer (psychogener) Gangstörungen beschrieben (Lempert, Brandt, Dieterich, & Huppert, 1991; Sudarsky, 2006). Folgende Arten werden am meisten beobachtet:

- Schleppen eines Beins bei Beinschwäche: Ein Fuß bewegt sich beim Gehen nicht spontan mit, sondern muss mit dem Bein angehoben und abgesetzt werden.
- Plötzliches Einknicken eines Knies: Das Einknicken eines Knies ist oft mit einer Beinschwäche verbunden. In der Regel kommt es einseitig vor, wenn beide Knie gleichzeitig einknicken, können Betroffene zu Boden fallen.
- Gehen mit kleinen langsamen Schritten („auf Eis gehen"): Die Beine sind in der Regel stark kontrahiert, was zu Angst vor Stürzen und in der Folge zu kleinen langsamen Schritten führt.
- Schwankender Gang: Die Person schwankt von einer Seite zur anderen, vor allem mit dem Oberkörper. Der Gang kann sehr unsicher wirken, Betroffene können sich aber halten.
- Hyperkinetischer Gang: Es sind übertriebene Bewegungen der Arme, des Oberkörpers oder der Beine zu beobachten, vor allem beim Gehen.
- Kauernder Gang: Bei dieser seltenen Form einer Gangstörung gehen die Betroffenen in einer kauernden Stellung. Oft ist dies verbunden mit Angst vor Stürzen.

Störungen des Stehens

Bei dissoziativen (funktionellen) Störungen des Stehens haben Betroffene Schwierigkeiten beim Stehen, können aber normalerweise relativ gut gehen. Die Störung nimmt ab, wenn sie abgelenkt sind.

Abklärung
Die Untersuchung umfasst eine gründliche neurologische Evaluation, einschließlich der Beurteilung anderer dissoziativer (funktioneller) Störungen. Therapeutisch hilfreich ist neben einer spezialisierten Psychotherapie ergänzend eine Physiotherapie, in welcher der Gang auf Video aufgenommen und gemeinsam mit den Betroffenen analysiert wird, damit Betroffene lernen können, die Gangstörungen besser zu verstehen und gezielt zu verbessern.

Diagnostische Fragen

Dissoziative Gangstörungen
Frage
- Hatten Sie schon Störungen mit dem Gehen, dem Stehen oder der Koordination der Bewegungen, ohne dass eine organische Ursache gefunden werden konnte?

5.4.10 Dissoziativ-neurologische Symptomstörung mit Beeinträchtigung der Bewegungen (6B60.8)

Dissoziative Bewegungsstörungen

Bei dissoziativen Bewegungsstörungen handelt es sich um Ausfälle der willkürlichen oder sensorischen Funktionen, die nicht durch körperliche Krankheiten vollständig geklärt werden können (Gupta & Lang, 2009; Nowak & Fink, 2009). Die Symptome können jeden Aspekt einer neurologischen Störung zeigen:

- Tremor (Zittern): oft verstärkt bei starker emotionaler Anspannung
- Dystonie (Bewegungsstörungen mit Verkrampfungen und Fehlhaltungen): nur bei bestimmten Tätigkeiten und bestimmten Situationen
- Bradykinesie (verlangsamte Bewegungen)
- Myoklonus (rasche unwillkürliche Muskelzuckungen)
- Chorea (unwillkürliche, plötzliche, rasche, unregelmäßige Bewegungen der Extremitäten, des Gesichtes, des Halses und des Rumpfes, die sowohl in Ruhe als auch während willkürlicher Bewegungen auftreten)
- Tics (kurze und unwillkürliche, regelmäßig oder unregelmäßig wiederkehrende Kontraktion einzelner Muskeln oder Muskelgruppen)
- Athetose (unwillkürliche, sich langsam abspielende, ausfahrende Bewegungen von Händen oder Füssen, die meist mit Gelenküberdehnung einhergehen)
- Ballismus (plötzliche, unwillkürliche und heftige Schleuderbewegungen der Arme und Beine oder von Schulter- und Beckengürtel)
- Veränderung von Sprache: mit Stottern, oder unverständlich (s. a. Kap. 5.4.7, Seite 254).

Typischerweise manifestieren sich die dissoziativen Bewegungsstörungen in mehreren Körperregionen mit komplexen Bewegungen aus den verschiedensten Kategorien und sind deshalb nicht mit einer organischen Bewegungsstörung vereinbar. Häufigstes Symptom ist Tremor, gefolgt von Dystonie, Bradykinesie, Myoklonus und anderen, selteneren abnormen Bewegungen.

Dissoziative Bewegungsstörungen beginnen oft abrupt, in der Regel in Verbindung mit psychischen Konflikten oder (erneuten) Traumatisierungen, haben einen statischen Verlauf und können eine spontane Remission zeigen (Gupta & Lang, 2009). Typischerweise ist die Atmung relativ flach, gespannt und oberflächlich, und Betroffene beschreiben manchmal ein subjektives Gefühl von Atemnot. Die durchschnittliche Krankheitsdauer beträgt mehrere Jahre, wobei auch kürzere Verläufe (während einiger Stunden bis Tagen) auftreten können.

Die Diagnostik der dissoziativen Bewegungsstörungen ist oft eine große Herausforderung, u.a., weil viele neurologische Differenzialdiagnosen auszuschließen sind (Tanner & Ott, 2009). Teilweise aufgrund der Komplexität der Diagnostik dauert es im Durchschnitt fast 5 Jahre, bis die richtige Diagnose gestellt wird (Williams, Ford, & Fahn, 1995). Während dieser Zeit wird oft eine Vielzahl von Therapeuten aufgesucht.

Wichtig ist auf jeden Fall eine neurologische Abklärung. Verschiedene körperliche Krankheiten müssen dabei ausgeschlossen werden wie Epilepsie, Morbus Parkinson, Multiple Sklerose, hormonelle, vaskuläre oder demyelinisierende Erkrankungen sowie andere seltenere Erkrankungen (Tanner & Ott, 2009). Menschen mit dissoziativen Bewegungsstörungen berichten von deutlich mehr Kindheitstraumata, vor allem mehr emotionalem Missbrauch und physischer Vernachlässigung, mehr Traumatisierungen im Erwachsenenalter und mehr Angst vor erneuten Traumatisierungen (Kranick et al., 2011).

Therapeutisch gibt es eine Vielzahl von Therapiemethoden. Besonders hilfreich sind in manchen Fällen Körper- und Physiotherapie mit Videounterstützung. Eine Traumafolgestörung sollte abgeklärt und behandelt werden. Die Empfehlungen zu Viktimisierung auf Seite 253 gelten auch hier.

Dissoziative Paraplegie

Bei der dissoziativen Paraplegie besteht eine Lähmung der Beine bei regelrechten Muskeleigenschaften, wechselnder Ausprägung der Symptomatik, widersprüchlichen Befunden und ungestörten vegetativen Funktionen (Margreiter & Ludin, 1993).

Differenzialdiagnostisch müssen bei nicht durch Unfälle versursachten Querschnittsyndromen verschiedene neurologische Erkrankungen ausgeschlossen werden (z.B. Hämatome, Tumore, Entzündungen, vaskuläre Probleme u.a.) (Hess, 2005).

Jahn und Oh beschrieben je einen Fall mit dissoziativer (psychogen-funktioneller) Paraplegie mit Dokumentation von Beinbewegungen im Schlaflabor. Die Videoaufzeichnung, auf der die Beinbewegungen zu sehen waren, wurden in der Gruppe von Jahn dem Patienten gezeigt, was zu einer raschen und nachhaltigen Besserung der Paraplegie geführt habe (Jahn, Arnold, Zingler, Strupp, & Brandt, 2006; Oh, Lee, Park, & Yang, 2009).

Beispiele

Eine 22-jährige Patientin mit dissoziativer Identitätsstörung kann eines Morgens nicht mehr aufstehen, da sie ihre Beine nicht mehr bewegen kann. Drei Jahre zuvor hatte sie fast ein Jahr aufgrund einer dissoziativen Paraplegie in einer psychosomatischen Klinik verbracht, damals noch ohne Diagnose einer DIS.

Die Abklärung ergibt, dass ein Persönlichkeitszustand einen früheren Täter warnen möchte, weil der Alltagszustand in der Therapie Informationen über einen früheren Missbrauch preiszugeben beginnt. Ein anderer Persönlichkeitszustand wiederum will erneute Täterkontakte verhindern, weiß sich aber nicht anders zu helfen als mit einer „Blockade“ der Beine. Dem Alltagszustand sind diese inneren Mechanismen nicht bekannt, erst über die Therapie mit Persönlichkeitszuständen werden der Patientin die Zusammenhänge bewusst. Mit dem Persönlichkeitszustand, der den Täter warnen will (um dadurch spätere Bestrafungen zu verhindern), kann der Therapeut aushandeln, dass er 2 Monate lang auf Täterkontakte verzichtet. Daraufhin ist der die Beine blockierende Persönlichkeitszustand bereit, die Beine freizugeben. Innerhalb einiger Minuten löst sich die Paraplegie auf. Patientin und Therapeut begeben sich daraufhin gemeinsam auf einen kurzen Spaziergang.

Spezielle Störungsbilder

Psychogener Pseudoschlaganfall

Ein psychogener Pseudoschlaganfall liegt vor, wenn für einen Schlaganfall typische Symptome vorliegen, die Ursache aber psychogen bzw. dissoziativ ist (Behrouz & Benbadis, 2014). Angaben zur Häufigkeit dieser Störung gibt es bisher fast keine. Häufig gibt es in der Vorgeschichte dissoziative Krampfanfälle (Wessely, Nimnuan, & Sharpe, 1999), ungeklärte medizinische Erkrankungen und Schmerzstörungen.

Psychogener (funktioneller) Parkinsonismus

Funktioneller (psychischer) Parkinsonismus ist eine seltene Erkrankung. Die Störung betrifft 0,24% aller Menschen mit Parkinson. Die Erkrankung beginnt meistens vor dem 45. Lebensjahr und wird normalerweise mit einer Verzögerung von über 5 Jahren diagnostiziert. Funktioneller Parkinsonismus kann mit oder vor einer Parkinsonkrankheit auftreten. Oft bestehen auch andere somatoform-dissoziative Symptome (Frasca Polara et al., 2018).

Abklärung

Diagnostische Fragen

Dissoziative Gangstörungen

Screening
- Hatten Sie schon mal folgende Symptome, ohne dass eine körperliche Ursache gefunden werden konnte?
  - Zittern
  - Bewegungsstörungen mit Verkrampfungen und Fehlhaltungen
  - verlangsamte Bewegungen
  - rasche unwillkürliche Muskelzuckungen
  - andere Bewegungsstörungen

Dissoziative Paraplegie
- Kommt es manchmal vor, dass Sie eine Weile gelähmt sind? (SDQ)
- Waren Sie schon mal an den Beinen oder Armen gelähmt, ohne dass eine organische Ursache gefunden werden konnte?

5.4.11 Dissoziativ-neurologische Symptomstörung mit kognitiven Beeinträchtigungen (6B60.9)

Im Bereich der kognitiven Beeinträchtigungen werden Störungen der äußeren und inneren Informationsverarbeitung zusammengefasst. Kognitive Symptome wie Gedächtnisprobleme und Konzentrationsstörungen werden von sehr vielen Menschen mit dissoziativen Störungen beschrieben. Aber auch andere Bereiche wie Wahrnehmung, Aufmerksamkeit, Handlungsplanung, Urteilsfähigkeit, Problemlösung und Kommunikation können betroffen sein.

Im Rahmen von Abklärungen in der Neurologie, der Neuropsychologie und der Psychiatrie werden kognitive Einschränkungen oft beschrieben. Kognitive Beeinträchtigungen können auf organische Erkrankungen wie Demenz, hirnorganische Verletzungen, Schlaganfall, Multiple Sklerose, Parkinson, Neuroborreliose und viele weitere Krankheiten zurückzuführen sein. Möglich sind aber auch kognitive Einschränkungen aufgrund psychischer Ursachen, z. B.:

- bei Menschen mit normalen kognitiven Fähigkeiten, jedoch erhöhter Ängstlichkeit (z. B. bei einer Angst vor Demenz)
- im Rahmen einer Persönlichkeitsstörung, z. B. bei Menschen mit Simulation (Achse I)
- im Rahmen einer posttraumatischen Störung (Achse II)
- im Rahmen einer strukturellen Dissoziation (Achse III)
- im Rahmen einer Angststörung, einer Depression oder einer Schizophrenie (Achse IV)

Zum Einschätzen der Arbeitsfähigkeit und des Rentenanspruchs kann die Evaluation eventueller kognitiver Einschränkungen eine besondere Bedeutung haben. Im Zweifelsfall kann eine neuropsychologische Abklärung sinnvoll sein.

Diagnostische Fragen

Dissoziative kognitive Beeinträchtigungen

Diagnostik
- Abklärung gemäß AMDP (AMDP, 2015)
- für Vertiefung: neuropsychologische Abklärung

5.5 Dissoziative Amnesie (6B61)

5.5.1 Definition und Merkmale

Gemäß der ICD-11 ist die dissoziative Amnesie durch die Unfähigkeit gekennzeichnet, sich an wichtige persönliche Erinnerungen zu erinnern. Diese Erinnerungslücken betreffen in der Regel kürzlich erlebte traumatische oder belastende Ereignisse, die nicht mit normalem Vergessen erklärt werden können. Die Amnesie tritt eigenständig auf und kann nicht durch andere psychische, verhaltensbezogene oder neurologische Störungen erklärt werden (WHO, 2023).

Dissoziative Amnesien wurden bereits von Pierre Janet 1894 beschrieben. Die Geschichte der wissenschaftlichen Diskussion und den aktuellen Stand der neurobiologischen Forschung zu den dissoziativen Amnesien hat u. a. Nijenhuis ausführlich dargestellt (Nijenhuis, 2016, 2017). Eine Übersicht über Abklärungsmöglichkeiten zu verschiedenen Aspekten von Gedächtnis und Erinnerung haben Staniloiu und Markowitsch zusammengetragen (Staniloiu & Markowitsch, 2014).

Zu den wichtigsten Merkmalen der dissoziativen Amnesie gehören (WHO, 2023):

- Eine Unfähigkeit, sich an wichtige autobiografische Erinnerungen zu erinnern, insbesondere an jüngste traumatische oder belastende Ereignisse, die nicht mit typischer Vergesslichkeit vereinbar ist, wird beobachtet.
- Der Gedächtnisverlust tritt nicht nur bei Episoden der Trance-Störung, der Besessenheits-Trance-Störung, der dissoziativen Identitätsstörung oder der partiellen dissoziativen Identitätsstörung auf, und

kann auch nicht auf andere psychische Störungen wie posttraumatische Belastungsstörung, komplexe posttraumatische Belastungsstörung oder neurokognitive Störungen wie Demenz zurückgeführt werden.
- Die Symptome sind nicht auf den Einfluss von Substanzen oder Medikamenten auf das zentrale Nervensystem wie Alkohol zurückzuführen. Sie stehen auch nicht im Zusammenhang mit Entzugserscheinungen oder Erkrankungen des Nervensystems wie Schläfenlappenepilepsie, anderen medizinischen Erkrankungen wie einem Hirntumor oder einem Schädeltrauma.
- Der Gedächtnisverlust hat erhebliche Auswirkungen auf das Funktionieren in persönlichen, familiären, sozialen, schulischen, beruflichen oder anderen wichtigen Bereichen.

Die WHO stellt fest, dass sich eine dissoziative Amnesie vom normalen Vergessen unterscheidet (2023). Leichte Schwierigkeiten bei der Erinnerung an persönliche Ereignisse sind üblich, insbesondere im Lauf des natürlichen Alterungsprozesses. Auch das Vergessen von Ereignissen aus der frühen Kindheit wird als normaler Bestandteil der Entwicklung betrachtet (WHO, 2023). Im Gegensatz zur dissoziativen Amnesie geht das normale Vergessen jedoch in der Regel nicht mit einem lang anhaltenden und weitverbreiteten Vergessen bedeutsamer Lebensereignisse oder wichtiger persönlicher Informationen einher. Es verbessert sich typischerweise, wenn man an vergessene Ereignisse und persönliche Details erinnert wird, und es tritt nicht als Folge von stressigen oder traumatischen Ereignissen auf. Darüber hinaus führt es nicht zu einer signifikanten Beeinträchtigung des täglichen Lebens (WHO, 2023).

Dissoziative Fugue

Dissoziative Amnesie mit dissoziativer Fugue (6B61.0) ist ein Zustand, bei dem eine Person vollständig ihre persönliche Identität verliert und unerwartet für einen längeren Zeitraum (Tage oder Wochen) von zu Hause, dem Arbeitsplatz oder wichtigen Personen entfernt reist (WHO, 2023). Bei Personen mit dissoziativer Amnesie und dissoziativer Fugue im Zusammenhang mit einer dissoziativen Identitätsstörung (DID) besteht typischerweise Verwirrung über die eigene Identität (WHO, 2023).

Zusätzliche klinische Merkmale

Zusätzliche klinische Merkmale gemäß ICD-11 (WHO, 2023) sind:
- In seltenen Fällen kann die dissoziative Amnesie zu einem vollständigen Verlust der Identität und Lebensgeschichte führen. Häufiger tritt jedoch eine lokalisierte Amnesie auf, bei der sich eine Person nicht an autobiografische Ereignisse während eines bestimmten Zeitraums erinnern kann, oder eine selektive Amnesie, bei der nur bestimmte Ereignisse während eines bestimmten Zeitraums vergessen werden. Das Ausmaß der Amnesie kann sich im Lauf der Zeit verändern.
- Menschen mit dissoziativer Amnesie sind sich möglicherweise nur teilweise ihrer Gedächtnisprobleme bewusst. Diejenigen, die sich dieser Probleme bewusst sind, können ihre Bedeutung herunterspielen und sich unwohl fühlen, wenn sie gebeten werden, darüber zu sprechen.
- Dissoziative Amnesie steht oft in Verbindung mit belastenden Lebensereignissen, persönlichen Konflikten, zwischenmenschlichen Auseinandersetzungen oder Stress. Die betroffene Person erkennt möglicherweise nicht sofort den Zusammenhang zwischen der Störung und diesen Ereignissen, Konflikten oder Stressfaktoren. Eine anhaltende und herausfordernde Amnesie ist mit wiederholten oder lang anhaltenden Traumata, Traumata durch mehrere Täter und einer engen Beziehung zum Täter verbunden.
- Dissoziative Amnesie geht häufig mit Schwierigkeiten einher, erfüllende zwischenmenschliche Beziehungen aufzubauen und aufrechtzuerhalten. Die Störung kann auch mit Selbstverletzungen, Suizidversuchen und anderen risikoreichen Verhaltensweisen sowie mit Symptomen von Depressionen, Depersonalisation und sexuellen Funktionsstörungen in Verbindung gebracht werden.
- Die Identifizierung einer dissoziativen Amnesie bei kleinen Kindern kann eine Herausforderung darstellen, da ihre Symptome je nach Entwicklungsstand als Lügen, Verleugnung, Unaufmerksamkeit, Absorption oder typische Vergesslichkeit missverstanden werden können. Daher sollte die Beurteilung der Amnesie bei Kindern auf mehreren Beobachtungen und Berichten verschiedener Personen wie Eltern, Lehrern und anderen Bezugspersonen basieren. Im Vergleich zu Kindern und Jugendlichen neigen Erwachsene eher zu einer dissoziativen Amnesie, die mit einer dissoziativen Fugue einhergeht.
- In Gesellschaften mit starren sozialen Rollenerwartungen kann dissoziative Amnesie mit intensivem psychischen Stress oder Konflikten in Verbindung gebracht werden, wie z. B. Ehekonflikten, familiären Auseinandersetzungen, Bindungsschwierigkeiten oder Konflikten, die durch Einschränkungen oder Unterdrückung entstehen. Dieser Zusammenhang ist häufiger als traumatische Erfahrungen wie kör-

perliche oder sexuelle Gewalt. Wenn eine Amnesie im Zusammenhang mit kulturell akzeptierten religiösen Praktiken berichtet wird, die dissoziative Trance oder Besessenheit beinhalten, sollte sie nur dann als dissoziative Amnesie diagnostiziert werden, wenn sie über das hinausgeht, was als kulturell typisch angesehen wird und mit einer Funktionsstörung verbunden ist.

Merke

In der ICD-11 wird nur die posttraumatische dissoziative Amnesie aufgeführt: „Unfähigkeit, wichtige autobiografische Erinnerungen abzurufen, typischerweise von kürzlichen traumatischen oder stressvollen Ereignissen, unvereinbar mit normalem Vergessen". Sie muss unterschieden werden von anderen Formen dissoziativer Amnesie.

Differenzialdiagnosen für Amnesien

Es ist wichtig, zwischen dissoziativer Amnesie und anderen Formen des Gedächtnisverlusts oder der Gedächtnisstörung zu unterscheiden. Bevor eine dissoziative Amnesie diagnostiziert wird, müssen diese anderen Formen ausgeschlossen werden:

- Die **organischen Ursachen von Amnesie** sind vielfältig. Verschiedene Gehirnstrukturen spielen eine Rolle bei der Funktion des Gedächtnisses (Greenberg & Rubin, 2003). Dazu gehören die medialen Temporallappen (MTL), das Zwischenhirn, die Frontallappen und bestimmte Regionen der hinteren Lappen. Diese sind für die Speicherung und den Abruf von Erinnerungen zuständig. Insbesondere der MTL (Amygdala und Hippocampus), das Zwischenhirn und die Frontallappen sind für die Codierung und Konsolidierung von Informationen im Gedächtnis verantwortlich. Es ist jedoch wichtig zu beachten, dass die eigentliche Speicherung von Erinnerungen in den hinteren Lappen des Gehirns stattfindet, wie dem okzipitalen, lateralen temporalen und parietalen Kortex. Der MTL und die Frontallappen unterstützen den Abruf von Erinnerungen aus diesen hinteren Regionen des Gehirns (Jelicic, 2023). Eine dauerhafte oder vorübergehende Schädigung dieser gedächtnisrelevanten Hirnstrukturen kann zu Amnesien führen (Kopelman, 2019). Daher ist es wichtig, organische Ursachen für Amnesie auszuschließen. Dazu zählen neurologische Erkrankungen, Hirnverletzungen, Schlaganfall, Epilepsie, Tumore, Infektionen, zerebrale Durchblutungsstörungen, Nebenwirkungen von Elektrokrampftherapie oder Medikamenten, Vergiftungen und degenerative Erkrankungen (Mangiulli et al., 2022). Das DSM-5 (APA, 2013) legt fest, dass eine Diagnose von dissoziativer Amnesie nur gestellt werden kann, wenn der Gedächtnisverlust nicht besser durch neurokognitive Störungen oder eine Kopfverletzung erklärt werden kann.
- Die **transiente globale Amnesie** (TGA) ist ein medizinisches Syndrom, bei dem plötzlich die Fähigkeit fehlt, neue Informationen aufzunehmen, was zu Gedächtnisverlust führt. Die Betroffenen bleiben wach und aufmerksam, und ihre kognitive Funktion ist nicht beeinträchtigt. Die Symptome klingen innerhalb der ersten Stunden ab, in der Regel innerhalb von 24 Stunden (Hutter & Waespe, 2009). Die genaue Ursache der TGA ist derzeit noch unklar, obwohl verschiedene Theorien vorgeschlagen wurden (Ropper, 2023).
- Amnesie kann auch durch den Konsum oder Entzug von **Alkohol oder Drogen** verursacht werden (Marino & Fromme, 2015). Die amnestische Wirkung von Benzodiazepinen ist seit Langem bekannt (Lister, 1985). Darüber hinaus wurde insbesondere Zolpidem, das am häufigsten verschriebene Medikament gegen Schlaflosigkeit, mit Gedächtnisverlust und Schlafwandeln in Verbindung gebracht (Ganzoni, Santoni, Chevillard, Sebille & Mathy, 1995; Tsai, Tsai, & Huang, 2007).
- Auch bestimmte **medizinische Erkrankungen** wie Hypothyreose, Vitaminmangel und Stoffwechselstörungen können zu Gedächtnisproblemen führen. Die Wernicke-Enzephalopathie z. B. entsteht durch einen Mangel an Thiamin. Sie äußert sich in verschiedenen Symptomen wie Gangstörungen, veränderten kognitiven Zuständen, Nystagmus und anderen Augenbewegungsstörungen. Früher wurde die Wernicke-Enzephalopathie hauptsächlich bei alkoholabhängigen Menschen beobachtet. Heute wird sie jedoch auch bei vielen anderen Patientengruppen diagnostiziert, darunter Patienten nach bariatrischen Operationen, gastrointestinalen Eingriffen, Krebs und Pankreatitis (Kohnke & Meek, 2021).
- **Artifizielle Amnesie** ist eine Störung, bei der Menschen absichtlich einen Gedächtnisverlust vortäuschen. Das externe Motiv für dieses Verhalten ist nicht immer klar (Brandt & Van Gorp, 2006) (s. a. artifizielle Störungen, Seite 311).
- **Vorgetäuschte Amnesie** bezeichnet das bewusste und absichtliche Vortäuschen oder Übertreiben von Gedächtnisverlusten zum persönlichen Vorteil oder aus sekundären Motiven. Dies kann beispielsweise geschehen, um sich der juristischen Verantwortung zu entziehen, eine finanzielle Entschädigung zu erhalten oder sich anderweitig einen Vorteil zu verschaffen (Cima et al., 2004). Bei Personen, die ein

Gewaltverbrechen begangen haben, ist es nicht ungewöhnlich, dass sie sich entweder gar nicht oder nur unvollständig an das Ereignis erinnern können. Mehrere Studien haben versucht, zwischen vorgetäuschter und echter Amnesie zu unterscheiden. Um mögliche Simulationen zu identifizieren, werden verschiedene inferenzielle Techniken eingesetzt. Dazu gehören die Untersuchung der medizinischen Unterlagen des Beschuldigten, die Auswertung seiner Aussagen, die Beobachtung seines Verhaltens und eine gründliche neuropsychologische Testung. Darüber hinaus wurden verschiedene Verfahren entwickelt, um Fälle von absichtlicher Amnesie in kriminellen Kontexten zu erkennen (Zago et al., 2019).

- Die Amnesie bei DIS und pDIS beinhaltet das Erleben von 2 oder mehr unterschiedlichen, alternierenden Persönlichkeitszuständen. Die dissoziative Amnesie als eigenständige Diagnose beinhaltet keine Persönlichkeitszustände (s. u., Seite 269) (WHO, 2023).
- Anhaltende Traumatisierung: Laut der WHO (WHO, 2023) besteht eine Verbindung zwischen wiederholter oder längerer Traumaexposition, dem Erleben von Traumata durch mehrere Täter und einer engen Beziehung zum Täter mit anhaltender und schwerwiegender Amnesie. Die WHO stellt außerdem fest, dass wiederkehrende oder chronische traumatische Erfahrungen mit einer schlechteren Prognose bei DIS einhergehen. Daher ist es wichtig, die langfristige Traumatisierung bei Patienten mit Amnesie zu berücksichtigen und bei Bedarf entsprechende Anpassungen in der Psychotherapie vorzunehmen (z. B. Sachs, 2019; vgl. Kap. 3.7, Seite 110).

Zur Abklärung einer dissoziativen Amnesie gehören eine Magnetresonanztomografie des Gehirns sowie Blutuntersuchungen (z. B. Basislabor inkl. Vitamin B_{12} und HbA_{1c}). Eine ausführliche Laboruntersuchung (z. B. Folsäure, Lues-, HIV- und Borrelienserologie), Liquordiagnostik sowie ein EEG sind nur bei entsprechendem klinischen Verdacht notwendig.

Unterscheidung zwischen Amnesie und Gedächtnisveränderungen bei schwerer Depersonalisation

Depersonalisierung ist gekennzeichnet durch eine Loslösung vom eigenen Selbstgefühl und von der Umgebung. Betroffene können sich wie Roboter fühlen oder sich in einem Traumzustand befinden, während sie dennoch die Realität wahrnehmen können (Guralnik, Schmeidler & Simeon, 2000).

Schwere Depersonalisierung kann zu Schwierigkeiten führen, autobiografische Erinnerungen abzurufen. Diese Erinnerungen können bruchstückhaft und ungeordnet sein oder als losgelöst vom eigenen Selbstgefühl erlebt werden. Dadurch kann es zu einem Gefühl der Entfremdung von der persönlichen Geschichte kommen und zu einer fehlenden emotionalen Verbindung zu vergangenen Ereignissen (Sierra, 2009). Laut der WHO kann es bei der Depersonalisations- und Derealisationsstörung (DDS) zu einem Mangel an Lebendigkeit in autobiografischen Erinnerungen kommen, bei dem das Gefühl des „Eigentums" an einigen Erinnerungen verloren geht (WHO, 2023).

Darüber hinaus können Depersonalisationserfahrungen zu Aufmerksamkeits- und Konzentrationsstörungen führen. Betroffene haben möglicherweise Schwierigkeiten, sich auf ihre Umgebung oder laufende Ereignisse zu konzentrieren, was sich auf die Codierung und Speicherung von Informationen auswirken kann. Dies kann zu Gedächtnislücken oder Inkonsistenzen bei der Erinnerung an Details vergangener Erlebnisse führen (Guralnik, Schmeidler & Simeon, 2000).

Bei der Untersuchung auf Anzeichen von Amnesie ist es wichtig, sorgfältig zwischen Erinnerungslücken im Zusammenhang mit Amnesie und blassen, farblosen Erinnerungen an Erfahrungen des Getrenntseins in schweren Depersonalisationszuständen zu unterscheiden. Einige Betroffene können Letztere fälschlicherweise als Amnesie interpretieren und mit „ich weiß nicht" oder „ich erinnere mich nicht" antworten, wenn es um Erinnerungen an aktuelle oder vergangene Ereignisse geht. Allerdings erinnern sie sich an wichtige Fakten, jedoch in unterschiedlicher Qualität. Fragebögen wie der SCID-D können bei der Differenzialdiagnose helfen (Seite 268).

5.5.2 Amnesien bei DIS oder pDIS

Die Unterscheidung zwischen dissoziativer Amnesie, dissoziativer Identitätsstörung (DIS) und partieller dissoziativer Identitätsstörung (pDIS) kann herausfordernd sein (siehe Abbildung 5-3, Abbildung 5-4). Bei DIS treten häufig Episoden von Amnesien auf, während die Amnesien bei pDIS eher kurz sind und sich auf extreme emotionale Zustände oder Selbstverletzungen beschränken (WHO, 2023).

Im Gegensatz zur dissoziativen Amnesie beinhalten sowohl DIS als auch pDIS das Erleben von 2 oder mehr unterschiedlichen, alternierenden Persönlichkeitszuständen (WHO, 2023). Daher ist es bei der Differenzialdiagnose von DIS wichtig, nach Episoden von Amnesie zu fragen, die auf das Vorhandensein von 2 oder mehr unterschiedlichen Persönlichkeitszuständen zurückzuführen sind, die wiederholt die Kontrolle über das Bewusstsein und die Funktionsweise einer Person übernehmen. Gleichzeitig soll auf die Suggestion von Amnesie und dissoziativen Identitäten verzichtet werden. Bei der Bewertung der Amnesie bei DIS können die folgenden Aspekte hilfreich sein:

- Die Zeitdauer von Amnesien kann unterschiedlich lange sein, von wenigen Sekunden bis zu mehreren Tagen bis Wochen.
- Amnesien bei DIS können komplett sein, d.h., es fehlen jegliche Erinnerungen. Manchmal können sich Betroffene jedoch an einzelne Fragmente mit vereinzelten kurzen Bildern erinnern und haben dann eine „Ahnung", was passiert sein könnte.
- Amnesien können Alltagshandlungen (z.B. Haushalt, Beruf, Reisen), aber auch dysfunktionale Handlungen (z.B. Selbstverletzungen, Binge Eating, Hochrisikohandlungen, Gewalthandlungen) beinhalten. Menschen, die eine DIS imitieren, berichten in der Regel nur von Amnesien in besonderen Situationen (Selbstverletzungen, Straftaten, u.a.; Seite 195).
- Typischerweise sind Amnesien bei DIS mit Schamgefühlen verbunden (Boon, 2023).
- Menschen mit dissoziativer Identitätsstörung (DID) entwickeln häufig kreative Strategien, um ihre Gedächtnislücken vor anderen zu verbergen. Sie geben beispielsweise vor, vergesslich oder tollpatschig zu sein und deshalb Schwierigkeiten beim Erinnern zu haben. Oder sie behaupten, dass der hohe Stress in ihrem Leben sie daran hindert, sich an alle Details zu erinnern. Viele Betroffene sind auch Meister darin, Gespräche so zu lenken, dass Fragen zu ihren Gedächtnislücken abgelenkt werden.
- Menschen mit DIS interpretieren diese Gedächtnislücken häufig fälschlicherweise als persönlichen Fehler und nicht als Teil einer strukturellen Dissoziation. Sie glauben oft, dass sie mit großer Willenskraft und strenger Kontrolle ihre Gedächtnislücken in den Griff bekommen können.
- Der Leidensdruck aufgrund der Gedächtnislücken ist jedoch in der Regel sehr hoch. In seltenen Fällen suchen Betroffene sogar eine Therapie auf, um eine Demenzabklärung zu erhalten oder weil sie glauben, an Demenz zu leiden. Bei einer Untersuchung auf Demenz zeigen sich jedoch keine Einschränkungen in der klinisch-neurologischen Beurteilung. Betroffene leben möglicherweise in ständiger Angst davor, „aufzuwachen" und festzustellen, dass sie peinliche Dinge getan haben. Dies kann ihr ohnehin schon fragiles Identitätsgefühl weiter destabilisieren. Dissoziative Amnesie geht oft mit chronischer Suizidalität und einem erhöhten Suizidrisiko einher, was die pure Verzweiflung der Betroffenen darüber ausdrückt, „keine Kontrolle über ihr Leben zu haben".
- Die Abklärung der dissoziativen Amnesie kann belastend sein und sollte daher behutsam und entsprechend den Fähigkeiten der Betroffenen durchgeführt werden. Eine detaillierte Abklärung der dissoziativen Amnesie kann jedoch auch eine therapeutische Wirkung haben, insbesondere wenn sie mit Psychoedukation und Entstigmatisierung kombiniert wird.

Merke

- Dissoziative Alltagsamnesien können einen hohen Leidensdruck verursachen und sind ein Risikofaktor für Suizid.
- Die Diagnostik von dissoziativen Alltagsamnesien ist speziell herausfordernd, weil:
  - Betroffene sich aus Scham und Angst vor negativen Reaktionen der Umwelt fürchten, über die Amnesien zu sprechen. Es besteht eine hohe Schambarriere.
  - viele Betroffene zudem Angst verspüren, Amnesien selbst zu erkennen. Oft fehlt ihnen das Wissen, wie sie Amnesien feststellen können. Anosognosie ist ein zentrales Problem der Diagnostik von dissoziativen Alltagsamnesien.
- Betroffene oft Angst haben, dass die Amnesien zunehmen, wenn sie darüber sprechen. Subjektiv kann es sogar sein, dass die Amnesien zuzunehmen scheinen, weil Betroffene mehr auf Amnesiezeichen achten.
- Dissoziative Amnesien im Alltag schließen eine Schizophrenie, eine bipolare Störung oder andere psychiatrische Störungen als Primärdiagnosen aus.
- Auszuschließen sind Intoxikationen und Medikamentennebenwirkungen.

Symptome der Amnesien bei DIS

Die Abklärung von Amnesien bei DIS beinhaltet die Untersuchung von 2 oder mehr deutlich ausgeprägten, alternativen Persönlichkeitszuständen, die die Kontrolle übernehmen und zu Erinnerungslücken bei einigen dissoziativen Identitäten führen. Dabei können verschiedene Erfahrungen auftreten (Steele et al., 2016):

- Gegenstände auffinden, die andere Anteile gekauft haben, z.B. Kleider, Nahrungsmittel, Schmuck, Drogen, Selbstverletzungsutensilien, Alkohol u.v.m.
- Zettel und Notizen auffinden, manchmal mit unterschiedlicher Handschrift, an die sie sich nicht erinnern können
- Hinweise auf Selbstverletzungen finden, an die sie sich nicht erinnern können, wie Hautschnitte, Hä-

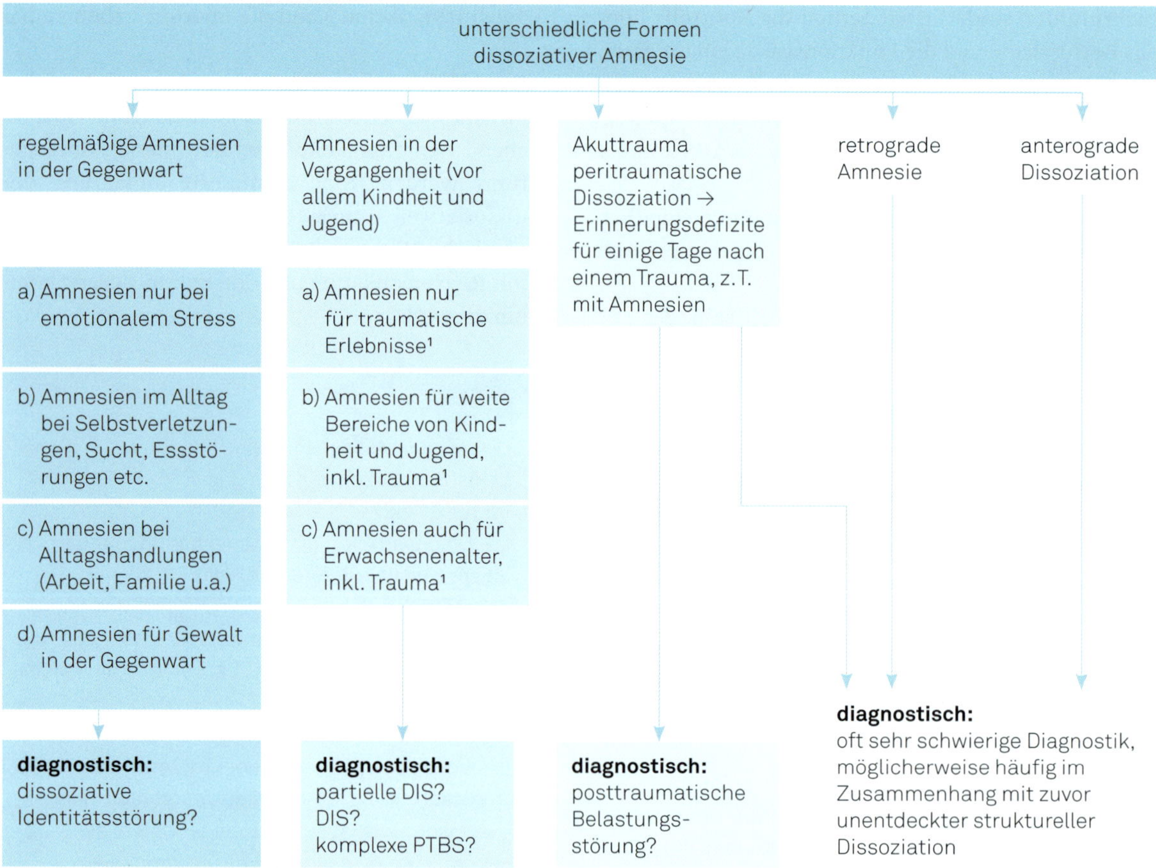

Abbildung 5-3: Unterschiedliche Formen dissoziativer Amnesien; 1 = einzelne traumatische Erlebnisse werden manchmal erinnert, aber nicht alle. Diese Erinnerungen können später aufbrechen.

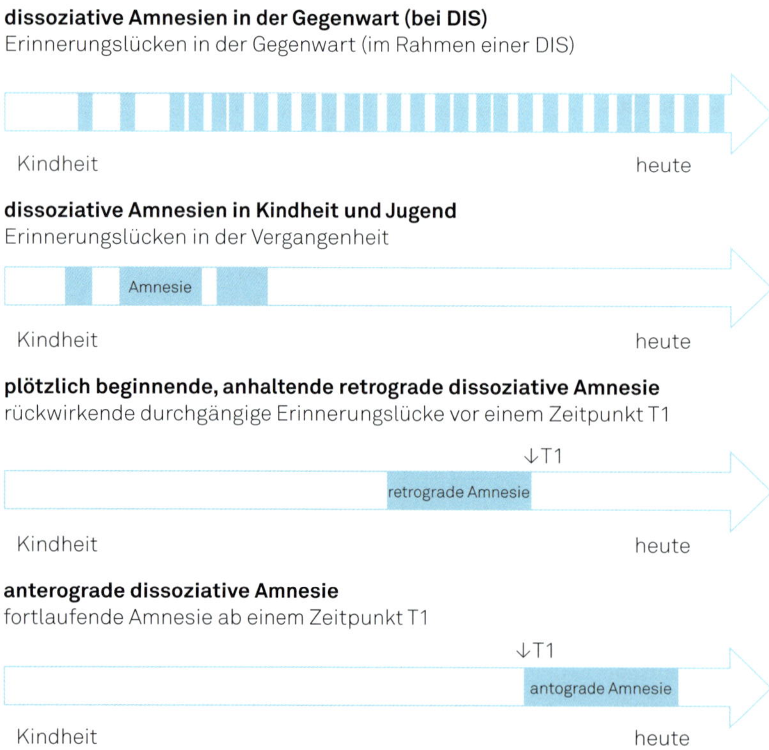

Abbildung 5-4: Differenzialdiagnose dissoziativer Amnesien.

matome, Verletzungen u.v.m. (einige Betroffene kommen manchmal in einer somatischen oder psychiatrischen Klinik zu sich und erfahren, dass sie sich selbst gefährlich verletzt oder intoxikiert hätten, erinnern sich aber nicht daran)
- Hinweise zu Ess- und Brechverhalten finden, z.B. indem sie leere Packungen von Chips, Schokolade oder anderen hochkalorischen Nahrungsmitteln entdecken
- Hinweise auf den Konsum von Drogen, Alkohol und Medikamenten finden, z.B. indem sie leere Medikamentenblister oder Alkoholflaschen entdecken, ohne dass sie vom Einkauf oder der Einnahme dieser Stoffe wissen (die Amnesien dürfen aber nicht auf die Einnahme von Medikamenten, Alkohol oder Drogen zurückzuführen sein)
- von Menschen auf Dinge angesprochen werden, die sie gesagt oder getan hätten, an die sie sich nicht erinnern können
- Hinweise auf Sachbeschädigungen oder Verletzungen von Menschen finden. Speziell problematisch ist, wenn im Rahmen einer DIS die eigenen Kinder verbal oder körperlich verletzt werden. Sachbeschädigungen können zertrümmerte Möbel und Elektronikgeräte zu Hause sein. Einige Betroffene kommen manchmal auf einem Polizeiposten zu sich und erfahren, dass sie aggressiv gegen andere Menschen gewesen seien.
- mitten in einer sexuellen Handlung (mit einer bekannten oder unbekannten Person) zu sich kommen und dann versuchen, irgendwie aus dieser Situation rauszukommen. Oder sie erfahren im Nachhinein von sexuellen Kontakten, die sie gehabt haben und an die sie sich nicht erinnern können, evtl. mit sexuellen Praktiken, die ihnen sehr fremd und unangenehm sind, mit oder ohne Schutz gegen sexuell übertragbare Krankheiten. Manchmal erfahren Betroffene im Rahmen einer gynäkologischen Untersuchung von einer sexuell übertragbaren Infektion ohne Erinnerung an Geschlechtsverkehr.
- viele andere Hinweise auf volldissoziiertes Handeln finden, z.B. auf Glücksspiel, illegale Wetten, Sexting, Verschicken von E-Mails und SMS, gefährliches Autofahren, exzessiven Sport u.v.m.

Reaktionen auf die Alltagsamnesien

Eine gründliche Untersuchung der Amnesie bei DIS beinhaltet nicht nur die Feststellung von Gedächtnislücken, sondern auch die Analyse der Bewältigungsstrategien der Betroffenen. Menschen mit DIS berichten oft von verschiedenen Versuchen, den Verlust der Handlungskontrolle und die Amnesie zu kontrollieren:

- Versuche, die Kontrolle über rigides Essverhalten mit zusätzlichen Mitteln zur Gewichtsreduktion zu erlangen (z.B. Erbrechen, Laxanzieneinnahme). Häufig sind Fasten, überkontrolliertes Essen und ein extremer innerer Fokus auf alles, was mit Nahrung zu tun hat (DIS-Differenzialdiagnose: Persönlichkeitszustände, die zum Fasten, Binge-Eating oder Erbrechen auffordern, Seite 156; Essstörungen: Seite 301).
- Versuche, die Kontrolle über Zwangshandlungen zu erlangen: Durch rigide Zwangshandlungen sollen Erinnerungslücken vermieden oder reduziert werden (Zwangsstörungen: Seite 302).
- Versuche, die Kontrolle über Hyperaktivität zu erlangen: Viele Betroffene versuchen, über ein möglichst dichtes Alltagsprogramm mit vielen Aufgaben „keine Zeit für Amnesien zu haben". Dies kann zu Erfolgen in Ausbildung und Beruf führen, lässt dann aber keine Pausen zu aus Angst vor einer Verstärkung der Amnesien („High Functioning DIS" auf Seite 181). Der Vorschlag zu mehr Ruhe und Entspannung kann dann zu einer Stresszunahme führen.
- Versuche, die Amnesien über die Einnahme hoher Medikamentendosen zu verhindern, z.B. Neuroleptika (Quetiapin, Olanzapin, Risperidon, Levomepromazin u.a.), Antidepressiva (z.B. Trazodon, Mirtazapin), Mood Stabilizer (z.B. Valproat), Schmerzmittel (vor allem morphinhaltige Schmerzmittel) und/oder Benzodiazepine – evtl. in Kombination mit Tetrahydrocannabinol, Alkohol, Heroin oder Methadon.
- Aufenthalt in einer strukturgebenden Institution (Kliniken, Heime): Speziell Menschen, die Amnesien primär dann haben, wenn sie allein sind, können versuchen, sich durch Aufenthalte z.B. in Kliniken vor Amnesien oder vor problematischen Handlungen in Amnesien zu schützen. Austrittsvorbereitungen in einer Klinik führen dann zu einer Stresszunahme, u.U. mit Selbstverletzungen, und zu wiederholten Klinikeintritten (DD: Belastungsstörung bei anhaltender Traumatisierung, Seite 110).

Diagnostische Fragen

Dissoziative Alltagsamnesien
- diagnostische Fragen s. Kap. 4.8.3, Seite 167
- vertiefende Fragen s. Seite 206

Frühere Therapieerfahrungen
- diagnostische Fragen s. Kap. 4.8.5, Gegenübertragungen von Helfenden, Seite 170
- vertiefende Fragen s. Kap. 4.10.2, Analyse der Gegenübertragungen, Seite 204

Abklärungen und Therapie

Differenzialdiagnose

Amnesien für Handlungen im Alltag sind ein Kernsymptom der dissoziativen Identitätsstörung. Andere Ursachen für Amnesien müssen ausgeschlossen werden, z. B. Schädel-Hirn-Trauma, Gehirnerschütterung, Epilepsie, Meningitis, Hirntumore, Enzephalitis, transiente globale Amnesie, zerebrovaskulärer Insult, Demenz, Durchblutungsstörungen des Gehirns, Nebenwirkungen einer Elektrokonvulsionstherapie oder von Medikamenten, Vergiftungen, Einnahme von Drogen und Alkohol und andere. Besonders zu beachten sind Amnesien durch Zolpidem (Tsai, Tsai, & Huang, 2007) sowie Benzodiazepine, die ebenfalls Amnesien verursachen können.

Eine Magnetresonanztomografie des Gehirns sowie Blutuntersuchungen (z. B. Basislabor inkl. Vitamin B_{12} und HbA_{1c}) sollten standardmäßig durchgeführt werden. Eine ausführliche Laboruntersuchung (z. B. Folsäure, Lues-, HIV- und Borrelienserologie), Liquordiagnostik sowie ein EEG sind nur bei entsprechendem klinischem Verdacht notwendig.

Weitere differenzialdiagnostische Überlegungen sind im Kapitel zu struktureller Dissoziation zu finden, Seite 166.

Hinweise für die Therapie

Eine ausführliche Diagnostik dissoziativer Alltagsamnesie hat bereits therapeutische Wirkung, wenn sie mit Psychoedukation und Entstigmatisierung verbunden wird. Das Aufdecken des vollen Umfangs von dissoziativen Amnesien kann von Betroffenen jedoch als konfrontativ erlebt werden. Die Konfrontation sollte deshalb den Möglichkeiten der Betroffenen gerecht werden.

Verhaltensanalysen sind bei dissoziativer Amnesie sinnvoll, wobei aber teil- und volldissoziiertes Handeln einbezogen werden muss. Bei dissoziativen Amnesien in der Gegenwart ist eine spezialisierte Therapie gemäß internationalen Richtlinien (ISSTD, 2011) indiziert. Literatur s. Steele, Boon & Van der Hart (Steele et al., 2017; Steele, Van der Hart, & Nijenhuis, 2005).

Traumakonfrontative Methoden sind bei dissoziativer Alltagsamnesie kontraindiziert, da sie zu einer Zunahme von Selbst- und Fremdgefährdung im Rahmen teil- und volldissoziierten Handelns führen können, indem sie unterschiedliche Persönlichkeitszustände aktivieren. Auch eine Verstärkung der dissoziativen Amnesie ist möglich. Nach erfolgreicher Stabilisierung sind in einem ersten Schritt evtl. adaptierte Methoden möglich (Egli-Bernd, 2011).

5.5.3 Dissoziative Amnesien für die Vergangenheit

Die Frage, ob Erinnerungen an einen Missbrauch in der Kindheit vergessen werden können, beschäftigt die Psychiatrie seit den Vorträgen von Sigmund Freud 1896 bei der Gesellschaft für Psychiatrie und Neurologie in Wien, als er über die Verbindung zwischen Hysterie, Kindesmissbrauch und Gedächtnis sprach (Herman, 1992, 2015). Im Schlusskapitel in diesem Buch zu „Trauma, Erinnerung und Glaubhaftigkeit" wird auf Erinnerungsaspekte eingegangen (Seite 333). Interessierte seien außerdem auf die ausführliche Literatur von C. Brewin verwiesen (Brewin, 2018; Brewin, Rumball, & Happé, 2019).

Die WHO hat in der ICD-11 beschrieben, dass dissoziative Amnesie in seltenen Fällen zu einem vollständigen Verlust der Identität und Lebensgeschichte führen kann. Häufiger tritt sie jedoch als lokalisierte Amnesie auf, bei der sich eine Person nicht an autobiografische Ereignisse während eines bestimmten Zeitraums erinnern kann, oder als selektive Amnesie, bei der nur bestimmte Ereignisse während eines bestimmten Zeitraums vergessen werden. Das Ausmaß der Amnesie kann sich im Lauf der Zeit verändern (WHO, 2023).

Die WHO hebt hervor, dass die dissoziative Amnesie von einer posttraumatischen Belastungsstörung (PTBS) und einer komplexen posttraumatischen Belastungsstörung (kPTBS) unterschieden werden sollte (WHO, 2023):

- Bei PTBS und kPTBS können die Erinnerungen an traumatische Ereignisse bruchstückhaft, desorganisiert oder unvollständig sein.
- Wenn die Amnesie jedoch über die traumatischen Ereignisse hinausgeht und auch autobiografische Erinnerungen betrifft, die nichts mit dem Trauma zu tun haben, und wenn die diagnostischen Kriterien für beide Störungen erfüllt sind, kann eine zusätzliche Diagnose der dissoziativen Amnesie gerechtfertigt sein.

Merke

Dissoziative Amnesien für Teile der Vergangenheit (speziell Kindheit und Jugend)

Amnesien für die Vergangenheit können verschiedene Bereiche umfassen:

- isoliert für traumatische Erlebnisse (mit Erinnerungen, die später im Leben – mit oder ohne Therapie – dem Bewusstsein wieder zugänglich werden)
- generalisiert für spezifische Ereignisse, die normalerweise erinnert werden wie Kommunion, Prüfungen, Hochzeit, Geburt und Taufe eigener Kinder

Manchmal sind den Betroffenen die Amnesien nicht bewusst (im Rahmen einer Anosognosie). Sie bemerken nur indirekte Zeichen wie das Betrachten von Fotos und Filmen von Ereignissen, an die sie sich nicht erinnern können (wenn die Amnesie nicht auf organische Ursachen, Medikamente oder Suchtmittel zurückzuführen ist).

Abklärungen und Therapie

Dissoziative Amnesien für Teile der Vergangenheit (speziell Kindheit und Jugend)

Differenzialdiagnose von Amnesien in der Vergangenheit

Amnesien für traumatische Ereignisse in der Vergangenheit sind u.a. bei der kPTBS (Achse II), der partiellen dissoziativen Identitätsstörung und der dissoziativen Identitätsstörung (Achse III) möglich. Manchmal berichten auch Menschen mit Borderline-Muster und anderen Persönlichkeitsstörungen (Achse I) von wiedergewonnenen traumatischen Erinnerungen, wobei in diesen Fällen eine komorbide Achse-II- bzw. Achse-III-Störung abzuklären ist.

Wenn Menschen generell eine schwache Erinnerungsfähigkeit haben – und keine traumatischen Ereignisse in der Vorgeschichte – ist keine dissoziative Amnesie zu diagnostizieren.

Andere Ursachen für Amnesien müssen ausgeschlossen werden, z.B. Schädel-Hirn-Trauma, Gehirnerschütterung, Epilepsie, Meningitis, Hirntumoren, Enzephalitis, transiente globale Amnesie, zerebrovaskulärer Insult, Demenz, Durchblutungsstörungen des Gehirns, Nebenwirkungen einer Elektrokonvulsionstherapie oder von Medikamenten, Vergiftungen, Einnahme von Drogen und Alkohol und andere.

Eine Magnetresonanztomografie des Gehirns sowie Blutuntersuchungen (z.B. Basislabor inkl. Vitamin B_{12} und HbA_{1c}) sollten standardmäßig abgeklärt werden. Eine ausführliche Laboruntersuchung (z.B. Folsäure, Lues-, HIV- und Borrelienserologie), Liquordiagnostik sowie ein EEG sind nur bei entsprechendem klinischen Verdacht notwendig.

Hinweise für die Therapie

Erinnerungslücken in der Vergangenheit sollten akzeptiert werden. Auf jegliche suggestiven Befragungen (inkl. Techniken mit dem Ziel, traumatische Erinnerungen zu aktivieren) ist dringend zu verzichten. Dazu gehören Therapie- und Beratungsformen, die über indirekte Wege den Zugang zu Erinnerungen ermöglichen sollen (z.B. Familienaufstellungen, verschiedene Körpertherapien, kreative Therapien, Hypnose usw.). Diese Techniken sind nicht generell kontraindiziert, sie sollen aber nicht zum Lösen von Amnesien eingesetzt werden. Das Risiko, dass durch solche Verfahren fehlerhafte Erinnerungen mit falschen Verdächtigungen und Verurteilungen ausgelöst werden, ist zu groß.

Traumakonfrontative Methoden sind bei ausgeprägten Amnesien in der Vergangenheit nur mit größter Vorsicht anzuwenden. Es besteht die Gefahr, dass Amnesien sich durch die Expositionstherapie zu früh lösen und zu gefährlichen intrusiven Überflutungszuständen führen können.

Dissoziative Amnesien lösen sich oft schrittweise auf:

1. Ich-dystone Erinnerungen, (fast) ohne sensomotorische Reaktion: diffuse, intrusive, ich-dystone Bildfragmente von Traumata, subjektiv ohne Ich-Bezug („ich habe schreckliche Bilder, die aber mit mir nichts zu tun haben").
2. Ich-dystone, intrusive Erinnerungen mit sensomotorischer Reaktion. Schrittweises Auftreten eines Ich-Bezugs zu den intrusiven traumatischen Erinnerungen, zunehmende sensomotorische Reaktion („ich habe schreckliche Bilder, es könnten Erinnerungen sein, die zu mir gehören). In der Regel Zweifel an der Richtigkeit der Erinnerungen.
3. Ich-syntone, unkontrollierbare intrusive Erinnerungen mit sensomotorischer Reaktion. Voller Ich-Bezug der Erinnerungen, jedoch kaum kontrollierbare, intrusive sensomotorische Reaktionen („es ist mir passiert, aber es fühlt sich an, als wäre es kürzlich geschehen und noch nicht verarbeitet"). „Klassisches" Wiedererleben (Seite 76). Zweifel am Wahrheitsgehalt der Erinnerungen nimmt ab.
4. Ich-syntone, kontrollierbare Erinnerungen ohne sensomotorische Reaktion. Integration der Erinnerungen ohne unkontrollierbare intrusive Eigenschaften („es ist mir passiert, aber es ist vorbei"). Akzeptieren der Erinnerungen und Integration in Selbstkonzept und Menschenbild.

5.5.4 Plötzlich beginnende, anhaltende retrograde Amnesie

Die dissoziative retrograde Amnesie äußert sich als Gedächtnisverlust speziell im Bereich der persönlichen Erfahrungen und Ereignisse. Typischerweise „vergessen" Menschen mit dieser Erkrankung ihre gesamte persönliche Geschichte, Teile davon, oder sie können sich nicht bewusst daran erinnern. Ihre Fähigkeit, allgemeines Wissen zu behalten (semantisches Gedächtnis), gelernte Aufgaben auszuführen (prozedurales Gedächtnis) und die Auswirkungen früherer Erfahrungen

(Priming) zu erkennen, bleibt jedoch intakt. Infolgedessen können diese Betroffenen zunächst normal erscheinen, da sie Aktivitäten wie Lesen, Schreiben, Rechnen und soziales Verhalten ausüben können und auch über Wissen über die Welt und berühmte Personen verfügen. Ihre Unfähigkeit, auf ihre persönliche Vergangenheit zuzugreifen, verwirrt jedoch die Menschen in ihrer Umgebung, einschließlich ihrer Partner und Freunde (Staniloiu & Markowitsch, 2018).

Bei plötzlich beginnenden retrograden Amnesien handelt es sich um relativ seltene Fälle, die typischerweise damit einhergehen, dass Menschen im Rahmen einer dissoziativen Fugue schlagartig und nachhaltig örtlich, zeitlich und situativ desorientiert sind und die Abklärungen schließlich eine vollständige retrograde Amnesie von mehreren Jahren ergeben (Staniloiu & Markowitsch, 2018). Sie geben an, in einem anderen Jahr zu leben und verfügen über eine komplette Amnesie für die seither verstrichene Zeit, was z. B. zur Folge haben kann, dass sie ihre Partner und Kinder nicht erkennen oder erstaunt sind, dass sie so alt aussehen (Übersicht Seite 270). Zugleich verfügen sie aber über gewisse semantische Erinnerungen von Dingen, die sie in der Zwischenzeit gelernt haben (z. B. können sie ein neues Mobiltelefon bedienen). Betroffen ist in der Regel primär die episodische Erinnerung von Ereignissen seit dem Zeitpunkt des Beginns der retrograden dissoziativen Amnesie (Staniloiu & Markowitsch, 2014).

Merkmale dissoziativer retrograder Amnesie scheinen zu sein (basierend auf einer geringen Fallzahl):

- vollständige retrograde Amnesie von mehreren Jahren
- wenig oder kein Auflösen der retrograden Amnesie im Verlauf einer Behandlung
- Ausschluss organischer Ursachen
- emotionslos-distanziertes Berichten über die Amnesie (d. h. wenig sichtbarer Stress darüber, dass Erinnerungen für mehrere Jahre fehlen)
- kein Interesse an einer Psychotherapie
- Hintergrund mit schweren Traumatisierungen in Kindheit und Jugend (inkl. Todesangst)
- starke innerpsychische Konflikte unmittelbar vor dem Beginn der retrograden Amnesie

Beispiele

Ein ca. 55-jähriger Mann wird von der Polizei in der Schweiz auf der Straße gefunden (Angaben verändert). Er gibt in Deutsch mit ausländischem Akzent an, dass er nicht wisse, was er auf der Straße mache und weshalb er in der Schweiz sei. Er lebe in Schweden, zur Schweiz habe er keinen Bezug. Er hat keine Brieftasche und keine Ausweise bei sich. Weil er verwirrt und desorientiert wirkt, wird er nachts in die lokale psychiatrische Klinik eingewiesen, nachdem zuvor Hirnverletzungen, Intoxikationen und andere organische Ursachen ausgeschlossen worden sind. Die Eintrittsuntersuchung ergibt eine vollständige retrograde Amnesie von 15 Jahren mit voller Erinnerungsfähigkeit bis zum ca. 40. Lebensjahr, als er noch in Schweden gelebt habe, ohne anterograde Amnesie. Der restliche Psychostatus ist vollkommen unauffällig. Abklärungen ergeben schließlich, dass er seit 10 Jahren in der Schweiz lebt. Als seine Wohnung aufgesucht wird, werden dort ein von ihm stammender Abschiedsbrief und eindeutige Suizidvorbereitungen gefunden. Eine Ex-Freundin, die dank der Unterlagen in der Wohnung kontaktiert wird, kann einige Kerninformationen zu den vergangenen 15 Jahren liefern. Der Patient erinnert sich jedoch weder an die Wohnung noch an die Suizidvorbereitungen oder die Ex-Freundin und kann nicht erklären, weshalb er Deutsch spricht. Im Rahmen der Abklärung der Amnesie wirkt er erstaunlich distanziert und zeigt kaum Stresszeichen (immerhin hat er 15 Jahre Lebenserinnerungen verloren). Zugleich erinnert er sich detailliert an schwere körperliche Gewalt und Demütigungen in der Kindheit sowie an frühere Beziehungen in Schweden. Beim Erzählen der Gewalt in der Kindheit zeigt er eine adäquate Stressreaktion. Eine Schutzamnesie erscheint unwahrscheinlich.
Es lassen sich in der kursorischen Exploration keine Hinweise auf eine strukturelle Dissoziation finden. Eine detailliertere neurokognitive Abklärung ist aber nicht möglich, da der Patient rasch austritt und in „seine“ Wohnung zurückkehrt. Die Erinnerungen an die vergangenen 15 Jahre bleiben weg. Eine psychotherapeutische Behandlung lehnt er ab. Von Suizidalität nimmt er deutlich Abstand. Der weitere Verlauf ist nicht bekannt.

5.5.5 Anterograde dissoziative Amnesie

Die anterograde Amnesie ist eine Form der Gedächtnisstörung, bei der die Merkfähigkeit für neue Bewusstseinsinhalte ab einem gewissen Zeitpunkt stark eingeschränkt ist. Neue Informationen können beispielsweise nach einem Unfall mit Schädel-Hirn-Trauma oder nach dem Beginn einer Störung (alkoholbedingtes Korsakow-Syndrom oder Initialstadium einer Demenz) nicht mehr oder nur deutlich reduziert konsolidiert werden. Es kommt zu einer Störung des Lernens und Erinnerns neuer Informationen ab Beginn der Amnesie. Betroffene sind jedoch ansprechbar und können unauffällig reagieren (Pschyrembel, 2011).

Es gibt verschiedene Erkrankungen, die zu dauerhaften Gedächtnisstörungen führen können. Es ist wichtig, diese auszuschließen. Dazu gehören beispielsweise Hirninfarkte, Aneurysmablutungen oder operationen, Gefäßerkrankungen, Gehirnerschütterungen oder kompressionen, Zustände nach Anoxie oder Hypoxie (z. B. nach einem Herzinfarkt oder Ertrinken), intrakranielle Tumore, bakterielle oder virale Infektionen (z. B. Herpes-simplex-Enzephalitis), Vergiftungen, chronischer Alkoholmissbrauch, das Korsakow-Syndrom, Mangelkrankheiten oder Avitaminosen (z. B. B_1-Mangel) und viele weitere (Markowitsch, 2008).

Bei der anterograden dissoziativen Amnesie können sich Betroffene ab dem Zeitpunkt einer Hirnverletzung oder eines traumatisierenden Ereignisses nur noch für kurze Zeit (einige Minuten bis max. mehrere Stunden) an neue Informationen erinnern und vergessen diese danach fortlaufend wieder. Sie erinnern sich z. B. an ein therapeutisches Gespräch für einige Stunden, vergessen danach aber sowohl den Inhalt des Gesprächs als auch den Therapeuten. Sie können jedoch realisieren, dass sie fortlaufend vergessen und können in der Folge Strategien im Umgang mit der anterograden Amnesie entwickeln, z. B. durch das laufende Protokollieren aller relevanten Informationen. Auf Nachfrage können sie danach ihre Notizen lesen und die gefragte Information vom Blatt ablesen, ohne aber über visuelle oder emotionale Erinnerungen daran zu verfügen.

Obwohl bereits Charcot und Janet Ende des 19. Jahrhunderts von Einzelfällen mit anterograder dissoziativer Amnesie berichteten (Charcot, 1892; Janet, 1893), gibt es bisher in der Literatur nur wenige Fallberichte, und die Störung gilt als sehr selten.

Erinnerungstests, welche die Gedächtnisleistung für kurze Zeit messen, sind bei anterograder dissoziativer Amnesie unauffällig und werden erst bei Nachkontrollen nach mehreren Stunden pathologisch (Staniloiu & Markowitsch, 2014). Betroffen scheint primär das episodisch-autobiografische Gedächtnis zu sein, während das semantische Gedächtnis (analog zur retrograden dissoziativen Amnesie) mehr oder weniger unbeteiligt ist.

Beispiele

Ein 28-jähriger Flüchtling aus dem Nahen Osten wird aufgrund schwerwiegender Gedächtnislücken in ein spezialisiertes Behandlungszentrum überwiesen. Die klinische Untersuchung ergibt, dass der Patient nicht in der Lage ist, sich an vergangene Ereignisse zu erinnern. Er ist auf externe Hilfsmittel angewiesen, wie ausführliche Notizen, Erinnerungs-Apps auf seinem Telefon und die Unterstützung von Verwandten, um die Gedächtnislücken zu füllen.

Er berichtet, dass es ihm schwerfällt, neue Erinnerungen zu bilden und dass er seit einem traumatischen Ereignis während seiner Flucht nach Europa Schwierigkeiten hat, gelernte Informationen zu behalten.

Jeden Tag wacht er auf und kann sich nicht an die Ereignisse des Vortages erinnern. Als sein Therapeut sich vorstellt und ihm seinen Zustand erklärt, hört er aufmerksam zu, kann sich aber eine Woche später nicht mehr an das Gespräch erinnern. Er kann sich nicht einmal daran erinnern, den Therapeuten getroffen zu haben.

Trotz seiner Unfähigkeit, neue Erinnerungen zu bilden, bleiben seine Erinnerungen an die Vergangenheit intakt. Er kann detailliert über sein Leben in seinem Heimatland, die Gründe für seine Flucht und die Strapazen der Flucht bis hin zu dem traumatisierenden Ereignis, das zu der dissoziativen Amnesie geführt haben könnte, berichten. Er erkennt seine Familie und Freunde aus der Vergangenheit wieder. Neue Erfahrungen, Gespräche oder Informationen vergisst er jedoch schnell wieder. Obwohl er unter Gedächtnisproblemen leidet, zeigt er keine Anzeichen einer posttraumatischen Belastungsstörung (PTBS), obwohl er offensichtlich sehr belastende Lebensereignisse erlebt hat, die zu seiner Entscheidung, aus seinem Heimatland zu fliehen, geführt haben.

5.6 Depersonalisations-Derealisationsstörung (6B66)

Das Konzept der „Dissoziation“ findet Anwendung auf verschiedene psychologische und psychiatrische Phänomene. Traditionell wurde Dissoziation als ein einheitliches Phänomen betrachtet, das in verschiedenen dissoziativen Zuständen unterschiedlich stark ausgeprägt ist. Eine alternative Sichtweise unterscheidet jedoch 2 Kategorien von dissoziativen Phänomenen: „Detachment“ (Getrenntsein, Loslösung, emotionale Distanziertheit) und „Kompartmentalisierung“. Diese Kategorien haben unterschiedliche Definitionen, Mechanismen und Auswirkungen auf die Behandlung (Holmes et al., 2005; Brown, 2006):

- In diesem Konzept bezieht sich „Detachment“ auf einen chronischen Zustand, in dem das Selbstgefühl und die Qualität der subjektiven Ich-Erfahrung verändert sind (Medford, 2012) oder in dem Menschen ein subjektives Gefühl der Trennung erleben (Holmes et al., 2005; Brown, 2006), wie es bei der Depersonalisations-Derealisationsstörung (DDS) der

Fall ist (Millman, Hunter, Orgs, David & Terhune, 2022).

- Im Gegensatz dazu geht es bei der Kompartmentalisierung um die Trennung oder Isolierung verschiedener Aspekte der eigenen Gedanken, Gefühle, Erinnerungen oder Erfahrungen, was zu einer mangelnden Integration zwischen ihnen führt, wie es bei verschiedenen dissoziativen Identitäten bei pDIS oder DIS der Fall ist (Van der Hart, Nijenhuis & Steele, 2006).

Die Depersonalisations-Derealisationsstörung umfasst eine Vielzahl von Symptomen, darunter physiologische oder emotionale Betäubung, sensorische Beeinträchtigungen, das Gefühl der Körperlosigkeit, ein verzerrtes Zeitempfinden, das Gefühl, sich in einem Traum zu befinden, visuelle Wahrnehmungsverzerrungen und ein unwirkliches oder abwesendes Selbstgefühl (Simeon & Abugel, 2006). Personen mit dieser Erkrankung erfüllen nicht die Kriterien für eine Psychose und haben eine intakte Realitätsprüfung. Es gibt jedoch eine deutliche und signifikante Veränderung in ihrem persönlichen Erleben.

Symptome von Depersonalisation und Derealisation können auch bei anderen psychiatrischen Störungen auftreten, darunter Angststörungen, posttraumatische Belastungsstörung (PTBS) und Panikstörung sowie Depression und Schizophrenie (Hunter, Sierra, & David, 2004).

5.6.1 Depersonalisations-Derealisationsstörung in der ICD-11

In der ICD-11 wird die Depersonalisations-Derealisationsstörung (DDS) als eigenes Krankheitsbild aufgeführt. Unterschieden wird dabei zwischen Depersonalisation und Derealisation (WHO, 2023):

- **Depersonalisation:** sich selbst als fremd, unwirklich, losgelöst erleben, oder so, als wäre man ein Außenbeobachter der eigenen Gedanken, Gefühle, Empfindungen, des Körpers oder der Handlungen
- **Derealisation:** andere Menschen, Objekte oder die Welt werden als fremd oder unwirklich erlebt (z. B. wie in einem Traum, distanziert, neblig, leblos, farblos, oder visuell verzerrt), oder Gefühl des Getrenntseins von der Welt

Beim Depersonalisations-Derealisationssyndrom (DDS) bleibt die Fähigkeit zur Realitätsprüfung während der Erfahrungen der Depersonalisation oder Derealisation erhalten. Es gibt keine Wahnvorstellungen oder Überzeugungen, dass die Person von externen Personen oder Kräften kontrolliert wird (WHO, 2023).

Diese Erfahrungen treten nicht ausschließlich im Zusammenhang mit einer anderen dissoziativen Störung auf und lassen sich nicht besser durch eine andere psychische, verhaltensbezogene oder neurologische Störung erklären, wie z. B. eine posttraumatische Belastungsstörung (PTBS), eine Angststörung, eine andere dissoziative Störung oder eine Persönlichkeitsstörung (WHO, 2023).

Des Weiteren sind diese Erlebnisse nicht auf direkte Auswirkungen von Substanzen oder Medikamenten auf das zentrale Nervensystem zurückzuführen, auch nicht auf Entzugserscheinungen oder eine Erkrankung des Nervensystems oder ein Kopftrauma.

Die Symptome verursachen starkes Leiden oder Einschränkungen in verschiedenen Lebensbereichen wie persönlichen Beziehungen, Familie, sozialem Umfeld, Schule, Beruf oder anderen wichtigen Bereichen (WHO, 2023).

5.6.2 Unterscheidung der Symptome

Depersonalisations- und Derealisationserleben lassen sich bei genauerer Betrachtung in 5 Unterbereiche aufteilen (Tabelle 5-7). Der Begriff der Depersonalisations-Derealisationsstörung ist der Überbegriff mit verschiedenen Unterformen. Im klinischen Alltagsgebrauch werden alle diese Arten des Erlebens oft vereinfacht unter den Begriffen der Depersonalisation und der Derealisation genannt, obwohl es sich bei genauerer Betrachtung um unterschiedliche Formen des veränderten Erlebens handelt. Ein typisches Merkmal ist die Schwierigkeit von Betroffenen, ihre Erfahrungen in Worte zu fassen.

Unterteilung der Depersonalisations-Derealisationsstörung in 5 Unterbereiche (Medford et al., 2005)

- Depersonalisation ist ein Zustand, bei dem man das Gefühl hat, dass das eigene Selbst fremd oder unwirklich ist. Es kann sich so anfühlen, als wäre man von den eigenen Gedanken, Gefühlen, Empfindungen, dem Körper oder den Handlungen losgelöst und betrachte sich selbst von außen. Zusätzlich kann Depersonalisation dazu führen, dass autobiografische Erinnerungen weniger lebendig erscheinen und man das Gefühl hat, dass einige Erinnerungen nicht zu einem gehören. Auch eine verminderte Reaktion auf emotionale Reize kann auftreten (WHO, 2023).
- Derealisation bezeichnet das Gefühl, dass andere Personen, Objekte oder die Welt als fremd oder unwirklich wahrgenommen werden. Dies kann sich

Tabelle 5-7: Unterteilung der Depersonalisations-Derealisationsstörung in 5 Unterbereiche.

Unterbereich	Symptome
Depersonalisation	• sich wie ein Roboter fühlen • sich losgelöst von anderen Menschen fühlen • sich von sich selbst separiert fühlen • im „Halbschlaf" sein und nicht richtig wach werden • „wie Watte im Kopf" • sich „künstlich fühlen", „nicht real" • sich „zweidimensional fühlen" • „von außen zuschauen, wie wenn alle Menschen nur eine Rolle in einem großen Schauspiel hätten und ich bin nur Zuschauer" • Rückgang der Körperempfindungen und der Körperwahrnehmung (Übergang zur Desomatisation) • reduzierte Wahrnehmung von Hunger, Durst und Schmerzen • „die Gefühle sind weg, nichts betrifft mich" • sich von außen zuschauen, „wie mit einem Helikopter" • körperliche Symptome während Depersonalisationserleben. Seite 242
Derealisation	Betroffene beschreiben die zeitweilige oder dauerhaft abnorme und entfremdete Wahrnehmung der Umwelt oft in folgender Weise: • Die Umgebung wird als fern, fremd, distanziert wahrgenommen. • Die Akustik von Räumen scheint sich zu ändern: Räume klingen viel größer oder deutlich kleiner als in der Realität, Menschen scheinen von weit weg zu sprechen. • Die Umgebung und speziell die Mitmenschen werden durch einen Tunnel wahrgenommen. • Das Distanzgefühl zu Menschen scheint beeinträchtigt: Menschen fühlen sich viel naher oder viel weiter weg zu sein als in Realität. • Die Umwelt (inkl. die Menschen) wirken fremd, ohne Bezug zum Ich. • Die Größenverhältnisse scheinen sich zu verändern, Betroffene können sich sehr klein oder ausgesprochen groß fühlen.
Desomatisation	Betroffene berichten von einem Gefühl der Körperlosigkeit: • der Körper wird nicht mehr wahrgenommen • Gefühl, keinen Körper mehr zu besitzen • deutliche Schmerzreduktion (im Sinne einer dissoziativen Analgesie, Seite 242) • reduzierte oder fehlende Fähigkeit, Hunger oder Durst wahrzunehmen • reduzierte oder fehlende Fähigkeit, Harn- und Stuhldrang wahrzunehmen, bzw. Wahrnehmung erst bei hoher Not
Deaffektualisation	Bei der Deaffektualisation berichten die Betroffenen von einem Gefühl der Gefühllosigkeit: • fehlende Fähigkeit zur Wahrnehmung von Gefühlen • fehlende affektive Reaktion auf äußere Ereignisse • Gefühl nicht zu leben, ohne tot zu sein • Gefühl, die Welt emotional unbeteiligt wahrzunehmen, ohne emotionale Reaktion darauf • Unfähigkeit zu Mitgefühl (aber nicht im Sinne einer Kälte, sondern der totalen Zuschauerperspektive)
Detemporalisation	Bei der Detemporalisation erzählen Menschen von einem stark veränderten Zeitempfinden: • die Zeit scheint stillzustehen • jede Minute fühlt sich wie eine Stunde an • die Zeit ist zähflüssig • die Welt bewegt sich in Zeitlupe, verlangsamt; oder: die Zeit rast vorbei, das Zeitgefühl passt nicht mehr, eine Stunde ist wie eine Minute

beispielsweise durch traumhafte, weit entfernte, neblige, leblose, farblose oder visuell verzerrte Eindrücke äußern. Ebenso kann man sich von seiner Umgebung losgelöst fühlen (WHO, 2023).

- Desomatisation bezeichnet eine körperliche Betäubung, bei der die Körperempfindungen verringert oder verändert sind oder verloren gehen und das Schmerzempfinden abnimmt.
- Deaffektualisation hingegen beschreibt eine emotionale Betäubung, bei der die emotionale Reaktivität reduziert ist oder verloren geht und Emotionen nicht mehr spontan und angemessen auf Situationen reagieren. Dies kann sich auch auf intime Beziehungen auswirken.
- Detemporalisation bezieht sich auf eine verzerrte Wahrnehmung von Zeit. Dabei kann ein fehlendes

Zeitempfinden auftreten oder ein eingeschränktes Gefühl für die Gegenwart entstehen (Billon, 2016). Es kann auch das Gefühl entstehen, dass die Zeit sehr langsam vergeht, ähnlich wie in Zeitlupe. Die WHO beschreibt, dass ein häufiges Begleitsymptom des DDS ein verändertes Zeitgefühl ist, bei dem die subjektive Erfahrung besteht, dass sich die Zeit verlangsamt oder beschleunigt (WHO, 2023).

Es ist wichtig zu beachten, dass diese Begriffe keine festgelegten medizinischen Diagnosen sind, sondern eher beschreibende Konzepte, um bestimmte Symptome zu erklären. Sie können jedoch hilfreich sein, um ein tieferes Verständnis für die Auswirkungen von DDS zu entwickeln.

Formen von Depersonalisation und Derealisation

Nicht pathologische Formen: Menschen können vorübergehend Gefühle der Depersonalisation oder Derealisation erleben, wenn sie unter Stress stehen, sich in extremen emotionalen Zuständen befinden oder erschöpft sind. Auch körperliche Krankheiten oder der Einfluss von Substanzen können solche Erfahrungen hervorrufen. Im Gegensatz zur DDS verschwinden diese Gefühle normalerweise, wenn sich die emotionalen oder körperlichen Zustände ändern (WHO, 2023).

Pathologische Formen:

- primäre Depersonalisation: eigenständiges Krankheitsbild mit eigener Diagnose
- sekundäre Depersonalisation:
  - in Situationen ernsthafter Gefahr und Trauma, im Sinne einer peritraumatischen Dissoziation (Seite 68)
  - im Rahmen einer anderen psychischen Erkrankung:
    - Achse I: Borderline-Störung (Seite 54)
    - Achse II: komplexe posttraumatische Belastungsstörung, posttraumatische Belastungsstörung (Seite 65)
    - Achse III: partielle dissoziative Identitätsstörung, dissoziative Identitätsstörung (Seite 123)
    - Achse IV: dissoziativ-neurologische Symptomstörung mit sensorischen Beeinträchtigungen (Seite 225)
    - Achse V: Depression, Zwangsstörung, Schizophrenie, Angst- und Panikstörung u.a. (Seite 297)
  - im Rahmen einer organischen Erkrankung: Epilepsie (Temporallappenepilepsie), Migräne, Hirntumor u.a.

Die Depersonalisations-Derealisationsstörung ist nur in der primären Form zu diagnostizieren. Handelt es sich um eine sekundäre Form, dann kann sie dort subsumiert und sollte nicht zusätzlich aufgeführt werden.

5.6.3 Merkmale

Zeitlicher Verlauf

Die Depersonalisations-Derealisationsstörung tritt in der Regel in der Kindheit auf, wird jedoch häufiger in der mittleren Adoleszenz, etwa im Alter von 16 Jahren, beobachtet (WHO, 2023). Es gibt nur sehr wenige Fälle von DDS, die nach dem 25. Lebensjahr auftreten. Der Beginn der Störung kann sich entweder abrupt oder allmählich und subtil manifestieren. Anfangs können die Episoden relativ mild und selten sein, später jedoch schwerwiegender und länger anhaltend. Die Dauer der diskreten DDS-Episoden kann stark variieren, von einigen Stunden oder Tagen bis hin zu Wochen, Monaten oder sogar Jahren. Im Allgemeinen verläuft die Erkrankung chronisch und anhaltend. Die meisten Betroffenen leiden entweder unter kontinuierlichen Symptomen oder einem anfänglich episodischen Muster, das im Lauf der Zeit in einen kontinuierlichen Zustand übergeht. Ein anhaltend episodischer Verlauf ist weniger verbreitet und tritt bei etwa einem Drittel der Fälle auf. Die Intensität der Symptome kann zwischen den Episoden variieren oder über längere Zeiträume konstant bleiben, die sich über Jahre oder sogar Jahrzehnte erstrecken (WHO, 2023).

Auslöser

Menschen mit DDS können verschiedene innere und äußere Faktoren erleben, welche die Intensität ihrer Symptome verstärken (WHO, 2023). Dazu gehören emotionaler Stress, Angst, negative Gefühle, sensorische Überreizung, Schlafmangel und Substanzkonsum. Aufgrund der Desomatisation kann es bei ihnen zu einer eingeschränkten Wahrnehmung von Hunger und Durst kommen, was zu Dehydrierung oder einer übermäßigen bzw. unzureichenden Nahrungsaufnahme führen kann. Diese Dehydrierung und Hypoglykämie können wiederum die Depersonalisation und Derealisation verstärken (Simeon & Abugel, 2006).

Andererseits berichten viele Menschen mit DDS, dass körperliche Aktivitäten wie Sport oder leichte Selbstverletzungen sowie beruhigende zwischenmenschliche Interaktionen die Intensität ihrer Symptome lindern können (Simeon & Abugel, 2006; WHO, 2023).

Anamnese

Die WHO stellt fest, dass DDS zwar von Faktoren wie verbalem oder emotionalem Missbrauch, Vernachlässigung und anderen zwischenmenschlichen Traumata in der Kindheit beeinflusst werden kann, der Zusammenhang jedoch nicht so stark ist wie bei anderen dissoziativen Störungen (wie dissoziativer Amnesie oder DIS) (WHO, 2023). In einigen Fällen scheint die DDS scheinbar spontan zu beginnen, ohne erkennbare Auslöser (WHO, 2023).

Neuere Forschungen deuten jedoch darauf hin, dass frühe Bindungstraumata ein wichtiger Faktor für Depersonalisation und Derealisation im Jugend- und Erwachsenenalter sein könnten. Sie legen sogar nahe, dass die Qualität der Interaktionen zwischen Eltern und Kindern in der Kindheit einen größeren Einfluss auf die Vorhersage von Dissoziation haben könnte als Traumata (Kate, Jamieson, & Middleton, 2023). Es bedarf jedoch weiterer Forschung, da Misshandlung in der Regel verschiedene Formen von Vernachlässigung und Missbrauch umfasst, was die Unterscheidung der verschiedenen Formen von Misshandlung erschwert (Dalenberg et al., 2012).

Dennoch kann die Frage nach einer negativen Eltern-Kind-Dynamik, einem unsicheren Bindungsstil und der Exposition gegenüber Kindheitstrauma bei der Diagnose von Dissoziation hilfreich sein (Kate et al., 2023). Eine positive Eltern-Kind-Dynamik während der gesamten Kindheit umfasst emotionale und körperliche Sicherheit, das Einfühlen der Betreuungsperson in den psychischen Zustand des Kindes (Verständnis für das Innenleben des Kindes und entsprechende Reaktionen) sowie die Beruhigung des Kindes, insbesondere bei schwierigen Emotionen wie innerer Unruhe (Siegel & Bryson, 2021). Die Wahrscheinlichkeit einer dissoziativen Reaktion scheint zu steigen, wenn ein Kind sich über einen längeren Zeitraum hinweg ständig unsicher fühlt. Dieses chronische Gefühl der Unsicherheit kann durch Faktoren wie unberechenbares Verhalten von Bezugspersonen, fehlende persönliche Macht oder Kontrolle, ein Gefühl der Ungerechtigkeit, das Leben in einem abgeschotteten Umfeld und die Isolation von der Außenwelt entstehen. Diese Umstände treten oft auf, um die Dysfunktionalität zu verbergen, die in einer nach außen hin „normal" erscheinenden Familie besteht (Kate et al., 2023).

Gemäß Kate et al. (2023) könnte die Untersuchung von Erfahrungen, die mit Items übereinstimmen, die hohe Odds Ratios für klinische Dissoziationen aufweisen, ein sensibler Ansatz sein, um die Wahrscheinlichkeit der Traumageschichte und Dissoziation eines Klienten zu untersuchen und Themen zu identifizieren, die in einem therapeutischen Kontext angesprochen werden sollten. Um ein hohes Risiko für Dissoziation zu erkennen, könnten die folgenden Fragen hilfreich sein:

- Fühlen Sie sich sicher, wenn Sie bei einer anderen Person Trost suchen, wenn Sie verletzt sind, sich unwohl fühlen oder sich aufregen? Eine Verneinung dieser Frage erhöht das Risiko für Frauen um das 21-Fache und für Männer um das 7-Fache.
- Hatten Sie das Gefühl, während Ihrer Erziehung Kontrolle über Ihr Leben zu haben? Eine Verneinung dieser Frage erhöht das Risiko um das 17-Fache.
- Fühlten Sie sich in Ihrer Kindheit die meiste Zeit zu Hause sicher? Eine Verneinung dieser Frage erhöht das Risiko um das 10-Fache.
- Haben Sie das Gefühl, dass Ihre Gedanken, Gefühle und Überzeugungen wertgeschätzt und ernst genommen werden? Eine Verneinung dieser Frage erhöht das Risiko für Frauen um das 10-Fache und für Männer um das 5-Fache.

Zusammenfassend weisen die Autoren darauf hin, dass diese Fragen eine indirekte Einschätzung des Risikos einer Dissoziation ermöglichen, ohne dissoziative Symptome oder Traumata direkt anzusprechen. Sie können als sanfte Überleitung dienen, um die Erfahrungen des Klienten mit dissoziativen Symptomen und der Traumageschichte zu erkunden.

5.6.4 Differenzialdiagnose

Ein Depersonalisations-Derealisationssyndrom (DDS) tritt bei Menschen mit psychischen Erkrankungen häufiger auf als in der Allgemeinbevölkerung. Dies legt nahe, dass Menschen, die bereits andere Diagnosen haben, anfälliger für ein DDS sind (Yang, Millman, David, & Hunter, 2023). Diese Tatsache kann die Differenzialdiagnose erschweren.

Depersonalisation und Derealisation können auch bei anderen psychiatrischen Erkrankungen auftreten (Simeon, Knutelska, Nelson, & Guralnik, 2003). Zum Beispiel sind nicht vorübergehende Depersonalisations- oder Derealisationserfahrungen während psychotischer Episoden häufig und können von wahnhaften Interpretationen begleitet sein (s.a. Tabelle 5-8). Sie treten auch häufig während depressiver Episoden auf und können während dieser Episoden anhalten. Darüber hinaus können sie vorübergehende Erfahrungen bei Angststörungen und ausgeprägte Erfahrungen bei Panikattacken sein. Wenn Depersonalisation und Derealisation nur während psychotischer, depressiver oder anderer Episoden einer psychiatrischen Erkrankung auftreten, sollte keine zusätzliche Diagnose DDS gestellt werden (WHO, 2023).

Tabelle 5-8: Differenzialdiagnose zu Schizophrenie (s.a. Seite 185).

Kriterium	Depersonalisation, Derealisation	Schizophrenie
Entfremdungserleben	Gefühl der Entfremdung, aber Realisation, dass es sich um subjektive Erfahrung handelt	Entfremdung wird als objektive, tatsächliche Erfahrung gedeutet und in Zusammenhang mit bizarrer Idee gesetzt (z.B. Fremdsein wegen Vergiftung durch Geheimdienst)
Realitätsbezug	Subjektivität der Erfahrung ist bewusst, der Realitätsbezug bleibt erhalten, z.B. keine Verkennung von Menschen und Gegenständen	Erfahrung wird in Zusammenhang mit wahnhaften Ideen gesetzt, z.B. Entfremdung wegen Einfluss von Außerirdischen
Gefühl des Totseins	wird als subjektives Gefühl erkannt, sich nicht lebend zu fühlen, im Wissen darum, dass der Körper gesund ist	überzeugte Idee, tatsächlich tot zu sein

Die Differenzialdiagnose bei Betroffenen mit posttraumatischer Belastungsstörung (PTBS) und komplexer PTBS (kPTBS) kann eine besondere Herausforderung darstellen, da Depersonalisation und Derealisation vor allem während Episoden des Wiedererlebens wie Flashbacks häufig auftreten. Wenn sich die Depersonalisation oder Derealisation bei einer Person mit PTBS oder kPTBS auf Episoden des Wiedererlebens beschränkt, sollte keine zusätzliche Diagnose DDS gestellt werden (WHO, 2023). Wenn jedoch klinisch signifikante Depersonalisation und Derealisation außerhalb von Episoden des Wiedererlebens auftreten oder nach diesen anhalten und die diagnostischen Kriterien beider Störungen erfüllt sind, kann eine zusätzliche Diagnose DDS gestellt werden (WHO, 2023).

Erfahrungen von Depersonalisation und Derealisation sind bei dissoziativer Identitätsstörung (DIS) und partieller DIS (pDIS) üblich (Abbildung 5-5). Wenn die diagnostischen Kriterien für DIS oder pDIS erfüllt sind, sollte keine zusätzliche Diagnose DDS gestellt werden (WHO, 2023).

5.6.5 Fragebögen

Zur Abklärung von Depersonalisation und Derealisation stehen verschiedene Fragebögen zur Verfügung (Tabelle 5-9).

5.6.6 Abklärung

Zum Erfassen von Depersonalisation und Derealisation sind verschiedene Fragen möglich. Die Fragen in dieser Zusammenstellung basieren zum Teil auf folgenden Fragebögen:

- Cambridge Depersonalisation Scale (Sierra & Berrios, 2000): CDS
- Dissociative Experience Scale (Bernstein & Putnam, 1986): DES
- Trauma- und Dissoziative Störungen Interview (Boon, 2024): TADS-I
- Strukturiertes klinisches Interview für dissoziative Störungen (SKID-D) (Steinberg, 1994; Steinberg et al., 1993): SKID-D
- Somatoform Dissociation Questionnaire (SDQ) (Nijenhuis et al., 1996; Nijenhuis et al., 1997)

Diagnostische Fragen

Depersonalisation und Derealisation

Depersonalisation
- Kommt es manchmal vor, dass Sie sich fremd fühlen, als ob Sie von sich selbst oder von der Welt abgeschnitten wären? (CDS, SKID-D, TADS-I)
- Kommt es manchmal vor, dass Ihre Gedanken Ihnen fremd sind? (CDS)
- Kommt es manchmal vor, dass Sie den Eindruck haben, sich von außen zuzuschauen und zu beobachten, was Sie tun? (CDS, SKID-D, DES)
- Kommt es manchmal vor, dass Sie roboterhaft oder automatisiert handeln? (TADS-I, DES)

Derealisation
- Kommt es manchmal vor, dass Sie sich wie abgetrennt von Ihrer Umgebung fühlen, wie unwirklich, als gäbe es einen Schleier zwischen Ihnen und Ihrer Umwelt? (CDS, SKID-D, TADS-I, DES)
- Kommt es manchmal vor, dass Gegenstände, Möbel, Autos u.a. kleiner oder weiter entfernt zu liegen scheinen oder Ihnen sehr fremd sind? (CDS, TADS-I, DES)
- Kommt es manchmal vor, dass Sie verunsichert sind, was in Ihrer Umgebung wirklich bzw. unwirklich ist? (SKID-D)
- Kommt es manchmal vor, dass Ihnen Menschen oder Dinge größer als sonst vorkommen? (SDQ)

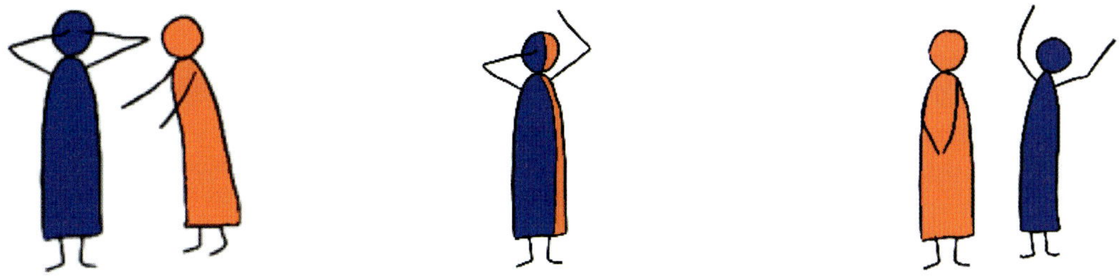

Alltagszustand vorne (blau), anderer Persönlichkeitszustand agiert von hinten (orange)	Alltagszustand und anderer Persönlichkeitszustand beide vorne, im Kampf um Kontrolle	anderer Persönlichkeitszustand vorne, Alltagszustand schaut von hinten zu
Grad des teildissoziierten Handelns im Rahmen der pDIS		
leicht teildissoziiertes Handeln	mittelgradig teildissoziiertes Handeln	stark teildissoziiertes Handeln, Gefühl des Fremdgesteuertseins
Grade der Depersonalisation aus Sicht des Alltagsanteils		
wenig Depersonalisation: • Gefühl des Fremdseins • Gefühl der leichten Distanz zu sich selbst oder zu anderen • verändertes Zeitempfinden	stärkere Depersonalisation: • zunehmendes Gefühl des Fremdseins • Gefühl des Fremdseins der Umgebung • Schmerzempfindung nimmt ab • Rückgang von Zeitempfinden • zunehmende Distanz zu eigenen Gefühlen	starke Depersonalisation: • Gefühl, sich von außen zuzuschauen • Gefühl, roboter- oder automatenhaft zu handeln • Gegenstände, Umwelt von weit weg anschauen • fast keine Schmerzempfindung mehr • Gefühl der Gefühllosigkeit • stark verändertes Zeitempfinden

Abbildung 5-5: Abstufungen von teildissoziiertem Handeln (Seite 156).

- Kommt es manchmal vor, dass Sie Dinge in Ihrer Umgebung anders als normalerweise sehen, z.B. so als würden Sie durch einen Tunnel schauen, oder Sie sehen nur einen Teil eines Objekts? (SDQ)

Desomatisation

- Kommt es manchmal vor, dass Sie den Eindruck haben, dass Teile Ihres Körpers nicht zu Ihnen gehören würden? (CDS, DES)
- Kommt es manchmal vor, dass Sie sich zwicken oder klemmen, und Sie spüren keinen Schmerz, oder es fühlt sich wie der Schmerz eines anderen Menschen an? (CDS, DES)
- Deaffektualisation
- Kommt es manchmal vor, dass Sie überhaupt keine Gefühle empfinden? (CDS)
- Kommt es manchmal vor, dass Sie sich von Ihren Gefühlen abgetrennt oder mit diesen nicht im Kontakt fühlen? (TADS-I)

Detemporalisation

- Kommt es manchmal vor, dass Sie den Eindruck haben, dass die Zeit stillstehen würde? (JG)
- Kommt es manchmal vor, dass sich Minuten wie Stunden anfühlen, wie wenn Sie in einer Zeitklemme feststecken würden? (JG)

5.6.7 Therapie

Depersonalisation- und Derealisationserleben während einer Psychotherapie verringern den Therapieerfolg markant, da die emotionale und kognitive Lernfähigkeit deutlich eingeschränkt ist.

Ein typisches Zeichen kann sein, dass Patienten sich in einer Sitzung nicht oder kaum mehr an den Inhalt einer letzten Konsultation erinnern und den Inhalt der Psychotherapie nicht in den Alltag übertragen können. In diesen Fällen sollte in der Therapie zuerst an einer Verringerung von Depersonalisation und Derealisation gearbeitet werden. Hilfreich sind speziell in diesen Situationen Audio- oder Videoaufnahmen, die Patienten von einer Sitzung aufnehmen und später nachhören können.

Für den Umgang mit Depersonalisations- und Derealisationszuständen stehen viele Therapiemöglichkeiten zur Verfügung (Boon, Steele, & Van der Hart, 2011, 2013; Michal, 2023).

Tabelle 5-9: Fragebögen zur Diagnose von Depersonalisation und Derealisation.

Fragebogen	Details
Dixon Skala (Dixon's Scale) (Dixon, 1963)	• Selbstberichtfragebogen von 1963 • beinhaltet auch Fragen, die nicht zu Depersonalisation gehören, z. B.: „Es fühlt sich an als ob ich demnächst eine wichtige Erkenntnis oder mystisches Bewusstsein erhalten würde."
Jacobs and Bovasso's Depersonalization Scale (Jacobs & Bovasso, 1992)	• 25 Fragen, davon sind 9 Fragen von der Dixon Skala übernommen worden • es fehlen Fragen z. B. zu Deaffektualisation und Detemporalisation
Dissociative Experiences Scale (Bernstein & Putnam, 1986)	Screening-Fragebogen für verschiedene dissoziative Symptome, u.a. auch Depersonalisation (Seite 143)
Cambridge Depersonalisation Scale (Sierra & Berrios, 2000)	• Selbstberichtfragebogen mit 22 Items speziell zur Abklärung von Depersonalisation und Derealisation • deutsche Übersetzung von Michal et al. (Michal et al., 2004)
Strukturiertes klinisches Interview für dissoziative Störungen (SKID-D) (Steinberg, 1994; Steinberg, Cicchetti, Buchanan, & Hall, 1993)	• enthält spezielle Kapitel mit Fragen zu Depersonalisation und erealisation • in den Kapiteln werden aber zum Teil Fragen gestellt, die zu teildissoziiertem Handeln und teildissoziierten Emotionen gehören (und deshalb eigentlich Fragen zu struktureller Dissoziation sind) (Seite 144)
Dissociative Disorders Interview Schedule (DDIS)	enthält 4 Fragen zu Depersonalisation (Seite 144)
Somatoform Dissociation Questionnaire (Nijenhuis et al., 1996; Nijenhuis et al., 1997)	• spezifischer Fokus auf somatoform dissoziative Aspekte: in der ausführlichen Version mit 20 Fragen und in der Kurzversion mit 5 Fragen • enthält auch Fragen zu Depersonalisation und Derealisation • ist im Internet auf der Webseite von E. Nijenhuis frei in vielen Sprachen erhältlich (Seite 234)
Trauma- und Dissoziative Symptome Interview (TADS-I) (Boon, 2024)	enthält spezifische Fragen zu Depersonalisation und Derealisation (Seite 234)

5.7 Trance

Kognitive Trance bezeichnet einen bewusst herbeigeführten Zustand des veränderten Bewusstseins. Dieser Zustand stammt aus der traditionellen schamanischen Praxis und ist durch eine klare, aber begrenzte Wahrnehmung der äußeren Umgebung gekennzeichnet. Dabei erlebt man eine intensive Konzentration, eine immersive Erfahrung und eine erweiterte innere Vorstellungswelt. Die somatosensorische Verarbeitung wird dabei verändert und auch das Selbst- und Zeitgefühl kann sich verändern (Flor-Henry, Shapiro, & Sombrun, 2017; Gosseries et al., 2020). Laut Pschyrembel handelt es sich um vorübergehende schlafähnliche Bewusstseinszustände mit stark eingeschränkten Sinneswahrnehmungen. Reize aus der Umgebung werden nicht mehr wahrgenommen. Die Aufmerksamkeit wird von außen nach innen verlagert. Dabei kommt es zur fokussierten Konzentration auf einen Vorgang, Ausschalten des logischen Denkens, und teilweisem oder ganzem Verlust des Ich-Bewusstseins (Pschyrembel, 2018).

In der ICD-11 werden die Trance-Störung und die Trance-Besessenheitsstörung im Kapitel zu den dissoziativen Störungen aufgeführt, weshalb sie hier vorgestellt werden. Die Ausführungen in diesem Kapitel sind jedoch relativ kurz gehalten, da es zu Trance-Störung relativ wenig Literatur gibt (Cardeña, Van Duijl, Weiner, & Terhune, 2009) und unklar ist, wie häufig diese Störung ist und wie sie von freiwilligen Trance-Zuständen z.B. im Rahmen von spirituellen, hypnotischen, drogeninduzierten und sportinduzierten Trance-Zuständen zu unterscheiden ist. Die Gründe für Forschungs- und Literaturmängel sind im Wesentlichen unklar. Vermutet werden u.a. transkulturelle Konzept- und Verständnisunterschiede als Hindernis für die breitere Forschung zu Trance- und Besessenheitszuständen (Bhavsar, Ventriglio, & Bhugra, 2016; de Oliveira Maraldi et al., 2021).

5.7.1 Trance-Störung (6B62)

Laut ICD-11 sind folgende Symptome für die Diagnose einer Trance-Störung notwendig:

- Auftreten von Trance-Zuständen mit passageren Bewusstseinsveränderungen oder Verlust des Gefühls der persönlichen Identität, verbunden mit:
  - Bewusstseinseinengung in Hinblick auf die unmittelbare Umgebung oder Einengung der Bewusstseinsbreite (eingeengte und selektive Fokussierung auf Stimuli)
  - Beschränkung von Bewegungen, Haltungen und Gesprochenem auf die Wiederholung eines kleinen Repertoires mit Gefühl des Kontrollverlusts
- kein Gefühl, von einer alternativen Identität ersetzt zu werden
- die Trance-Episoden sind vorübergehend – bei einmaligem Auftreten dauert der Zustand mindestens über mehrere Tage
- der Trance-Zustand ist unfreiwillig und nicht Teil einer kollektiven kulturellen oder religiösen Handlung
- die Symptome treten nicht im Rahmen einer anderen dissoziativen Störung auf und sind nicht besser erklärbar durch eine andere (körperliche oder psychische) Erkrankung; sie treten nicht im Rahmen von Medikamenten oder Drogen auf
- die Störung führt zu erheblichem Stress und wesentlichen Einschränkungen in verschiedenen Lebensbereichen (Beruf, Familie, Ausbildung, Freizeit u. a.)

Zusätzliche klinische Merkmale

Die Trance-Störung zeigt sich typischerweise durch wiederkehrende Episoden und nicht durch einen kontinuierlichen Trance-Zustand. Um die diagnostischen Kriterien zu erfüllen, muss ein einzelner, ununterbrochener Trance-Zustand mindestens mehrere Tage andauern. Eine Trance-Störung kann zu vollständiger oder teilweiser Amnesie führen. Die während eines Trance-Zustands gezeigten Verhaltensweisen, wie z. B. Starren oder Fallenlassen, sind im Allgemeinen nicht kompliziert (WHO, 2023).

Eine Trance-Störung sollte nicht diagnostiziert werden, wenn die Erfahrungen als normale oder kulturell akzeptierte kollektive Phänomene angesehen werden oder Teil religiöser Praktiken für die Person sind. Außerdem sollte die Diagnose nicht für Trance-Episoden gestellt werden, die keinen signifikanten Leidensdruck oder keine Beeinträchtigung der Funktionsfähigkeit verursachen (WHO, 2023).

Kurze und vorübergehende Tranceerlebnisse von Minuten bis Stunden, die leicht belastend oder beeinträchtigend sein können, können in Stresssituationen auftreten, insbesondere bei Personen mit vorbestehenden affektiven Störungen und Angststörungen. Diese einzelnen, kurzlebigen Zustände sind jedoch keine ausreichende Grundlage für die Diagnose einer Trance-Störung (WHO, 2023).

Die WHO stellt in der ICD-11 fest, dass Trance-Zustände durch erheblichen emotionalen Stress, Ärger oder erhöhte Frustration ausgelöst werden können. Es wird auch erwähnt, dass häusliche Missstimmung, kriegsbedingte Traumata und zwischenmenschliche Konflikte im Zusammenhang mit religiösen oder kulturellen Fragen nachweislich eine wichtige Rolle bei der Auslösung von Trance-Zuständen spielen (WHO, 2023).

Laut WHO können Trance-Zustände in Clustern auftreten, wobei mehrere Fälle in enger zeitlicher und/ oder räumlicher Nähe auftreten, und sie können mit Massensuggestion verbunden sein (WHO, 2023).

Differenzialdiagnosen

Vor der Diagnose einer Trance-Störung sollten folgende Überlegungen angestellt werden (WHO, 2023):

- **Trance-Besessenheitsstörung:** Bei sowohl der Trance- als auch der Trance-Besessenheitsstörung kommt es zu deutlichen Veränderungen des Bewusstseinszustands und zum Verlust des normalen Gefühls der persönlichen Identität. Bei der Besessenheitstrance wird das normale Gefühl der persönlichen Identität durch einen externen „besitzergreifenden" Geist, eine Macht, eine Gottheit oder eine andere spirituelle Entität ersetzt. Besessenheitstrancezustände beinhalten oft komplexere Aktivitäten wie zusammenhängende Gespräche, charakteristische Gesten, Gesichtsausdrücke und spezifische Formulierungen im Vergleich zu Trance-Zuständen, die tendenziell weniger komplexe Aktivitäten wie Starren und Umfallen beinhalten (WHO, 2023).
- **Dissoziative Störungen:** Dissoziative Amnesie, sensorische oder motorische Symptome, Depersonalisation und Derealisation können sowohl bei dissoziativen Störungen als auch während Trance- oder Besessenheitstrancezuständen auftreten. Nur wenn dissoziative Symptome nach solchen Zuständen fortbestehen, sollte die Diagnose einer dissoziativen Störung in Betracht gezogen werden.
- **PTBS und kPTBS:** Wenn bei posttraumatischen Flashbacks im Rahmen einer PTBS oder kPTBS tranceartige Zustände auftreten, sollte keine zusätzliche Diagnose einer Trance-Störung gestellt werden.
- **Delirium:** Sowohl das Delirium als auch die Trance-Störung können mit einer vorübergehenden und ausgeprägten Veränderung des Bewusstseinszustandes einhergehen, aber das Delirium äußert sich typischerweise als erhebliche Verwirrung oder globale kognitive Beeinträchtigung. Im Gegensatz dazu ist die Trance-Störung durch einen Verlust des normalen Gefühls der persönlichen Identität, eine Ver-

engung des Bewusstseins und eine Einschränkung des Verhaltens gekennzeichnet. Im Gegensatz zur Trance-Störung ist das Delirium typischerweise auf die direkten physiologischen Auswirkungen einer Krankheit und/oder einer Substanz oder eines Medikaments, einschließlich des Entzugs, zurückzuführen.

- **Epilepsie:** Personen mit einer Trance-Störung können Merkmale aufweisen, die fokalen, unbewussten (partiell-komplexen) Anfällen ähneln, haben aber auch während Trance-Episoden normale EEGs.

5.7.2 Trance-Besessenheitsstörung (ICD-11: 6B63)

Besessenheit ist ein kulturelles Konzept, das zur Erklärung verschiedener Symptome oder Probleme verwendet wird (Cardeña et al., 2009). Es wird oft mit besitzergreifenden Darstellungen in Verbindung gebracht, die durch Verhaltensweisen wie Sprechen mit einer anderen Stimme, Lähmungserscheinungen, Schütteln, Glossolalie, Tierlaute oder die Teilnahme an „Nachttänzen" gekennzeichnet sind (Van Duijl, Kleijn, & de Jong, 2013). Verschiedene Glaubensgemeinschaften interpretieren Besessenheit auch als schwierig zu verstehende somatische Symptome, spirituelle Herausforderungen oder Beziehungsprobleme (Pietkiewicz, Klosinska, & Tomalski, 2022). Darüber hinaus betrachten bestimmte kulturelle Gruppen die Exposition mit unangemessener Musik oder Filmen, Drogenkonsum, Masturbation, Homosexualität oder außerehelichen Sex als spirituelle Bedrohung oder Anzeichen für Besessenheit (Pietkiewicz, Klosinska, Tomalski, & van der Hart, 2021). Einige Priester und Gemeindemitglieder können sogar den Wahn bei Personen mit Schizophrenie-Spektrum-Störungen von Besessenheit auf dämonische Einflüsse zurückführen (Pietkiewicz, Klosinska, & Tomalski, 2021).

Wie Cardeña et al. schreiben, ist die Studienlage auch zur Trance-Besessenheitsstörung (TBS) eher klein, obwohl die Diagnose in nicht westlichen Ländern oft gestellt werde (Cardeña et al., 2009). Ein Zusammenhang mit traumatischen Erfahrungen von Betroffenen wurde in verschiedenen Studien gefunden und die Überlappung mit anderen dissoziativen Störungen wird diskutiert (Somer, Ross, Kirshberg, Bakri, & Ismail, 2015; van Duijl, Nijenhuis, Komproe, Gernaat, & de Jong, 2010).

Die Grenze zwischen normalen und pathologischen Zuständen kann fließend sein. Bei der TBS sind die Betroffenen davon überzeugt, dass sie von einer anderen Persönlichkeit, einem Geist, einer Gottheit oder einer Macht kontrolliert werden. Das Leiden und die Beeinträchtigungen, die mit dieser Störung einhergehen, sind von großer Bedeutung. Sie betreffen persönliche, familiäre, soziale, schulische, berufliche oder andere wichtige Bereiche im Leben der Betroffenen. Um den Alltag aufrechtzuerhalten, sind erhebliche zusätzliche Anstrengungen erforderlich (WHO, 2023).

Laut ICD-11 sind folgende Symptome für die Diagnose einer TBS notwendig:

- Auftreten von Trance-Zuständen mit passageren Bewusstseinsveränderungen
- das normale Gefühl der persönlichen Identität wird durch eine externe, „besessene" Identität ersetzt, welche die Kontrolle über die Handlungen und Bewegungen übernimmt
- die Trance-Episoden sind vorübergehend – bei einmaligem Auftreten dauert der Zustand mindestens über mehrere Tage
- der Trance-Zustand ist unfreiwillig und nicht Teil einer kollektiven kulturellen oder religiösen Handlung
- die Symptome treten nicht im Rahmen einer anderen dissoziativen Störung auf und sind nicht besser erklärbar durch eine andere (körperliche oder psychische) Erkrankung; sie treten nicht im Rahmen von Medikamenten oder Drogen auf
- die Störung führt zu erheblichem Stress und wesentlichen Einschränkungen in verschiedenen Lebensbereichen (Beruf, Familie, Ausbildung, Freizeit u. a.)

Diagnostische Fragen

Trance und Besessenheitszustände

Trance

- Kommt es manchmal vor, dass Sie so absorbiert in ein Buch, einen Film oder in ihre Arbeit sind, dass Sie nicht mehr merken, was um Sie herum geschieht? (TADS-I)
- Kommt es manchmal vor, dass Sie so stark in Ihren Gedanken absorbiert sind (oder dass Sie so abwesend oder „weggetreten" sind), dass Ihnen lange Zeitpassagen nicht bewusst sind und Sie nicht mitkriegen, was um Sie herum geschieht? (TADS-I, SIDDS)
- Kommt es manchmal vor, dass Sie sich in tranceähnlichen Zuständen befinden? (TADS-I)

Trance-Besessenheit

- Kommt es manchmal vor, dass Sie das Gefühl haben, besessen zu sein?
  - Falls ja: Von einem Dämon, einer verstorbenen Person, einer lebenden Person, einer anderen Kraft oder Macht? (SIDDS)

Zusätzliche klinische Merkmale

Die Diagnose TBS sollte nur gestellt werden, wenn die Erfahrungen der betroffenen Person nicht als normal im kulturellen Kontext angesehen werden oder Teil religiöser Praktiken sind. Zudem sollte die Diagnose nicht für Trance-Episoden vergeben werden, die keinen erheblichen Leidensdruck verursachen oder die Funktionsfähigkeit beeinträchtigen (WHO, 2023).

Trance-Episoden gehen oft mit vollständiger oder teilweiser Amnesie einher. Die während dieser Zustände gezeigten Verhaltensweisen sind in der Regel recht komplex, wie z. B. kohärente Gespräche, charakteristische Gesten, Gesichtsausdrücke und spezifische Formulierungen, die kulturell als zu einem bestimmten Besitzer gehörend akzeptiert werden. Diese Verhaltensweisen oder Bewegungen sind oft stereotyp und kulturell geprägt. Die mutmaßlichen Besessenheiten sind in der Regel spiritueller Natur, wie z. B. Geister der Toten, Götter, Dämonen oder andere spirituelle Wesenheiten, und sie werden oft als fordernd oder feindselig erlebt (WHO, 2023).

Trance-Zustände können durch erheblichen emotionalen Stress, Wut oder gesteigerte Frustration ausgelöst werden. Auch häusliche Unstimmigkeit, kriegsbedingte Traumata und zwischenmenschliche Konflikte im Zusammenhang mit religiösen oder kulturellen Fragen spielen nachweislich eine wichtige Rolle bei der Auslösung von Trance- oder Besessenheitstrancezuständen. Diese Zustände können in Clustern auftreten, wobei mehrere Fälle in enger zeitlicher und/oder räumlicher Nähe auftreten, und sie können mit einer massiven Suggestibilität verbunden sein (WHO, 2023).

Differenzialdiagnosen

Menschen, die von besitzergreifenden Erfahrungen berichten, sollten einer gründlichen diagnostischen Untersuchung unterzogen werden. Dabei werden nicht nur ihre phänomenologischen Merkmale, sondern auch begleitende Probleme und Symptome untersucht (Pietkiewicz et al., 2021). Bei der Differenzialdiagnose sollten folgende Aspekte berücksichtigt werden:

- **DIS und pDIS:** Während bei TBS eine deutliche Veränderung des normalen Gefühls der persönlichen Identität auftritt, die einem externen besitzergreifenden Agens zugeschrieben wird, sind pDIS und DIS durch das Erleben von 2 oder mehr unterschiedlichen Persönlichkeitszuständen gekennzeichnet, die nicht einem externen besitzergreifenden Agens zugeschrieben werden (WHO, 2023).
- **Schizophrenie:** Intrusive Symptome der PTD wie das Hören von Stimmen, das Einfügen von Gefühlen und Gedanken oder das Zeigen von Verhaltensweisen, die dem besitzergreifenden Agens zugeschrieben werden, unterscheiden sich von den Symptomen der Schizophrenie oder anderer primärer psychotischer Störungen. Diese Symptome treten hauptsächlich während des Trance-Zustands der Besessenheit auf und sind in der Regel von kurzer Dauer. Im Gegensatz zur Schizophrenie und der schizoaffektiven Störung fehlen bei TBS auch andere Arten von positiven psychotischen Symptomen oder Negativsymptomen (WHO, 2023).

Literatur

Abubakr, A., Kablinger, A., & Caldito, G. (2003). Psychogenic seizures: clinical features and psychological analysis. *Epilepsy & Behavior, 4*(3), 241–245. Retrieved 2020 from http://www.ncbi.nlm.nih.gov/pubmed/12791325 https://doi.org/10.1016/S1525-5050(03)00082-9

Adelöw, C., Andersson, T., Albom, A., & Tomson, T. (2012). Hospitalization for psychiatric disorders before and after onset of unprovoked seizures-epilepsy. *Neurology, 78*, 396–401. https://doi.org/10.1212/WNL.0b013e318245f461

Afari, N., Ahumada, S. M., Wright, L. J., Mostoufi, S., Golnari, G., Reis, V., & Cuneo, J. G. (2014). Psychological trauma and functional somatic syndromes: a systematic review and meta-analysis. *Psychosomatic Medicine, 76*(1), 2. https://doi.org/10.1097/PSY.0000000000000010

Alper, K. (1994). Nonepileptic seizures. *Neurologic Clinics, 12*(1), 153–173. Retrieved 2020 from http://www.ncbi.nlm.nih.gov/pubmed/8183208 https://doi.org/10.1016/S0733-8619(18)30116-6

Alsaadi, T. M., Thieman, C., Shatzel, A., & Farias, S. T. (2004). EEG telemetry can be a crucial tool for neurologists experienced in epilepsy when diagnosing seizure disorders. *Seizure, 13*, 32–34. https://doi.org/10.1016/S1059-1311(03)00072-4

AMDP. (2015). *Das AMDP-System: Manual zur Dokumentation psychiatrischer Befunde*.Göttingen: Hogrefe.

Anda, R. F., Felitti, V. J., Bremner, J. D., Walker, J. D., Whitfield, C., Perry, B. D., ... Giles, W. H. (2006). The enduring effects of abuse and related adverse experiences in childhood. A convergence of evidence from neurobiology and epidemiology. *European Archives of Psychiatry and Clinical Neuroscience, 256*(3), 174–186. https://doi.org/10.1007/s00406-005-0624-4

Anda, R., Tietjen, G., Schulman, E., Felitti, V., & Croft, J. (2010). Adverse childhood experiences and frequent headaches in adults. *Headache, 50*(9), 1473–1481. https://doi.org/10.1111/j.1526-4610.2010.01756.x

Angerstein, W. (2012). Psychogene Stimmstörungen – Teil 2: Die optimale Therapie ist interdisziplinär ganzheitlich. *HNO-Nachrichten, 42*(1), 30–34. https://doi.org/10.1007/s00060-011-0231-0

APA. (2013). *Diagnostic and statistical manual of mental disorders (DSM-5®)*. Washington, DC: APA Publishing

Ayala, E. S., Meuret, A. E., & Ritz, T. (2009). Treatments for blood-injury-injection phobia: a critical review of current evidence. *Journal of Psychiatric Research, 43*(15), 1235–1242. https://doi.org/10.1016/j.jpsychires.2009.04.008

Aybek, S., & Perez, D.L. (2022). Diagnosis and management of functional neurological disorder. *BMJ, 376*, o64. https://doi.org/10.1136/bmj.o64

Baguley, D.M., & McFerran, D.J. (2011). Hyperacusis and Disorders of Loudness Perception. In A.R. Møller, B. Langguth, D. De Ridder, & T. Kleinjung (Eds.), *Textbook of Tinnitus* (pp. 13–23). New York: Springer. https://doi.org/10.1007/978-1-60761-145-5_3

Baizabal-Carvallo, J.F., & Jankovic, J. (2015). Speech and voice disorders in patients with psychogenic movement disorders. *Journal of Neurology, 262*(11), 2420–2424. https://doi.org/10.1007/s00415-015-7856-7

Baker, J. (2008). The role of psychogenic and psychosocial factors in the development of functional voice disorders. *International Journal of Speech-Language Pathology, 10*(4), 210–230. https://doi.org/10.1080/17549500701879661

Baker, J., Ben-Tovim, D.I., Butcher, A., Esterman, A., & McLaughlin, K. (2007). Development of a modified diagnostic classification system for voice disorders with inter-rater reliability study. *Logopedics Phoniatrics Vocology, 32*(3), 99–112. https://doi.org/10.1080/14015430701431192

Baker, J., Ben-Tovim, D., Butcher, A., Esterman, A., & McLaughlin, K. (2012). Psychosocial risk factors which may differentiate between women with Functional Voice Disorder, Organic Voice Disorder and a Control group. *International Journal of Speech-Language Pathology, 15*(6), 547–563. https://doi.org/10.3109/17549507.2012.721397

Baldry, A.C. (1996). Rape victims' risk of secondary victimization by police officers. *Issues in Criminological & Legal Psychology, 25*, 65–68.

Ban, J.H., & Jin, S.M. (2006). A clinical analysis of psychogenic sudden deafness. *Otolaryngology – Head and Neck Surgery, 134*(6), 970–974. https://doi.org/10.1016/j.otohns.2005.11.045

Baslet, G., Bajestan, S.N., Aybek, S., Modirrousta, M., Price, J., Cavanna, A., ... & LaFrance Jr, W.C. (2021). Evidence-based practice for the clinical assessment of psychogenic nonepileptic seizures: a report from the American Neuropsychiatric Association Committee on Research. *The Journal of Neuropsychiatry and Clinical Neurosciences, 33*(1), 27–42. https://doi.org/10.1176/appi.neuropsych.19120354

Bassetti, C.L. (2014). Transient loss of consciousness and syncope. In P.J. Vinken, G.W. Bruyn, & H.L. Klawans (Eds.), *Handbook of Clinical Neurology* (Vol. 119, pp. 169–191). Amsterdam: Elsevier. https://doi.org/10.1016/B978-0-7020-4086-3.00013-8

Battegay, E. (2017). *Differenzialdiagnose Innerer Krankheiten*. Stuttgart: Thieme. https://doi.org/10.1055/b-004-129980

Batten, S.V., Aslan, M., Maciejewski, P.K., & Mazure, C.M. (2004). Childhood maltreatment as a risk factor for adult cardiovascular disease and depression. *Journal of Clinical Psychiatry, 65*(2), 249–254. Retrieved 2020 from http://www.ncbi.nlm.nih.gov/pubmed/15003081 https://doi.org/10.4088/JCP.v65n0217

Behrouz, R., & Benbadis, S.R. (2014). Psychogenic Pseudostroke. *Journal of Stroke and Cerebrovascular Diseases, 23*(4), e243-e248. https://doi.org/10.1016/j.jstrokecerebrovasdis.2013.11.010

Benbadis, S.R. (2005). A spell in the epilepsy clinic and a history of „chronic pain" or „fibromyalgia" independently predict a diagnosis of psychogenic seizures. *Epilepsy & Behavior, 6*(2), 264–265. https://doi.org/10.1016/j.yebeh.2004.12.007

Benbadis, S.R., Agrawal, V., & Tatum, W.O.T. (2001). How many patients with psychogenic nonepileptic seizures also have epilepsy? *Neurology, 57*(5), 915–917. Retrieved 2020 from http://www.ncbi.nlm.nih.gov/pubmed/11552032 https://doi.org/10.1212/WNL.57.5.915

Benbadis, S.R., Blustein, J.N., & Sunstad, L. (2000). Should patients with psychogenic nonepileptic seizures be allowed to drive? *Epilepsia, 41*(7), 895–897. https://doi.org/10.1111/j.1528-1157.2000.tb00259.x

Benbadis, S.R., LaFrance, W.C., Jr., Papandonatos, G.D., Korabathina, K., Lin, K., Kraemer, H.C., & Workshop, N.E.S.T. (2009). Interrater reliability of EEG-video monitoring. *Neurology, 73*(11), 843–846. https://doi.org/10.1212/WNL.0b013e3181b78425

Benbadis, S.R., Wolgamuth, B.R., Goren, H., Brener, S., & Fouad-Tarazi, F. (1995). Value of tongue biting in the diagnosis of seizures. *Archives of Internal Medicine, 155*(21), 2346–2349. Retrieved 2020 from http://www.ncbi.nlm.nih.gov/pubmed/7487261 https://doi.org/10.1001/archinte.1995.00430210096015

Benbadis, S.R., & Allen Hauser, W. (2000). An estimate of the prevalence of psychogenic non-epileptic seizures. *Seizure, 9*(4), 280–281. https://doi.org/10.1053/seiz.2000.0409

Benbadis, S.R., & Chichkova, R. (2006). Psychogenic pseudosyncope: An underestimated and provable diagnosis. *Epilepsy & Behavior, 9*(1), 106–110. https://doi.org/10.1016/j.yebeh.2006.02.011

Bentall, R.P. (2004). *Madness Explained: Psychosis and Human Nature*. New York: Penguin Adult.

Berghändler, T., & Langewitz, W. (2005). Globus-Gefühl. *Schweizerisches Medizin-Forum, 5*, 264–268. https://doi.org/10.4414/smf.2005.05492

Bernstein, E.M., & Putnam, F.W. (1986). Development, reliability, and validity of a dissociation scale. *Journal of Nervous and Mental Disease, 174*(12), 727–735. https://doi.org/10.1097/00005053-198612000-00004

Bhavsar, V., Ventriglio, A., & Bhugra, D. (2016). Dissociative trance and spirit possession: Challenges for cultures in transition. *Psychiatry and Clinical Neurosciences, 70*(12), 551–559. https://doi.org/10.1111/pcn.12425

Bigal, M.E., & Lipton, R.B. (2006). Modifiable risk factors for migraine progression. *Headache, 46*(9), 1334–1343. https://doi.org/10.1111/j.1526-4610.2006.00577.x

Billon, A. (2016). Making Sense of the Cotard Syndrome: Insights from the Study of Depersonalisation. *Mind & Language, 31*(3), 356–391. https://doi.org/10.1111/mila.12110

Binder, L.M., & Salinsky, M.C. (2007). Psychogenic nonepileptic seizures. *Neuropsychology Review, 17*(4), 405–412. https://doi.org/10.1007/s11065-007-9047-5

Bleuler, E. (1911). *Dementia praecox oder Gruppe der Schizophrenien*. Leipzig: Deuticke.

Bodde, N.M., Brooks, J.L., Baker, G.A., Boon, P.A., Hendriksen, J.G., & Aldenkamp, A.P. (2009). Psychogenic nonepileptic seizures – diagnostic issues: a critical review. *Cli-*

nical Neurology and Neurosurgery, 111(1), 1–9. https://doi.org/10.1016/j.clineuro.2008.09.028

Bodde, N.M., Lazeron, R.H., Wirken, J.M., van der Kruijs, S.J., Aldenkamp, A.P., & Boon, P.A. (2012). Patients with psychogenic non-epileptic seizures referred to a tertiary epilepsy centre: patient characteristics in relation to diagnostic delay. *Clinical Neurology and Neurosurgery, 114*(3), 217–222. https://doi.org/10.1016/j.clineuro.2011.10.019

Bodde, N.M., van der Kruijs, S.J., Ijff, D.M., Lazeron, R.H., Vonck, K.E., Boon, P.A., & Aldenkamp, A.P. (2013). Subgroup classification in patients with psychogenic non-epileptic seizures. *Epilepsy & Behavior, 26*(3), 279–289. https://doi.org/10.1016/j.yebeh.2012.10.012

Boon, S. (2023). *Diagnostiek van traumagerelateerde dissociatie. Eeserveen.* Uitgeverij Mens!.

Boon, S., Steele, K., & Van der Hart, O. (2011). *Coping with Trauma-Related Dissociation: Skills Training for Patients and Therapists.* New York: W.W. Norton.

Boon, S., Steele, K., & Van der Hart, O. (2013). *Traumabedingte Dissoziation bewältigen: Ein Skills-Training für Klienten und ihre Therapeuten.* Paderborn: Junfermann.

Boon, S., & Draijer, N. (1991). Diagnosing dissociative disorders in the Netherlands: A pilot study with the Structured Clinical Interview for DSM-III-R Dissociative Disorders. *American Journal of Psychiatry, 148*(4), 458–462. https://doi.org/10.1176/ajp.148.4.458

Boon, S., & Draijer, N. (1993). Multiple personality disorder in The Netherlands: a clinical investigation of 71 patients. *American Journal of Psychiatry, 150*(3), 489. https://doi.org/10.1176/ajp.150.3.489

Boon, S. (2024). *Die Diagnostik traumabedingter Dissoziation. Mit dem Trauma and Dissociation Symptoms Interview (TADS-I) arbeiten.* Paderborn: Junfermann.

Brandt, J., & Van Gorp, W.G. (2006). Functional („psychogenic“) amnesia. *Seminars in Neurology, 26*(3), 331–340. https://doi.org/10.1055/s-2006-945519

Brandt, T., Huppert, D., Strupp, M., & Dieterich, M. (2015). Functional dizziness: diagnostic keys and differential diagnosis. *Journal of Neurology, 262*(8), 1977–1980. https://doi.org/10.1007/s00415-015-7826-0

Brandt, T., & Dieterich, M. (1986). Phobischer Attacken-Schwankschwindel, ein neues Syndrom. *Münchener Medizinische Wochenschrift, 128,* 247–250.

Brewin, C.R. (2018). Memory and Forgetting. *Current Psychiatry Reports, 20*(10), 87. https://doi.org/10.1007/s11920-018-0950-7

Brewin, C.R., Rumball, F., & Happé, F. (2019). Neglected causes of post-traumatic stress disorder. *British Medical Journal, 10*(365), I2372. https://doi.org/10.1136/bmj.l2372

Brigo, F., Außerer, H., Nardone, R., Tezzon, F., Manganotti, P., & Bongiovanni, L.G. (2013). Clinical utility of ictal eyes closure in the differential diagnosis between epileptic seizures and psychogenic events. *Epilepsy Research, 104*(1–2), 1–10. https://doi.org/10.1016/j.eplepsyres.2012.12.004

Brigo, F., Nardone, R., & Bongiovanni, L.G. (2012). Value of tongue biting in the differential diagnosis between epileptic seizures and syncope. *Seizure, 21*(8), 568–572. https://doi.org/10.1016/j.seizure.2012.06.005

Brigo, F., Storti, M., Lochner, P., Tezzon, F., Fiaschi, A., Bongiovanni, L.G., & Nardone, R. (2012). Tongue biting in epileptic seizures and psychogenic events: an evidence-based perspective. *Epilepsy Behavior, 25*(2), 251–255. https://doi.org/10.1016/j.yebeh.2012.06.020

Brodnitz, F.S. (1969). Functional aphonia. *Annals of Otology, Rhinology & Laryngology, 78*(6), 1244–1253. Retrieved 2020 from http://www.ncbi.nlm.nih.gov/pubmed/5369289 https://doi.org/10.1177/000348946907800611

Brodtkorb, E. (2013). Common imitators of epilepsy. *Acta Neurologica Scandinavica Supplement*, (196), 5–10. https://doi.org/10.1111/ane.12043

Brown, R.J. (2006). Different types of „dissociation“ have different psychological mechanisms. *Journal of Trauma & Dissociation, 7*(4), 7–28. https://doi.org/10.1300/J229v07n04_02

Brown, R.J., Syed, T.U., Benbadis, S., LaFrance, W.C., Jr., & Reuber, M. (2011). Psychogenic nonepileptic seizures. *Epilepsy Behavior, 22*(1), 85–93. https://doi.org/10.1016/j.yebeh.2011.02.016

Brown, R.J., & Reuber, M. (2016). Psychological and psychiatric aspects of psychogenic non-epileptic seizures (PNES): A systematic review. *Clinical Psychology Review, 45,* 157–182. https://doi.org/10.1016/j.cpr.2016.01.003

Bülow, M. (2013). Psychogenic Dysphagia. In R. Shaker, P.C. Belafsky, G.N. Postma, & C. Easterling (Eds.), *Principles of Deglutition: A Multidisciplinary Text for Swallowing and its Disorders* (pp. 771–776). New York: Springer. https://doi.org/10.1007/978-1-4614-3794-9_52

Caplan, J.P., Binius, T., Lennon, V.A., Pittock, S.J., & Rao, M.S. (2011). Pseudopseudoseizures: conditions that may mimic psychogenic non-epileptic seizures. *Psychosomatics, 52*(6), 501–506. https://doi.org/10.1016/j.psym.2011.08.004

Cardeña, E., Van Duijl, M., Weiner, L., & Terhune, D. (2009). Possession/trance phenomena. In P.F. Dell & J.A. O'Neil (Eds.), *Dissociation and the dissociative disorders: DSM-V and beyond* (pp. 171–181). New York: Routledge.

Carson, A.J., Brown, R., David, A.S., Duncan, R., Edwards, M.J., Goldstein, L.H., ... Uk, F.N.S. (2012). Functional (conversion) neurological symptoms: research since the millennium. *Journal of Neurology, Neurosurgery, and Psychiatry, 83*(8), 842–850. https://doi.org/10.1136/jnnp-2011-301860

Carson, A.J., Stone, J., Warlow, C., & Sharpe, M. (2004). Patients whom neurologists find difficult to help. *Journal of Neurology, Neurosurgery, and Psychiatry, 75*(12), 1776–1778. https://doi.org/10.1136/jnnp.2003.032169

Chabolla, D.R., & Shih, J.J. (2006). Postictal behaviors associated with psychogenic nonepileptic seizures. *Epilepsy Behavior, 9*(2), 307–311. https://doi.org/10.1016/j.yebeh.2006.06.009

Charcot, J.M. (1888). Lecons sur les Maladies du Système Nerveux faites à la Salpêtrière. *Journal of Mental Science, 34*(145), 113–116. https://doi.org/10.1192/S0368315X00231010

Charcot, J.-M. (1868). Histologie de la sclerose en plaques. *Gazette des Hôpiteaux, 41,* 554–555.

Charcot, J.-M. (1892). Sur un cas d'amnésie rétro-antérograde probablement d'origine hystérique. *Revue de médecine, 12,* 81–96.

Charcot, J.-M., & Bourneville, D.M. (1869). *Histologie de la sclérose en plaques, leçon faite à l'hospice de la Salpêtrière par M. Charcot et recueillie par M. Bourneville*. Paris: L. Poupart-Davyl.

Christ, M., & Zeller, A. (2017). Synkopen und andere kurz dauernde Bewusstseinsverluste. In E. Battegay (Hrsg.), *Differenzialdiagnose Innerer Krankheiten* (S. 612ff). Stuttgart: Thieme.

Christensen, J., Vestergaard, M., Mortensen, P.B., Sidenius, P., & Agerbo, E. (2007). Epilepsy and risk of suicide: a population-based case-control study. *Lancet Neurology, 6*(8), 693–698. https://doi.org/10.1016/S1474-4422(07)70175-8

Cima, M., Nijman, H., Merckelbach, H., Kremer, K., & Hollnack, S. (2004). Claims of crime-related amnesia in forensic patients. *International Journal of Law and Psychiatry, 27*(3), 215–221. https://doi.org/10.1016/j.ijlp.2004.03.007

Cohen, R.J., & Suter, C. (1982). Hysterical seizures: suggestion as a provocative EEG test. *Annals of Neurology, 11*, 391–395. https://doi.org/10.1002/ana.410110413

Cotard, J. (1891). *Études sur les maladies cérébrales et mentales*. Paris: JB Baillière et fils.

Dalenberg, C.J., Brand, B.L., Gleaves, D.h., Dorahy, M.J., Loewenstein, R.J., Cardena, E., ... & Spiegel, D. (2012). Evaluation of the evidence for the trauma and fantasy models of dissociation. *Psychological Bulletin, 138*(3), 550. https://doi.org/10.1037/a0027447

de Oliveira Maraldi, E., Costa, A., Cunha, A., Flores, D., Hamazaki, E., de Queiroz, G.P., ... & Reichow, J. (2021). Cultural presentations of dissociation: The case of possession trance experiences. *Journal of Trauma & Dissociation, 22*(1), 11–16. https://doi.org/10.1080/15299732.2020.1821145

De Ridder, D., & Langguth, B. (2011). Posttraumatic Tinnitus. In A.R. Møller, B. Langguth, D. De Ridder, & T. Kleinjung (Eds.), *Textbook of Tinnitus* (pp. 511–516). New York: Springer. https://doi.org/10.1007/978-1-60761-145-5_66

Dixon, J. (1963). Depersonalization phenomena in a sample population of college students. *The British Journal of Psychiatry, 109*(460), 371–375. https://doi.org/10.1192/bjp.109.460.371

Dong, M., Giles, W.H., Felitti, V.J., Dube, S.R., Williams, J.E., Chapman, D.P., & Anda, R.F. (2004). Insights into causal pathways for ischemic heart disease: adverse childhood experiences study. *Circulation, 110*(13), 1761–1766. https://doi.org/10.1161/01.CIR.0000143074.54995.7F

Duncan, R., & Oto, M. (2008). Predictors of antecedent factors in psychogenic nonepileptic attacks: multivariate analysis. *Neurology, 71*(13), 1000–1005. https://doi.org/10.1212/01.wnl.0000326593.50863.21

Dworetzky, B.A., Bubrick, E.J., Szaflarski, J.P., & Nonepileptic Seizure Task, F. (2010). Nonepileptic psychogenic status: markedly prolonged psychogenic nonepileptic seizures. *Epilepsy Behavior, 19*(1), 65–68. https://doi.org/10.1016/j.yebeh.2010.06.052

Egli-Bernd, H. (2011). EMDR in Dissociative Processes within the Framework of Personality Disorders: The Impact of Cognitions in the EMDR Process: The „Dialogue Protocol". *Journal of EMDR Practice and Research, 5*(3), 131. https://doi.org/10.1891/1933-3196.5.3.131

Fagelson, M.A. (2007). The Association between Tinnitus and Posttraumatic Stress Disorder. *American Journal of Audiology, 16*(2), 107–117. https://doi.org/10.1044/1059-0889(2007/015)

Felitti, V.J. (1991). Long-term medical consequences of incest, rape, and molestation. *Southern Medical Journal, 84*(3), 328–331. https://doi.org/10.1097/00007611-199103000-00008

Flor-Henry, P., Shapiro, Y., & Sombrun, C. (2017). Brain changes during a shamanic trance: Altered modes of consciousness, hemispheric laterality, and systemic psychobiology. *Cogent Psychology, 4*(1), 1313522. https://doi.org/10.1080/23311908.2017.1313522

Flügel, D., Bauer, J., Käseborn, U., Burr, W., & Elger, C.E. (1996). Closed eyes during a seizure indicate psychogenic etiology: a study with suggestive seizure provocation. *Journal of Epilepsy, 9*(3), 165–169. https://doi.org/10.1016/0896-6974(96)00008-4

Frances, P.L., Baker, G.A., & Appleton, P.L. (1999). Stress and avoidance in Pseudoseizures: testing the assumptions. *Epilepsy Research, 34*(2–3), 241–249. Retrieved 2020 from http://www.ncbi.nlm.nih.gov/pubmed/10210039 https://doi.org/10.1016/S0920-1211(98)00116-8

Frasca Polara, G., Fleury, V., Stone, J., Barbey, A., Burkhard, P.R., Vingerhoets, F., & Aybek, S. (2018). Prevalence of functional (psychogenic) parkinsonism in two Swiss movement disorders clinics and review of the literature. *Journal of the Neurological Sciences, 387*, 37–45. https://doi.org/10.1016/j.jns.2018.01.022

Freud, S. (1925). *Gesammelte Schriften von Sigmund Freud* (Vol. 2). Wien: Internationaler psychoanalytischer Verlag.

Freyberger, H.J., Spitzer, C., Stieglitz, R.-D., Kuhn, G., Magdeburg, N., & Bernstein-Carlson, E. (1998). Fragebogen zu dissoziativen Symptomen (FDS). Deutsche Adaptation, Reliabilität und Validität der amerikanischen Dissociative Experience Scale (DES). *PPmP: Psychotherapie Psychosomatik Medizinische Psychologie, 48*(6), 223–229.

Fuller-Thomson, E., Baker, T.M., & Brennenstuhl, S. (2010). Investigating the association between childhood physical abuse and migraine. *Headache, 50*(5), 749–760. https://doi.org/10.1111/j.1526-4610.2010.01626.x

Fuller-Thomson, E., Bejan, R., Hunter, J.T., Grundland, T., & Brennenstuhl, S. (2012). The link between childhood sexual abuse and myocardial infarction in a population-based study. *Child Abuse & Neglect, 36*(9), 656–665. https://doi.org/10.1016/j.chiabu.2012.06.001

Gaitatzis, A., Carroll, K., Majeed, A., & Sander, J.W. (2004). The epidemiology of the comorbidity of epilepsy in the general population. *Epilepsia, 45*(12), 1613–1622. https://doi.org/10.1111/j.0013-9580.2004.17504.x

Gaitatzis, A., Trimble, M.R., & Sander, J.W. (2004). The psychiatric comorbidity of epilepsy. *Acta Neurologica Scandinavica, 110*(4), 207–220. https://doi.org/10.1111/j.1600-0404.2004.00324.x

Ganser, S. (1898). Über einen eigenartigen hysterischen Dämmerzustand. *Archiv für Psychiatrie und Nervenkrankheiten, 30*, 633–640. https://doi.org/10.1007/BF02036039

Ganzoni, E., Santoni, J.P., Chevillard, V., Sebille, M., & Mathy, B. (1995). Zolpidem in insomnia: a 3-year post-marketing surveillance study in Switzerland. *Journal of International Medical Research, 23*(1), 61–73. https://doi.org/10.1177/030006059502300108

Gerritsma, E.J. (1991). An investigation into some personality characteristics of patients with psychogenic aphonia and dysphonia. *Folia Phoniatrica et Logopaedica, 43*(1), 13–20. Retrieved 2020 from http://www.ncbi.nlm.nih.gov/pubmed/2071072 https://doi.org/10.1159/000266096

Geyer, J.D., Payne, T.A., & Drury, I. (2000). The value of pelvic thrusting in the diagnosis of seizures and pseudoseizures. *Neurology, 54*(1), 227–229. Retrieved from http://www.ncbi.nlm.nih.gov/pubmed/10636155 https://doi.org/10.1212/WNL.54.1.227

Göbel, H. (1997). *Die Kopfschmerzen. Ursachen, Mechanismen, Diagnostik und Therapie*. Berlin/Heidelberg: Springer. https://doi.org/10.1007/978-3-662-06657-7

Golding, J.M. (1999). Sexual assault history and headache: five general population studies. *Journal of Nervous and Mental Disease, 187*(10), 624–629. Retrieved from http://www.ncbi.nlm.nih.gov/pubmed/10535656 https://doi.org/10.1097/00005053-199910000-00006

Gomes Mda, M., Maia Filho Hde, S., & Noe, R.A. (1998). Antiepileptic drug intake adherence. The value of the blood drug level measurement and the clinical approach. *Arquivos de Neuropsiquiatria, 56*(4), 708–713. Retrieved 2020 from http://www.ncbi.nlm.nih.gov/pubmed/10029871 https://doi.org/10.1590/S0004-282X1998000500002

Goodwin, R.D., & Stein, M.B. (2004). Association between childhood trauma and physical disorders among adults in the United States. *Psychological Medicine, 34*(3), 509–520. Retrieved 2020 from http://www.ncbi.nlm.nih.gov/pubmed/15259836 https://doi.org/10.1017/S003329170300134X

Gosseries, O., Fecchio, M., Wolff, A., Sanz, L., Sombrun, C., Vanhaudenhuyse, A., & Laureys, S. (2020). Behavioural and brain responses in cognitive trance: A TMS-EEG case study. *Clinical Neurophysiology, 131*(2), 586–588. https://doi.org/10.1016/j.clinph.2019.11.011

Greenberg, D.L., & Rubin, D.C. (2003). The neuropsychology of autobiographical memory. *Cortex, 39*, 687–728. https://doi.org/10.1016/S0010-9452(08)70860-8

Gupta, A., & Lang, A.E. (2009). Psychogenic movement disorders. *Current Opinion in Neurology, 22*(4), 430–436. https://doi.org/10.1097/WCO.0b013e32832dc169

Guralnik, O., Schmeidler, J., & Simeon, D. (2000). Feeling unreal: Cognitive processes in depersonalization. *American Journal of Psychiatry, 157*(1), 103–109. https://doi.org/10.1176/ajp.157.1.103

Haller, M., Kiefer, K., & Vogt, H. (2003). Dissoziativer Stupor als Ursache für postoperative Bewusstlosigkeit. *Der Anaesthesist, 52*(11), 1031–1034. https://doi.org/10.1007/s00101-003-0577-9

Harden, C.L., Burgut, F.T., & Kanner, A.M. (2003). The diagnostic significance of video-EEG monitoring findings on pseudoseizure patients differs between neurologists and psychiatrists. *Epilepsia, 44*(3), 453–456. Retrieved 2020 from http://www.ncbi.nlm.nih.gov/pubmed/12614403 https://doi.org/10.1046/j.1528-1157.2003.33002.x

Hausteiner-Wiehle, C. (2019). Funktionelle Körperbeschwerden in der Neurologie. *DNP – Der Neurologe & Psychiater, 20*(3), 53–63. Retrieved from https://doi.org/10.1007/s15202-019-2112-0

Hegemann, S. (2018). Schwindel: Wir wissen zu wenig und schwindeln zu viel darüber. *Schweizer Zeitschrift für Psychiatrie & Neurologie, 4*, 25f.

Henningsen, P., Zipfel, S., Sattel, H., & Creed, F. (2018). Management of functional somatic syndromes and bodily distress. *Psychotherapy and Psychosomatics, 87*(1), 12–31. https://doi.org/10.1159/000484413

Herman, J.L. (1992/2015). *Trauma and recovery: The aftermath of violence – from domestic abuse to political terror*. London: Hachette.

Hess, C.W. (2005). Nicht-traumatische akute Querschnittsyndrome. *Praxis, 94*(30), 1151–1159. https://doi.org/10.1024/0369-8394.94.30.1151

Hinton, D.E., Chhean, D., Pich, V., Hofmann, S.G., & Barlow, D.H. (2006). Tinnitus among Cambodian refugees: relationship to PTSD severity. *Journal of Traumatic Stress, 19*(4), 541–546. Retrieved 2020 from https://doi.org/10.1002/jts.20138

Hintze, U., Runge, U., Hachenberg, T., & Wendt, M. (1998). Dissoziativer Stupor – eine Differenzialdiagnose des Komas nach Unfällen. *Anästhesiologie, Intensivmedizin, Notfallmedizin und Schmerztherapie, 33*(11), 753–755. https://doi.org/10.1055/s-2007-994846

Holman, N., Kirkby, A., Duncan, S., & Brown, R.J. (2008). Adult attachment style and childhood interpersonal trauma in non-epileptic attack disorder. *Epilepsy Research, 79*(1), 84–89. https://doi.org/10.1016/j.eplepsyres.2007.12.015

Holmes, E.A., Brown, R.J., Mansell, W., Fearon, R.P., Hunter, E.C., Frasquilho, F., & Oakley, D.A. (2005). Are there two qualitatively distinct forms of dissociation? A review and some clinical implications. *Clinical Psychology Review, 25*(1), 1–23. https://doi.org/10.1016/j.cpr.2004.08.006

House, A., & Andrews, H.B. (1987). The psychiatric and social characteristics of patients with functional dysphonia. *Journal of Psychosomatic Research, 31*(4), 483–490. Retrieved 2020 from http://www.ncbi.nlm.nih.gov/pubmed/3668886 https://doi.org/10.1016/0022-3999(87)90006-7

Huber, M. (2012). *Trauma und die Folgen: Trauma und Traumabehandlung*. Paderborn: Junfermann.

Hunter, E.C.M., Sierra, M., & David, A.S. (2004). The epidemiology of depersonalization and derealization. A systematicreview. *Social Psychiatry and Psychiatric Epidemiology,39*(1), 9–18. https://doi.org/10.1007/s00127-004-0701-4

Hutter, A., & Waespe, W. (2009). Transient global amnesia – not so rare after all. *Swiss Medical Weekly, 139*(1920), 288–288. https://doi.org/10.4414/smw.2009.12465

Iriarte, J., Parra, J., Urrestarazu, E., & Kuyk, J. (2003). Controversies in the diagnosis and management of psychogenic pseudoseizures. *Epilepsy Behavior, 4*(3), 354–359. Retrieved 2020 from http://www.ncbi.nlm.nih.gov/pubmed/12791342 https://doi.org/10.1016/S1525-5050(03)00113-6

ISSTD. (2011). Guidelines for Treating Dissociative Identity Disorder in Adults, Third Revision, of the International Society for the Study of Trauma and Dissociation. *Journal of Trauma & Dissociation, 12*(2), 115–187. https://doi.org/10.1080/15299732.2011.537247

Jacobs, J.R., & Bovasso, G.B. (1992). Toward the clarification of the construct of depersonalization and its association with affective and cognitive dysfunctions. *Journal of Personality Assessment, 59*(2), 352–365. Retrieved 2020 from https://doi.org/10.1207/s15327752jpa5902_11

Jacobson, E. (1938). Progressive muscle relaxation. Interview Behaviour. *Journal of Abnormal Psychology, 75*(1), 18.

Jahn, K., Arnold, S., Zingler, V.C., Strupp, M., & Brandt, T. (2006). Polysomnographie als therapeutische Hilfe bei psychogen-funktioneller Paraplegie. *Der Nervenarzt, 77*(8), 948–951. https://doi.org/10.1007/s00115-006-212 2-y

Janet, P. (1894). *L'automatisme psychologique essai de psychologie expérimentale sur les formes inférieures de l'activité humaine* (2e éd.). Paris: F. Alcan.

Janet, P.M.F. (1893). *L'État mental des hystériques, vol. I, stigmates mentaux*. Paris: L'Harmattan.

Jáuregui-Renaud, K., Sang, F.Y.P., Gresty, M.A., Green, D.A., & Bronstein, A.M. (2008). Depersonalisation/derealisation symptoms and updating orientation in patients with vestibular disease. *Journal of Neurology, Neurosurgery & Psychiatry, 79*(3), 276–283. https://doi.org/10.1136/jnnp.2007.122119

Jelicic, M. (2023), Dissociative Amnesia? It Might be Organic Memory Loss! *Topics in Cognitive Science*. https://doi.org/10.1111/tops.12640

Jones, S.G., TJ, O.B., Adams, S.J., Mocellin, R., Kilpatrick, C.J., Yerra, R., ... Velakoulis, D. (2010). Clinical characteristics and outcome in patients with psychogenic nonepileptic seizures. *Psychosomatic Medicine, 72*(5), 487–497. https://doi.org/10.1097/PSY.0b013e3181d96550

Juang, K.D., Wang, S.J., Fuh, J.L., Lu, S.R., & Chen, Y.S. (2004). Association between adolescent chronic daily headache and childhood adversity: a community-based study. *Cephalalgia, 24*(1), 54–59. Retrieved 2020 from http://www.ncbi.nlm.nih.gov/pubmed/14687014 https://doi.org/10.1111/j.1468-2982.2004.00643.x

Kanner, A.M. (2003). Depression in epilepsy: prevalence, clinical semiology, pathogenic mechanisms, and treatment. *Biological Psychiatry, 54*(3), 388–398. Retrieved 2020 from http://www.ncbi.nlm.nih.gov/pubmed/12893113 https://doi.org/10.1016/S0006-3223(03)00469-4

Kaski, D., Pradhan, V., & Bronstein, A.M. (2016). Clinical features of functional (psychogenic) eye movement disorders. *Journal of Neurology, Neurosurgery & Psychiatry, 87*(12), 1389–1392. https://doi.org/10.1136/jnnp-2016-313608

Kate, M.A., Jamieson, G., & Middleton, W. (2023). Parent-child dynamics as predictors of dissociation in adulthood. *European Journal of Trauma & Dissociation*, 100312. https://doi.org/10.1016/j.ejtd.2023.100312

Kaufman, D.M. (2007). *Clinical Neurology for Psychiatrists* (6th ed.). Philadelphia, PA: Saunders Elsevier.

Keulen, S., Verhoeven, J., De Witte, E., De Page, L., Bastiaanse, R., & Mariën, P. (2016). Foreign Accent Syndrome as a Psychogenic Disorder: A Review. *Frontiers in Human Neuroscience, 10*(168). https://doi.org/10.3389/fnhum.2016.00168

Keynejad, R.C., Carson, A.J., David, A.S., & Nicholson, T.R. (2017). Functional neurological disorder: psychiatry's blind spot. *The Lancet Psychiatry, 4*(3), e2–e3. https://doi.org/10.1016/S2215-0366(17)30036-6

Kohnke, S., & Meek, C.L. (2021). Don't seek, don't find: The diagnostic challenge of Wernicke's encephalopathy. *Annals of Clinical Biochemistry, 58*(1), 38–46. https://doi.org/10.1177/0004563220939604

Kolbrunner, J., Menet, A.D., & Seifert, E. (2010). Psychogenic aphonia: no fixation even after a lengthy period of aphonia. *Swiss Medical Weekly, 140*(1–2), 12–17. https://doi.org/10.4414/smw.2010.12776

Kopelman, M.D. (2019). Anomalies of autobiographical memory. *Journal of the International Neuropsychological Society, 25*, 1061–1075. https://doi.org/10.1017/S1355617719 00081X

Korkeila, J., Vahtera, J., Korkeila, K., Kivimaki, M., Sumanen, M., Koskenvuo, K., & Koskenvuo, M. (2010). Childhood adversities as predictors of incident coronary heart disease and cerebrovascular disease. *Heart, 96*(4), 298–303. https://doi.org/10.1136/hrt.2009.188250

Kozak, M.J., & Montgomery, G.K. (1981). Multimodal behavioral treatment of recurrent injury-scene-elicited fainting (vasodepressor syncope). *Behavioural Psychotherapy, 9*(4), 316–321. https://doi.org/10.1017/S0141347300008053

Kranick, S., Ekanayake, V., Martinez, V., Ameli, R., Hallett, M., & Voon, V. (2011). Psychopathology and psychogenic movement disorders. *Movement Disorders, 26*(10), 1844–1850. https://doi.org/10.1002/mds.23830

Kreuzer, P.M., Landgrebe, M., Vielsmeier, V., Kleinjung, T., De Ridder, D., & Langguth, B. (2014). Trauma-Associated Tinnitus. *Journal of Head Trauma Rehabilitation, 29*(5), 432–442. https://doi.org/10.1097/HTR.0b013e31829d31 29

Kutlubaev, M.A., Xu, Y., Hackett, M.L., & Stone, J. (2018). Dual diagnosis of epilepsy and psychogenic nonepileptic seizures: Systematic review and meta-analysis of frequency, correlates, and outcomes. *Epilepsy & Behavior, 89*, 70–78. https://doi.org/10.1016/j.yebeh.2018.10.010

LaFrance Jr, W.C., Baker, G.A., Duncan, R., Goldstein, L.H., & Reuber, M. (2013). Minimum requirements for the diagnosis of psychogenic nonepileptic seizures: a staged approach: a report from the International League Against Epilepsy Nonepileptic Seizures Task Force. *Epilepsia, 54*(11), 2005–2018. https://doi.org/10.1111/epi.12 356

LaFrance, W.C., Jr., & Benbadis, S.R. (2006). Avoiding the costs of unrecognized psychological nonepileptic seizures. *Neurology, 66*(11), 1620–1621. https://doi.org/10.121 2/01.wnl.0000224953.94807.be

Lahmann, C., Allwang, C., & Dinkel, A. (2016). Diagnostik somatoformer Störungen. *PSYCH up2date, 10*(05), 375–386. https://doi.org/10.1055/s-0042-109436

Lahmann, C., Henningsen, P., Brandt, T., Strupp, M., Jahn, K., Dieterich, M., ... Schmid, G. (2015). Psychiatric comorbidity and psychosocial impairment among patients with vertigo and dizziness. *Journal of Neurology, Neurosurgery, and Psychiatry, 86*(3), 302–308. Retrieved 2020 from https://jnnp.bmj.com/content/jnnp/86/3/302.full.pdf https://doi.org/10.1136/jnnp-2014-307601

Lee, B.E., & Kim, G.H. (2012). Globus pharyngeus: a review of its etiology, diagnosis and treatment. *World Journal of*

Gastroenterology, 18(20), 2462–2471. https://doi.org/10.3748/wjg.v18.i20.2462

Leis, A.A., Ross, M.A., & Summers, A.K. (1992). Psychogenic seizures: ictal characteristics and diagnostic pitfalls. *Neurology, 42*(1), 95–95. https://doi.org/10.1212/WNL.42.1.95

Lelliott, P.T., & Fenwick, P. (1991). Cerebral pathology in pseudoseizures. *Acta Neurologica Scandinavica, 83*(2), 129–132. Retrieved 2020 from http://www.ncbi.nlm.nih.gov/pubmed/1902011 https://doi.org/10.1111/j.1600-0404.1991.tb04661.x

Lempert, T., Brandt, T., Dieterich, M., & Huppert, D. (1991). How to identify psychogenic disorders of stance and gait. *Journal of Neurology, 238*(3), 140–146. https://doi.org/10.1007/BF00319680

Levitin, D.J., Cole, K., Lincoln, A., & Bellugi, U. (2005). Aversion, awareness, and attraction: investigating claims of hyperacusis in the Williams syndrome phenotype. *Journal of Child Psychology and Psychiatry, 46*(5), 514–523. Retrieved 2020 from https://doi.org/10.1111/j.1469-7610.2004.00376.x

Lin, J., & Staecker, H. (2006). Nonorganic hearing loss. *Seminars in Neurology, 26*(3), 321–330. https://doi.org/10.1055/s-2006-945518

Lister, R.G. (1985). The amnesic action of benzodiazepines in man. *Neuroscience & Biobehavioral Reviews, 9*(1), 87–94 https://doi.org/10.1016/0149-7634(85)90034-X

Loewenstein, R.J. (1994). Diagnosis, epidemiology, clinical course, treatment, and cost effectiveness of treatment for dissociative disorders and MPD: Report submitted to the Clinton Administration Task Force on Health Care Financing Reform. *Dissociation: Progress in the Dissociative Disorders, 7*(1), 3–11.

Longden, E., Madill, A., & Waterman, M.G. (2012). Dissociation, trauma, and the role of lived experience: toward a new conceptualization of voice hearing. *Psychological Bulletin, 138*(1), 28–76. https://doi.org/10.1037/a0025995

Loscalzo, J., Fauci, A., Kasper, D., Hauser, S., Longo, D., & Jameson, J. (Eds.). (2022). *Harrison's Principles of Internal Medicine* (21st ed.). New York: McGraw Hill. https://accespharmacy.mhmedical.com/content.aspx?bookid=3095&sectionid=259856983

Lowenstein, D.H., & Alldredge, B.K. (1998). Status epilepticus. *New England Journal of Medicine, 338*(14), 970–976. https://doi.org/10.1056/NEJM199804023381407

Ludwig, L., Pasman, J.A., Nicholson, T., Aybek, S., David, A.S., Tuck, S., ... Stone, J. (2018). Stressful life events and maltreatment in conversion (functional neurological) disorder: systematic review and meta-analysis of case-control studies. *The Lancet Psychiatry, 5*(4), 307–320. https://doi.org/10.1016/S2215-0366(18)30051-8

Mangiulli, I., Otgaar, H., Jelicic, M., & Merckelbach, H. (2022). A critical review of case studies on dissociative amnesia. *Clinical Psychological Science, 10*, 191–211. https://doi.org/10.1177/21677026211018194

Margreiter, I., & Ludin, H. (1993). Psychogenic paraplegia/quadriplegia. *Schweizerische medizinische Wochenschrift, 123*(34), 1591–1597.

Marino, E.N., & Fromme, K. (2015). Alcohol-induced blackouts and maternal family history of problematic alcohol use. *Addictive Behaviors, 45*, 201–206. https://doi.org/10.1016/j.addbeh.2015.01.043

Markowitsch, H.J. (2008). Anterograde amnesia. In G. Goldenberg & B.L. Miller (Eds.), *Handbook of Clinical Neurology* (88, pp. 155–183). New York: Elsevier. https://doi.org/10.1016/S0072-9752(07)88007-9

Marquez, A.V., Farias, S.T., Apperson, M., Koopmans, S., Jorgensen, J., Shatzel, A., & Alsaadi, T.M. (2004). Psychogenic nonepileptic seizures are associated with an increased risk of obesity. *Epilepsy Behavior, 5*(1), 88–93. Retrieved 2020 from http://www.ncbi.nlm.nih.gov/pubmed/14751212 https://doi.org/10.1016/j.yebeh.2003.10.019

Martin, R.C., Gilliam, F.G., Kilgore, M., Faught, E., & Kuzniecky, R. (1998). Improved health care resource utilization following video-EEG-confirmed diagnosis of nonepileptic psychogenic seizures. *Seizure, 7*(5), 385–390. Retrieved 2020 from http://www.ncbi.nlm.nih.gov/pubmed/9808114 https://doi.org/10.1016/S1059-1311(05)80007-X

Mathias, C.J., Deguchi, K., & Schatz, I. (2001). Observations on recurrent syncope and presyncope in 641 patients. *The Lancet, 357*(9253), 348–353. https://doi.org/10.1016/S0140-6736(00)03642-4

Matthess, H. (2013). Strukturelle Dissoziation der Persönlichkeit. In W. Wöller (Hrsg.), *Trauma und Persönlichkeitsstörungen* (Vol. 2, S. 113–135). Stuttgart: Schattauer.

Mayer, H. (2011). *Neuropsychologie der Epilepsien*. Göttingen: Hogrefe.

McCauley, J., Kern, D.E., Kolodner, K., Dill, L., Schroeder, A.F., DeChant, H.K., ... Bass, E.B. (1997). Clinical characteristics of women with a history of childhood abuse: unhealed wounds. *JAMA, 277*(17), 1362–1368. Retrieved 2020 from http://www.ncbi.nlm.nih.gov/pubmed/9134941 https://doi.org/10.1001/jama.277.17.1362

McKenzie, P., Oto, M., Russell, A., Pelosi, A., & Duncan, R. (2010). Early outcomes and predictors in 260 patients with psychogenic nonepileptic attacks. *Neurology, 74*(1), 64–69. https://doi.org/10.1212/WNL.0b013e3181c7da6a

Medford, N. (2012). Emotion and the unreal self: Depersonalization disorder and deaffectualization. *Emotion Review, 4*(2), 139–144. https://doi.org/10.1177/1754073911430135

Medford, N., Sierra, M., Baker, D., & David, A.S. (2005). Understanding and treating depersonalisation disorder. *Advances in Psychiatric Treatment, 11*(2), 92–100. https://doi.org/10.1192/apt.11.2.92

Meierkord, H., Fish, D., & Shorvon, S. (1991). The clinical features and prognosis of pseudoseizures diagnosed using video-EEG telemetry. *Neurology, 41*(10), 1643–1643. https://doi.org/10.1212/WNL.41.10.1643

Mendez, M., Grau, R., Doss, R.C., & Taylor, J.L. (1993). Schizophrenia in epilepsy: seizure and psychosis variables. *Neurology, 43*, 1073–1077. https://doi.org/10.1212/WNL.43.6.1073

Mendis, S., & Hodgson, R.E. (2012). Ganser syndrome: examining the aetiological debate through a systematic case report review. *The European Journal of Psychiatry, 26*(2), 96–106. https://doi.org/10.4321/S0213-61632012000200003

Merskey, H., & Bogduk, N. (1994). *Classification of chronic pain, IASP Task Force on Taxonomy*. Seattle, WA: International Association for the Study of Pain Press. Available from www.iasp-pain.org

Michal, M. (2023). *Depersonalisation und Derealisation: die Entfremdung überwinden*. Stuttgart: Kohlhammer. https://doi.org/10.17433/978-3-17-043572-8

Michal, M., Sann, U., Niebecker, M., Lazanowsky, C., Kernhof, K., Aurich, S., ... Berrios, G.E. (2004). Die Erfassung des Depersonalisations-Derealisations-Syndroms mit der deutschen Version der Cambridge Depersonalisation Scale (CDS). *PPmP - Psychotherapie, Psychosomatik, Medizinische Psychologie, 54*(09/10), 367–374. https://doi.org/10.1055/s-2004-828296

Middleton, W., Dorahy, M., & Moskowitz, A. (2008). Historical conceptions of dissociation and psychosis: Nineteenth and early twentieth century perspectives on severe psychopathology. In A. Moskowitz, I. Schäfer, & M. Dorahy (Eds.), *Psychosis, trauma and dissociation: emerging perspectives on severe psychopathology* (pp. 9–20). Oxford: Wiley. https://doi.org/10.1002/9780470699652.ch1

Miller, N.R. (2006). Neuro-Ophthalmologic Manifestations of Psychogenic Disease. *Seminars in Neurology, 26*(03), 310–320. https://doi.org/10.1055/s-2006-945517

Miller, N.R. (2011). Functional neuro-ophthalmology. In Ch. Kennard, & R.J. Leigh (Eds.), *Handbook of Clinical Neurology - Neuro-Ophthalmology* (102, pp. 493–513). New York: Elsevier. https://doi.org/10.1016/B978-0-444-52903-9.00024-8

Millman, L.M., Hunter, E.C., Orgs, G., David, A.S., & Terhune, D.B. (2022). Symptom variability in depersonalization-derealization disorder: A latent profile analysis. *Journal of Clinical Psychology, 78*(4), 637–655. https://doi.org/10.1002/jclp.23241

Moore, P.M., Baker, G.A., McDade, G., Chadwick, D., & Brown, S. (1994). Epilepsy, pseudoseizures and perceived family characteristics: a controlled study. *Epilepsy Research, 18*(1), 75–83. Retrieved 2020 from http://www.ncbi.nlm.nih.gov/pubmed/8088259 https://doi.org/10.1016/0920-1211(94)90035-3

Moore, P.M., & Baker, G.A. (1997). Non-epileptic attack disorder: a psychological perspective. *Seizure, 6*(6), 429–434. Retrieved 2020 from http://www.ncbi.nlm.nih.gov/pubmed/9530937 https://doi.org/10.1016/S1059-1311(97)80016-7

Moreau de Tours, J.-J. (1865). *De la folie hystérique et de quelques phénomènes nerveux propres à l'hystérie convulsive, à l'hystéri-épilepsie et à l'épilepsie*. Paris: Masson.

Morrison, I., & Razvi, S.S.M. (2011). Driving regulations and psychogenic non-epileptic seizures: Perspectives from the United Kingdom. *Seizure - European Journal of Epilepsy, 20*(2), 177–180. https://doi.org/10.1016/j.seizure.2010.11.011

Moskowitz, A., Schäfer, I., & Dorahy, M.J. (2008). *Psychosis, trauma, and dissociation: emerging perspectives on severe psychopathology*. Chichester/Hoboken, NJ: Wiley. https://doi.org/10.1002/9780470699652

Moskowitz, A., & Heim, G. (2011). Eugen Bleuler's Dementia praecox or the group of schizophrenias (1911): a centenary appreciation and reconsideration. *Schizophrenia Bulletin, 37*(3), 471–479. https://doi.org/10.1093/schbul/sbr016

Moya, A., Sutton, R., Ammirati, F., Blanc, J.-J., Brignole, M., Dahm, J.B., ... Krahn, A. (2009). Guidelines for the diagnosis and management of syncope (version 2009): The Task Force for the Diagnosis and Management of Syncope of the European Society of Cardiology (ESC). *European Heart Journal, 30*(21), 2631.

Mula, M., Schmitz, B., Jauch, R., Cavanna, A., Cantello, R., Monaco, F., & Trimble, M.R. (2008). On the prevalence of bipolar disorder in epilepsy. *Epilepsy Behavior, 13*(4), 658–661. https://doi.org/10.1016/j.yebeh.2008.08.002

Mumenthaler, M. (2008). Organisch oder nicht organisch? *Praxis, 97*(23), 1243–1246. https://doi.org/10.1024/1661-8157.97.23.1243

Myers, L., Matzner, B., Lancman, M., Perrine, K., & Lancman, M. (2013). Prevalence of alexithymia in patients with psychogenic non-epileptic seizures and epileptic seizures and predictors in psychogenic non-epileptic seizures. *Epilepsy Behavior, 26*(2), 153–157. https://doi.org/10.1016/j.yebeh.2012.11.054

Neuhauser, H. (2016). The epidemiology of dizziness and vertigo. In P.J. Vinken, G.W. Bruyn, & H.L. Klawans (Eds.), *Handbook of Clinical Neurology* (Vol. 137, pp. 67–82). Amsterdam: Elsevier. https://doi.org/10.1016/B978-0-444-63437-5.00005-4

Niedermeyer, E., Blumer, D., Holscher, E., & Walker, B.A. (1970). Classical hysterical seizures facilitated by anticonvulsant toxicity. *Psychiatr Clin (Basel), 3*(2), 71–84. Retrieved 2020 from http://www.ncbi.nlm.nih.gov/pubmed/5424766 https://doi.org/10.1159/000278594

Nijenhuis, E.R.S. (2004). *Somatoform dissociation: Phenomena, measurement, and theoretical issues*. New York: Norton.

Nijenhuis, E.R.S. (2016). *Die Trauma-Trinität: Ignoranz - Fragilität - Kontrolle*. Göttingen: Vandenhoeck & Ruprecht. https://doi.org/10.13109/9783666402616

Nijenhuis, E.R.S. (2017). *The Trinity of Trauma: Ignorance, Fragility, and Control: Enactive Trauma Therapy*. Göttingen: Vandenhoeck & Ruprecht. https://doi.org/10.13109/9783666402685

Nijenhuis, E.R.S., Spinhoven, P., Van Dyck, R., Van der Hart, O., & Vanderlinden, J. (1996). The development and psychometric characteristics of the Somatoform Dissociation Questionnaire (SDQ-20). *Journal of Nervous and Mental Disease, 184*(11), 688–694. Retrieved 2020 from http://www.ncbi.nlm.nih.gov/pubmed/8955682 https://doi.org/10.1097/00005053-199611000-00006

Nijenhuis, E.R.S., Spinhoven, P., van Dyck, R., Van der Hart, O., & Vanderlinden, J. (1997). The development of the somatoform dissociation questionnaire (SDQ-5) as a screening instrument for dissociative disorders. *Acta Psychiatrica Scandinavica, 96*(5), 311–318. https://doi.org/10.1111/j.1600-0447.1997.tb09922.x

Nijenhuis, E.R., Van der Hart, O., Kruger, K., & Steele, K. (2004). Somatoform dissociation, reported abuse and animal defence-like reactions. *Australian and New Zealand Journal of Psychiatry, 38*(9), 678–686. https://doi.org/10.1080/j.1440-1614.2004.01441.x

Nijenhuis, E.R., & Van der Hart, O. (2011). Dissociation in trauma: a new definition and comparison with previous formulations. *Journal of Trauma & Dissociation, 12*(4),

416–445. https://doi.org/10.1080/15299732.2011.5705 92
Nowak, D.A., & Fink, G.R. (2009). Psychogenic movement disorders: aetiology, phenomenology, neuroanatomical correlates and therapeutic approaches. *Neuroimage, 47*(3), 1015–1025. https://doi.org/10.1016/j.neuroimage.2009. 04.082
Oh, H.-G., Lee, K.-S., Park, H.-K., & Yang, K.-I. (2009). A Case of Psychogenic Paraplegia Documented During Sleep by Video Monitoring. *Journal of Korean Sleep Research Society, 6*(1), 60–62. https://doi.org/10.13078/jksrs.09012
Olesen, J. (2005). The international classification of headache disorders. 2nd edition (ICHD-II). *Revue Neurologique, 161*(6–7), 689–691. Retrieved 2020 from http://www.nc bi.nlm.nih.gov/pubmed/16141961 https://doi.org/10.101 6/S0035-3787(05)85119-7
Oliva, M., Pattison, C., Carino, J., Roten, A., Matkovic, Z., & O'Brien, T.J. (2008). The diagnostic value of oral lacerations and incontinence during convulsive „seizures". *Epilepsia, 49*(6), 962–967. https://doi.org/10.1111/j.1528-1 167.2008.01554.x
Oto, M., Espie, C.A., & Duncan, R. (2010). An exploratory randomized controlled trial of immediate versus delayed withdrawal of antiepileptic drugs in patients with psychogenic nonepileptic attacks (PNEAs). *Epilepsia, 51*(10), 1994–1999. https://doi.org/10.1111/j.1528-1167.2010.026 96.x
Ozer, E.J., Best, S.R., Lipsey, T.L., & Weiß, D.S. (2003). Predictors of posttraumatic stress disorder and symptoms in adults: a meta-analysis. *Psychological Bulletin, 129*(1), 52. https://doi.org/10.1037/0033-2909.129.1.52
Ozkara, C., Metin, B., & Kucukoglu, S. (2009). Convulsive syncope: a condition to be differentiated from epilepsy. *Epileptic Disorders, 11*(4), 315–319. https://doi.org/10.16 84/epd.2009.0281
Phoon, W., Lee, H., & Chia, S. (1993). Tinnitus in noise-exposed workers. *Occupational Medicine, 43*(1), 35–38. https:// doi.org/10.1093/occmed/43.1.35
Pietkiewicz, I.J., Kłosińska, U., Tomalski, R., & van der Hart, O. (2021). Beyond dissociative disorders: a qualitative study of Polish catholic women reporting demonic possession. *European Journal of Trauma & Dissociation, 5*(4), 100204. https://doi.org/10.1016/j.ejtd.2021.100204
Pietkiewicz, I.J., Kłosińska, U., & Tomalski, R. (2021). Delusions of possession and religious coping in schizophrenia: a qualitative study of four cases. *Frontiers in Psychology, 12*, 842. https://doi.org/10.3389/fpsyg.2021.628925
Pietkiewicz, I.J., Kłosińska, U., & Tomalski, R. (2022). Trapped between Theological and Medical Notions of Possession: A Case of Possession Trance Disorder with a 3-Year Follow-up. *Frontiers in Psychiatry, 13*, 891859. https://doi. org/10.3389/fpsyt.2022.891859
Pompili, M., Girardi, P., & Tatarelli, R. (2006). Death from suicide versus mortality from epilepsy in the epilepsies: a meta-analysis. *Epilepsy Behavior, 9*(4), 641–648. https:// doi.org/10.1016/j.yebeh.2006.06.019
Porges, S.W. (2009). The polyvagal theory: new insights into adaptive reactions of the autonomic nervous system. *Cleveland Clinic Journal of Medicine, 76*(Suppl 2), S86. https:// doi.org/10.3949/ccjm.76.s2.17
Porges, S.W. (2011). *The polyvagal theory: neurophysiological foundations of emotions, attachment, communication, and self-regulation*. New York: W.W. Norton.
Prigatano, G.P., Stonnington, C.M., & Fisher, R.S. (2002). Psychological factors in the genesis and management of nonepileptic seizures: clinical observations. *Epilepsy Behavior, 3*(4), 343–349. Retrieved 2020 from http://www. ncbi.nlm.nih.gov/pubmed/12609332 https://doi.org/10. 1016/S1525-5050(02)00053-7
Pschyrembel, W. (2011). *Klinisches Wörterbuch*. Berlin: Walter de Gruyter.
Pschyrembel. (2018). Trance. In M.F. Pschyrembel (Hrsg.), *Pschyrembel Online*. Retrieved 2020 from https://www.ps chyrembel.de/trance/A0UXM/doc/
Putnam, F.W., Guroff, J.J., Silberman, E.K., Barban, L., & Post, R.M. (1986). The clinical phenomenology of multiple personality disorder: review of 100 recent cases. *Journal of Clinical Psychiatry, 47*(6), 285–293.
Radziej, K., Schmid, G., Dinkel, A., Zwergal, A., & Lahmann, C. (2015). Psychological traumatization and adverse life events in patients with organic and functional vestibular symptoms. *Journal of Psychosomatic Research, 79*(2), 123–129. https://doi.org/10.1016/j.jpsychores.2015.05.005
Ramani, S.V., Quesney, L.F., Olson, D., & Gumnit, R.J. (1980). Diagnosis of hysterical seizures in epileptic patients. *American Journal of Psychiatry, 137*(6), 705–709. Retrieved 2020 from http://www.ncbi.nlm.nih.gov/pub med/7377391 https://doi.org/10.1176/ajp.137.6.705
Razvi, S., Mulhern, S., & Duncan, R. (2012). Newly diagnosed psychogenic nonepileptic seizures: health care demand prior to and following diagnosis at a first seizure clinic. *Epilepsy Behavior, 23*(1), 7–9. https://doi.org/10.1016/j. yebeh.2011.10.009
Reuber, M. (2018). Trauma, traumatisation, and functional neurological symptom disorder – -what are the links? *Lancet Psychiatry, 5*(4), 288–289. https://doi.org/10.1016/ S2215-0366(18)30101-9
Reuber, M. (2019). The comorbidity between epilepsy and dissociative seizures. *Journal of Neurology, Neurosurgery & Psychiatry, 90*(Suppl 2), A1-A2. https://doi.org/10.1136/ jnnp-2019-BNPA.3
Reuber, M., Fernandez, G., Bauer, J., Helmstaedter, C., & Elger, C.E. (2002). Diagnostic delay in psychogenic nonepileptic seizures. *Neurology, 58*(3), 493–495. Retrieved 2020 from http://www.ncbi.nlm.nih.gov/pubmed/11839862 https://doi.org/10.1212/WNL.58.3.493
Reuber, M., Fernandez, G., Helmstaedter, C., Qurishi, A., & Elger, C.E. (2002). Evidence of brain abnormality in patients with psychogenic nonepileptic seizures. *Epilepsy Behavior, 3*(3), 249–254. Retrieved 2020 from http://www. ncbi.nlm.nih.gov/pubmed/12662605 https://doi.org/10. 1016/S1525-5050(02)00004-5
Reuber, M., House, A.O., Pukrop, R., Bauer, J., & Elger, C.E. (2003). Somatization, dissociation and general psychopathology in patients with psychogenic non-epileptic seizures. *Epilepsy Research, 57*(2–3), 159–167. https://doi.org/ 10.1016/j.eplepsyres.2003.11.004
Reuber, M., Pukrop, R., Bauer, J., Helmstaedter, C., Tessendorf, N., & Elger, C.E. (2003). Outcome in psychogenic nonepileptic seizures: 1 to 10-year follow-up in 164 pati-

ents. *Annals of Neurology, 53*(3), 305–311. https://doi.org/10.1002/ana.3000

Reuber, M., & Bauer, J. (2003). Psychogene nichtepileptische Anfälle. *Deutsches Ärzteblatt, 100*, A213–A218.

Reuber, M., & Elger, C.E. (2003). Psychogenic nonepileptic seizures: review and update. *Epilepsy & Behavior, 4*(3), 205–216. https://doi.org/10.1016/S1525-5050(03)00104-5

Rich-Edwards, J.W., Mason, S., Rexrode, K., Spiegelman, D., Hibert, E., Kawachi, I., ... Wright, R.J. (2012). Physical and sexual abuse in childhood as predictors of early-onset cardiovascular events in women. *Circulation, 126*(8), 920–927. https://doi.org/10.1161/CIRCULATIONAHA.111.076877

Riggio, S. (1994). Psychogenic seizures. *Emergency Medicine Clinics of North America, 12*, 1001–1012. https://doi.org/10.1016/S0733-8627(20)30392-8

Rockliffe-Fidler, C., & Willis, M. (2019). Explaining dissociative seizures: a neuropsychological perspective. *Practical Neurology, 19*(3), 259–263. https://doi.org/10.1136/practneurol-2018-002100

Roennenberg, C., Sattel, H., Schaefert, R., Henningsen, P., & Hausteiner-Wiehle, C. (2019). Funktionelle Körperbeschwerden. *Deutsches Ärzteblatt, 116*, 553–560.

Ropper, A.H. (2023). Transient global amnesia. *New England Journal of Medicine, 388*(7), 635–640. https://doi.org/10.1056/NEJMra2213867

Ross, C.A. (2008). Dissociative schizophrenia. In A. Moskowitz, I. Schäfer, & M. Dorahy (Eds.), *Psychosis, trauma and dissociation: Emerging perspectives on severe psychopathology* (pp. 281–294). Oxford: Wiley. https://doi.org/10.1002/9780470699652.ch20

Ross, C.A. (2019). *Dissociative Disorders Interview Schedule (DDIS)*. Retrieved 2020 from https://www.rossinst.com/ddis

Ross, C.A., Norton, G.R., & Wozney, K. (1989). Multiple personality disorder: An analysis of 236 cases. *The Canadian Journal of Psychiatry, 34*(5), 413–418. https://doi.org/10.1177/070674378903400509

Sachs, A. (2019). Attachment as a second language: Treating active dissociative identity disorder. *Frontiers in the Psychotherapy of Trauma and Dissociation, 3*(1), 107–122. https://doi.org/10.46716/ftpd.2019.0028

Sack, M. (2018). *Schonende Traumatherapie: Ressourcenorientierte Behandlung von Traumafolgestörungen*. Stuttgart: Klett-Cotta.

Saravanappa, N., Mepham, G.A., & Bowdler, D.A. (2005). Diagnostic tools in pseudohypacusis in children. *International Journal of Pediatric Otorhinolaryngology, 69*(9), 1235–1238. https://doi.org/10.1016/j.ijporl.2005.03.039

Scher, A.I., Midgette, L.A., & Lipton, R.B. (2008). Risk factors for headache chronification. *Headache, 48*(1), 16–25. https://doi.org/10.1111/j.1526-4610.2007.00970.x

Scher, A.I., Stewart, W.F., Buse, D., Krantz, D.S., & Lipton, R.B. (2008). Major life changes before and after the onset of chronic daily headache: a population-based study. *Cephalalgia, 28*(8), 868–876. https://doi.org/10.1111/j.1468-2982.2008.01634.x

Schmidt, C.M., Am Zehnhoff-Dinnesen, A., & Deuster, D. (2013). Nonorganic (functional) hearing loss in children. *HNO, 61*(2), 136–141. https://doi.org/10.1007/s00106-012-2504-3

Schmutz, M., & Krämer, G. (2007). Psychogene nicht-epileptische Anfälle. Eine diagnostische und therapeutische Herausforderung. *Neurologie, 3*, 15–20.

Schneider, K. (1959). *Klinische Psychopathologie* (5. Aufl.). Stuttgart: Thieme.

Schoenfeld, M.A., Hassa, T., Hopf, J.-M., Eulitz, C., & Schmidt, R. (2011). Neural Correlates of Hysterical Blindness. *Cerebral Cortex, 21*(10), 2394–2398. https://doi.org/10.1093/cercor/bhr026

Scott, J.A., & Egan, R.A. (2003). Prevalence of organic neuro-ophthalmologic disease in patients with functional visual loss. *American Journal of Ophthalmology, 135*(5), 670–675. Retrieved 2020 from http://www.ncbi.nlm.nih.gov/pubmed/12719075 https://doi.org/10.1016/S0002-9394(02)02254-7

Scott, K.M., Von Korff, M., Angermeyer, M.C., Benjet, C., Bruffaerts, R., de Girolamo, G., ... Kessler, R.C. (2011). Association of childhood adversities and early-onset mental disorders with adult-onset chronic physical conditions. *Archives of General Psychiatry, 68*(8), 838–844. https://doi.org/10.1001/archgenpsychiatry.2011.77

Scull, D.A. (1997). Pseudoseizures or non-epileptic seizures (NES); 15 synonyms. *Journal of Neurology, Neurosurgery, and Psychiatry, 62*(2), 200. Retrieved 2020 from http://www.ncbi.nlm.nih.gov/pubmed/9048729

Siegel, D.J., & Bryson, T.P. (2021). *The power of showing up: How parental presence shapes who our kids become and how their brains get wired*. New York: Ballantine Books.

Sierra, M. (2009). *Depersonalization: A new look at a neglected syndrome*. Cambridge: Cambridge University Press. https://doi.org/10.1017/CBO9780511730023

Sierra, M., & Berrios, G.E. (2000). The Cambridge Depersonalisation Scale: a new instrument for the measurement of depersonalisation. *Psychiatry Research, 93*(2), 153–164. https://doi.org/10.1016/S0165-1781(00)00100-1

Sigurdardottir, K.R., & Olafsson, E. (1998). Incidence of psychogenic seizures in adults: a population-based study in Iceland. *Epilepsia, 39*(7), 749–752. Retrieved 2020 from http://www.ncbi.nlm.nih.gov/pubmed/9670904 https://doi.org/10.1111/j.1528-1157.1998.tb01161.x

Simeon, D., & Abugel, J. (2006). *Feeling unreal: Depersonalization disorder and the loss of the self.* New York: Oxford University Press. https://doi.org/10.1093/oso/9780195170221.001.0001

Simeon, D., Knutelska, M., Nelson, D., & Guralnik, O. (2003). Feeling unreal: a depersonalization disorder update of 117 cases. *Journal of Clinical Psychiatry, 64*(9), 990–997. https://doi.org/10.4088/JCP.v64n0903

Sinkiewicz, A., Jaracz, M., Mackiewicz-Nartowicz, H., Wiskirska-Woznica, B., Wojnowski, W., Bielecka, A., ... Borkowska, A. (2013). Affective temperament in women with functional aphonia. *Journal of Voice, 27*(1), 129 e111–129 e114. https://doi.org/10.1016/j.jvoice.2012.07.001

Sirven, J.I., & Glosser, D.S. (1998). Psychogenic nonepileptic seizures: theoretic and clinical considerations. *Neuropsychiatry, Neuropsychology, and Behavioral Neurology, 11*, 225–235.

Smith, D.B. (2007). *Muses, madmen, and prophets: rethinking the history, science, and meaning of auditory hallucination.* New York: Penguin Press.

Somer, E., Ross, C., Kirshberg, R., Bakri, R.S., & Ismail, S. (2015). Dissociative disorders and possession experiences in Israel: A comparison of opiate use disorder patients, Arab women subjected to domestic violence, and a nonclinical group. *Transcultural Psychiatry, 52*(1), 58–73. https://doi.org/10.1177/1363461514552584

Specht, U. (2007). Fahreignung bei psychogenen nicht-epileptischen Anfällen. *Zeitschrift für Epileptologie, 20*(4), 208–216. https://doi.org/10.1007/s10309-007-0275-8

Specht, U., & Thorbecke, R. (2009). Should patients with psychogenic nonepileptic seizures be allowed to drive? Recommendations of German experts. *Epilepsy & Behavior, 16*(3), 547–550. https://doi.org/10.1016/j.yebeh.2009.09.012

Spiegel, D., Loewenstein, R.J., Lewis-Fernandez, R., Sar, V., Simeon, D., Vermetten, E., ... Dell, P.F. (2011). Dissociative disorders in DSM-5. *Depression and Anxiety, 28*(9), 824–852. https://doi.org/10.1002/da.20874

Staniloiu, A., & Markowitsch, H.J. (2014). Dissociative amnesia. *The Lancet Psychiatry, 1*(3), 226–241. https://doi.org/10.1016/S2215-0366(14)70279-2

Staniloiu, A., & Markowitsch, H.J. (2018). Dissociative Amnesia – A Challenge to Therapy. *International Journal of Psychotherapy Practice and Research, 1*(2), 34. https://doi.org/10.14302/issn.2574-612X.ijpr-18-2246

Steele, K., Boon, S., & Van der Hart, O. (2016). *Treating Trauma-Related Dissociation: A Practical, Integrative Approach.* New York: W.W. Norton.

Steele, K., Boon, S., & Van der Hart, O. (2017). *Die Behandlung traumabasierter Dissoziation: Eine praxisorientierte, integrative Vorgehensweise.* Lichtenau: G.P. Probst.

Steele, K., Van der Hart, O., & Nijenhuis, E.R.S. (2005). Phase-oriented treatment of structural dissociation in complex traumatization: overcoming trauma-related phobias. *Journal of Trauma & Dissociation, 6*(3), 11–53. https://doi.org/10.1300/J229v06n03_02

Steinberg, M. (1994). *Interviewer's guide to the structured clinical interview for DSM-IV dissociative disorders (SCID-D).* Washington, DC: APA Publishing.

Steinberg, M., Cicchetti, D., Buchanan, J., & Hall, P. (1993). Clinical assessment of dissociative symptoms and disorders: The Structured Clinical Interview for DSM-IV Dissociative Disorders (SCID-D). *Dissociation: Progress in the Dissociative Disorders, 6*(1), 3–15.

Stone, J., & Aybek, S. (2016). Functional limb weakness and paralysis. In M. Hallett, J. Stone, & A. Carson (Eds.), *Handbook of Clinical Neurology* (Vol. 139, pp. 213–228). Amsterdam: Elsevier. https://doi.org/10.1016/B978-0-12-801772-2.00018-7

Strasburger, H., & Waldvogel, B. (2015). Sight and blindness in the same person: Gating in the visual system. *Psych Journal, 4*(4), 178–185. https://doi.org/10.1002/pchj.109

Strupp, M., Glaser, M., Karch, C., Rettinger, N., Dieterich, M., & Brandt, T. (2003). Häufigste Schwindelform im mittleren Alter: phobischer Schwankschwindel. *Der Nervenarzt, 74*(10), 911–914. https://doi.org/10.1007/s00115-003-1567-5

Sudarsky, L. (2006). Psychogenic Gait Disorders. *Seminars in Neurology, 26*(03), 351–356. https://doi.org/10.1055/s-2006-945523

Szaflarski, J.P., Ficker, D.M., Cahill, W.T., & Privitera, M.D. (2000). Four-year incidence of psychogenic nonepileptic seizures in adults in Hamilton County, OH. *Neurology, 55*(10), 1561–1563. Retrieved 2020 from http://www.ncbi.nlm.nih.gov/pubmed/11094115 https://doi.org/10.1212/WNL.55.10.1561

Szaflarski, J.P., Szaflarski, M., Hughes, C., Ficker, D.M., Cahill, W.T., & Privitera, M.D. (2003). Psychopathology and quality of life: psychogenic non-epileptic seizures versus epilepsy. *Medical Science Monitor, 9*(4), CR113–118. Retrieved 2020 from http://www.ncbi.nlm.nih.gov/pubmed/12709668

Tada, Y., Okano, T., Kaga, A., Yamazaki, S., Kawada, S., Ishida, M., ... Onishi, H. (2012). Dissociative Stupor Mimicking Consciousness Disorder in an Advanced Lung Cancer Patient. *Japanese Journal of Clinical Oncology, 42*(6), 548–551. https://doi.org/10.1093/jjco/hys053

Tanner, I.M., & Ott, E. (2009). *Psychogene Bewegungsstörungen.* Diplomarbeit, Medizinische Universität Graz. Zugriff am 15. September 2019 unter https://online.medunigraz.at

Tatum, W.O., Hirsch, L.J., Gelfand, M.A., Acton, e.K., LaFrance, W.C., Duckrow, R.B., ... & OSmartViE Investigators. (2020). Assessment of the predictive value of outpatient smartphone videos for diagnosis of epileptic seizures. *JAMA neurology, 77*(5), 593–600. https://doi.org/10.1001/jamaneurol.2019.4785

Telles-Correia, D., Moreira, A.L., & Gonçalves, J.S. (2015). Hallucinations and related concepts – their conceptual background. *Frontiers in Psychology, 6*, 991. https://doi.org/10.3389/fpsyg.2015.00991

Thenganatt, M.A., & Jankovic, J. (2015). Psychogenic movement disorders. *Neurologic Clinics, 33*(1), 205–224. https://doi.org/10.1016/j.ncl.2014.09.013

Tietjen, G.E., Brandes, J.L., Digre, K.B., Baggaley, S., Martin, V.T., Recober, A., ... Khuder, S.A. (2007). History of childhood maltreatment is associated with comorbid depression in women with migraine. *Neurology, 69*(10), 959–968. https://doi.org/10.1212/01.wnl.0000271383.60376.67

Tietjen, G.E., Brandes, J.L., Peterlin, B.L., Eloff, A., Dafer, R.M., Stein, M.R., ... Khuder, S.A. (2010a). Childhood maltreatment and migraine (part I). Prevalence and adult revictimization: a multicenter headache clinic survey. *Headache, 50*(1), 20–31. https://doi.org/10.1111/j.1526-4610.2009.01556.x

Tietjen, G.E., Brandes, J.L., Peterlin, B.L., Eloff, A., Dafer, R.M., Stein, M.R., ... Khuder, S.A. (2010b). Childhood maltreatment and migraine (part II). Emotional abuse as a risk factor for headache chronification. *Headache, 50*(1), 32–41. https://doi.org/10.1111/j.1526-4610.2009.01557.x

Tietjen, G.E., Brandes, J.L., Peterlin, B.L., Eloff, A., Dafer, R.M., Stein, M.R., ... Khuder, S.A. (2010c). Childhood maltreatment and migraine (part III). Association with comorbid pain conditions. *Headache, 50*(1), 42–51. https://doi.org/10.1111/j.1526-4610.2009.01558.x

Tietjen, G.E., & Peterlin, B.L. (2011). Childhood abuse and migraine: epidemiology, sex differences, and potential mechanisms. *Headache, 51*(6), 869–879. https://doi.org/10.1111/j.1526-4610.2011.01906.x

Toldo, I., Pinello, L., Suppiej, A., Ermani, M., Cermakova, I., Zanin, E., ... Battistella, P.A. (2010). Nonorganic (psychogenic) visual loss in children: a retrospective series. *Journal of Neuro-Ophthalmology, 30*(1), 26–30. https://doi.org/10.1097/WNO.0b013e3181c252b9

Trimble, M. (1983). Pseudo problems pseudoseizures. *British Journal of Hospital Medicine, 29*(4), 326–333. Retrieved 2020 from http://www.ncbi.nlm.nih.gov/pubmed/6871521

Trimble, M., & Reynolds, E.H. (2016). A brief history of hysteria: from the ancient to the modern. In M. Hallett, J. Stone, & A. Carson (Eds.), *Handbook of Clinical Neurology* (139, 3–10). Amsterdam: Elsevier. https://doi.org/10.1016/B978-0-12-801772-2.00001-1

Tsai, M.-J., Tsai, Y.-H., & Huang, Y.-B. (2007). Compulsive activity and anterograde amnesia after zolpidem use. *Clinical Toxicology, 45*(2), 179–181. https://doi.org/10.1080/15563650600956741

Van der Hart, O., Nijenhuis, E.R.S., & Steele, K. (2006). *The haunted self: Structural dissociation and the treatment of chronic traumatization.* New York/London: W.W. Norton.

Van der Hart, O., Nijenhuis, E.R.S., & Steele, K. (2008). *Das verfolgte Selbst: strukturelle Dissoziation und die Behandlung chronischer Traumatisierung.* Paderborn: Junfermann.

Van der Hart, O., & Friedman, B. (1989). A reader's guide to Pierre Janet on dissociation: A neglected intellectual heritage. *Dissociation: Progress in the Dissociative Disorders, 2*(1), 3–16.

Van der Hart, O., & Horst, R. (1989). The dissociation theory of Pierre Janet. *Journal of Traumatic Stress, 2*(4), 1–11. https://doi.org/10.1002/jts.2490020405

Van der Hart, O., & Nijenhuis, E.R.S. (2009). Dissociative Disorders. In P.H. Blaney, & T. Millon (Eds.), *Oxford Textbook of Psychopathology* (pp. 452–481). New York: Oxford University Press.

Van der Kolk, B.A. (1994). The body keeps the score: Memory and the evolving psychobiology of posttraumatic stress. *Harvard Review of Psychiatry, 1*(5), 253–265. https://doi.org/10.3109/10673229409017088

van der Kruijs, S.J., Bodde, N.M., Vaessen, M.J., Lazeron, R.H., Vonck, K., Boon, P., ... Jansen, J.F. (2012). Functional connectivity of dissociation in patients with psychogenic non-epileptic seizures. *Journal of Neurology, Neurosurgery, and Psychiatry, 83*(3), 239–247. https://doi.org/10.1136/jnnp-2011-300776

Van Duijl, M., Kleijn, W., de Jong, J. (2013). Are symptoms of spirit possessed patients covered by the DSM-IV or DSM-5 criteria for possession trance disorder? A mixed-method explorative study in Uganda. *Social Psychiatry and Psychiatric Epidemiology, 48*, 1417–1430. https://doi.org/10.1007/s00127-012-0635-1

van Duijl, M., Nijenhuis, E., Komproe, I.H., Gernaat, H.B.P.E., & de Jong, J.T. (2010). Dissociative Symptoms and Reported Trauma Among Patients with Spirit Possession and Matched Healthy Controls in Uganda. *Culture, Medicine, and Psychiatry, 34*(2), 380–400. https://doi.org/10.1007/s11013-010-9171-1

Walther, K., Volbers, B., Erdmann, L., Dogan Onugoren, M., Gollwitzer, S., Kasper, B.S., ... Hamer, H.M. (2019). Psychological long-term outcome in patients with psychogenic nonepileptic seizures. *Epilepsia, 60*(4), 669–678. https://doi.org/10.1111/epi.14682

Wendler, J., & Seidner, W. (2005). Funktionelle Dysphonien. In J. Wendler, W. Seidner, & U. Eysholdt (Hrsg.), *Lehrbuch der Phoniatrie und Pädaudiologie* (4. Aufl., S. 150–156). Stuttgart: Thieme. https://doi.org/10.1055/b-001-1063

Wessely, S., Nimnuan, C., & Sharpe, M. (1999). Functional somatic syndromes: one or many? *The Lancet, 354*(9182), 936–939. https://doi.org/10.1016/S0140-6736(98)08320-2

WHO. (2023). *International Classification of Diseases 11th Revision (ICD-11).* Abgerufen am 17.7.2023 unter https://icd.who.int/browse11/l-m/en

WHO. (1992). *The ICD-10 classification of mental and behavioural disorders: clinical descriptions and diagnostic guidelines.* Genf: World Health Organization.

Wilkus, R.J., & Dodrill, C.B. (1989). Factors affecting the outcome of MMPI and neuropsychological assessments of psychogenic and epileptic seizure patients. *Epilepsia, 30*(3), 339–347. Retrieved 2020 from http://www.ncbi.nlm.nih.gov/pubmed/2721467 https://doi.org/10.1111/j.1528-1157.1989.tb05307.x

Williams, D.T., Ford, B., & Fahn, S. (1995). Phenomenology and psychopathology related to psychogenic movement disorders. *Advanced Neurology, 65*, 231–257. Retrieved 2020 from http://www.ncbi.nlm.nih.gov/pubmed/7872143

Witgert, M.E., Wheless, J.W., & Breier, J.I. (2005). Frequency of panic symptoms in psychogenic nonepileptic seizures. *Epilepsy Behavior, 6*(2), 174–178. https://doi.org/10.1016/j.yebeh.2004.11.005

Yang, J., Millman, L.M., David, A.S., & Hunter, E.C. (2023). The prevalence of depersonalization-derealization disorder: a systematic review. *Journal of Trauma & Dissociation, 24*(1), 8–41. https://doi.org/10.1080/15299732.2022.2079796

Yen Pik Sang, F., Jáuregui-Renaud, K., Green, D.A., Bronstein, A.M., & Gresty, M.A. (2006). Depersonalisation/derealisation symptoms in vestibular disease. *Journal of Neurology, Neurosurgery & Psychiatry, 77*(6), 760–766. https://doi.org/10.1136/jnnp.2005.075473

Zago, S., Piacquadio, E., Monaro, M., Orrù, G., Sampaolo, E., Difonzo, T., ... & Heinzl, E. (2019). The detection of malingered amnesia: An approach involving multiple strategies in a mock crime. *Frontiers in Psychiatry, 10*, 424. https://doi.org/10.3389/fpsyt.2019.00424

6
TD-Achse V: komorbide Störungen

6.1
Einleitung

Bei der Abklärung der fünften Achse geht es um die Diagnostik weiterer psychiatrischer Erkrankungen.

Traumafolgestörungen gehen sehr häufig mit anderen psychiatrischen Erkrankungen einher (Shalev, Liberzon, & Marmar, 2017). In einer Untersuchung von Schlenger et al. wurden beispielsweise bei mehr als 50 % von Vietnamveteranen mit PTBS gleichzeitig affektive Störungen, Angststörungen und Suchterkrankungen diagnostiziert (Schlenger et al., 2015). Ähnliche Korrelationen zwischen PTBS und anderen komorbiden Störungen zeigten sich in einer Untersuchung mit fast 35 000 Menschen in den USA (Pietrzak, Goldstein, Southwick, & Grant, 2011).

Die hohe Komorbidität von PTBS und dissoziativen Störungen mit anderen Diagnosen ist ein insgesamt konsistentes Ergebnis epidemiologischer Untersuchungen von Traumafolgestörungen. Je nach Untersuchung werden bei 50–100 % der Patienten mit PTBS komorbide Störungen gefunden. Meist haben Patienten mit PTBS sogar mehr als eine weitere komorbide Störung (Brunello et al., 2001). Sie haben zudem ein erhöhtes Risiko für schwerere Verläufe, Therapieresistenz und schlechtere Prognose, unabhängig von der komorbiden psychiatrischen Erkrankung (Gekker et al., 2018).

Bei Menschen mit dissoziativen Störungen scheint die Zahl der komorbiden Störungen noch höher zu sein. In der Regel werden bei Patienten mit einer dissoziativen Störung ungefähr 3–8 Vordiagnosen gestellt (Matthess, 2013). Bis zur endgültigen Diagnose einer dissoziativen Störung dauert es gemäß mehreren Studien zwischen 6 und 20 Jahren, u. a., da aufgrund der vielen komorbiden Erkrankungen die zugrunde liegende dissoziative Störung übersehen wird (Boon & Draijer, 1991, 1993; Loewenstein, 1994; Putnam, Guroff, Silberman, Barban, & Post, 1986; Ross, Norton, & Wozney, 1989).

Aufgrund der vorliegenden Evidenz müssen bei Persönlichkeitsstörungen (Achse I), bei spezifisch belastungsbezogenen Störungen (Achse II), bei struktureller Dissoziation (Achse III) und weiteren dissoziativen Symptomen (Achse IV) zwingend weitere komorbide psychische Erkrankungen (Achse V) überprüft werden. Und umgekehrt müssen angesichts der aktuellen Forschungslage bei Diagnose beispielsweise einer bipolaren Störung, einer Depression oder einer Essstörung zwingend Traumafolgeerkrankungen der Achsen I bis IV abgeklärt werden.

In diesem Buch werden die komorbiden Störungen nur übersichtsmäßig und mit spezifischem Fokus auf den Zusammenhang mit Traumafolgestörungen dargestellt. Die einzelnen psychiatrischen Störungsbilder werden nicht im Detail erklärt.

Merke

Komorbide Erkrankungen bei Traumafolgestörungen

- Traumatisierungen können zu unterschiedlichen psychiatrischen Störungen führen oder bestehende psychische Erkrankungen verstärken. Generell besteht hierzu ein großer Forschungsbedarf.
- Nach Traumatisierungen können Störungen in nur einer TD-Achse (z. B. nur eine PTBS, nur eine Depression oder nur eine Zwangsstörung) oder verschiedene Störungen gleichzeitig auftreten (z. B. PTBS, Depression und Angststörung).
- Je schwerer die Gewalt und je länger anhaltend sie war, desto mehr psychische Störungen treten in der Regel auf (z. B. Persönlichkeitsstörung, kPTBS, partielle DIS, dissoziative Krampfanfälle, Depression).

- Wenn psychiatrische Störungen diagnostiziert und Belastungen in der Vorgeschichte berichtet werden, müssen andere Traumafolgestörungen ausgeschlossen werden (z.B. sollten bei einer Essstörung nach sexualisierter Gewalt Störungen der TD-Achsen I–V spezifisch abgeklärt werden, um z.B. eine kPTBS und eine dissoziative Identitätsstörung zusätzlich störungsspezifisch behandeln zu können).
- Bei komorbiden psychiatrischen Erkrankungen kann eine Traumatherapie manchmal erst beginnen, wenn andere Störungen behandelt worden sind (z.B. wenn eine Depression die Behandlung einer DIS verunmöglicht, dann muss zuerst die Depression angegangen werden, oder bei Sucht und kPTBS ist zuerst ein Suchtmittelentzug notwendig).
- Drei psychische Erkrankungen können als „traumaregulatorische Störungen" bezeichnet werden, da sie oft der Regulation von posttraumatischen und dissoziativen Symptomen dienen:
  - Suchtstörungen
  - Essstörungen
  - Zwangsstörungen
- Bei einigen psychischen Erkrankungen bestehen bei der Differenzialdiagnostik besonders große Herausforderungen:
  - Diagnostik von spezifisch belastungsbezogenen Störungen (Achse II) und struktureller Dissoziation (Achse III), wenn andere psychiatrische Erkrankungen besonders stark ausgeprägt sind (z.B. bei schwerer Anorexie, dekompensierter Sucht, akuter Psychose)
  - Amnesien durch Suchtmittel versus Amnesien bei der dissoziativen Identitätsstörung (Seite 166)
  - Depression versus chronisches Hypoarousal (Seite 83)
  - Schizophrenie versus strukturelle Dissoziation (vor allem psychotisches versus dissoziatives Stimmenhören, Seite 185)
  - Affektregulationsstörungen kommen u.a. sowohl bei Borderline-Muster, bipolarer Störung, komplexer posttraumatischer Belastungsstörung und struktureller Dissoziation vor. Das therapeutische Vorgehen bei diesen Störungen unterscheidet sich jedoch zum Teil zentral (z.B. medikamentös, psychotherapeutisch, sozialpsychiatrisch) und bedingt deshalb eine vorsichtige und umfassende Differenzialdiagnostik.
  - Zwangsgedanken im Rahmen einer Zwangsstörung versus teildissoziierte Gedanken und Impulse bei struktureller Dissoziation (Seite 303)

6.2 Suchtstörungen

Trauma und Sucht treten oft gemeinsam auf. Die aktuelle empirische Befundlage belegt ein gehäuftes gemeinsames Auftreten von Traumafolgestörungen und substanzbezogenen Störungen sowie eine erhöhte Komorbidität von posttraumatischer Belastungsstörung und Suchterkrankungen. Potthast und Catani schreiben dazu: „Befunde aus Interview- und Fragebogenstudien sowie aus experimentellen Untersuchungen mit komorbiden Patienten zeigen, dass Betroffene psychotrope Substanzen als Selbstmedikation einsetzen, um ihre traumabedingte Symptomatik zu lindern. Es entsteht ein komplexes, sich gegenseitig aufrechterhaltendes Wechselspiel zwischen Traumafolge- und Suchtsymptomatik, welches die Behandlung deutlich erschwert" (Potthast & Catani, 2012).

Zur Verbindung von Trauma und Sucht liegen verschiedene ausführliche Publikationen vor, z.B. von I. Schäfer und M. Krausz (Schäfer, 2006) oder C. Lüdecke, U. Sachsse und H. Faure (Lüdecke, Sachsse, & Faure, 2018).

Bei der Diagnostik von Menschen mit komorbiden posttraumatischen Störungen und Suchterkrankungen geht es neben der Abklärung der Traumafolgestörung und der Suchtstörung um die detaillierte Evaluation der Interaktionen zwischen Suchtmitteln und posttraumatischer Symptomatik (Tabelle 6-1).

Zu unterscheiden sind dabei folgende stoffgebundene Suchtmittel (einzeln, in Kombination, welche Mittel für welche posttraumatische Symptomatik?):

- legale Suchtmittel (Alkohol, Tabak)
- illegale Suchtmittel (Drogen, inkl. Halluzinogene und Amphetamine)
- Schlaf- und Beruhigungsmittel (Benzodiazepine)
- Schmerzmittel mit affektregulatorischer Komponente, in der Regel morphinhaltige Schmerzmittel (inkl. Fentanyl, Oxycodon, Codein, und viele weitere)
- Schnüffelstoffe (z.B. Klebstoffe, Lacke, Nagellackentferner, Lachgas)

Auch stoffungebundene Süchte können hier abgeklärt werden, wie z.B.:

- Arbeitssucht
- Fernsehsucht
- Spielsucht (z.B. Glücksspielsucht, Computerspielsucht)
- Internetsucht
- Kaufsucht
- Mediensucht
- Handysucht
- Pornosucht
- Sexsucht

Tabelle 6-1: Abklärung von Sucht und Traumafolgestörungen.

Traumafolgestörung		**Abklärung**
Bindungstraumatisierungen (Seite 51)		Werden Suchtmittel eingesetzt, um die Symptome einer Bindungstraumatisierung zu reduzieren?
Traumatrias (PTBS, kPTBS)	Wiedererleben (Seite 76)	• Werden Suchtmittel eingesetzt, um Intrusionen und Albträume zu reduzieren? • Werden Suchtmittel eingesetzt, um posttraumatische Affekte, Impulse, Kognitionen und Körperempfindungen zu reduzieren?
	Hyperarousal (Seite 80)	Werden Suchtmittel eingesetzt, um ein Hyperarousal zu beruhigen (typischerweise beruhigende Substanzen)?
	Hypoarousal (Seite 83)	Werden Suchtmittel eingesetzt, um Hypoarousal-Zustände zu reduzieren (typischerweise aktivierende Substanzen)?
	posttraumatische Vermeidung (Seite 79)	• Werden Suchtmittel eingesetzt, um Intrusionen und Albträume zu vermeiden? • Werden Suchtmittel eingesetzt, um posttraumatische Affekte, Impulse, Kognitionen und Körperempfindungen zu vermeiden?
Selbstorganisationsstörung (kPTBS)	Affektregulationsstörung (Seite 91)	Werden Suchtmittel eingesetzt, um posttraumatische Affekte zu regulieren?
	Störung des Selbstkonzepts (Seite 94)	Werden Suchtmittel eingesetzt, um Symptome wie Schuld, Scham, Selbstabwertung u.a. zu regulieren?
	Störung der Beziehungen zu Menschen (Seite 95)	Werden Suchtmittel eingesetzt, um Schwierigkeiten der Regulation von Nähe und Distanz und von Beziehungen zu Menschen zu regulieren?
strukturelle Dissoziation	teildissoziiertes Handeln (Kap. 4.8.2, Seite 156)	• Werden Suchtmittel eingesetzt, um teildissoziiertes Handeln zu verhindern und/oder zu reduzieren? • Werden Suchtmittel im Rahmen von teildissoziiertem Handeln eingenommen (d. h. durch einen Persönlichkeitszustand mit Verlust der exekutiven Kontrolle)? • Führen Suchtmittel zu einer Zunahme von teildissoziiertem Handeln? • Gibt es Persönlichkeitszustände, die zur Einnahme von Suchtmitteln auffordern (mit dissoziativem Stimmenhören), und/oder die davon abraten?
	volldissoziiertes Handeln (Kap. 4.8.2, Seite 156)	• Werden Suchtmittel eingesetzt, um volldissoziiertes Handeln zu verhindern und/oder zu reduzieren? • Werden Suchtmittel im Rahmen von volldissoziiertem Handeln eingenommen (d. h. durch einen Persönlichkeitszustand mit Verlust der exekutiven Kontrolle und Amnesie)? • Führen Suchtmittel zu einer Zunahme von volldissoziiertem Handeln? • Gibt es Persönlichkeitszustände, die zur Einnahme von Suchtmitteln auffordern (mit dissoziativem Stimmenhören), und/oder die davon abraten?
dissoziativ-neurologische Symptomstörungen (Kap. 5.4, Seite 233)	• Werden Suchtmittel eingesetzt, um dissoziativ-neurologische Symptomstörungen zu reduzieren oder zu entlasten (z. B. Schmerzen, Tinnitus, Hyperakusis)? • Werden Suchtmittel eingesetzt, um dissoziativ-neurologische Symptomstörungen zu verhindern (z. B. nicht epileptische Krampfanfälle)?	
dissoziative Amnesien (Kap. 5.5, Seite 265)	• Werden Suchtmittel eingesetzt, um dissoziative Amnesien zu unterstützen (z. B. Amnesien für Gewalt in der Kindheit)? • Werden Suchtmittel eingesetzt, um dissoziative Amnesien zu reduzieren oder zu verhindern (z. B. dissoziative Amnesien im Rahmen einer DIS)?	

Tabelle 6-1: *Fortsetzung*

Traumafolgestörung	Abklärung
Depersonalisation und Derealisation (Kap. 5.6, Seite 275)	Werden Suchtmittel eingesetzt, um Depersonalisation und Derealisation zu reduzieren oder zu verstärken?
Belastungsstörung bei anhaltender Traumatisierung (Kap. 3.7, Seite 110)	Werden Suchtmittel verwendet, um anhaltende Gewalterfahrungen auszuhalten?
anhaltende Trauerstörung (Kap. 3.5, Seite 105)	Werden Suchtmittel eingesetzt, um eine starke Sehnsucht nach einer verstorbenen Person oder das gedankliche Verhaftetsein mit einer verstorbenen Person im Rahmen einer anhaltenden Trauerstörung zu lindern?
Anpassungsstörung (Kap. 3.6, Seite 107)	Werden Suchtmittel eingesetzt, um die Präokkupation mit einem psychosozialen Stressor oder Anpassungsstörungen an einen Stressor zu reduzieren?

Vorsicht:

- Speziell stoffgebundene Suchtmittel können dissoziationsähnliche Symptome verursachen. Bei der Exploration ist darauf zu achten, nach Symptomen zu fragen, die in Situationen ohne Suchtmittel aufgetreten sind.
- Bei chronischem Konsum von Suchtmitteln ist in manchen Fällen vor einer ausführlichen Diagnostik einer Traumafolgestörung zuerst ein vollständiger Entzug notwendig.
- Insbesondere dissoziative Amnesien können schwierig zu diagnostizieren sein, wenn gleichzeitig Suchtmittel eingenommen werden, die in hohen Dosen Erinnerungslücken verursachen (speziell Alkohol und Benzodiazepine). Ein differenzialdiagnostisches Kriterium kann die Dosisabhängigkeit sein: Während stoffinduzierte Amnesien dosisabhängig sind (z. B. Amnesien bei Alkohol erst ab einer gewissen Promillegrenze, außer in Kombination mit Suchtmitteln), können dissoziative Amnesien bei dissoziativer Identitätsstörung dosisunabhängig auftreten (z. B. führt bereits eine minimale Menge an Alkohol zu volldissoziiertem Handeln).
- Suchtmittel können im Rahmen von sexualisierter Gewalt gezielt eingesetzt werden, um die Widerstandskraft und die Erinnerungsfähigkeit der Opfer zu schwächen. In einer systematischen Übersichtsarbeit wurde Alkohol am häufigsten nachgewiesen, manchmal in Kombination mit anderen Suchtmitteln. Benzodiazepine wurden am zweithäufigsten gefunden (Lorazepam, Flunitrazepam, Oxazepam und Diazepam), aber auch Kokain, Amphetamine und andere Drogen. GHB wurde hingegen selten gefunden (Anderson, Flynn, & Pilgrim, 2017). In einer Metaanalyse konnte zudem nachgewiesen werden, dass nach Einnahme von Benzodiazepinen die Fähigkeit zum Erkennen von Wut in Gesichtern (und damit von Gefahr) sinkt (Garcez et al., 2019).

Im Rahmen einer Traumatherapie kann zudem erfragt werden, wann welches Suchtmittel erstmals eingesetzt wurde, was die damalige Lebenssituation war, welche Motivation zur Verwendung eines Suchtmittels geführt hat und welche Erinnerungen (sowohl positive wie negative) mit der ersten Einnahme verknüpft sind. Des Weiteren ist eine spezifische traumafokussierte Aufarbeitung einer Suchtbiografie möglich. Daraus lassen sich therapeutische Möglichkeiten erarbeiten, z. B. im Rahmen einer EMDR-Behandlung (Hase, Schallmayer, & Sack, 2008; Pilz, Hartleb, Konrad, Reininghaus, & Unterrainer, 2017).

Beispiele

Eine 40-jährige Patientin leidet an einer chronifizierten Alkoholabhängigkeit mit vielen stationären und ambulanten Suchtbehandlungen in der Vorgeschichte. Die Abklärung ergibt ein komplexes Suchtverhalten:

- Sie trinke Bier bei emotionalem Stress, um sich zu beruhigen. Diesen Konsum habe sie in der Regel recht gut unter Kontrolle, wobei teilweise ein Kontrollverlust bei der Einnahme größerer Mengen an Bier vorkomme (dosisabhängig). Keine Amnesien. Kein teildissoziiertes Handeln bei der Einnahme.
- Es komme aber vor, dass sie schwere Intoxikationen mit Schnaps erleide, an die sie sich später nicht erinnern könne. Schnaps möge sie eigentlich gar nicht. Sie erinnere sich noch, wie sie in der Stadt unterwegs sei, ohne Alkohol, und dann einige Stunden später alkoholisiert erwache, manchmal sogar in einem Spital wegen einer schweren Alkoholvergiftung. Die Abklärung ergibt ein volldissoziiertes Handeln für die Einnahme von Schnaps mit Amnesien, nicht dosisabhängig.

Die Diagnostik ergibt eine dissoziative Identitätsstörung mit komorbider Alkoholabhängigkeit und der Einnahme von Schnaps in volldissoziierten Zuständen. Eine störungsspezifische Therapie, die eine Behandlung der dissoziativen Identitätsstörung und der Alkoholabhängigkeit umfasst, wird begonnen.

6.3 Essstörungen

Menschen mit Essstörungen haben häufiger Traumatisierungen in der Vorgeschichte erlebt als andere Menschen (Hudson, Hiripi, Pope Jr, & Kessler, 2007; Molendijk, Hoek, Brewerton, & Elzinga, 2017). Essstörungen korrelieren mit:

- sexuellem Kindesmissbrauch (Ackard & Neumark-Sztainer, 2002)
- körperlichem Kindesmissbrauch (Neumark-Sztainer, Story, Hannan, Beuhring, & Resnick, 2000; Williamson, Thompson, Anda, Dietz, & Felitti, 2002)
- sexueller Gewalt im Erwachsenenalter (Dansky, Brewerton, Kilpatrick, & O'Neil, 1997; Faravelli, Giugni, Salvatori, & Ricca, 2004)
- Kriegsgefangenschaft (Polivy, Zeitlin, Herman, & Beal, 1994)
- häuslicher Gewalt in der Kindheit und Vernachlässigung (Schmidt, Tiller, & Treasure, 1993)
- Folter (Aksaray, Kaptanoglu, & Ozaltin, 2000)

Traumatisierungen in der Kindheit führen zudem zu einem früheren Beginn und stärkerer Ausprägung einer Essstörung (Molendijk et al., 2017).

Essstörungen können in vielfältiger Weise zur posttraumatischen Symptomverringerung beitragen (Tabelle 6-2). Eine starke Restriktion des Essens, Essattacken (Binge Eating) und die Einnahme von Abführmitteln können eingesetzt werden, um posttraumatische Intrusionen (Pearson, Wonderlich, & Smith, 2015) und ein posttraumatisches Hyperarousal zu verhindern bzw. zu verringern (Brewerton & Brady, 2014).

Zwischen verschiedenen Formen von Essstörungen und Traumafolgestörungen besteht ein Zusammenhang mit posttraumatischen Störungen:

- **Bulimie:** Bei Bulimie besteht eine hohe Korrelation mit Traumatisierungen in der Vorgeschichte (Dansky et al., 1997).
- **Essanfälle:** In verschiedenen Studien wurde eine häufige Verbindung zwischen Essanfällen (Binge Eating) und PTBS gefunden (Litwack, Mitchell, Sloan, Reardon, & Miller, 2014; Pagoto et al., 2012). Ein spezieller Zusammenhang wurde dabei zwischen PTBS und emotionalem Essen gefunden (Talbot, Maguen, Epel, Metzler, & Neylan, 2013).
- **Übergewicht:** Eine PTBS ist ein wesentlicher Risikofaktor für Adipositas (Pagoto et al., 2012). In einer Untersuchung in Neuseeland wurde PTBS als wichtigster psychischer Risikofaktor für Übergewicht gefunden, stärker noch als z. B. Depressionen (Scott et al., 2008). Eine Untersuchung in Deutschland kam zu ähnlichen Ergebnissen (Perkonigg, Owashi, Stein, Kirschbaum, & Wittchen, 2009). Das Risiko für eine Adipositas ist z. B. deutlich erhöht nach Missbrauch in der Kindheit (Alvarez, Pavao, Baumrind, & Kimerling, 2007), frühem kindlichem Stress (Gunstad et al., 2006) und Kampfeinsatz in einem Krieg (Vieweg et al., 2007).
- **Anorexie:** Eine hohe Korrelation mit Traumatisierungen in der Vorgeschichte wurde vor allem bei Anorexie mit zusätzlichen Gewichtsreduktionsmaßnahmen (selbstinduziertes Erbrechen und Abführen, übertriebene körperliche Aktivität und Verwendung von Appetitzüglern und/oder Diuretika) gefunden (Longo, Bertorello, Panero, Abbate-Daga, & Marzola, 2019). Bei Anorexie, die nur auf der Restriktion energiereicher Nahrung basierte, scheint eine deutlich weniger ausgeprägte Verbindung zu Missbrauch in der Vorgeschichte zu bestehen (Carter, Bewell, Blackmore, & Woodside, 2006).
- **Selbstverletzungen und Essstörungen:** In Untersuchungen wurde zudem ein enger Zusammenhang zwischen sexuellem Missbrauch, Essstörung und Selbstverletzungen nachgewiesen (Favaro & Santonastaso, 2000; Nagata, Kiriike, Iketani, Kawarada, & Tamaka, 1999). Traumatisierungen in der Vorgeschichte einer Essstörung sind zudem negative prognostische Faktoren für einen erfolgreichen Abschluss (Carter et al., 2006) sowie für das langfristige Ergebnis von Therapien von Essstörungen (Anderson, LaPorte, Brandt, & Crawford, 1997).

Nicht alle Menschen mit Essstörungen haben vermutlich gleichzeitig eine posttraumatische und/oder dissoziative Störung. Alle Betroffenen mit Essstörungen sollten jedoch auf Traumafolgestörungen abgeklärt werden, da bei Komorbidität mit einer Traumafolgestörung eine traumaspezifische Anpassung der Therapie notwendig ist (Caslini et al., 2016). Essstörungsprogramme sollten deshalb spezielle Angebote für Menschen mit komorbiden Traumafolgestörungen beinhalten (Brewerton & Brady, 2014; Longo et al., 2019; Trottier, Monson, Wonderlich, & Olmsted, 2017; Trottier, Wonderlich, Monson, Crosby, & Olmsted, 2016).

In der therapeutischen Arbeit berichten fast alle Menschen mit dissoziativer Identitätsstörung von Essstörungen in der Gegenwart oder in der Vergangenheit. Auch die Exploration von Essstörungen in der Vergangenheit kann therapeutisch hilfreich sein, um mehr über innere Dynamiken und stressregulatorische Maßnahmen zu unterschiedlichen Zeitpunkten zu erfahren. Umgekehrt leiden aber nicht alle Menschen mit Essstörungen an einer strukturellen Dissoziation. Zur Diagnose struktureller Dissoziation s. TD-Achse III (Seite 123).

Tabelle 6-2: Abklärung von Essstörungen und Traumafolgestörungen. Zur Abklärung von Essstörungen im Zusammenhang mit Traumafolgesymptomen können ähnliche Fragen gestellt werden wie bei der Abklärung von Suchterkrankungen (Tabelle 6-1).

Störung	Hinweise und Fragen
dissoziatives Stimmenhören (Seite 149, 188)	• Gibt es Stimmen, die zu Bulimie und/oder Essattacken auffordern? • Gibt es Stimmen, die das Essen verbieten?
Anorexie und Adipositas	Bei starker Anorexie und Adipositas können gemäß klinischen Beobachtungen eine chronische Depersonalisation und Derealisation auftreten, die andere Traumafolgesymptome überdecken. Gewichtszunahmen bei Anorexie bzw. Gewichtsabnahmen bei Adipositas können in der Folge zu einem Rückgang von Depersonalisation und einer Zunahme von Traumatrias, Trias der Selbstorganisationsstörung, Symptomen einer strukturellen Dissoziation und anderen dissoziativen Zeichen führen. Während in diesen Fällen eine körperliche Stabilisierung eintritt, berichten viele Betroffenen jedoch von einer subjektiven Verschlechterung bei einer Verbesserung des Gewichts aufgrund einer Zunahme von Traumafolgesymptomen.
Störung des Selbstbilds bei kPTBS (Seite 94)	Die Störung des Selbstbilds bei Essstörungen (speziell die Körperschemastörungen) und die Störung des Selbstbilds bei k PTBS kann schwierig zu unterscheiden sein, wobei vermutlich große Überschneidungen bestehen.
teil- und volldissoziiertes Handeln mit Essen (Seite 156) (Komorbidität Adipositas/Binge Eating und strukturelle Dissoziation)	Bei Essen in teil- oder volldissoziierten Zuständen sind Ernährungsberatungen in der Regel nicht hilfreich, wenn nicht mit den Persönlichkeitszuständen gearbeitet wird, die für das Essen verantwortlich sind. Manchmal führen Beratungen dann zu einer Zunahme von Scham und Insuffizienzgefühlen, wenn Betroffenen vorgeworfen wird, sie würden sich zu wenig anstrengen. In der Anamnese kann nach erfolglosen Ernährungsberatungen gefragt werden.

Beispiele

Anorexie und dissoziative Identitätsstörung

Eine 20-jährige Patientin mit einer Geschichte mit schweren Selbstverletzungen (Schneiden, Schlucken von Scherben) beginnt im Verlauf einer stationären Behandlung zunehmend, auf Nahrungsmittel zu verzichten. In der Folge entwickelt sie eine schwere Anorexie mit BMI unter 15, während die Selbstverletzungen zurückgehen. Im Verlauf, nach Aufbau einer Vertrauensbeziehung zu ihrer Therapeutin, die hartnäckig immer wieder den Kontakt zu ihr sucht, kann sie von Stimmen berichten, die ihr das Essen verbieten würden. Die Stimmen würden ihr drohen, sie wieder schwer zu verletzen oder sie sogar umzubringen, wenn sie essen würde. Sie wisse, dass die Stimmen nicht real seien (Pseudohalluzinationen), aber sie hätten genügend Macht über sie, um schwere Selbstverletzungen zu verursachen.

Die Abklärung ergibt eine dissoziative Identitätsstörung mit dissoziativem Stimmenhören. Nachdem es in der störungsspezifischen Therapie gelingt, mit dem das Essen verbietenden Persönlichkeitszustand in Kontakt zu kommen und mit ihm Kompromisse zu vereinbaren, nimmt die Patientin über mehrere Monate wieder an Gewicht zu, ohne dass es wieder zu Selbstverletzungen kommt.

6.4 Zwangsstörungen

Bei einer Zwangsstörung drängen sich wiederholt Gedanken, Handlungen oder Handlungsimpulse gegen den eigenen Willen auf. Zwangsgedanken oder Zwangshandlungen werden vom Betroffenen selbst als sinnlos und übertrieben erlebt. Wehrt er oder sie sich gegen das Auftreten der Zwänge, entsteht eine unerträgliche Angst und Anspannung.

6.4.1 Trauma und Zwangsstörungen

Immer mehr Forschung weist auf einen Zusammenhang zwischen Trauma, PTBS und Zwangserkrankungen hin, wobei die genauen Verbindungen wissenschaftlich noch ungeklärt sind (Carpenter & Chung, 2011). Menschen mit Zwangserkrankungen berichten von deutlich mehr sexualisierter Gewalt (Hartl, Duffany, Allen, Steketee, & Frost, 2005) sowie emotionaler Vernachlässigung und körperlicher Gewalt in der Kindheit (Lochner et al., 2002) als gesunde Kontrollgruppen. Epidemiologische Untersuchungen zeigten eine hohe Komorbidität mit PTBS (Grabe et al., 2001). Speziell bei ritualisierten Reinigungshandlungen (Folsom et al., 1993; Lockwood, Lawson, & Waller, 2004) sowie religiösen und sexuellen Zwangshandlungen (Ay & Erbay, 2018) scheint ein bedeutsamer Zusammenhang mit Traumatisierungen in der Kindheit zu bestehen. Fallberichte weisen auf eine direkte Verknüpfung des Beginns einer Zwangserkrankung unmittelbar nach einem traumatischen Ereignis hin, z. B. nach Beteiligung an einem tödlichen Verkehrsunfall (De Silva & Marks, 1999), nach einem sexuellen Übergriff (Cooke & Shear, 2001; Gershuny, Baer, Radomsky, Wilson, & Jenike, 2003) oder nach einem Kriegseinsatz (Sasson et al., 2005).

6.4.2 Differenzialdiagnose zu Gedankenkreisen, Zwangsgedanken und struktureller Dissoziation

Die Differenzialdiagnose zwischen Gedankenkreisen, Zwangsgedanken und den teildissoziierten Gedanken (und dissoziativem Stimmenhören) im Rahmen einer strukturellen Dissoziation kann sehr anspruchsvoll sein (Tabelle 6-3) (für einen Überblick s. a. Eberle & Maercker, 2022).

Zwangsgedanken sind ein zentrales Merkmal von Zwangsstörungen. Sie werden definiert als intrusive, repetitive Gedanken, Bilder oder Impulse, die unakzeptabel und/oder unerwünscht sind, innerlich bekämpft werden, sich innerlich aufdrängen, und mit negativen Emotionen verbunden und schwierig zu kontrollieren sind (Wahl et al., 2011).

Repetitive Gedanken (RG) sind ein Phänomen, bei dem sich das Denken wiederholt und häufig um sich selbst und die Umgebung dreht (Segerstrom et al., 2003). RG umfassen verschiedene kognitive Prozesse und sind nicht auf ein bestimmtes Symptom beschränkt. Sie können verschiedene Formen des Denkens wie Lernen, Grübeln, Sorgen und Planen beinhalten. Die emotionale Wertigkeit der RG ist dabei nicht entscheidend, da sie sowohl positiv, neutral als auch negativ sein können (Smith & Alloy, 2009).

Grübeln ist ein häufig beobachtetes Symptom, das in erster Linie mit Depressionen in Verbindung gebracht wird, aber auch bei Angststörungen vorkommen kann (Smith & Alloy, 2009). Es gibt verschiedene Theorien und Perspektiven zur Definition des Grübelns (umfassende Übersicht bei Smith & Alloy, 2009). Im Wesentlichen handelt es sich beim Grübeln um ein anhaltendes und negatives kognitives Muster, das auftritt, wenn eine Diskrepanz zwischen dem aktuellen Zustand und dem gewünschten Zustand besteht (Smith & Alloy, 2009).

Negative automatische Gedanken (NAGs) sind subtile kognitive Prozesse, bei denen Menschen schnell und automatisch negative Bewertungen ihrer Situation, ihrer selbst oder ihrer Zukunft vornehmen (Flouri & Panourgia, 2014). Ein Beispiel für einen NAG könnte der Gedanke „ich bin dumm“ sein. NAGs werden von vielen Menschen erlebt, treten jedoch besonders häufig bei Menschen mit Depressionen und einer Tendenz zum Grübeln auf (Kumari & Blackburn, 1992). Es ist wichtig zu beachten, dass sich NAGs und Grübeln in ihren quantitativen Aspekten unterscheiden: Während NAGs kurze, negative Bewertungen sind, beinhaltet das Grübeln eine Reihe oder Kette von anhaltenden, negativen Bewertungen (Papageorgiou & Wells, 2001).

Beim **Gedankenkreisen** (Ruminieren) handelt es sich ebenfalls um repetitive und schwierig zu kontrollierende kognitive Intrusionen. Im Unterschied zum Gedankenkreisen sind Zwangsgedanken nicht nur verbal, sondern können auch die Form von Impulsen oder Bildern annehmen, werden negativer erlebt, als stärker ich-dyston wahrgenommen und von Betroffenen stärker innerlich (z. B. durch Unterdrückung oder Neutralisieren) oder äußerlich (z. B. durch Alkohol) bekämpft (Wahl et al., 2011).

Die **Gedanken von dissoziierten Persönlichkeitszuständen** im Rahmen einer strukturellen Dissoziation werden in der Regel ebenfalls als sich aufdrängend, wiederholend, schwierig kontrollierbar und mit negativen Emotionen erlebt (Steele, Boon, & Van der Hart, 2016). Gleich wie bei Zwangsgedanken wird der Inhalt der Gedanken bei struktureller Dissoziation in der Regel als im Widerspruch zu den eigenen Werten stehend erlebt. Inhaltlich kann es bei beiden Störungsbildern u. a. um Aggression (gegen andere oder sich selbst), Sexualität und Reinlichkeit (bzw. Ekel, Schmutz) gehen. Zur genauen Unterscheidung zwischen Zwangsgedanken und teildissoziierten Gedanken bei struktureller Dissoziation gibt es jedoch bisher keine Forschung.

Die verbalen Intrusionen von dissoziierten Persönlichkeitszuständen werden manchmal von Betroffenen als Gedanken, in einigen Fällen aber mehr als Stimmen wahrgenommen. Die Übergänge sind fließend. Die genaue Unterscheidung zwischen Gedanken und Stimmen und ihre Zuordnung zu Zwangsstörungen, struktureller Dissoziation und Schizophrenie kann deshalb herausfordernd sein, zumal wesentliche Forschungslücken bestehen. Die Differenzierung ist jedoch hochrelevant, weil sich das psychotherapeutische und medikamentöse Vorgehen bei diesen Störungsbildern markant unterscheidet und Betroffene bei falscher Diagnose und unpassender Therapie eine Symptomverschlechterung erleiden können. Möglich ist auch, dass z. B. eine Zwangsstörung mit Zwangshandlungen und eine strukturelle Dissoziation komorbide auftreten.

Tabelle 6-3: Differenzialdiagnostische Zuordnung von Gedankenkreisen, Zwangsgedanken, Denkstörungen, Intrusionen und Stimmenhören.

Störung/Symptom	Zuordnung
Sorgen	• häufig auftretendes Phänomen bei verschiedenen angstbedingten Erkrankungen, wie der generalisierten Angststörung (GAD) (Hirsch & Mathews, 2012) • manifestieren sich als eine Abfolge von negativen und schwer kontrollierbaren Gedanken und Bildern, die dazu dienen, potenzielle Bedrohungen zu antizipieren und zu vermeiden (Borkovec et al., 1983)
Intrusive Gedanken bei gesunden Menschen und Menschen mit Traumafolgestörungen	• ungewollte Gedanken, in der Regel zu 2 Themen: – Aggression, sexuelle und sozial unpassende Impulse – Zweifel, Nachkontrollieren und Sauberkeit • 99,4 % der befragten psychisch gesunden Menschen berichteten von solchen Gedanken, 13 % davon mit einer störenden Regelmäßigkeit (Belloch, Morillo, Lucero, Cabedo, & Carrió, 2004)
Zwangsgedanken bei Zwangsstörungen	• wiederkehrende, als unsinnig oder quälend erlebte Zwangsgedanken • sie sind ungewollt und kaum kontrollierbar • sie betreffen besonders aggressive, religiös-blasphemische oder sexuelle Gedankeninhalte, ferner Themen der Symmetrie, Kontamination und des Hortens (Benkert, Hautzinger, Graf-Morgenstern, Regen, & Himmerich, 2016)
Gedankenkreisen (Ruminieren) bei Depressionen	• persistierende und repetitive Gedanken mit Fokus auf depressive Gefühle sowie Ursachen (z. B. Belastungen in der Vergangenheit) und Konsequenzen der Depression • typische Gedanken beinhalten „Weshalb ist dies mir passiert?“ oder „Weshalb kann ich nicht besser damit umgehen?“ • in schweren Formen typischerweise kaum kontrollierbar (Nolen-Hoeksema, Wisco, & Lyubomirsky, 2008)
Gedankenkreisen (Ruminieren) bei Angststörungen	• persistierende und repetitive Gedanken und Bilder, typischerweise kaum kontrollierbar, mit Angstaffekten • bezogen auf mögliche negative Ereignisse in der Zukunft (Calmes & Roberts, 2007)
Flashbacks, intrusive Erinnerungen und intrusive Gedanken bei PTBS	• unkontrollierbar wiederkehrende, quälend ins Bewusstsein drängende Erinnerungen bei PTBS • manchmal beinhalten die intrusiven Erinnerungen auch intrusive Gedanken zu einem Trauma • sie sind typischerweise kaum kontrollierbar (Michael, Ehlers, Halligan, & Clark, 2005)
Sehnsucht	• Kernsymptom der anhaltenden Trauerstörung (Seite 194) • unbefriedigtes, intensives Verlangen nach einer verlorenen Person, das auf die Zukunft ausgerichtet ist • wiederholtes Nachdenken über den Verlust, das sich oft auf die verstorbene Person, den Tod und seine Umstände, das Selbst oder relevante andere konzentriert (Eberle & Maercker, 2022)
Präokkupation	• Präokkupation ist ein Kernsymptom der Anpassungsstöurng (Seite 107) • enthält faktische (neutrale) Gedanken, die stressbezogen, zeitaufwendig, oft mit negativen Emotionen verbunden und auf die Vergangenheit, Gegenwart oder Zukunft ausgerichtet sind (Eberle & Maercker, 2022).
Gedankeneingebung bei Schizophrenie	• eigene Gedanken werden als von außen eingegeben und kontrolliert erlebt • diese Gedanken werden als nicht von der eigenen Person ausgehend wahrgenommen (Mullins, & Spence, 2003; Pschyrembel, 2011) • für die betroffene Person ist oft nicht klar, woher der Gedanke stammt; dennoch kann sie zwischen ihren eigenen Gedanken und solchen, die ihr eingegeben werden, unterscheiden (Martin & Pacherie, 2013) • in der Regel im Rahmen einer Schizophrenie
Gedankendrängen	• Betroffene fühlen sich dem Druck vieler verschiedener Einfälle oder Gedanken ausgesetzt (Pschyrembel, 2011) • z. B. im Rahmen einer manischen Episode oder bei struktureller Dissoziation (drängende intrusive Gedanken von Persönlichkeitszuständen)

Tabelle 6-3: *Fortsetzung*

Störung/Symptom	Zuordnung
teildissoziierte Gedanken bei struktureller Dissoziation (Seite 147)	• Gedanken von anderen Persönlichkeitszuständen (dissoziativen Identitäten), werden als kaum kontrollierbar und unangenehm erlebt und sind mit negativen Affekten verbunden • dass es sich um andere Persönlichkeitszustände mit eigenen phänomenalen Selbstmodellen handelt, ist den Betroffenen in der Regel nicht bewusst • sie können als „meine Gedanken“ beschrieben und zugleich ich-dyston erlebt werden
Stimmenhören bei Gesunden	• akustische verbale Wahrnehmungen • werden in der Regel als unreal erkannt (= Pseudohalluzinationen) • meist nicht mit wesentlichem Leidensdruck verbunden • laut einer Untersuchung von Linscott und van Os hören etwa 6 % der Menschen im Verlauf ihres Lebens über gewisse Zeit Stimmen (Linscott & Van Os, 2013)
dissoziatives Stimmenhören (Seite 149/188)	• akustische verbale Wahrnehmungen von Stimmen anderer Persönlichkeitszustände • werden in der Regel als unreal erkannt (= Pseudohalluzinationen) • fließender Übergang von teildissoziierten Gedanken zu teildissoziierten Stimmen
psychotisches Stimmenhören (Seite 188)	akustische verbale Halluzinationen mit bizarrem Inhalt

Merke

Abklärung von Zwangsstörungen und Traumafolgestörungen

Zur Abklärung von Zwangsstörungen im Zusammenhang mit Traumafolgesymptomen können ähnliche Fragen gestellt werden wie bei der Abklärung von Suchterkrankungen (Tabelle 6-1).

- Zwangshandlungen:
  - Werden Zwangshandlungen zur Regulation von Traumafolgesymptomen eingesetzt (in der Regel nicht bewusst)?
  - Gibt es Hinweise auf ritualisierte Selbstbestrafungen und Selbstreinigungen mit zwanghaftem Charakter?
- Zwangsgedanken:
  - genaue Exploration der Inhalte der Zwangsgedanken, und Abgrenzung von teildissoziierten Gedanken bei struktureller Dissoziation sowie anderen inhaltlichen Denkstörungen
  - genaue Exploration der Reaktion auf die Zwangsgedanken

6.5 Depression

6.5.1 Traumatisierungen als Risikofaktor für Depressionen

Traumatisierungen in der Kindheit sind ein relevanter Risikofaktor für die Entwicklung depressiver Störungen im Erwachsenenalter (Mandelli, Petrelli, & Serretti, 2015). Sie erhöhen zudem das Risiko für einen frühen Beginn depressiver Erkrankungen (Dunn, McLaughlin, Slopen, Rosand, & Smoller, 2013; Lenze, Xiong, & Sheline, 2008). Menschen mit klinischer Depression berichten generell von mehr Schwierigkeiten in der Kindheit als Menschen ohne Depression (Zavaschi et al., 2006). Laut einer Studie von Giampetruzzi et al. (2023) besteht ein Zusammenhang zwischen der Anzahl verschiedener negativer Kindheitserfahrungen, insbesondere sexuellen und körperlichen Traumata, und der Schwere von Depressionssymptomen, Suizidalität in der Vorgeschichte sowie stationären Aufnahmen.

Als spezifische Risikofaktoren für depressive Störungen wurden in Studien sexueller Kindesmissbrauch (Kendler, Kuhn, & Prescott, 2004; Mandelli et al., 2015), körperlicher Missbrauch (Springer, Sheridan, Kuo, & Carnes, 2007; Widom, DuMont, & Czaja, 2007), emotionaler Missbrauch und emotionale Vernachlässigung (Dong et al., 2004; Pirkola et al., 2005) gefunden.

Ein weiterer wesentlicher Risikofaktor für die Entwicklung von Depressionen war Vernachlässigung. Vernachlässigung in der Kindheit erhöht das Risiko für einen frühen Beginn einer rezidivierenden depressiven Störung (Bifulco, Brown, Moran, Ball, & Campbell, 1998) und häufigere depressive Episoden (Bernet & Stein, 1999).

Missbrauch in der Kindheit ist zudem ein wesentlicher Risikofaktor für spätere chronische Depressionen (Hovens et al., 2012; Wiersma et al., 2009).

6.5.2 Komorbidität von PTBS und Depression

PTBS und Depression kommen häufig gleichzeitig vor. Verschiedene Studien zeigten, dass etwa die Hälfte der Menschen mit PTBS auch an einer depressiven Störung erkrankt sind (Breslau, Davis, & Andreski, 1995; Caramanica, Brackbill, Liao, & Stellman, 2014; Kessler, Sonnega, Bromet, Hughes, & Nelson, 1995; Rytwinski, Scur, Feeny, & Youngstrom, 2013).

Bei einer Komorbidität von PTBS und Depression ist die Prognose schlechter und Therapieabbrüche sind häufiger (Flory & Yehuda, 2015), zudem ist das Suizidrisiko erhöht (Kimbrel, Meyer, DeBeer, Gulliver, & Morissette, 2016).

Bei der Diagnostik von Traumafolgestörungen sollte geklärt werden, ob Depressionen in der Gegenwart oder in der Vergangenheit eine Rolle spielten. Umgekehrt sollte bei Depressionen – speziell bei chronifizierten Formen und früher erster depressiver Episode – zwingend auf Traumafolgestörungen untersucht werden.

Die Geburt ist ein bedeutsames Ereignis im Leben einer Frau. Während es für die meisten Frauen positive Auswirkungen hat, kann es für manche auch traumatisch sein und zu postnatalen psychopathologischen Symptomen führen, die sich auf die zwischenmenschlichen Beziehungen auswirken können (Taylor Miller et al., 2021). Frauen, die höhere Werte für posttraumatische Belastungsstörungen (PTBS) und postnatale Depressionen aufweisen, berichten von Schwierigkeiten in der Bindung zum Neugeborenen. Insbesondere postnatale Depressionssymptome haben einen starken Einfluss auf diese Beziehung. Zudem zeigen Frauen, die die Geburt als ängstigend empfinden, ein erhöhtes Maß an PTBS- und postnatalen Depressionssymptomen. Die Wahrnehmung einer angstbesetzten Geburt steht in Verbindung mit Problemen in der Mutter-Kind-Bindung, wobei PTBS-Symptome diesen Zusammenhang teilweise erklären können (Reshef et al., 2023).

6.5.3 Differenzialdiagnose zwischen chronischem Hypoarousal und Depressionen

Bei Hypoarousal handelt es sich um posttraumatische körperlich-psychische Untererregungszustände (Boon, Steele, & Van der Hart, 2013). Im Gegensatz zu Hyperarousal-Zuständen gibt es zu Hyporarousal kaum Literatur und Forschung. Deshalb ist über die genaue Symptomatik und die Überlappung zu dissoziativen Symptomen (speziell Depersonalisation, Derealisation, aber auch andere dissoziative Symptome) wenig bekannt (s. a. Seite 83).

Aus der klinischen Beobachtung ergibt sich die Vermutung, dass chronifizierte Hypoarousal-Zustände sehr ähnlich wirken könnten wie depressive Episoden. Sowohl bei Hypoarousal als auch bei Depression sind der Antrieb vermindert und die Stimmung gedrückt, und es bestehen Interessensverlust, Freudlosigkeit, Schuld-, Scham- und Insuffizienzgefühle sowie Schlafstörungen.

Typischerweise können Menschen im Hypoarousal jedoch durch Aktivierung vorübergehend aus ihren Zuständen herausgeholt werden. Sie können dann zeitweise normale Interaktionen mit Freude, ausgeglichener Stimmung und normalem Antrieb verspüren. Sobald sie aber wieder allein sind, fallen sie in die Hypoarousal-Zustände zurück (evtl. sogar mit körperlicher Vernachlässigung, wenig oder ungesundem Essen und anderen dysfunktionalen Strategien). Menschen mit Depressionen hingegen zeigen auch im zwischenmenschlichen Kontakt die typischen Depressionssymptome, d. h., die depressiven Symptome ziehen sich durch den gesamten Tag.

Während der Hypoarousal-Zustände beschreiben viele Menschen Symptome der Traumatrias (Seite 76) und eine Verstärkung der Störung der Selbstorganisation mit Intrusionen von Selbstabwertung und Selbsthass (was die Differenzialdiagnose zur Depression erschweren kann, da diese Symptome in depressiven Krisen ebenfalls auftreten können). Bei Hypoarousal-Zuständen sollte deshalb auf kPTBS und strukturelle Dissoziation abgeklärt werden.

Zudem treten Hypoarousal-Zustände oft mit schwerem Depersonalisations- und Derealisationserleben auf. Depersonalisation und Derealisation sind eigenständige Risikofaktoren für den Verlauf von Depressions- und Angstsymptomen sowie psychischem Stress (Schlax et al., 2020).

Beispiele

Chronisches Hypoarousal

Eine 55-jährige geschiedene Patientin mit komplexer PTBS lebt nach dem Auszug der Kinder neu allein zu Hause. Sie zieht sich in ihre Wohnung zurück, schaut über viele Stunden fern, isst nur noch wenig und ungesund, trinkt nicht ausreichend und fühlt sich antriebs- und freudlos. Sobald sie eingeladen wird, schafft sie es aber, die Wohnung in gepflegtem Zustand zu verlassen und in eine normale Interaktion zu treten, mit ausgeglichener Affektivität und Interesse für ihre Mitmenschen. Kaum zu Hause fällt sie wieder in einen Hypoarousal-Zustand zurück.

In der Psychotherapie wirkt sie unauffällig. Es können im Gespräch keine Hinweise auf eine depressive

Entwicklung festgestellt werden. Die Therapeutin versteht deshalb zuerst nicht, wie es sein kann, dass die Patientin sich über mehrere Tage mit kurzen Unterbrechungen zu Hause zurückzieht. Eine antidepressive Behandlung bewirkt keine Veränderung.
Die Abklärung ergibt eine chronifizierte Hypoarousal-Problematik im Rahmen einer Reaktivierung der kPTBS nach Auszug der Kinder. Die Behandlung beinhaltet verschiedene Elemente wie Traumatherapie, aufsuchende Psychiatriepflege, Ergotherapie und Systemgespräche.

jedoch ökonomisch von ihm abhängig und befürchte, dass sie nach einer Trennung in ihr Heimatland zurückgewiesen werde. Die Diagnostik ergibt neben einer Angststörung eine komplexe posttraumatische Belastungsstörung nach ICD-11 (bzw. eine Belastungsstörung bei anhaltender Traumatisierung, Seite 110).
Neben einer medikamentösen Behandlung und einer störungsspezifischen Psychotherapie wird ihr eine sozialarbeiterische Unterstützung für finanzielle und rechtliche Fragen sowie die Vernetzung mit einer Opferberatungsstelle angeboten.

6.6 Angststörungen

Bei PTBS treten neben anderen psychiatrischen Erkrankungen auch Angststörungen gehäuft auf (Kessler et al., 1995). Speziell bei frühkindlichen Traumatisierungen scheint das Risiko, später eine Angststörung zu entwickeln, deutlich erhöht zu sein (Phillips, Hammen, Brennan, Najman, & Bor, 2005).

Eine relativ häufige Komorbidität scheint das gleichzeitige Auftreten von PTBS, Depression und Angststörung zu sein (Pietrzak et al., 2011, Aysazci-Cakar, Schroder & Hunt, 2022). In diesen Fällen sind die Symptome der PTBS ausgeprägter vorhanden und die funktionellen Einschränkungen verstärkt (Post, Zoellner, Youngstrom, & Feeny, 2011). Die Lebensqualität ist in der Regel deutlich reduzierter (Araújo et al., 2014; Pagotto et al., 2015) als bei einer PTBS ohne Komorbidität.

In einer Untersuchung zu Polizisten, die 2001 bei den Terrorangriffen auf das World Trade Center in New York involviert waren, hatten 10 Jahre später 13 % eine PTBS. Ein Viertel der Betroffenen hatte zusätzlich eine Depression und fast die Hälfte zusätzlich zur Depression noch eine Angststörung (Bowler et al., 2016).

Beispiele

Angststörungen

Eine 25-jährige Frau wird wegen einer Angst- und Panikstörung in eine psychiatrische Klinik eingewiesen. Die Panikattacken würden täglich mehrmals in unterschiedlichen Lebenssituationen auftreten. Sie könne sich nicht erklären, weshalb sie auch ohne reale Gefahr solche Angstanfälle erleide.
Die Anamnese ergibt, dass sie im Ausland aufgewachsen und wegen ihres Partners vor einigen Jahren in die Region gezogen sei. Sie sei jedoch schlecht integriert und verstehe die Kultur hier noch wenig. Der Partner übe immer häufiger Gewalt aus, sie sei

6.7 Bipolare Störungen und Schizophrenie

Traumatisierungen erhöhen auch das Risiko bipolarer Störungen (Aas et al., 2016). In Untersuchungen wurde eine enge Assoziation mit emotionalem Missbrauch (Alvarez et al., 2011; Etain et al., 2010) bzw. mit sexuellem Missbrauch (Maniglio, 2013) gefunden. In einer Studie wurde bei Bipolar I (manische Phase gefolgt von mindestens einer depressiven Episode) eine Verbindung zu sexuellem Missbrauch, bei Bipolar II (eine depressive Episode gefolgt von mindestens einer Hypomanie) eine Assoziation mit emotionaler Vernachlässigung festgestellt (Janiri et al., 2015).

Der Zusammenhang zwischen Trauma und rascheren affektiven Wechseln, psychotischen Begleitsymptomen und häufigeren Krisen wurde verschiedentlich diskutiert, ist wissenschaftlich aber noch umstritten (Daruy-Filho, Brietzke, Lafer, & Grassi-Oliveira, 2011), wobei es Hinweise in diese Richtung gibt (Etain et al., 2013). Eine nachgewiesene Korrelation besteht jedoch zwischen Kindheitstrauma und frühem Beginn einer bipolaren Störung, erhöhter Suizidgefahr und zusätzlichen Suchterkrankungen (Daruy-Filho et al., 2011).

Bevor eine bipolare Störung diagnostiziert wird, sollte eine strukturelle Dissoziation ausgeschlossen werden. Beispielsweise können rasche emotionale Wechsel oder ein „Rapid Switching“ (Seite 165) im Rahmen einer strukturellen Dissoziation leicht wie ein Rapid Switching im Rahmen einer bipolaren Störung erscheinen. Weitere Informationen zur Differenzialdiagnose von struktureller Dissoziation und bipolaren Störungen sind im Kap. 4.9.6 zu Achse III zusammengefasst (Seite 192).

Informationen zur Forschung zu Trauma und Schizophrenie und zur Differenzialdiagnose zur strukturellen Dissoziation sind im Kap. 4 zur strukturellen Dissoziation aufgeführt (Seite 185).

6.8 Aufmerksamkeitsdefizit- und Hyperaktivitätsstörung

Die Aufmerksamkeitsdefizit- und Hyperaktivitätsstörung (ADHS) gehört zur Gruppe der Verhaltensstörungen und emotionalen Störungen mit Beginn in Kindheit und Jugend. Hauptsymptome sind Probleme mit Aufmerksamkeit, Impulsivität und Selbstregulation, manchmal verbunden mit starker körperlicher Unruhe (Hyperaktivität) (Brisch, 2014).

Zwischen ADHS und PTBS besteht eine hohe Komorbidität. Jugendliche mit ADHS haben ein erhöhtes Risiko, eine PTBS zu erleiden (Daud & Rydelius, 2009; Famularo, Fenton, Kinscherff, & Augustyn, 1996; Schwartz et al., 2023). Auch bei Erwachsenen zeigen verschiedene Untersuchungen, dass ADHS und PTBS gleichzeitig bestehen können (Miodus, Allwood, & Amoh, 2021; Adler, Kunz, Chua, Rotrosen, & Resnick, 2004; Antshel et al., 2010; Kessler et al., 2006).

In der Literatur ist intensiv diskutiert worden, ob die ADHS eine desorganisierte Bindungsstörung im Rahmen frühkindlicher Bindungstraumatisierungen darstellt (Kissgen & Franke, 2016). K. H. Brisch hat die Hypothese formuliert, dass Säuglinge von Müttern mit Traumafolgestörungen bei genetischer Vulnerabilität im Dopamin-System sensibler auf traumabedingte interaktionelle Verhaltensänderungen der Mütter (und Väter?) reagierten und dadurch ein erhöhtes Risiko für die Ausbildung einer desorganisierten Bindung aufwiesen. Diese desorganisierte Bindung könnte mit ihren spezifischen Störungen in der Motorik und der Aufmerksamkeit ein Vorläufer für ein ADHS-Verhalten bei Vorschulkindern sein (Brisch, 2010). In diesem Sinne kann ADHS gemäß aktuellem Forschungsstand als kompliziertes Zusammenspiel von genetischen Faktoren, transgenerationalen Traumatisierungen und Schwierigkeiten auf Bindungsebene verstanden werden (Kissgen & Franke, 2016).

In Tabelle 6-4 werden verschiedene mögliche Hinweise postuliert, die zur Differenzialdiagnostik ADHS versus kPTBS eingesetzt werden können. Je früher im Leben die Traumatisierungen stattgefunden haben, desto schwieriger ist tendenziell die Unterscheidung zwischen ADHS und kPTBS, u. a. aufgrund einer großen Symptomüberlappung zwischen ADHS und desorganisierter Bindungsstörung nach Bindungstraumatisierungen.

6.9 Autismus-Spektrum-Störung

Die Autismus-Spektrum-Störung (ASS) tritt in der Regel vor dem 3. Lebensjahr auf und kann sich in einem oder mehreren von 3 Bereichen manifestieren (Hollander, Kolevzon, & Coyle, 2011):

- Schwierigkeiten beim wechselseitigen sozialen Umgang und Austausch (bzw. beim Verständnis und Aufbau von Beziehungen)
- Schwierigkeiten mit der sprachlichen und nonverbalen Kommunikation (etwa bei Blickkontakt und Körpersprache)
- eingeschränkte Interessen und sich wiederholende, stereotyp ablaufende Verhaltensweisen

Tabelle 6-4: Differenzialdiagnose zwischen ADHS und Traumafolgestörung.

Kriterium	ADHS	kPTBS
Beginn	Beginn ab früher Kindheit	Beginn ab Trauma
Affektregulation	Selbstregulationsstörung	triggerassoziierte Affektregulationsstörung (wobei der Zusammenhang zwischen posttraumatischen Triggern und Affekten oft nicht mehr bewusst ist)
Aufmerksamkeitsstörung	erhöhte Ablenkbarkeit im Rahmen der Selbstregulationsstörung	nur im Zusammenhang mit Traumafolgesymptomen (z. B. bei chronischen und/oder episodischen Intrusionen), sonst Aufmerksamkeit nicht reduziert
Hyperaktivität	motorische Unruhe	posttraumatisches Hyperarousal
Impulsregulation	reduziert aufgrund der Selbstregulationsdefizite	evtl. reduziert als Folge der posttraumatischen Affektregulationsprobleme
Traumatrias (Seite 76)	nicht gegeben	Störung im Rahmen einer (k)PTBS
Störung der Selbstorganisation (Seite 91)	nicht gegeben	Störung im Rahmen einer kPTBS
teildissoziiertes Handeln (Seite 156)	nicht gegeben	Störung im Rahmen einer strukturellen Dissoziation

Auf die frühere Abgrenzung in Subtypen (z.B. frühkindlicher, atypischer Autismus, Asperger-Syndrom) wird im DSM-5 und in der ICD-11 verzichtet, da die klare Abgrenzung wissenschaftlich nicht bestätigt werden konnte. Heute wird von einem fließenden Übergang zwischen milden und stärkeren Autismusformen ausgegangen (WHO, 2019).

6.9.1 ASS als Risikofaktor für Traumafolgestörungen

Kinder mit intellektuellen Defiziten und Entwicklungsstörungen weisen verschiedenen Studien gemäß ganz allgemein ein bis zu dreimal erhöhtes Risiko für Misshandlungen auf (Hibbard et al., 2007; Reiter, Bryen, & Shachar, 2007; Sullivan & Knutson, 2000). Entsprechend haben auch Kinder mit ASS ein erhöhtes Risiko, Opfer traumatischer Erfahrungen zu werden (Kerns, Newschaffer, & Berkowitz, 2015; Rigles, 2021). Neben verschiedenen Formen von Gewalt, die auch Kinder ohne ASS erleiden könnten, scheinen Menschen mit ASS gehäuft Opfer von Mobbing zu werden und verstärkt darauf zu reagieren (Hoover, 2015).

Hinzu kommt, dass verschiedene Alltagsaspekte von Menschen mit ASS als belastend erlebt werden können. Groden et al. entwickelten deshalb eine „Stress Survey Schedule", um damit Auslöser für Stress im Leben von Menschen mit ASS und anderen Entwicklungsstörungen zu erfassen (Groden et al., 2001). Unter anderem konnte in der Folge nachgewiesen werden, dass beispielsweise Veränderungen, unangenehme Ereignisse (z.B. Zurückweisung) und spezielle soziale Anforderungen (z.B. Vorträge oder die Kommunikation von Bedürfnissen) für Menschen mit Autismus deutlich mehr Stress auslösen und in der Folge eher zu Stresssymptomen führen (Corbett, Mendoza, Abdullah, Wegelin, & Levine, 2006; Gillott & Standen, 2007).

Weiter konnte in Studien gezeigt werden, dass Kinder mit ASS eher sozial isoliert und ausgegrenzt werden (Carter, 2009; Rotheram-Fuller, Kasari, Chamberlain, & Locke, 2010) und aufgrund ihrer Defizite in der verbalen Ausdrucksfähigkeit schlechter über traumatisierende Erfahrungen sprechen können (Hoover, 2015).

6.9.2 Symptome nach Trauma bei Menschen mit ASS

Gemäß aktuellem Stand der Forschung ist noch unklar, inwiefern Menschen mit Autismus die Symptome der PTBS-Trias (Seite 76) und der Trias der Störung der Selbstorganisation (Seite 91) zeigen (Hoover, 2015). Möglicherweise sind bei traumatisierten Kindern mit ASS Angstsymptome, regressive Handlungen, Interaktionsprobleme (Mehtar & Mukaddes, 2011) und Suizidalität häufiger (Storch et al., 2013). In einer Übersichtsarbeit fand D. Hoover verschiedene weitere Stresssymptome wie emotionalen Rückzug, körperliche Beschwerden, Hyperaktivität, Selbstverletzungen, stereotype Handlungen und Wutausbrüche als posttraumatische Symptome bei ASS (Hoover, 2015).

Neben dem Erkennen der posttraumatischen Symptome von Menschen mit ASS ergeben sich bei einem eventuellen Strafverfahren verschiedene Herausforderungen. In einer Übersichtsarbeit zu Menschen mit ASS im Strafrechtskontext weisen Stiller und Niehaus darauf hin, dass die autismusspezifischen Besonderheiten der sozialen Interaktion potenziell einschränkende Auswirkungen im Strafverfahren haben. Eine Qualifikation der an Strafverfahren beteiligten Berufsgruppen wäre notwendig. Internationale Studien würden auf eine Benachteiligung von Menschen mit ASS in Strafverfahren hinweisen (Stiller & Niehaus, 2019).

6.9.3 Differenzialdiagnose zwischen ASS und Traumafolgestörungen

Bei Kindern, die vor dem 5. Lebensjahr schwere Formen von Missbrauch erleben, kann die Differenzialdiagnose zwischen ASS und frühkindlicher Traumafolgestörung schwierig sein. Wie Stavropoulos et al. anhand zweier Fälle zeigten, können verschiedene Symptome wie sozialer Rückzug, Affektarmut, repetitives Spielen, Schlafstörungen und emotionale Ausbrüche sowohl bei Kindern mit ASS als auch bei traumatisierten Kindern auftreten (Stavropoulos, Bolourian, & Blacher, 2018). Da sich die Therapien für die beiden Störungsbilder stark unterscheiden, ist die richtige Diagnose von zentraler Bedeutung.

Im klinischen Alltag kommt es manchmal vor, dass bei Menschen mit dissoziativer Identitätsstörung mit hohem Funktionsniveau fälschlicherweise ein Asperger-Syndrom diagnostiziert wird. Der Eindruck eines Asperger-Syndroms kann entstehen, wenn Menschen mit DIS sensorische Über- und Unterempfindlichkeit, Schwierigkeiten bei der Reizfilterung und Probleme im Kontakt- und Kommunikationsverhalten aufweisen. Die Differenzialdiagnose ist möglich durch die Abklärung von teil- und volldissoziiertem Handeln (Seite 156), die keine Symptome von ASS und speziell Asperger-Syndrom sind. Zur Komorbidität von ASS und struktureller Dissoziation gibt es aktuell keine Forschung.

6.10 Maladaptives Tagträumen

Beim maladaptiven Tagträumen handelt es sich um ein Störungsbild, das bisher wissenschaftlich noch relativ wenig untersucht worden ist und in keinen Diagnosemanualen als offizielle Erkrankung aufgeführt wird. Trotzdem scheint es gemäß ersten klinischen Untersuchen relevant zu sein. Im klinischen Alltag beschreiben Menschen mit Traumafolgestörungen manchmal, sich während besonders belastenden Zeiten durch exzessives Tagträumen reguliert, später aber daran gelitten zu haben.

Maladaptives Tagträumen wird als exzessive Absorption in einer Fantasiewelt beschrieben. Das Ausmaß ist so ausgeprägt, dass das Tagträumen zwischenmenschliche Interaktionen reduziert und zu signifikanten Einschränkungen im Beruf sowie in sozialen und anderen Bereichen führt (Somer, 2002). Betroffene entwickeln hochstrukturierte innere Welten mit unterschiedlichen, miteinander interagierenden Figuren. Sie sind selbst Teil der inneren Welt und dabei mit Fähigkeiten und Qualitäten ausgestattet, über die sie im normalen Leben nicht verfügen. In einer inneren Fantasiewelt können Betroffene sich z.B. als berühmte Musiker, Filmstars oder heroische Figuren wähnen oder innere Welten um romantische Liebe, Macht und Flucht entwickeln. Das Tagträumen zeigt oft Sucht- und Zwangsaspekte, d.h. beim Verzicht auf das Tagträumen können negative Affekte wie Angst und Verzweiflung auftreten. Betroffene können dabei zwischen Fantasiewelt und Realität durchgehend unterscheiden, insofern handelt es sich nicht um Wahn oder Halluzinationen (Somer, Somer, & Jopp, 2016). Das Tagträumen kann so stark sein, dass Betroffene die Kontrolle darüber verlieren, berufliche und private Termine verpassen, sich sozial zurückziehen und weitere negative Konsequenzen erleiden.

Zu den Hintergründen des maladaptiven Tagträumens ging E. Somer, der die Forschung zu diesem Störungsbild angestoßen hat, zuerst davon aus, dass es sich um eine Strategie für den Umgang mit posttraumatischen Symptomen nach Trauma, speziell Vernachlässigung, handelt (Somer, 2002). Er entwickelte einen Fragebogen zur Diagnostik von maladaptivem Tagträumen („Maldadaptive Daydreaming Scale", deutsche Übersetzung „Die 16-stufige Störende Tagtraumskala") (Somer, Lehrfeld, Bigelsen, & Jopp, 2016). In einer neueren Untersuchung litten 75% der Betroffenen an 3 und 40% an 4 weiteren psychiatrischen Störungen, vor allem ADHS, Angststörungen, Depressionen und Zwangsstörungen. Fast ein Drittel der Betroffenen berichtete von Suizidversuchen in der Vorgeschichte (Somer, Soffer-Dudek, & Ross, 2017).

6.11 Körperliche Erkrankungen

Traumatische Erfahrungen erhöhen das Risiko für körperliche Beschwerden, schlechteres Erleben der körperlichen Gesundheit und häufigeres Benutzen medizinischer Dienstleistungen (López-Martínez et al., 2018). Traumatische Erfahrungen können verschiedene körperliche Erkrankungen zur Folge haben. Die nachfolgende Auflistung ist dabei nicht vollständig, u.a., da in vielen Bereichen der Medizin über die Korrelation zwischen Trauma und körperlichen Erkrankungen offene Forschungsfragen bestehen.

Verschiedene körperliche Erkrankungen
Im Rahmen der ACE-Studie fanden Felitti et al. einen Zusammenhang zwischen sexuellem, physischem oder psychischem Kindesmissbrauch einerseits und chronischer Bronchitis oder Emphysem, Hirnschlag, Krebs, Herzerkrankungen, Frakturen und Hepatitis und subjektiv schlechterem Einschätzen der körperlichen Gesundheit andererseits (Felitti et al., 1998). Andere Untersuchungen fanden Korrelationen mit Kopfschmerzen (Seite 240), Arthritis, Rheuma und Bluthochdruck (Husky, Mazure, & Kovess-Masfety, 2018).

Herz- und Kreislauferkrankungen
PTBS erhöht das Risiko für koronare Herzkrankheiten (Kubzansky, Koenen, Spiro, Vokonas, & Sparrow, 2007), sowohl direkt als auch über eine Risikoerhöhung für Adipositas, Dyslipidämie (Fettstoffwechselstörungen) und Diabetes mellitus (Levine, Levine, & Levine, 2014).

Schlafapnoe
Das Schlafapnoe-Syndrom ist ein Beschwerdebild, das durch periodische Atemstörungen und/oder Minderbelüftung der Lunge während des Schlafs verursacht wird. Es ist gekennzeichnet durch eine ausgeprägte Tagesmüdigkeit bis hin zum Einschlafzwang sowie einer Reihe weiterer Symptome und Folgeerkrankungen. Schlafapnoe kann gemäß ersten Studien die Beschwerden einer PTBS verstärken (Krakow, Ulibarri, Moore, & McIver, 2015).

Dermatologische Symptome
Veränderungen der Haut können in unterschiedlicher Weise mit PTBS assoziiert sein (Gupta, Jarosz, & Gupta, 2017):

- als Zeichen der Traumatrias, z.B. im Rahmen von sensorischen Intrusionen auf der Haut, bei Hyperarousal mit nächtlichem Schwitzen und idiopathischer Urtikaria

- als Folge von emotionaler oder körperlicher Vernachlässigung oder sexuellem Missbrauch (z. B. Säuglingsekzeme, Selbstverletzungen, Trichotillomanie)
- als direkte Spuren von Gewalt oder Unfällen auf der Haut (Hämatome, vaginale oder anale Verletzungen u. a.)
- als Folge posttraumatischer hormoneller Veränderungen mit Einfluss auf neuroendokrine und immunologische Funktionen, z. B. mit Zunahme entzündlicher Hauterkrankungen wie Psoriasis, chronische idiopathische Urtikaria (Chung, Symons, Gilliam, & Kaminski, 2010) und atopische Dermatitis

Menschen mit chronischen Hauterkrankungen kämpfen oft mit Depressionen, Ängsten und Suizidgedanken. Chronische Hautkrankheiten können eine psychische Belastung darstellen. Personen, die von Neurodermitis (atopische Dermatitis) oder Schuppenflechte (Psoriasis) betroffen sind, werden oft stigmatisiert. Dies kann zu zusätzlichem psychosozialen Stress führen, der sich negativ auf den Verlauf der Krankheit auswirken kann (Dalgard et al., 2015).

Funktionelle somatische Syndrome
Dabei handelt es sich um eine Gruppe von Erkrankungen, für die bisher körperliche oder psychische Erklärungen fehlen und deren Symptompräsentation heterogen sein kann (Afari et al., 2014; Wessely, Nimnuan, & Sharpe, 1999). Dazu gehören z. B. Fibromyalgie, chronisches Schmerzsyndrom, chronisches Fatigue-Syndrom, Reizdarmsyndrom und kraniomandibuläre Dysfunktion. Diese Erkrankungen gehen häufig mit Schmerzen, chronischer Müdigkeit, Schlafstörungen, Invalidität und weiteren unspezifischen Symptomen einher. Oft treten sie gemeinsam mit psychiatrischen Erkrankungen auf (Russo, Katon, Sullivan, Clark, & Buchwald, 1994). Traumatische Erlebnisse erhöhen das Risiko deutlich, im Verlauf des Lebens funktionelle somatische Syndrome zu erleiden (Afari et al., 2014).

Häufigere medizinische Untersuchungen
Menschen mit Traumatisierungen in der Vorgeschichte benötigen mehr medizinische und psychiatrische Behandlungen (Solomon & Davidson, 1997; Walker et al., 1999). Patienten, die häufiger medizinische Dienstleistungen beanspruchen, sollten deshalb routinemäßig auf Traumafolgestörungen untersucht und entsprechenden spezialisierten Behandlungen zugeführt werden (Rosenberg et al., 2000).

6.12 Körperliche Verletzungen

Traumatische Erfahrungen können Verletzungen am Körper hinterlassen. Viele Ärzte unterschätzen jedoch die Häufigkeit z. B. von häuslicher Gewalt bei ihren Patienten. In einer Befragung gaben 50 % der befragten Ärzte das Vorkommen von häuslicher Gewalt bei ihren Patienten mit unter 1 % an. Ebenfalls die Hälfte gab an, bei der Behandlung von Verletzungen keine oder zumindest keine gezielte Gewaltanamnese zu erheben (Gerlach, 2013).

In Therapie und Beratung sollte auf körperliche Verletzungen geachtet und bei Hinweisen gezielt nachgefragt werden. Gegebenenfalls muss die Diagnostik durch eine gewaltbezogene Anamnese ergänzt werden (Brzank & Blättner, 2010). Eine Belastungsstörung bei anhaltender Traumatisierung sollte abgeklärt werden (Seite 110).

Die vielen verschiedenen Formen traumatischer Ereignisse können sehr unterschiedliche Verletzungen verursachen (z. B. Autounfall, Erdbeben, häusliche Gewalt, Vergewaltigung). Die verschiedenen Verletzungen werden an dieser Stelle nicht alle gesondert aufgeführt. Tabelle 6-5 zeigt exemplarisch typische Verletzungen nach häuslicher Gewalt.

Opfer von Straftaten sollten angehalten werden, ihre Verletzungen auch ohne Anzeige gerichtsverwertbar dokumentieren zu lassen, damit ggf. später eine Anzeige möglich ist (Brzank, Hellbernd, & Maschewsky-Schneider, 2004). Für die Beratung von Opfern sexualisierter Gewalt gibt es spezifische Empfehlungen für Therapie und Beratung (Gysi & Rüegger, 2017).

6.13 Artifizielle Störungen

Artifizielle Störungen sind gekennzeichnet durch das Vortäuschen, Fälschen oder Herbeiführen von medizinischen, psychologischen oder verhaltensbezogenen Anzeichen und Symptomen oder Verletzungen, die mit einer identifizierten Täuschung verbunden sind (WHO, 2019). Die Betroffenen verschlimmern absichtlich bestehende Symptome, täuschen zusätzliche Symptome vor oder verursachen sie selbst, wenn bereits eine Störung oder Krankheit vorliegt. Sie suchen eine Behandlung auf oder stellen sich selbst als krank, verletzt oder beeinträchtigt dar, basierend auf den vorgetäuschten, gefälschten oder selbst herbeigeführten Anzeichen, Symptomen oder Verletzungen.

Artifizielle Störungen spielen eine bedeutende Rolle bei der Diagnostik von Traumafolgestörungen

Tabelle 6-5: Typische Verletzungen nach häuslicher Gewalt (Gerlach, 2013).

Ort	Verletzungen
Kopf	Weichteilschwellungen, Quetsch-Riss-Wunden, Hämatome (geformt, ungeformt), Kratzer, Bissspuren, Frakturen, Schleimhautverletzungen, Zahnabbrüche, Verletzungen an und hinter der Ohrmuschel, Trommelfellverletzungen
Bindehäute der Augen, Mundschleimhaut, Gesichtshaut	petechiale Einblutungen
Hals	flächige und kratzerartige Schürfungen, Hämatome, Strangmarken
Arme	Hämatome (u. a. Haltegriffverletzungen, Parier- und Abwehrverletzungen), Schürfungen
Hände	Abbrüche der Nagelränder, Spuren unter den Fingernägeln
Brüste	Hämatome, Bissspuren, Kratzer
Rücken	Hämatome (Widerlagerverletzungen), Schürfungen der Aufliegeseiten
Innenseite Oberschenkel, Gesäß	Hämatome

(Bass & Halligan, 2014), weshalb sie hier behandelt werden. Obwohl sie eine Minderheit darstellen, sollten ihre Bedeutung und Auswirkungen weder übersehen noch unter- oder überschätzt werden.

Früher wurden artifizielle Störungen hauptsächlich als Simulation betrachtet. Erst mit der Einführung des Konzepts des Unbewussten durch Freud wurde erkannt, dass sie potenziell krankheitsähnliche Merkmale aufweisen können. In den Jahren 1923/1934 tauchte der Begriff „polysurgical addiction" auf (Menninger, 1934), gefolgt von der Bezeichnung „Münchhausen-Syndrom" im Jahr 1951 (Asher, 1951). Die genaue Ursache dieser Störungen ist weitgehend unbekannt. Aktuell werden psychodynamische, entwicklungspsychologische und insbesondere traumapsychologische Modelle verwendet, um die Manipulation des eigenen Körpers sowie die Übernahme der kranken Rolle als unbewusste Bewältigungsmechanismen für zugrunde liegende Bedürfnisse und Konflikte zu erklären (Hausteiner-Wiehle & Hungerer, 2020).

Das absichtliche Herbeiführen von Krankheiten kann in verschiedenen medizinischen Bereichen beobachtet werden. Es äußert sich in einer Vielzahl von Symptomen, selbst zugefügten Verletzungen, unnötigen medizinischen Eingriffen, verlängerten Genesungszeiten und häufigem Wechsel des Gesundheitsdienstleisters (Bass & Halligan, 2014). Dies führt zu erheblichen Kosten für das Gesundheitssystem (Hoertel, Lavaud, Le Strat & Gorwood, 2012).

Personen, die unter artifiziellem Verhalten leiden, äußern zwar vordergründig meist den Wunsch nach Heilung. Allerdings zeigen sie widersprüchliche und dysfunktionale Motive mit schädlichen Verhaltensweisen (Bass & Halligan, 2014) und greifen zu Lügen, bewusst oder unbewusst, um mit Schwierigkeiten im Leben umzugehen (Hausteiner-Wiehle & Hungerer, 2020). Dabei riskieren sie ihre eigene Gesundheit und setzen einen gefährlichen Kreislauf in Gang, der immer riskantere Täuschungen und eine wachsende Anzahl von Gesundheitsdienstleistern mit sich bringt (Bass & Halligan, 2014). Je überzeugender und dramatischer sie ihre Symptome darstellen, desto geringer ist in der Regel der anfängliche Verdacht auf eine artifizielle Störung. Therapeuten werden in die Irre geführt und trotz bester Intentionen unwissentlich in Situationen verwickelt, die das Risiko von Kunstfehlern bergen (Van der Feltz-Cornelis, 2002; Lipsitt, 1986).

Eine artifizielle Störung zu erkennen, ist in der Regel eine große Herausforderung. Möglicherweise bleiben manche Fälle, einschließlich solcher mit tödlichem Ausgang, unentdeckt. Das Aussprechen der Hypothese, dass ein Patient seine Krankheit teilweise oder vollständig vortäuscht oder selbst auslöst, kann bei anderen involvierten Fachpersonen auf Widerstand stoßen, zumal ein solcher Verdacht in der Regel auf Vermutungen und nicht auf eindeutigen Beweisen beruht. Dies birgt das Risiko von Fehldiagnosen und unnötigen Behandlungen (Hausteiner-Wiehle & Hungerer, 2020). Ebenso besteht das Risiko, dass Menschen mit realen körperlichen oder psychischen Krankheiten unberechtigt des Vortäuschens, Fälschens oder Herbeiführens einer Erkrankung beschuldigt werden.

Bei Verdacht auf eine artifizielle Störung ist ein aufmerksames und vorsichtiges Vorgehen erforderlich. Es ist wichtig, dass die Fachpersonen eng zusammenarbeiten und klare Anweisungen für das weitere Vorgehen erhalten. Die Kommunikation mit dem Patienten sollte sorgfältig geführt werden und sich auf medizinische Pflichten, Sicherheit und Gesundheitsrisiken konzentrieren. Unnötige Eingriffe sollten vermieden werden (s. Fallbeispiel Kap. 6.13.1) (Hausteiner-Wiehle & Hungerer, 2020).

Dabei ist entscheidend, die Betroffenen mit konkreter psychosozialer Unterstützung zu versorgen und sie dazu zu ermutigen, die Verantwortung für ihre Behandlung zu übernehmen. Dadurch wird ihnen der Weg zur Entwicklung von Autonomie erleichtert und es eröffnen sich neue Perspektiven jenseits der Grenzen der Krankenrolle (Hausteiner-Wiehle & Hungerer, 2020).

6.13.1 Artifizielle Störungen nach ICD-11

Die WHO hat in Kapitel 6D5 eine eigene Kategorie für artifizielle Störungen erstellt. Dabei wird zwischen Störungen unterschieden, die eine Person sich selbst zufügt, und solchen, die sie anderen auferlegt.

Artifizielle Störung, selbstbezogen (6D50) (Münchhausen-Syndrom)

Das „Münchhausen-Syndrom" oder die selbstbezogene artifizielle Störung (Artifizielle Störung selbstbezogen: ASSB) beinhaltet das Vortäuschen, Fälschen oder absichtliche Herbeiführen von medizinischen, psychologischen oder verhaltensbezogenen Anzeichen und Symptomen oder Verletzungen (WHO, 2023). Es umfasst verschiedene Verhaltensweisen wie das Falschangeben oder Vortäuschen von neurologischen oder psychischen Symptomen wie Krampfanfällen oder auditiven Halluzinationen. Auch die Manipulation von Labortests, um falsche Befunde zu erzeugen, das Fälschen von Krankenakten, um eine Krankheitsgeschichte vorzutäuschen, die absichtliche Einnahme von Substanzen wie Warfarin, um abnorme Laborergebnisse oder Krankheiten hervorzurufen, sowie selbst zugefügte Verletzungen oder die absichtliche Exposition gegenüber schädlichen Substanzen wie infektiösen Substanzen oder Giften sind Teil des Syndroms (WHO, 2023).

Die Simulation von Krankheiten, Verletzungen oder Beeinträchtigungen kann so überzeugend sein, dass sie zu wiederholten Untersuchungen oder sogar Operationen führt, oft in verschiedenen Gesundheitseinrichtungen, obwohl die Ergebnisse negativ oder nicht eindeutig sind (WHO, 2023).

Dieses Verhalten hat psychologische Ursachen, da es als Störung des Krankheitsverhaltens und der Annahme der Krankenrolle betrachtet werden kann. Der Wunsch nach Aufmerksamkeit, insbesondere von Gesundheitsdienstleistern, scheint eine häufige Motivation für diese Verhaltensweisen zu sein, die mit der Rolle eines kranken Menschen einhergehen (WHO, 2023).

Die ICD-11 trifft keine Aussage darüber, ob das Vortäuschen von Krankheiten absichtlich oder unabsichtlich geschieht. Möglich ist sowohl das freiwillige und absichtliche Vortäuschen von Krankheiten als auch die hauptsächlich unfreiwillige und unabsichtliche Neigung, eine kranke Rolle anzunehmen. Unabhängig davon bemühen sich die Betroffenen aktiv, die Täuschung oder die Simulation zu verbergen, wobei auch eine Selbsttäuschung möglich ist. Die Unterscheidung zwischen bewusster und unbewusster Absicht und Motivation kann in der Praxis eine zusätzliche Herausforderung darstellen (Brown & Scheflin, 1999).

Artifizielle Störung, auf andere gerichtet (Münchhausen-Stellvertreter-Syndrom) (6D51)

Beim Münchhausen-Stellvertreter-Syndrom (Münchhausen-by-proxy-Syndrom) täuscht eine Person absichtlich medizinische, psychologische oder verhaltensbezogene Anzeichen und Symptome oder Verletzungen bei einer anderen Person vor. Oft betrifft dies ein abhängiges Kind, was eine Form von Kindesmisshandlung darstellt. Dabei geht es um eine bewusste Täuschung. Wenn die andere Person (z. B. das Kind) bereits eine Störung oder Krankheit hat, verstärkt oder verschlimmert die Person mit Münchhausen-Stellvertreter-Syndrom absichtlich die vorhandenen Symptome oder fälscht zusätzliche Symptome (WHO, 2023).

Die Diagnose des Münchhausen-Stellvertreter-Syndroms wird der Person zugeordnet, die die Symptome bei einer anderen Person vortäuscht, fälscht oder herbeiführt, und nicht der Person, die die Symptome hat. Gelegentlich täuscht die Person die Symptome auch bei einem Haustier vor oder fälscht sie (WHO, 2023).

Differenzialdiagnosen

Das Münchhausen-Syndrom unterscheidet sich von der **Simulation**. Beide beinhalten das Täuschen, Vortäuschen oder Hervorrufen von Symptomen, um den Schweregrad einer Krankheit zu verfälschen oder zu übertreiben. Allerdings wird die Simulation hauptsächlich durch äußere Anreize gesteuert.

In der ICD-11 wird die Simulation (QC30) nicht als psychische Störung betrachtet (Reed et al., 2019). Stattdessen wird sie im Kapitel „Faktoren, die den Gesundheitszustand oder den Kontakt mit Gesundheitsdiensten beeinflussen" aufgeführt und bezieht sich auf die „absichtliche Erzeugung oder erhebliche Übertreibung von physischen oder psychischen Symptomen oder die absichtliche falsche Zuordnung echter Symptome zu einem nicht damit verbundenen Ereignis oder einer Reihe von Ereignissen" (WHO, 2023). Häufige externe

Motive für die Simulation sind die Vermeidung von Strafanzeigen, der Erwerb bestimmter Medikamente (z. B. Opioide), die Vermeidung des Militärdienstes oder gefährlicher Aufgaben sowie die Suche nach finanziellen Vorteilen oder besseren Lebensbedingungen wie einer Wohnung.

Bei der Unterscheidung des Münchhausen-Syndroms von **somatoformen und hypochondrischen Störungen** (Hypochondrie) kann es vorkommen, dass Personen mit den letztgenannten Erkrankungen ihre Symptome gelegentlich verstärken, um sicherzustellen, dass sie aufgrund der übermäßigen Fokussierung auf somatische Symptome und die Suche nach einer Behandlung angemessene Aufmerksamkeit erhalten oder ernst genommen werden. Im Gegensatz zum Münchhausen-Syndrom gibt es jedoch keine Anzeichen dafür, dass diese Personen die Symptome vortäuschen, verfälschen oder absichtlich provozieren oder verschlimmern (WHO, 2023).

Im Gegensatz zum Münchhausen-Syndrom treten bei der **dissoziativ-neurologischen Symptomstörung** (DNSS) Symptome (z. B. Krampfanfälle, Lähmungen) auf, die nicht durch neurologische Befunde oder andere zugrunde liegende physiologische Ursachen erklärt werden können (Seite 233). Menschen mit DNSS täuschen ihre Symptome nicht vor, fälschen sie nicht oder führen sie nicht absichtlich herbei (WHO, 2023).

Wenn Menschen im Rahmen von **körperlicher Gewalt** ihre Angehörigen verletzen und die realen Ursachen von Verletzungen danach zum Vermeiden rechtlicher Konsequenzen oder der Einschaltung von Kinderschutzdiensten falsch zuordnen (z. B. Fahrradunfall statt körperlicher Gewalt), ist keine Diagnose von Münchhausen-Stellvertreter-Syndrom (MSS) zu stellen. Beim MSS geht es nicht um das absichtliche Kaschieren von Gewalt, sondern um das Streben nach Aufmerksamkeit und Bewunderung durch Gesundheitsdienstleister (WHO, 2023).

Es ist wichtig zu erkennen, dass Menschen mit anderen psychischen Störungen wie **Schizophrenie** oder anderen primären psychotischen Störungen sowie Stimmungsstörungen gelegentlich anderen, einschließlich ihrer Kinder, aufgrund von Befehlshalluzinationen, Wahnvorstellungen oder im Rahmen eines Selbstmordversuchs Schaden zufügen können. In solchen Fällen gibt es in der Regel keine Beweise für eine absichtliche Täuschung im Zusammenhang mit dem schädigenden Verhalten, es sei denn, es geht darum, sich einer strafrechtlichen Verfolgung wegen Kindesmissbrauchs zu entziehen oder eine Intervention wie die Wegnahme eines Kindes durch Schutzdienste zu vermeiden (WHO, 2023).

Beispiele

Lipsitt, 1986 (wie in Hausteiner-Wiehle & Hungerer, 2020)

1986 stieß Don Lipsitt auf einen bemerkenswerten Fall: eine 34-jährige Frau, die sich jahrelang als schwer krank ausgab. Sie behauptete, an einem fortgeschrittenen Magenkrebs zu leiden, der während ihres Medizinstudiums in Europa begonnen hatte. Nach ihrer Rückkehr ließ sie sich unnötigerweise den Magen entfernen und besuchte mehrere Krankenhäuser, in denen sie fälschlicherweise behauptete, ihr Magen sei wegen Krebs entfernt worden. Weitere Operationen folgten.

Nach dem Ende ihrer Beziehung zu einem Mitstudenten kehrte sie geschwächt und unterernährt zu ihrer Familie zurück. Ein Hausarzt diagnostizierte „fortgeschrittenen Magenkrebs" und schickte sie zur weiteren Untersuchung. Doch während der Chemotherapie erholte sie sich überraschend schnell. Eine erneute Überprüfung ergab: keine Spur von Krebs.

Mit Unterstützung eines Jurastudenten, den sie später heiratete, verklagte die Frau 35 Ärzte, die an ihrer Behandlung beteiligt waren. Sie forderte 14 Millionen Dollar Schadenersatz und Entschädigung. Sie behauptete, vollständig genesen zu sein, äußerte ihre tiefe Bewunderung für die Ärzte und kündigte an, das Geld für ihr Studium und die Gründung einer Klinik zu verwenden.

Vor Gericht wurde schnell eine Einigung erzielt. Die wiederholte Erfindung der Geschichte durch die Patientin wurde anerkannt, obwohl Bedenken hinsichtlich der Kosten und der Dauer eines möglichen Prozesses bestanden. Schließlich erhielt die Frau 315 000 Dollar.

6.13.2 Ähnlichkeiten zwischen den Präsentationen von Trauma und Simulation

Es braucht oft Zeit und Mut, bis Menschen, die Gewalt erlebt haben, den Mut finden, darüber zu sprechen (Augusti & Myhre, 2024; Rohner et al., 2023). Sechs Schlüsselthemen spielen eine entscheidende Rolle bei der Offenlegung von Missbrauch (Brennan & McElvaney, 2020):

- Vertrauen zu einer Person,
- das Bewusstsein, dass der Missbrauch nicht normal ist,
- die emotionale Belastung durch die Gewalterfahrung,
- der Wunsch nach Gerechtigkeit,
- die Hoffnung auf Glauben und
- die Erwartung, dass sie auf den Missbrauch angesprochen werden.

Wenn Betroffene schließlich den Missbrauch offenlegen, fürchten sie oft, dass ihnen nicht geglaubt wird oder sie abgewiesen werden. Daher versuchen sie, Fachleute von der Wahrheit, der Intensität und den Auswirkungen ihrer Symptome zu überzeugen. Dieses Verhalten kann als „Schrei nach Hilfe" interpretiert werden (Courtois & Ford, 2013). Es kann Ähnlichkeiten mit der Symptompräsentation bei Simulation aufweisen, was für Fachleute verwirrend sein kann.

Einige Menschen, die mit Unglauben konfrontiert sind, versuchen möglicherweise übermäßig, andere von der Echtheit ihrer Traumatisierungen und den daraus resultierenden Störungen zu überzeugen. Dies kann fälschlicherweise als Simulation interpretiert werden, insbesondere wenn die Werte der Betroffenen auf Skalen zur Bewertung von Übertreibung und Simulation erhöht sind (Brand et al., 2016).

Darüber hinaus können Symptome, die auf ein Trauma zurückzuführen sind, extrem erscheinen. Betroffene, die sensorische Aspekte eines traumatischen Ereignisses, wie Gerüche, Bilder und Emotionen, lebhaft wiedererleben, können den Eindruck erwecken, dass sie übertreiben. Fachleute können überrascht sein, wenn dieselbe Person, die zuvor ein hohes Maß an Dramatik gezeigt hat, später widersprüchliche Darstellungen zeigt, wie emotionale Distanz und flache Affekte (Brown, 2009).

Diese schwankenden Darstellungen werden noch verwirrender, wenn die Person später die Bedeutung oder Häufigkeit eines Symptoms herunterspielt oder sich nicht mehr an etwas erinnert, das sie zuvor berichtet hat. Es ist wichtig für Fachleute zu verstehen, dass traumatisierte Personen je nach ihrem Zustand der Vermeidung, Dissoziation oder emotionalen Überwältigung unterschiedliche Präsentationen zeigen können (Brand, Armstrong, & Loewenstein, 2006).

6.13.3 Artifizielle Viktimisierung

Obwohl zahlreiche Studien auf eine hohe Dunkelziffer sexueller Gewalt hinweisen, halten einige Fachpersonen und Laien immer noch an der irrigen Annahme fest, dass die meisten Anzeigen wegen sexueller Übergriffe falsch sind (Orchowski, Bogen, & Berkowitz, 2021). Diese Fehleinschätzung trägt maßgeblich zu einer Kultur bei, in der Opfer von Gewalt oft auf Unglauben stoßen, wenn sie ihre Erlebnisse teilen. Infolgedessen entscheiden sich viele Betroffene, die Skepsis befürchten, die erlittene Gewalt nicht zu melden, was die Wahrscheinlichkeit, die Täter zu fassen, verringert. Zudem kann der mangelnde Glaube an die Betroffenen ihren Heilungsprozess negativ beeinflussen, da Berichte über (sexuelle) Viktimisierung oft mit Zweifel und Skepsis begegnet werden (Orchowski et al., 2021).

Trotzdem ist es für Fachleute unerlässlich, falsche Darstellungen von Viktimisierung zu berücksichtigen, die einige Menschen über angebliche Gewalt in der Gegenwart oder Vergangenheit vorbringen (Loftus & Pickrell, 1995). Falsche Anschuldigungen können großes Leid verursachen und falsche Diagnosen, die auf ganz oder teilweise ungenauen Darstellungen von Missbrauch basieren, können therapeutische Fortschritte behindern. Daher wird hier ein kurzer Überblick über artifizielle Viktimisierung gegeben, ohne jedoch auf die umfangreiche Literatur zur Beurteilung der Glaubhaftigkeit von Berichten zu traumatischen Erinnerungen einzugehen, da dies den Rahmen dieses Buchs sprengen würde (s. a. Kap. 7, Seite 333, posttraumatische Erinnerungen).

Anzeigen bei der Polizei mit Falschbeschuldigungen

Erfundene Berichte über Viktimisierung bei der Polizei werden als falsche Anschuldigungen (FA) oder Falschbeschuldigungen bezeichnet (De Zutter et al., 2017). Es gibt unterschiedliche Definitionen für falsche Anschuldigungen, je nach Autor. Einige definieren sie eng als bewusste Täuschung, während andere sowohl bewusste (wenn die Anschuldigung absichtlich gemacht wird, um zu täuschen) als auch unbewusste (wenn der Beschuldigende wirklich glaubt, dass die Anschuldigung wahr ist) falsche Anschuldigungen einschließen. Es gibt verschiedene Faktoren, die zu dieser Fehleinschätzung beitragen können, wie verzerrte oder falsche Erinnerungen an das Ereignis oder psychische Probleme des Beschuldigenden (Burnett, 2016).

Wenn eine falsche Anschuldigung wissentlich erhoben wird, handelt es sich um eine Straftat, da unschuldigen Menschen Schaden zugefügt wird und dies einen schwerwiegenden Missbrauch der Justiz darstellt (Avieli, 2022). Menschen, die falsche Anschuldigungen erheben, sind in der Regel nicht psychisch gesund: Sie sind oft sehr anfällig für Stress, leiden unter sozialen, beruflichen und wirtschaftlichen Einschränkungen und können sogar posttraumatische Symptome aufweisen (Avieli, 2022).

Es gibt nur wenige Untersuchungen zu den Merkmalen von Berichten über angebliche sexuelle Gewalt, die sich als nachweislich falsch herausgestellt haben, da die Anzahl solcher Fälle gering ist (Orchowski et al., 2021). Falsche Anschuldigungen wurden mit Wahnvorstellungen (Sheridan & Blaauw, 2004), diagnostizierten artifiziellen Störungen oder dem Münchhausen-Syndrom (Brown & Scheflin, 1999; Hazelwood & Burgess, 2016), dem Wunsch nach einem Alibi (z. B. Seitensprung in einer Partnerschaft oder zu spät nach Hause kommen), Wut oder Rache oder dem Wunsch nach Aufmerksamkeit (z.B. medizinisch oder persönlich) in Verbindung gebracht (O'Neal, Spohn, Tellis & White, 2014). Es sollte jedoch klargestellt werden, dass falsche Anschuldigungen nicht in erster Linie von dem Wunsch getrieben sind, eigenes Fehlverhalten zu verbergen, wie Lonsway et al. (2018) erklären. Stattdessen werden die meisten falschen Anschuldigungen von Personen gemacht, die mit erheblichen psychologischen und emotionalen Herausforderungen konfrontiert sind und persönliche Motive haben, jemanden zu Unrecht zu beschuldigen.

(Teilweise) artifizielle Berichte über anhaltende Gewalt

Laut der WHO (WHO, 2023) haben wiederkehrende oder chronisch anhaltende traumatische Erfahrungen eine schlechtere Prognose für Menschen mit dissoziativer Identitätsstörung (DIS). Dies gilt auch für andere posttraumatische Störungen, bei denen anhaltende Gewalt die Heilung behindert und angepasste therapeutische Strategien erfordert. Daher ist es wichtig, bei der Diagnose von Traumafolgestörungen auch das Vorliegen von anhaltender Gewalt zu berücksichtigen. Einige Betroffene erleben weiterhin Missbrauch und kämpfen darum, sich in Sicherheit zu bringen und Fortschritte in ihrer Therapie zu machen (Sachs, 2019; Kap. 3.7, Seite 110).

Es kann jedoch für Fachleute manchmal schwierig sein, zu beurteilen, ob die Berichte über aktuellen Missbrauch auf gegenwärtige oder vergangene Gewalterfahrungen (oder eine Mischung aus beidem) zurückzuführen sind. Insbesondere in Kombination mit dissoziativer Amnesie kann es für Betroffene und ihr soziales Unterstützungssystem schwierig sein, Flashbacks vergangener traumatischer Erlebnisse von Erinnerungen an aktuellen Missbrauch zu unterscheiden (Seite 265).

Während eines Flashbacks (Seite 76) haben manche Menschen das Gefühl, das traumatische Ereignis erneut zu erleben, mit ähnlichen Empfindungen, Gefühlen und Gedanken wie während des eigentlichen Traumas. Dies kann äußerst verwirrend und beunruhigend sein, da sich die Zeit- und Realitätswahrnehmung der Person verändert.

In einigen Fällen können sich die durch einen Flashback ausgelösten Empfindungen und Emotionen mit den aktuellen Erlebnissen der Person vermischen, sodass die Grenze zwischen Vergangenheit und Gegenwart verschwimmt. Dies kann es für die Person schwierig machen, genau zu beurteilen, ob sie eine traumatische Erinnerung aus der Vergangenheit wiedererlebt oder sich in einer aktuellen Missbrauchssituation befindet. Es kann daher vorkommen, dass die Person angibt, in der Gegenwart missbraucht worden zu sein, obwohl sie tatsächlich einen schweren Flashback aus der Vergangenheit erlebt hat.

Pathologisches Lügen und Pseudologia phantastica

Der Begriff „Pseudologia phantastica" oder auch „pathologisches Lügen" wird in der Literatur verwendet, um das wiederholte und scheinbar zwanghafte Erzählen von falschen Geschichten zu beschreiben. Diese Lügen werden in der Regel ausgelöst durch Schuld- oder Schamgefühle, um mögliche Konflikte zu vermeiden (Kerna et al., 2022). Obwohl pathologisches Lügen bereits seit über 100 Jahren in der medizinischen Literatur beschrieben wird, gibt es immer noch große Unklarheit und Verwirrung über die genaue Definition des Begriffs. Zudem gibt es viele ungelöste wissenschaftliche Fragen bezüglich des Konzepts der Lüge und der Frage, inwieweit eine Person ihr Lügenverhalten kontrollieren kann. Auch die Frage, ob pathologische Lügner die Verantwortung für ihr Handeln tragen, ist noch nicht abschließend geklärt (Dike, Baranoski & Griffith, 2005).

Pathologisches Lügen unterscheidet sich vom normalen Lügen, da es 3 Schlüsselelemente beinhaltet (Kerna et al., 2022):

- das Bewusstsein, dass die Aussagen oder Angaben falsch sind
- die bewusste Absicht, eine andere Person zu täuschen
- ein vorgefasstes Ziel oder einen definierten Zweck

Pseudologia phantastica kann als eine Unterform des pathologischen Lügens betrachtet werden. Pseudologen sind bekannt für ihre Fähigkeit, mit lebendigen, dramatischen und fantastischen Geschichten ihre Umgebung zu beeindrucken. Oft stellen sie sich selbst als Opfer oder Helden dar. Wenn sie mit einer neuen Frage konfrontiert werden, erfinden sie gerne eine weitere Geschichte. Dadurch glaubt der Empfänger den Täuschungen des Lügners und der Lügner selbst beginnt, seine eigenen Lügen als Realität zu interpretieren. Wenn Pseudologen konfrontiert oder in eine Diskussion verwickelt werden, neigen sie dazu, unruhig zu sprechen, spezifische Antworten auf Fragen zu vermeiden und unverhältnismäßig zu handeln, ohne ein klares Ziel zu formulieren (Kerna et al., 2022).

Manchmal wird Pseudologia phantastica mit Simulation gleichgesetzt. Allerdings bezieht sich die Simulation in der ICD-11 auf körperliche oder psychologische Symptome. Lügen oder das Erzählen von Geschichten ohne Symptome werden von den Diagnosen der artifiziellen Störung und der Simulation nicht erfasst (Thom, Teslyar & Friedman, 2017).

Da pathologisches Lügen noch nicht als Krankheit anerkannt ist, gibt es keine standardisierten Diagnoseverfahren. Es sollten jedoch begleitende psychiatrische Störungen wie Persönlichkeitsstörungen (z. B. Borderline-Muster, Dissozialität) untersucht werden (Kerna et al., 2022).

Falsche Anschuldigungen von Behandlungsfehlern

In Therapien können Fehler auftreten, die aufgearbeitet werden sollten. Nicht immer entsprechen Vorwürfe von Patienten an ihre Therapeuten jedoch der Wahrheit (Scheflin & Brown, 1999; s. a. Seite 197). Gelegentlich beschuldigen Patienten ihre Therapeuten fälschlicherweise, Fehler in der Behandlung begangen zu haben. Sie widerrufen Aussagen über Gewalt durch Mitmenschen oder über posttraumatische und dissoziative Symptome, die sie in einer Therapie geäußert haben, und behaupten, dass der Therapeut ihnen falsche Erinnerungen oder eine falsche Diagnose suggeriert oder sie inkorrekt behandelt habe. Die Betroffenen behaupten dabei, dass ihre Aussagen in der Therapie falsch waren, ihre Vorwürfe an den Therapeuten jedoch der Realität entsprechen (Brown, Scheflin & Whitfield, 1999; Scheflin & Brown, 1999; High, 1999).

Eine Untersuchung von Scheflin und Brown (1999) analysierte 30 Anzeigen von Patienten, in denen das „Implantieren falscher Erinnerungen" oder das „Implantieren von DIS" vorgeworfen wurde. Die Untersuchung ergab, dass viele Patienten während der Psychotherapie zunächst komplexe und manchmal bizarre Missbrauchserinnerungen geschildert hatten, diese jedoch nach Abschluss der Therapie zurückzogen. Die Patienten beschuldigten daraufhin die Therapeuten, ihnen durch suggestive Techniken falsche Missbrauchserinnerungen eingepflanzt und unzutreffende Symptome eingeredet zu haben. Die Untersuchung von Scheflin und Brown zeigte jedoch, dass in den meisten Fällen keine Fehlbehandlungen stattgefunden hatten. Im Gegenteil, die meisten der angeklagten Therapeuten hatten eine angemessene Traumabehandlung durchgeführt, die auf die spezifischen Phasen der Behandlung abgestimmt war. Es gab auch keine Hinweise auf eine „Therapie der wiedergewonnenen Erinnerung" („recovered memory therapy") oder einen ausschließlichen Fokus auf das Abrufen von Missbrauchserinnerungen, wie von den Beschuldigenden behauptet (Scheflin & Brown, 1999). Die Autoren kamen zum Schluss, dass es sich bei den Vorwürfen der Patienten um Falschbeschuldigungen handelte. Sie nannten dieses Syndrom der Falschbeschuldigungen „False Litigant Syndrome" durch „falsche Retraktoren".

In ihrer Untersuchung postulierten Scheflin und Brown, dass viele Retraktoren an einer artifiziellen Störung und/oder einer Borderline-Störung litten, die aufgrund vieler zusätzlicher psychiatrischer Diagnosen wie Angststörungen, PTBS, dissoziativer Identitätsstörung, Persönlichkeitsstörung, Suchterkrankung, Essstörung oder somatoformer Schmerzstörung nicht erkannt worden war. Sie kamen zum Schluss, dass speziell bei Menschen mit mehreren psychiatrischen Erkrankungen frühzeitig auf Anzeichen einer artifiziellen Störung untersucht werden sollte, da diese (in Kombination mit einer Persönlichkeitsstörung) ein wesentlicher Risikofaktor für spätere Falschbeschuldigungen sein kann.

Ursache von vielen Falschbeschuldigungen war familiärer Druck. Laut High (1999) spielte zudem suggestive Beeinflussung durch Organisationen, Einzelpersonen und Medien eine Rolle, welche die Meinung vertreten, dass die meisten Erinnerungen an Gewalt falsch sind und in Therapien implantiert werden. Diese Suggestion von Suggestion trage zur Entstehung von Falschbeschuldigungen bei. Das Ziel derjenigen, die ihre Aussagen zurückziehen, ist zunächst das Erlangen von Aufmerksamkeit in einer Therapie. Später erhoffen sie sich durch Falschbeschuldigungen gegenüber ihren früheren Therapeuten Anerkennung und Zuwendung von Vertretern von „False-Memory"-Organisationen und von Medien (High, 1999).

Whitfield (2002) wies zusammenfassend schließlich darauf hin, dass suggestives Fehlverhalten in 2 Situationen auftreten könne:

- Erstens in hochsuggestiven Therapien, bei denen der Therapeut den Großteil der Informationen über Missbrauchsthemen liefert, anstatt dass diese vom Patienten stammen. In diesen Fällen müssten legale Konsequenzen für die Fehlbehandlung folgen.
- Und zweitens in hochsuggestiven Beratungen durch traumatherapiekritische Kräfte, in denen Patienten eingeredet wird, dass sie suggestiv behandelt worden seien (Whitfield, 2002).

Zusammenfassung

Therapeutinnen und Therapeuten sollten sich immer bewusst sein, dass Gewaltberichte sowohl ganz oder teilweise richtig sein könnten, dass aber auch die Möglichkeit von bewusst falschen oder unabsichtlich inkorrekten Erzählungen möglich sind (s. a. Seiten 194, 196, 345, 346). Die Beurteilung der Glaubhaftigkeit von Traumaberichten fällt nicht in den Aufgabenbereich von Therapeuten, da sie in der Regel nicht in forensischer Glaubhaftigkeitsprüfung geschult sind.

Dennoch wird Therapeuten empfohlen, kritisch zu glauben und mitfühlend zu zweifeln, wenn sie von Missbrauchsgeschichten hören (s. a. Seite 346). Dies bedeutet nicht, dass sie allen Missbrauchsberichten mit Zweifeln und Skepsis begegnen sollen, sondern dass sie mit allen Betroffenen mit Mitgefühl, Neugier und kritischer Distanz in Kontakt treten. Sie sollten Betroffenen das Gefühl geben, bedingungslos akzeptiert und respektiert zu werden, unabhängig von den Traumata, die sie möglicherweise erlebt haben.

Zugleich ist wichtig darauf hinzuweisen, dass es noch viele offene wissenschaftliche und klinische Fragen zum Gedächtnis und zur Unterscheidung zwischen echten und artifiziellen Gewaltberichten gibt (Seite 346).

6.13.4 Artifizielle und simulierte posttraumatische Belastungsstörung

Mit dem Anstieg der Diagnose der posttraumatischen Belastungsstörung (PTBS) nach dem Vietnamkrieg wurden in den 1980er Jahren erstmals Fälle von artifizieller PTBS beschrieben. Sparr und Pankratz dokumentierten 5 Fälle, in denen Personen fälschlicherweise behaupteten, aufgrund von Kampfhandlungen in Vietnam eine PTBS entwickelt zu haben (Sparr & Pankratz, 1983). Drei dieser Personen gaben falsch an, Kriegsgefangene gewesen zu sein. Alle 5 Personen erdichteten Kriegserlebnisse und täuschten gleichzeitig posttraumatische Stresssymptome vor. Schließlich wurde ihre Täuschung aufgedeckt und es stellte sich heraus, dass 4 der Betroffenen nie in Vietnam gewesen waren und 2 von ihnen überhaupt keinen militärischen Hintergrund hatten. Sparr und Pankratz kamen zum Schluss, dass die artifizielle PTBS eine weitere Variante der zahlreichen klinischen Täuschungen ist, denen Ärzte begegnen können. Seitdem ist die Validierung von PTBS und die Erkennung von artifiziellen und simulierten PTBS ein wichtiges Thema in Studien und in der Literatur (Kerig et al., 2020).

Die heutige Literatur konzentriert sich hauptsächlich auf die Simulation von PTBS (Young, 2017). Der Unterschied zwischen artifizieller PTBS und simulierter PTBS liegt in den Motivationen und Absichten der beteiligten Personen:

- **Artifizielle PTBS** bezieht sich auf eine Situation, in der Personen absichtlich Symptome einer PTBS vortäuschen oder erfinden, ohne dass es äußere Anreize oder greifbare Vorteile dafür gibt. Die Motivation für ihr Verhalten ist in erster Linie innerlich und wird von unbewussten Bedürfnissen oder Konflikten angetrieben. Sie können die Symptome simulieren und erfundene Kriegsgeschichten erzählen, aber ihre Absicht ist nicht, einen bestimmten externen Nutzen zu erzielen oder negative Konsequenzen zu vermeiden. Es gibt derzeit keine Studien zur Prävalenz von artifizieller PTBS.
- **Simulierte PTBS** hingegen liegt vor, wenn Personen die Symptome einer PTBS absichtlich vortäuschen oder übertreiben, um bestimmte externe Vorteile zu erlangen. Dies kann beinhalten, rechtliche Konsequenzen zu vermeiden, finanzielle Vorteile zu erlangen, Medikamente zu erhalten oder sich dem Militärdienst oder der Dienstpflicht zu entziehen. In diesem Fall ist die Motivation für ihr Verhalten in erster Linie extern und wird von Belohnungen oder Vorteilen angetrieben. In seinem Überblick über aktuelle Forschung und die Neubewertung früherer Forschungen kommt Young (2017) zum Schluss, dass die Prävalenzrate der Simulation bei PTBS bei 15 % liegt (im Gegensatz zu 40 %, wie in anderer Literatur angegeben).

Die Erkennung von Simulation kann eine Herausforderung darstellen, da es sich wahrscheinlich eher um ein Spektrum als um eine klare Kategorie handelt, mit Mischformen mit realen und artifiziellen PTBS-Symptomen. Dies erschwert die Identifizierung von Simulation in Abklärungen von PTBS.

Die Forschung deutet darauf hin, dass es 3 Arten von Simulation im Zusammenhang mit PTBS gibt, nämlich reine Simulation, partielle Simulation und falsche Zuschreibung (Young, 2017):

- Reine Simulation bezieht sich auf die falsche Angabe von nicht existierenden Symptomen.
- Bei partieller Simulation werden bestehende Symptome übertrieben oder bereits behandelte Symptome als anhaltend angegeben.
- Bei falscher Zuschreibung werden die Symptome einem bestimmten traumatischen Ereignis zugeschrieben, obwohl sie eine andere Ursache haben können. Ein Beispiel dafür ist, wenn eine Betroffene tatsächliche PTBS-Symptome mit einem nicht damit zusammenhängenden Ereignis in Verbindung bringt, um eine Entschädigung oder Leistungen zu erhalten (z. B. PTBS aufgrund eines selbstverursachten Verkehrsunfalls, jedoch wird ein Arbeitsereignis als ursächlich angegeben). In einigen Fällen kann eine ungelöste traumatische Bindung dazu führen, dass eine Person andere Belastungen als Ursache für PTBS-Symptome angibt, obwohl diese Erfahrungen nicht wesentlich für die Symptome verantwortlich sind (z. B. körperliche und emotionale Gewalt durch die Eltern, von denen eine Betroffene finanziell und sozial abhängig ist, stattdessen wird in einer Thera-

pie Mobbing in der Schule als Hauptursache angegeben).

Die letzten beiden Arten von Simulation können besonders schwer zu erkennen sein, da die betroffenen Personen tatsächlich Symptome erlebt haben und daher glaubhaft über das Auftreten und die Entwicklung der Symptome berichten können (Hall & Hall, 2006).

Darüber hinaus können bei einigen Betroffenen sowohl eine artifizielle PTBS als auch Simulation nebeneinander auftreten. Diese Patienten erfinden Symptome und Trauma-Narrative sowohl aus einem Bedürfnis nach Aufmerksamkeit als auch aus dem Wunsch nach finanziellen Vorteilen durch Gerichtsverfahren oder Versicherungsleistungen (Marmer, 1999).

Ein Überblick über die Hinweise auf Simulation im Vergleich zu echter PTBS ist in Tabelle 6-6 zusammengestellt. Eine umfassende und aktuelle Übersicht über Tests zur Diagnose von PTBS und simulierter PTBS findet sich beispielsweise bei Young (2017). Für die forensische Beurteilung von PTBS kann auf Kerig, Mozley und Mendez (2020) verwiesen werden.

6.13.5 Artifizielle oder simulierte dissoziative Störungen

Der wissenschaftliche Diskurs und juristische Auseinandersetzungen befassen sich auch mit dem Thema der Simulation bei Menschen, die von dissoziativen Symptomen berichten (s. a. Seite 194). Untersuchungen zeigen, dass die Häufigkeit von Simulation bei Menschen mit dissoziativen Störungen zwischen 2 und 14 % liegt (Coons & Milstein, 1994; Friedl & Draijer, 2000; Pietkiewicz et al., 2021). Im klinischen Alltag kann die Unterscheidung zwischen (bewussten oder unbewussten) Übertreibungen, Simulation und echten dissoziativen Störungen schwierig sein. Dabei können auch Mischbilder beobachtet werden, mit Betroffenen, die zwar an einer dissoziativen Störung leiden, die Symptome oder deren Auswirkungen aber übertreiben (Brown & Scheflin, 1999; Brand, Schielke, Brams & DiComo, 2017). Daher kann die Schwarz-Weiß-Annahme, dass entweder eine dissoziative oder eine artifizielle Störung vorliegt, unzutreffend sein (für DD mit imitierter DID, s. Seite 194). Erschwerend ist, dass es zurzeit wenig Forschung zur Komorbidität von dissoziativen und artifiziellen Störungen gibt.

Besonders herausfordernd sind Fälle, in denen neben einer dissoziativen Störung mit Verdacht auf eine artifizielle Komponente gleichzeitig eine Borderline- oder narzisstische Persönlichkeitsstörung vorliegt (Ehlers & Plassmann, 1994; Gordon & Sansone, 2013). Menschen mit sowohl dissoziativen als auch artifiziellen Störungen und Persönlichkeitsstörung können auch echtes und/oder übertriebenes suizidales und selbstverletzendes Verhalten zeigen (Hausteiner-Wiehle & Hungerer, 2020). Diese Menschen können sich aus ihrem Bedürfnis nach Aufmerksamkeit und dem Verlangen nach finanziellen Leistungen gegen ihre Therapeuten wenden.

Bei der forensischen Begutachtung von Menschen mit dissoziativen Störungen ist zu beachten, dass die Diagnostik nie nur auf Screening- und Selbstauskunftsfragebögen basieren sollte, sondern dass eine persönliche Evaluation unabdingbar ist (Frankel & Dalenberg, 2006). Der Einsatz strukturierter oder halbstrukturierter diagnostischer Interviews ist deshalb unabdingbar, durchgeführt durch Diagnostiker mit spezieller Ausbildung in der Beurteilung von posttraumatischen und dissoziativen Störungen.

Eine umfassende Übersicht über Screening-Fragebögen und diagnostische Interviews, die Zuverlässigkeit und Validität bei der Beurteilung von Dissoziation und dissoziativen Störungen zeigen, ist in der Arbeit von Loewenstein, Frewen und Lewis-Fernandez (2017) enthalten. Weitere Informationen zur forensischen Beurteilung dissoziativer Störungen bieten die Artikel von Brand, Schielke, Brams & DiComo (2017), Brand, Webermann, Snyder & Kaliush (2019), Loewenstein (2020) oder Brand & Brown (2023).

6.13.6 Schlussfolgerungen

Artifizielle Viktimisierung, PTBS und dissoziative Störungen sollten bei der Beurteilung von Traumafolgestörungen standardisiert berücksichtigt werden. Artifizielles Verhalten zu erkennen, gestaltet sich im Einzelfall jedoch als äußerst herausfordernd. Therapeuten erhalten selten eine spezielle Ausbildung zur Erkennung von Simulation und Täuschung, zudem entspricht Misstrauen in der Regel nicht den Grundlagen einer therapeutischen Haltung. Die Grundlage der Therapeut-Patienten-Beziehung beruht auf der Annahme, dass der Patient seine Symptome aufrichtig mitteilt und seine Biografie und Krankengeschichte korrekt angibt. Psychosoziale Fachkräfte müssen deshalb in gutem Glauben handeln und die universellen Menschenrechte ihrer Patienten achten (United Nations General Assembly, 1948). Das Aufdecken von Täuschung hingegen verlangt ein gewisses Maß an Misstrauen und kann meist nur mit Konsultation von außenstehenden Quellen aufgedeckt werden. Alle Fälle jedoch systematisch auf Simulation und Lüge zu untersuchen, würde gegen ethische Grundsätze verstoßen.

Tabelle 6-6: Indikatoren zur Unterscheidung von Simulation und echter PTBS (Hall & Hall, 2006).

Indikator	Simulation	echte PTBS
Symptome	• werden zu Beginn und während des gesamten Gesprächs hervorgehoben und betont • Intensität wird aufgebläht dargestellt, in einer einstudierten Art und Weise, die oft mit den Beschreibungen aus dem Lehrbuch übereinstimmt	• werden eher mit Zurückhaltung benannt (speziell am Anfang eher zurückhaltende Kontaktaufnahme) • Verharmlosung der Schwere der Symptome, oder der Zusammenhang zwischen traumatischem Ereignis und PTBS-Symptomen wird verkannt oder verharmlost
Flashbacks	• stereotypische Flashbacks, ähnlich wie in Filmen • Flashbacks können nicht ausgelöst werden	• Anzeichen von posttraumatischer Vermeidung bei der Frage nach Flashbacks • Angst, über Flashbacks zu sprechen, weil die Betroffenen befürchten, während des Gesprächs Intrusionen zu erleben • Flashbacks fühlen sich an, als würden sie in der Gegenwart auftreten, mit sensomotorischen Reaktionen • Flashbacks werden durch verschiedene Reize ausgelöst, z. B. durch Sinneserfahrungen, Gedanken oder Situationen, die an das ursprüngliche traumatische Ereignis bzw. die ursprünglichen Ereignisse erinnern
Albträume	immer wiederkehrende Albträume, die sich während jeder Schlaf- oder Traumepisode manifestieren	häufige Albträume mit schwankender Häufigkeit und Intensität (ähnliche Themen, aber unterschiedlicher Inhalt)
Schlafstörungen	Berichte über Schlafstörungen, die vom Partner nicht bestätigt werden	der Partner berichtet, dass der Betroffene einen leichten Schlaf hat, sich viel bewegt und Anzeichen von Albträumen aufweist
Verantwortung	Verantwortung für die PTBS-Erkrankung wird wiederholt und mit Nachdruck extern attribuiert	Anzeichen von Scham und Schuld für die Bewältigung von Traumata
Entspannung und Freude	Fähigkeit, Freude an Freizeitaktivitäten zu erleben, ist nicht eingeschränkt und wird als therapeutisch bezeichnet	Schwierigkeiten mit Entspannung und Freude, Tendenz zur Vermeidung von Entspannung und Freude
Beginn der Behandlung	Behandlung wird im Rahmen eines Rechtsstreits oder eines Versicherungsverfahrens aufgesucht	Behandlung erfolgt auf Anraten von Familie, Freunden oder Vorgesetzten, die einen Zusammenhang zwischen Symptomen und traumatischen Ereignissen vermuten
Verlauf	chronische, nicht schwankende Symptome, die sich mit der Zeit oder der Behandlung nicht zumindest teilweise verbessern	eher schwankender Verlauf mit einer gewissen Verbesserung mit der Zeit oder der Behandlung und einer Verschlechterung bei Triggern
Arbeitsverhältnisse	mehrere Gerichtsverfahren und instabile Arbeitsverhältnisse in der Vergangenheit	relativ stabile Arbeitsgeschichte vor dem Ereignis
Überlebensschuld	keine Überlebensschuld	ein gewisses Maß an Überlebensschuld wird berichtet

Zudem ist wichtig zu beachten, dass Psychotherapeuten nicht automatisch über besondere Fähigkeit verfügen, Wahrheit und Lüge zu unterscheiden. Eine Metaanalyse von 247 Studien ergab, dass die individuellen Unterschiede in der Fähigkeit, Lügen zu erkennen, weniger als 1% betragen und selbst die besten Richter nicht besser als der Zufall abschneiden (Bond & DePaulo, 2008). Daher sollten Psychotherapeuten (und andere) ihre Fähigkeit, Lügen zu erkennen, nicht überbewerten (Langer, 2010).

Ohne gegenüber allen Patienten und allen Berichten von Gewalt übertrieben misstrauisch zu werden, sollten verschiedene klinische Situationen jedoch zu mitfühlender Skepsis anregen. So sollte beispielsweise bei Menschen, die besonders bizarre Missbrauchsgeschichten vortragen, auf mögliche artifizielle Aspekte untersucht werden. Dazu gehören Fälle mit einer kontinuierlichen Zunahme des Schweregrads der berichteten Gewalt, beginnend mit körperlicher Gewalt und Vernachlässigung in der Kindheit und Entwicklung hin zu bizarren Schilderungen von rituellem Missbrauch, Menschenopfern, satanistischer Gewalt und Kannibalismus (Brown & Scheflin, 1999). Bei manchen dieser Menschen können artifizielle Gewaltnarrative den Versuch darstellen, den Therapeuten zu binden und Verlassenheitsängste zu regulieren (Seite 196). Gleichzeitig besteht die Kunst therapeutischen Handelns jedoch auch darin, nicht unreflektiert alle Gewaltberichte mit bizarren, sadistischen und perversen Elementen als Lügen zu verleugnen. Bizarre Gewaltformen sind bekannt und können das perverse sexuelle Interesse einzelner Täter widerspiegeln (Longobardi et al., 2022).

Die o.g. Darstellungen führen zu 3 Haupterkenntnissen:

- Gutachter wie auch Therapeuten sollten die Glaubhaftigkeit von Gewaltberichten mit Mitgefühl, Respekt, Unvoreingenommenheit und Sorgfalt evaluieren. Die Abklärung artifizieller Aspekte gehört zur gründlichen Diagnostik von Traumafolgestörungen, mit dem Hauptfokus auf die Diagnose und Behandlung von Symptomen in der Gegenwart.
- Auch Menschen mit artifiziellen Störungen oder Simulation leiden oft stark. In ihren Vorgeschichten finden sich oft Erfahrungen von frühen Kindheitstraumatisierungen (sexuelle und körperliche Gewalt, Vernachlässigung, frühe Verluste, Krankenhausaufenthalte in der Kindheit und Krankheiten bei wichtigen Bezugspersonen in der Kindheit), verbunden mit maladaptiven Gratifikationen in der Rolle als Kranke oder als Opfer (z. B. Suche nach Zuneigung und Aufmerksamkeit durch Krankheiten oder Opferrolle, Suche nach einer Identität durch eine psychische Störung, und daraus resultierend Suche nach Akzeptanz und Fürsorge) (Ehlers & Plassmann, 1994; Brown & Scheflin, 1999; Dickerman & Jiménez, 2023). Artifizielle Störungen und Simulation können in diesem Sinne als eine besondere Form von Traumafolgestörungen betrachtet werden, die jedoch eine angepasste Behandlung und adaptierte rechtliche Strategien erfordern, um falsche Anschuldigungen zu verhindern. Auch Menschen mit artifiziellen Störungen benötigen Mitgefühl, Respekt und Akzeptanz (Dickerman & Jiménez, 2023).
- Unsicherheiten in Bezug auf die Beurteilung des Realitätsgehalts von Gewaltberichten sowie die vielen offenen Forschungsfragen zur Diagnostik von Traumafolgestörungen – inklusive artifizielle Störungen – können zu erheblichen Herausforderungen für Therapeuten, Teams, Institutionen und andere Menschen, die an der Diagnostik und Behandlung dieser Betroffenen beteiligt sind, führen (Herman, 2015; Sinason & Conway, 2021; Dickerman & Jiménez, 2023). Daher ist es für die Arbeit mit Betroffenen von entscheidender Bedeutung, dass Fachpersonen sich selbst kontinuierlich gründlich beobachten und die zum Teil belastenden und widersprüchlichen Gegenübertragung laufend reflektieren (Jiménez, Thorkelson & Alfonso, 2012). Die Arbeit mit Menschen mit Traumafolgestörungen kann starke emotionale Reaktionen auslösen, die zu heftigen Meinungsverschiedenheiten und belastenden Konflikten führen können, insbesondere in Bezug auf die Glaubhaftigkeit von Erinnerungen und die am besten geeigneten Behandlungsansätze. Verschiedene Vorgehensweisen wie umfassende Schulungen, offene Gruppendiskussionen, respektvoller wissenschaftlicher Dialog und Supervisionen können zu einer Verbesserung der diagnostischen und therapeutischen Fähigkeiten beitragen, für jede einzelne Fachperson wie auch für die Fachwelt als Ganzes (Herman, 2015; Sinason & Conway, 2021; Dickerman & Jiménez, 2023).

6.13.7 Ausblick: Die Verbindung von Forschung zu Trauma und Simulation – Beginn mit einer strukturierten Diagnostik

Emotionale und körperliche Vernachlässigung, emotionale, körperliche und sexualisierte Gewalt, Krieg, Folter sowie traumatische Ereignisse durch Naturkatastrophen oder technische Vorfälle treten weltweit auf. Die meisten Menschen, die in einer Therapie, in einem Gutachten, bei einer Beratungsstelle oder bei den Strafverfolgungsbehörden über traumatische Erlebnisse berichten, berichten wahrheitsgemäß über die Schrecken, die sie erlebt haben. Dennoch ist eine Minderheit der Berichte über Gewalt und Symptome teilweise oder vollständig frei erfunden. Wie erwähnt, können in einigen Fällen sowohl die Berichte als auch die Symptome teilweise real und zugleich teilweise erfunden sein.

Die Verbindung von Forschungsergebnissen über weltweite Gewalt einerseits und artifizielle Störungen und Simulation andererseits stellt für Fachpersonen eine zentrale Herausforderung dar. Je besser sie diese Herausforderung annehmen können, desto besser sind sie in der Lage, Opfer zu unterstützen und zu schützen und gleichzeitig falsche Anschuldigungen und unpassende Behandlungen zu verhindern.

Die Frage bleibt jedoch bestehen: Wie kann man diese Herausforderung in Therapie, Beratung oder Begutachtung angehen?

In diesem Buch wird vorgeschlagen, mit einer gründlichen und wiederholten Diagnose der psychologischen Folgen von Trauma zu beginnen. Die Diagnose basiert auf 5 Trauma-Dissoziationsachsen und ermöglicht die Entwicklung personalisierter und gezielter Behandlungspläne. Dadurch wird das Risiko von Fehldiagnosen und teuren, unwirksamen oder potenziell schädlichen Behandlungen verringert. Eine umfassende Abklärung berücksichtigt auch die gesamte psychische Gesundheit und das Wohlbefinden der Betroffenen. Dadurch wird ein ganzheitlicher Behandlungsansatz ermöglicht. Es werden auch komorbide auftretende Erkrankungen berücksichtigt und mögliche zugrunde liegende Faktoren identifiziert, die zu den psychologischen Folgen von Traumatisierungen beitragen können. Eine gründliche Diagnose hilft außerdem dabei, die Indikation für eine Überweisung an spezialisierte Traumatherapeuten oder andere relevante Fachleute zu stellen.

Eine präzise Diagnostik von Traumafolgestörungen ist zudem von großer Bedeutung für die Forschung. Sie ermöglicht ein besseres Verständnis der Ursachen, Risikofaktoren und wirksamen Behandlungsansätze. Zudem trägt sie zur Verbesserung der Öffentlichkeitsarbeit und einer stärkeren Sensibilisierung der Bevölkerung für Traumafragen bei.

Und schließlich hilft eine fundierte Diagnostik Betroffenen bei der Anerkennung und dem Verständnis für ihren Heilungsweg. Sie ermöglicht ihnen, ihre Erfahrungen anzunehmen und angemessene Unterstützung zu suchen, ohne Scham oder Stigmatisierung zu empfinden. Dadurch wird ihr Heilungsprozess gefördert und ihre langfristige Genesung sowie ihr Wohlbefinden erleichtert.

Literatur

Aas, M., Henry, C., Andreassen, O.A., Bellivier, F., Melle, I., & Etain, B. (2016). The role of childhood trauma in bipolar disorders. *International Journal of Bipolar Disorders, 4*(1), 2. https://doi.org/10.1186/s40345-015-0042-0

Ackard, D.M., & Neumark-Sztainer, D. (2002). Multiple sexual victimizations among adolescent boys and girls: Prevalence and associations with eating behaviors and psychological health. *Journal of Child Sexual Abuse, 12*(1), 17–37. https://doi.org/10.1300/J070v12n01_02

Adler, L., Kunz, M., Chua, H., Rotrosen, J., & Resnick, S. (2004). Attention-deficit/hyperactivity disorder in adult patients with posttraumatic stress disorder (PTSD): Is ADHD a vulnerability factor? *Journal of Attention Disorders, 8*(1), 11–16. https://doi.org/10.1177/108705470400800102

Afari, N., Ahumada, S.M., Wright, L.J., Mostoufi, S., Golnari, G., Reis, V., & Cuneo, J.G. (2014). Psychological trauma and functional somatic syndromes: a systematic review and meta-analysis. *Psychosomatic Medicine, 76*(1), 2. https://doi.org/10.1097/PSY.0000000000000010

Aksaray, G., Kaptanoglu, C., & Ozaltin, M. (2000). Case report: eating disorder following torture. *European Psychiatry, 15*(4), 282–283. https://doi.org/10.1016/S0924-9338(00)00230-3

Alvarez, J., Pavao, J., Baumrind, N., & Kimerling, R. (2007). The relationship between child abuse and adult obesity among California women. *American Journal of Preventive Medicine, 33*(1), 28–33. https://doi.org/10.1016/j.amepre.2007.02.036

Alvarez, M.-J., Roura, P., Osés, A., Foguet, Q., Sola, J., & Arrufat, F.-X. (2011). Prevalence and clinical impact of childhood trauma in patients with severe mental disorders. *Journal of Nervous & Mental Disease, 199*(3), 156–161. https://doi.org/10.1097/NMD.0b013e31820c751c

Anderson, K.P., LaPorte, D.J., Brandt, H., & Crawford, S. (1997). Sexual abuse and bulimia: Response to inpatient treatment and preliminary outcome. *Journal of Psychiatric Research, 31*(6), 621–633. https://doi.org/10.1016/S0022-3956(97)00026-5

Anderson, L.J., Flynn, A., & Pilgrim, J.L. (2017). A global epidemiological perspective on the toxicology of drug-facilitated sexual assault: A systematic review. *Journal of Forensic and Legal Medicine, 47*, 46–54. https://doi.org/10.1016/j.jflm.2017.02.005

Antshel, K.M., Faraone, S., Maglione, K., Doyle, A., Fried, R., Seidman, L., & Biederman, J. (2010). Executive functioning in high-IQ adults with ADHD. *Psychological Medicine, 40*(11), 1909–1918. https://doi.org/10.1017/S0033291709992273

Araújo, A., Berger, W., Coutinho, E., Marques-Portella, C., Luz, M., Cabizuca, M., … Mendlowicz, M.V. (2014). Comorbid depressive symptoms in treatment-seeking PTSD outpatients affect multiple domains of quality of life. *Comprehensive Psychiatry, 55*(1), 56–63. https://doi.org/10.1016/j.comppsych.2013.09.004

Asher, R. (1951). Münchhausen syndrome. *Lancet, 1*(6650), 339–341. https://doi.org/10.1016/S0140-6736(51)92313-6

Augusti, E.M., & Myhre, M.C. (2024). The Barriers and Facilitators to Abuse Disclosure and Psychosocial Support Needs in Children and Adolescents Around the Time of Disclosure. *Child Care in Practice, 30*(2), 187–202. https://doi.org/10.1080/13575279.2021.1902279

Avieli, H. (2022). False allegations of domestic violence: A qualitative analysis of ex-partners' narratives. *Journal of Family Violence, 37*(8), 1391–1403. https://doi.org/10.1007/s10896-021-00342-w

Ay, R., & Erbay, L.G. (2018). Relationship between childhood trauma and suicide probability in obsessive-compulsive disorder. *Psychiatry Research, 261*, 132–136. https://doi.org/10.1016/j.psychres.2017.12.054

Aysazci-Cakar, F., Schroder, T., & Hunt, N. (2022). A systematic review of prevalence and correlates of post-traumatic stress disorder, depression and anxiety in displaced Syrian population. *Journal of Affective Disorders Reports*, 100397. https://doi.org/10.1016/j.jadr.2022.100397

Bass, C., & Halligan, P. (2014). Factitious disorders and malingering: challenges for clinical assessment and management. *The Lancet, 383*(9926), 1422–1432. https://doi.org/10.1016/S0140-6736(13)62186-8

Belloch, A., Morillo, C., Lucero, M., Cabedo, E., & Carrió, C. (2004). Intrusive thoughts in non-clinical subjects: The role of frequency and unpleasantness on appraisal ratings and control strategies. *Clinical Psychology & Psychotherapy, 11*(2), 100–110. https://doi.org/10.1002/cpp.397

Benkert, O., Hautzinger, M., Graf-Morgenstern, M., Regen, F., & Himmerich, H. (2016). Zwangsstörung. In O. Benkert, M. Hautzinger, & M. Graf-Morgenstern (Hrsg.), *Psychopharmakologischer Leitfaden für Psychologen und Psychotherapeuten* (S. 177–182). Berlin/Heidelberg: Springer. https://doi.org/10.1007/978-3-662-49092-1_17

Bernet, C.Z., & Stein, M.B. (1999). Relationship of childhood maltreatment to the onset and course of major depression in adulthood. *Depression and Anxiety, 9*(4), 169–174. https://doi.org/10.1002/(SICI)1520-6394(1999)9:4<169::AID-DA4>3.0.CO;2-2

Bifulco, A., Brown, G., Moran, P., Ball, C., & Campbell, C. (1998). Predicting depression in women: the role of past and present vulnerability. *Psychological Medicine, 28*(1), 39–50. https://doi.org/10.1017/S0033291797005953

Bond Jr, C.F., & DePaulo, B.M. (2008). Individual differences in judging deception: accuracy and bias. *Psychological Bulletin, 134*(4), 477. https://doi.org/10.1037/0033-2909.134.4.477

Boon, S., Steele, K., & Van der Hart, O. (2013). *Traumabedingte Dissoziation bewältigen: Ein Skills-Training für Klienten und ihre Therapeuten*. Paderborn: Junfermann.

Boon, S., & Draijer, N. (1991). Diagnosing dissociative disorders in the Netherlands: A pilot study with the Structured Clinical Interview for DSM-III-R Dissociative Disorders. *American Journal of Psychiatry, 148*(4), 458–462. https://doi.org/10.1176/ajp.148.4.458

Boon, S., & Draijer, N. (1993). Multiple personality disorder in The Netherlands: a clinical investigation of 71 patients. *American Journal of Psychiatry, 150*(3), 489. https://doi.org/10.1176/ajp.150.3.489

Borkovec, T.D., Robinson, E., Pruzinsky, T., & DePree, J.A. (1983). Preliminary exploration of worry: Some characteristics and processes. *Behaviour Research and Therapy, 21*(1), 9–16. https://doi.org/10.1016/0005-7967(83)90121-3

Bowler, R.M., Kornblith, E.S., Li, J., Adams, S.W., Gocheva, V.V., Schwarzer, R., & Cone, J.E. (2016). Police officers who responded to 9/11: Comorbidity of PTSD, depression, and anxiety 10–11 years later. *American Journal of Industrial Medicine, 59*(6), 425–436. https://doi.org/10.1002/ajim.22588

Brand, B.L., Armstrong, J.G., & Loewenstein, R.J. (2006). Psychological assessment of patients with dissociative identity disorder. *Psychiatric Clinics of North America, 29*, 145–168. https://doi.org/10.1016/j.psc.2005.10.014

Brand, B.L., Chasson, G.S., Polermo, C.A., Donato, F.M., Rhodes, K.P., & Voorhees, E.F. (2016). Truth is in the details: A comparison of MMPI-2 item endorsements by patients with dissociative identity disorder patients versus simulators. *Journal of the American Academy of Psychiatry and the Law, 44*(1), 63–72. Retrieved from http://jaapl.org/content/44/1/63

Brand, B.L., Schielke, H.J., Brams, J.S., & DiComo, R.A. (2017). Assessing trauma-related dissociation in forensic contexts: Addressing trauma-related dissociation as a forensic psychologist, part II. *Psychological Injury and Law, 10*, 298–312. https://doi.org/10.1007/s12207-017-9305-7

Brand, B.L., Webermann, A.R., Snyder, B.L., & Kaliush, P.R. (2019). Detecting clinical and simulated dissociative identity disorder with the Test of Memory Malingering. *Psychological Trauma: Theory, Research, Practice, and Policy, 11*(5), 513. https://doi.org/10.1037/tra0000405

Brand, B.L., & Brown, L.S. (2023). True drama or true trauma?: Forensic trauma assessment and the challenge of detecting malingering. In M.J. Dorahy, S.N. Gold, & J.A. O'Neil (Eds.), *Dissociation and the Dissociative Disorders* (pp. 673–683). New York: Routledge. https://doi.org/10.4324/9781003057314-51

Brennan, E., & McElvaney, R. (2020). What helps children tell? A qualitative meta-analysis of child sexual abuse disclosure. *Child Abuse Review, 29*(2), 97–113. https://doi.org/10.1002/car.2617

Breslau, N., Davis, G.C., & Andreski, P. (1995). Risk factors for PTSD-related traumatic events: a prospective analysis. *The American Journal of Psychiatry, 152*(4), 529–535. https://doi.org/10.1176/ajp.152.4.529

Brewerton, T.D., & Brady, K. (2014). The role of stress, trauma, and PTSD in the etiology and treatment of eating disorders, addictions, and substance use disorders. In T. Brewerton, & A. Baker Dennis (Eds.), *Eating disorders, addictions and substance use disorders* (pp. 379–404). Berlin/Heidelberg: Springer. https://doi.org/10.1007/978-3-642-45378-6

Brisch, K.H. (2010). Posttraumatische Belastungsstörung und Störungen der Aufmerksamkeit und Hyperaktivität. In Bundesarbeitsgemeinschaft der Kinderschutz-Zentren (Hrsg.), *ADHS-Diagnostik und Hilfen für Kinder und Jugendliche und ihre Eltern* (S. 35–72). Köln: Die Kinderschutz-Zentren.

Brisch, K.H. (2014). Hyperaktivität und Konzentrationsstörungen. In J. Rosenecker (Hrsg.), *Pädiatrische Differenzialdiagnostik* (S. 293–296). Berlin/Heidelberg: Springer. https://doi.org/10.1007/978-3-642-29798-4_70

Brown, D., Scheflin, A. and Whitfield, C.L. (1999). Recovered memories: The current weight of the evidence in science and in the courts. *Journal of Psychiatry and Law, 26*, 5–156. https://doi.org/10.1177/009318539902700102

Brown, D., & Scheflin, A.W. (1999). Factitious disorders and trauma-related diagnoses. *Journal of Psychiatry & Law, 27*(3-4), 373–422. https://doi.org/10.1177/009318539902700303

Brown, L.S. (2009). True drama or true trauma? Forensic trauma assessment and the challenge of detecting malingering. In P.F. Dell, J.A. O'Neil, P.F. Dell, & J.A. O'Neil (Eds.), *Dissociation and the dissociative disorders: DSM-V and beyond* (pp. 585–595). New York: Routledge.

Brunello, N., Davidson, J.R., Deahl, M., Kessler, R.C., Mendlewicz, J., Racagni, G., ... Zohar, J. (2001). Posttraumatic stress disorder: diagnosis and epidemiology, comorbidity and social consequences, biology and treatment. *Neuropsychobiology, 43*(3), 150–162. https://doi.org/10.1159/000054884

Brzank, P., Hellbernd, H., & Maschewsky-Schneider, U. (2004). Häusliche Gewalt gegen Frauen: Gesundheitsfolgen und Versorgungsbedarf – Ergebnisse einer Befragung von Erste-Hilfe-Patientinnen im Rahmen der SIGNAL-Begleitforschung. *Das Gesundheitswesen, 66*(3), 164–169. https://doi.org/10.1055/s-2004-813029

Brzank, P., & Blättner, B. (2010). Screening nach Gewalt gegen Frauen durch den Partner. *Bundesgesundheitsblatt – Gesundheitsforschung – Gesundheitsschutz, 53*(2), 221–232. https://doi.org/10.1007/s00103-009-1018-y

Burnett, R. (2016). Wrongful allegation of sexual and child abuse: A neglected and expending category of injustice. In R. Burnett (Ed.), *Wrongful Allegations of Sexual and Child Abuse* (pp. 3–15). Oxford: Oxford University Press. https://doi.org/10.1093/acprof:oso/9780198723301.003.0001

Calmes, C.A., & Roberts, J.E. (2007). Repetitive thought and emotional distress: Rumination and worry as prospective predictors of depressive and anxious symptomatology. *Cognitive Therapy and Research, 31*(3), 343–356. https://doi.org/10.1007/s10608-006-9026-9

Caramanica, K., Brackbill, R.M., Liao, T., & Stellman, S.D. (2014). Comorbidity of 9/11-related PTSD and depression in the World Trade Center Health Registry 10–11 years postdisaster. *Journal of Traumatic Stress, 27*(6), 680–688. https://doi.org/10.1002/jts.21972

Carpenter, L., & Chung, M.C. (2011). Childhood trauma in obsessive compulsive disorder: The roles of alexithymia and attachment. *Psychology and Psychotherapy: Theory, Research and Practice, 84*(4), 367–388. https://doi.org/10.1111/j.2044-8341.2010.02003.x

Carter, J.C., Bewell, C., Blackmore, E., & Woodside, D.B. (2006). The impact of childhood sexual abuse in anorexia nervosa. *Child Abuse & Neglect, 30*(3), 257–269. https://doi.org/10.1016/j.chiabu.2005.09.004

Carter, S. (2009). Bullying of students with Asperger syndrome. *Issues in Comprehensive Pediatric Nursing, 32*(3), 145–154. https://doi.org/10.1080/01460860903062782

Caslini, M., Bartoli, F., Crocamo, C., Dakanalis, A., Clerici, M., & Carrà, G. (2016). Disentangling the Association between Child Abuse and Eating Disorders: A Systematic Review and Meta-Analysis. *Psychosomatic Medicine, 78*(1), 79–90. https://doi.org/10.1097/PSY.0000000000000233

Chung, M.C., Symons, C., Gilliam, J., & Kaminski, E.R. (2010). The relationship between posttraumatic stress disorder, psychiatric comorbidity, and personality traits among patients with chronic idiopathic urticaria. *Comprehensive Psychiatry, 51*(1), 55–63. https://doi.org/10.1016/j.comppsych.2009.02.005

Cooke, A.L., & Shear, M.K. (2001). Treatment of a 50-year-old African American woman whose chronic posttraumatic stress disorder went undiagnosed for over 20 years. *American Journal of Psychiatry, 158*(6), 866–870. https://doi.org/10.1176/appi.ajp.158.6.866

Coons, P.M., & Milstein, V. (1994). Factitious or malingered multiple personality disorder: Eleven cases. *Dissociation: Progress in the Dissociative Disorders, 7*(2), 81–85.

Corbett, B.A., Mendoza, S., Abdullah, M., Wegelin, J.A., & Levine, S. (2006). Cortisol circadian rhythms and response to stress in children with autism. *Psychoneuroendocrinology, 31*(1), 59–68. https://doi.org/10.1016/j.psyneuen.2005.05.011

Courtois, C.A., & Ford, J.D. (2013). *Treatment of complex trauma: A sequenced, relationship-based approach.* New York: Guilford Press. https://doi.org/10.1037/e532062014-001

Dalgard, F.J., Gieler, U., Tomas-Aragones, L., Lien, L., Poot, F., Jemec, G.B., ... & Kupfer, J. (2015). The psychological burden of skin diseases: a cross-sectional multicenter study among dermatological out-patients in 13 European countries. *Journal of Investigative Dermatology, 135*(4), 984–991. https://doi.org/10.1038/jid.2014.530

Dansky, B.S., Brewerton, T.D., Kilpatrick, D.G., & O'Neil, P.M. (1997). The National Women's Study: Relationship of victimization and posttraumatic stress disorder to bulimia nervosa. *International Journal of Eating Disorders, 21*(3), 213–228. https://doi.org/10.1002/(SICI)1098-108X(199704)21:3<213::AID-EAT2>3.0.CO;2-N

Daruy-Filho, L., Brietzke, E., Lafer, B., & Grassi-Oliveira, R. (2011). Childhood maltreatment and clinical outcomes of bipolar disorder. *Acta Psychiatrica Scandinavica, 124*(6), 427–434. https://doi.org/10.1111/j.1600-0447.2011.01756.x

Daud, A., & Rydelius, P.-A. (2009). Comorbidity/overlapping between ADHD and PTSD in relation to IQ among children of traumatized/non-traumatized parents. *Journal of Attention Disorders, 13*(2), 188–196. https://doi.org/10.1177/1087054708326271

De Silva, P., & Marks, M. (1999). The role of traumatic experiences in the genesis of obsessive-compulsive disorder. *Behaviour Research and Therapy, 37*(10), 941–951. https://doi.org/10.1016/S0005-7967(98)00185-5

De Zutter, A., Horselenberg, R., & van Koppen, P.J. (2017). The prevalence of false allegations of rape in the United States from 2006–2010. *Journal of Forensic Psychology, 2*, 119–126. https://doi.org/10.4172/2475-319X.1000119

Dickerman, A.L., & Jiménez, X.F. (2023). Psychosocial and psychodynamic considerations informing factitious disorder. *Psychodynamic Psychiatry, 51*(1), 98–113. https://doi.org/10.1521/pdps.2023.51.1.98

Dike, C.C., Baranoski, M., & Griffith, E.E. (2005). Pathological lying revisited. *Journal of the American Academy of Psychiatry and the Law Online, 33*(3), 342–349.

Dong, M., Anda, R.F., Felitti, V.J., Dube, S.R., Williamson, D.F., Thompson, T.J., ... Giles, W.H. (2004). The interrelatedness of multiple forms of childhood abuse, neglect, and household dysfunction. *Child Abuse & Neglect, 28*(7), 771–784. https://doi.org/10.1016/j.chiabu.2004.01.008

Dunn, E.C., McLaughlin, K.A., Slopen, N., Rosand, J., & Smoller, J.W. (2013). Developmental timing of child maltreatment and symptoms of depression and suicidal ideation in young adulthood: results from the National Longitudinal Study of Adolescent Health. *Depression and Anxiety, 30*(10), 955–964. https://doi.org/10.1002/da.22102

Eberle, D.J., & Maercker, A. (2022). Preoccupation as psychopathological process and symptom in adjustment disorder: A scoping review. *Clinical Psychology & Psychotherapy, 29*(2), 455–468. https://doi.org/10.1002/cpp.2657

Ehlers, W., & Plassmann, R. (1994). Diagnosis of narcissistic self-esteem regulation in patients with factitious illness (Munchausen syndrome). *Psychotherapy and Psychosomatics, 62*(1–2), 69–77. https://doi.org/10.1159/000288906

Etain, B., Aas, M., Andreassen, O.A., Lorentzen, S., Dieset, I., Gard, S., ... Melle, I. (2013). Childhood trauma is associated with severe clinical characteristics of bipolar disorders. *Journal of Clinical Psychiatry, 74*(10), 991–998. https://doi.org/10.4088/JCP.13m08353

Etain, B., Mathieu, F., Henry, C., Raust, A., Roy, I., Germain, A., ... Bellivier, F. (2010). Preferential association between childhood emotional abuse and bipolar disorder. *Journal of Traumatic Stress, 23*(3), 376–383. https://doi.org/10.1002/jts.20532

Famularo, R., Fenton, T., Kinscherff, R., & Augustyn, M. (1996). Psychiatric comorbidity in childhood post traumatic stress disorder. *Child Abuse & Neglect, 20*(10), 953–961. https://doi.org/10.1016/0145-2134(96)00084-1

Faravelli, C., Giugni, A., Salvatori, S., & Ricca, V. (2004). Psychopathology after rape. *American Journal of Psychiatry, 161*(8), 1483–1485. https://doi.org/10.1176/appi.ajp.161.8.1483

Favaro, A., & Santonastaso, P. (2000). Self-Injurious Behavior in Anorexia Nervosa. *Journal of Nervous and Mental Disease, 188*(8), 537–542. Retrieved 2020 from https://journals.lww.com/jonmd/Fulltext/2000/08000/Self_Injurious_Behavior_in_Anorexia_Nervosa.10.aspx https://doi.org/10.1097/00005053-200008000-00010

Felitti, V.J., Anda, R.F., Nordenberg, D., Williamson, D.F., Spitz, A.M., Edwards, V., ... Marks, J.S. (1998). Relationship of Childhood Abuse and Household Dysfunction to Many of the Leading Causes of Death in Adults: The Adverse Childhood Experiences (ACE) Study. *American Journal of Preventive Medicine, 14*(4), 245–258. https://doi.org/10.1016/S0749-3797(98)00017-8

Flory, J.D., & Yehuda, R. (2015). Comorbidity between posttraumatic stress disorder and major depressive disorder: alternative explanations and treatment considerations. *Dialogues in Clinical Neuroscience, 17*(2), 141–150. Retrieved 2020 from https://www.ncbi.nlm.nih.gov/pubmed/26246789 https://doi.org/10.31887/DCNS.2015.17.2/jflory

Flouri, E., & Panourgia, C. (2014). Negative automatic thoughts and emotional and behavioural problems in adolescence. *Child and Adolescent Mental Health, 19*, 46– 51. https://doi.org/10.1111/camh.12004

Folsom, V., Krahn, D., Nairn, K., Gold, L., Demitrack, M.A., & Silk, K.R. (1993). The impact of sexual and physical abuse on eating disordered and psychiatric symptoms: A comparison of eating disordered and psychiatric inpatients. *International Journal of Eating Disorders, 13*(3), 249–257. https://doi.org/10.1002/1098-108X(199304)13:3<249::AID-EAT2260130302>3.0.CO;2-N

Frankel, A.S., & Dalenberg, C. (2006). The forensic evaluation of dissociation and persons diagnosed with dissociative identity disorder: Searching for convergence. *Psychiatric Clinics, 29*(1), 169–184. https://doi.org/10.1016/j.psc.2005.10.002

Friedl, M.C., & Draijer, N. (2000). Dissociative disorders in Dutch psychiatric inpatients. *American Journal of Psychiatry, 157*(6), 1012–1013. https://doi.org/10.1176/appi.ajp.157.6.1012

Garcez, H., Fernandes, C., Barbosa, F., Pereira, M.R., Silveira, C., Marques-Teixeira, J., & Gonçalves, A.R. (2019). Effects of benzodiazepines administration on identification of facial expressions of emotion: a meta-analysis. *Psychopharmacology, 237*, 1–9. https://doi.org/10.1007/s00213-019-05393-y

Gekker, M., Coutinho, E.S.F., Berger, W., Luz, M.P.d., Araújo, A.X.G.d., Pagotto, L.F.A.D.C., ... Mendlowicz, M.V. (2018). Early scars are forever: Childhood abuse in patients with adult-onset PTSD is associated with increased prevalence and severity of psychiatric comorbidity. *Psychiatry Research, 267*, 1–6. https://doi.org/10.1016/j.psychres.2018.05.042

Gerlach, K. (2013). Häusliche Gewalt. In M. Grassberger, K. Yen, & E.E. Türk (Hrsg.), *Klinisch-forensische Medizin: Interdisziplinärer Praxisleitfaden für Ärzte, Pflegekräfte, Juristen und Betreuer von Gewaltopfern* (S. 227–242). Wien: Springer. https://doi.org/10.1007/978-3-211-99468-9_20

Gershuny, B.S., Baer, L., Radomsky, A.S., Wilson, K.A., & Jenike, M.A. (2003). Connections among symptoms of obsessive-compulsive disorder and posttraumatic stress disorder: a case series. *Behaviour Research and Therapy, 41*(9), 1029–1041. https://doi.org/10.1016/S0005-7967(02)00178-X

Giampetruzzi, E., Tan, A.C., LoPilato, A., Kitay, B., Posse, P.R., McDonald, W.M., ... & Hershenberg, R. (2023). The impact of adverse childhood experiences on adult depression severity and treatment outcomes. *Journal of Affective Disorders, 333*, 233–239. https://doi.org/10.1016/j.jad.2023.04.071

Gillott, A., & Standen, P. (2007). Levels of anxiety and sources of stress in adults with autism. *Journal of Intellectual Disabilities, 11*(4), 359–370. https://doi.org/10.1177/1744629507083585

Gordon, D.K., & Sansone, R.A. (2013). A relationship between factitious disorder and borderline personality disorder. *Innovations in Clinical Neuroscience, 10*(11–12), 11.

Grabe, H.J., Meyer, C., Hapke, U., Rumpf, H.-J., Freyberger, H.J., Dilling, H., & John, U. (2001). Lifetime-comorbidity of obsessive-compulsive disorder and subclinical obsessive-compulsive disorder in Northern Germany. *European Archives of Psychiatry and Clinical Neuroscience, 251*(3), 130–135. https://doi.org/10.1007/s004060170047

Groden, J., Diller, A., Bausman, M., Velicer, W., Norman, G., & Cautela, J. (2001). The development of a stress survey schedule for persons with autism and other developmental disabilities. *Journal of Autism and Developmental Disorders, 31*(2), 207–217. https://doi.org/10.1023/A:1010755300436

Gunstad, J., Paul, R.H., Spitznagel, M.B., Cohen, R.A., Williams, L.M., Kohn, M., & Gordon, E. (2006). Exposure to early life trauma is associated with adult obesity. *Psychiatry Research, 142*(1), 31–37. https://doi.org/10.1016/j.psychres.2005.11.007

Gupta, M.A., Jarosz, P., & Gupta, A.K. (2017). Posttraumatic stress disorder (PTSD) and the dermatology patient. *Clinics in Dermatology, 35*(3), 260–266. https://doi.org/10.1016/j.clindermatol.2017.01.005

Gysi, J., & Rüegger, P. (2017). Vorgehen nach einer Sexualstraftat, Anzeigeerstattung und Traunakonfrontation vor und während Gerichtsverfahren: Allgemeine Empfehlungen für die Psychotherapie. In J. Gysi, & P. Rüegger (Hrsg.), *Handbuch sexualisierte Gewalt – Therapie, Prävention und Strafverfolgung* (S. 667–680). Bern: Hogrefe. https://doi.org/10.1024/85658-000

Hall, R.C., & Hall, R.C. (2006). Malingering of PTSD: forensic and diagnostic considerations, characteristics of malingerers and clinical presentations. *General Hospital Psychiatry, 28*(6), 525–535. https://doi.org/10.1016/j.genhosppsych.2006.08.011

Hartl, T.L., Duffany, S.R., Allen, G.J., Steketee, G., & Frost, R.O. (2005). Relationships among compulsive hoarding, trauma, and attention-deficit/hyperactivity disorder. *Behaviour Research and Therapy, 43*(2), 269–276. https://doi.org/10.1016/j.brat.2004.02.002

Hase, M., Schallmayer, S., & Sack, M. (2008). EMDR reprocessing of the addiction memory: Pretreatment, posttreatment, and 1-month follow-up. *Journal of EMDR Practice and Research, 2*(3), 170–179. https://doi.org/10.1891/1933-3196.2.3.170

Hausteiner-Wiehle, C., & Hungerer, S. (2020). Factitious disorders in everyday clinical practice. *Deutsches Ärzteblatt International, 117*(26), 452. https://doi.org/10.3238/arztebl.2020.0452

Hazelwood, R.R., & Burgess, A.W. (2016). *Practical aspects of rape investigation: A multi-disciplinary approach.* Boca Raton: CRC Press. https://doi.org/10.1201/9781315316369

Herman, J.L. (2015). *Trauma and recovery: The aftermath of violence – from domestic abuse to political terror.* London: Hachette.

Hibbard, R.A., Desch, L.W., American Academy of Pediatrics Committee on Child Abuse and Neglect & American Academy of Pediatrics Council on Children with Disabilites. (2007). Maltreatment of children with disabilities. *Pediatrics, 119*(5), 1018–1025. https://doi.org/10.1542/peds.2007-0565

High, J.R. (1999). Deception through factitious identity. *Journal of Psychiatry and Law, 27* (3–4), 483–518. https://doi.org/10.1177/009318539902700306

Hirsch, C.R., & Mathews, A. (2012). A cognitive model of pathological worry. *Behaviour Research and Therapy, 50*(10), 636–646. https://doi.org/10.1016/j.brat.2012.06.007

Hoertel, N., Lavaud, P., Le Strat, Y., & Gorwood, P. (2012). Estimated cost of a factitious disorder with 6-year follow-up. *Psychiatry Research, 200*(2-3), 1077–1078. https://doi.org/10.1016/j.psychres.2012.05.004

Hollander, E., Kolevzon, A., & Coyle, J.T. (2011). *Textbook of autism spectrum disorders.* Washington, DC: APA Publishing.

Hoover, D.W. (2015). The Effects of Psychological Trauma on Children with Autism Spectrum Disorders: a Research Review. *Review Journal of Autism and Developmental Disorders, 2*(3), 287–299. https://doi.org/10.1007/s40489-015-0052-y

Hovens, J.G., Giltay, E.J., Wiersma, J.E., Spinhoven, P., Penninx, B.W., & Zitman, F.G. (2012). Impact of childhood life events and trauma on the course of depressive and anxiety disorders. *Acta Psychiatrica Scandinavica, 126*(3), 198–207. https://doi.org/10.1111/j.1600-0447.2011.01828.x

Hudson, J.I., Hiripi, E., Pope Jr, H.G., & Kessler, R.C. (2007). The prevalence and correlates of eating disorders in the National Comorbidity Survey Replication. *Biological Psychiatry, 61*(3), 348–358. https://doi.org/10.1016/j.biopsych.2006.03.040

Husky, M.M., Mazure, C.M., & Kovess-Masfety, V. (2018). Gender differences in psychiatric and medical comorbidity with post-traumatic stress disorder. *Comprehensive Psychiatry, 84*, 75–81. https://doi.org/10.1016/j.comppsych.2018.04.007

Janiri, D., Sani, G., Danese, E., Simonetti, A., Ambrosi, E., Angeletti, G., ... Spalletta, G. (2015). Childhood traumatic experiences of patients with bipolar disorder type I and type II. *Journal of Affective Disorders, 175*, 92–97. https://doi.org/10.1016/j.jad.2014.12.055

Jiménez, X.F., Thorkelson, G., & Alfonso, C.A. (2012). Countertransference in the general hospital setting: Implications for clinical supervision. *Psychodynamic Psychiatry, 40*(3), 435–449. https://doi.org/10.1521/pdps.2012.40.3.435

Kendler, K.S., Kuhn, J.W., & Prescott, C.A. (2004). Childhood sexual abuse, stressful life events and risk for major depression in women. *Psychological Medicine, 34*(8), 1475–1482. https://doi.org/10.1017/S003329170400265X

Kerig, P.K., Mozley, M.M., & Mendez, L. (2020). Forensic assessment of PTSD via DSM-5 versus ICD-11 criteria: Implications for current practice and future research. *Psychological Injury and Law, 13*, 383–411. https://doi.org/10.1007/s12207-020-09397-4

Kerna, N.A., Chawla, S., Carsrud, N.V., Holets, H.M., Flores, J.V., Aghor, C., ... & Oghomitse-Omene15, P.T. (2022). Pseudologica Fantastica: Evidence-Based Research Elucidating the Pathophysiology and Presentation of Pathological Lying. *EC Psychology and Psychiatry, 11*(8). 47–56.

Kerns, C.M., Newschaffer, C.J., & Berkowitz, S.J. (2015). Traumatic Childhood Events and Autism Spectrum Disorder. *Journal of Autism and Developmental Disorders, 45*(11), 3475–3486. https://doi.org/10.1007/s10803-015-2392-y

Kessler, R.C., Adler, L., Barkley, R., Biederman, J., Conners, C.K., Demler, O., ... Secnik, K. (2006). The prevalence and correlates of adult ADHD in the United States: results from the National Comorbidity Survey Replication. *American Journal of Psychiatry, 163*(4), 716–723. https://doi.org/10.1176/ajp.2006.163.4.716

Kessler, R.C., Sonnega, A., Bromet, E., Hughes, M., & Nelson, C.B. (1995). Posttraumatic stress disorder in the National Comorbidity Survey. *Archives of General Psychiatry, 52*(12), 1048–1060. https://doi.org/10.1001/archpsyc.1995.03950240066012

Kimbrel, N.A., Meyer, E.C., DeBeer, B.B., Gulliver, S.B., & Morissette, S.B. (2016). A 12-month prospective study of the effects of PTSD-depression comorbidity on suicidal behavior in Iraq/Afghanistan-era veterans. *Psychiatry Research, 243*, 97–99. https://doi.org/10.1016/j.psychres.2016.06.011

Kissgen, R., & Franke, S. (2016). An attachment research perspective on ADHD. *Neuropsychiatrie, 30*(2), 63–68. https://doi.org/10.1007/s40211-016-0182-1

Krakow, B.J., Ulibarri, V.A., Moore, B.A., & McIver, N.D. (2015). Posttraumatic stress disorder and sleep-disordered breathing: a review of comorbidity research. *Sleep Medicine Reviews, 24*, 37–45. https://doi.org/10.1016/j.smrv.2014.11.001

Kubzansky, L.D., Koenen, K.C., Spiro, A. III, Vokonas, P.S., & Sparrow, D. (2007). Prospective Study of Posttraumatic Stress Disorder Symptoms and Coronary Heart Disease in the Normative Aging Study. *Archives of General Psychiatry, 64*(1), 109–116. https://doi.org/10.1001/archpsyc.64.1.109

Kumari, N., & Blackburn, I.M. (1992). How specific are negative automatic thoughts to a depressed population? An exploratory study. *British Journal of Medical Psychology, 65*(2), 167–176. https://doi.org/10.1111/j.2044-8341.1992.tb01696.x

Langer, R. (2010). When the patient does not tell the truth. *Psychoanalytic Social Work, 17*(1), 1–16. https://doi.org/10.1080/15228871003676549

Lenze, S.N., Xiong, C., & Sheline, Y.I. (2008). Childhood adversity predicts earlier onset of major depression but not reduced hippocampal volume. *Psychiatry Research: Neuroimaging, 162*(1), 39–49. https://doi.org/10.1016/j.pscychresns.2007.04.004

Levine, A.B., Levine, L.M., & Levine, T.B. (2014). Posttraumatic stress disorder and cardiometabolic disease. *Cardiology, 127*(1), 1–19. https://doi.org/10.1159/000354910

Linscott, R., & Van Os, J. (2013). An updated and conservative systematic review and meta-analysis of epidemiological evidence on psychotic experiences in children and adults: on the pathway from proneness to persistence to dimensional expression across mental disorders. *Psychological Medicine, 43*(6), 1133–1149. https://doi.org/10.1017/S0033291712001626

Lipsitt, D.R. (1986). The factitious patient who sues. *The American Journal of Psychiatry, 143*(11), 1482. https://doi.org/10.1176/ajp.143.11.1482a

Litwack, S.D., Mitchell, K.S., Sloan, D.M., Reardon, A.F., & Miller, M.W. (2014). Eating disorder symptoms and comorbid psychopathology among male and female veterans. *General Hospital Psychiatry, 36*(4), 406–410. https://doi.org/10.1016/j.genhosppsych.2014.03.013

Lochner, C., du Toit, P.L., Zungu-Dirwayi, N., Marais, A., van Kradenburg, J., Seedat, S., ... Stein, D.J. (2002). Childhood trauma in obsessive-compulsive disorder, trichotillomania, and controls. *Depression and Anxiety, 15*(2), 66–68. https://doi.org/10.1002/da.10028

Lockwood, R., Lawson, R., & Waller, G. (2004). Compulsive features in the eating disorders: a role for trauma? *Journal of Nervous and Mental Disease, 192*(3), 247–249. https://doi.org/10.1097/01.nmd.0000116468.54734.f4

Loewenstein, R.J. (2020). Firebug! Dissociative identity disorder? Malingering? Or...? An intensive case study of an arsonist. *Psychological Injury and Law, 13*(2), 187–224. https://doi.org/10.1007/s12207-020-09377-8

Loewenstein, R.J., Frewen, P.A., & Lewis-Fernández, R. (2017). Dissociative disorders. In B.J. Sadock, V.A. Sadock, & P. Ruiz (Eds.), *Kaplan & Sadock's comprehensive textbook of psychiatry* (Vol. 1, 10th ed., pp. 1866–1952). Philadelphia: Wolters Kluwer/Lippincott Williams & Wilkens.

Loewenstein, R.J. (1994). Diagnosis, epidemiology, clinical course, treatment, and cost effectiveness of treatment for dissociative disorders and MPD: Report submitted to the Clinton Administration Task Force on Health Care Financing Reform. *Dissociation: Progress in the Dissociative Disorders, 7*(1), 3–11.

Loftus, E.F., & Pickrell, J.E. (1995). The formation of false memories. *Psychiatric Annals, 25*, 720–725. https://doi.org/10.3928/0048-5713-19951201-07

Longo, P., Bertorello, A., Panero, M., Abbate-Daga, G., & Marzola, E. (2019). Traumatic events and post-traumatic symptoms in anorexia nervosa. *European Journal of Psychotraumatology, 10*(1), 1682930. https://doi.org/10.1080/20008198.2019.1682930

Longobardi, C., Malacrea, M., Giulini, P., Settanni, M., & Fabris, M.A. (2022). How plausible are the accounts of child victims of sexual abuse? A study of bizarre and unusual scripts reported by children. *Journal of Child Sexual Abuse, 31*(2), 216–235. https://doi.org/10.1080/10538712.2021.2014612

Lonsway, K.A., Archambault, J., & Berkowitz, A. (2018). *False reports: Moving beyond the issue to successful investigate and prosecute non-stranger sexual assault*. Colville, WA: End Violence Against Women International Online Training Institute (OLTI)

López-Martínez, A.E., Serrano-Ibáñez, E.R., Ruiz-Párraga, G.T., Gómez-Pérez, L., Ramírez-Maestre, C., & Esteve, R. (2018). Physical Health Consequences of Interpersonal Trauma: A Systematic Review of the Role of Psychological Variables. *Trauma, Violence, & Abuse, 19*(3), 305–322.

Lüdecke, C., Sachsse, U., & Faure, H. (2018). *Sucht – Bindung – Trauma: Psychotherapie von Sucht und Traumafolgen im neurobiologischen Kontext*. Stuttgart: Klett-Cotta.

Mandelli, L., Petrelli, C., & Serretti, A. (2015). The role of specific early trauma in adult depression: A meta-analysis of published literature. Childhood trauma and adult depression. *European Psychiatry, 30*(6), 665–680. https://doi.org/10.1016/j.eurpsy.2015.04.007

Maniglio, R. (2013). Prevalence of child sexual abuse among adults and youths with bipolar disorder: a systematic review. *Clinical Psychology Review, 33*(4), 561–573. https://doi.org/10.1016/j.cpr.2013.03.002

Marmer, S. (1999). Variations on factitious theme. *Journal of Psychiatry and Law, 27*(3–4), 459–482. https://doi.org/10.1177/009318539902700305

Martin, J.R., & Pacherie, E. (2013). Out of nowhere: Thought insertion, ownership and context-integration. *Consciousness and Cognition, 22*(1), 111–122. https://doi.org/10.1016/j.concog.2012.11.012

Matthess, H. (2013). Strukturelle Dissoziation der Persönlichkeit. In W. Wöller (Hrsg.), *Trauma und Persönlichkeitsstörungen* (Vol. 2, S. 113–135). Stuttgart: Schattauer.

Mehtar, M., & Mukaddes, N.M. (2011). Posttraumatic stress disorder in individuals with diagnosis of autistic spectrum disorders. *Research in Autism Spectrum Disorders, 5*(1), 539–546. https://doi.org/10.1016/j.rasd.2010.06.020

Menninger, K.A. (1934). Polysurgery and polysurgical addiction. *The Psychoanalytic Quarterly, 3*(2), 173–199. https://doi.org/10.1080/21674086.1934.11925205

Michael, T., Ehlers, A., Halligan, S.L., & Clark, D. (2005). Unwanted memories of assault: what intrusion characteristics are associated with PTSD? *Behaviour Research and Therapy, 43*(5), 613–628. https://doi.org/10.1016/j.brat.2004.04.006

Miodus, S., Allwood, M.A., & Amoh, N. (2021). Childhood ADHD symptoms in relation to trauma exposure and PTSD symptoms among college students: Attending to and accommodating Trauma. *Journal of Emotional and Behavioral Disorders, 29*(3), 187–196. https://doi.org/10.1177/1063426620982624

Molendijk, M.L., Hoek, H.W., Brewerton, T.D., & Elzinga, B.M. (2017). Childhood maltreatment and eating disorder pathology: a systematic review and dose-response meta-analysis. *Psychological Medicine, 47*(8), 1402–1416. https://doi.org/10.1017/S0033291716003561

Mullins, S., & Spence, S.A. (2003). Re-examining thought insertion: Semi-structured literature review and conceptual analysis. *British Journal of Psychiatry, 182*(4), 293–298. https://doi.org/10.1192/bjp.182.4.293

Nagata, K., Kiriike, N., Iketani, T., Kawarada, Y. & Tanaka, H. (1999). History of childhood sexual or physical abuse in Japanese patients with eating disorders: Relationship with dissociation and impulsive behaviors. *Psychological Medicine, 29*, 935–942. https://doi.org/10.1017/S0033291799008557

Neumark-Sztainer, D., Story, M., Hannan, P.J., Beuhring, T., & Resnick, M.D. (2000). Disordered eating among adolescents: Associations with sexual/physical abuse and other familial/psychosocial factors. *International Journal of Eating Disorders, 28*(3), 249–258. https://doi.org/10.1002/1098-108X(200011)28:3<249::AID-EAT1>3.0.CO;2-H

Nolen-Hoeksema, S., Wisco, B.E., & Lyubomirsky, S. (2008). Rethinking rumination. *Perspectives on Psychological Science, 3*(5), 400–424. https://doi.org/10.1111/j.1745-6924.2008.00088.x

O'Neal, E.N., Spohn, C., Tellis, K., & White, C. (2014). The truth behind the lies: The complex motivations for false allegations of sexual assault. *Women & Criminal Justice, 24*, 324–340. https://doi.org/10.1080/08974454.2014.890161

Orchowski, L., Bogen, K.W., & Berkowitz, A. (2021). False reporting of sexual victimization: Prevalence, definitions, and public perceptions. *Handbook of Interpersonal Violence and Abuse Across the Lifespan: A project of the National Partnership to End Interpersonal Violence Across the Lifespan (NPEIV)*, 3691–3713. https://doi.org/10.1007/978-3-319-89999-2_193

Pagoto, S.L., Schneider, K.L., Bodenlos, J.S., Appelhans, B.M., Whited, M.C., Ma, Y., & Lemon, S.C. (2012). Association of post-traumatic stress disorder and obesity in a nationally representative sample. *Obesity (Silver Spring), 20*(1), 200–205. https://doi.org/10.1038/oby.2011.318

Pagotto, L.F., Mendlowicz, M.V., Coutinho, E.S.F., Figueira, I., Luz, M.P., Araujo, A.X., & Berger, W. (2015). The impact of posttraumatic symptoms and comorbid mental disorders on the health-related quality of life in treatment-seeking PTSD patients. *Comprehensive Psychiatry, 58*, 68–73. https://doi.org/10.1016/j.comppsych.2015.01.002

Papageorgiou, C., & Wells, A. (2001). Positive beliefs about depressive rumination: Development and preliminary validation of a self-report scale. *Behavior Therapy, 32*, 13–26. https://doi.org/10.1016/S0005-7894(01)80041-1

Pearson, C.M., Wonderlich, S.A., & Smith, G.T. (2015). A risk and maintenance model for bulimia nervosa: From impulsive action to compulsive behavior. *Psychological Review, 122*(3), 516. https://doi.org/10.1037/a0039268

Perkonigg, A., Owashi, T., Stein, M.B., Kirschbaum, C., & Wittchen, H.-U. (2009). Posttraumatic Stress Disorder and Obesity: Evidence for a Risk Association. *American Journal of Preventive Medicine, 36*(1), 1–8. https://doi.org/10.1016/j.amepre.2008.09.026

Phillips, N.K., Hammen, C.L., Brennan, P.A., Najman, J.M., & Bor, W. (2005). Early adversity and the prospective prediction of depressive and anxiety disorders in adolescents. *Journal of Abnormal Child Psychology, 33*(1), 13–24. https://doi.org/10.1007/s10802-005-0930-3

Pietkiewicz, I.J., Bańbura-Nowak, A., Tomalski, R., & Boon, S. (2021). Revisiting false-positive and imitated dissociative identity disorder. *Frontiers in Psychology, 12*, 637929. https://doi.org/10.3389/fpsyg.2021.637929

Pietrzak, R.H., Goldstein, R.B., Southwick, S.M., & Grant, B.F. (2011). Prevalence and Axis I comorbidity of full and partial posttraumatic stress disorder in the United States: results from Wave 2 of the National Epidemiologic Survey on Alcohol and Related Conditions. *Journal of Anxiety Disorders, 25*(3), 456–465. https://doi.org/10.1016/j.janxdis.2010.11.010

Pilz, R., Hartleb, R., Konrad, G., Reininghaus, E., & Unterrainer, H.F. (2017). Die Rolle des Eye Movement Desensitization and Reprocessing (EMDR) bei Substanzgebrauchsstörungen: Ein systematischer Überblick. *Fortschritte der Neurologie Psychiatrie, 85*(10), 584–591. https://doi.org/10.1055/s-0043-118338

Pirkola, S.P., Isometsä, E., Suvisaari, J., Aro, H., Joukamaa, M., Poikolainen, K., ... Lönnqvist, J.K. (2005). DSM-IV mood-, anxiety- and alcohol use disorders and their comorbidity in the Finnish general population. *Social Psychiatry and Psychiatric Epidemiology, 40*(1), 1–10. https://doi.org/10.1007/s00127-005-0848-7

Polivy, J., Zeitlin, S.B., Herman, C.P., & Beal, A.L. (1994). Food restriction and binge eating: a study of former prisoners of war. *Journal of Abnormal Psychology, 103*(2), 409. https://doi.org/10.1037/0021-843X.103.2.409

Post, L.M., Zoellner, L.A., Youngstrom, E., & Feeny, N.C. (2011). Understanding the relationship between co-occurring PTSD and MDD: Symptom severity and affect. *Journal of Anxiety Disorders, 25*(8), 1123–1130. https://doi.org/10.1016/j.janxdis.2011.08.003

Potthast, N., & Catani, C. (2012). Trauma und Sucht: Implikationen für die Psychotherapie. *Sucht, 58*(4), 227–235. https://doi.org/10.1024/0939-5911.a000191

Pschyrembel, W. (2011). *Klinisches Wörterbuch*. Berlin: Walter de Gruyter.

Putnam, F.W., Guroff, J.J., Silberman, E.K., Barban, L., & Post, R.M. (1986). The clinical phenomenology of multiple personality disorder: review of 100 recent cases. *Journal of Clinical Psychiatry, 47*(6), 285–293.

Reed, G.M., First, M.B., Kogan, C.S., Hyman, S.E., Gureje, O., Gaebel, W., ... & Saxena, S. (2019). Innovations and changes in the ICD-11 classification of mental, behavioural and neurodevelopmental disorders. *World Psychiatry, 18*(1), 3–19.

Reiter, S., Bryen, D.N., & Shachar, I. (2007). Adolescents with intellectual disabilities as victims of abuse. *Journal of Intellectual Disabilities, 11*(4), 371–387. https://doi.org/10.1177/1744629507084602

Reshef, S., Mouadeb, D., Sela, Y., Weiniger, F.C., & Freedman, S.A. (2023). Childbirth, trauma and family relationships. *European Journal of Psychotraumatology, 14*(1), 2157481. https://doi.org/10.1080/20008066.2022.2157481

Rigles, B. (2021). Trajectories of adverse childhood experiences among children with autism. *Research in Autism Spectrum Disorders, 89*, 101876. https://doi.org/10.1016/j.rasd.2021.101876

Rohner, S.L., Salas Castillo, A.N., Michel, J., Maercker, A., Carr, A., & Thoma, M.V. (2023). A socio-interpersonal perspective on the disclosure of childhood adversity: A qualitative comparative approach in Irish survivors. *Journal of Family Trauma, Child Custody & Child Development, 20*(4), 507–527. https://doi.org/10.1080/26904586.2023.2177234

Rosenberg, H.J., Rosenberg, S.D., Wolford, G.L., Manganiello, P.D., Brunette, M.F., & Boynton, R.A. (2000). The relationship between trauma, PTSD, and medical utilization in three high risk medical populations. *International Journal of Psychiatry in Medicine, 30*(3), 247–259. https://doi.org/10.2190/J8M8-YDTE-46CB-GYDK

Ross, C.A., Norton, G.R., & Wozney, K. (1989). Multiple personality disorder: An analysis of 236 cases. *Canadian Journal of Psychiatry, 34*(5), 413–418. https://doi.org/10.1177/070674378903400509

Rotheram-Fuller, E., Kasari, C., Chamberlain, B., & Locke, J. (2010). Social involvement of children with autism spectrum disorders in elementary school classrooms. *Journal of Child Psychology and Psychiatry, 51*(11), 1227–1234. https://doi.org/10.1111/j.1469-7610.2010.02289.x

Russo, J., Katon, W., Sullivan, M., Clark, M., & Buchwald, D. (1994). Severity of somatization and its relationship to psychiatric disorders and personality. *Psychosomatics, 35*(6), 546–556. https://doi.org/10.1016/S0033-3182(94)71723-0

Rytwinski, N.K., Scur, M.D., Feeny, N.C., & Youngstrom, E.A. (2013). The co-occurrence of major depressive disorder among individuals with posttraumatic stress disorder: A meta-analysis. *Journal of Traumatic Stress, 26*(3), 299–309. https://doi.org/10.1002/jts.21814

Sachs, A. (2019). Attachment as a second language: Treating active dissociative identity disorder. *Frontiers in the Psychotherapy of Trauma and Dissociation, 3*(1), 107–122. https://doi.org/10.46716/ftpd.2019.0028

Sasson, Y., Dekel, S., Nacasch, N., Chopra, M., Zinger, Y., Amital, D., & Zohar, J. (2005). Posttraumatic obsessive-compulsive disorder: A case series. *Psychiatry Research, 135*(2), 145–152. https://doi.org/10.1016/j.psychres.2004.05.026

Schäfer, I. (2006). *Trauma und Sucht: Konzepte – Diagnostik – Behandlung* (Vol. 188). Stuttgart: Klett-Cotta.

Scheflin, A.W., & Brown, D. (1999). The False Litigant Syndrome: „Nobody Would Say That Unless it was the Truth". *Journal of Psychiatry & Law, 27*(3-4), 649–705. https://doi.org/10.1177/009318539902700310

Schlax, J., Wiltink, J., Beutel, M.E., Münzel, T., Pfeiffer, N., Wild, P., ... & Michal, M. (2020). Symptoms of depersonalization/derealization are independent risk factors for the development or persistence of psychological distress in the general population: Results from the Gutenberg health study. *Journal of Affective Disorders, 273*, 41–47. https://doi.org/10.1016/j.jad.2020.04.018

Schlenger, W.E., Corry, N.H., Williams, C.S., Kulka, R.A., Mulvaney-Day, N., DeBakey, S., ... Marmar, C.R. (2015). A prospective study of mortality and trauma-related risk factors among a nationally representative sample of Vietnam veterans. *American Journal of Epidemiology, 182*(12), 980–990. https://doi.org/10.1093/aje/kwv217

Schmidt, U., Tiller, J., & Treasure, J. (1993). Setting the scene for eating disorders: childhood care, classification and course of illness. *Psychological Medicine, 23*(3), 663–672. https://doi.org/10.1017/S0033291700025447

Schwartz, A., Galera, C., Kerbage, H., Montagni, I., & Tzourio, C. (2023). Adverse Childhood Experiences and ADHD Symptoms Among French College Students. *Journal of Child & Adolescent Trauma, 16*(4), 1109–1117. https://doi.org/10.1007/s40653-023-00543-z

Scott, K.M., Bruffaerts, R., Simon, G.E., Alonso, J., Angermeyer, M., de Girolamo, G., ... Karam, E. (2008). Obesity and mental disorders in the general population: results from the world mental health surveys. *International Journal of Obesity, 32*(1), 192. https://doi.org/10.1038/sj.ijo.0803701

Segerstrom, S.C., Stanton, A.L., Alden, L.E., & Shortridge, B.E. (2003). A multidimensional structure for repetitive thought: What's on your mind, and how, and how much? *Journal of Personality and Social Psychology, 85*, 909– 921. https://doi.org/10.1037/0022-3514.85.5.909

Shalev, A., Liberzon, I., & Marmar, C. (2017). Post-Traumatic Stress Disorder. *New England Journal of Medicine, 376*(25), 2459–2469. https://doi.org/10.1056/NEJMra1612499

Sheridan, L.P., & Blaauw, E. (2004). Characteristics of false stalking reports. *Criminal Justice and Behavior, 31*(1), 55–72. https://doi.org/10.1177/0093854803259235

Sinason, V., & Conway, A. (Eds.). (2021). *Trauma and Memory: The Science and the Silenced*. New York: Routledge. https://doi.org/10.4324/9781003193159

Smith, J.M., & Alloy, L.B. (2009). A roadmap to rumination: A review of the definition, assessment, and conceptualization of this multifaceted construct. *Clinical Psychology Review, 29*, 116–128. https://doi.org/10.1016/j.cpr.2008.10.003

Solomon, S. D., & Davidson, J. R. (1997). Trauma: prevalence, impairment, service use, and cost. *Journal of Clinical Psychiatry, 58*(Suppl. 9), 5–11.

Somer, E. (2002). Maladaptive daydreaming: A qualitative inquiry. *Journal of Contemporary Psychotherapy, 32*(2–3), 197–212. https://doi.org/10.1023/A:1020597026919

Somer, E., Lehrfeld, J., Bigelsen, J., & Jopp, D. S. (2016). Development and validation of the Maladaptive Daydreaming Scale (MDS). *Consciousness and Cognition, 39*, 77–91. https://doi.org/10.1016/j.concog.2015.12.001

Somer, E., Soffer-Dudek, N., & Ross, C. A. (2017). The Comorbidity of Daydreaming Disorder (Maladaptive Daydreaming). *Journal of Nervous and Mental Disease, 205*(7), 525–530. https://doi.org/10.1097/NMD.0000000000000685

Somer, E., Somer, L., & Jopp, D. S. (2016). Parallel lives: A phenomenological study of the lived experience of maladaptive daydreaming. *Journal of Trauma & Dissociation, 17*(5), 561–576. https://doi.org/10.1080/15299732.2016.1160463

Sparr, L. & Pankratz, L. D. (1983). „Factitious Posttraumatic Stress Disorder". *American Journal of Psychiatry, 140*, 1016–1019. https://doi.org/10.1176/ajp.140.8.1016

Springer, K. W., Sheridan, J., Kuo, D., & Carnes, M. (2007). Long-term physical and mental health consequences of childhood physical abuse: Results from a large population-based sample of men and women. *Child Abuse & Neglect, 31*(5), 517–530. https://doi.org/10.1016/j.chiabu.2007.01.003

Stavropoulos, K., Bolourian, Y., & Blacher, J. (2018). Differential Diagnosis of Autism Spectrum Disorder and Post Traumatic Stress Disorder: Two Clinical Cases. *Journal of Clinical Medicine, 7*(4), 71. https://doi.org/10.3390/jcm7040071

Steele, K., Boon, S., & Van der Hart, O. (2016). *Treating Trauma-Related Dissociation: A Practical, Integrative Approach.* New York: W. W. Norton.

Stiller, A., & Niehaus, S. (2019). Menschen mit einer Autismus-Spektrum-Störung als mögliche Opfer und als Beschuldigte im Strafrechtskontext. *Praxis der Rechtspsychologie, 29*(2), 5–32.

Storch, E. A., Sulkowski, M. L., Nadeau, J., Lewin, A. B., Arnold, E. B., Mutch, P. J., … Murphy, T. K. (2013). The phenomenology and clinical correlates of suicidal thoughts and behaviors in youth with autism spectrum disorders. *Journal of Autism and Developmental Disorders, 43*(10), 2450–2459. https://doi.org/10.1007/s10803-013-1795-x

Sullivan, P. M., & Knutson, J. F. (2000). Maltreatment and disabilities: A population-based epidemiological study. *Child Abuse & Neglect, 24*(10), 1257–1273. https://doi.org/10.1016/S0145-2134(00)00190-3

Talbot, L. S., Maguen, S., Epel, E. S., Metzler, T. J., & Neylan, T. C. (2013). Posttraumatic stress disorder is associated with emotional eating. *Journal of Traumatic Stress, 26*(4), 521–525. https://doi.org/10.1002/jts.21824

Taylor Miller, P. G., Sinclair, M., Gillen, P., McCullough, J. E. M., Miller, P. W., Farrell, D. P., … & Klaus, P. (2021). Early psychological interventions for prevention and treatment of post-traumatic stress disorder (PTSD) and post-traumatic stress symptoms in post-partum women: A systematic review and meta-analysis. *PLoS One, 16*(11), e0258170. https://doi.org/10.1371/journal.pone.0258170

Thom, R., Teslyar, P., & Friedman, R. (2017). Pseudologia fantastica in the emergency department: a case report and review of the literature. *Case Reports in Psychiatry*, 2017. https://doi.org/10.1155/2017/8961256

Trottier, K., Monson, C. M., Wonderlich, S. A., & Olmsted, M. P. (2017). Initial Findings from Project Recover: Overcoming Co-Occurring Eating Disorders and Posttraumatic Stress Disorder Through Integrated Treatment. *Journal of Traumatic Stress, 30*(2), 173–177. https://doi.org/10.1002/jts.22176

Trottier, K., Wonderlich, S. A., Monson, C. M., Crosby, R. D., & Olmsted, M. P. (2016). Investigating posttraumatic stress disorder as a psychological maintaining factor of eating disorders. *International Journal of Eating Disorders, 49*(5), 455–457. https://doi.org/10.1002/eat.22516

United Nations General Assembly. (1948). Universal Declaration of Human Rights. *UN General Assembly, 302*(2), 14–25.

Van der Feltz-Cornelis, C. M. (2002). The impact of factitious disorder on the physician-patient relationship. An epistemological model. *Medicine, Health Care and Philosophy, 5*, 253–261. https://doi.org/10.1023/A:1021106022330

Vieweg, W. V. R., Julius, D. A., Bates, J., Quinn III, J. F., Fernandez, A., Hasnain, M., & Pandurangi, A. K. (2007). Posttraumatic stress disorder as a risk factor for obesity among male military veterans. *Acta Psychiatrica Scandinavica, 116*(6), 483–487. https://doi.org/10.1111/j.1600-0447.2007.01071.x

Wahl, K., Schönfeld, S., Hissbach, J., Küsel, S., Zurowski, B., Moritz, S., … Kordon, A. (2011). Differences and similarities between obsessive and ruminative thoughts in obsessive-compulsive and depressed patients: a comparative study. *Journal of Behavior Therapy and Experimental Psychiatry, 42*(4), 454–461. https://doi.org/10.1016/j.jbtep.2011.03.002

Walker, E. A., Unutzer, J., Rutter, C., Gelfand, A., Saunders, K., VonKorff, M., … Katon, W. (1999). Costs of health care use by women HMO members with a history of childhood abuse and neglect. *Archives of General Psychiatry, 56*(7), 609–613. https://doi.org/10.1001/archpsyc.56.7.609

Wessely, S., Nimnuan, C., & Sharpe, M. (1999). Functional somatic syndromes: one or many? *The Lancet, 354*(9182), 936–939. https://doi.org/10.1016/S0140-6736(98)08320-2

Whitfield, C. L. (2002). The „false memory" defense: using disinformation and junk science in and out of court. *Journal of Child Sexual Abuse, 9*(3-4), 53–78. https://doi.org/10.1300/J070v09n03_04

WHO. (2019). *International Classification of Diseases 11th Revision (ICD-11).* Retrieved 2020 from https://icd.who.int/en

WHO. (2023). *ICD-11 for Mortality and Morbidity Statistics.* Abgerufen am 30.11.2023 unter https://icd.who.int/browse11/l-m/en

Widom, C. S., DuMont, K., & Czaja, S. J. (2007). A prospective investigation of major depressive disorder and comorbidity in abused and neglected children grown up. *Archives of General Psychiatry, 64*(1), 49–56. https://doi.org/10.1001/archpsyc.64.1.49

Wiersma, J.E., Hovens, J.G., van Oppen, P., Giltay, E.J., van Schaik, D.J., Beekman, A.T., & Penninx, B.W. (2009). The importance of childhood trauma and childhood life events for chronicity of depression in adults. *Journal of Clinical Psychiatry, 70*(7), 983. https://doi.org/10.4088/JCP.08m04521

Williamson, D.F., Thompson, T.J., Anda, R.F., Dietz, W.H., & Felitti, V. (2002). Body weight and obesity in adults and self-reported abuse in childhood. *International Journal of Obesity, 26*(8), 1075. https://doi.org/10.1038/sj.ijo.0802038

Young, G. (2017). PTSD in Court III: Malingering, assessment, and the law. *International Journal of Law and Psychiatry, 52*, 81–102. https://doi.org/10.1016/j.ijlp.2017.03.001

Zavaschi, M.L.S., Graeff, M.E., Menegassi, M.T., Mardini, V., Pires, D.W.S., Carvalho, R.H.d., ... Eizirik, C.L. (2006). Adult mood disorders and childhood psychological trauma. *Brazilian Journal of Psychiatry, 28*(3), 184–190. https://doi.org/10.1590/S1516-44462006000300008

7 Diagnostische Aspekte für Berichte an Strafverfolgungsbehörden

Im Durchschnitt werden nur 9 % aller Vergewaltigungsanzeigen in Europa, Australien und den Vereinigten Staaten vor Gericht verhandelt (Alderden & Ullman, 2012; Daly & Bouhours, 2010; Jehle, 2012). Die restlichen Verfahren werden nicht eröffnet oder eingestellt. In bis zu 88 % der Fälle kennen sich Opfer und Beschuldigter (Flatley, 2017; Smith et al., 2017), und die Zeugenaussagen vieler Opfer zur Einvernehmlichkeit sind kompliziert und widersprüchlich (Quadara, Fileborn, & Parkinson, 2013). Wenn die Aussagen des Opfers zu Unrecht als nicht glaubhaft erachtet werden, dann gelangen die Verfahren gar nicht erst vor Gericht oder Beschuldigte werden freigesprochen, obwohl sie schuldig sind. Gemäß Avalos ist eines der wichtigsten Hindernisse in vielen Strafverfahren das mangelhafte Fachwissen zu traumatischen Erinnerungen und peri- und posttraumatischen Verhaltensweisen von Opfern (Avalos, 2017).

Diese Statistiken allein Polizei, Justiz und Politik anzulasten, wäre jedoch zu einfach. Auch Therapeuten und Berater können wichtige Beiträge leisten für eine Verbesserung der Strafverfahren, sei es beispielsweise durch qualitativ hochwertige und möglichst suggestionsarme Therapien, durch professionelle Zusammenarbeit mit Rechtsvertretungen der Opfer und Behörden sowie durch eine fundierte Diagnostik mit aussagekräftigen Berichten. Manche Schwierigkeiten in Strafverfahren basieren auf eingeschränktem psychologischen Fachwissen der involvierten juristischen und polizeilichen Fachleute. Gerade hier können psychologische Sachverständige – und dazu gehören Therapeuten als (sachverständige) Zeugen – wichtige Beiträge leisten.

Ein zentrales Problem im Rahmen von Strafverfahren stellen dabei Glaubhaftigkeitsprobleme dar. Prinzipiell ist es die Aufgabe der Gerichte, die Glaubhaftigkeit der Zeugenaussagen zu beurteilen (Egli-Alge, 2017; Lamb et al., 2018). Psychologische Fachpersonen können in ihren Auskünften Polizei und Justiz bei Fragen (zur Glaubhaftigkeit) zur Nachvollziehbarkeit einer Aussage und deren Entstehung unterstützen, ohne Glaubhaftigkeitsgutachten zu schreiben (zu denen sie aufgrund ihrer Rolle, Ausbildung und Stellung im Prozess nicht in der Lage und nicht berechtigt sind) und ohne Gerichten ihre Kernkompetenz abzusprechen. Bedingung ist, dass sie die verschiedenen Problemkreise im Bereich der Glaubhaftigkeitsfragen kennen und eine Traumafolgestörung und ggf. komorbide Störungen der aussagenden Person zuvor diagnostisch fundiert abgeklärt haben.

Dieses Kapitel beinhaltet keine Anleitung für Glaubhaftigkeitsabklärungen, geschweige denn eine Anleitung für Glaubhaftigkeitsgutachten. Das Forschungsfeld der Glaubhaftigkeitsbegutachtung ist allgemein und speziell bei Menschen mit Traumafolgestörungen heftig umstritten und bedarf weiterer Forschung (Fegert, Gerke, & Rassenhofer, 2018; Volbert, Schemmel, & Tamm, 2019). Dieses Kapitel soll jedoch Fachleuten der Psychotraumatologie helfen, die im Bereich der Justiz überwiegend unbekannten und daher manchmal widersprüchlich erscheinenden Handlungsweisen von Gewaltbetroffenen in ihren Berichten präziser zu beschreiben. In diesem Sinne stellt dieses Kapitel diagnostische Aspekte für Berichte an Strafverfolgungsbehörden dar.

7.1 Generelle Herausforderungen mit der Glaubhaftigkeit

Speziell für Opfer von Sexualstraftaten sind das Erstatten einer Anzeige und die Befragungen in einem Ermittlungsverfahren eine große Herausforderung (Gysi & Rüegger, 2017a; Rich, 2019). Es gehört zu Sexualstrafverfahren, dass von Polizei und Staatsanwaltschaft viele und zum Teil sehr intime Fragen gestellt werden, die für Opfer belastend sein können. Besonders schwierig sind Situationen, in denen Beweise fehlen und Staatsanwaltschaft und Gericht ein Urteil bzw. eine Entscheidung zur Verfahrenseinstellung fast ausschließlich auf Basis der Aussagen des Opfers fällen müssen.

Wenn es in einem Verfahren keine weiteren Beweismittel gibt und der Tathergang in Gänze bestritten oder Einvernehmlichkeit behauptet wird, dann läuft ein Verfahren auf eine Aussage-gegen-Aussage-Situation hinaus und die Glaubhaftigkeit der Aussagen des Opfers steht im Fokus der ermittelnden Behörden. Wenn die Opferberichte nicht als glaubhaft erachtet werden, dann werden Ermittlungen nicht weitergeführt und Verfahren frühzeitig abgeschlossen (Brown, Hamilton, & O'Neill, 2007; O'Neal, 2019).

Damit Ermittlungsverfahren nach einer Vergewaltigung vor Gericht zu einem erfolgreichen Abschluss kommen, müssen verschiedene Voraussetzungen erfüllt sein. Zuerst muss das Opfer überhaupt eine Strafanzeige erstatten (außer es wird von Amts wegen ermittelt oder eine Drittperson hat den Verdacht zur Anzeige gebracht), danach müssen die Strafverfolgungsbehörden die Anzeige untersuchen, und schließlich muss der Fall vor Gericht gebracht und beurteilt werden. Auf allen Ebenen können Hindernisse auftreten (Cox, 2015; Jehle, 2012). Wenn Opfer davon ausgehen, dass ihnen nicht geglaubt wird, bringen sie eine Vergewaltigung eher nicht zur Anzeige (Stern, 2010; Temkin & Krahé, 2008). Wenn ein Opfer glaubwürdig erscheint, dann

- untersuchen Ermittlungsbehörden vertiefter (Alderden & Ullman, 2012; Ask, 2010; Brown et al., 2007; Kerstetter, 1990; Morabito, Pattavina, & Williams, 2019; Tasca, Rodriguez, Spohn, & Koss, 2013),
- werden die Verfahren eher vor Gericht gebracht (Frohmann, 1997; Lievore, 2005; Spohn & Tellis, 2012) und
- werden die Täter eher verurteilt (Lovett & Kelly, 2009).

Deshalb sind die Glaubwürdigkeit des Opfers und die Glaubhaftigkeit ihrer Aussagen von zentraler Bedeutung (Nitschke, McKimmie, & Vanman, 2019).

Merke

Berichte an Strafverfolgungsbehörden

- In Berichten an Gerichte ist es wichtig, dass Therapeuten auch Sachverhalte gründlich und ausführlich erklären, die für sie selbstverständlich erscheinen. Viele Strafverfolgungsbehörden und Gerichte verfügen nicht über Erkenntnisse zur Psychotraumatologie und sind auf Erklärungen angewiesen (Gysi & Rüegger, 2017a).
- Nach Sexualdelikten gibt es 5 Hauptprobleme bezüglich der Glaubhaftigkeit von Opfern:
  - Mangel an Beweisen für körperlichen Widerstand oder Kommunikation des entgegenstehenden Willens
  - verzögerte Anzeigeerstattung
  - unvollständige, inkonsistente und fehlerhafte Aussagen
  - Opfer zeigen nicht die von Ermittlungsbehörden erwarteten emotionalen Reaktionen
  - falsche Vorstellungen über Traumatherapie
- In Berichten an Gerichte ist es wichtig, je nach Ausgangslage auf diese Bereiche gezielt und fundiert einzugehen.

Glaubwürdigkeit und Glaubhaftigkeit

- Glaubwürdigkeit: bezieht sich auf eine Person und ist ein Persönlichkeitsmerkmal oder eine angenommene Eigenschaft
- Glaubhaftigkeit: bezieht sich auf die Frage, ob und in welchem Ausmaß eine Aussage im strafprozessualen Sinne ein Beweismittel sein kann (Häcker & Stapf, 2009)
- Die beiden Begriffe sind auseinanderzuhalten, weil sich der eine Begriff auf einen Menschen und dessen Persönlichkeit, der andere Begriff aber nur auf dessen Aussage zu einem bestimmten Sachverhalt bezieht. Sie werden im Alltag oft miteinander verwechselt. In Berichten an Gerichten ist aber wichtig, die Begriffe richtig anzuwenden.

Beschuldigter, Angeklagter, Täter

Speziell in Berichten, die im juristischen Kontext verwendet werden, ist es wichtig, die Begrifflichkeiten zum Beschuldigten bzw. zum Täter richtig zu verwenden, auch zum Schutz des Verfassers eines Berichtes:

- der Beschuldigte: eine Person, der eine Straftat vorgeworfen wird und gegen die ein Ermittlungsverfahren läuft
- der Angeklagte: die beschuldigte Person, gegen die ein Hauptverfahren vor Gericht eröffnet wurde oder gegen die ein Strafbefehl erlassen worden ist
- der Täter: eine Person, die juristisch als schuldig beurteilt und zu einer Strafe verurteilt wurde

Beschuldigte, die in Berichten als Täter bezeichnet werden, können gegen den Verfasser eines Berichtes juristisch vorgehen wegen übler Nachrede. Deshalb ist es für Therapeuten sicherer, in Berichten an Gerichte jeweils den Begriff des „Beschuldigten" zu verwenden, außer der Täter ist nicht namentlich bekannt und im Bericht werden die Schilderungen des Opfers ausgeführt.

Die detaillierte erste Exploration traumatischer Erfahrungen sollte idealerweise durch Polizei oder Staatsanwaltschaft erfolgen (Ohno, 2017; Weder, 2017; Police Executive Research Forum, 2018). Nicht immer ist dies möglich, z. B. wenn Betroffene zuerst in einer Therapie oder einer Beratung über eine Tat sprechen wollen und sich noch gar nicht sicher sind, ob sie überhaupt eine Anzeige erstatten wollen. In diesen Fällen ist es empfehlenswert, wenn in Therapie und Beratung möglichst detailliert protokolliert wird (Egli-Alge, 2017) oder eine Videoaufzeichnung des Gesprächs vorgenommen wird. Alternativ ist auch ein Erinnerungsprotokoll von Betroffenen eine bessere Alternative zum Verzicht auf jegliche Protokollierung (Gysi & Rüegger, 2017b; Bublitz, 2020).

7.2 Übersicht über Glaubhaftigkeitsprobleme von Opfern von Sexualstraftaten

Wie eingangs erwähnt gibt es einige typische Schwierigkeiten von Opfern, die nach einem Sexualdelikt Anzeige erstatten. Fachleute in der Therapie können von Strafverfolgungsbehörden deshalb aufgefordert werden, zu solchen Glaubhaftigkeitsproblemen Stellung zu beziehen. Es ist hilfreich, wenn Therapeuten in ihren Berichten und Stellungnahmen im Strafverfahren oder vor Gericht diese Schwierigkeiten kennen und wissen, wie sie diagnostisch vorgehen können, falls sie angefragt werden.

7.2.1 Glaubhaftigkeitsproblem Nr. 1: Mangel an (ggf. körperlichem) Widerstand

Die meisten Ländern der Welt haben Sexualstrafrechte, die vom Opfer verlangen, dass es dem Beschuldigten verbal und/oder körperlich deutlich zeigt, dass es mit einer sexuellen Handlung nicht einverstanden ist (Böök, 2017; Micheroli & Tag, 2017; Burghardt & Steinl, 2021). In der Regel wird dabei dem Opfer die Verantwortung übergeben, dass der Beschuldigte die fehlende Einvernehmlichkeit erkennt und versteht. Zur Verantwortung gezogen wird ein Beschuldigter vor Gericht in der Regel erst dann, wenn nachgewiesen werden kann, dass er die fehlende Einvernehmlichkeit tatsächlich verstanden und sich darüber hinweggesetzt hat. Sobald eine Betroffene keine physischen Spuren von Widerstand nachweisen kann (z. B. Hautfetzen des Beschuldigten unter den eigenen Fingernägeln), hat das Opfer häufig dann mit Glaubhaftigkeitsproblemen zu kämpfen, wenn der Beschuldigte Einvernehmlichkeit behauptet.

Wenn Therapeuten angefragt werden, Berichte an Staatsanwaltschaften oder Gerichte zu schreiben, kann es hilfreich sein, im Fall eines mutmaßlichen Mangels an körperlichem Widerstand auf einige spezielle Aspekte vertieft einzugehen.

Überraschungsmoment und Wesensänderung des Beschuldigten

Viele Opfer von Sexualstraftaten sind zu überrascht und zu verwirrt, um sich zu wehren, speziell wenn sie den Beschuldigten vorher bereits gekannt haben. Oft müssen Opfer zuerst einmal begreifen, was überhaupt geschieht und wie sie die Handlungen des Beschuldigten einordnen müssen, bevor sie sich für eine Widerstandshandlung entscheiden können (sofern Widerstand überhaupt möglich ist). Viele Opfer beschreiben zudem eine „Wesensveränderung" des Beschuldigten, wie wenn „eine Maske abfallen" würde und eine ganz andere Seite des Beschuldigten sichtbar würde. Typischerweise lösen solche Wesensveränderungen bei Menschen spontane Angst vor noch stärkerer Gewalt und Unbehagen aus (Herman, 1992).

Diagnostische Fragen

Überraschungsmoment und Wesensveränderung des Beschuldigten

- Verhalten vor der Tat:
  - Wie hat der Beschuldigte sich vor dem Angriff verhalten?
  - Was geschah unmittelbar, bevor der Beschuldigte übergriffig wurde?
- eventuelle Wesensveränderung des Beschuldigten – genaue Protokollierung einer eventuellen Wesensveränderung des Beschuldigten, die ein Opfer schildert:
  - Wie hat sich das Verhalten des Beschuldigten mit dem Angriff verändert?
  - Wie hat sich sein Blick verändert?
  - Hat das Opfer solche Veränderungen im Beschuldigten schon früher beobachtet? Was ist bei eventuellen früheren ähnlichen Veränderungen passiert? In welchen Situationen sind solche Veränderungen schon aufgetreten?
  - Wie unterscheidet sich dieser Zustand vom „Alltagszustand" des Beschuldigten?
  - Achtung vor Suggestion: keine eventuelle Wesensveränderung des Beschuldigten aktiv erfragen, aber solche Hinweise, die vom Opfer selbst kommen, vertiefen. Aussagen des Opfers sehr gut dokumentieren, evtl. mit audiovisueller Aufnahme.

- Einholen der Einvernehmlichkeit:
  - Hat der Beschuldigte explizit nachgefragt, ob das Opfer mit seinem Handeln einverstanden sei?
  - Welche Worte hat er ganz genau gewählt?
  - Wie genau hat der Beschuldigte visuell die Einvernehmlichkeit überprüft? Mit welchen konkreten Handlungen hat er die Einvernehmlichkeit überprüft?
  - Manchmal kann es dabei sinnvoll sein, nicht nur zu schreiben, was der Beschuldigte gemacht hat, sondern explizit zu beschreiben, was er laut Opfer unterlassen hat.

Gefühle und Handlungen des Opfers während des Übergriffs

Viele Opfer zweifeln während eines sexuellen Übergriffs zuerst an der eigenen Wahrnehmung, oder sie geben sich selbst die Schuld dafür, dass der Beschuldigte sich plötzlich gegen sie wendet. Die allermeisten Menschen sind zudem auf solche Übergriffsituationen nicht vorbereitet. Viele der heute angebotenen Selbstverteidigungskurse z. B. gehen von einem unbekannten Beschuldigten aus und bereiten speziell Frauen nicht auf plötzliche Übergriffe durch Männer vor, die sie vorher bereits gekannt und denen sie zumindest teilweise vertraut haben.

Diagnostische Fragen

Gefühle und Handlungen des Opfers während des Übergriffs

- Gefühle des Opfers: Wie hat sich das Opfer während des Übergriffs gefühlt?
- Gedanken: Was hat das Opfer während des Übergriffs gedacht (Angst vor Konsequenzen, Abklären von Fluchtmöglichkeiten, Konsequenzen für die eigenen Kinder, Angst vor möglicher Schwangerschaft, Möglichkeiten zu sterben u. v. m.)
- Zweifel: Wie hat das Opfer an der eigenen Wahrnehmung gezweifelt?
- Einordnen des Erlebens: Wie hat das Opfer im Moment des Übergriffs die Handlungen des Beschuldigten eingeordnet („schlechter/schmerzhafter Sex" versus „Übergriff")? Ab welchem Zeitpunkt ging das Opfer davon aus, dass es sich um einen Übergriff gehandelt hat?
- Handlungen des Opfers: Was hat Opfer während des Übergriffs genau getan? Was hat das Opfer nicht getan?
- Falls es früher einvernehmliche sexuelle Kontakte mit dem Beschuldigten gegeben hat: Wie war das Handeln des Opfers damals? Was war jetzt anders? Wie hat der Beschuldigte auf die eventuelle Veränderung des Handelns reagiert?
- Falls es anschließende einvernehmliche sexuelle Kontakte gab: Wieso? Was war dann anders?
- Fragen zum Beschuldigten: Körpergeruch (Aftershave, Schweiß, Deo), Mundgeruch (Knoblauch, Nikotin, Alkohol u. a.), Kleidergeruch (Nikotin, Benzin u. v. m.), Ejakulat u. v. m.
- Fragen zur Umgebung: spezielle Details der Umgebung (z. B. wenn das Opfer während des Übergriffs auf eine Deckenlampe gestarrt hat und diese detailliert beschreiben kann, dann spricht dies gegen einen einvernehmlichen sexuellen Kontakt)
- für weitere Fragen s. Angaben zum Erinnerungsprotokoll (Gysi & Rüegger, 2017b)

Beispiele

Aus einem Bericht an ein Gericht (Text leicht angepasst, die polizeiliche Vernehmung hatte bereits stattgefunden)

„Einerseits habe sie (während des sexuellen Übergriffs) Todesangst vor dem Beschuldigten und dessen Rücksichtslosigkeit gehabt, da sie ihm zugetraut habe, dass er sie töten könnte, speziell wenn sie seine Befehle nicht ausführen würde. Anderseits habe sie sich erniedrigt und gedemütigt gefühlt, weil der Beschuldigte sie zwang, seinen erigierten Penis in ihren Mund zu nehmen und ihn zu befriedigen. Der üble Geruch bzw. Geschmack des Penis, die Geräusche des Stöhnens des Beschuldigten, die Gefühlserinnerungen an den erigierten Penis im Mund, die Erinnerungen an die sie einengenden und festhaltenden Hände des Beschuldigten an ihrem Kopf und speziell der Ekel durch den Samenerguss des Beschuldigten verfolgten das Opfer gemäß ihrer Schilderungen seit der Tat. Das Sprechen über den sexuellen Missbrauch war besonders schwierig, einerseits, weil sie auch später beim Erzählen starken Ekel verspürte, und andererseits, weil ihre Eltern mit starken Schuld- und Schamgefühlen ihr gegenüber reagierten, wenn sie über den Missbrauch sprechen wollte, was das Erzählen sehr erschwerte."

Peritraumatische Dissoziation

Mit peritraumatischer Dissoziation werden dissoziative Symptome während und unmittelbar nach einem traumatischen Ereignis bezeichnet (Cardeña & Spiegel, 1993). Dazu gehören verschiedene dissoziative Symptome (ausführliche Übersicht auf Seite 68):

- Depersonalisation
- Derealisation
- Desomatisation
- Deaffektualisation

- Detemporalisation
- dissoziativer Stupor
- dissoziative Amnesien
- teildissoziiertes Handeln
- Verlust der exekutiven Kontrolle mit Wechsel in einen anderen Persönlichkeitszustand (bei vorbestehender dissoziativer Identitätsstörung)

Merke

Glaubhaftigkeitsbegutachtung und peritraumatische Dissoziation

Bei peritraumatischer Dissoziation ist eine klassische Glaubhaftigkeitsbegutachtung ohne Einbezug von psychotraumatologischem Fachwissen nicht indiziert:

- Die Begutachtungsmethodik der Aussagepsychologie hat laut Greuel bei „ausgeprägten peritraumatischen Dissoziationsprozessen" unbestrittenermaßen Grenzen (Greuel, 2009).
- Bei Hinweisen auf peritraumatische Dissoziation ist deshalb ein multimethodales, d.h. auf mehrere diagnostische Verfahren bezogenes Vorgehen bei der Glaubhaftigkeit von Zeugenaussagen zu angeblichem oder tatsächlichem Missbrauch zu wählen. Dies beinhaltet u.a. den Einbezug von Fachwissen aus der Aussagepsychologie sowie aus der Psychotraumatologie.
- Leider wissen dies viele Strafverfolgungsbehörden nicht, da die Erkenntnisse der Psychotraumatologie in Ermittlungsverfahren zu sexueller Gewalt aufgrund der Anwendung der aussagepsychologischen Methodik weniger Berücksichtigung finden (Meißner, 2013; Lonsway, Hopper, & Archambault, 2022).

In Berichten an Strafverfolgungsbehörden sollte bei der Diagnose peritraumatischer Dissoziation darauf hingewiesen werden, dass eine klassische Glaubhaftigkeitsbegutachtung ohne Einbezug von Erkenntnissen der Psychotraumatologie nicht dem aktuellen Forschungsstand entspricht.

Peritraumatischer dissoziativer Stupor (tonische Immobilität)

Ein oft von traumatisierten Opfern beschriebenes peritraumatisches Symptom ist der dissoziative Stupor (tonische Immobilität, umgangssprachlich oft „Freeze" oder „Erstarren" genannt, Seite 70/256). In diesem Zustand können sich Betroffene nicht mehr oder nur noch eingeschränkt bewegen. Viele Ermittlungsbehörden kennen diesen Zustand nicht oder nur ungenau und wissen nicht, wie er erfragt werden kann. Es besteht dann die Gefahr, dass Gerichte die unmögliche Widerstandshandlung im Rahmen des peritraumatischen dissoziativen Stupors als nonverbale Einwilligung in die sexuelle Handlung fehlinterpretieren. Deshalb kann es wichtig sein, dass psychologische Fachleute solche Zustände detailliert beschreiben und erklären, wenn sie in der Anamnese Hinweise auf solche Reaktionen finden. Aus juristischer Sicht wird sich evtl. die Frage stellen, ob der Beschuldigte wusste oder recht sicher ahnen konnte, dass das Opfer erstarren würde und bei einem Übergriff nicht in der Lage sein würde, einen Widerspruch verbal oder körperlich zu zeigen.

In Berichten an Gerichte ist dabei aber darauf zu achten, dass Therapeuten eine Sprache wählen, die Ermittlungsbehörden einerseits verstehen („das Opfer geriet in einen dissoziativen Stupor" ist z.B. ohne weitere Erklärungen zu fachspezifisch) und die andererseits nicht zu stark verallgemeinernd ist („das Opfer dissoziierte während der Tat" ist z.B. zu stark verallgemeinernd und könnte Depersonalisation, Derealisation, dissoziative Amnesie und viele andere dissoziative Phänomene beinhalten) (Schiewe, 2019; de Heer & Jones, 2023).

Peri- und posttraumatisches teildissoziiertes automatisiertes Handeln

Für Fachleute ohne Wissen zu peritraumatischer Dissoziation ist das automatisierte teildissoziierte Handeln nach einer traumatischen Erfahrung oft schwierig nachvollziehbar. Dazu gehören unterwürfige, angepasste und konfliktvermeidende Handlungen von Opfern nach einem Trauma, wie das beiläufige Reden mit einem Vergewaltiger nach der Tat, sich in Ruhe anziehen und unauffällig mit der Straßenbahn nach Hause fahren. In Strafverfahren wird Betroffenen in solchen Fällen häufig vorgeworfen, dass sie mit einer „Kampf-Flucht-Reaktion" hätten reagieren sollen (Schreien, Schlagen, Wegrennen u.a.) und dass die unauffällig-freundliche Reaktion ein Einverständnis z.B. mit einer sexuellen Handlung beweisen würde. Möglicherweise ist es in solchen Situationen sinnvoll, in Berichten zu erklären, dass teildissoziiertes Handeln dem Selbstschutz dient, entweder, um sich überhaupt aus der Situation entfernen zu können, oder aber, um weitere Gewalt und Drohungen zu verhindern.

Das Explorieren von teildissoziiertem Handeln kann anspruchsvoll sein, da automatisiertes Handeln von Betroffenen auch als Ausrede vorgetäuscht werden kann (z.B. um eine außereheliche Affäre oder eine Teenagerschwangerschaft zu rechtfertigen), ohne dass tatsächlich eine peritraumatische Dissoziation erlebt wurde (s.a. Kap. 6.13, artifizielle Störungen, Seite 311).

Bei peri- und posttraumatischem teildissoziierten Handeln tritt während und in den Minuten bis Stunden nach einer traumatischen Erfahrung eine Trennung zwischen unauffälligem, angepasstem Handeln einerseits und innerer emotionaler Teilnahmslosigkeit andererseits auf. Eine vorübergehende Überregulation von Affekten wie Angst, Scham, Wut und Hass (d.h. diese Affekte werden unterdrückt) wird begleitet von Depersonalisation, Derealisation, Detemporalisation und anderen dissoziativen Symptomen und posttraumatischem Vermeiden (Seite 79). Betroffene berichten dann, dass sie (als Symptome des teildissoziierten Handelns und der Depersonalisation) neben sich gestanden und sich zugeschaut hätten, dass sie sich beim Sprechen selbst zugehört hätten, und/oder dass sie wie ein Roboter oder ein Automat gehandelt hätten. Der emotionale Zusammenbruch mit dem Auftreten von Symptomen der Traumatrias (Seite 76) und eventuell der Trias der Störung der Selbstorganisation (Seite 91) findet in der Regel mit Verzögerung statt, manchmal nach einigen Minuten, schlimmstenfalls nach einigen Wochen bis Monaten.

Teildissoziiertes Handeln geht immer mit anderen dissoziativen Symptomen einher. Wenn jemand beispielsweise berichtet, er oder sie habe die eigenen Gefühle und den Körper voll wahrgenommen, dann ist teildissoziiertes Handeln unwahrscheinlich.

Diagnostische Fragen

Peritraumatische Dissoziation

Symptome des Opfers

für Fragen zu peritraumatischer Dissoziation s. Seite 68

Erkennen der Symptome durch den Beschuldigten

- Was hat der Beschuldigte von diesen Zeichen vermutlich wahrgenommen?
- Welche Hinweise gibt es, dass er die Symptome (z.B. Stupor) erkannt hat? Wie hat er darauf ggf. reagiert (z.B. „beweg Dich mal" bei Stupor)?

Beispiele

Aus einem Bericht (abgeändert)

„Mit fortlaufendem Übergriff habe sich damals ihre Wahrnehmung des Raums verändert. Ihr Blick sei starr zur Decke und zu einer hohen Stehlampe über dem Sofa gerichtet gewesen. Ihr Blick sei wie in einem Tunnel gewesen, die Körperwahrnehmung kalt, und sie habe sich „wie in einem Film" gefühlt mit einem „Fremdheitsgefühl" des Körpers, wie wenn sie sich selbst von außen zugeschaut habe. Das Zeitgefühl habe sich verändert, die Zeit sei wie stillgestanden und Sekunden hätten sich wie Minuten angefühlt, mit dem Gefühl der Ohnmacht und der Angst, dem Beschuldigten ausgeliefert zu sein. Sie habe ihn nicht mehr gehört, konnte nicht mit ihm interagieren, sie sei „wie zur Salzsäule erstarrt".
Später habe sie bemerkt, wie er seinen Penis aus ihrer Scheide gezogen habe (...). Allmählich habe sie sich wieder bewegen können, habe sich wie automatisiert angezogen und später teilnahmslos mit ihm gesprochen. (...) Sie könne nicht mehr genau rekonstruieren, wie lange der Übergriff und die Verabschiedung gedauert habe, weil ihr Zeitgefühl zu stark verändert gewesen sei. Sie erinnere sich noch, wie „plötzlich alles vorbei" war, wie sie aufgewühlt und mit dem Gefühl, schwer verletzt worden zu sein und noch keine Worte dafür zu finden, vor dem Haus gestanden habe."
(zur Erklärung: Die polizeiliche Einvernahme hatte zum Zeitpunkt des Gesprächs bereits stattgefunden und die Staatsanwaltschaft hatte entschieden, das Verfahren gegen den Beschuldigten nicht zu eröffnen.)

Abklärungen und Therapie

Peritraumatische Dissoziation ist ein wesentlicher Risikofaktor für das Entwickeln einer posttraumatischen Belastungsstörung (Nobakht, Ojagh, & Dale, 2019; Ozer, Best, Lipsey, & Weiß, 2003; Rosendal, Şalcıoğlu, Andersen, & Mortensen, 2011; Möller, Söndergaard & Helström, 2017). Viele Betroffene beschreiben später Intrusionen und Albträume vom Moment, in dem die peritraumatische Dissoziation begonnen hat.
Im Rahmen einer Traumakonfrontation ist es oft notwendig, das Auftreten des dissoziativen Stupors sowie andere peritraumatische dissoziative Erfahrungen zusätzlich zum traumatischen Ereignis aufzuarbeiten. Das Erleben, dass der Körper sich ausgerechnet in einer Belastungssituation der willentlichen Kontrolle des Geistes entzieht, kann eine gesonderte traumatische Erfahrung sein und muss in vielen Fällen zusätzlich im Rahmen einer Traumakonfrontation aufgearbeitet werden (Lima et al., 2010).

Verschiedene Arten der Kommunikation des fehlenden Einverständnisses

Eine weitere Strategie im Umgang mit Situationen, in denen einem Opfer vorgeworfen wird, dass es sich zu wenig gewehrt habe, kann darin bestehen, das genaue „Nein" des Opfers zu explorieren. Der Widerstand gegen eine Handlung kann nicht nur durch ein lautes „Nein" kommuniziert werden, sondern auch durch andere Kommunikationsformen, wie den Kopf zu schütteln, die Beine zusammenkneifen oder weinen. Dies bedeutet zwar nicht unbedingt, dass ein Gericht diese nonverbalen Formen des „Neins" anerkennt, trotzdem sollten alle Formen des verbalen und nonverbalen „Neins" protokolliert werden (McGregor, 1996; Wegerstad, 2021).

Speziell wichtig ist das Erarbeiten dieses Aspekts, wenn das Opfer zu ersten sexuellen Handlungen das Einverständnis gegeben hat, im Verlauf eines sexuellen Kontakts mit gewissen Handlungen aber nicht mehr einverstanden war.

Zur Erinnerung sei jedoch darauf hingewiesen, dass nicht jeder ungewollte sexuelle Kontakt rechtlich gesehen ein Übergriff darstellt, der juristische Konsequenzen nach sich zieht. Ein Partner kann sich respektlos verhalten, drängelnd nach Sex fragen, Schuldgefühle wecken oder andere grobe Taktiken anwenden, um sexuelle Handlungen einzufordern, bis der andere Partner schließlich dem ungewollten einvernehmlichen Sex zustimmt. Wie Scheidegger (2021) hervorhob, ist nicht jedes grobe Verhalten, das einen zögernden Partner schließlich dazu bringt, seine Zustimmung zu geben, rechtlich gesehen eine Nötigung und verdient daher eine Kriminalisierung. Sie wies darauf hin, dass das Vorhandensein einer Einwilligung kein Garant für moralisch „unproblematischen" Sex darstellt. Menschen können in Sex einwilligen, den sie eigentlich nicht wollen oder begehren, und sie können auch in Sex einwilligen, der ihrer psychischen Gesundheit schadet. Trotzdem argumentiert Scheidegger, dass das Strafrecht die sexuellen Entscheidungen mündiger Erwachsener respektieren muss, auch wenn dies manchmal bedeutet, dass sich Menschen auf Sex einlassen, den sie später bereuen oder den sie im Moment nicht „wirklich" wollen (Scheidegger, 2021). Dennoch können ungewollte sexuelle Handlungen in der Grauzone zwischen einvernehmlichem und nicht einvernehmlichem Sex zu negativen psychologischen Folgen führen (Akre, Chabloz, Belanger, Michaud, & Suris, 2013), auch wenn aus rechtlicher Sicht keine Gesetze verletzt werden. Darüber hinaus kann die Zustimmung zu ungesunden und unerwünschten sexuellen Aktivitäten ein Symptom für eine posttraumatische Störung sein und sollte sorgfältig evaluiert und behandelt werden (s. Seite 97).

Diagnostische Fragen

Kommunikation des fehlenden Einverständnisses

- verbale Ausdrucksformen, wie das Opfer das fehlende Einverständnis kommuniziert hat: Geflüstert (Weil die Stimme versagt hat? Weil der Beschuldigte die Atemwege blockiert oder eingeschränkt hat?)? Gesprochen? Geschrien? Wie war der genaue Wortlaut?
- nonverbal
  - mit Augen: Wo hingeschaut? Wie war der Blick vermutlich? Gab es direkten Augenkontakt?
  - mit dem Gesicht: Weinen, Mimik, Zusammenpressen des Mundes u.a.
  - mit dem Körper: Anspannen des Körpers, Regungslosigkeit, mit Händen und/oder Beinen gegen den Körper des Beschuldigten pressen/stoßen, Zusammenpressen der Beine u.v.m.
- Ab wann wurde fehlendes Einverständnis kommuniziert? Wie hat sich dies konkret geäußert?
- Wie hat der Beschuldigte darauf reagiert, verbal und nonverbal? Beispielsweise ist ein „Du willst das doch eigentlich" des Beschuldigten Ausdruck davon, dass dieser das fehlende Einverständnis durchaus verstanden hat.

Angst vor Repressionen durch den Beschuldigten

Neben den o.g. Gründen führt in manchen Fällen Angst vor weiterer Gewalt dazu, dass Opfer sich körperlich nicht ausreichend (im Sinne von Staatsanwaltschaft und der Gerichte) wehren.

Einerseits können Opfer befürchten, durch körperlichen und verbalen Widerstand noch stärker in Gefahr (und ggf. sogar in Lebensgefahr) zu geraten. Täter können z.B. durch gezielten Druck am Hals oder auf den Brustkorb die Atmung einengen, sobald das Opfer sich wehrt. Nicht immer hinterlassen solche Atemunterdrückungshandlungen Spuren.

Diagnostische Fragen

Angst vor direkter Repression durch den Beschuldigten

- Wie hat der Beschuldigte auf Widerstandshandlungen des Opfers reagiert? Hat er evtl. die Gewalt verstärkt?
- Falls ja: Wie genau?
- Wie hat der Beschuldigte ggf. Druck auf die Atemwege ausgeübt? Wie ist er ganz genau vorgegangen? Was haben diese Handlungen beim Opfer ausgelöst (speziell: Todesangst)?
- Wie hat der Beschuldigte mit anderen Handlungen, ggf. mit Gegenständen (Seilen, Handschellen, Schnur u.a.) das Opfer an der Gegenwehr gehindert? Was haben diese Handlungen beim Opfer ausgelöst (speziell: Todesangst)?
- Welchen Einfluss hatten diese Handlungen auf die Art und die Intensität der Gegenwehr gegen den Beschuldigten aus Sicht des Opfers damals und heute?

Andererseits können Täter mit weiterer Gewalt drohen, wenn Opfer sich wehren, ohne tatsächlich konkrete Gewalthandlungen anzuwenden (und entsprechend keine Spuren zu hinterlassen). So kann der Beschuldigte während eines Übergriffs verbal (z.B. durch Erwähnen einer Pistole) und nonverbal (z.B. mit Fingergeste einer Pistole) in einer Missbrauchssituation mit weiterer Gewalt drohen, falls das Opfer sich widersetzen sollte.

Manchmal sprechen Täter auch nur einen Teil eines Satzes aus und lassen den zweiten Satzteil aus, im Wissen darum, dass der unausgesprochene zweite Satzteil auch ohne verbalen Ausdruck Wirkung erzielen kann (z.B. „Du hast sowieso keine Chance gegen mich" könnte zu Ende ausgesprochen bedeuten: „Du hast sowieso keine Chance gegen mich, und falls Du Dich trotzdem zur Wehr setzt, dann werde ich Dich so heftig verprügeln, dass Du Dich nie mehr wehren wirst").

Diagnostische Fragen

Angst vor indirekter Repression durch den Beschuldigten

- Hat der Beschuldigte mit Gewalt bei Gegenwehr gedroht?
- Falls ja: Womit hat er gedroht? Wie hat er gedroht (verbal, nonverbal)?
- Hat der Beschuldigte Aussagen gemacht, die eigentlich keine konkreten Drohungen beinhaltet haben, die das Opfer aber als Drohung interpretiert hat? Wie genau war der Wortlaut, und was hat das Opfer hinter dieser Aussage verstanden?
- Welchen Einfluss hatten diese Aussagen auf die Art und die Intensität der Gegenwehr gegen den Beschuldigten aus Sicht des Opfers damals und heute?

Des Weiteren können Täter damit (aktiv oder auch nur implizit) drohen, im Fall einer Verweigerung andere in Kenntnis zu setzen, ohne diesen Personen Gewalt anzudrohen. So könnte das Opfer befürchten, bei einer Weigerung würde der Täter so laut werden, dass er die in der Wohnung schlafenden Kinder weckt, die dann die Gewalt gegen das Opfer miterleben würden, oder der Täter droht, dem Lebensgefährten oder dem Arbeitgeber des Opfers Lügen zu erzählen.

Darüber hinaus können Beschuldigte mit späterer Gewalt drohen, falls das Opfer sich in einer Missbrauchssituation wehrt. Die Gewalt kann gegen das Opfer selbst oder gegen wichtige Bindungspersonen (Kinder, Geschwister, Eltern u.a.) angedroht werden. Vielen Opfern ist oft rational zu wenig klar, wie Täter mit Äußerungen zu wichtigen Bezugspersonen starke Angst und Panik auslösen, ohne konkrete Drohungen auszusprechen. So können z.B. die Sätze „Deine Tochter ist 14 Jahre alt", „die nächste Alimentenzahlung (für die gemeinsamen Kinder) ist in 2 Wochen fällig" oder „Du arbeitest im Supermarkt an der Ecke" bei Opfern bereits Angst auslösen, ohne dass diese Aussagen konkrete Drohungen beinhalten.

Diagnostische Fragen

Drohungen durch den Beschuldigten unter Einbeziehung von Dritten

- Aussagen des Beschuldigten zum Opfer selbst oder wichtigen Bezugspersonen:
  - Was hat der Beschuldigte genau gesagt?
  - Wie hat das Opfer diese Aussage zum damaligen Zeitpunkt interpretiert und wie interpretierte das Opfer diese Aussage später?
  - Was hat das Opfer gedacht, als der Beschuldigte diese Aussage genau während des Übergriffs gemacht hat?
- Welchen Einfluss hatten diese Aussagen auf die Art und die Intensität der Gegenwehr gegen den Beschuldigten aus Sicht des Opfers damals und heute?

Und schließlich können Täter auch auf andere Arten das Opfer unter Druck setzen, um es daran zu hindern, sich zu wehren, z.B.:

- durch Androhung bzw. Ankündigung von Isolation und Ausgrenzung, z.B.
  - „Dir wird sowieso niemand glauben."
  - „Du wirst ausgeschlossen werden."
  - „Ich kenne die besten Anwälte in der Stadt."
  - „Ich habe Freunde bei der Polizei."
- durch Androhung weiterer späterer Gewalt, z.B.:
  - „Wenn Du Dich wehrst, werde ich wiederkommen."
- durch Abwertungen und Beschämung, z.B.:
  - „Du bist eine Nutte und hast nichts anderes verdient."
  - „Eine Schlampe wie Du muss ab und zu durchgefickt werden, das muss so sein."
- durch Lügen, z.B.:
  - „Ein Kind, das mit einem Erwachsenen Sex hat, kommt ins Gefängnis."
  - „Ich arbeite bei der Polizei und werde schauen, dass Dir nicht geglaubt wird."
- durch Androhung von Gegenreaktionen, z.B.:
  - „Wenn Du Dich wehrst, kämpfe ich wieder um das Besuchsrecht der Kinder."
  - „Wenn Du Dich wehrst und Anzeige erstattest, dann werde ich Dich wegen Falschanschuldigung anzeigen."

> **Diagnostische Fragen**
>
> **Weitere Druckversuche durch den Beschuldigten**
> - Welche weiteren Aussagen hat der Beschuldigte während des Übergriffs gemacht (auch wenn diese für das Opfer selbst noch nicht als relevant erscheinen mögen)?
> - Wie hat das Opfer diese Aussagen interpretiert? Welche Gefühle haben diese Aussagen ausgelöst?
> - Welchen Einfluss hatten diese Aussagen auf die Art und die Intensität der Gegenwehr gegen den Beschuldigten aus Sicht des Opfers damals und heute?

7.2.2 Glaubhaftigkeitsproblem Nr. 2: verzögerte Anzeigeerstattung

Ein weiterer Grund für Zweifel an der Glaubhaftigkeit von Opfern ist die Tatsache, dass viele Betroffene erst mit zeitlicher Verzögerung Anzeige erstatten. Eine verzögerte Anzeigeerstattung sollte aber nie als Lügenzeichen interpretiert werden, weil viele Opfer erst nach einigen Tagen, Wochen, Monaten oder sogar Jahren überhaupt in der Lage sind, eine Anzeige in Betracht zu ziehen (McElvaney, 2015; Hazelwood & Burgess, 2016; Lanthier, Du Mont, & Mason, 2018).

Meissner schreibt dazu: *„Der aktuelle Forschungsstand verdeutlicht, dass Opfer sexuellen Missbrauchs sich selten und dann meist verzögert offenbaren, dass ihre Aussagen häufig vage bleiben und dass auch belegte Missbrauchserfahrungen verleugnet werden können“* (Meißner, 2013).

Bei verzögerter Anzeigeerstattung ist es deshalb wichtig, auf die Gründe hierfür gezielt einzugehen und diese detailliert zu beschreiben.

Opfer erkennen Übergriff zuerst nicht als Sexualstraftat

Um eine Sexualstraftat zur Anzeige zu bringen, muss ein Opfer zuerst einmal verstehen, dass es sich bei einem Übergriff um eine verbotene Tat gehandelt haben könnte (Hazelwood & Burgess, 2016).

Speziell bei Delikten mit früheren oder aktuellen Sexualpartnern können Opfer zuerst denken, dass es sich um „schlechten Sex“ gehandelt hat. Erst eine heftige psychische Belastungsreaktion lässt viele Opfer über die Tat nachdenken und sie richtig einordnen. Manchmal brauchen sie auch die Rückmeldung von Angehörigen oder Fachleuten, die bei der Einordnung einer Erfahrung helfen, sodass sie die Tat als möglichen Übergriff verstehen lernen können. Zuweilen führt auch erst eine Berichterstattung in den Medien über sexualisierte Gewalt dazu, dass Betroffene eigene frühere Erfahrungen besser verstehen und einordnen. Juristisch sind diese Situationen jedoch später in der Regel schwierig aufzuarbeiten. Wenn das Opfer zum Tatzeitpunkt z. B. eine sexuelle Handlung zwar als Übergriff erlebt hat und nicht einordnen konnte, ihre Ablehnung jedoch nicht kommuniziert hat, dann kann der „schlechte Sex“ nicht rückwirkend als Straftat eingestuft werden. Im juristischen Sinn ist ein „sich fügen“ noch kein „dagegen sein“.

Anders ist die Situation jedoch z. B. bei Vergewaltigung in der Ehe, wenn Betroffene den Übergriff zwar erkennen und sich gewehrt haben, jedoch nicht über das Wissen verfügen, dass sexuelle Gewalt in der Ehe in ihrem Land verboten ist, u. a., da sich Gesetze geändert haben und Ehegesetze in verschiedenen Ländern unterschiedlich sein können (Yllö & Torres, 2016).

> **Diagnostische Fragen**
>
> **Erkennen des Übergriffs als Sexualstraftat**
> - Wann hat das Opfer zum ersten Mal erkannt, dass es sich bei einem sexuellen Kontakt um einen möglichen Übergriff gehandelt hat? Was hat es vorher dazu gedacht, welchen Aspekt hat das Opfer wann wie anders verstanden?
> - In welchem Moment ist die neue Erkenntnis ganz genau eingetreten? Mit wem war die Betroffene in diesem Moment im Kontakt oder wo hat sie ggf. Informationen dazu erfahren?
> - Was hat das Opfer vorher über das Sexualstrafrecht gewusst? Wie hat es sich wann weitergebildet?
> - Abklärung von Suggestionen: Wurde dem Opfer ggf. gesagt, dass es sich um eine Straftat gehandelt haben könnte, und ist/war es selbst skeptisch? Von wem wurde ihm dies mitgeteilt? Wie hat es selbst darauf reagiert?

Opfer glauben selbst an Vergewaltigungsmythen

Vergewaltigungsmythen sind kognitive Verzerrungen im Sinne opferkritischer und täterfreundlicher Vorurteile über sexuelle Aggression. Sie sind in der Allgemeinbevölkerung weitverbreitet und wurden auch unter Fachkräften aus den Bereichen Polizei, Justiz, Psychiatrie, Psychotherapie und Beratung wissenschaftlich nachgewiesen (Burt, 1980; Krahé, 2017; Suarez & Gadalla, 2010; Dinos, Burrowes, Hammond & Cunliffe, 2015). Auch Betroffene selbst können solche

Vorstellungen haben. Mögliche Vergewaltigungsmythen von Opfern sind:

- „Wer vergewaltigt wird, ist immer irgendwie selbst schuldig."
- „Wer vergewaltigt wird, hat den Täter provoziert und muss die Verantwortung dafür tragen."
- „Vergewaltigungen gibt es nur durch unbekannte Männer an dunklen Orten; durch Menschen, die man kennt, können Vergewaltigungen nicht erfolgen."
- „Wer Alkohol trinkt, sich leicht kleidet, alleine ausgeht, sich nach Hause fahren lässt und sich sonst irgendwie ‚leichtsinnig' verhält, darf nicht überrascht sein, wenn er/sie vergewaltigt wird."
- „Frauen müssen erst mal tugendhaft tun, sich ‚zieren' und nein sagen, aber sie wollen dabei eigentlich ja doch Sex."
- „Wer vergewaltigt wird, hat die Vergewaltigung irgendwie gesucht oder provoziert."
- „Polizei und Justiz glauben Opfern von Sexualdelikten sowieso nicht. Eine Anzeige ist in jedem Fall retraumatisierend und verschlimmert die Situation nur noch."

Vergewaltigungsmythen bei Opfern können dazu führen, dass Betroffene zuerst sich selbst die Schuld geben und deshalb mit einer Anzeige zuwarten. Erst durch Informationen aus den Medien, von Fachpersonen oder Angehörigen durchschauen sie die stereotypen opferfeindlichen und täterfreundlichen Vorstellungen und sind – in der Folge dann verspätet – in der Lage, entgegen aller äußeren und inneren Widerstände rechtliche Schritte in Betracht zu ziehen.

Diagnostische Fragen

Fragebogen zur Abklärung von Vergewaltigungsmythen

Zur Abklärung von Vergewaltigungsmythen in Therapie, Polizei, Justiz, Journalismus, Sozialarbeit u. v. m. gibt es einen von H. Gerger et al. entwickelten standardisierten Fragebogen „Skala zur Messung der Akzeptanz moderner Mythen über sexuelle Aggression" (Gerger, Kley, Bohner, & Siebler, 2013). Andere Fragebögen sind die Illinois Rape Myth Acceptance Scale (IRMA) (Payne, Lonsway & Fitzgerald, 1999), die Rape Myth Acceptance Scale (Hust et al., 2013) und die Scales of Rape Myth Acceptance (RMA) (Gerger, Kley, Bohner & Siebler, 2007).

Zur Illustration einige Fragen aus dem Fragebogen von Gerger et al. (2013) (Antworten mit Likert-Skala von 1 bis 7):

1. Wenn eine Frau einen Mann nach dem Discobesuch auf eine Tasse Kaffee in ihre Wohnung einlädt, dann ist sie auf ein sexuelles Abenteuer aus.
2. Wer als Frau so unvorsichtig ist, nachts durch „dunkle Gassen" zu gehen, trägt eine gewisse Mitschuld an der eigenen Vergewaltigung.
3. Wenn eine Frau mit einem Mann eine Beziehung eingeht, muss sie sich darüber im Klaren sein, dass der Mann sein Recht auf Sex einfordern wird.
4. Wenn ein Mann seine Partnerin zum Sex drängt, kann man das nicht Vergewaltigung nennen.
5. Wenn eine alleinstehende Frau einen alleinstehenden Mann in ihre Wohnung einlädt, zeigt sie damit, dass sie sexuellen Aktivitäten nicht abgeneigt ist.

Vergewaltigungsmythen

- Fragen zu Vorstellungen von Opfern über sexualisierte Gewalt: Welche Vorstellungen haben Betroffene allgemein, und welche Vorstellungen haben Betroffene bezüglich der eigenen Erfahrung?
- Welche Vorstellungen hatte das Opfer zum Zeitpunkt des Übergriffs? Wie haben sich diese Vorstellungen ggf. verändert? Was hat zu diesen Veränderungen geführt (Literatur, Internet, Medien, Gespräche mit Menschen u. v. m.)?
- Wie denkt das Opfer über Vorurteile (Vergewaltigungsmythen) bei Polizei, Justiz, Medizin und Therapie? Wie kommt sie darauf, so zu denken? Wie hat diese Vorstellung die Entscheidung bezüglich einer Anzeige beeinflusst?

Sicherheitshalber sei hier darauf hingewiesen, dass die Abklärung von Vergewaltigungsmythen bei Opfern nur möglich ist, wenn Befragende bei Polizei, Justiz und Therapie über Vergewaltigungsmythen sehr gut informiert sind und sich mit eventuellen eigenen Vorurteilen vertieft auseinandergesetzt haben. Tendenziell unterschätzen wir eigene Vorurteile und deren unbewusste Wirkung, sogar wenn wir uns vertieft mit der Thematik auseinandergesetzt haben (Ask, 2010; PettyJohn, Cary & McCauley, 2023).

Angst vor dem Täter – Opfer müssen sich und ihre Angehörigen zuerst in Sicherheit bringen

Opfer sexualisierter Gewalt können nach einem Übergriff Angst vor dem Beschuldigten verspüren, speziell wenn sie Anzeige erstatten. Oft geht es dabei um die Angst vor Rachehandlungen durch den Beschuldigten, wenn das Opfer Anzeige erstattet. Speziell bei sexualisierter Gewalt in aktuellen oder ehemaligen Partnerschaften, ggf. sogar mit gemeinsamen Kindern, geteiltem Haushalt oder gleichem Freundeskreis, kann es für Opfer zuerst einmal darum gehen, sich und ggf. die eigenen Kinder zu organisieren und zu schützen. So müssen Opfer z. B. zuerst wichtige Versicherungsunterlagen sammeln, sich einen sicheren Aufenthaltsort organisieren (z. B. Schutzhaus, Freunde, Familie), Fragen zu eventuellen gemeinsamen Kindern klären (z. B. Auswirkungen einer Anzeige auf finanzielle Unterstützung des Kindsvaters und das Sorge- und Besuchsrecht), bevor sie sich für eine Anzeige ausreichend sicher fühlen (Hazelwood & Burgess, 2016).

Diagnostische Fragen

Folgen einer Anzeige für das Opfer

- Befürchtungen des Opfers, welche Folgen eine Anzeige allgemein haben könnte: sozial, finanziell, für sich und für andere Menschen (speziell Kinder)
- Befürchtungen vor Rachehandlungen durch den Beschuldigten, Frage nach konkreten Rachedrohungen durch den Beschuldigten (oder dessen Umfeld) und tatsächlichen Rachehandlungen durch den Beschuldigten (mit oder ohne eigene strafrechtliche Relevanz)
- Handlungen des Opfers zwischen dem Realisieren potenzieller Konsequenzen und der Anzeigeerstattung

Ängste bezüglich Konsequenzen einer Anzeige für den Beschuldigten und dessen Umfeld

Viele Opfer überlegen sich ferner, welche Konsequenzen eine Anzeige für den Beschuldigten haben könnten, und was diese Konsequenzen wiederum für sie selbst bedeuten würden. Entscheidend ist hierbei die Beziehung zwischen Opfer und Beschuldigtem, sei es beispielsweise im Rahmen einer (früheren) Liebesbeziehung, im Rahmen einer Idealisierung des Beschuldigten bei starker emotionaler, sozialer und finanzieller Abhängigkeit (z. B. bei Loverboy-Syndrom, Seite 36, oder in Sekten), der Erpressbarkeit bei eigener Suchterkrankung oder psychischen Beschwerden oder bei gemeinsamen Kindern. Gerade bei gemeinsamen Kindern mit dem Beschuldigten und, wenn der Beschuldigte einen wichtigen Beitrag zum Lebensunterhalt des Opfers und der Kinder leistet, befürchten Opfer u. a. finanzielle Ausfälle nach einer Bestrafung des Beschuldigten.

In einigen Fällen stehen weniger der Beschuldigte als vielmehr dessen Angehörige im Fokus des Opfers, z. B. bei der Befürchtung, dass die Kinder eines Beschuldigten bei einer Gefängnisstrafe vorübergehend ihren Vater verlieren könnten. Andere Befürchtungen können beispielsweise auf den Arbeitsplatz (z. B. Folgen für einen Betrieb beim Ausfall eines Besitzers), einen Verein, eine Kirche (z. B. Pfarrer oder Priester als Täter) oder andere Organisationen fokussieren. Opfer können bei der Vorstellung, dass der Beschuldigte durch ihre Anzeige ausfallen und andere Menschen dadurch negative Konsequenzen erfahren könnten, Schuld- und Schamgefühle entwickeln und dadurch von einer Anzeige absehen. Erst nach verschiedenen Veränderungen (Lösen aus einer komplizierten Beziehung, Stellenwechsel, Austritt aus einer Kirche u. a.) fühlen sich manche Opfer sicher genug für eine Anzeige. Dieser Prozess kann mehrere Tage bis einige Jahre in Anspruch nehmen.

Diagnostische Fragen

Ängste bezüglich der Konsequenzen einer Anzeige für den Beschuldigten und dessen Umfeld

- Befürchtungen des Opfers, welche Folgen eine Anzeige für den Beschuldigten und dessen Umfeld haben könnten
- Befürchtungen, was diese Konsequenzen wiederum für das Opfer bedeuten könnten
- ggf. Klärung der Beziehung des Opfers zum Beschuldigten mit speziellem Fokus auf Abhängigkeiten (emotional, finanziell, sozial)
- Wünsche des Opfers bezüglich Bestrafung des Beschuldigten (z. B. Wunsch nach Antiaggressionskurs statt Gefängnis mit finanziellen Ausfällen)
- Auswirkungen dieser Befürchtungen auf die Verzögerung der Anzeigeerstattung nach einem sexuellen Übergriff

Retraumatisierungen nach der Tat

Ein wichtiger Grund, weshalb viele Opfer keine Anzeige erstatten oder dies erst mit Verzögerung tun, sind entmutigende Reaktionen des Umfelds (Suarez & Gadalla, 2010). Verschiedene Forschungsergebnisse weisen darauf hin, dass negative Reaktionen des Umfelds zu erneuten Traumatisierungen führen (Yamawaki, Darby, & Queiroz, 2007) und von verschiedenen Seiten kommen können: vom Umfeld (Ullman, 1996), vom Justizsystem (Comack & Peter, 2005), von der Polizei (Baldry, 1996; Campbell & Johnson, 1997; Du Mont, Miller, & Myhr, 2003), von Geistlichen (Sheldon & Parent, 2002) und von Mitarbeitenden im Gesundheitswesen (Ullman & Townsend, 2007).

Retraumatisierungen können erneute Erfahrungen mit „außergewöhnlicher Bedrohung“ sein oder Erlebnisse, die als starke Trigger erlebt werden. So können abwertende und feindliche Reaktionen des Umfelds zu Verzögerungen bei der Anzeigeerstattung führen. Manchmal müssen erst diese Retraumatisierungen aufgearbeitet und geklärt werden, bevor eine Anzeige möglich ist. Diese Prozesse müssen Strafverfolgungsbehörden manchmal detailliert erklärt werden (Werner, 2021).

Diagnostische Fragen

Retraumatisierungen

- Wie haben die engsten Angehörigen und das erweiterte Umfeld auf die Gewalterfahrung reagiert?
- Was hat diese Reaktion wiederum beim Opfer bewirkt?
- Hat das Umfeld dem Opfer eine Mitschuld gegeben?
- Hat das Umfeld eine Anzeige eher unterstützt oder davor abgeraten?
- Welchen Einfluss hatten diese Reaktionen auf die Entscheidung des Opfers, nicht zu einem früheren Zeitpunkt eine Anzeige zu erstatten?

7.2.3 Glaubhaftigkeitsproblem Nr. 3: unvollständige, inkonsistente und fehlerhafte Aussagen

Teilweise bestehen als Folge stressbedingter Beeinträchtigungen von Gedächtnisprozessen während der Tat Erinnerungslücken, und die Betroffenen haben Mühe, den gesamten Tathergang chronologisch wiederzugeben (Kim, Pellman, & Kim, 2015). So gaben 2 Wochen nach einer Vergewaltigung 37 % der Betroffenen an, sich an gewisse Aspekte der Tat nicht mehr erinnern zu können. Bei 16 % der Befragten bestanden diese Erinnerungsschwierigkeiten auch noch 3 Monate nach der Tat, während der Tatablauf nun klar erinnerbar war (Mechanic, Resick, & Griffin, 1998).

Unvollständige und inkonsistente Aussagen können deshalb sowohl auf Lügen hinweisen als auch wahre Erinnerungen sein. Im Zweifelsfall sollte nach einigen Tagen oder Wochen noch einmal nachgefragt werden (Hazelwood & Burgess, 2016; Weder, 2017). Manchmal gelingt es Betroffenen erst nach einigen Tagen bis Wochen, einen Tathergang chronologisch wiederzugeben, z. B. nach einigen Schlafzyklen zur Konsolidierung emotionaler Erinnerungen (Hutchison & Rathore, 2015).

7.2.4 Glaubhaftigkeitsproblem Nr. 4: die nicht den Erwartungen von Ermittlungsbehörden entsprechende emotionale Reaktion des Opfers

Vorurteile bei Ermittlungsbehörden können dazu führen, dass Opfern eher nicht geglaubt wird (Ask, 2010; Krahé, 2017). Von Opfern wird bei vorurteilsbehafteter Sichtweise erwartet, dass sie sich mit voller physischer und verbaler Kraft gegen den Vergewaltiger wehren, dass sie nüchtern waren und unmittelbar nach der Tat in emotional aufgewühltem Zustand Anzeige erstatten (Carroll & Clark, 2006; Nitschke et al., 2019). Wenn Opfer diese Erwartungen nicht erfüllen, dann werden sie als weniger glaubhaft beurteilt (Angelone, Mitchell, & Große, 2015; McKimmie, Masser, & Bongiorno, 2014; Schuller & Hastings, 2002) und ihnen wird eher eine Mitschuld an der Tat zugesprochen (Davies, Rogers, & Whitelegg, 2009; Masser, Lee, & McKimmie, 2010). Auch die emotionale Reaktion des Opfers beim Sprechen über die Tat kann die Beurteilung der Glaubhaftigkeit beeinflussen (Schuller, McKimmie, Masser, & Klippenstine, 2010). Strafverfolgungsbehörden erwarten von Opfern von Sexualstraftaten tendenziell eine stärkere emotionale Reaktion als von Opfern anderer Delikte (Wrede & Ask, 2019). Studien haben gezeigt, dass Opfern eher geglaubt wird, wenn sie emotional aufgewühlt sprechen als wenn ihre Schilderungen „flach" und emotional distanziert wirken (Ask, 2010; Baldry, 1996), wobei Opfer die richtige Dosis finden müssen: Sie dürfen nicht zu emotional und nicht zu distanziert wirken, und sie müssen zwar detailliert erzählen (weil zu wenig Detailreichtum als Zeichen für Lügen fehlinterpretiert werden kann), dürfen aber nicht zu detailliert berichten (weil zu viele Details ebenfalls als Zeichen für Lügen missinterpretiert werden können).

Adaptiert auf die Traumatrias (Wiedererleben, Hyperarousal, posttraumatische Vermeidung, Seite 76) bedeutet dies, dass Untersuchungsbehörden bei Ermittlungen nach Gewalt primär die beiden Hauptsymptome des Wiedererlebens und des Hyperarousals als Zeichen erhöhter Glaubhaftigkeit werten, den Symptomenkomplex der posttraumatischen Vermeidung jedoch übersehen und in der Folge Anhaltspunkte wie Depersonalisation, Derealisation, emotionale Verflachung, kognitive Distanziertheit oder auch Lachen und Kichern nicht nur nicht erkennen, sondern tendenziell sogar als Anzeichen von Lügen fehlinterpretieren (s. a. Kap. 3.2.3, peritraumatische Dissoziation, Seite 68).

Für Berichte an Behörden bedeutet dies, dass die 3 Kardinalsymptome detailliert erklärt und geschildert werden sollten. Speziell der Aspekt des posttraumatischen Vermeidens sollte präzise beschrieben werden.

Diagnostische Fragen

Posttraumatische Reaktion

- Diagnostik einer posttraumatischen Störung gemäß TD-Achse II (Seite 65)
- bei starker posttraumatischer Vermeidung: Zeichen posttraumatischer Vermeidung auf emotionaler, körperlicher, kognitiver und sozialer Ebene genau explorieren und beschreiben

- ggf. die emotionale Verfassung des Opfers bei Vernehmungen und vor Gericht herausarbeiten und schildern

7.2.5 Glaubhaftigkeitsproblem Nr. 5: falsche Vorstellungen zu Traumatherapie und Angst vor Suggestion durch Therapeuten

Suggestion von Missbrauch

Der aktuelle Forschungsstand zeigt, dass Opfer sexuellen Missbrauchs sich selten und dann meist verzögert zu einer Anzeige entschließen, dass ihre Aussagen oft vage bleiben und dass auch belegte Missbrauchserfahrungen verleugnet werden können. Zahlreiche Studien zeigen aber auch, dass Manipulationen gerade bei Minderjährigen zu Scheinerinnerungen führen können, die von Betroffenen als wahr angenommen werden und überzeugend beschrieben werden können (Meißner, 2013; McElvaney, 2015; Hazelwood & Burgess, 2016; Lanthier, Du Mont, & Mason, 2018).

Die Frage, ob Traumaerinnerungen in und durch Psychotherapien verfälscht oder fälschlich generiert werden, ist schon längere Zeit bekannt (Stang & Sachsse, 2009). Neue Erkenntnisse aus der Forschung sowie Erfahrungen aus fehlerhaften Befragungsmethoden (z. B. Wormser Prozesse 1994–1997) (Steller, 2000) haben zu neuen Therapiemethoden geführt, welche die Suggestionsgefahr deutlich reduzieren (Martin, Naunton, Kosari, Peterson, Thomas & Christenson, 2021).

Suggestion kann sich in Therapien in verschiedene Formen zeigen, z. B.:

- Suggestion von Ereignissen, die nicht stattgefunden haben: Therapeuten müssen darauf achten, keine suggestiven Fragen zu stellen, die falsche Anschuldigungen provozieren. Aussagen wie „Bei solchen Symptomen muss ein Missbrauch stattgefunden haben.“, „Versuchen Sie sich zu erinnern!“, „Frauen wie Sie wurden vom Vater missbraucht.“ sind Kunstfehler und zwingend zu unterlassen.
- Suggestion einer Verstärkung von Ereignissen: Fragen wie „Und dann hat der Beschuldigte sicher einen gefährlichen Ausdruck in den Augen gehabt und das hat Ihnen Angst gemacht, nicht?“, „Und dann müssen Sie erstarrt sein und konnten den Körper nicht bewegen?“, „Und dann ist der mit dem Penis in Sie eingedrungen, versuchen Sie sich zu erinnern.“ sollten vermieden werden.
- Die im BGH-Urteil (1 StR 618/98) von 1998 explizit genannten anatomischen Puppen oder Zeichnungen sollen nicht verwendet werden.

Es ist wichtig zu betonen, dass eine klinische Diagnose einer PTBS oder einer dissoziativen Störung (z. B. dissoziative Amnesie) weder einen mutmaßlichen sexuellen Übergriff beweist noch widerlegt. Lücken oder Ungereimtheiten in der Erinnerung eines Opfers an einen Übergriff sind eine häufige Reaktion auf sexuelle Gewalt (s. Kap. 5.5, dissoziative Amnesie, Seite 265). Früher wurden diese Lücken oft als Beweis für eine Täuschung fehlinterpretiert, obwohl es keine wissenschaftliche Grundlage für solche Behauptungen gab. Tatsächlich können normale Gedächtnisfunktionen und die Auswirkungen von Stress und Trauma zu diesen Lücken und Ungereimtheiten führen. Diese Lücken und Ungereimtheiten können jedoch weder als direkter Beweis für einen sexuellen Übergriff angesehen werden, noch können sie allein als Beweis für Unehrlichkeit gewertet werden (Lonsway et al., 2022). Traumafolgestörungen beeinflussen die Art und Weise, wie Opfer über Missbrauch berichten, aber sie sind kein Beweis für eine bestimmte Form von Gewalt.

Suggestion des Lügens oder der falschen Erinnerung

Hingegen unterschätzt wird in der Justiz und in Teilen der Psychiatrie tendenziell die Gefahr der eigenen Negativsuggestion. Negative Suggestion bezieht sich auf das bewusste oder unbewusste Anbieten von Ideen, Ratschlägen oder Anweisungen an Opfer, mit dem Ziel, ihre Gedanken, Gefühle oder ihr Verhalten so zu beeinflussen, dass sie ihre Erinnerungen anzweifeln, ihre Behauptungen über den Missbrauch zurückziehen oder ihre Erzählungen widerlegen. Dies kann beispielsweise durch eine unausgesprochene oder sogar proklamierte Voreingenommenheit seitens eines Vernehmungsbeamten oder eines forensischen Sachverständigen geschehen, die behaupten, dass die meisten Berichte über sexuelle Gewalt unbegründet oder böswillig sind. Durch diese Art der Suggestion können Opfer dazu gebracht werden, unberechtigt an ihren Erinnerungen und an sich selbst zu zweifeln, zusätzlichen emotionalen Stress aufzubauen und sich in Widersprüche zu verstricken oder bestimmte Aussagen über Tatmerkmale zu vernachlässigen. Dies kann zu fehlerhaften Ergebnissen führen.

In Therapien und Ermittlungsverfahren können beispielsweise Fehler des Opfers suggeriert werden, wie mit Fragen, die eine „richtige“ Form der Gegenwehr gegen sexuelle Gewalt implizieren und dem Opfer Schuld-, Scham- und Insuffizienzgefühle auslösen. Suggestive Fragen wie „Warum sind Sie nicht weggerannt?“, „Warum haben Sie nicht um Hilfe geschrien?“, „Warum haben Sie sich nicht gewehrt?“ sind zu vermeiden bzw. anders zu formulieren. Entsprechende Vertiefungsfragen sind suggestionsfrei im richtigen Zeitpunkt einer Vernehmung einzubringen (Ohno, 2017; Hazelwood & Burgess, 2016).

Umstritten diskutiert wird auch die Frage, ob nicht die Nullhypothese der Aussagepsychologie bereits eine Form der Suggestion ist. Die sog. Nullhypothese verlangt, dass die Aussage eines Zeugen so lange als unwahr anzusehen ist, bis sie mit den gesammelten Fakten nicht mehr in Übereinstimmung gebracht werden kann (König & Fegert, 2009). Kritiker weisen darauf hin, dass das Negationsprinzip der Nullhypothese im Widerspruch zum grundsätzlichen Prinzip gutachterlicher Neutralität steht und zu konfirmatorischen Befragungen mit umgekehrten Vorzeichen führt (Meißner, 2013; Bublitz, 2021; Haas, 2022).

Merke

Wichtige Informationen in Berichten an Behörden

- Therapiemethode
- Beginn der Behandlung, Sitzungsfrequenz, Anzahl Sitzungen
- Dokumentation des Therapieverlaufs: Wann begonnen? Zeitnah oder eher zusammenfassend? Wortprotokoll/Video oder Gedächtnisprotokoll?
- Traumatherapie: stabilisierende Traumatherapie (erklären, was stabilisierende Traumatherapie ist, speziell dass an den Traumaerinnerungen nicht gearbeitet wird), Traumakonfrontationstherapie (Welche Form? An welchen Erinnerungen wurde gearbeitet? Wurden Erinnerungen verändert)?
- Suggestionsgefahr: Ist diese Gefahr bekannt? Wie wurde mit Suggestionsgefahren umgegangen? Wie wurde ggf. bewusst auf Suggestion verzichtet?
- Wie hat das Opfer von Vernehmungen berichtet? Was hat sie erzählt? Wie hat sie die Befragenden erlebt (unterstützend, wohlwollend, distanziert, kalt usw.)? Woran erinnert sich das Opfer bei den Befragungen (wichtig: peritraumatische Dissoziation während Befragungen).
- Gibt es Hinweise auf Suggestion (Positiv- wie Negativsuggestion) durch Polizei, Justiz und Begutachtende?
- Für die Abfassung der Berichte an Behörden sind Grundkenntnisse des jeweiligen Verfahrens sinnvoll. Das Wissen um Ablauf, Ziel und Zweck des jeweiligen Verfahrens (Strafverfahren oder Opferentschädigung?) fördern die Verständlichkeit der Berichte.

Exploration von Erinnerungen an Sexualstraftaten

- Derzeit ist es „State of the Art", dass ein detailliertes Beschreiben einer Sexualstraftat zuerst bei der Polizei und nicht in der Therapie erfolgen sollte (Hazelwood & Burgess, 2016; für mehr Informationen s. Gysi & Rüegger, 2017a)
- Sollte aus irgendwelchen Gründen eine Anzeige noch nicht möglich sein, das Aufarbeiten aus therapeutischer Sicht aber nicht zuwarten können, dann sollte ein exploratives Gespräch auf Video aufgezeichnet werden. Das kann Ermittlungsbehörden später bei der Einschätzung helfen, ob suggestiv vorgegangen worden ist. Es gibt aber keine Gewähr, dass eine Staatsanwaltschaft ein solches Video in ein Verfahren aufnehmen würde.
- Das detaillierte Aufarbeiten eines Übergriffs für einen Bericht an eine Staatsanwaltschaft oder an ein Gericht ist an sich keine therapeutische Handlung und darf nicht mit einer Traumaexposition zur Behandlung einer PTBS-Symptomatik verwechselt werden.
- Eine Traumakonfrontation sollte wenn möglich nie vor einer Anzeige stattfinden, falls das Opfer sich die Möglichkeit einer Anzeige noch offenhalten möchte (Gysi & Rüegger, 2017b), weil die Erinnerungen durch eine Traumakonfrontation verändert werden könnten. Dadurch könnte die Beweiskraft einer Aussage in einem Strafverfahren eher angezweifelt werden.

7.3 Richtige und falsche Erinnerungen bei traumatisierten Menschen

Zu Beginn der 1990er Jahre traten vermehrt gut dokumentierte Bedenken auf, dass einige Menschen in Psychotherapien von ihren Therapeuten fälschlicherweise überzeugt wurden, dass sie in der Kindheit Opfer sexuellen Missbrauchs geworden seien (Lindsay & Read, 1994; Loftus, 1993). Umfangsverfahren mit nachgewiesenermaßen falschen Missbrauchsvorwürfen warfen viele Fragen auf, z. B. als Folge der Wormser Prozesse in Deutschland (Steller, 2000). In der Folge wurde die Möglichkeit aufgezeigt, dass durch suggestives pseudotherapeutisches Vorgehen falsche Erinnerungen generiert werden können. Um dies zu überprüfen, wurden Experimente durchgeführt, die nachweisen konnten, dass falsche Erinnerungen unter Laborbedingungen kreiert werden können (Brewin & Andrews, 2017). Diese Erkenntnisse wiederum wurden jedoch kritisiert, weil wissenschaftliche Standards nicht eingehalten worden seien und sie zudem gerade auf Menschen mit Traumafolgestörungen nur bedingt anwendbar seien (Fegert et al., 2018; Sinason & Conway, 2021). In diesem abschließenden Kapitel werden einige Erkenntnisse aus der Forschung der vergangenen Jahrzehnte kurz zusammengefasst.

7.3.1 Generieren von falschen Erinnerungen unter Laborbedingungen

Generell wurden 3 Versuchsanordnungen gewählt, um die Induzierbarkeit von falschen Erinnerungen zu zeigen (Laney & Loftus, 2013; Schacter & Loftus, 2013):

- Aufblähen von Erinnerungen: Teilnehmende wurden wiederholt aufgefordert, sich mehrmalig Ereignisse vorzustellen, die nicht passiert sind
- „falsches Feedback“: Teilnehmenden wurden falsche Informationen von einem Ereignis gegeben; dabei wurde suggeriert, dass sie dieses Ereignis erlebt haben könnten
- Einpflanzen von neuen, (möglicherweise) falschen Erinnerungen: Teilnehmenden wurden falsche Informationen von einem Ereignis gegeben, verbunden mit einem falschen Beweis durch unrichtige Aussagen von Familienangehörigen oder durch bearbeitete Fotos

Diese Studien ergaben zwar, dass es möglich sei, falsche Erinnerungen zu kreieren (Conway, 2013), jedoch konnten diese Untersuchungen nicht die komplexen Evaluationsprozesse, ob eine autobiografische Erinnerung richtig oder falsch ist, nachhaltig klären. Zudem konnten sie nicht aufdecken, inwiefern die Ergebnisse in Laborbedingungen auf das Erinnern in Psychotherapien anwendbar ist (Brewin & Andrews, 2017). Gleichzeitig gilt es heute aber als erwiesen, dass die Suggestionsgefahr in Therapien nicht unterschätzt werden darf und Therapeuten deshalb besonders vorsichtig vorgehen sollten (Brewin, 2018).

In Traumatherapien sind vereinfacht 4 verschiedene Arten von falschen Erinnerungen möglich:

- das Auftreten falscher Erinnerungen an Missbrauch, wenn kein Missbrauch stattgefunden hat (Loftus, 1993)
- das Auftreten gemischter Erinnerungen mit sowohl falschen als auch realen Aspekten eines Missbrauchs (Lindsay & Read, 1994; Wright, Ost, & French, 2006)
- das Auftreten teilweise falscher Erinnerungen an Missbrauch, wenn tatsächlich andere Formen des Missbrauchs stattgefunden haben, z. B. falsches Beschuldigen eines Onkels, wenn ein Inzest durch den Vater stattgefunden hat, oder falsches Beschuldigen eines Geheimbunds oder einer Sekte nach Missbrauch durch Freunde (im Prinzip geht es hier darum, dass der Missbrauch zwar anerkannt wird, das Realisieren des realen Beschuldigten aber psychisch noch zu schmerzhaft ist und stattdessen eine reale andere Person oder eine Organisation oder Gruppierung falsch beschuldigt wird)
- die falsche Zuschreibung von posttraumatischen Symptomen auf Ursachen, die nicht für das Entstehen der Symptome verantwortlich sind (z.B. das Umdeuten von Symptomen, die auf Bindungstraumatisierungen zurückzuführen sind, als Folge sexualisierter Gewalt) (Young, 2017)

7.3.2 Allgemeine Erkenntnisse zu Erinnerungen

Die Forschung der vergangenen 3 Jahrzehnte zu falschen Erinnerungen ist sehr wichtig gewesen, um auf die Möglichkeit falscher Erinnerungen, Suggestionsgefahren und falsche Beschuldigungen hinzuweisen (Yuille & Cutshall, 1986; Porter, Yuille & Lehman, 1999; Morgan III et al., 2013; Levine, 2018). Daraus abgeleitet lassen sich verschiedene wichtige Erkenntnisse formulieren:

- Wiederholte Erinnerungsversuche können sowohl zu realen als auch zu falschen Erinnerungen führen (Hyman Jr, Husband, & Billings, 1995; Hyman Jr & Pentland, 1996).
- Eine kleine Minderheit von Betroffenen kann falsche Erinnerungen von Kindesmissbrauch entwickeln mit potenziell gravierenden Konsequenzen für die beschuldigte Person (Brewin & Andrews, 2017) und auch die Betroffenen selbst.
- Hypnotisch aufgedeckte Erinnerungen sind nicht zwangsläufig richtig (Andrews et al., 1999).
- Falsche Erinnerungen können auch ohne externen Einfluss auftreten, als falsche Interpretation von inneren Träumen und Bildern (Brewin, Huntley, & Whalley, 2012; Rassin, Merckelbach, & Spaan, 2001).

Brewin und Andrews beschreiben, basierend auf der bestehenden Forschung, 3 Bedingungen, unter denen falsche Erinnerungen eher auftreten können (Brewin & Andrews, 2017):

- Autobiografische Vorstellungen werden durch Plausibilitätsinformationen durch eine Bezugsperson verstärkt.
- Bestehende Erinnerungen werden durch suggestive und geführte Imaginationen verstärkt, vor allem, wenn sie mit persönlich relevanten Informationen angereichert werden.
- Das Vertrauen in die Wahrhaftigkeit einer Erfahrung wird durch unkritisches Akzeptieren verstärkt.

Beispiele

Ein Therapeut bringt die bestehenden Symptome eines Patienten trotz fehlender Erinnerungen in einen Zusammenhang mit Kindesmissbrauch, fordert zum

Imaginieren der traumatischen Ereignisse auf und akzeptiert die auftretenden Bilder unkritisch als reale Erinnerung. Diese Situation kann vor allem dann auftreten, wenn Betroffene infolge schwerer emotionaler Vernachlässigung verschiedene posttraumatische und dissoziative Symptome haben, jedoch über keine visuellen Erinnerungen an konkrete körperliche oder sexuelle Übergriffe verfügen, weil diese nicht stattgefunden haben.

7.3.3 Spezielle Erkenntnisse zu posttraumatischen Erinnerungen

Bei Menschen mit posttraumatischen Störungen sind vor allem 2 unterschiedliche Arten des Erinnerns zu beobachten (Brewin, 2018):

- **Hypermnesie:** Das Gedächtnis für traumatische Ereignisse ist gesteigert und für einen besonderen Zeitraum speziell detailliert. Die meisten Menschen, welche die Terrorangriffe vom 11. September 2001 zeitnah miterlebt haben, können sich noch detailliert an verschiedene Ereignisse an diesem Tag erinnern. Es handelt sich dabei aber bei den allermeisten Menschen nicht um traumatische Erinnerungen, da Bilder von diesem Tag sich nicht intrusiv aufdrängen und zu keiner erhöhten Schreckhaftigkeit im Alltag führen.
- **Hypomnesie oder Amnesie:** Als Ausdruck der posttraumatischen Vermeidung können Erinnerungen zeitweise so stark verdrängt werden, dass sie ganz oder teilweise nicht mehr bewusst erinnert werden.

Möglich ist auch eine Kombination beider Erinnerungsformen, d.h. eine Hypermnesie für einige Erfahrungen und eine Hypomnesie für andere Ereignisse.

Des Weiteren wurde unterschieden zwischen dem Maß an Kontrolle über die traumatischen Erinnerungen:

- **Unwillkürliche Erinnerungen (Flashbacks, posttraumatische Intrusionen):** Flashbacks sind lebhafte und unwillkürliche Erinnerungen an traumatische Ereignisse, die den Eindruck erwecken, als würden sie in der Gegenwart stattfinden (Brewin, 2014) und die stark auf traumaassoziierte Trigger reagieren (Kapfhammer, 2011). Es wird angenommen, dass Flashbacks auftreten, weil die traumatischen Erlebnisse hauptsächlich durch perzeptive Gedächtnisstrukturen und nicht durch episodische Gedächtnismechanismen verarbeitet wurden (Brewin, 2014). Dies führt zu einem speziellen Traumagedächtnis, das für das Auftreten von Flashbacks verantwortlich ist (Brewin, 2014). Neuere Untersuchungen bestätigen, dass traumatische Erinnerungen möglicherweise eine separate kognitive Einheit darstellen, die sich von gewöhnlichen Erinnerungen unterscheidet (Perl et al., 2023).
- **Narrative Erinnerungen:** Erinnerungen, die dem bewussten Abruf und der Mitteilung an andere zur Verfügung stehen (Van der Kolk & Van der Hart, 1991). Sie sind eher verbal, willentlich kontrollierbar und werden beim Erinnern nicht oder kaum sensomotorisch erlebt.

Bei der Abklärung der Glaubhaftigkeit von traumatisierten Opferzeugen sind diese Erinnerungsformen in die professionellen Überlegungen einzubeziehen. Für die Abklärung zu Erinnerungen und Glaubhaftigkeitsabklärungen bei Menschen mit Traumafolgestörungen ergeben sich abschließend folgende Erkenntnisse:

- Traumafolgestörungen müssen differenziert beachtet werden: Bei einer „klassischen" PTBS sind andere Besonderheiten zu erwarten als bei einer komplexen, lange bestehenden, chronischen Traumafolgestörung mit weiteren Komorbiditäten wie Sucht, Borderline oder Depression. Die Diagnostik sollte benannt, erklärt, und Besonderheiten sollten hervorgehoben werden.
- Aktuell fehlen aussagepsychologische Studien bei Opfern, bei denen der sexuelle Missbrauch audiovisuell belegt ist (d.h. die Grundwahrheit ist bekannt) und die Erinnerungen der Opfer an den genauen Tathergang untersucht worden sind. Bis diese Forschung trotz aller ethischen, rechtlichen und finanziellen Hindernisse durchgeführt worden ist, wird unklar bleiben, wie reale Opfer über realen Missbrauch erzählen und wie sie sich genau an ihn erinnern.
- Bekannt ist, dass nach extremem Stress zumindest Ausfälle und Inkonsistenzen im Kurzzeitgedächtnis möglich sind (Brewin, 2018). Manchmal kann es einige Tage dauern, bis eine traumatische Erfahrung konsistent in unterschiedlicher Struktur und mit anderen Wörtern wiederholt werden kann. Dies ist vor allem dann zu bedenken, wenn Opfer unmittelbar nach einer Straftat befragt werden und dabei inkonsistente Aussagen machen. In diesen Fällen ist es z.B. indiziert, einige Tage später noch einmal polizeilich nachzubefragen (Hazelwood & Burgess, 2016; Weder, 2017; Werner, 2021).
- Traumatisierte Menschen können in der Folge Schwierigkeiten mit räumlichen und zeitlichen Lokalisationen haben, und die Einordnung in ein Zeitgitter kann erschwert sein. Dies muss bei der Abklärung

der logischen Konsistenz und der raum-zeitlichen Verknüpfung im Rahmen von Glaubhaftigkeitsabklärungen beachtet werden.

- Unwillkürliche, intrusive Erinnerungen unterscheiden sich bezüglich ihres Wahrheitsgehalts vermutlich nicht von narrativen, willentlich kontrollierbaren Erinnerungen (Kapfhammer, 2011). Jedes Gespräch über Erfahrungen verändert die Erinnerung an diese Erlebnisse. Da bei Menschen mit Traumafolgestörungen eine erhöhte, intrusive, unwillentliche Erinnerungsfähigkeit besteht, ist es im Rahmen von Strafverfahren gemäß Egli-Alge wichtig, dass die Erstaussage exakt und wörtlich verbindlich schriftlich dokumentiert wird (Egli-Alge, 2017). Weder und Haller empfehlen in diesen Situationen Video- oder Tonaufnahmen der Erstaussagen auch bei Erwachsenen (Haller, 2017; Weder, 2017).
- Traumatische Erinnerungen können starke sensomotorische Stressreaktionen auslösen. Stark belastete Opferzeugen können dadurch mit der Reproduzierbarkeit von Erinnerungen Schwierigkeiten haben, da sie bei wiederholten Befragungen sich immer wieder mit emotional besonders schwierigen Erinnerungen auseinandersetzen müssen und dadurch als Folge der posttraumatischen Vermeidung gewisse Merkmale auslassen können, die ihnen dann als Widersprüchlichkeit zur Last gelegt werden können (Hazelwood & Burgess, 2016; Fegert et al., 2018).
- Ein Trauma kann zeitweise vergessen werden, Erinnerungslücken bei Schilderungen von traumatischen Ereignissen sind möglich, Traumanarrative können fragmentiert und lückenhaft sein (Brewin, 2018). Auf Aufforderungen zum Erinnern ist zu verzichten. Der quantitative Detailreichtum, die Fähigkeit zur Interaktionsschilderung, die Wiedergabe von Gesprächen, die Schilderung von Einzelheiten und die phänomengemäße Schilderung unverstandener Handlungselemente kann deshalb speziell bei Menschen mit starker Tendenz zu posttraumatischer Vermeidung erschwert sein, was im Rahmen von Glaubhaftigkeitsabklärungen bedacht werden sollte.
- Traumatisierte Menschen mit ausgeprägter posttraumatischer Vermeidung können affektiv distanziert, emotional flach, mit wenig Mimik und Gestik und scheinbar unpersönlich mit einem Mangel an sichtbaren nonverbalen Stresszeichen über eine traumatische Erfahrung berichten. Dies sollte nicht zwangsläufig als Lügenzeichen interpretiert werden (Herman, 1992). Opferzeugen, deren Emotionen nicht den Erwartungen entsprechen, sollte nicht zwangsläufig misstraut werden (Ludewig, Tavor, & Baumer, 2011; Nitschke, McKimmie, & Vanman, 2019). Menschen mit starker posttraumatischer Vermeidung können zudem die Tendenz haben, über das Kerngeschehen nur oberflächlich und unpräzise zu berichten, u. a., da sie Angst vor überflutenden Intrusionen bei der Schilderung von Details verspüren können. Beim Abklären des quantitativen Detailreichtums im Rahmen von Glaubhaftigkeitsabklärungen sollte dies bedacht werden. Solche Menschen werden zudem kaum spontan über die eigenen Affekte, Gedanken oder gefühlsbezogenen motorischen oder physiologischen Abläufe erzählen, was ebenfalls bei der Glaubhaftigkeitsabklärung zu beachten ist.
- Bei Menschen, die ab früher Kindheit chronisch schwere traumatische Erfahrungen erdulden mussten, sind die Erinnerungen an ein einzelnes Ereignis oft unspezifisch und verallgemeinernd (Cowell, Cicchetti, Rogosch, & Toth, 2015; Pechtel & Pizzagalli, 2011). Im Rahmen von Strafverfahren, wo jeder einzelne Übergriff einzeln beurteilt werden muss und konsistente Einzelerinnerungen verlangt werden, ist dies ein Nachteil und kann dazu führen, dass außerordentlich schwere Formen von Missbrauch besonders schwierig auf ihre Glaubhaftigkeit überprüfbar sind (Melkman, Hershkowitz, & Zur, 2017; Fegert et al., 2018).
- Bei Kindern sollte auf die Deutung kindlichen Spielverhaltens mit anatomischen Puppen und die Interpretation ihrer Zeichnungen verzichtet werden. Auch bei der Deutung körperlicher Symptome oder Verhaltensauffälligkeiten sollte sehr vorsichtig vorgegangen und nicht automatisch sexualisierte Gewalt diagnostiziert werden (Ludewig et al., 2011).
- Die subjektive Überzeugung einer Person zur Richtigkeit einer Erinnerung ist kein sicheres Indiz für die objektive Genauigkeit ihrer Aussage. Es ist deshalb irreführend anzunehmen, dass ein sehr überzeugter Zeuge auch richtigliegt (Ludewig et al., 2011). Nachfragen wie „Sind Sie sich sicher?“ sind deshalb zur Überprüfung des Wahrheitsgehalts einer Aussage bedeutungslos.
- In Therapie und Beratung sollte auf suggestive Fragen zu einem tatsächlichen Erlebnis oder zu vermuteten Ursachen bestehender Symptome vollständig verzichtet werden. Geführte Imaginationen zu bisher nicht erinnerten möglichen Ereignissen in der Vergangenheit sind als Kunstfehler zu bezeichnen. Ebenso sollte verzichtet werden, gezielt und absichtlich nach Erinnerungen zu suchen. Stattdessen sollten die genauen Symptome und Einschränkungen im Alltag sowie Hinweise auf eine strukturelle Dissoziation detailliert exploriert werden. Traumathe-

rapie behandelt die Gegenwart und nicht die Vergangenheit. Erinnerungen sind dann aufzuarbeiten, wenn das Aufarbeiten zum Lösen von Symptomen in der Gegenwart therapeutisch notwendig und emotional verkraftbar ist.

7.4 Schlussfolgerungen

Unsere Gesellschaft steht vor einer moralischen Herausforderung: Menschen vor Gewalt zu schützen und ihnen bei der Bewältigung gesundheitlicher Folgen zu helfen. Gleichzeitig gilt es, falsche Anschuldigungen und ungerechte Verurteilungen zu verhindern. Eine umfassende Diagnostik kann hierbei einen wesentlichen Beitrag leisten.

Professionelles Arbeiten mit traumatisierten Menschen beginnt deshalb mit einer umfassenden Diagnostik aller Traumafolgesymptome (z. B. wie in diesem Buch vorgestellt mit den 5 TD-Achsen), die regelmäßig wiederholt und ergänzt wird. Darauf folgen eine gründliche Therapieplanung und eine sorgfältige Behandlung gemäß internationalen Leitlinien. Den Betroffenen durchgehend mit Mitgefühl und Akzeptanz zu begegnen, bedeutet nicht, ihnen jedes Wort zu glauben. Alle diese Aspekte können in Berichten an Strafverfolgungsbehörden beschrieben und erläutert werden – im Dienst der Betroffenen, unserer Profession und einer sich für die Opfer von Gewalt einsetzenden Zivilgesellschaft.

Literatur

Akre, C., Chabloz, J. M., Belanger, R. E., Michaud, P. A., & Suris, J. C. (2013). Unwanted sexual experiences among adolescents: shedding light on the gray zone between consensual and non-consensual sex. *International Journal of Adolescent Medicine and Health, 25*(1), 69–74. https://doi.org/10.1515/ijamh-2013-0009

Alderden, M. A., & Ullman, S. E. (2012). Creating a More Complete and Current Picture: Examining Police and Prosecutor Decision-Making When Processing Sexual Assault Cases. *Violence against Women, 18*(5), 525–551. https://doi.org/10.1177/1077801212453867

Andrews, B., Brewin, C. R., Ochera, J., Morton, J., Bekerian, D. A., Davies, G. M., & Mollon, P. (1999). Characteristics, context and consequences of memory recovery among adults in therapy. *The British Journal of Psychiatry, 175*(2), 141–146. https://doi.org/10.1192/bjp.175.2.141

Angelone, D. J., Mitchell, D., & Großi, L. (2015). Men's Perceptions of an Acquaintance Rape: The Role of Relationship Length, Victim Resistance, and Gender Role Attitudes. *Journal of Interpersonal Violence, 30*(13), 2278–2303. https://doi.org/10.1177/0886260514552448

Ask, K. (2010). A survey of police officers' and prosecutors' beliefs about crime victim behaviors. *Journal of interpersonal violence, 25*(6), 1132–1149. https://doi.org/10.1177/0886260509340535

Avalos, L. R. (2017). Policing Rape Complaints: When Reporting Rape Becomes a Crime. *Journal of Gender, Race, and Justice, 3*, 459–508.

Baldry, A. C. (1996). Rape victims' risk of secondary victimization by police officers. *Issues in Criminological & Legal Psychology, 25*, 65–68.

Böök, K. (2017). Europäische Opferrechtsstandards. In J. Gysi, & P. Rüegger (Hrsg.), *Handbuch sexualisierte Gewalt – Therapie, Prävention und Strafverfolgung* (S. 375 ff). Bern: Hogrefe.

Brewin, C. R. (2014). Episodic memory, perceptual memory, and their interaction: foundations for a theory of posttraumatic stress disorder. *Psychological Bulletin, 140*(1), 69. https://doi.org/10.1037/a0033722

Brewin, C. R. (2018). Memory and Forgetting. *Current Psychiatry Reports, 20*(10), 87. https://doi.org/10.1007/s11920-018-0950-7

Brewin, C. R., Huntley, Z., & Whalley, M. G. (2012). Source memory errors associated with reports of posttraumatic flashbacks: A proof of concept study. *Cognition, 124*(2), 234–238. https://doi.org/10.1016/j.cognition.2012.05.002

Brewin, C. R., & Andrews, B. (2017). Creating memories for false autobiographical events in childhood: A systematic review. *Applied Cognitive Psychology, 31*(1), 2–23. Retrieved 2020 from https://www.ncbi.nlm.nih.gov/pmc/articles/PMC5248593/pdf/ACP-31-2.pdf https://doi.org/10.1002/acp.3220

Brown, J. M., Hamilton, C., & O'Neill, D. (2007). Characteristics associated with rape attrition and the role played by scepticism or legal rationality by investigators and prosecutors. *Psychology, Crime & Law, 13*(4), 355–370. https://doi.org/10.1080/10683160601060507

Bublitz, C. (2020). Gesundheit oder Glaubhaftigkeit? Auswege aus dem traumatherapeutischen Dilemma. *Ethik in der Medizin 32* (1), 65–83 https://doi.org/10.1007/s00481-019-00560-3

Bublitz, C. (2021). Entwicklung und Kritik der höchstrichterlichen Rechtsprechung zur Glaubhaftigkeitsanalyse. *Zeitschrift für Internationale Strafrechtsdogmatik, 3*, 210–221.

Burghardt, B., & Steinl, L. (2021). Sexual violence and criminal justice in the 21st century. *German Law Journal, 22*(5), 691–702. https://doi.org/10.1017/glj.2021.42

Burt, M. R. (1980). Cultural myths and supports for rape. *Journal of Personality and Social Psychology, 38*(2), 217. https://doi.org/10.1037/0022-3514.38.2.217

Campbell, R., & Johnson, C. R. (1997). Police Officers' Perceptions of Rape: Is There Consistency between State Law and Individual Beliefs? *Journal of Interpersonal Violence, 12*(2), 255–274. https://doi.org/10.1177/088626097012002007

Cardefia, E., & Spiegel, D. (1993). Dissociative reactions to the San Francisco Bay Area earthquake of 1989. *American Journal of Psychiatry, 150*, 474–478. https://doi.org/10.1176/ajp.150.3.474

Carroll, M. H., & Clark, M. D. (2006). Men's Acquaintance Rape Scripts: A Comparison between a Regional University and a Military Academy. *Sex Roles, 55*(7), 469–480. https://doi.org/10.1007/s11199-006-9102-3

Comack, E., & Peter, T. (2005). How the Criminal Justice System Responds to Sexual Assault Survivors: The Slippage between Responsibilization and Blaming the Victim. *Canadian Journal of Women and the Law, 17*, 283.

Conway, M.A. (2013). On being a memory expert witness: Three cases. *Memory, 21*(5), 566–575. Retrieved 2020 from https://doi.org/10.1080/09658211.2013.794241

Cowell, R.A., Cicchetti, D., Rogosch, F.A., & Toth, S.L. (2015). Childhood maltreatment and its effect on neurocognitive functioning: Timing and chronicity matter. *Development and Psychopathology, 27*(2), 521–533. https://doi.org/10.1017/S0954579415000139

Cox, P. (2015). *Violence against women in Australia: Additional analysis of the Australian Bureau of Statistics' Personal Safety Survey, 2012*. Queen Victoria: ANROWS.

Daly, K., & Bouhours, B. (2010). Rape and Attrition in the Legal Process: A Comparative Analysis of Five Countries. *Crime and Justice, 39*(1), 565–650. https://doi.org/10.1086/653101

Davies, M., Rogers, P., & Whitelegg, L. (2009). Effects of victim gender, victim sexual orientation, victim response and respondent gender on judgements of blame in a hypothetical adolescent rape. *Legal and Criminological Psychology, 14*(2), 331–338. https://doi.org/10.1348/978185408X386030

de Heer, B.A., & Jones, L.C. (2023). Tonic immobility as a defensive trauma response to rape: bridging public health and law. *Violence against Women*, 10778012231174347. https://doi.org/10.1177/10778012231174347

Dinos, S., Burrowes, N., Hammond, K., & Cunliffe, C. (2015). A systematic review of juries' assessment of rape victims: Do rape myths impact on juror decision-making? *International Journal of Law, Crime and Justice, 43*(1), 36–49. https://doi.org/10.1016/j.ijlcj.2014.07.001

Du Mont, J., Miller, K.-L., & Myhr, T.L. (2003). The role of „real rape" and „real victim" stereotypes in the police reporting practices of sexually assaulted women. *Violence against Women, 9*(4), 466–486. https://doi.org/10.1177/1077801202250960

Egli-Alge, M. (2017). Glaubhaftigkeitsbegutachtung der Zeugenaussage. In J. Gysi, & P. Rüegger (Hrsg.), *Handbuch sexualisierte Gewalt – Therapie, Prävention und Strafverfolgung* (S. 475ff). Bern: Hogrefe.

Fegert, J., Gerke, J., & Rassenhofer, M. (2018). Enormes professionelles Unverständnis gegenüber Traumatisierten. *Nervenheilkunde, 37*(07/08), 525–534. https://doi.org/10.1055/s-0038-1668320

Flatley, J. (2017). *Crime in England and Wales: year ending june 2017*. Newport: Office for National Statistics.

Frohmann, L. (1997). Convictability and Discordant Locales: Reproducing Race, Class, and Gender Ideologies in Prosecutorial Decisionmaking. *Law & Society Review, 31*(3), 531–556. https://doi.org/10.2307/3054045

Gerger, H., Kley, H., Bohner, G., & Siebler, F. (2007). The acceptance of modern myths about sexual aggression scale: Development and validation in German and English. *Aggressive Behavior, 33*(5), 422–440. https://doi.org/10.1002/ab.20195

Gerger, H., Kley, H., Bohner, G., & Siebler, F. (2013). *Skala zur Messung der Akzeptanz moderner Mythen über sexuelle Aggression (AMMSA)*. Universität Bielefeld.

Greuel, L. (2009). Was ist Glaubhaftigkeitsbegutachtung (nicht)? Zum Problem der Dogmatisierung in einem wissenschaftlichen Diskurs. *Kindesmisshandlung und Vernachlässigung, 12*, 70–89.

Gysi, J., & Rüegger, P. (Hrsg.). (2017a). *Handbuch sexualisierte Gewalt*. Bern: Hogrefe. https://doi.org/10.1024/85658-000

Gysi, J., & Rüegger, P. (2017b). Vorgehen nach einer Sexualstraftat, Anzeigeerstattung und Traumakonfrontation vor und während Gerichtsverfahren: Allgemeine Empfehlungen für die Psychotherapie. In J. Gysi, & P. Rüegger (Hrsg.), *Handbuch sexualisierte Gewalt – Therapie, Prävention und Strafverfolgung* (S. 667–680). Bern: Hogrefe. https://doi.org/10.1024/85658-000

Haas, H. (2022). Ein Vorschlag zur methodischen Aktualisierung der Beweiswürdigung in aussagenpsychologischen Gutachten. Kriminalistik. *Kriminalistik, 76*(10), 567–573.

Häcker, H., & Stapf, K.H. (2009). *Dorsch Psychologisches Wörterbuch*. Bern: Hans Huber.

Haller, K. (2017). Ausgewählte Möglichkeiten des Opferschutzes, insbesondere bei Sexualdelikten. In J. Gysi, & P. Rüegger (Hrsg.), *Handbuch sexualisierte Gewalt – Therapie, Prävention und Strafverfolgung* (S. 449ff). Bern: Hogrefe.

Hazelwood, R.R., & Burgess, A.W. (Eds.). (2016). *Practical aspects of rape investigation: A multidisciplinary approach*. Boca Raton, FL: CRC Press. https://doi.org/10.1201/9781315316369

Herman, J.L. (1992). *Trauma and recovery: The aftermath of violence – from domestic abuse to political terror*. London: Hachette.

Hust, S.J.T., Marett, E.G., Lei, M., Chang, H., Ren, C., McNab, A.L., & Adams, P.M. (2013). *Rape Myth Acceptance Scale*. Washington, DC: APA PsycTests. https://doi.org/10.1037/t61993-000

Hutchison, I.C., & Rathore, S. (2015). The role of REM sleep theta activity in emotional memory. *Frontiers in Psychology, 6*(1439). https://doi.org/10.3389/fpsyg.2015.01439

Hyman Jr, I.E., Husband, T.H., & Billings, F.J. (1995). False memories of childhood experiences. *Applied Cognitive Psychology, 9*(3), 181–197. https://doi.org/10.1002/acp.2350090302

Hyman Jr, I.E., & Pentland, J. (1996). The role of mental imagery in the creation of false childhood memories. *Journal of Memory and Language, 35*(2), 101–117. https://doi.org/10.1006/jmla.1996.0006

Jehle, J.-M. (2012). Attrition and Conviction Rates of Sexual Offences in Europe: Definitions and Criminal Justice Responses. *European Journal on Criminal Policy and Research, 18*(1), 145–161. https://doi.org/10.1007/s10610-011-9163-x

Kapfhammer, H.-P. (2011). Psychologische Störungen des autobiografischen Gedächtnisses – Einflüsse von Trauma, Dissoziation und PTSD. *Psychiatrie und Psychotherapie, 7*(2), 43–55. https://doi.org/10.1007/s11326-011-0156-7

Kerstetter, W.A. (1990). Gateway to Justice: Police and Prosecutorial Response to Sexual Assaults against Women.

Journal of Criminal Law and Criminology, 81(2), 267–313. https://doi.org/10.2307/1143908

Kim, E.J., Pellman, B., & Kim, J.J. (2015). Stress effects on the hippocampus: a critical review. *Learning & Memory, 22*(9), 411–416. https://doi.org/10.1101/lm.037291.114

König, C., & Fegert, J.M. (2009). Zur Praxis der Glaubhaftigkeitsbegutachtung unter Einfluss des BGH-Urteils (1 StR 618/98) Concerning the Practice of Credibility Expertise under the Influence of the Judgment by the German Federal Supreme Court (BGH) (1 StR 618/98). *Kindesmisshandlung und Vernachlässigung, 12*, 16.

Krahé, B. (2017). Vergewaltigungsmythen & Stigmatisierungen in Justiz, Polizei, Beratung und Therapie. In J. Gysi, & P. Rüegger (Hrsg.), *Handbuch sexualisierte Gewalt – Therapie, Prävention und Strafverfolgung* (S. 45–53). Bern: Hogrefe.

Lamb, M.E., Brown, D.A., Hershkowitz, I., Orbach, Y., & Esplin, P.W. (2018). *Tell me what happened: Questioning children about abuse*. Hoboken, NJ: John Wiley & Sons. https://doi.org/10.1002/9781118881248

Laney, C., & Loftus, E.F. (2013). *Recent advances in false memory research*. London: Sage Publications. https://doi.org/10.1177/0081246313484236

Lanthier, S., Du Mont, J., & Mason, R. (2018). Responding to delayed disclosure of sexual assault in health settings: a systematic review. *Trauma, Violence, & Abuse, 19*(3), 251–265. https://doi.org/10.1177/1524838016659484

Levine, T.R. (2018). Ecological validity and deception detection research design. *Communication Methods and Measures, 12*(1), 45–54. https://doi.org/10.1080/19312458.2017.1411471

Lievore, D. (2005). *Prosecutorial decisions in adult sexual assault cases*. Canberra: Australian Institute of Criminology.

Lima, A.A., Fiszman, A., Marques-Portella, C., Mendlowicz, M.V., Coutinho, E.S., Maia, D.C., ... & Figueira, I. (2010). The impact of tonic immobility reaction on the prognosis of posttraumatic stress disorder. *Journal of Psychiatric Research, 44*(4), 224–228. https://doi.org/10.1016/j.jpsychires.2009.08.005

Lindsay, D.S., & Read, J.D. (1994). Psychotherapy and memories of childhood sexual abuse: A cognitive perspective. *Applied Cognitive Psychology, 8*(4), 281–338. https://doi.org/10.1002/acp.2350080403

Loftus, E.F. (1993). The reality of repressed memories. *American Psychologist, 48*(5), 518. https://doi.org/10.1037/0003-066X.48.5.518

Lonsway, K.A., Hopper, J., & Archambault, J. (2022). *Becoming Trauma-Informed: Understanding and Appropriately Applying the Neurobiology of Trauma*. Colville, WA: End Violence Against Women International.

Lovett, J., & Kelly, L. (2009). Different systems, similar outcomes? Tracking attrition in reported rape cases across Europe. London: Child and Women Abuse Studies Unit, London Metropolitan University. *Retrieved on February, 11*, 2010.

Ludewig, R., Tavor, D., & Baumer, S. (2011). Wie können aussagepsychologische Erkenntnisse Richtern, Staatsanwälten und Anwälten helfen? *Aktuelle Juristische Praxis (AJP), 11*, 1415–1435.

Martin, A., Naunton, M., Kosari, S., Peterson, G., Thomas, J., & Christenson, J.K. (2021). Treatment guidelines for PTSD: a systematic review. *Journal of Clinical Medicine, 10*(18), 4175. https://doi.org/10.3390/jcm10184175

Masser, B., Lee, K., & McKimmie, B.M. (2010). Bad Woman, Bad Victim? Disentangling the Effects of Victim Stereotypicality, Gender Stereotypicality and Benevolent Sexism on Acquaintance Rape Victim Blame. *Sex Roles, 62*(7), 494–504. https://doi.org/10.1007/s11199-009-9648-y

McElvaney, R. (2015). Disclosure of child sexual abuse: Delays, non-disclosure and partial disclosure. What the research tells us and implications for practice. *Child Abuse Review, 24*(3), 159–169. https://doi.org/10.1002/car.2280

McGregor, J. (1996). Why when she says no she doesn't mean maybe and doesn't mean yes: a critical reconstruction of consent, sex, and the law. *Legal Theory, 2*(3), 175–208. https://doi.org/10.1017/S1352325200000483

McKimmie, B.M., Masser, B.M., & Bongiorno, R. (2014). Looking Shifty but Telling the Truth: The Effect of Witness Demeanour on Mock Jurors' Perceptions. *Psychiatry, Psychology and Law, 21*(2), 297–310. https://doi.org/10.1080/13218719.2013.815600

Mechanic, M.B., Resick, P.A., & Griffin, M.G. (1998). A comparison of normal forgetting, psychopathology, and information-processing models of reported amnesia for recent sexual trauma. *Journal of Consulting and Clinical Psychology, 66*(6), 948. Retrieved 2020 from https://www.ncbi.nlm.nih.gov/pmc/articles/PMC2966337/pdf/nihms241194.pdf https://doi.org/10.1037/0022-006X.66.6.948

Meißner, M. (2013). Der Konflikt der Aussagepsychologie mit dem Stand der Wissenschaft. *Kindesmisshandlung und -vernachlässigung, 16*(2), 146–167. https://doi.org/10.13109/kind.2013.16.2.146

Melkman, E.P., Hershkowitz, I., & Zur, R. (2017). Credibility assessment in child sexual abuse investigations: A descriptive analysis. *Child Abuse & Neglect, 67*, 76–85. https://doi.org/10.1016/j.chiabu.2017.01.027

Micheroli, S., & Tag, B. (2017). Durchführung des Strafprozesses bei Sexualdelikten. In J. Gysi, & P. Rüegger (Hrsg.), *Handbuch sexualisierte Gewalt – Therapie, Prävention und Strafverfolgung* (S. 391 ff). Bern: Hogrefe.

Möller, A., Söndergaard, H.P., & Helström, L. (2017). Tonic immobility during sexual assault – a common reaction predicting post-traumatic stress disorder and severe depression. *Acta obstetricia et gynecologica Scandinavica, 96*(8), 932–938. https://doi.org/10.1111/aogs.13174

Morabito, M.S., Pattavina, A., & Williams, L.M. (2019). It All Just Piles Up: Challenges to Victim Credibility Accumulate to Influence Sexual Assault Case Processing. *Journal of Interpersonal Violence, 34*(15), 3151–3170. https://doi.org/10.1177/0886260516669164

Morgan III, C.A., Southwick, S., Steffian, G., Hazlett, G.A., & Loftus, E.F. (2013). Misinformation can influence memory for recently experienced, highly stressful events. *International Journal of Law and Psychiatry, 36*(1), 11–17. https://doi.org/10.1016/j.ijlp.2012.11.002

Nitschke, F.T., McKimmie, B.M., & Vanman, E.J. (2019). A meta-analysis of the emotional victim effect for female adult rape complainants: Does complainant distress influence credibility? *Psychological Bulletin, 145*(10), 953–979. https://doi.org/10.1037/bul0000206

Nobakht, H.N., Ojagh, F.S., & Dale, K.Y. (2019). Risk factors of post-traumatic stress among survivors of the 2017 Iran earthquake: The importance of peritraumatic dissociation. *Psychiatry Research, 271*, 702–707. https://doi.org/10.1016/j.psychres.2018.12.057

O'Neal, E.N. (2019). „Victim is Not Credible": The Influence of Rape Culture on Police Perceptions of Sexual Assault Complainants. *Justice Quarterly, 36*(1), 127–160. https://doi.org/10.1080/07418825.2017.1406977

Ohno, A. (2017). Fachgerechtes Vorgehen bei Opfern von Sexualdelikten im Ermittlungsverfahren – Sicht aus der Polizeipraxis. In J. Gysi, & P. Rüegger (Hrsg.), *Handbuch sexualisierte Gewalt – Therapie, Prävention und Strafverfolgung* (S. 255–269). Bern: Hogrefe.

Ozer, E.J., Best, S.R., Lipsey, T.L., & Weiß, D.S. (2003). Predictors of posttraumatic stress disorder and symptoms in adults: a meta-analysis. *Psychological Bulletin, 129*(1), 52. https://doi.org/10.1037/0033-2909.129.1.52

Payne, D.L., Lonsway, K.A., & Fitzgerald, L.F. (1999). Rape myth acceptance: Exploration of its structure and its measurement using the Illinois Rape Myth Acceptance Scale. *Journal of Research in Personality, 33*(1), 27–68. https://doi.org/10.1006/jrpe.1998.2238

Pechtel, P., & Pizzagalli, D.A. (2011). Effects of early life stress on cognitive and affective function: an integrated review of human literature. *Psychopharmacology, 214*(1), 55–70. Retrieved 2020 from https://www.ncbi.nlm.nih.gov/pmc/articles/PMC3050094/pdf/nihms254811.pdf https://doi.org/10.1007/s00213-010-2009-2

Perl, O., Duek, O., Kulkarni, K.R., Kelmendi, B., Amen, S., Gordon, C., ... & Schiller, D. (2023). Neural patterns differentiate traumatic from sad autobiographical memories in PTSD. *Nature Neuroscience, 26*, 2226–2236. https://doi.org/10.1038/s41593-023-01483-5

PettyJohn, M.E., Cary, K.M., & McCauley, H.L. (2023). Rape myth acceptance in a community sample of adult women in the post# MeToo Era. *Journal of Interpersonal Violence, 38*(13–14), 8211–8234. https://doi.org/10.1177/08862605231153893

Police Executive Research Forum. (2018). *Executive Guidebook: Practical Approaches for Strengthening Law Enforcement's Responses to Sexual Assault*. Washington, DC: Police Executive Research Forum.

Porter, S., Yuille, J.C., & Lehman, D.R. (1999). The nature of real, implanted, and fabricated memories for emotional childhood events: Implications for the recovered memory debate. *Law and Human Behavior, 23*, 517–537. https://doi.org/10.1023/A:1022344128649

Quadara, A., Fileborn, B., & Parkinson, D. (2013). *The role of forensic medical evidence in the prosecution of adult sexual assault*. Southbark: Australian Institute of Family Studies.

Rassin, E., Merckelbach, H., & Spaan, V. (2001). When dreams become a royal road to confusion: Realistic dreams, dissociation, and fantasy proneness. *Journal of Nervous and Mental Disease, 189*(7), 478–481. https://doi.org/10.1097/00005053-200107000-00010

Rich, K. (2019) Trauma-Informed Police Responses to Rape Victims. *Journal of Aggression, Maltreatment & Trauma, 28*, 4, 463–480. https://doi.org/10.1080/10926771.2018.1540448

Rosendal, S., Şalcıoğlu, E., Andersen, H.S., & Mortensen, E.L. (2011). Exposure characteristics and peri-trauma emotional reactions during the 2004 tsunami in Southeast Asia – what predicts posttraumatic stress and depressive symptoms? *Comprehensive Psychiatry, 52*(6), 630–637. https://doi.org/10.1016/j.comppsych.2010.12.004

Schacter, D.L., & Loftus, E.F. (2013). Memory and law: what can cognitive neuroscience contribute? *Nature Neuroscience, 16*(2), 119. Retrieved 2020 from https://www.nature.com/articles/nn.3294 https://doi.org/10.1038/nn.3294

Scheidegger, N. (2021). Balancing sexual autonomy, responsibility, and the right to privacy: principles for criminalizing sex by deception. *German Law Journal, 22*(5), 769–783. https://doi.org/10.1017/glj.2021.41

Schiewe, M. (2019). Tonic immobility: The fear-freeze response as a forgotten factor in sexual assault laws. *DePaul Journal of Women, Gender and the Law, 8*, 1.

Schuller, R.A., McKimmie, B.M., Masser, B.M., & Klippenstine, M.A. (2010). Judgments of Sexual Assault: The Impact of Complainant Emotional Demeanor, Gender, and Victim Stereotypes. *New Criminal Law Review: An International and Interdisciplinary Journal, 13*(4), 759–780. https://doi.org/10.1525/nclr.2010.13.4.759

Schuller, R.A., & Hastings, P.A. (2002). Complainant Sexual History Evidence: Its Impact on Mock Jurors' Decisions. *Psychology of Women Quarterly, 26*(3), 252–261. https://doi.org/10.1111/1471-6402.00064

Sheldon, J.P., & Parent, S.L. (2002). Clergy's attitudes and attributions of blame toward female rape victims. *Violence against Women, 8*(2), 233–256. https://doi.org/10.1177/10778010222183026

Sinason, V., & Conway, A. (Eds.). (2021). *Trauma and Memory: The Science and the Silenced*. New York: Routledge. https://doi.org/10.4324/9781003193159

Smith, S.G., Basile, K.C., Gilbert, L.K., Merrick, M.T., Patel, N., Walling, M., & Jain, A. (2017). *National intimate partner and sexual violence survey (NISVS): 2010–2012 State report*. Atlanta, GA: National Center for Injury Prevention and Control, Centers for Disease Control and Prevention.

Spohn, C., & Tellis, K. (2012). The Criminal Justice System's Response to Sexual Violence. *Violence against Women, 18*(2), 169–192. https://doi.org/10.1177/1077801212440020

Stang, K., & Sachsse, U. (2009). Opfer von Straftaten zwischen Justiz und Traumatherapie – Konkurrenz oder Kooperation? In Hanauer Hilfe e.V. (Hrsg.), *Die Entwicklung professioneller Opferhilfe* (S. 119–131). Berlin/Heidelberg: Springer. https://doi.org/10.1007/978-3-531-91718-4_16

Steller, M. (2000). A doctor starts a bitter battle. Zum Mißbrauch medizinischer Befunde bei der Prüfung des Verdachts auf sexuellen Kindesmißbrauch am Beispiel der Wormser Prozesse. In M.A. Rothschild (Hrsg.), *Das neue Jahrtausend: Herausforderungen an die Rechtsmedizin. Festschrift für Prof. Dr. Dr. V. Schneider zum 60. Geburtstag* (S. 233–243). Lübeck: Schmidt-Römhild.

Stern, V. (2010). *The Stern Review: A report by Baroness Vivien Stern CBE of an independent review into how rape complaints are handled by public authorities in England and Wales*. Retrieved 2020 from https://www.sericc.org.uk/pdfs/5801_sternreview201003.pdf

Suarez, E., & Gadalla, T. M. (2010). Stop Blaming the Victim: A Meta-Analysis on Rape Myths. *Journal of Interpersonal Violence, 25*(11), 2010–2035. https://doi.org/10.1177/0886260509354503

Tasca, M., Rodriguez, N., Spohn, C., & Koss, M. P. (2013). Police Decision Making in Sexual Assault Cases: Predictors of Suspect Identification and Arrest. *Journal of Interpersonal Violence, 28*(6), 1157–1177. https://doi.org/10.1177/0886260512468233

Temkin, J., & Krahé, B. (2008). *Sexual assault and the justice gap: A question of attitude*. London: Bloomsbury Publishing.

Ullman, S. E. (1996). Social reactions, coping strategies, and self-blame attributions in adjustment to sexual assault. *Psychology of Women Quarterly, 20*(4), 505–526. https://doi.org/10.1111/j.1471-6402.1996.tb00319.x

Ullman, S. E., & Townsend, S. M. (2007). Barriers to working with sexual assault survivors: A qualitative study of rape crisis center workers. *Violence against Women, 13*(4), 412–443. https://doi.org/10.1177/1077801207299191

Van der Kolk, B. A., & Van der Hart, O. (1991). The intrusive past: The flexibility of memory and the engraving of trauma. *American Imago, 48*(4), 425–454.

Volbert, R., Schemmel, J., & Tamm, A. (2019). Die aussagepsychologische Begutachtung: eine verengte Perspektive? *Forensische Psychiatrie, Psychologie, Kriminologie, 13*(2), 108–124. https://doi.org/10.1007/s11757-019-00528-5

Weder, U. (2017). Die Einvernahme des Opfers im Schweizerisch,en Strafprozessrecht. In J. Gysi & P. Rüegger (Hrsg.), *Handbuch sexualisierte Gewalt – Therapie, Prävention und Strafverfolgung* (S. 299–307). Bern: Hogrefe.

Wegerstad, L. (2021). Sex Must Be Voluntary: Sexual Communication and the New Definition of Rape in Sweden. *German Law Journal, 22*(5), 734–752. https://doi.org/10.1017/glj.2021.32

Werner, E. M. (2021). Avoiding the Second Assault: A Guidebook for Trauma-Informed Prosecutions. *Lewis & Clark Law Review, 25*, 573.

Wrede, O., & Ask, K. (2019). More Than a Feeling: Public Expectations about Emotional Responses to Criminal Victimization. *Violence and Victims, 30*(5), 902–915. https://doi.org/10.1891/0886-6708.VV-D-14-00002

Wright, D. B., Ost, J., & French, C. C. (2006). Recovered and false memories. *Psychologist, 19*(6), 352–355. Retrieved 2020 from https://thepsychologist.bps.org.uk/volume-19/edition-6/recovered-and-false-memories

Yamawaki, N., Darby, R., & Queiroz, A. (2007). The moderating role of ambivalent sexism: The influence of power status on perception of rape victim and rapist. *The Journal of Social Psychology, 147*(1), 41–56. Retrieved 2020 from https://doi.org/10.3200/SOCP.147.1.41-56

Yllö, K., & Torres, M. G. (2016). *Marital rape: Consent, marriage, and social change in global context*. New York: Oxford University Press. https://doi.org/10.1093/acprof:oso/9780190238360.001.0001

Young, G. (2017). PTSD in Court III: Malingering, assessment, and the law. *International Journal of Law and Psychiatry, 52*, 81–102. https://doi.org/10.1016/j.ijlp.2017.03.001

Yuille, J. C., & Cutshall, J. L. (1986). A case study of eyewitness memory of a crime. *Journal of Applied Psychology, 71*(2), 291. https://doi.org/10.1037/0021-9010.71.2.291

8
Fragenübersicht

Die in diesem Buch vorgestellten Fragen werden hier noch einmal zusammengefasst, jeweils mit Hinweis auf die entsprechenden Seiten im Buch, wo die Fragen erläutert werden. Es handelt sich bei dieser Übersicht nicht um einen eigenen Fragebogen. Diese Zusammenfassung ersetzt nicht die Befragung mit standardisierten und wissenschaftlich überprüften diagnostischen Instrumenten.

8.1 TD-Achse I: Abklärungen zu Persönlichkeitsstörungen

Allgemeine Fragen zu Persönlichkeitsstörungen.

8.2 TD-Achse II: Abklärungen zu spezifisch belastungsbezogenen Störungen

8.2.1 Posttraumatische Belastungsstörung (6B40)

Traumakriterium

Traumakriterium: „Ein Ereignis oder eine Serie von Ereignissen von außergewöhnlicher Bedrohung oder katastrophenartigem Ausmaß".

Wiedererleben

ausführlichere Fragen s. Seite 76

Intrusionen

- Seite 77
- Kommt es manchmal vor, dass Sie intensive (beängstigende) Bilder oder Gedanken aus der Vergangenheit haben, die Ihnen immer wieder in den Sinn kommen (mehr als Sie möchten) und die Sie nicht oder kaum kontrollieren können?
  - Falls ja: Wie oft? In welchen Situationen?
  - Welche Trigger gibt es?
  - Wie reagieren Sie emotional und körperlich?
  - Wie gehen Sie damit um? Wie versuchen Sie die sich aufdrängenden Erinnerungen zu stoppen?

Flashbacks

- Seite 77
- Kommt es manchmal vor, dass Sie eine traumatische Erfahrung so stark wiedererleben, dass Sie den Kontakt zur Wirklichkeit verlieren (wie wenn Sie selbst im Dort und Damals wären)?
- Kommt es vor, dass Sie in solchen Situationen Menschen verkennen (und einen Menschen von heute für einen Täter von früher halten)?

Ruminieren

- Ruminieren (wiederholt über Trauma reden wollen, Gedankenkreisen um Trauma) (Seite 77)
- Haben Sie manchmal das starke Bedürfnis, über Traumatisierungen zu sprechen? (MID)
  - Falls ja: Wie oft? Erzählen Sie dann alles oder gibt es einige Punkte, die möglicherweise wichtig wären, aber über die Sie nicht sprechen? → Posttraumatische Vermeidung?
- Haben Sie manchmal ein Gedankenkreisen zum Trauma, das Sie nicht oder nur sehr schwer stoppen können?

Schlafstörungen und Albträume

- Seite 77
- Kommt es manchmal vor, dass Sie Albträume haben?
  - Falls ja: Wie oft? Können Sie die Albträume beschreiben? Könnte es einen Zusammenhang zwischen Albträumen und früheren Traumatisierungen geben? Kommt es manchmal vor, dass Sie nachts unangenehme Erlebnisse wiedererleben?

- In welchem körperlichen Zustand erwachen Sie?
- Kommt es manchmal vor, dass Sie aus einem Albtraum erwachen und ihn wach weiterträumen?
- Kommt es manchmal vor, dass Sie Angst vor dem Einschlafen haben aus Angst vor Albträumen?
- Nehmen Sie manchmal Medikamente, Alkohol, Cannabis, Drogen oder andere Stoffe, um weniger Albträume zu haben?

Posttraumatische Vermeidung

Seite 79

Vermeiden von Handlungen

- Kommt es manchmal vor, dass Sie gewisse Handlungen vermeiden, um nicht an das belastende Lebensereignis erinnert zu werden (Gespräche, Menschen, Einkaufen, Körperpflege, Fliegen, Reisen, Sexualität u. a.)?

Vermeiden von Orten

- Kommt es manchmal vor, dass Sie gewisse Orte oder Situationen vermeiden, weil sie in Ihnen negative Gefühle auslösen können?

Vermeiden von Traumainhalten

- Kommt es manchmal vor, dass Sie über traumatische Erlebnisse sprechen und einige besonders schambehaftete Inhalte auslassen?

Hyperarousal und Hypoarousal

Seite 80

Hypervigilanz

- Kommt es manchmal vor, dass Sie übermäßig wachsam und „auf der Hut" sind?

Schreckhaftigkeit, Konzentrationsschwierigkeiten

- Kommt es seit dem traumatischen Ereignis vor, dass Sie schreckhafter sind und Probleme mit der Konzentration haben?

Erhöhte Reizbarkeit, Wutausbrüche

- Kommt es manchmal vor, dass Sie leicht reizbar sind und zu Wutausbrüchen neigen?

Schlafstörungen im Zusammenhang mit Hyperarousal

- Kommt es manchmal vor, dass Sie Probleme beim Einschlafen haben?
  - Falls ja: Wie oft? Was passiert beim Einschlafen? Angstgefühle, Angstgedanken, Angst vor dem Schließen der Augen?
  - Nehmen Sie Medikamente, Alkohol, Cannabis, Drogen oder andere Stoffe, um einschlafen zu können?

Emotionale Betäubung

- Kommt es manchmal vor, dass Sie in Zustände mit emotionaler Betäubung geraten?

Motorische Symptome von Hypoarousal

- Kommt es manchmal vor, dass Sie „erstarren" und sich nicht mehr oder nur noch langsam bewegen können?
- Kommt es manchmal vor, dass sich Ihre Bewegungen zäh und schwer anfühlen, wie wenn Sie gegen Widerstand ankämpfen müssten?

Auswirkungen auf verschiedene Lebensbereiche

Einfluss auf soziale Kontakte, Arbeits- und Lernfähigkeit, Auswirkungen auf Familienarbeit, Hobbys u. a.

- Wie haben sich diese Probleme ausgewirkt auf:
  - Ihre Beziehungen zu anderen Menschen und Ihre sozialen Kontakte, inkl. Ihre Partnerschaft?
  - Ihre Arbeitsfähigkeit?
  - Ihre Lernfähigkeit an der Schule, an der Universität oder einer anderen Ausbildung?
  - andere Lebensbereiche wie Familienarbeit, Hobbys, Ferien, Reisen u. a.?

8.2.2 Komplexe posttraumatische Belastungsstörung (6B41)

Traumakriterium

Traumakriterium: „Ein Ereignis oder eine Serie von Ereignissen von außergewöhnlicher Bedrohung oder katastrophenartigem Ausmaß, mehrere oder wiederholte traumatische Erlebnisse, bei denen ein Entkommen schwierig oder unmöglich war".

Traumatrias

Die Symptome der Traumatrias müssen erfüllt sein, s. bei PTBS.

Tiefgreifende Probleme der Affektregulation

Seite 91

Allgemeine Fragen
- Kommt es manchmal vor, dass Sie Schwierigkeiten haben, sich bei starken Gefühlen zu beruhigen?
  - Falls ja: Welche Gefühle sind am schwierigsten zu regulieren für Sie? Welche Techniken zur Regulation kennen Sie? Welche Techniken zur Regulation wenden Sie wann an?
- Gibt es bestimmte Gefühle, bei denen Sie besonders große Probleme haben, sie unter Kontrolle zu haben?
- Kommt es vor, dass Sie Schlafschwierigkeiten haben, weil Sie Gefühle nicht regulieren können?

Ärger
- Kommt es manchmal vor, dass Sie sich über Dinge ärgern, die für andere Menschen ganz kleine Probleme sind?
  - Falls ja: Welche Trigger? Wie regulieren Sie?
- Kommt es manchmal vor, dass Sie konstant ärgerlich und leicht reizbar sind?
- Kommt es manchmal vor, dass Sie den Impuls haben, jemanden zu verletzen?

Niedergeschlagenheit
- Kommt es manchmal vor, dass Sie rasch mit Niedergeschlagenheit und Hoffnungslosigkeit reagieren?

Langeweile, Leere
- Kommt es manchmal vor, dass Sie sich stark langweilen?
- Kommt es manchmal vor, dass Sie ein Gefühl von Leere verspüren?
  - Falls ja: In welchen Situationen? Welche Auslöser?

Angst
- Kommt es manchmal vor, dass Sie Angst haben? Kommt es manchmal vor, dass Sie Panikattacken haben?
  - Falls ja: Wie oft? Plötzliches Auftreten? Plötzliches Verschwinden? Welche Auslöser?

Selbstverletzungen
- Kommt es manchmal vor, dass Sie sich verletzen oder Schmerzen zufügen? Haben Sie sich schon selbst verletzt (weitere Abklärungen)?

Probleme mit negativem Selbstkonzept

Seite 94

Negatives Selbstkonzept
- Kommt es manchmal vor, dass Sie sich als Versager fühlen? Dass sie wertlos, überflüssig sind?
- Kommt es manchmal vor, dass Sie den Eindruck haben, dass Sie aufgrund von Ereignissen in der Vergangenheit dauerhaft verletzt sind? Dass Sie niemals Heilung erfahren können, weil Sie zu stark verletzt sind?

Selbstfürsorge
- Kommt es manchmal vor, dass Sie nachlässig sind, was Ihre Sicherheit betrifft?
- Kommt es manchmal vor, dass Sie Schwierigkeiten haben, etwas Gutes für sich selbst zu tun?

Schamgefühle
- Kommt es manchmal vor, dass Sie tiefe Scham empfinden ...
  - wegen Erlebnissen in der Vergangenheit?
  - weil Sie so sind, wie Sie sind?
  - wegen PTBS-Symptomen?
- Kommt es manchmal vor, dass Sie sich aus Scham vor Menschen zurückziehen? Dass Sie Menschen nicht zeigen, wie Sie sich richtig fühlen? Dass Sie Menschen etwas vorspielen?

Ambivalenz
- Kommt es manchmal vor, dass Sie sehr stark ambivalent sind, sodass Sie Probleme haben, sich zu entscheiden?
- In welchen Situationen erleben Sie Ambivalenzen?
- Welcher Zusammenhang zu traumatischen Erfahrungen und posttraumatischen Symptomen könnte dabei bestehen?

Intrusionen von negativem Selbstkonzept
- Kommt es manchmal vor, dass Sie anfallsartige Krisen mit Gefühlen von Wertlosigkeit, Versagens- und Schafgefühlen haben?
  - Falls ja: Wie oft treten sie auf? Wie lange dauern sie? Wie gehen Sie mit diesen Krisen um?

Andauernde Schwierigkeiten in tragenden Beziehungen oder im Gefühl der Nähe zu anderen

Seite 95

Probleme in tragenden Beziehungen
- Kommt es manchmal vor, dass Sie sich wie weit entfernt oder abgeschnitten von anderen Menschen fühlen?

- Kommt es manchmal vor, dass es für Sie schwierig ist, anderen Menschen gefühlsmäßig nahe zu bleiben?

Vermeidung
- Kommt es manchmal vor, dass Sie (nahe) Beziehungen vermeiden?
  - Falls ja: Aus welchen Gründen?

Vertrauen
- Kommt es manchmal vor, dass Sie Schwierigkeiten haben, Menschen zu vertrauen?

Umgang mit Konflikten
- Kommt es manchmal vor, dass Sie Konflikte vermeiden, weil dadurch PTBS-Symptome ausgelöst werden?
- Kommt es manchmal vor, dass Sie Konflikte mit Menschen herausfordern, um dadurch PTBS-Symptome zu regulieren (z.B. Erinnerungen an Ohnmacht, Hoffnungslosigkeit u.a.)?
- Kommt es manchmal vor, dass Menschen auf Distanz zu Ihnen gehen, weil Sie mit Ihrer Geschichte oder Ihren PTBS-Symptomen nicht klarkommen?

Isolation
- Fühlen Sie sich aufgrund von Erfahrungen in der Vergangenheit abgespalten (abgeschnitten) von der Welt?

Intrusionen von Schwierigkeiten in Beziehungen
- Kommt es manchmal vor, dass Sie anfallsartige Krisen mit Gefühlen von Isolation und Abgeschnittenheit erleiden?
  - Falls ja: Wie oft treten sie auf? Wie lange dauern sie? Wie gehen Sie mit diesen Krisen um?

DD zu Borderline
- Kommt es manchmal vor, dass Sie Konflikte mit Menschen suchen, um sich dadurch zu beruhigen?
- Kommt es manchmal vor, dass Sie Menschen absichtlich verletzen, um dadurch Gefühle der Leere zu regulieren?
- Kommt es manchmal vor, dass Sie Menschen absichtlich eifersüchtig machen (um damit Nähe-Distanz zu regulieren)?

Diagnostische Vertiefungsfragen zu Sexualität
Seite 97

Auswirkungen auf verschiedene Lebensbereiche

Einfluss auf soziale Kontakte, Arbeits- und Lernfähigkeit, Auswirkungen auf Familienarbeit, Hobbys u.a.
- Wie haben sich diese Probleme ausgewirkt auf:
  - Ihre Beziehungen zu anderen Menschen und Ihre sozialen Kontakte, inkl. Beziehung in der Partnerschaft?
  - Ihre Arbeitsfähigkeit?
  - Ihre Lernfähigkeit an der Schule, an der Universität oder einer anderen Ausbildung?
  - andere Lebensbereiche wie Familienarbeit, Hobbys, Ferien, Reisen u.a.

8.2.3 Anhaltende Trauerstörung (6B42)

Seite 104

Auslöser

Auslöser: anhaltende und tiefgreifende Trauerreaktion, die auf den Tod eines Partners, Elternteils, Kindes oder einer anderen nahestehenden Person folgt.

Symptome

Starke Sehnsucht
- Kommt es manchmal vor, dass Sie sich nach der verstorbenen Person sehnen oder ein starkes Verlangen nach ihr haben?

Gedankliches Verhaftetsein
- Kommt es manchmal vor, dass Sie sich nicht von den Gedanken an die verstorbene Person oder die Todesumstände lösen können?

Weitere Symptome
- unbeschreiblich intensive Trauer über den Verlust
- Schuldgefühle aufgrund des Todes oder der Todesumstände
- Wut über den Verlust
- Vermeiden von Erinnerungen an die verstorbene Person (z.B. Vermeiden, Fotos anzusehen, oder seine Dinge aufzuräumen)
- Vorwürfe an andere Menschen oder die Umstände für den Tod (z.B. Gott, Ärzteschaft)
- Hadern mit dem Verlust, nicht akzeptieren wollen
- Gefühl, mit dem Tod einen Teil der eigenen Identität verloren zu haben
- emotionale Taubheit
- Unvermögen, Dinge zu tun, die vor dem Tod Freude ausgelöst haben

Zeit- und Kulturkriterien, Einschränkungen

Zeitdauer seit dem Ereignis
- mindestens 6 Monate

Kulturkriterium
- Trauer steht nicht im Verhältnis zu sozialen, kulturellen oder religiösen Normen der Trauernden

Einfluss auf soziale Kontakte, Arbeits- und Lernfähigkeit, Auswirkungen auf Familienarbeit, Hobbys u.a.
- Wie haben sich diese Probleme ausgewirkt auf:
  - Ihre Beziehungen zu anderen Menschen und Ihre sozialen Kontakte, inkl. Beziehung in der Partnerschaft?
  - Ihre Arbeitsfähigkeit?
  - Ihre Lernfähigkeit an der Schule, an der Universität oder einer anderen Ausbildung?
  - andere Lebensbereiche wie Familienarbeit, Hobbys, Ferien, Reisen u.a.

8.2.4 Anpassungsstörung (6B43)

Seite 107

Auslöser

Auslöser: identifizierbare psychosoziale Stressoren (z.B. Scheidung, Krankheit, Behinderung, sozioökonomische Probleme, Konflikte zu Hause oder an der Arbeit)

Zeitkriterium

Auftreten
Auftreten innerhalb eines Monats nach dem Auslöserereignis:
- Wie lange nach dem Auslöserereignis sind Symptome aufgetreten?

Dauer
Dauer nicht länger als 6 Monate nach dem Ereignis, es sei denn, der Stressor bleibt über eine längere Zeit bestehen (z.B. Krankheit, häusliche Gewalt).

Symptome und Auswirkungen

Präokkupation mit dem Auslöserereignis
- Kommt es vor, dass Sie eine Zunahme von Angst und Sorgen feststellen?
- Kommt es vor, dass Sie nicht aufhören können, an das Auslöserereignis zu denken, auch wenn Sie es möchten?
- Kommt es vor, dass Sie sich mehr Sorgen um die Zukunft machen?

Anpassungsschwierigkeiten
- Finden Sie es schwieriger, sich seither den Erfordernissen des Lebens anzupassen?
- Kommt es vor, dass Sie Schwierigkeiten haben, sich zu entspannen und Ruhe zu finden?

Einfluss auf soziale Kontakte, Arbeits- und Lernfähigkeit, Auswirkungen auf Familienarbeit, Hobbys u.a.
- Wie haben sich diese Probleme ausgewirkt auf:
  - Ihre Beziehungen zu anderen Menschen und Ihre sozialen Kontakte, inkl. Beziehung in der Partnerschaft?
  - Ihre Arbeitsfähigkeit?
  - Ihre Lernfähigkeit an der Schule, an der Universität oder einer anderen Ausbildung?
  - andere Lebensbereiche wie Familienarbeit, Hobbys, Ferien, Reisen u.a.

8.2.5 Belastungsstörung bei anhaltender Traumatisierung

Seite 110

Frühere Gewalt
- Haben Sie oder Ihre Kinder schon einmal Gewalt erlebt (emotional, körperlich, sexuell)?
- Dauert diese Gewalt heute noch an?

Aktuelle Gewalt
- Erleben Sie in der Gegenwart Gewalt (emotional, körperlich, sexuell)?
- Fühlen Sie sich zu Hause, am Arbeitsplatz, unterwegs, an öffentlichen Orten sicher?
- Haben Sie manchmal Angst vor Angehörigen, Freunden, Bekannten, Nachbarn oder anderen Menschen aufgrund von Drohungen oder Gewalt?
- Werden Sie manchmal bedroht oder erpresst? Von wem?
- Hat sich die Gewalt in den vergangenen Monaten verändert?
- Steht eine schwierige Situation mit erhöhtem Gewaltrisiko bevor (Gerichtstermin, Familienfest, Diskussion über Besuchsrecht u.a.)?
- Haben Sie Angst, dass Ihren wichtigsten Bezugsperson Gewalt angetan werden könnte?

8.3 TD-Achse III: Abklärungen zu struktureller Dissoziation (pDIS, 6B65, und DIS, 6B64)

8.3.1 Abklärung struktureller Dissoziation

Eigene Muster von Emotionen und Kognitionen von Persönlichkeitszuständen

Seite 145

Teildissoziierte Emotionen (Emotionen von anderen Anteilen)
- Haben Sie manchmal Gefühle, die sich nicht wie „Ihre" Gefühle anfühlen (Angst, Ekel, Wut, Schuld, Scham, Traurigkeit u. a.)?
- Haben Sie manchmal das Gefühl, dass in Ihnen ein Kampf stattfindet oder dass Sie starke ambivalente oder widersprüchliche Gefühle haben?

Teildissoziierte Kognitionen (Kognitionen von anderen Anteilen)
- Haben Sie manchmal Gedanken, die Ihnen sehr fremd sind und die sich Ihrer Kontrolle entziehen? Die Sie lieber nicht denken würden?

Volldissoziierte Emotionen (Emotionen von anderen Anteilen)
- Kommt es manchmal vor, dass Ihnen Menschen erzählen, dass Sie starke Emotionen gezeigt haben, an die Sie sich nicht erinnern können und die Ihnen ggf. fremd (nicht zu Ihnen passend) erscheinen (Angst, Ekel, Wut, Schuld, Scham, Traurigkeit u. a.)?

Eigenes Muster des Wahrnehmens von Persönlichkeitszuständen

Seite 149

Teildissoziierte Körperempfindungen (Körperempfindungen von anderen Anteilen)
- Haben Sie manchmal den Eindruck, dass Ihr Körper oder Teile Ihres Körpers Ihnen fremd sind, wie wenn es nicht „Ihr" Körper wäre?
- s. a. Fragen zu Depersonalisation und Derealisation

Teildissoziierte akustische Wahrnehmung von anderen Anteilen (Stimmen)
- Hören Sie manchmal Stimmen?
- Hören Sie manchmal Kinderstimmen oder Kinderschreie?
- s. a. Differenzialdiagnose Stimmenhören Seite 162

Teildissoziierte gustatorische Wahrnehmungen (gustatorische Wahrnehmung von anderen Anteilen)
- Spüren Sie manchmal Essen nicht, oder spüren Sie nicht, was Sie essen?

Teildissoziierte visuelle Wahrnehmungen (visuelle Wahrnehmung von anderen Anteilen)
- Was passiert, wenn Sie in den Spiegel schauen?
- Kommt es manchmal vor, dass Sie in den Spiegel schauen und sich selbst nicht wiedererkennen?

Volldissoziierte Körperempfindungen (Körperempfindungen von anderen Anteilen)
- Kommt es manchmal vor, dass Ihnen Menschen erzählen, dass Sie berichtet hätten, dass der Körper oder Teile des Körpers fremd seien, wie wenn es nicht „Ihr" Körper wäre, oder dass Sie belastende Körperempfindungen hätten, und dass Sie sich aber nicht daran erinnert haben, dies gesagt zu haben?

Eigenes Muster des Erfassens von Persönlichkeitszuständen

Seite 151

Allgemeine Abklärung zu Anteilen und deren Erfassen von sich, des Körpers und der Umwelt
- Nehmen Sie manchmal „etwas in Ihnen" wahr, das Ihnen fremd ist? Das Sie lieber nicht hätten? Wie würden Sie dies beschreiben?
- Wie würden Sie dieses „Etwas in Ihnen" benennen? Was können Sie darüber erzählen?

Identitätsunsicherheit
- Haben Sie sich jemals unsicher gefühlt, wer Sie eigentlich sind?
- Kommt es manchmal vor, dass Sie das Gefühl haben, dass in Ihrem Inneren ein Kampf stattfindet?
- Kommt es manchmal vor, dass Sie das tun, was andere Menschen möchten, statt für sich selbst einzustehen?

Teildissoziierte Erinnerungen
- Haben Sie manchmal schlimme, sich aufdrängende Erinnerungen? Wie real fühlen sich diese Erinnerungen an (hier geht es um den Ich-Bezug der Erinnerungen: ich-syntone versus ich-dystone Erinnerungen)?

Volldissoziierte Erinnerungen

- Berichten Ihnen manchmal Menschen, dass Sie zu einem anderen Zeitpunkt von Erinnerungen berichtet hätten, von denen Sie nichts wissen? Worum ging es ihn diesen Erinnerungen? Was denken Sie darüber?

Eigene Muster des Interagierens von Persönlichkeitszuständen

Seite 154

Interaktion zwischen Alltagsanteil und Anteilen

- Wie gehen Sie mit den Anteilen um? Sprechen Sie manchmal mit ihnen? Beschimpfen Sie sie? Ignorieren Sie sie? Wie reagieren die Anteile wiederum darauf?
- Wie gehen die Anteile mit Ihnen um? Sprechen die Anteile mit Ihnen (in welchem Ton)?

Konflikte zwischen Anteilen

- Hören Sie manchmal einen Anteil (oder mehrere Anteile), der Sie als Lügnerin beschimpft? Der behauptet, dass Ihre Wahrnehmung nicht stimme?
- Werden Sie manchmal innerlich beschimpft? Wie werden Sie bezeichnet, mit welchen Wörtern?

Interaktionen der Anteile mit der Umwelt

- Geben die Anteile Kommentare zu den Menschen ab, mit denen Sie zu tun haben? Gibt es Menschen, auf welche die Anteile besonders stark reagieren?

Interaktion der Anteile mit dem Therapeuten

- Wie reagieren die Anteile auf diese Fragen? Gibt es Fragen, die Sie nicht oder ungenau beantwortet haben wegen Anteilen, die Sie dazu aufgefordert haben?

Fähigkeit zur Übernahme der exekutiven Kontrolle von Persönlichkeitszuständen

Seite 156

Teildissoziierte Impulse (Impulse von anderen Anteilen)

- Haben Sie manchmal starke Impulse, etwas zu tun, aber die Impulse fühlen sich fremd, wie nicht zu Ihnen gehörig, an?
- Hören Sie manchmal Stimmen/Anteile, die Ihnen sagen, was Sie zu tun haben?
  - Falls ja: Wie reagieren die Stimmen, wenn Sie diese Aufforderungen nicht umsetzen?

Teildissoziierte Handlungen

- Kommt es manchmal vor, dass Sie das Gefühl haben, Sie würden neben sich stehen und sich selbst zuschauen? Bei welchen Handlungen tritt dies besonders auf?
- Kommt es manchmal vor, dass Sie sich beim Sprechen zuhören, und dass Sie dann Sachen sagen und Wörter verwenden, die Sie so nicht aussprechen möchten? Wie wenn Sie die Kontrolle nicht hätten, welche Worte aus Ihrem Mund kommen?
- Kommt es manchmal vor, dass wenn etwas Schlimmes oder Unangenehmes passiert, Sie sich dann plötzlich von außen zuschauen und zuhören, und Sie daraufhin Dinge tun und sagen, die Sie lieber nicht möchten?
- Kommt es manchmal vor, dass Sie sich beobachten, wenn Sie schlimme Dinge mit sich selbst machen, ohne dass Sie sich die Handlung unterbrechen oder beenden können (z. B. Selbstverletzungen)?
- Versuchen Sie selbst die Anteile auch zu beeinflussen? Gibt es Handlungen, die Sie tun können, um die Anteile zu beeinflussen oder um sie wegzudrücken (in der Regel dysfunktionale Handlungen)?

Innere Wechsel

- Kommt es manchmal vor, dass Sie in einem Moment eine Fähigkeit haben (z. B. ein Instrument spielen, eine Sprache sprechen), und dass diese Fähigkeit später weg ist?

Volldissoziierte Handlungen

- Haben Sie manchmal den Eindruck, dass „etwas in Ihnen“ (oder Anteile) die Kontrolle über die Handlung übernehmen würden?
  - Falls ja: Was geschieht dann?
- Kommt es manchmal vor, dass Sie zu sich kommen und bemerken, dass Sie schlimme oder unangenehme Dinge mit sich selbst gemacht haben, ohne dass Sie sich danach daran erinnern (z. B. Selbstverletzungen, Suchtmittel eingenommen, Erbrechen, gefährlicher Sex u. a.)?
- Ist es schon vorgekommen, dass Sie einen Suizidversuch gemacht haben, an den Sie sich später nicht erinnern konnten?
- Finden Sie manchmal zu Hause Dinge, bei denen Sie sich nicht erinnern, sie gekauft zu haben (z. B. Schuhe, Kleider, Spielzeug, Alkohol u. v. m.)?
  - Falls ja: Welche Größe? Welcher Stil? Wie denken Sie über diesen Stil?
- Kommt es manchmal vor, dass wenn etwas Schlimmes oder Unangenehmes passiert, Sie plötzlich „weg“ sind und später an einem anderen Ort wieder zu sich kommen?

Dissoziative Fugue

- Kommt es manchmal vor, dass Sie irgendwo „zu sich kommen“ und nicht mehr wissen, wie Sie dahin gekommen sind? Wo genau (z. B. auf einer Reise, an einem Bahnhof, im Auto, im Supermarkt, in einem Bordell, in einem Nachtklub, in einem Keller, in einem Schrank, unter einem Bett u. v. m.)?
- Kommt es manchmal vor, dass Sie zu Hause mitten in Aktivitäten „erwachen“ und nicht mehr wissen, wie es dazu gekommen ist (z. B. Putzen, Kochen, Staubsaugen, Kinder betreuen)?
- Kommt es manchmal vor, dass Sie mitten in einer Konversation „erwachen“ und keine Ahnung haben, worüber soeben gesprochen wurde?

Amnesien

Seite 166 und Seite 268

Amnesien für Kindheit und Jugend

- Erinnern Sie sich manchmal oder durchgehend nicht an wichtige Lebensereignisse (z. B. Kommunion, Prüfungen, Hochzeit, Geburt, Taufe)?
- Haben Sie schon Erinnerungen wiedererlangt, die Sie während gewisser Zeit „vergessen“ hatten? Worum ging es bei diesen Erinnerungen? Welche Zeiträume lagen zwischen Ereignis und Wiedererinnern?
- Kommt es manchmal vor, dass sich ganz unerwünschte Erinnerungen aufdrängen, auch wenn Sie diese vermeiden wollen?

Amnesien im Alltag

- Bemerken Sie manchmal Erinnerungslücken? Wie lange dauern diese Lücken? Was können Sie später rekonstruieren, was Sie während den Lücken gemacht haben? Oder versuchen Sie, möglichst nicht herauszufinden, was während den Lücken passiert ist?

8.3.2 Unspezifische Hinweise

Seite 169

Alexithymie

- Wie gelingt es Ihnen im Alltag, Ihre Gefühle zu beschreiben? Wie gelingt Ihnen das Beschreiben von Gefühlen in Krisen? In nahen Beziehungen?
- Fällt es Ihnen manchmal schwer, die Gefühle anderer Menschen vorzustellen und einzuordnen, wenn sie traurig, verletzt oder aufgebracht sind? Können Sie Beispiele nennen?

Parathymes Lächeln

- Ist es schon passiert oder kommt es manchmal vor, dass Sie starke körperliche Schmerzen haben, diese z. B. in einem Spital aber nicht richtig abgeklärt werden, weil Ihnen nicht geglaubt wird?
- Sind Sie schon darauf angesprochen worden, dass Sie bei Stress oder nach schweren Belastungen gelächelt haben? Ist Ihnen deshalb schon einmal in wichtigen Situationen nicht geglaubt worden?

Hypomimie

- Ist Ihnen schon gesagt worden, dass Sie wenig Mimik haben?
- Ist Ihnen schon zurückgemeldet worden, dass es schwierig sei, Sie emotional zu lesen?

Gegenübertragungen von Helfenden

- Haben Sie schon erlebt, dass Menschen in Helferberufen (Medizin, Psychiatrie, Psychotherapie, Pflege u. a.) Ihnen gegenüber die Fassung verloren haben? Grenzen überschritten haben? Sie beschimpft haben? Ihnen gedroht haben?
- Haben Sie schon erlebt, dass Therapien unerwartet abgebrochen wurden oder dass Sie plötzlich aus einer stationären Behandlung austreten mussten? Was ist da genau passiert? Was wurde Ihnen vorgeworfen?

Paradoxe Reaktionen auf Medikamente

- Haben Sie schon erlebt, dass Medikamente bei Ihnen paradox oder unberechenbar gewirkt haben?
- Wie wirken bei Ihnen Benzodiazepine (ggf. Beispiele von Medikamenten aufzählen) bezüglich Selbstverletzungen: Bieten Sie Ihnen Schutz vor Selbstverletzungen oder erhöhen sie das Risiko eher?

Polypharmazie

- Werden Sie aktuell oder wurden Sie in der Vergangenheit mit vielen Psychopharmaka gleichzeitig behandelt? Was waren die Gründe hierfür? Welche Medikamente wurden verabreicht?

Postoperative Komplikationen

- Haben Sie schon Narkosen gehabt?
  - Falls ja: Wie sind diese verlaufen? Wie war die Aufwachphase nach Operationen? Woran erinnern Sie sich, was wurde ihnen mitgeteilt?

Medizinische Phänomene

- Haben Sie bei sich körperliche Phänomene festgestellt, die medizinisch schwierig erklärbar waren?

Zweifel an der Diagnose

- [Falls die Diagnose bereits gestellt wurde]: Was denken Sie über die Diagnose pDIS/DIS?
- Kommt es manchmal vor, dass Sie an der Diagnose zweifeln?
  - Falls ja: Was befürchten Sie, was passieren würde, wenn Sie die Diagnose anerkennen würden?

Beschämende Erfahrungen

- Kommt es manchmal vor, dass Sie im Zusammenhang mit Zeitlücken (oder anderen Zeichen von teil- oder volldissoziiertem Handeln, inkl. dissoziativen Synkopen und dissoziativen Krampfanfällen, die oft an öffentlichen Orten geschehen) in Situationen geraten, die sich beschämend oder demütigend anfühlen?
- Kommt es manchmal vor, dass Sie Sachen in Ihrem Besitz finden, die Ihnen sehr unangenehm und peinlich sind?

Schwere Probleme mit Selbstfürsorge

- Kommt es manchmal vor, dass Sie Schwierigkeiten mit der Selbstfürsorge haben?
- Wurde mit Ihnen in früheren Behandlungen über Ressourcen gesprochen?
  - Falls ja: Was haben Sie da herausgearbeitet? Wie funktionierte die Umsetzung (Kurzfristig? Langfristig?) Was geschieht, wenn Sie sich etwas Gutes tun?

Spezielle Trigger

- Haben Sie die Erfahrung gemacht, dass normalerweise positive Ereignisse oder Gefühle zu körperlichem und psychischem Stress geführt haben, speziell Entspannung, Mitgefühl von Menschen, Glücksgefühle, Erfolg im Leben oder eine spezielle Zurückhaltung durch Therapeuten? In welchen Situationen ist dies aufgetreten?

Chronische Suizidalität

- Waren Sie schon suizidal? Haben Sie Suizidversuche unternommen? Wie lange waren Sie suizidal? Gibt es Zeiten, in denen Sie nicht suizidal sind? → Weitere Fragen zur Suizidalitätsabklärung.

8.3.3 Ausgewählte Differenzialdiagnosen

Differenzialdiagnose strukturelle Dissoziation/ kPTBS – Borderline-Muster (6D11.5)

Seite 182

Hinweis auf Borderline, kein Symptom von pDIS/ DIS und kPTBS

- Kommt es manchmal vor, dass Sie ein tatsächliches oder auch nur vermutetes Verlassenwerden verzweifelt zu vermeiden versuchen?
- Sind Ihre Beziehungen instabil und gekennzeichnet durch rasche Wechsel von Idealisierung und Entwertung oder von Liebe und Hass?
- Kommt es manchmal vor, dass Sie sich innerlich leer fühlen?

Sowohl Borderline-Störung und pDIS/DIS/kPTBS

Diagnostik sollte nicht nur aufgrund eines Symptoms erfolgen, es sollte Gesamtbild betrachtet werden.

- Kommt es manchmal vor, dass sich Ihre Stimmung rasch ändern kann (z. B. Reizbarkeit, Angst, schlechte Laune, wobei die Verstimmungen gewöhnlich nur kurz andauern)?
- Kommt es manchmal vor, dass Sie sich impulsiv oder selbstschädigend verhalten?
- Kommt es manchmal vor, dass Sie unangemessene Wut verspüren, oder Schwierigkeiten haben, Ihre Wut zu kontrollieren?

Hinweis auf pDIS, nicht Borderline-Muster

Fragen nach teildissoziiertem Handeln (s. o.)

Hinweis auf DIS, nicht Borderline-Muster

Fragen nach volldissoziiertem Handeln, Fugue und Amnesien (s. o.)

Differenzialdiagnose strukturelle Dissoziation – Schizophrenie

Seite 185

Frühwarnzeichen

- Haben Sie sich sozial zurückgezogen, isoliert?
- Hatten Sie Probleme bei der Erfüllung Ihrer Aufgaben in Beruf, Familie, Ausbildung, Haushalt u. a.?

Stimmen

- Seite 188
- Haben Sie jemals Stimmen in Ihrem Kopf oder außerhalb Ihres Kopfes gehört?
- Handelt es sich um eine Stimme, mehrere Stimmen?

- Gibt es Stimmen, die Sie zu Handlungen auffordern?
- Hören Sie auch kindliche Stimmen?
- Hören Sie Stimmen, die aus unüblichen Orten kommen (z.B. der Lüftung, der Heizung, dem Computer)?
- Können auch andere Menschen Ihre Stimmen hören?
- Denken Sie, dass die Stimmen mit anderen Menschen (z.B. mit mir) sprechen könnten?
- Haben diese Stimmen eine bestimmte Haltung/Meinung mir gegenüber?

Wahn und Misstrauen

- Haben Sie manchmal den Eindruck, dass Sie durch eine äußere Kraft beeinflusst werden (Aberglaube, Hellseherei, Telepathie, „sechster Sinn", überwertige Ideen)?
- Haben Sie spezielle Botschaften von Leuten erhalten oder durch die Art und Weise, wie Dinge um Sie herum angeordnet sind?
- Haben Sie irgendeine Bezugnahme auf sich selbst im Fernsehen, in der Zeitung oder im Internet gesehen?

Formale Denkstörungen

- Hatten Sie jemals (plötzliche) Gedanken, die scheinbar keinen Zusammenhang mit der aktuellen Situation hatten?
- Haben sich Ihre sprachlichen Äußerungen verändert, etwa dahingehend, dass Sie kaum noch mit anderen sprechen/sprachen oder sich nicht mehr klar äußern (konnten)?

Gedankenausbreitung, Gedankenhören

- Hatten Sie jemals das Gefühl, dass sich Ihre Gedanken ausbreiten und andere Menschen diese hören können?

Beeinflussungserlebnisse

- Hatten Sie jemals den Eindruck, dass äußere Einflüsse mit Ihnen spielen oder Ihren Körper in Besitz nehmen, wie z.B. eine äußere Macht oder Kraft?
- Hatten Sie jemals den Eindruck, dass Gedanken aus Ihrem Kopf entfernt werden?
- Hatten Sie jemals den Eindruck, dass Sie Gedanken denken, die die eines anderen zu sein schienen?

Differenzialdiagnose DIS – imitierte DIS

Seite 194
Diese Fragen NUR stellen, wenn ein Verdacht auf eine imitierte DIS besteht. Menschen mit (realer) DIS können durch solche Fragen starke Stressreaktionen erleiden.

Diagnosestellung

- Wer hat bei Ihnen die Diagnose einer DIS gestellt? Welche diagnostischen Instrumente wurden für die Diagnostik verwendet?
- Wie war Ihre Reaktion auf die Diagnose? Können Sie mir dies genau beschreiben?

Identifikation mit der Diagnose

- Was würde das für Sie bedeuten, wenn ich die Diagnose einer DIS infrage stellen würde? Welche konkreten Auswirkungen hätte dies?

Nutzen einer Diagnose

- Wem haben Sie daraufhin davon erzählt? Wer weiß heute alles, dass bei Ihnen eine DIS diagnostiziert wurde? Wie haben diese Menschen darauf reagiert?

Vorgeschichte mit Lügen und Aggravation

- Haben Sie schon mal vorgegeben, dass etwas Schlimmes passiert ist, damit Menschen sich um Sie kümmern würden?
- Haben Sie schon vorgegeben, eine Erkrankung zu haben, obwohl dies nicht stimmte (z.B. Grippe, Kopfschmerzen, Tumor, Krebs)?
- Haben Sie schon Symptome einer Erkrankung, die Sie hatten, verstärkt und übertrieben dargestellt?
- Haben Sie schon von schlimmen Erfahrungen berichtet, die Sie gar nicht hatten, oder Belastungen als schlimmer dargestellt als sie tatsächlich waren?

Vorstrafen in der Vorgeschichte

- Sind Sie vorbestraft? Wurde schon mal ein Verfahren gegen Sie geführt? Was wurde Ihnen vorgeworfen?

8.4 TD-Achse IV: Abklärungen zu dissoziativen Symptomen

Seite 225

8.4.1 Dissoziativ-neurologische Symptomstörungen

Seite 233

Allgemeine Screening-Frage

- Hatten Sie jemals körperliche Symptome oder Krankheiten, für die keine körperliche Ursache gefunden werden konnte?
  - Falls ja: Welche Beschwerden? Welche Abklärungen wurden getroffen? Welche Therapien wurden versucht?

Dissoziativ-neurologische Symptomstörung mit Beeinträchtigungen der Augen (6B60.1)

Seite 234

Screening

- Hatten Sie schon Schwierigkeiten mit den Augen (z. B. vorübergehende Blindheit, veränderte Sehschärfe, eingeschränktes Gesichtsfeld), ohne dass eine körperliche Ursache gefunden werden konnte?

Dissoziativ-neurologische Symptomstörung mit akustischen Beeinträchtigungen (6B60.1)

Seite 235

Dissoziativer Hörverlust (nicht organische Hörstörung)

- Hatten Sie schon Probleme mit dem Hören (z. B. plötzliche Taubheit auf einem oder auf beiden Ohren), ohne dass körperliche Ursachen gefunden werden konnten)?
- Haben Sie in der Vergangenheit schon einen Hörsturz erlitten, ohne dass eine organische Ursache gefunden werden konnte?

Dissoziativer Tinnitus (posttraumatischer Tinnitus)

- Haben Sie jemals an einem Tinnitus gelitten (Tinnitus: Brummton, Pfeifton, Zischen, Rauschen, Knacken, Klopfen oder andere Hörerfahrung ohne nachweisbare Schallquelle)? Leiden Sie im Moment an einem Tinnitus?

Dissoziative Hyperakusis

- Haben Sie in der Vergangenheit die Erfahrung gemacht, dass Sie empfindlicher auf Geräusche reagiert haben?

Dissoziatives Stimmenhören

s. DD Schizophrenie (Seite 161)

Dissoziativ-neurologische Symptomstörung mit Schwindel (6B60.2)

Seite 238

Screening

- Haben Sie Schwindel, oder hatten Sie in der Vergangenheit Schwierigkeiten mit Schwindel?

Dissoziativ-neurologische Symptomstörung mit anderen sensorischen Beeinträchtigungen (6B60.3)

Seite 239

Schmerzen allgemein

- Hatten Sie jemals oder haben Sie aktuell starke Schmerzen, die medizinisch abgeklärt wurden und für die keine Ursache gefunden werden konnte?

Kopfschmerzen

- Treten bei Ihnen Kopfschmerzen auf?

Globusgefühl

- Hatten Sie jemals über längere Zeit ein chronisches oder vorübergehendes Auftreten eines Kloßes oder Fremdkörpergefühls in der Kehle?
- Hatten Sie schon Probleme mit dem Schlucken, ohne dass eine körperliche Ursache gefunden werden konnte?

Dissoziative Hypästhesie, Hypalgesie

- Kommt es manchmal vor, dass sich Ihr Körper oder ein Teil davon taub anfühlt?

Dissoziative Analgesie

- Kommt es manchmal vor, dass Ihr Körper oder ein Teil davon unempfindlich ist?

Dissoziative Hypogeusie/Ageusie

- Kommt es manchmal vor, dass Ihnen Dinge nicht (reduziert) schmecken, die Sie sonst mögen?

Dissoziative Dysosmie

- Kommt es manchmal vor, dass Sie Gerüche unangenehm wahrnehmen, die Sie normalerweise mögen?

Dissoziativ-neurologische Symptomstörung mit nicht epileptischen Krampfanfällen (60B60.4)

Seite 245

Screening

- Treten bei Ihnen aktuell, oder traten in der Vergangenheit, Anfälle mit abrupten, krampfartigen Bewegungen des Körpers auf?
- Sind Sie bereits wegen Epilepsie in Abklärung und Behandlung gewesen?

Dissoziativ-neurologische Symptomstörung des Sprechens (60B60.5)

Seite 254

Screening

- Hatten Sie schon Probleme mit dem Sprechen (z. B., dass Ihre Stimme plötzlich nicht mehr funktionierte, oder dass Sie plötzlich heiser waren), ohne dass körperliche Ursachen gefunden werden konnten?

Dissoziativ-neurologische Symptomstörung mit Parese oder Schwäche (6B60.6)

Seite 255

Dissoziativer Stupor

- Treten bei Ihnen aktuell, oder traten in der Vergangenheit, Situationen auf, wo Sie erstarren und sich nicht mehr bewegen können?

Dissoziative Synkopen

- Treten bei Ihnen plötzliche Ohnmachtsanfälle auf?

Dissoziative Paresen

- Hatten Sie schon einseitige Lähmungen oder Kraftverminderungen, ohne dass eine organische Ursache gefunden werden konnte?

Dissoziativ-neurologische Symptomstörung mit Beeinträchtigung des Gangs (60B60.7)

Seite 262

Screening

- Hatten Sie schon Störungen mit dem Gehen, dem Stehen oder der Koordination der Bewegungen, ohne dass eine organische Ursache gefunden werden konnte?

Dissoziativ-neurologische Symptomstörung mit Beeinträchtigung der Bewegungen (60B60.8)

Seite 263

Screening

- Hatten Sie schon mal folgende Symptome, ohne dass eine körperliche Ursache gefunden werden konnte?
  - Zittern
  - Bewegungsstörungen mit Verkrampfungen und Fehlhaltungen
  - verlangsamte Bewegungen
  - rasche unwillkürliche Muskelzuckungen
  - andere Bewegungsstörungen

Dissoziativ-neurologische Symptomstörung mit kognitiven Beeinträchtigungen (6B60.9)

Seite 265

Diagnostik

Abklärung gemäß AMDP

8.4.2 Dissoziative Amnesie (60B61)

Seite 265

Amnesien für Kindheit und Jugend

- Erinnern Sie sich manchmal oder durchgehend nicht an wichtige Lebensereignisse (z. B. Kommunion, Prüfungen, Hochzeit, Geburt, Taufe)?
- Haben Sie schon Erinnerungen wiedererlangt, die Sie während gewisser Zeit „vergessen“ hatten? Worum ging es bei diesen Erinnerungen? Welche Zeiträume lagen zwischen Ereignis und Wiedererinnern?
- Kommt es manchmal vor, dass sich ganz unerwünschte Erinnerungen aufdrängen, auch wenn Sie diese vermeiden wollen?

Amnesien im Alltag

- Bemerken Sie manchmal Erinnerungslücken? Wie lange dauern diese Lücken? Was können Sie später rekonstruieren, was Sie während den Lücken gemacht haben? Oder versuchen Sie, möglichst nicht herauszufinden, was während den Lücken passiert ist?

8.4.3 Depersonalisations-Derealisationsstörung (6B66)

Seite 275

Depersonalisation

- Kommt es manchmal vor, dass Sie sich fremd fühlen, als ob Sie von sich selbst oder von der Welt abgeschnitten wären?
- Kommt es manchmal vor, dass Sie den Eindruck haben, sich von außen zuzuschauen und zu beobachten, was Sie tun?
- Kommt es manchmal vor, dass Sie roboterhaft oder automatisiert handeln?

Derealisation

- Kommt es manchmal vor, dass Sie sich wie abgetrennt von Ihrer Umgebung fühlen, wie unwirklich, als gäbe es einen Schleier zwischen Ihnen und Ihrem Körper?
- Kommt es manchmal vor, dass Gegenstände, Möbel, Autos u.a. kleiner oder weiter entfernt zu liegen scheinen oder Ihnen sehr fremd sind?
- Kommt es manchmal vor, dass Sie verunsichert sind, was in Ihrer Umgebung wirklich bzw. unwirklich ist?

Desomatisation

- Kommt es manchmal vor, dass Sie den Eindruck haben, dass Teile Ihres Körpers nicht zu Ihnen gehören würden?
- Kommt es manchmal vor, dass Sie sich zwicken oder klemmen, und Sie spüren keinen Schmerz, oder es fühlt sich wie der Schmerz eines anderen Menschen an?

Deaffektualisation

- Kommt es manchmal vor, dass Sie überhaupt keine Gefühle empfinden?
- Kommt es manchmal vor, dass Sie sich von Ihren Gefühlen abgetrennt oder mit diesen nicht im Kontakt fühlen?

Detemporalisation

- Kommt es manchmal vor, dass Sie den Eindruck haben, dass die Zeit stillstehen würde?
- Kommt es manchmal vor, dass sich Minuten wie Stunden anfühlen, wie wenn Sie in einer Zeitklemme feststecken würden?

8.4.4 Trancestörung (6B62) und Trance-Besessenheitsstörung (6B63)

Seite 282

Trance

- Kommt es manchmal vor, dass Sie so absorbiert in ein Buch, einen Film oder in ihre Arbeit sind, dass Sie nicht mehr merken, was um Sie herum geschieht?
- Kommt es manchmal vor, dass Sie so stark in Ihren Gedanken absorbiert sind (oder dass Sie so abwesend oder „weggetreten“ sind), dass Ihnen lange Zeitpassagen nicht bewusst sind und Sie nicht mitkriegen, was um Sie herum geschieht?
- Kommt es manchmal vor, dass Sie sich in tranceähnlichen Zuständen befinden?

Trance-Besessenheit

- Kommt es manchmal vor, dass Sie das Gefühl haben, besessen zu sein?
  - Falls ja: Von einem Dämon, einer verstorbenen Person, einer lebenden Person, einer anderen Kraft oder Macht?

8.5 TD-Achse V: Abklärungen zu komorbiden Erkrankungen

Abklärung zu anderen psychiatrischen Erkrankungen s. Seite 297

Sachwortverzeichnis

C

D

E

F

U

V

W

Z